AF671854

Psychiatrie der Gegenwart 3

4. Auflage

Herausgeber:
H. Helmchen
F. Henn
H. Lauter
N. Sartorius

Springer
Berlin
Heidelberg
New York
Barcelona
Hongkong
London
Mailand
Paris
Singapur
Tokio

Psychiatrie spezieller Lebenssituationen

H. Helmchen · F. Henn · H. Lauter · N. Sartorius — Herausgeber

P. B. Baltes · M. Blanchard · I. F. Brockington · E. J. Bromet · R. Ferszt · M. M. Fichter · V. Folnegović-Šmalc · E. Fombonne · Th. Fuchs · I. Genefke · N. Graham · H. Helmchen · A. J. Holland · W. G. Jilek · L. Jilek-Aall · J. de Jong · S. Kanowski · M. Kastrup · N. Konrad · V. Krasnov · M. Lanczik · H. Lauter · V. Lebedev · H. Remschmidt · N. Sartorius · M. H. Schmidt · U. M. Staudinger · L. Tata Arcel · J. Wertheimer · E. West — Mitarbeiter

Mit 8 Abbildungen und 23 Tabellen

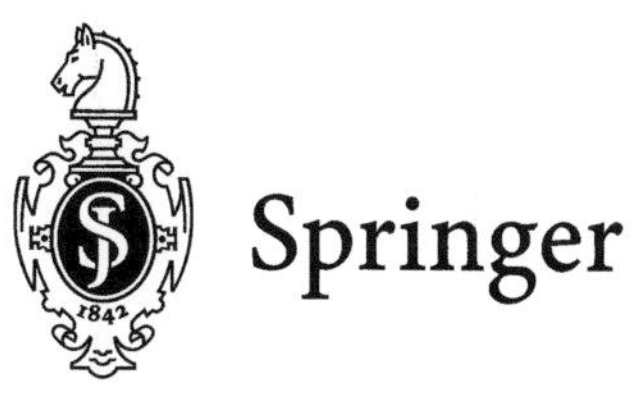

Springer

Prof. em. Dr.
Hanfried Helmchen
Freie Universität Berlin
Psychiatrische Klinik
Eschenallee 3
D-14050 Berlin

Prof. Dr. Dr.
Fritz Henn
Zentralinstitut
für Seelische Gesundheit
Postfach 12 21 20
D-68072 Mannheim

Prof. em. Dr.
Hans Lauter
Technische Universität München
Klinikum rechts der Isar
Ismaninger Str. 22
D-81675 München

Prof. Dr. Dr. Dr. h.c. mult.
Norman Sartorius
Hôpitaux Universitaires de Genève
Belle-Idée, Bâtiment Salève
2, chemin du Petit-Bel-Air
CH-1225 Chêne-Bourg/Genève

ISBN-13: 978-3-642-64056-8 Auflage Springer-Verlag Berlin Heidelberg New York

Die Deutsche Bibliothek – CIP-Einheitsaufnahme
Psychiatrie spezieller Lebenssituationen: mit 23 Tabellen/Hrsg.: Hanfried Helmchen ... – Berlin; Heidelberg; New York; Barcelona; Hongkong; London; Mailand; Paris; Singapur; Tokio: Springer, 2000
(Psychiatrie der Gegenwart; Bd. 3)
ISBN-13: 978-3-642-64056-8 e-ISBN-13: 978-3-642-59625-4
DOI: 10.1007/978-3-642-59625-4

Springer-Verlag ist ein Unternehmen der Fachverlagsgruppe BertelsmannSpringer.

Softcover reprint of the hardcover 1st edition 2000

Umschlaggestaltung: e STUDIO CALAMAR, Pau/Girona
Layout: e STUDIO CALAMAR, Pau/Girona
Satz: K + V Fotosatz GmbH, Beerfelden

SPIN 10469167 26/3130SM – 5 4 3 2 1 0 – Gedruckt auf säurefreiem Papier

Vorwort zur 4. Auflage

Fünfzehn Jahre nach dem Ende des zweiten Weltkrieges wurde mit der ersten Auflage von *Psychiatrie der Gegenwart* der Versuch unternommen, den damaligen Stand der Psychiatrie zusammenfassend darzustellen und damit auch die weitgehend zerstörten Verbindungen der deutschen Psychiatrie zum internationalen Kenntnisstand wieder zu eröffnen. Sozialpsychiatrische Ansätze, aber auch zunehmend empirische Forschungsergebnisse bestimmten die rund 10 Jahre später erschienene zweite Auflage. Die verstärkte Beachtung wissenschaftlich kontrollierter Empirie charakterisierte die in den 80er Jahren publizierte dritte Auflage ebenso wie auch die Bedeutung der Psychotherapie in der Psychiatrie. Ihr war ein eigener Band gewidmet, während in der nun vorliegenden vierten Auflage die inzwischen erfolgte Integration der Psychotherapie in die Psychiatrie darin ihren Ausdruck findet, daß die verschiedenen psychotherapeutischen Verfahren vermehrt störungsspezifisch dargestellt werden. Die vierte Auflage enthält am Ende der „Dekade des Gehirns" das aktuelle Wissen der biologischen Basis der Psychiatrie. Sie lenkt aber auch den Blick auf die vielschichtigen psychiatrisch relevanten soziokulturellen Probleme unserer heutigen Welt und auf die Internationalisierung unseres Fachgebietes.

Die vierte Auflage der *Psychiatrie der Gegenwart* vermittelt den aktuellen Stand des wissenschaftlich kontrollierten psychiatrischen Wissens ebenso wie auch den der erfahrungsbegründeten ärztlich-psychiatrischen Kunst. Sie stellt die gegenwärtige Forschung in ihren Brennpunkten, Konzepten, Kontroversen und methodischen Innovationen sowie Entwicklungstrends und Perspektiven für die Zukunft psychiatrischen Handelns und Forschens dar. Sie zielt darauf, die Vielfalt aller Gebiete psychiatrischer Tätigkeit darzustellen, allerdings nicht umfassend, sondern paradigmatisch: es geht um konzeptuelle Klärung und Öffnung von Perspektiven. Dabei kommen bewährte Konzepte ebenso wie neue theoretische Entwicklungen, natur- ebenso wie kulturwissenschaftliche Methoden und Ansätze, die subjektive Wirklichkeit der erlebten Innenwelt ebenso wie die objektive Realität der physischen (einschließlich der eigenen körperlichen) und sozialen Umwelt zur Geltung, sofern sie für das psychiatrische Handeln Bedeutung gewonnen oder begründete Aussicht haben, psychiatrisches Handeln zu beeinflussen. Die *Psychiatrie der Gegenwart* liefert somit das aktuelle Wissen um die biologischen, psychologischen und sozialen Grundlagen der psychischen Störungen und versucht, deren Interaktion als relevante Wissensgrundlage der Psychiatrie darzustellen. Sie legt dabei besonderes Gewicht auf zukunftsträchtige Entwicklungen durch neue Erkenntnisse der Molekularbiologie und Genetik, durch neue Methoden im Bereich der bildgebenden Hirndiagnostik, durch Einbeziehung neuester neuropsychologischer Forschungsergebnisse. Damit will die *Psychiatrie der Gegenwart* dem angehenden wie dem erfahrenen, dem praktisch tätigen wie dem forschenden Psychiater das Instrumentarium an die Hand geben, der Vielfalt und Häufigkeit psychischer Störsyndrome mit Kompetenz zu begegnen und dem psychisch Kranken ein sorgfältiger und verläßlicher Partner zu sein.

Die *Psychiatrie der Gegenwart* kommt zwar aus der Tradition der deutschsprachigen Psychiatrie, spiegelt aber mit dieser vierten Auflage die internationale Entwicklung mit Autoren aus vielen Regionen der Welt wider. Deshalb erscheint sie auch erstmalig zweisprachig: als *Psychiatrie der Gegenwart* und als *Contemporary Psychiatry*. Reizvoll ist dabei der Vergleich dieser unterschiedlichen Traditionen, der eher deskriptiv-pragmatischen englischsprachigen Welt mit der eher analytisch-geistesgeschichtlichen Sichtweise deutschsprachiger Autoren.

Diese vierte Auflage der *Psychiatrie der Gegenwart* folgt einem neuen Konzept insofern, als viele Themen aus unterschiedlichen Perspektiven behandelt werden: aus der Perspektive verschiedener Disziplinen (Bände 1 und 2), im Rahmen besonderer Situationen und Lebensabschnitte (Band 3) und unter dem Aspekt spezifischer psychiatrischer Krankheiten und Störungen (Band 4–6).

Obwohl die Bände in einem inneren Zusammenhang stehen, hat doch jeder Band eine erhebliche Selbständigkeit. So werden in Band 1 (‚Grundlagen der Psychiatrie') die wissenschaftlichen Grundlagen- und Nachbardisziplinen der Psychiatrie – Kultur- und Sozialwissenschaften, Neurowissenschaften, Psychopathologie, Epidemiologie und Genetik – behandelt. In Band 2 (‚Allgemeine Psychiatrie') werden die Klassifikation und Diagnostik, Vorbeugung und Behandlung psychischer Krankheiten, psychiatrische Versorgungssysteme, rechtliche und ethische Fragen in der Psychiatrie, und die Qualifizierung des Psychiaters und des psychiatrischen Handelns dargestellt.

Da in der sich regional rasch wandelnden, multikulturell differenzierenden und gleichzeitig zunehmend global interagierenden Welt eine Fülle spezieller psychiatrischer Probleme an Bedeutung gewonnen hat und auch neuartige Problemfelder mit psychiatrischer Relevanz aufgetreten sind (demographischer Wandel, Verfolgung, Folter und Gewalt), beschäftigt sich der gesamte Band 3 (‚Psychiatrie spezieller Lebenssituationen') mit der Psychiatrie verschiedener Lebensabschnitte, insbesondere der Entwicklung in Kindheit und Jugend einerseits und dem Altern und Alter andererseits, weiter mit der Psychiatrie in speziellen Situationen (z. B. Lagerhaft, Katastrophen, besondere Umweltbedingungen), und nicht zuletzt mit kulturspezifischen und geschlechtsabhängigen psychischen Störungen sowie mit der Komorbidität psychischer Störungen und mit der geistigen Behinderung.

Die spezielle Psychiatrie wird in weiteren 3 Bänden dargestellt, in Band 4 (‚Psychische Störungen bei somatischen Krankheiten') die Demenzen, Delirien, organischen Wesensänderungen sowie die psychischen Störungen bei körperlichen Erkrankungen, auch bei neuartigen Krankheiten und Situationen (wie bei AIDS oder in der Transplantationsmedizin), in Band 5 (‚Schizophrene und affektive Störungen') Klinik, Verlauf, Epidemiologie, Pathogenese und Behandlung schizophrener, schizoaffektiver, schizophrenieähnlicher sowie manischer und depressiver Störungen einschließlich der Rehabilitation und Versorgung der an diesen Krankheiten Leidenden, und in Band 6 (‚Erlebens- und Verhaltensstörungen, Abhängigkeit und Suizid') Angst- und Zwangsstörungen, somatoforme und neurasthenische Störungen, Suizid und Parasuizid, Anpassungsstörungen, Störungen des Eß-, Schlaf- und Sexualverhaltens, Persönlichkeitsstörungen und Verhaltensstörungen sowie Mißbrauch und Abhängigkeit von Alkohol, Tabak und anderen psychotropen Substanzen.

Die *Psychiatrie der Gegenwart* ist keine Enzyklopädie. Sie behandelt weder alle Gebiete psychiatrischer Tätigkeit in eigenen Beiträgen, noch sind die Kapitel selbst in jedem Falle umfassend. Vielmehr wollen sie Anregungen und Hilfen zum eigenen Weiterstudium wesentlicher Literatur geben. Denn umfassende Literaturübersichten können heute nicht mehr aktuell sein und sind in Zeiten des schnellen Zugriffs zu Literatur-Datenbanken auch weniger wichtig als konzeptuelle Ordnung: es geht um Kristallisationskerne für das heute unverzichtbar gewordene lebenslange eigenständige Lernen in einer kontinuierlichen medizinischen Fortbildung, die der Reflektion der eigenen Erfahrung und der kritischen Aneignung wissenschaftlich kontrollierten Wissens (‚evidenced-based medicine') dient.

Die *Psychiatrie der Gegenwart* geht davon aus, daß Diagnosen hilfreich sind, indem sie die klinische Arbeit erleichtern und Vergleiche der Befunde verschiedener Untersucher erlauben, ohne daß sie notwendigerweise eine ätiologische Bestimmung enthalten. Deshalb haben die Herausgeber darauf geachtet, der Internationalen Klassifikation der Krankheiten (ICD-10) ebenso wie wichtigen nationalen Klassifikationen psychischer Störungen, insbesondere dem DSM-IV der amerikanischen psychiatrischen Fachgesellschaft (APA), zu folgen. Da manche Autoren die eine, andere Autoren die andere Klassifikation bevorzugen, wurde für die Vergleichbarkeit beider Diagnostiksysteme durch Vergleichstabellen zwischen ICD-10 und DSM-IV Sorge getragen. Darüber hinaus haben die Herausgeber sich bemüht, wo immer möglich auch andere klinische Terminologien in der Überzeugung zu berücksichtigen, daß Klassifikationen psychischer Störungen nur Konventionen, also Ausdruck des Wissens und der Überzeugungen einer Gruppe von Psychiatern zu einem bestimmten Zeitpunkt sind und sich schnell wandeln können. Sie sollten deshalb als nichts anderes angesehen werden denn als Hilfen für die psychiatrische Entscheidungsfindung und die Kommunikation zwischen all denen, die in der Psychiatrie tätig sind. Diese Kommunikation gewinnt an Bedeutung angesichts der immer notwendiger werdenden Kontakte zwischen Psychiatern aus unterschiedlichen Kulturen. Dabei werden nicht nur kulturell bedingte Verschiedenheiten, sondern auch die teilweise bedrückend extremen Unterschiede in der Verteilung von

Ressourcen deutlich, und zwar nicht nur zwischen Ländern sehr unterschiedlichen Entwicklungsstandes, sondern auch innerhalb von Industrienationen. Diese Kenntnisse relativieren manchen eigenen Standpunkt und warnen vor unzulässigen Verallgemeinerungen.

Abschließend seien noch einige technische Hinweise gegeben: Leseempfehlungen (*) verweisen auf besonders empfehlenswerte Übersichtsartikel und herausragende Originalarbeiten; Marginalien sollen jeweils die Kernprobleme einer Seite markieren und damit dem Leser einen Sofortüberblick ermöglichen; Querverweise auf andere Kapitel bilden auch die erforderliche Vernetzung der zahlreichen partikularen Wissensgebiete der Psychiatrie ab; schließlich sollte bei aller Bemühung um eine einheitliche Makrostruktur des Werkes in Gliederung und Layout doch die Individualität der Autoren erkennbar bleiben, um auch darin die Vielfalt der Psychiatrie in ihren Erscheinungsformen und Zugangsweisen deutlich zu machen.

Die Herausgeber fühlen sich der langjährigen Tradition der *Psychiatrie der Gegenwart* verpflichtet und gedenken vor allem ihrer inzwischen verstorbenen Vorgänger Erik Strömgren, Karl Peter Kisker und Joachim Ernst Meyer, welche die letzten beiden Auflagen maßgeblich geprägt haben.

Am Ende einer sich über 5 Jahre hinziehenden intensiven und vielfältigen Arbeit gilt der Dank der Herausgeber den Autoren ebenso wie den Mitarbeitern des Springer-Verlages. Viele Autoren haben sowohl die Änderungswünsche der Herausgeber sehr konstruktiv aufgegriffen; einige, erfreulicherweise sehr pünktliche Autoren haben dankenswerterweise große Geduld gegenüber den gelegentlich längeren Bearbeitungszeiten und erneute Bemühungen um eine Aktualisierung mancher Manuskripte aufgebracht. Das Werk selbst wäre nicht zustande gekommen ohne die Initiative von Dr. Thomas Thiekötter, das Engagement von Dr. Heike Berger sowie den in der Schlußphase unermüdlichen Einsatz von Renate Scheddin und den zahlreichen Mitarbeitern des Verlages, von denen insbesondere Dr. Christiane Grosser, Meike Seeker, Miriam Feldhaus, Stefanie Zöller und Gisela Zech dankbar genannt sein sollen.

Heidelberg, im Mai 1999

Hanfried Helmchen
Fritz Henn
Hans Lauter
Norman Sartorius

Inhaltsverzeichnis

Mitarbeiterverzeichnis

BALTES, P.B., Prof. Dr. Drs. h.c., Max-Planck-Institut für Bildungsforschung, Lentzeallee 94, D-14195 Berlin

BLANCHARD, M., Dr., Queen Mary's, The Royal Free Hampstead NHS Trust, Pond Street Division, 23 East Heath Road, London NW3 1DU, United Kingdom

BROCKINGTON, I.F., Dr., The University of Birmingham, Department of Psychiatry, Queen Elizabeth Psychiatric Hospital, Mindelsohn Way, Birmingham B15 2QZ, United Kingdom

BROMET, E.J., Prof. Dr., New York University at Stony Brook, Putnam Hall-South Campus, Stony Brook, NY 11794-8790, USA

FERSZT, R., Prof. Dr., Freie Universität Berlin, Psychiatrische Klinik und Poliklinik, Abteilung für Gerontopsychiatrie, Eschenallee 3, D-14050 Berlin

FICHTER, M.M., Prof. Dr., Medizinisch-Psychosomatische Klinik Roseneck, Am Roseneck 6, D-83209 Prien am Chiemsee

FOLNEGOVIĆ-ŠMALC, V., Prof. Dr., Neuropsihijatat, Psihijatrisjska Bolnica, 41090 Vrapce-Zagreb, Croatia

FOMBONNE, E., Dr., King's College London, Institute of Psychiatry at The Maudsley, Department of Child Psychiatry, De Crespigny Park, Denmark Hill, London SE5 8AF, United Kingdom

FUCHS, TH., PD Dr. Dr., Universitätsklinikum, Psychiatrische Klinik, Voßstr. 4, D-69115 Heidelberg

GENEFKE, I., Dr. Dr., Rehabilitation and Research Centre for Torture Victims, Borgergade 13, DK-1014 Copenhagen K, Denmark

GRAHAM, N., Dr., Royal Free Hospital, School of Medicine, Academic Department of Psychiatry, Rowland Hill Street, London NW3 1DU, United Kingdom

HELMCHEN, H., Prof. em. Dr., Freie Universität Berlin, Psychiatrische Klinik, Eschenallee 3, D-14050 Berlin

HOLLAND, A.J., University of Cambridge, Department of Psychiatry, Developmental Psychiatry Section, Douglas House, 18b Trumpington Road, Cambridge CB2 2AH, United Kingdom

Jilek, W.G., Prof. Dr., WPA, Transcultural Psychiatry Section, 571 English Bluff Road, Delta, British Columbia V4M 2M9, Canada

Jilek-Aall, L., Dr., WPA, Transcultural Psychiatry Section, 571 English Bluff Road, Delta, British Columbia V4M 2M9, Canada

Jong, J. de, Dr. Dr., Transcultural Psychosocial Organization – TPO, Keizersgracht 329, NL-1016 EE Amsterdam, The Netherlands

Kanowski, S., Prof. Dr., Freie Universität Berlin, Psychiatrische Klinik und Poliklinik, Abteilung für Gerontopsychiatrie, Eschenallee 3, D-14050 Berlin

Kastrup, M., Dr., Hvidovre Hospital, Department of Psychiatry, Broendbyostervej 160, DK-2650 Hvidovre, Denmark

Konrad, N., Prof. Dr., Krankenhaus der Berliner Vollzugsanstalten, Abteilung für Psychiatrie und Psychotherapie, Friedrich-Olbricht-Damm 17, D-13627 Berlin

Krasnov, V., Prof., Russian Society of Psychiatrists, Poteshnaya, 3, 107076 Moscow, Russia

Lanczik, M., Dr., The University of Birmingham, Queen Elizabeth Psychiatric Hospital, Department of Psychiatry, Mindelsohn Way, Birmingham B15 2QZ, United Kingdom, und Psychiatrische Klinik mit Poliklinik der Universität Erlangen-Nürnberg, Schwabachanlage 6, D-91054 Erlangen

Lauter, H., Prof. em. Dr., Technische Universität München, Klinikum rechts der Isar, Ismaninger Str. 22, D-81675 München

Lebedev, V., Dr., Altufjevskoe shosse, 95/B, apt. 399, 127572 Moscow, Russia

Remschmidt, H., Prof. Dr. Dr., Klinikum der Phillipps-Universität Marburg, Zentrum für Nervenheilkunde, Klinik für Psychiatrie und Psychotherapie des Kindes- und Jugendalters, Hans-Sachs-Str. 4–6, D-35039 Marburg

Sartorius, N., Prof. Dr. Dr. Dr. h.c. mult., Hôpitaux Universitaires de Genève, Belle-Idée, Bâtiment Salève, 2, chemin du Petit-Bel-Air, CH-1225 Chêne-Bourg/Genève, Switzerland

Schmidt, M.H., Prof. Dr. Dr., Zentralinstitut für Seelische Gesundheit, Kinder- und Jugendpsychiatrie, Postfach 122120, D-68072 Mannheim

Staudinger, U.M., Prof. Dr., Technische Universität Dresden, Institut für Pädagogische Psychologie und Entwicklungspsychologie, Weberplatz 5, D-01217 Dresden

Tata Arcel, L., Prof., The International Rehabilitation Council for Torture Victims, Borgergade 13, DK-1014 Copenhagen K, Denmark

Wertheimer, J., Prof., Hôpital Psychogériatrique, CH-1008 Prilly, Switzerland

West, E., Russian Society of Psychiatrists, Poteshnaya, 3, 107076 Moscow, Russia

Grundlagen der Entwicklung

Kapitel 1

Entwicklungspsychologie der Lebensspanne

U. M. Staudinger und P. B. Baltes

Viele wertvolle Diskussionen mit Kollegen am Max-Planck-Institut für Bildungsforschung und innerhalb des Forschungsnetzwerks „Erfolgreiche Entwicklung im mittleren Erwachsenenalter“ der MacArthur Stiftung (Vorsitzender: O. Brim) haben Eingang in diesen Beitrag gefunden. Wir danken Herrn Lauter und Herrn Helmchen für hilfreiche Hinweise zu einer früheren Version dieses Beitrages.

1 Einleitung

Zentrale Fragen der Entwicklungspsychologie der Lebensspanne

Entwickelt sich der Mensch ein Leben lang oder hört Entwicklung mit dem Erreichen des frühen Erwachsenenalters auf? Ist Entwicklung vollständig genetisch „vorprogrammiert“? Gibt es große Unterschiede zwischen den Entwicklungsverläufen verschiedener Menschen und verschiedener Funktionsbereiche? Gibt es neben der manifesten auch eine latente Entwicklung? Lassen sich Entwicklungsverläufe verbessern? Diese und ähnliche Fragen beschäftigen die Entwicklungspsychologie der Lebensspanne. Die folgenden Ausführungen werden versuchen, Antworten auf einige dieser Fragen zu geben.

Notwendigkeit einer systemischen Perspektive

Will man sich ein angemessenes Bild von menschlicher Entwicklung machen, ist es notwendig, dies sei vorausgeschickt, eine systemische Perspektive einzunehmen. Es genügt nicht, beispielsweise als Psychologe nur auf die psychologische Entwicklung zu achten, als Mediziner oder Biologe ausschließlich auf die Entwicklung der körperlichen Funktionen und als Soziologe oder Historiker auf die gesellschaftliche Einbettung von Entwicklung und ihre zeitliche Veränderung. Körperliche, psychische und historisch-gesellschaftliche Prozesse wirken zusammen und beeinflussen sich gegenseitig in dem, was wir als menschliche Entwicklung beobachten.

2 Grundannahmen zur Wirkung biologischer und kultureller Einflußsysteme auf die menschliche Entwicklung

Die Entwicklungspsychologie der Lebensspanne macht bestimmte Annahmen über die Wirkung biologischer und historisch-gesellschaftlicher oder kultureller Einflußsysteme auf die menschliche Entwicklung (Baltes 1997; Baltes et al. 1998). Diese Annahmen sind in Abb. 1 dargestellt und werden im Folgenden kurz erläutert. Dabei ist zu beachten, daß die spezifische Form der 3 abgebildeten Funktionen nicht entscheidend ist. Wichtig sind der *Gesamtverlauf* sowie die *Wechselbeziehungen* zwischen den 3 Funktionen.

Annahme 1: Die Vorteile der evolutionären Selektion werden im Lebensverlauf geringer

Die 1. Annahme besagt, daß die durch die biologische Evolution entstandenen Selektionsvorteile einen negativen Zusammenhang mit dem Lebensalter aufweisen (z.B. Finch 1996). Daraus folgt, daß das menschliche Genom mit zunehmendem Alter mehr dysfunktionale Gene und damit auch mehr dysfunktionale genetische Expressionen enthält als in jüngeren Jahren.

Evolutionäre Vernachlässigung des Alters

Die wesentliche Ursache für die „evolutionäre Vernachlässigung des Alters“ liegt im lebenszeitlichen Ablauf der biologischen Selektion. Das Reproduktionssystem, eine zentrale Komponente der natürlichen Selektion, sorgt über Fruchtbarkeit und Elternschaft, Ereignisse, die typischerweise

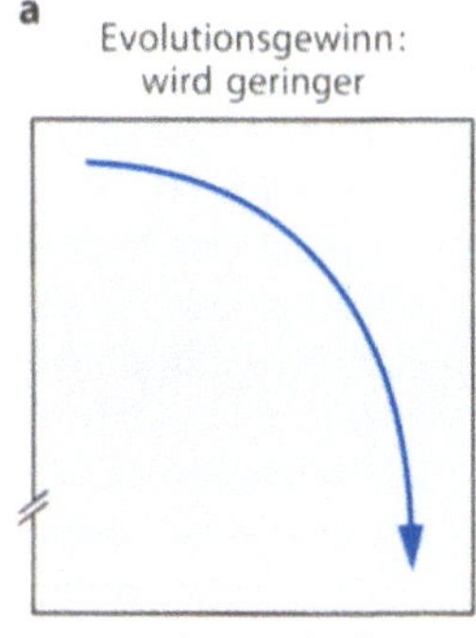

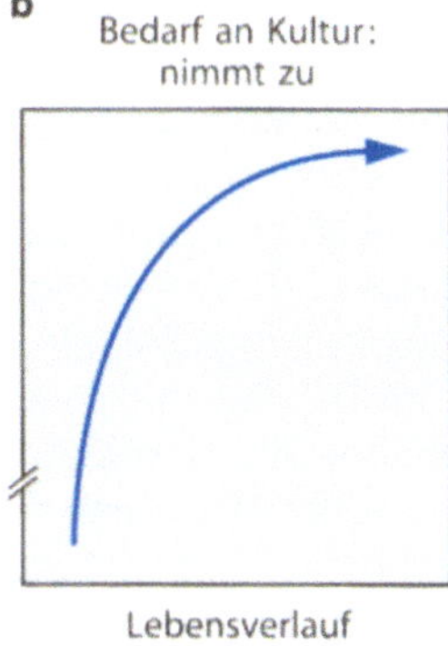

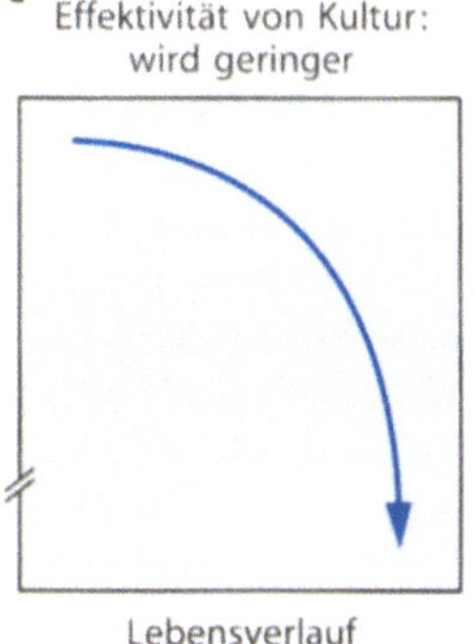

Abb. 1 a–c. Schematische Darstellung von 3 Grundannahmen, die als Rahmenbedingungen die Form des Lebensverlaufs entscheidend mitbestimmen. (Nach Baltes 1997)

im früheren Erwachsenenalter stattfinden, für die selektive Weitergabe der Gene. Folglich wirkte, evolutionsgeschichtlich betrachtet, die genetische Selektion *v. a.* auf die erste Lebenshälfte. Dazu kommt, daß, aufgrund der kürzeren Lebenserwartung zu Beginn der menschlichen Evolution, Selektionsprozesse zunächst nicht oft die Möglichkeit hatten, sich überhaupt auf die 2. Lebenshälfte auszuwirken. Die meisten Menschen starben, ehe möglicherweise vorhandene negative genetische Anlagen zum Vorschein kamen.

Beispiel: altersgebunden verstärkt auftretende Krankheiten

Konkrete Beispiele für die altersabhängige biologische Schwächung des menschlichen Organismus sind altersgebunden verstärkt auftretende Krankheiten wie die Alzheimer-Demenz (für weitere Beispiele s. Martin et al. 1996). Diese Krankheit wird typischerweise nicht vor dem 70. Lebensjahr manifest, danach jedoch nimmt die Zahl der Neudiagnosen erheblich zu (z. B. Helmchen et al. 1996). Entsprechend der Darstellung in Abb. 1 a ist die Alzheimer-Demenz zumindest teilweise deshalb eine Alterskrankheit, weil der vom Reproduktionssystem gesteuerte Selektionsprozeß nur eine geringe oder sogar gar keine Chance hatte, sie zu eliminieren.

Weitere Ursachen altersbedingter biologischer Verluste

Das biologische Altern wird natürlich von weiteren Faktoren beeinflußt, die einzeln oder zusammen die biologische Funktionsfähigkeit und Plastizität des Organismus im Lebensverlauf zusätzlich schwächen (z. B. Finch 1996; Martin et al. 1996). Viele dieser altersbedingten biologischen Verluste stehen im Zusammenhang mit der Ontogenese selbst, wie z. B. natürlicher Verschleiß im Sinne von „wear and tear“, Informationsverluste eines Systems (Entropiekosten) und die kumulative Zunahme an genetischen Replikationsfehlern.

Diese verschiedenen Überlegungen zur Rolle genetischer und biologischer Faktoren im Lebensverlauf münden in eine weitgehend unumstrittene Schlußfolgerung. Die evolutionäre Selektion und die ontogenetische Biologie des Altersprozesses resultieren in einem Körper, der mit den Jahren immer störanfälliger wird und durch Abbauerscheinungen gekennzeichnet ist.

Annahme 2: Mit dem Lebensalter steigt der Bedarf an Kultur

Die 2. Annahme besagt, daß die kulturelle Entwicklung darauf angelegt sein muß, die biologischen Abbauprozesse zu kompensieren, wenn adap-

Kultur als Kompensation

tive Entwicklung bis ins hohe Alter möglich sein soll. Mit zunehmendem Alter wird der Bedarf an unterstützenden kulturellen Leistungen für den Erhalt der Funktionstüchtigkeit immer größer (s. Abb. 1b). „Kultur als Kompensation“ ist ein Hauptargument in vielen Evolutionstheorien der kulturellen Anthropologie (z.B. Elwert 1994). Mit Kultur sind in diesem Zusammenhang alle psychologischen, sozial-interaktiven, materiellen, technologischen, institutionellen und symbolischen (auf Wissen begründeten) Ressourcen gemeint, die Menschen über Jahrtausende hervorgebracht haben. Diese Ressourcen, von Generation zu Generation weitergegeben, haben die menschliche Entwicklung und ihren Lebensverlauf, so wie wir sie heute kennen, erst möglich gemacht (Durham 1991).

Die menschliche Ontogenese konnte also nur dadurch ein immer höheres Niveau erreichen (z.B. eine längere Lebensdauer und die Fähigkeit zu lesen und zu schreiben), daß gleichzeitig eine Weiterentwicklung und Ausbreitung der Kultur und der damit zusammenhängenden gesellschaftlichen Gelegenheitsstrukturen stattfand. Wenn sich menschliche Entwicklung immer weiter auf spätere Lebensalter ausdehnen soll, sind dafür zusätzliche gesellschaftlich-kulturelle Kräfte und Ressourcen nötig.

Verknüpfung von Kultur und Ontogenese

Kultur und Ontogenese sind unentwirrbar miteinander verknüpft. Ein Beispiel für das Ausmaß der gegenseitigen Bedingtheit ist der Zugewinn in der durchschnittlichen Lebenserwartung im 20. Jh. Sie erhöhte sich von etwa 45 Jahren anno 1900 auf etwa 75 Jahre im Jahr 1995. Dieser markante Zugewinn beruht nicht etwa auf während dieser Zeit stattgefundener Veränderungen in der genetischen Grundausstattung des Homo sapiens. Vielmehr waren es v.a. gesellschaftliche, kulturelle und technologische Fortschritte, die zu dieser wesentlich höheren Lebenserwartung beigetragen haben.

Annahme 3: Im Lebensverlauf und vor allem im Alter nimmt die Effektivität (Wirkungskraft) der Kultur ab

Abbildung 1c verdeutlicht die 3. Annahme, die der altersbezogen reduzierten Wirkungskraft oder *Effektivität* kultureller Faktoren und Ressourcen. Der Mensch ist von Geburt an ein Mängelwesen und braucht deshalb kulturelle Unterstützung, um zu überleben. Mit fortschreitendem Lebensalter (ab welchen Alter ist unklar) jedoch ist, nicht nur, aber v.a. aufgrund der biologischen Abbauprozesse, auch die relative Effektivität psychologischer, sozialer, materieller und technischer Interventionen zunehmend reduziert.

Beispiele für die alternsbedingte Verringerung der Effektivität kultureller Faktoren

Die im Lebensverlauf reduzierte Wirkungskraft kultureller Faktoren kann am Beispiel des kognitiven Lernpotentials verdeutlicht werden. Mit zunehmendem Lebensalter braucht man immer mehr Zeit, Übung und kognitive Unterstützung, um denselben Lernerfolg zu erreichen (z.B. Kliegl u. Baltes 1991). Wenn es gar um geistige Spitzenleistungen geht, können ältere Menschen selbst mit ausgiebigem Training nicht dieselben Ergebnisse erzielen wie jüngere Erwachsene. Dasselbe gilt für die Plastizität auf neurobiologischer Ebene (Magnusson 1996). Sie bleibt zwar über die gesamte Lebenszeit erhalten, ist aber mit zunehmendem Lebensalter eingeschränkt. Ein gutes Beispiel ist hier auch die mit dem Alter verminderte pharmakologisch relevante Adaptivität, wie sie sich in Pharmakokinetik und Pharmakodynamik äußert (vgl. Coper u. Schulze 1994).

Zwei Sachverhalte könnten diese 3. Annahme in Frage stellen bzw. in ihrer Stärke abmindern:

Mögliche Einwände gegen die Annahme einer abnehmenden Wirkung kultureller Faktoren

1. Die Überlegung, daß auf Kultur und Wissen gegründete symbolische Systeme als solche inhärent andersartig oder sogar effektiver als biologisch-körperliche sind. Beispielsweise zeigen symbolische Systeme schwächere Verluste an Informationsgehalt (Entropiekosten) im Verlauf der Lebensspanne als biologische, deshalb sollten symbolische Systeme während der Ontogenese länger mit hoher Wirkungskraft operieren können (Baltes et al. 1998). Allerdings sollte man nicht aus dem Auge verlieren, daß die Operation symbolischer Systeme unabdingbar an ein bestimmtes Maß biologischer Funktionsfähigkeit gebunden ist (z.B. um Wissen mitteilen zu können, muß man es abrufen und formulieren können).
2. Der Begriff der „Effektivität" verweist auf eine Konzeption von Leistung bzw. Funktionsniveau, die auf bestimmte Entwicklungsfacetten – wie etwa den Sinn des Lebens oder andere persönliche Bedeutungssysteme (z.B. Dittmann-Kohli 1995; Filipp u. Aymanns 1996) – nicht in der gleichen Weise anwendbar ist.

Dies sind ernstzunehmende Argumente. Es ist allerdings unwahrscheinlich, daß deren Berücksichtigung die lebensverlaufsbezogene *Richtung*, wenn auch vielleicht das Ausmaß der 3. Annahme grundsätzlich in Frage stellt.

3 Konsequenzen für eine Entwicklungspsychologie der Lebensspanne

Diese 3 Annahmen bilden einen theoretischen Rahmen, der bestimmte Konsequenzen für die weitere Ausgestaltung einer psychologischen Konzeption menschlicher Entwicklung über die Lebensspanne hat.

3.1 Drei Kategorien organisieren die beiden Einflußsysteme lebenslanger Entwicklung

Eine erste Konsequenz ist, daß sich Entwicklung also sowohl unter förderlichen als auch einschränkenden Bedingungen vollzieht. Diese Unterstützungs- und Begrenzungssysteme lassen sich gemäß Baltes (1990) mit Hilfe folgender 3 Kategorien organisieren in:
1. altersgebundene,
2. kulturwandelgebundene und
3. nichtnormative.

Altersabhängige Bündelung und Sequenzierung von biologischen und kulturellen Anforderungen

Es gibt biologische und auch kontextuelle Einflüsse, die einen starken Zusammenhang mit chronologischem Alter aufweisen und von daher in ihrem zeitlichem Ablauf recht gut vorhersagbar sind. Die altersabhängige Bündelung und Sequenzierung von biologischen und kulturellen Anforderungen wurde beispielsweise in dem Konzept der Entwicklungsaufgaben zusammengefaßt (z.B. Havighurst 1972). Entwicklungsaufgaben weisen daraufhin, daß wir zu bestimmten Altersstufen mit bestimmten biologischen und kulturellen Möglichkeiten aber auch Herausforderungen und Einschränkungen konfrontiert werden (z.B. im Alter von 65 Jahren: körperliche Abbauerscheinungen, Verrentung, Verlust an sozialen Kontakten, mehr Freiheitsgrade in der Freizeitgestaltung etc.).

Biologie und Kultur im historischen Wandel

Biologische und kontextuelle Entwicklungseinflüsse können auch an den Kulturwandel gebunden sein und folgen dann historischer Zeit. Der Einfluß beispielsweise der Pharmakologie oder Ernährung auf die Gesundheit oder der des Ausbildungssystems auf die kognitive Entwicklung sind Beispiele für solche Einflüsse.

Nichtnormative Entwicklungseinflüsse

Schließlich gibt es jedoch auch nichtnormative biologische und kontextuelle Entwicklungseinflüsse. Nichtnormativ ist hier in einem statistischen Sinne definiert, d.h. diese Einflüsse sind nicht generell vorhersagbar, sondern unterscheiden sich von Person zu Person. Darunter fallen beispielsweise idiosynkratische Lebensereignisse, wie Unfälle oder ein Lottogewinn.

3.2 Lebenslange Entwicklung als facettenreiches dynamisches System

Weiterhin läßt sich aus Abb. 1 ableiten, daß Leistungen und Funktionen, die primär biologisch verankert sind, einen anderen Verlauf über die Lebensspanne zeigen sollten, als solche Funktionen, die sich hauptsächlich aus kulturellen Ressourcen speisen. Biologisch verankerte Funktionen sollten schon ab dem früheren Erwachsenenalter Abbau und kulturgebundene Funktionen bis ins spätere Erwachsenenalter hinein noch Stabilität und unter günstigen Bedingungen auch anhaltendes Wachstum zeigen. Eine ontogenetische Theorie, die also beispielsweise postuliert, daß im späteren Lebensalter „ganz allgemein“ in allen Funktionsbereichen nur positive oder nur negative Entwicklungen stattfinden, muß als falsch bezeichnet werden. Ebenso falsch wäre die Ansicht, daß Entwicklung im Kindesalter ausschließlich aus Zugewinnen besteht (vgl. Baltes 1990). Die Entwicklungspsychologie der Lebensspanne geht vielmehr davon aus, daß Entwicklung zu jedem Zeitpunkt des Lebenslaufs multidimensional, multidirektional, multikausal und multifunktional ist (M.M. Baltes u. Carstensen 1996; Baltes et al. 1998).

Unterschiedlicher Verlauf von biologisch verankerten vs. kulturgebundenen Funktionen

Multidimensionalität von Entwicklung

Mit multidimensional ist gemeint, daß es nicht nur eine Entwicklung gibt, sondern Entwicklung gleichzeitig in verschiedenen Funktionsbereichen stattfindet. Beispielsweise entwickeln sich die Intelligenz eines Menschen, aber auch seine Persönlichkeit und seine sozialen Beziehungen. Und wie wir gleich noch sehen werden, können sich auch innerhalb eines dieser großen Funktionsbereiche, wie z.B. der Intelligenz, Subfacetten (z.B. Reaktionsgeschwindigkeit, Wissen) unterschiedlich entwikkeln, je nachdem ob sie primär biologisch oder primär kulturell verankert sind.

Multidirektionalität von Entwicklung

Entwicklung ist multidirektional, d.h., verschiedene Funktionsbereiche zeigen sowohl innerhalb eines Individuums verschiedene Entwicklungsverläufe, als auch im Vergleich zwischen verschiedenen Personen sind die Unterschiede in den Entwicklungsverläufen beträchtlich. Entwicklung

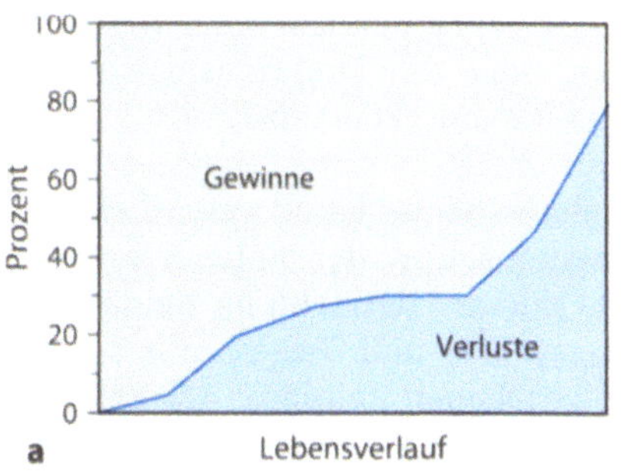

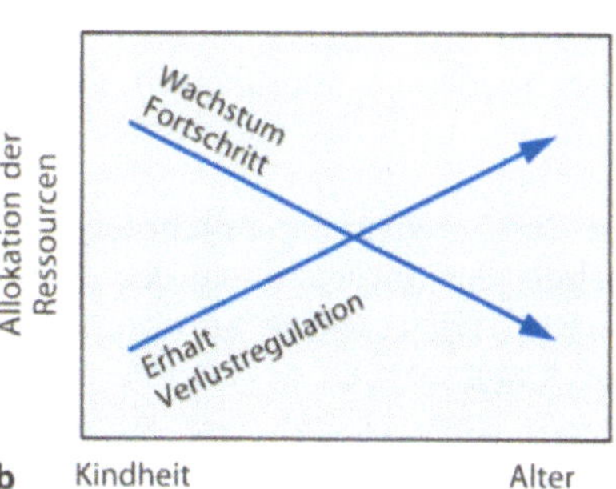

Abb. 2.
a Mit zunehmendem Alter überwiegen die Verluste. (Nach Heckhausen et al. 1989)
b Die relative Allokation von Ressourcen in drei adaptive Entwicklungziele: Veränderung des Einsatzes von Ressourcen für Wachstum, Erhalt und die Regulation von Verlusten im Laufe des Lebens. (Nach Staudinger et al. 1995)

ist weder intra- noch interindividuell gesehen nur Zuwachs oder nur Verlust, sondern sie ist zu jedem Zeitpunkt der Ontogenese beides. Beispielsweise zeigen die intellektuellen Leistungen eher Verluste, dagegen bleiben Eigenschaften der Persönlichkeit und des Sozialverhaltens eher stabil. Etwas plakativ ausgedrückt, kann man von Entwicklung auch als einer dynamischen Gewinn-Verlust-Bilanz sprechen. Von dieser Bilanz wissen wir allerdings, daß sie sich über die Lebensspanne zuungunsten der Gewinne verschiebt (Abb. 2a). Das heißt aber auch, daß es gilt, zwischen funktionsbereichsspezifischen Entwicklungsgradienten und einer übergreifenden Entwicklungsbilanz zu unterscheiden.

Die Frage, was bei ontogenetischen Veränderungen als Gewinn oder Verlust zu bezeichnen ist, ist Gegenstand theoretischer und empirischer Forschung (z.B. M.M. Baltes u. Carstensen 1996; Baltes u. Baltes 1994). Es macht beispielsweise einen großen Unterschied, ob man das Entwicklungsresultat von außen, also anhand objektiver Kriterien beurteilt oder dazu die Innensicht der sich entwickelnden Person, also subjektive Kriterien heranzieht. Eine wesentliche Rolle spielen darüber hinaus auch der kulturelle Wertekontext und das Lebensalter, zu dem die Beurteilung vorgenommen werden soll.

Multifunktionalität von Entwicklung

Die Relativität der Bestimmung von Gewinnen und Verlusten ist in dem Konzept der Multifunktionalität von Entwicklung auf den Punkt gebracht. Die Multifunktionalität von Entwicklung verweist darauf, daß es nicht nur ein Kriterium für die Adaptivität von Entwicklung gibt, also dafür was als Gewinn und was als Verlust betrachtet wird. Untersuchungen zum Thema Autonomie versus Abhängigkeit sind ein eindrucksvolles Beispiel für solche Multifunktionalität (vgl. M.M. Baltes 1995). Es zeigt sich, daß das Entstehen von Abhängigkeit im Alter nicht immer nur als Verlust zu sehen ist. Denn in der Alltagswelt von alten Menschen kann Abhängigkeit auch mit Gewinnen verbunden sein, wie beispielsweise dem vermehrten Kontakt und der Nähe mit helfenden Personen.

3.3 Entwicklungsreserven und ihre Verwendung im Lebenslauf

Abnahme des Adaptationspotentials im Alter

Die dritte Konsequenz aus den in Abb. 1 veranschaulichten Annahmen bezieht sich schließlich auf das latente Potential von Entwicklung. Annahme 3 besagt, daß die Wirkungskraft der Kultur abnimmt. Der alternde Organismus zeigt also eine reduzierte Aufnahmebereitschaft oder Plastizität. Mit anderen Worten nehmen mit zunehmendem Alter nicht nur die biologisch verankerten Funktionen oder die Funktionsniveaus ab, sondern auch das Adaptivitäts- und das Reparaturpotential.

Unterscheidung zwischen Entwicklung des Funktionsstatus und der Adaptivitätsreserven

In der Entwicklungspsychologie der Lebensspanne ist es wesentlich zwischen der Entwicklung des Funktionsstatus und der Entwicklung der Adaptivitätsreserven zu unterscheiden. Nur die Betrachtung beider Entwicklungsebenen ergibt ein vollständiges Bild und Verständnis lebenslanger Entwicklung. Was wir zu einem gegebenen Zeitpunkt als Entwicklungsstand beobachten, ist nicht gleich dem, was eine Person zu diesem Zeitpunkt potentiell an Leistung zeigen könnte. Die Berücksichtigung dieser Entwicklungsreserven ermöglicht gleichzeitig den Blick auf Interventions- und Verbesserungsmöglichkeiten, mit anderen Worten auf die Gestaltbarkeit von Entwicklung.

Funktionen von Entwicklungsreserven

Die Entwicklungspsychologie der Lebensspanne unterscheidet zwischen 3 großen Verwendungszwecken von Entwicklungspotential oder -reserven: Weiterentwicklung, Erhalten oder Wiedererlangen und Regulation von nichtreversiblen Verlusten (vgl. auch Staudinger et al. 1995). Wachstum bedeutet in diesem Zusammenhang jede Verhaltensweise, die dazu dient, ein höheres Niveau im Funktionsstatus oder im adaptiven Potential zu erreichen. Aufrechterhaltung und Wiederherstellung (Resilienz) bezeichnen die adaptive Zielsetzung, angesichts neuer Herausforderungen oder Verluste das bereits erreichte Funktionsniveau beizubehalten. Verlustregulation bedeutet adaptives Verhalten mit dem Ziel, den Funktionsstand auf einem niedrigeren Niveau sicherzustellen und sich mit diesem neuen Zustand gut zu arrangieren, wenn Aufrechterhaltung des früheren Niveaus nicht mehr möglich ist.

Altersgebundene Veränderung der relativen Anteile der Funktionen von Reserven

Die Funktionsverluste und die gleichzeitige Reduktion im Adaptivitätspotential, also in den Reserven, legen nahe, daß es im Lebensverlauf ein systematisches Muster der *relativen* Anteile dieser 3 adaptiven Funktionen an den Reserven gibt (vgl. Abb. 2b; Baltes et al. 1998; Staudinger et al. 1995). In der Kindheit wird der größte Teil der Ressourcen in Wachstumsprozesse, in die Suche nach besserem Funktionsstatus investiert, im Erwachsenenalter stehen Aufrechterhaltung und Wiederherstellung (Resilienz) im Vordergrund. Im Alter muß ein immer größerer Anteil der zur Verfügung stehenden Ressourcen für die Regulation von nichtreversiblen Verlusten eingesetzt werden.

3.4 Die lebenslange Entwicklung der Intelligenz als empirisches Beispiel

Ein empirisch sehr gut erforschtes Beispiel für das eben vorgestellte Verständnis von lebenslanger Entwicklung sind die intellektuell-geistigen Funktionen (vgl. Baltes et al. 1998; Lindenberger u. Baltes 1994). Seit den frühen Arbeiten von Hebb und Cattell unterscheidet man zwischen 2 Hauptkomponenten der Intelligenz (vgl. „Multidimensionalität von Entwicklung“): der eher biologisch regulierten fluiden Intelligenz und der eher erfahrungsregulierten kristallisierten Intelligenz.

Hauptkomponenten der Intelligenz

Diese psychometrische Intelligenztheorie wurde in der Entwicklungspsychologie der Lebensspanne mit Überlegungen aus der prozeßorientierten Kognitionspsychologie zusammengeführt. Man unterscheidet dann zwischen der fluiden *Mechanik* und der kristallisierten *Pragmatik* der Intelligenz (z.B. Baltes 1990).

Mechanik der Intelligenz

Analog zur Computersprache kann man die Mechanik der Intelligenz mit der „Hardware" des Gehirns gleichsetzen, also mit dem neurophysiologischen informationsverarbeitenden Grundsystem des Gehirns (Barkow et al. 1992). Die Mechanik der Intelligenz beinhaltet elementare Prozesse der Informationsverarbeitung wie Informationseingabe, visuelles und motorisches Gedächtnis, fundamentale Prozesse der kognitiven Wahrnehmung wie Unterscheidung, Vergleich und Einordnen sowie die Nutzung dieser Prozesse im Arbeitsspeicher. Da die Mechanik der Intelligenz sehr eng mit der neurobiologischen Entwicklung verbunden ist, geht die Lebensspannentheorie davon aus, daß ihre Kurve im Laufe des Lebens die Form eines umgekehrten U annimmt und sich bereits zu Beginn des Erwachsenenalters, wenn nicht schon früher, zu neigen beginnt.

Pragmatik der Intelligenz

In der Computersprache bleibend kann man die Pragmatik der Intelligenz als die kultur- und wissensabhängige „Software" des Gehirns bezeichnen. Sie bezieht sich auf kulturell erworbene Wissenskörper, die inhaltliche und prozedurale Aspekte umfassen. Beispiele für die Pragmatik der Intelligenz sind Lesen und Schreiben, Sprache, berufliches Wissen, aber auch Formen von Selbst- und Welterkenntnis, die nötig sind, das Leben zu planen, zu gestalten und zu interpretieren.

Verlaufskurven von Pragmatik und Mechanik

Abbildung 1 legt nahe, daß die ontogenetische Verlaufskurve der Pragmatik, länger als dies auf die Mechanik zutrifft, Stabilität und evtl. Wachstum zeigen kann, da sie hauptsächlich von kulturell-gesellschaftlichen Faktoren bestimmt wird (vgl. „Multidirektionalität von Entwicklung"). Bis zu welchem Lebensalter sie sich ausdehnen und verfeinern läßt, ist im wesentlichen von 2 Bedingungen abhängig: 1. von der Verfügbarkeit kultureller Ressourcen sowie deren Umsetzung in Programme zur kognitiven Entfaltung; 2. von der Mechanik der Intelligenz und dem Verlauf ihrer Lebenskurve. Die Mechanik ist deshalb wichtig, weil sie die grundlegenden Operationen bereitstellt, auf denen Leistungen der Pragmatik aufbauen. Wenn eine Person beispielsweise auf eine Frage hin das relevante Wissen aus ihrem Bestand nicht mehr abrufen kann, nützt ihr dieses Wissen nur noch wenig.

Die Mehrzahl der empirischen Arbeiten zur Intelligenz kommt zu Ergebnissen, die mit diesem Zwei-Komponenten-Modell und den 3 Grundannahmen zu lebenslanger Entwicklung übereinstimmen. Es zeigen sich deutliche Unterschiede in den Lebenskurven kognitiver Leistungen, je nachdem, ob es sich um mehr biologieabhängige oder kulturell bedingte Aufgaben handelt (Abb. 3).

Altersabhängiger Abbau in der Mechanik

So liegen in der Mechanik der Intelligenz bereits zu Beginn des Erwachsenenalters durchweg negative Altersgradienten für Prozesse wie Arbeitsgedächtnis, Geschwindigkeit bei der Informationsverarbeitung und Kon-

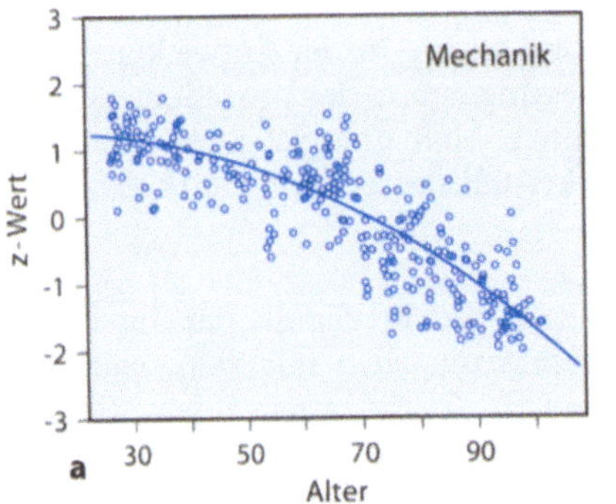

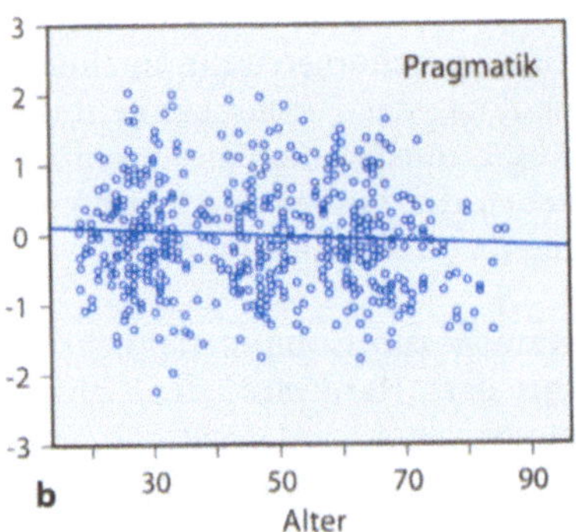

Abb. 3a, b. Pragmatik und Mechanik der Intelligenz: empirische Altersgradienten im Erwachsenenalter für 2 exemplarische Aufgabentypen. Die Punkte repräsentieren die Funktionsleistungen von Personen. (Nach Lindenberger u. Baltes 1995; Staudinger u. Baltes 1996)

Stabilität in der Mechanik

zentrationsvermögen vor (Lindenberger u. Baltes 1994). Dagegen bleiben die Verlaufskurven für die Pragmatik der Intelligenz, beispielsweise bei Wortschatzaufgaben, Dimensionen der sozialen Intelligenz sowie lebensweltlichem Expertenwissen wie Weisheit, oft bis in spätere Lebensphasen stabil. Die Lebenskurve der Pragmatik, wie wir sie am Beispiel der Weisheit untersucht haben (vgl. Abb. 3b), profitiert von bestimmten Persönlichkeitsausprägungen und Erfahrungskontexten, deren Verarbeitung und auch vom Austausch mit anderen Menschen.

Weisheitsstudien

In unseren Weisheitsstudien z. B. zeigen ältere Teilnehmer ähnlich gute Leistungen wie jüngere, zumindest bis zum 75. Lebensjahr. Nach diesem Lebensalter allerdings scheint das Leistungsniveau auch bei Weisheitsaufgaben zu sinken (Staudinger u. Baltes 1996). Im höheren Alter unterliegen individuelle und kulturelle Anstrengungen immer mehr den v. a. biologisch determinierten Begrenzungen in der Mechanik der Intelligenz.

Wechselwirkungen zwischen Mechanik und Pragmatik

Besonders wichtig sind auch Befunde zur Wechselwirkung zwischen den beiden Komponenten. Es gibt zahlreiche Hinweise darauf, daß die Mechanik und die Pragmatik der Intelligenz sich gegenseitig beeinflussen. Mit Hilfe der Pragmatik beispielsweise können Verluste in der Mechanik wettgemacht werden. So hat man herausgefunden, daß ältere Büroangestellte, die immer noch ausgezeichnet Schreibmaschine schreiben können, ihre verlängerte Reaktionszeit (Mechanik: Verlangsamung der Informationsverarbeitung) dadurch kompensieren, daß sie beim Schreibmaschineschreiben den Text weiter vorauslesen (Pragmatik: Erfahrung) als ihre jüngeren Kollegen mit noch schnellerer Reaktionszeit (Salthouse 1991).

Testing-the-limits-Methode

Untersuchungen im Rahmen der Testing-the-limits-Methode zeigen, daß auch die intellektuellen Entwicklungsreserven mit dem Alter zurückgehen (Kliegl u. Baltes 1991). Unter der Testing-the-limits-Methode versteht man ein experimentelles Vorgehen, das ähnlich dem Streßtest in der Medizin, den Einzelnen an seinen Leistungsgrenzen untersucht, um dadurch Leistungsunterschiede klarer hervortreten zu lassen. Auch alte Menschen verbessern sich zwar durch Training, doch auch nach langem Training können sie nicht mehr das Höchstleistungsniveau junger Menschen erreichen. Übrigens verändert sich die Neigung dieses Altersgradienten der Mechanik der Intelligenz auch nicht, wenn man Personen verschiedener sozialer Schichten betrachtet. Was sich zwischen Personen verschiedener Schichten unterscheidet, ist die Höhe der Leistung zu Beginn des Abbauprozesses (Lindenberger u. Baltes 1995). Die Kultur vermag es also mit anderen Worten nicht, das Ausmaß des kognitiven Abbaus zu vermindern.

Biologieabhängigkeit der Mechanik

Unterstützung für die Annahme der starken Biologieabhängigkeit der Mechanik der Intelligenz bietet auch der Befund, daß sensomotorische Funktionen außerordentlich eng mit Intelligenz verbunden sind. *Alle* negativen Altersunterschiede im Funktionsstatus der allgemeinen Intelligenz verschwinden, wenn durch einfache Messungen der Sehschärfe, des Hörvermögens und des Gleichgewichts individuelle Unterschiede in der Sensomotorik statistisch kontrolliert werden. Wir vermuten, daß diese im Alter auftretende außerordentlich enge Verbindung zwischen Sensomotorik und Intelligenz eine gemeinsame Ursache hat (eine sog. Drittvariablenerklärung), und zwar die altersbedingten Veränderungen in den neurophysiologischen Hirnfunktionen, die *gleichzeitig* die sensorischen, die sensomotorischen und die intellektuellen Fähigkeiten beeinträchtigen (Baltes 1997).

4 Ein übergreifendes Entwicklungsmodell: selektive Optimierung mit Kompensation

Menschliche Entwicklung ist also im Verlauf des Lebens einerseits durch sich verknappende Reserven gekennzeichnet und andererseits durch eine Mischung aus Wachstum, Stabilität und Verlusten in verschiedenen Funktionsbereichen, wobei mit zunehmendem Alter Stabilität und Verluste überwiegen. Psychologen, die sich mit der Entwicklung über die gesamte Lebensspanne beschäftigen, haben in der jüngsten Vergangenheit Modelle vorgelegt, die allgemeine Entwicklungsprozesse beschreiben, die es erlauben sollen, mit solchen Bedingungen adaptiv umzugehen (vgl. z. B. Brandtstädter u. Greve 1992). Eines dieser Modelle ist das von Baltes u. Baltes vorgestellte Modell der selektiven Optimierung mit Kompensation (SOK; Baltes u. Baltes 1994; s. auch Heckhausen u. Schulz 1995).

Theorie der selektiven Optimierung mit Kompensation

Grundprozesse der SOK-Theorie

Die spezifische Definition der Begriffe Selektion, Optimierung und Kompensation hängt von dem jeweiligen theoretischen Rahmen und dem inhaltlichen Funktionsbereich ab, in dem sie zum Einsatz kommen. Folgendes kann als allgemeine Beschreibung dieser Prozesse (allerdings in handlungstheoretischer Terminologie) gelten:

– Selektion

- Selektion bezieht sich auf die *Richtung*, das Ziel oder das Ergebnis von Entwicklung (z. B. eine Person definiert sich über die 5 Bereiche: guter Erzähler, guter Familienvater, ausdauernder Sportler, loyaler Freund und treuer Ehemann; treten nun im Alter starke körperliche Einbußen auf, so kann sie den Bereich „ausdauernder Sportler" ausselegieren und sich statt dessen auf die verbleibenden Bereiche konzentrieren);

– Optimierung

- Optimierung bezieht sich auf die *Ressourcen*, die Mittel, die das Erreichen von Entwicklungszielen oder Entwicklungsresultaten ermöglichen (z.B. man hat sich das Ziel gesetzt, eine Beförderung zu erlangen und setzt sich mit aller Energie dafür ein);

– Kompensation

- Kompensation bezeichnet eine adaptive *Reaktion auf den Verlust von Mitteln* (Ressourcen), die dazu dient, den Funktionsstatus aufrechtzuerhalten (z.B. man arbeitet mit Merkzetteln, wenn man feststellt, daß das Gedächtnis nachläßt).

Grundannahmen der SOK-Theorie

Die SOK-Theorie geht davon aus, daß jedweder Entwicklungsprozeß irgendeine, wenn auch immer unterschiedliche Kombination von Selektion, Optimierung und Kompensation beinhaltet. Weiterhin, daß es aufgrund der biologischen und kulturellen Entwicklungsbedingungen ein Lebensverlaufsskript für die Kombinationen von Selektion, Optimierung und Kompensation gibt. Wie aufgrund der oben beschriebenen Annahmen zu erwarten, verlieren beispielsweise mit zunehmendem Lebensalter Selektion und Kompensation weniger an Gewicht als die Optimierung (Freund u. Baltes 1997).

Aufgrund der diese Taxonomie leitenden handlungstheoretischen Perspektive könnte der Eindruck entstehen, daß SOK immer als vorsätzlicher und rationaler Prozeß abläuft, aber dem ist nicht so. Jede der 3 Komponenten kann aktiv oder passiv, innerlich oder äußerlich, bewußt oder unbewußt ablaufen. Außerdem können sich diese Komponenten im Verlauf der Ontogenese schwerpunktmäßig verlagern, indem z.B. anfänglich als kompensatorische Prozesse entstandene Verhaltensformen später als Optimierungsstrategien eingesetzt werden (Baltes 1997).

5 Die adaptiv-produktiven Funktionen von Selbst und Persönlichkeit

Entwicklungsverlauf von Selbst und Persönlichkeit

Dieses übergreifende Entwicklungsmodell eignet sich gut dazu, die verschiedenen empirisch identifizierten adaptiv-produktiven Funktionen von Selbst und Persönlichkeit, die im folgenden kurz zusammengefaßt sind, zu integrieren (vgl. Staudinger et al. 1995). Funktionsmaße aus dem Bereich von Selbst und Persönlichkeit (z.B. subjektives Wohlbefinden, Persönlichkeitsdimensionen, Kontrollüberzeugungen, Bewältigungsmechanismen) zeigen einen Entwicklungsverlauf, der eher der Pragmatik als der Mechanik geistiger Funktionen entspricht, also primär durch Stabilität gekennzeichnet ist. Es gibt auch – vielleicht wider Erwarten – keine Zunahme der Depressivität und der Ängstlichkeit im Alter (z.B. Helmchen et al. 1996). Ebenso sollte man nicht vergessen, daß es bis ins höhere Alter hinein im Bereich der Pragmatik beträchtliche Reserven gibt (Staudinger et al. 1995). Dies zeigt sich beispielsweise auch in der Therapiefähigkeit älterer Menschen (z.B. Radebold 1989).

„Orchestrierende" Funktion von Selbst und Persönlichkeit

Ein solcher Entwicklungsverlauf der Funktionen von Selbst und Persönlichkeit unterstützt die „orchestrierende" Funktion, die Selbst und Persönlichkeit hinsichtlich der Aktivierung und dem Umgang mit internen und externen Entwicklungsressourcen haben. Mit orchestrierender Funktion ist gemeint, daß Selbst und Persönlichkeit durch bestimmte Prozesse und Strukturen in der Lage sind, beispielsweise Verluste, die der alternde Mensch in vielen Funktionsbereichen hinzunehmen hat, durch Selektion oder auch Kompensation auszugleichen und den jeweiligen Zustand wieder zu optimieren. Man spricht in diesem Zusammenhang auch von der psychischen Widerstandsfähigkeit des Selbst (z.B. Staudinger et al. 1995). Zu solchen Prozessen und Strukturen gehören etwa Zielselektion, kompensierendes Bewältigungsverhalten, ein reichhaltiges und differenziertes Selbstbild, Selbstwirksamkeitsüberzeugung sowie Gewissenhaftigkeit und Offenheit für neue Erfahrungen (vgl. Staudinger et al. 1995).

6 Das vierte Alter: eine neue Herausforderung für Wissenschaft und Gesellschaft

Zunahme der Beeinträchtigungen

Mit zunehmendem Alter erlauben jedoch auch die Prozesse der Selektion, der Optimierung und der Kompensation keinen völligen Ausgleich der Verluste mehr. Die Beeinträchtigungen werden immer größer und irreparabler. Dies hat in jüngster Zeit dazu geführt, für diese Altersphase vom 4. Alter zu sprechen (Baltes 1997). Im Unterschied zu den jungen Alten (3. Alter), sind die Verluste und Einbußen bei den Hochaltrigen, also etwa nach dem 80. Lebensjahr wesentlich beträchtlicher (vgl. Mayer u. Baltes 1996).

Die Hochaltrigen werden in den nächsten Jahren und Jahrzehnten die Herausforderung für die Gesellschaft darstellen. Man vergegenwärtige sich nur die Prävalenzrate von fast 60% für die Alzheimer-Demenz in der Gruppe der über 90jährigen. In einer großen, repräsentativen amerikanischen Studie untersuchten Crimmins et al. (1996) den prozentualen Anteil kränklicher, dysfunktionaler Jahre an im Alter verbleibender Lebenszeit. Sie stellten fest, daß für 70jährige 20%, für 90jährige dagegen 60% der ihnen verbleibenden Lebensjahre vorwiegend durch Krankheit und Inaktivität geprägt sind. Die Allerältesten bleiben also nicht am Leben, weil sie im Durchschnitt wesentlich funktionstüchtiger wären als die Verstorbenen, ihr körperlicher Funktionsstatus ist vielmehr deutlich verringert, doch noch nicht in einem Ausmaß, das zum Tode führt.

Negative Alterseffekte auch bei psychologischen Variablen

Das zunehmende Risiko im 4. Lebensalter ist übrigens nicht nur bei Veränderungen im körperlichen Bereich beobachtbar, sondern auch bei Betrachtung psychologischer Variablen wie Intelligenz, Selbst, Persönlichkeit und sozialem Verhalten (Smith u. Baltes 1996; Staudinger et al. 1996). Mit Ausnahme der Intelligenz sind i. allg. die negativen Alterseffekte bei einzeln betrachteten psychologischen Variablen verhältnismäßig klein. Jedoch weisen die psychologischen Altersgradienten im Bereich von 70–100 Jahren in der Berliner Altersstudie alle in dieselbe Richtung, nämlich abwärts im Sinne zunehmender Verluste.

Negatives Bild des hohen Alters

Faßt man diese, einzeln betrachtet eher schwachen Alterseffekte in einem Profil zusammen, dann ergibt sich ein recht prägnantes negatives Bild psychologischer Entwicklung im hohen Alter. Auch aus psychologischer Sicht erweist sich das hohe Alter dann als eine zunehmend von Belastungen und Streß geprägte Lebensphase. Es scheint, als ob das fortgeschrittene Alter, das 4. Lebensalter, eine Art Grenzsituation darstellt, in der die Möglichkeiten psychischer Widerstandsfähigkeit häufig überschritten werden.

7 Schlußbemerkung

Obwohl die Optimierung der menschlichen Entwicklung im fortgeschrittenen Alter zunehmend schwieriger wird, soll nicht der Eindruck hinterlassen werden, daß eine positive Gewinn-Verlust-Bilanz in allen Altersgruppen im Prinzip unmöglich ist. Weder der biologische Rahmen noch der gegenwärtige Stand der Kultur sollten als unveränderliche Größen gelten, die „die" Natur des menschlichen Alterns darstellen. Mangelzustände und Grenzerfahrungen, wie sie für das 4. Lebensalter charakteristisch sind, sind wirksame Katalysatoren für wissenschaftliche, kulturelle und psychische Innovation. Außerdem ist, trotz altersbedingter Verluste in den Entwicklungsreserven, auch im hohen Alter noch latentes Potential zur Steigerung der Funktionsfähigkeit vorhanden (z.B. Trainingsgewinne, Therapiefähigkeit). In diesem Sinne sollten wir uns vor Augen halten, daß die Zukunft des (unseres) Alterns nicht einfach auf uns zukommt, sondern daß wir sie auch mitgestalten.

Notwendigkeit der Gestaltung einer positiven Zukunft des Alterns

8 Literatur

Baltes MM (1995) Verlust der Selbständigkeit im Alter: Theoretische Überlegungen und empirische Befunde. Psychol Rundsch 46: 159–170

*Baltes MM, Carstensen LL (1996) The process of successful ageing. Ageing Soc 16:397–422

Baltes PB (1990) Entwicklungspsychologie der Lebensspanne: Theoretische Leitsätze. Psychol Rundsch 41:1–24

Baltes PB (1997) Die unvollendete Architektur der menschlichen Ontogenese: Implikationen für die Zukunft des vierten Lebensalters. Psychol Rundsch 48:191–210

Baltes PB, Baltes MM (1994) Gerontologie: Begriff, Herausforderung und Brennpunkte. In: Baltes PB, Mittelstraß J, Staudinger UM (Hrsg) Alter und Altern: Ein interdisziplinärer Studientext zur Gerontologie. de Gruyter, Berlin, S 1–34

*Baltes PB, Lindenberger U, Staudinger UM (1998) Life-span theory in developmental psychology. In: Lerner RM (ed) Handbook of child psychology, vol 1: Theoretical models of human development. Wiley, New York, pp 1029–1143

Barkow JH, Cosmides L, Tooby J (eds) (1992) The adapted mind: evolutionary psychology and the generation of culture. Oxford Univ Press, New York

Brandtstädter J, Greve W (1992) Das Selbst im Alter: Adaptive und protektive Mechanismen. Z Entwicklungspsychol Päd Psychol 24:269–297

Coper H, Schulze G (1994) Arzneimittelwirkungen im Alter: Bedingungen – Besonderheiten – Folgerungen. In: Baltes PB, Mittelstraß J, Staudinger UM (Hrsg) Alter und Altern: Ein interdisziplinärer Studientext zur Gerontologie. de Gruyter, Berlin, S 204–230

Crimmins EM, Hayward MD, Saito Y (1996) Differentials in active life expectancy in the older population of the United States. J Gerontol Soc Sci 51B:111–120

Dittmann-Kohli F (1995) Das persönliche Sinnsystem: Ein Vergleich zwischen frühem und spätem Erwachsenenalter. Hogrefe, Göttingen

Durham WH (1991) Coevolution: genes, culture and human diversity. Stanford Univ Press, Stanford, CA

Elwert G (1994) Alter im interkulturellen Vergleich. In: Baltes PB, Mittelstraß J, Staudinger UM (Hrsg) Alter und Altern: Ein interdisziplinärer Studientext zur Gerontologie. de Gruyter, Berlin, S 260–282

Filipp SH, Aymanns P (1996) Bewältigungsstrategien (Coping). In: Adler RM, Herrmann JM, Köhle K, Schonecke OW, Uexküll T von, Wesiack W (Hrsg) Psychosomatische Medizin. Urban & Schwarzenberg, München, S 277–289

Finch CE (1996) Biological bases for plasticity during aging of individual life histories. In: Magnusson D (ed) The life-span development of individuals: behavioral, neurobiological and psychosocial perspective. Cambridge Univ Press, Cambridge, pp 488–511

Freund AM, Baltes PB (1998) Selection, optimization, and compensation as strategies of life-management: correlations with subjective indicators of successful aging. Psychol Aging 13:531–543

Havighurst RJ (1972) Developmental tasks and education. McKay, New York

Heckhausen J, Dixon RA, Baltes PB (1989). Gains and losses in development throughout adulthood as perceived by different adult age groups. Dev Psychol 25:109–121

Heckhausen J, Schulz R (1995) A life-span theory of control. Psychol Rev 102:284–304

Helmchen H, Baltes MM, Geiselmann B et al. (1996) Psychische Erkrankungen im Alter. In: Mayer KU, Baltes PB (Hrsg) Die Berliner Altersstudie. Akademie Verlag, Berlin, S 185–220

Kliegl R, Baltes PB (1991) Testing the limits: Kognitive Entwicklungskapazität in einer Gedächtnisleistung. Z Psychol (Suppl 11):84–92

Lindenberger U, Baltes PB (1994) Aging and intelligence. In: Sternberg RJ (ed) Encyclopedia of human intelligence, vol 1. Macmillan, New York, pp 52–66

Lindenberger U, Baltes PB (1995) Kognitive Leistungsfähigkeit im Alter: Erste Ergebnisse aus der Berliner Altersstudie. Z Psychol 203:283–317

*Magnusson DL (ed) (1996) The life-span development of individuals: behavioural, neurobiological and psychosocial perspectives. Cambridge Univ Press, Cambridge

Martin GM, Austad SN, Johnson TE (1996) Genetic analysis of ageing: role of oxidative damage and environmental stresses. Nat Gen 13:25–34

*Mayer KU, Baltes PB (Hrsg) (1996) Die Berliner Altersstudie. Akademie Verlag, Berlin

Radebold H (1989) Psychotherapie bei älteren Menschen. In: Kisker KP, Lauter H, Meyer JE (Hrsg) Psychiatrie der Gegenwart, Bd 2. Springer, Berlin Heidelberg New York Tokio, S 234–248

Salthouse TA (1991) Theoretical perspectives on cognitive aging. Erlbaum, Hillsdale, NJ

Smith J, Baltes PB (1996) Altern aus psychologischer Perspektive: Trends und Profile im hohen Alter. In: Mayer KU, Baltes PB (Hrsg) Die Berliner Altersstudie. Akademie Verlag, Berlin, S 221–250

Staudinger UM, Baltes PB (1996) Weisheit als Gegenstand psychologischer Forschung. Psychol Rundsch 47:57–77

Staudinger UM, Freund A, Linden M, Maas I (1996) Selbst, Persönlichkeit und Lebensgestaltung: Psychologische Widerstandsfähigkeit und Vulnerabilität. In: Mayer KU, Baltes PB (Hrsg) Die Berliner Altersstudie. Akademie Verlag, Berlin, S 321–350

Staudinger UM, Marsiske M, Baltes PB (1995) Resilience and reserve capacity in later adulthood: potentials and limits of development across the life span. In: Cicchetti D, Cohen D (eds) Developmental psychopathology, vol 2: Risk, disorder, and adaptation. Wiley, New York, pp 801–847

Kapitel 2
Entwicklungspsychopathologie

H. Remschmidt und E. Fombonne

Übersetzung: E. Le Guillarme

1 Entwicklungspsychopathologie als integrative Disziplin

Entwicklungsperspektive

Ganz ohne Zweifel ist die Entwicklungsperspektive von großer Bedeutung für das Verständnis psychiatrischer Störungen bei Kindern und Jugendlichen. Entwicklungsphysiologie, Entwicklungsneurologie und Entwicklungspsychologie sind Grundlagenwissenschaften der Kinder- und Jugendpsychiatrie. Die Entwicklungsperspektive kann als eine Art Brükkenschlag zwischen den verschiedenen Disziplinen angesehen werden oder als ein verbindendes Konzept (Eisenberg 1977), mit dessen Hilfe unterschiedliche wissenschaftliche und praktische Auffassungen von Normalität und Psychopathologie nicht nur bei Kindern, sondern auch im Erwachsenenalter integriert werden können.

Geschichte der Kinderpsychiatrie

Obwohl diese Sichtweise allgemein akzeptiert ist, sind wir noch weit entfernt von einer umfassenden und grundlegenden Theorie der Entwicklung, mit deren Hilfe der ältere und neuere Wissensstand zusammengeführt werden können – und die gleichzeitig für neue Hypothesen und Erkenntnisse offen wäre. Gleichwohl ist die Entwicklungsperspektive nicht neu. Wenn man die Geschichte der Kinderpsychiatrie und -psychopathologie betrachtet, läßt sich einer der ersten Hinweise auf den Entwicklungsaspekt im Lehrbuch von Hermann Emminghaus (1887) finden, das den Titel *Die psychischen Störungen des Kindesalters* trägt. Der Autor schreibt dort, nachdem er das Fehlen einer allgemein anerkannten Symptomatologie der kindlichen Psychosen beklagt hat, daß Psychopathologie „die Anomalien des Seelenlebens aller Entwicklungsstufen des Menschen zu erforschen hat" (Emminghaus 1887, S. 3).

Adultomorphismus

Perspektiven der Entwicklungspsychopathologie

Auch andere bekannte Lehrbücher von Homburger (1926), Kanner (1935) und Tramer (1941) beziehen die Entwicklungsperspektive ein, ebenso wie die einschlägigen Werke von Achenbach (1974), Rutter (1980), Remschmidt u. Schmidt (1992) und das von Cicchetti u. Cohen (1995) herausgegebene *Handbook of Developmental Psychopathology.* Dennoch war die Entwicklungspsychopathologie in ihren Anfängen durch einen „Adultomorphismus" gekennzeichnet, d.h., man tendierte dazu, psychiatrische Störungen des Kindesalters als Vorstufen gleichartiger erwachsenenpsychiatrischer Krankheits- und Störungsbilder aufzufassen. Nach Sroufe u. Rutter (1984, S. 18) lassen sich die grundlegenden Perspektiven der Entwicklungspsychopathologie wie folgt zusammenfassen:

– Entwicklungspsychologie

1. Das Fachgebiet „beschäftigt sich mit Entwicklung und ist demnach eng mit der gesamten Entwicklungspsychologie" verbunden. Konsequenterweise muß sich daher die Entwicklungspsychopathologie auch der Methoden, Theorien und Sichtweisen der Entwicklungspsychologie bedienen.

– Psychopathologie

2. Der zweite Schwerpunkt liegt auf der Psychopathologie; dies bedeutet, daß in erster Linie Entwicklungs*abweichungen* betrachtet werden.

– integrative Sichtweise

3. Das dritte Element ist die integrative Sichtweise, die im Hinblick auf alle Strukturen und Funktionen während der kindlichen Entwicklung sowohl biologische als auch psychologische und psychosoziale Aspekte einschließt und verbindet.

Definition der Entwicklungspsychopathologie

Unter Berücksichtigung dieser Aspekte läßt sich Entwicklungspsychopathologie definieren als „die Untersuchung von Ursprung und Verlauf individueller Muster von Fehlverhalten, unabhängig von ihrem erstmaligen Auftreten, ihren Ursachen, ihrer Erscheinungsform und der Komplexität ihres Verlaufs" (Sroufe u. Rutter 1984, S. 18).

Eine weitere Definition von Rolf u. Read (1984, S. 9) besagt folgendes: „Der Terminus ‚Entwicklungspsychopathologie' kann definiert werden als die Untersuchung abweichenden Verhaltens innerhalb eines Kontextes, der die Entwicklungseinflüsse genetischer, ontogenetischer, biochemischer, kognitiver, affektiver, sozialer oder jedweder anderer Art auf das Verhalten erfaßt."

Beide Begriffsbestimmungen unterstreichen den integrativen Aspekt, und unter diesem Gesichtspunkt ist die Entwicklungspsychopathologie „das Produkt einer Integration verschiedener Disziplinen, deren Ergebnisse zuvor separat und voneinander abgegrenzt erarbeitet wurden" (Cicchetti 1984, S. 1).

Wachstum, Reifung, Lernen

Auf dem Hintergrund dieser Definitionen kann man sagen, daß die Entwicklungsperspektive zum einen Prozesse wie Wachstum, Reifung, Lernen umfaßt und zum anderen die Wechselwirkungen zwischen diesen Einflußgrößen. Dabei muß man allerdings bedenken, daß nicht alle Einflüsse auf Kinder entwicklungsbedingt sind; es gibt auch zufällige Einwirkungen wie z.B. Behinderungen und ungünstige Lebensumstände, die nicht als eigentliche Entwicklungsfaktoren bezeichnet werden können, obwohl sie die Entwicklung ganz grundlegend beeinflussen. Die Entwicklungsveränderungen sind altersgebunden und bestehen in der strukturellen und funktionellen Umgestaltung eines Organismus; dies ist mit quantitativen und qualitativen Veränderungen verbunden, die aus der Bildung neuer Strukturen und Funktionen resultieren.

Rolle und Eigenart der Erfahrung

Der Blick auf die Entwicklung wäre allerdings unvollständig, wenn man die Rolle und Eigenart der Erfahrung nicht mit einbezieht. Nach Gottlieb (1976) kann man in der Entwicklung des Verhaltens 3 verschiedene Rollen unterscheiden, die der Erfahrung zukommen:

1. Erfahrung kann bestimmte Verhaltensstadien *erhalten* und *konservieren.*
2. Erfahrung kann Entwicklung *erleichtern*, indem sie ihren Ablauf beschleunigt, ohne ihren Verlauf zu verändern, oder indem sie das erreichte Endergebnis verbessert.
3. Erfahrung kann aber auch neue Formen des Verhaltens *induzieren*, die sich mehr oder weniger direkt aus dem auslösenden Ereignis ableiten lassen.

Entwicklungsphasen

Gottlieb folgert aus der einschlägigen Literatur, es gebe Beweise dafür, daß Erfahrung entwicklungsunterstützend und -beschleunigend wirken kann, aber bislang nicht dafür, daß sie Entwicklung induzieren kann. Diese Interaktion hängt vermutlich mit sensiblen oder kritischen Entwicklungsphasen zusammen, die man aus der Tierforschung kennt und die neue Verhaltensmuster hervorbringen. Das einzige kindliche Verhalten, das in diesen Bereich gehören könnte, ist die Entwicklung sozialer Beziehungen und Bindungen beim Kleinkind.

2 Ebenen für die Untersuchung von Verhalten

Verhalten kann auf verschiedenen Ebenen untersucht werden, die normales und von der Norm abweichendes Verhalten in unterschiedlicher Komplexität wiedergeben. In Tabelle 1 sind 8 Ebenen dargestellt, beginnend mit einem sehr niedrigen bis hin zu einem sehr komplexen Niveau, das personale Interaktionen, Familienstrukturen und auch generationenübergreifende Strukturen berücksichtigt.

Kontinuitäts- und Diskontinuitätsmuster

Aus der Entwicklungsperspektive kann normales und normabweichendes Verhalten auf den verschiedenen Ebenen Kontinuitäts- und Diskontinuitätsmuster aufweisen. So konnte in verschiedenen Studien gezeigt werden, daß in einem sehr frühen Stadium der Persönlichkeitsentwicklung beginnendes dissoziales Verhalten sowie Störungen des Sozialverhaltens über weite Strecken stabil bleiben und demzufolge einem Kontinuitätsmodell folgen. Demgegenüber weisen internalisierende Störungen wie z.B. Angstzustände und neurotische Störungen eine starke Tendenz zu Spontanremissionen auf und stellen deshalb ein Diskontinuitätsmodell dar.

Anpassung

Vom Gesichtspunkt der Entwicklungspsychopathologie sollten sich künftige Forschungsvorhaben stärker auf komplexere Funktionen konzentrieren als auf Symptome und Syndrome. Modelle von Anpassung und Fehlanpassung in unterschiedlichen Altersgruppen und Entwicklungsphasen und die Reorganisation von Verhalten scheinen dabei wichtige Themen für künftige Studien zu sein. Reorganisation von Verhalten auf verschiedenen Entwicklungsstufen ist beispielsweise ein Kernthema, ohne das

Reorganisation von Verhalten

Tabelle 1. Ebenen der Verhaltensorganisation. (Nach Remschmidt 1992)

Ebene	Normales Verhalten	Auffälliges Verhalten
Molekulare Ebene	Verhaltensmerkmale	Symptome
Molare Ebene	Verhaltensmuster	Syndrome
Funktionsebene	Grad der Funktionsfähigkeit	Grad der Dysfunktion
Ebene der Adaptationsprozesse	Muster der Anpassung	Muster der Fehlanpassung
Individuelle Ebene	Persönlichkeit	Persönlichkeitsstörung
Interaktionale Ebene	Persönlichkeit im Kontext	Persönlichkeitsstörungen im Kontext
Familienebene	Normale Familienfunktion und -struktur	Dysfunktion der Familie und deviante Familienstrukturen
Generationenebene	Normale Struktur und Beziehung der Generationen	Auffälligkeiten in Struktur und Beziehung der Generationen

bestimmte neuerworbene Fähigkeiten oder mitunter auch eine Behinderung nicht gänzlich zu verstehen sind.

Kagan (1981, 1984) vermutet, daß „viele Beispiele von Entwicklungsveränderungen charakterisiert werden können durch das Ersetzen einer alten Struktur oder eines Prozesses durch einen neuen, der wenig oder gar keinen Zusammenhang mit den beiden hypothetischen Strukturen aufweist. Diese Vermutung impliziert, daß einige Strukturen oder Prozesse verschwinden“ (Kagan 1981, S. 68). Beispiele für eine solche Reorganisation sind nach Piaget (1950, 1983) der Erwerb des abstrakten Denkens oder die hormonellen Veränderungen in der Pubertät und deren Folgen für die körperlichen und psychologischen Funktionen. Mit dem Erreichen des jeweiligen Funktionsniveaus werden neue Fähigkeiten erworben, die sich nicht von früheren Fähigkeiten herleiten lassen und die gewissermaßen einen „Entwicklungssprung“ darstellen.

Wendepunkte in der Entwicklung

Im gleichen Zusammenhang lassen sich die sog. Wendepunkte in der Entwicklung (Rutter 1996) erörtern. Diese sind oft von persönlichen Erfahrungen abhängig, mit deren Hilfe in der Vergangenheit Erlebtes neu strukturiert werden und einen positiven Einfluß auf das Selbstkonzept der Kinder nehmen kann. Aus diesen Beispielen sollte deutlich geworden sein, daß die Interaktion zwischen biologischen und psychologischen Einflüssen im Längsschnitt untersucht werden muß und nicht nur auf den einfachen Ebenen von Verhaltensweisen, Symptomen und Syndromen, sondern vielmehr auf einem höherem Funktionsniveau, das Restrukturierungs- und Reorganisationsprozesse auf unterschiedlichen Altersstufen mit einschließt.

3 Meilensteine der normalen Entwicklung und ihre Bedeutung für die Entwicklungspsychopathologie

Mehrere Autoren haben die Stadien der Entwicklung in bezug auf verschiedene Altersstufen definiert. Wohl am bekanntesten sind dabei die Entwicklungsmodelle von Freud (1948) und Piaget (1983).

Entwicklungsmodelle

Tabelle 2 zeigt 4 Entwicklungsmodelle; dies sind außer jenen von Freud und Piaget auch die von Erikson (1980) und Jersild u. Holmes (1935) beschriebenen. Diese Modelle beruhen auf unterschiedlichen Sichtweisen. Während das Freudsche System auf psychosexuellen Entwicklungsstadien basiert, konzentriert sich Erikson in seinem System auf psychosoziale, Piaget auf kognitive und Jersild u. Holmes auf affektive Stadien.

In der letzten Spalte der Tabelle sind verschiedene psychopathologische Störungen aufgeführt, die den wesentlichen Altersgruppen bzw. Entwicklungsstadien zugeordnet werden können.

Empirische Belegbarkeit von Entwicklungsmodellen

Die Schwierigkeit bei einer solchen Klassifikation besteht darin, daß nicht all diese Stadien durch empirische Studien belegbar sind. So hat z.B. die sog. Latenzzeit aus dem Freudschen System kein empirisches Korrelat. Darüber hinaus besteht eine große Varianzbreite hinsichtlich

Tabelle 2.
Anthonys Vorschlag einer diagnostischen Klassifikation psychopathologischer Entwicklung. (Anthony 1970; Übersetzung nach Achenbach 1982, S. 574)

Alter (in Jahren)	Psychosexuelle Stadien (Freud 1948)	Psychosoziale Stadien (Erikson 1980)	Kognitive Stufen (Piaget 1983)	Affektive Stadien (Jersild u. Holmes 1935)	Psychopathologische Störungen
0–1 1/2	Oral	Urvertrauen vs. Mißtrauen	Sensomotorisch	Ängste vor Dunkelheit, Fremden, Alleinsein, plötzlichen Geräuschen, fehlender Hilfe	Autismus, anaklitische Depression, Eß- und Schlafschwierigkeiten
1 1/2–3	Anal	Autonomie vs. Zweifel/Scham	Symbolisch	Ängste vor Trennung, Verlassenwerden, plötzlichen Bewegungen	Symbiotisches Verhalten, Negativismus, Obstipation, Schüchternheit/Rückzug, Pavor nocturnus
3–5	Genital, ödipal	Initiative vs. Schuldgefühle	Intuition, Repräsentanz	Ängste vor Tieren, imaginären Wesen, Verletzung/Kränkung	Phobien, Alpträume, Sprachprobleme, Enuresis, Enkopresis, Angstzustände
6–11	Latenzzeit	Fleiß vs. Minderwertigkeitsgefühle	Konkret operational	Ängste vor Schulversagen, Ausgelachtwerden, Eigentumsverlust, körperlicher Entstellung, Krankheit, Tod	Schulprobleme, Schulängste, Schulphobien, Zwänge, Konversionssymptome, Tics
12–17	Adoleszenz: Wiederbelebung früherer Konflikte	Identität vs. Rollendiffusion	Formal operational	Angst vor Anderssein (körperlich, sozial, intellektuell), sexuelle Ängste, Gesichtsverlust	Identitätsdiffusion, Anorexia nervosa, Delinquenz, Schizophrenie

des Alters, und schließlich korrelieren die verschiedenen Entwicklungstheorien im Hinblick auf das Alter auch nicht. So kann z.B. ein Kind nach der kognitiven Theorie Piagets das Symbolstadium erreicht haben, sich aber nach dem Freudschen System noch immer in der oralen Phase befinden. Daher stützen sich moderne Entwicklungstheorien in der Hauptsache auf Funktionen (z.B. Körperwachstum, kognitive Entwicklung, moralische Entwicklung, Identitätsentwicklung und Selbstkonzept) in Verbindung mit Entwicklungsaufgaben. Nach Havighurst (1972) kann eine Entwicklungsaufgabe als eine Anforderung definiert werden, „die sich um einen bestimmten Zeitpunkt im Leben eines Individuums stellt und deren erfolgreiche Bewältigung es glücklich macht und zu Erfolg bei späteren Aufgaben führt, wohingegen ein Scheitern das Individuum unglücklich macht und gesellschaftliche Mißbilligung und Schwierigkeiten bei späteren Aufgaben nach sich zieht“ (ebd., S. 2).

Entwicklungstheorien

Entwicklungstheorien „versuchen, spezifische Verhaltensänderungen über einen bestimmten Lebensabschnitt zu beschreiben, vorherzusagen und zu erklären. Zu diesem Zweck müssen sie nachprüfbare Prognosen erstellen, d.h. solche, die bestätigt oder widerlegt werden können" (Jaffe 1998, S. 47). Allerdings wurden und werden nicht alle theoretischen Annahmen einer empirischen Überprüfung unterzogen. Es herrscht gegenwärtig allgemeine Übereinstimmung darüber, daß Entwicklungsveränderungen von der Interaktion zwischen genetischen und Umwelteinfüssen abhängen, wobei das Individuum kein passives Objekt dieser Einflüsse ist, sondern seine Umgebung auch kreativ mitgestaltet.

Phasenmodelle und Prozeßmodelle

Die derzeitige Entwicklungspsychopathologie ist inzwischen von den Phasenmodellen der Entwicklung abgerückt zugunsten von Prozeßmodellen, die diese Interaktionen zwischen dem Individuum und der breiten Vielfalt von Umwelteinflüssen und sozialem Kontext betonen, wobei gleichzeitig das Individuum als an seiner eigenen Entwicklung aktiv beteiligt angesehen wird (Lerner 1996; Wachs 1996; Zahn-Wexler 1996). Diese modernen Trends in den Entwicklungswissenschaften haben auch Auswirkungen auf die Entwicklungspsychopathologie, die immer noch psychopathologische Auffälligkeiten mit den klassischen Phasenmodellen verbindet statt mit Prozeßmodellen, die auf einer kontinuierlichen Entwicklung verschiedener Funktionen basieren und den Interaktionsprozessen eine besondere Aufmerksamkeit zukommen lassen.

4 Forschungsgebiete und -strategien in der Entwicklungspsychopathologie

Im folgenden möchten wir auf einige Forschungsgebiete und -strategien in der Entwicklungspsychopathologie eingehen, die uns für die nahe Zukunft wichtig und vielversprechend zu sein scheinen.

4.1 Geschlechterunterschiede und individuelle Unterschiede

Geschlechterunterschiede

Es existiert ein umfangreiches Wissen über Geschlechterunterschiede im Zusammenhang mit psychopathologischen Störungen und auch über individuelle Unterschiede in der allgemeinen Entwicklung (Übersicht bei Steinhausen 1992; Costello u. Angold 1995). Die Geschlechterunterschiede betreffen körperliche Entwicklung, Wachstum, Reifung, Entwicklung differentieller Fähigkeiten wie Sprechen und Sprache, räumliche Wahrnehmung sowie die meisten psychopathologischen Störungen (hyperkinetisches Syndrom, Entwicklungsverzögerungen, Autismus, aggressives und dissoziales Verhalten usw.).

Zeit bis zur Pubertät

Bis zur Pubertät kommen die meisten psychopathologischen Auffälligkeiten bei Jungen häufiger vor als bei Mädchen, obwohl die Relation Jungen zu Mädchen für die verschiedenen Syndrome sehr unterschiedlich ist. So ist beispielsweise das hyperkinetische Syndrom bis zu 9mal häufiger bei Jungen anzutreffen als bei Mädchen (Cantwell 1977), während beim Autismus in 20 Studien ein Verhältnis von 3,7:1 gefunden wurde (Fombonne 1998). Auch das Tourette-Syndrom tritt bei Jungen häufiger auf (Verhältnis 3:1; Shapiro et al. 1978); das gleiche gilt für Zwangsstörungen (Rapaport 1986).

Ursachen für Geschlechterunterschiede

Obwohl diese Unterschiede sehr klar und gut belegt sind, kennen wir ihre Ursache nicht wirklich. Daher bleibt dies eine offene Forschungsfrage, zu der mehrere Hypothesen angeboten werden:

– unterschiedliche Reifung der Hemisphären

- Einige Unterschiede könnten mit einer unterschiedlichen Reifung der Hemisphären bei Jungen und Mädchen zusammenhängen. Histologische Untersuchungen an Gehirnen von Säuglingen (Conel 1939–1959) unterstützen die Annahme, daß ausgewählte Regionen des Kortex zwischen Geburt und 2. Lebensjahr bei Mädchen reifer sind als bei Jungen. Eine schnellere Reifung könnte auch für die linke Hemisphäre und die sprachlichen Funktionen vorliegen, die bis zur Pubertät bei Mädchen weiter entwickelt sind als bei Jungen (Kelly 1985).

– psychologische und psychosoziale Faktoren

- Psychologische und psychosoziale Faktoren könnten auch für einige der oben erwähnten Geschlechterunterschiede von Bedeutung sein. Es ist eine allgemein bekannte Tatsache, daß Sozialisation und Erziehung bei Jungen und Mädchen unterschiedlich verlaufen. Dies könnte die Depressionsneigung der Mädchen während der Adoleszenz im Licht der unterschiedlichen Sozialisationsmuster erklären (Sroufe u. Rutter 1984).

– Wechselwirkung zwischen biologischen Faktoren

- Es könnte auch eine Wechselwirkung bestehen zwischen biologischen Faktoren wie z.B. Hemisphärenreifung und erzieherischen und psychosozialen Einflüssen.

– unterschiedliche zeitliche Reifungsmuster

- Auch ist es denkbar, daß einige Differenzen zwischen Jungen und Mädchen gar keine wirklichen Unterschiede darstellen, sondern vielmehr auf einem unterschiedlichen zeitlichen Reifungsmuster beruhen (Kelly 1985).

Mit letztgenannter Hypothese lassen sich auch die von Waber (1976, 1977) publizierten Resultate in Einklang bringen, wonach Unterschiede im psychologischen Profil zwischen früh und spät entwickelten Individuen bestehen. Wenn man dieser Argumentationslinie folgt, ist es gut vorstellbar, daß früh erworbene Leistungsstrukturen spätere Leistungen fördern und schließlich eine neue oder andere Qualität von Leistungsstrukturen hervorbringen. Diese Hypothese steht in Zusammenhang mit einer anderen offenen Frage, nämlich der des Fortschreitens von quantitativen zu qualitativen Veränderungen im Laufe des Entwicklungsprozesses.

Bedeutung der Androgene

Schließlich muß man auch erwähnen, daß die Androgene eine wichtige Rolle in der Beeinflussung von Reifungsvorgängen spielen; es gibt hier über lange Zeit hinweg bestehende Unterschiede zwischen früh- und spätreifenden Individuen (Jones 1965; Katchadourian 1977; Rubinow u. Schmidt 1996).

Kindliche Aggression

Ein sehr wichtiges Thema im Hinblick auf individuelle wie Geschlechterunterschiede ist aggressives Verhalten. Was kindliche Aggression betrifft, so sind biologische Faktoren von ebenso großer Bedeutung wie psychosoziale.

– Testosteronspiegel

Unter den biologischen Faktoren wurde der Zusammenhang zwischen Testosteronspiegel und aggressivem Verhalten bei männlichen Jugendlichen von Olweus et al. (1988) untersucht. Die Autoren fanden heraus, daß der im Blut zirkulierende Testosteronspiegel nach eigener Aussage der Betroffenen einen direkten Einfluß auf die Auslösung aggressiven Verhaltens hatte. Ein hoher Testosteronspiegel verstärkte Ungeduld und Irritierbarkeit bei den Jungen und erhöhte dadurch ihre Bereitschaft zu aggressiv-destruktivem Verhalten.

Andererseits sind auch psychologische Faktoren wie z.B. „eine Abweichung von üblichen Attribuierungsprozessen" von großer Bedeutung. Nach Bobbitt u. Keating (vgl. Sroufe u. Rutter 1984) kann eine falsche Attribuierung als Ausdruck einer gestörten sozial-kognitiven Fertigkeit in diesen Jungen aggressives Verhalten auslösen.

– Abweichung von üblichen Attribuierungsprozessen

Wenn wir die Geschlechterunterschiede im Hinblick auf aggressives Verhalten bei Jungen und Mädchen erklären könnten, wäre dies auch gleichzeitig der Schlüssel zu einem besseren Verständnis von Delinquenz, die ein überwiegend männliches Phänomen ist. Auch in dieser Hinsicht bleibt bislang die Frage offen, warum es eine so starke Kontinuität von aggressivem und dissozialem Verhalten bei Jungen gibt.

4.2 Kontinuität und Wandel von Verhalten

Ein zweites Forschungsgebiet stellen Kontinuität und Wandel im Verhalten von Kindern unter dem Entwicklungsaspekt dar (Rutter 1984, 1995). Obwohl wir die verschiedenen Verlaufstypen von Störungen kennen (z.B. den Kontinuitätstyp, der in der Kindheit stabil bleibt und sich mit fortschreitendem Alter abschwächt, und den Typ der in der Adoleszenz neu auftretenden Störung), bleibt die Ursache für die Existenz dieser verschiedenen Typen unklar.

Wechselndes Verhalten von Kindern

Schließlich ist das Weiterbestehen psychopathologischer Auffälligkeiten von der Kindheit bis ins Erwachsenenalter auch abhängig von

1. dem Untersuchungsansatz (z.B. katamnestische oder retrospektive Studie),
2. den Informationsquellen (persönliche Untersuchung, Interview, Aufzeichnungen, Fragebögen),
3. der Art der Stichprobe (klinische Population, Allgemeinpopulation),
4. der Art der Störung (Entwicklungsstörungen, Verhaltensstörungen),
5. den prognostischen Variablen und
6. den diagnostischen Kriterien (Garber 1984).

Einflußfaktoren auf die Kontinuität psychopathologischer Auffälligkeiten

Unabhängig von diesen methodologischen Überlegungen ließen sich in mehreren Studien folgende Kontinuitäten nachweisen: Bei tiefgreifenden Entwicklungsstörungen wie z.B. frühkindlichem Autismus, Asperger-Syndrom und Rett-Syndrom besteht eine hohe Kontinuität (van Acker 1997; Gillberg u. Steffenberg 1987; Gillberg 1991; Klin u. Volkmar 1997); diese findet sich ebenfalls bei externalisierenden Verhaltensmustern (Kazdin 1986; Taylor 1989; Verhulst 1992) und aggressivem Verhalten von Jungen (Olweus 1979). Auch ein beachtlicher Anteil der Jungen mit hyperaktiv-impulsivem Verhalten und Aufmerksamkeitsstörungen zeigt eine Tendenz zu bleibenden Verhaltensauffälligkeiten wie z.B. antisozialem Verhalten oder antisozialer Persönlichkeit und Drogenmißbrauch (Gittelman et al. 1985) oder Aggressivität und Delinquenz (Farrington et al. 1990; McGee et al. 1984a,b).

Kontinuität

In einer Studie mit delinquenten Probanden konnten Remschmidt et al. (1984) zeigen, daß positive Lebensereignisse (erfolgreiche berufliche Laufbahn, Freundschaften, vertrauensvolle Beziehung zu einem Erwach-

Wendepunkte im individuellen Lebenslauf

senen) mit einer Beendigung der delinquenten Karriere assoziiert waren. In diesem Zusammenhang könnte das Konzept der „Wendepunkte im individuellen Lebenslauf“ (Rutter 1996) nützlich sein.

Dennoch müßte auch hier noch geklärt werden, *warum* bei einigen Kindern die Auffälligkeiten fortbestehen und bei anderen nicht. Im Hinblick auf das Kontinuitätsproblem sind diejenigen Kinder von besonderem Interesse, die zu einer bestimmten diagnostischen Kategorie des Kontinuitätstypus gehören (wie z. B. Verhaltensstörungen, hyperkinetisches Syndrom), es aber schaffen, das betreffende Fehlverhalten mit dem Älterwerden abzulegen.

Diskontinuität

Eine etwas vernachlässigtes Thema ist das der Diskontinuität. Mit Ausnahme bestimmter Entwicklungsstörungen, die mit Reifungsprozessen in Zusammenhang stehen, wie z. B. Enuresis, Enkopresis und einiger vorübergehender Sprachstörungen, ist über Diskontinuität nicht viel bekannt. Es ist beispielsweise unklar, warum ein bestimmter Teil der Patienten mit kindlichen Depressionen keine Depression vom Erwachsenentypus entwickelt. Gleiches gilt für einen kleinen Teil der Patienten mit Störungen des Sozialverhaltens oder mit Drogenmißbrauch. Es ist gut vorstellbar, daß größere Veränderungen im Leben der Betroffenen eine positive Wende in Richtung auf eine ungestörte Entwicklung in der Adoleszenz bewirken (Rutter 1995).

4.3 Untersuchungen zu Risikofaktoren und protektiven Faktoren

Entwicklungsverläufe bei Risikokindern und anderen Kindern

Die Erforschung von Risikofaktoren ist in den letzten beiden Jahrzehnten eines der wichtigsten Themen in der Entwicklungspsychopathologie gewesen. In prospektiven Längsschnittstudien wurden die Entwicklungsverläufe verschiedener Gruppen von Risikokindern untersucht und mit parallelisierten Kontrollgruppen verglichen. Die interessanteste Frage in diesem Zusammenhang ist der Werdegang jener Kinder aus einer Risikogruppe, die die jeweilige Störung tatsächlich entwickeln bzw. nicht entwickeln (Garmezy 1974; Garmezy et al. 1984; John et al. 1982; Robins 1978; Robins u. Rutter 1990). Dieser Untersuchungsansatz führt nicht nur zu einem besseren Verständnis der Wirkung von Risikofaktoren, sondern auch zu neuen Einsichten in den Entwicklungsprozeß als solchen.

Schließlich können wir aus diesen Untersuchungen Rückschlüsse auf Möglichkeiten der Primärprävention ziehen, die z. Z. noch ein nahezu ungelöstes Problem darstellt. In diesem Zusammenhang ergeben sich folgende offene Forschungsfragen:

Forschungsfragen zur Primärprävention

1. Welche Ursachen bewirken bei Risikokindern die Entwicklung manifester Störungsbilder?
2. Welches sind die wichtigsten Risikofaktoren, und wie interagieren sie im Laufe der Entwicklung miteinander und mit anderen Einflüssen?
3. Welche Einflüsse beenden eine über einen bestimmten Zeitraum hin aktive Störung oder ein Verhaltensmuster? Beispiele hierfür sind dissoziales Verhalten, Delinquenz, verschiedene Angstzustände, soziale Phobien und Depressionen.

Die letzte Frage läßt sich nur beantworten mit Hilfe prospektiver Längsschnittuntersuchungen an Gruppen, die eine unterschiedliche Belastung mit Risikofaktoren aufweisen und mit sorgfältig parallelisierten Kontrollgruppen verglichen werden. Ein Problem ist dabei der natürliche Verlauf verschiedener Störungen, der derzeit noch unbekannt ist.

Prospektive Längsschnittuntersuchungen

Risikofaktoren und protektive Faktoren interagieren miteinander im Verlauf der individuellen Entwicklung. Aus der empirischen Forschung wissen wir heute wesentlich mehr über Risikofaktoren als über protektive Faktoren. Die Form und Eigenart der protektiven Faktoren ist möglicherweise eine ganz andere. Wir unterscheiden protektive Faktoren beim Kind selbst (z. B. ausgeprägtes Selbstwertgefühl, günstige Temperamentseigenschaften), in der Familie (z. B. starker Familienzusammenhalt, gute elterliche Beziehung) und solche, die mit dem Vorhandensein günstiger äußerer Einflüsse zusammenhängen.

Risikofaktoren

Wie wir wissen, gibt es einige protektive Faktoren, die in den letzten Jahren untersucht wurden wie z. B. günstige Temperamentseigenschaften, gute eheliche Beziehung der Eltern, positives Selbstwertgefühl des Kindes und die Zugehörigkeit zum weiblichen Geschlecht, die ein protektiver Faktor im Hinblick auf psychiatrische Störungen ist, zumindest bis zur Pubertät. Dennoch bleiben noch viele Forschungsfragen offen, die z. T. im folgenden aufgeführt werden.

Protektive Faktoren

Allgemeine Mechanismen, in deren Kontext protektive Faktoren wirksam werden

Es gibt Hypothesen, die sich durch Begriffe wie Lernen, Reifung, Identifikation, Selbstkonzept, Interaktion und Attribuierung charakterisieren lassen. Es ist z. B. erwiesen, daß frühe stabile Beziehungen einen günstigen Einfluß auf die Entwicklung eines positiven Selbstwertgefühls haben. Gleiches gilt für Erfolgserlebnisse durch einen hohen Leistungsstand im frühen Kindesalter. Die Ausbildung eines positiven Selbstwertgefühls und eines günstigen Selbstkonzeptes orientiert sich in diesem Sinne an den Erfahrungen eines Kindes (Rutter 1985; Masten u. Garmezy 1985).

Lernen, Reifung, Identifikation, Selbstkonzept, Interaktion und Attribuierung

Im Hinblick auf den Wirkungsmechanismus von protektiven Faktoren sind 2 Möglichkeiten denkbar (Rutter 1995):

1. Kinder formen und wählen ihre Umgebung in gewissem Umfang mit, und ihre Fähigkeit dazu scheint mit einigen protektiven Faktoren zusammenzuhängen;
2. Kinder unterscheiden sich auch in der Art und Intensität ihrer Reaktion auf ein Risikoumfeld, die ebenfalls wiederum von protektiven Faktoren wie Temperament und positiven frühen Erfahrungen reguliert zu werden scheint.

Wirkungsmechanismus von protektiven Faktoren

Bewältigungsstrategien auf den verschiedenen Alters- und Entwicklungsstufen

Welche Bewältigungsstrategien gibt es auf den verschiedenen Alters- und Entwicklungsstufen in bezug auf die jeweiligen Entwicklungsaufgaben? Dieses Thema ist eines der vielversprechendsten in der gesamten Entwicklungspsychopathologie. Tabelle 3 gibt einen Überblick über die po-

Psychopathologie und Entwicklungsaufgaben

Tabelle 3. Mögliche Zusammenhänge zwischen psychopathologischer Störungen und Entwicklungsaufgaben. (Mod. nach Garber 1984)

Psychopathologische Störungen	Entwicklungsaufgaben
Trennungsangst	Objekt-Permanenz, Bindung und Ablösung
Depression	Differenzierung des Selbst, Selbstkonzept, sozialer Vergleich, Selbstwertgefühl
Suizid/Suizidversuch	Todesvorstellung, Zeit- und Zukunftsperspektive
Störung des Sozialverhaltens	
- Mangel an Sozialisation	
- Aggressivität	moralische Entwicklung, Perspektivenwechsel, Empathie
Impulsivität	Gratifikationsaufschub
Oppositionelles Verhalten	Autonomie, Identifikation, Individuation
Schizoides Verhalten	Kontaktaufnahme, Beziehung zu Gleichaltrigen, Angstbewältigung

tentielle Beziehung zwischen psychopathologischen Störungen und Entwicklungsaufgaben.

Entwicklungsstadien mit Weichenfunktion für den Entwicklungsverlauf

Die Untersuchung der Bewältigungsmechanismen in bezug auf Entwicklungsaufgaben könnte uns einem besseren Verständnis normaler ebenso wie pathologischer Entwicklungsprozesse näherbringen. Im klinischen Bereich können wir viel von unseren Patienten lernen, indem wir sie befragen und in ihrem Umgang mit Entwicklungsaufgaben beobachten. Wiederum scheint es höchst interessant zu erfahren, ob in verschiedenen Entwicklungsstadien bestimmte Weichenstellungen existieren, die den Entwicklungsverlauf umlenken und ein Kind widerstandsfähiger gegen schädigende Faktoren machen können. Diese Frage, die von Rutter aufgeworfen wurde, ist noch nicht untersucht, könnte aber für unser Verständnis unerwarteter Entwicklungsumschwünge fruchtbar sein.

Interaktion zwischen Risikofaktoren und protektiven Faktoren

Es wäre zu einfach, sich vorzustellen, daß es eine komplementäre Beziehung zwischen Risikofaktoren und protektiven Faktoren gibt. Beide Einflußmöglichkeiten sind nicht unabhängig von der Persönlichkeit eines Kindes, von seinen Erfahrungen, seiner Umgebung und der Entwicklung seines Selbstkonzepts. Daher müssen bei der Untersuchung der Interaktion zwischen protektiven und Risikofaktoren viele andere Einflußgrößen einbezogen werden. Es könnte auch von der Ausprägung der Risikofaktoren abhängig sein, ob die Einflußnahme protektiver Faktoren erleichtert oder erschwert wird.

4.4 Untersuchungen zur Prognose

Prognostischer Wert spezifischer Verhaltensmuster oder emotionaler Konstrukte

Eine weitere wichtige Aufgabe der Entwicklungspsychopathologie besteht darin, den prognostischen Wert spezifischer Verhaltensmuster oder emotionaler Konstrukte im Gesamtkontext der Entwicklung zu untersuchen. Wenn wir die Vielzahl der Einflüsse, Fragestellungen und Probleme im Verlaufe der Entwicklung eines Individuums betrachten, könnte sich die höchst pessimistische Schlußfolgerung aufdrängen, daß Aussagen zur Prognose überhaupt nicht möglich sind. Verschiedene Studien (Robins 1978; Bohman 1978; Kohlberg et al. 1972) zeigen aber, daß dies nicht der Fall ist. Worin ist der Grund dafür zu suchen?

Auswahl der Prädiktoren

Wir sind der Auffassung, daß es eine Hierarchie von Verhaltensmustern gibt, die insgesamt einen recht unterschiedlichen Vorhersagewert aufweisen. Eine erfolgreiche Vorhersage späteren Verhaltens auf der Grundlage von früheren Verhaltensstrukturen hängt sehr stark von dem als Prädiktor ausgewählten Verhaltensmuster ab.

Aus den vorliegenden Studien kann folgendes abgeleitet werden (Kohlberg et al. 1972; Sroufe u. Rutter 1984):

- Aus einer frühen Fehlanpassung kann man eine spätere Fehlanpassung vorhersagen (Beispiele: Schulversagen, wenig oder schlechter Kontakt zu Gleichaltrigen, ausgeprägtes antisoziales Verhalten, übergroße Abhängigkeit im Vorschulalter).
- Aus früher Leistungsfähigkeit und Reife läßt sich spätere Leistungsfähigkeit vorhersagen.
- Das Fehlen von Problemen oder Symptomen ist *kein* Hinweis auf spätere Leistungsfähigkeit oder Fehlanpassung.
- Die „wahrscheinlich stärkste Prädiktorfunktion kann einem Versagen bei alterstypischen Anpassungsleistungen zugeschrieben werden" (Sroufe u. Rutter 1984, p. 24).
- Es gibt auch Belege dafür, daß die Vorhersage bei der Verwendung von Längsschnittparametern zuverlässiger ist als bei Querschnittsparametern.

Aufgabenfelder der Prädiktionsforschung

Für die Prädiktionsforschung könnten folgende Fragen wichtig sein:

- Die Herausarbeitung von Verhaltensmustern, die auf verschiedenen Alters- und Entwicklungsstufen einen hohen Prädiktionswert im Hinblick auf natürliche Verhaltensabläufe und den Verlauf von Verhaltensstörungen besitzen.
- Untersuchungen zur Vorhersagbarkeit des Therapieerfolges anhand von Ausgangsvariablen zu Beginn der Therapie oder von Variablen, die für den Patienten, seine Familie und die Störung charakteristisch sind.
- Eine andere sehr wichtige Frage ist der unterschiedliche Prädiktionswert von Verhaltensmustern auf verschiedenen Alters- und Entwicklungsstufen. Wir wissen, daß die Fähigkeit zum Spracherwerb und das Intelligenzniveau beim frühkindlichen Autismus einen hohen Prädiktionswert besitzen. Aber welches sind die besten Prädiktoren bei diesen Kindern, wenn sie 6 Jahre und älter sind? In diesem Alter sind andere Faktoren wichtig, wenn sie auch nicht die gleiche Wer-

tigkeit aufweisen wie die beiden oben erwähnten, die sehr frühe Entwicklungsstadien betreffen (Übersicht bei Gillberg 1991).

Prädiktoren für spätere psychopathologische Auffälligkeiten

Im Fall von psychiatrischen Störungen sind andere Prädiktoren als beim normalen Entwicklungsverlauf von Bedeutung. Dennoch gibt es eine Verbindung zwischen Entwicklungsaufgaben (als Stufen der normalen Entwicklung) und Symptomatologie.

Über diese Überlegungen und Beispiele hinaus sind noch mehrere andere Prädiktoren späterer psychopathologischer Auffälligkeiten bekannt:

– Störungen des Sozialverhaltens

- Störungen des Sozialverhaltens im Kindesalter bergen ein hohes Risiko für depressive Symptomatik im Erwachsenenalter (Harrington et al. 1990, 1991; Rutter 1991). Ferner ist elterliches Versagen in der Kindheit ebenfalls mit depressiven Störungen im Erwachsenenalter verbunden (Rutter 1995).

– Zwangsstörungen

- Zwangsstörungen im Kindes- und Jugendalter zeigen eine hohe Persistenz im Erwachsenenalter. Die Prognose verschlechtert sich, wenn zusätzlich Tics bestehen, eine seelische Erkrankung bei einem Elternteil vorliegt oder ein erfolgloser Behandlungsversuch mit Clomipramin unternommen wurde (Leonard et al. 1993).

– prämorbide Eßstörungen

- Prämorbide nichtanorektische Eßstörungen im Kindesalter gehen mit einer schlechten Prognose bei einer Anorexia nervosa einher (Remschmidt et al. 1990). Anorexia nervosa im Kindesalter und in der frühen Adoleszenz prädisponiert zu unspezifischen Eßstörungen und Angstzuständen im späteren Leben (Herpertz-Dahlmann et al. 1996).

– hyperkinetische Störungen

- Hyperkinetische Störungen im Kindesalter sind assoziiert mit einer erhöhten Rate von antisozialen Persönlichkeitsstörungen, Drogenmißbrauch und Kriminalität im Erwachsenenalter (Klein u. Mannuzza 1991; Mannuzza et al. 1993).

– Lese- und Rechtschreibstörungen

- Kindliche Lese- und Rechtschreibstörungen zeigen eine hohe Persistenzrate in der Adoleszenz und im Erwachsenenalter und sind häufig mit Störungen des Sozialverhaltens in der Adoleszenz verbunden, die sich im Erwachsenenalter abschwächen (Maughan et al. 1994; Rutter 1995).

– Frühschizophrenien

- Frühschizophrenien haben eine schlechte Prognose und weisen eine hohe Persistenz im Erwachsenenalter auf (Remschmidt et al. 1994).

4.5 Klassifikation und Kategorisierung von Störungen und Verhaltensmustern unter dem Aspekt der Entwicklung

Bedeutung des Entwicklungsrahmens für die Klassifikation

Wenn man die oben erwähnten Forschungsgebiete und -themen betrachtet, wird offensichtlich, daß ein Entwicklungsrahmen für die Klassifikation von essentieller Bedeutung ist (Graham u. Skuse 1992; Garber 1984; Sroufe u. Rutter 1984). Es war ein Fortschritt, daß eine Entwicklungsachse sowohl in die ICD-9 (WHO 1975) als auch in das multiaxiale Klassifikationssystem der ICD-10 (WHO 1992) und in das DSM-IV (APA 1994) aufgenommen wurde. Aber wir sind der Meinung, daß man noch weiter gehen und auch die folgenden Forschungsprobleme einbeziehen muß (Remschmidt 1989; Graham u. Skuse 1992):

Validität der Kriterien

Die Validität der Kriterien, die im Erwachsenenbereich von Bedeutung sind, muß genauer untersucht werden, und gleichzeitig müssen spezielle Kriterien für kinder- und jugendpsychiatrische Störungen entwickelt werden. Es liegt auf der Hand, daß eine ganze Anzahl der aus dem Erwachsenenbereich stammenden psychiatrischen Kriterien nicht auf psychopathologische Störungsbilder im Kindesalter angewandt werden können. So unterscheiden sich Konzept und Kriterien von Persönlichkeitsstörungen, Depression und Angstzuständen im Erwachsenenalter deutlich von dem, was wir im Kindesalter beobachten können: Altersspezifische Aspekte, die Phase der Lebensorientierung, der Langzeitverlauf und Interaktionsaspekte werden ausgeklammert (Graham u. Skuse 1992). Auf der anderen Seite sind für die Kindheit spezifische Auffälligkeiten wie hyperkinetische Störungen, Entwicklungsstörungen, Autismus und tiefgreifende Entwicklungsstörungen, die kein Korrelat im Erwachsenenalter haben, noch immer unzulänglich definiert und bedürfen nach Maßgabe neuerer Forschungen und Forschungsergebnisse (Rutter 1995; Remschmidt et al. 1998; Rispens et al. 1998) einer weiteren Differenzierung.

Problem der Kontinuität und Diskontinuität

Das Problem der Kontinuität und Diskontinuität muß in die Klassifikationssysteme Eingang finden. Diese bereits zuvor beschriebene Thematik wirft ein wichtiges Problem im Hinblick auf die psychiatrische Nosologie auf. Jüngere Untersuchungen haben gezeigt, daß verschiedene psychiatrische Störungen im Kindesalter und in der Adoleszenz eine hohe Komorbidität aufweisen. Daraus ergibt sich die Frage, ob die komorbide Störung wirklich ein separates psychopathologisches Krankheitsbild darstellt oder ob sie zum Kernsyndrom gehört. Ein gutes Beispiel hierfür ist die kindliche Depression, bei der eine hohe Komorbiditätsrate mit Störungen des Sozialverhaltens und Angstzuständen (Harrington 1993) und ebenfalls eine deutliche Kontinuität hinsichtlich der depressiven Symptomatik vorliegt.

– kindliche Depression

– Tourette-Syndrom

Andere Störungen wie das Tourette-Syndrom zeigen einen altersgebundenen Symptomwandel. Ein beträchtlicher Teil dieser Patienten weist in zeitlicher Sequenz vom Kindes- zum Erwachsenenalter die nachstehende Symptomabfolge auf: hyperaktives Verhalten, motorische Tics, vokale Tics, Zwangssymptome und/oder Zwangsstörung (Leckman u. Cohen 1988). Dieses Beispiel wirft die Frage auf, ob das Tourette-Syndrom über die gesamte Lebensspanne eine nosologische Einheit ist oder ob in einer bestimmten Lebensphase ein Übergang in ein anderes Syndrom stattfindet. Dieses Problem ist noch ungeklärt.

Komplexere Anpassungsmuster

Das Hauptaugenmerk der Klassifikation muß sich von eher umgrenzten und isolierten Verhaltensweisen ab- und komplexeren Anpassungsmustern zuwenden. Diese variieren natürlich je nach Entwicklungsstand. Ein gutes Beispiel (und wahrscheinlich das einzige) auf diesem Gebiet ist Ainsworths Klassifikation der Bindungsmuster zwischen Kleinkind und Bezugsperson im frühen Kindesalter (Ainsworth et al. 1978): sichere Bindung, ängstlich-vermeidende und ängstlich-abwehrende Bindung. Es hat sich herausgestellt, daß diese „Bindungsmuster" über längere Zeit hinweg stabil bleiben und einen prädiktiven Wert im Hinblick auf das spätere emotionale Verhalten besitzen. Mittlerweise gibt es auch für das Verhalten von Vorschulkindern Bestrebungen, solche Bindungsmuster in

Klassifikationssysteme aufzunehmen (Greenspan u. Lourie 1981; Sroufe 1983).

Beziehungsformen und -muster

Von der Vorstellung ausgehend, daß nicht nur Symptome oder Syndrome für die Klassifikation wichtig sind, sondern auch Bindungsmuster, kam der Vorschlag auf, auch Beziehungsformen und -muster in ein Klassifikationssystem aufzunehmen. Dies ist ein sehr typisches und wichtiges Thema der Entwicklungspsychopathologie, weil Beziehungen eindeutig von Alter und Entwicklungsstand abhängen. Wir befinden uns derzeit noch am Anfang dieser Diskussion und werden unter dem Aspekt der Klassifikation von Beziehungen auch alte Fragestellungen der Psychopathologie wie z. B. die Dimensionen der Kontinuität–Diskontinuität und Normalität–Normabweichung in einem neuen Licht sehen müssen.

Entwicklung empirisch fundierter Klassifikationssysteme

Wenn man diese neuen Themen aufgreift, ist es wichtig, gleichzeitig die Entwicklung empirisch fundierter Klassifikationssysteme und Taxonomien voranzutreiben. Wir möchten in diesem Zusammenhang Achenbachs Vorschlag erwähnen (Achenbach 1982, 1995), der nicht nur die allgemeinen Kategorien von „internalisierendem und externalisierendem Verhalten" verwendet, sondern auch andere Meßgrößen und v. a. die verschiedenen Informationsquellen (Kind, Eltern, Lehrer). Schließlich ist es bei der Klassifikation von Verhaltensmustern von großer Bedeutung, in welchem Zusammenhang sie beobachtet werden (z. B. zu Hause, in der Schule oder im Umgang mit Gleichaltrigen). Ein sehr gutes Beispiel für diese unterschiedlichen Perspektiven ist das hyperkinetische Syndrom. Ein hyperkinetisches Kind mag z. B. in einer Zweierkommunikation und -situation nicht hyperaktiv sein, innerhalb seiner Klasse hingegen einen erheblichen Grad an Hyperaktivität aufweisen. Dies spricht für eine große Bedeutung des „Situationskontexts". Es gibt aber nur einige wenige Studien, die das Hauptaugenmerk des Klassifikationsaspekts auf diesen kontextuellen Ansatz richten.

Bedeutung des Situationskontexts

4.6 Untersuchungen zur Natur des Entwicklungsprozesses

Einflußfaktoren auf den Entwicklungsprozeß

Eine umfassende Diskussion der Natur des Entwicklungsprozesses würde den Rahmen des vorliegenden Kapitels sprengen. Dennoch möchten wir zu diesem grundlegenden Problem der Entwicklungspsychopathologie einige Worte sagen. Zunächst muß geklärt werden, welche Einflüsse speziell mit Entwicklung verknüpft sind und welche nicht. Zweitens müssen für die verschiedenen Altersstufen die wichtigsten Problemstellungen sehr sorgfältig definiert werden. Ein Beispiel wäre der Umgang mit Entwicklungsaufgaben; aber es kann auch andere geben. Zum dritten ist es wichtig, zwischen quantitativen und qualitativen Veränderungen im Laufe der Entwicklung zu differenzieren und den Blick auf die Beziehung zwischen quantitativen und qualitativen Dimensionen sowie auf deren Übergänge zu konzentrieren. Piaget (1950, 1983) schlug einen Prozeß der Herstellung eines Gleichgewichts für den Übergang von quantitativen zu qualitativen Veränderungen vor. Als viertes sollten wir die Vorstufen psychopathologischer Auffälligkeiten in enger Relation zu altersbedingten Anpassungsprozessen untersuchen.

Die wichtigsten Problemstellungen für die verschiedenen Altersstufen

Quantitative und qualitative Veränderungen

Nicht statische, sondern dynamische Sichtweise

Diese Sichtweise ist keine statische, sondern eine dynamische, und bezieht alles oben Erwähnte mit ein. Dabei müssen wir der Tatsache Rechnung tragen, daß Entwicklung nicht ausschließlich ein vorwärtsgerichteter Prozeß ist, sondern auch regressive Muster beinhaltet. Damit ist nicht das psychoanalytische Konzept der Regression gemeint, sondern der Umstand, daß zu bestimmten Entwicklungszeitpunkten neue und vorwärtsgerichtete Tendenzen ebenso wie frühere Anpassungs- und Fehlanpassungsmuster gleichzeitig beobachtet werden können, ohne daß dies notwendigerweise ein Zurückfallen auf eine frühere Entwicklungsstufe bedeutet, wie es von den Psychoanalytikern gedeutet wird.

Wendepunkte

Schließlich hat für normales ebenso wie für von der Norm abweichendes Verhalten das Konzept der Wendepunkte offenbar eine wesentliche Bedeutung und verdient es, in Zukunft näher untersucht zu werden. Zusammenfassend kann man in bezug auf Forschungsimpulse zur Natur des Entwicklungsprozesses sagen, daß ein relativ universelles Modell oder eine Theorie der Entwicklung erforderlich sind, die die oben erwähnten Fragenkomplexe einbeziehen und für Längsschnittuntersuchungen nach theoretischen Richtlinien geeignet sind.

5 Bedeutung der Entwicklungspsychopathologie für die Diagnostik

Einfluß der Entwicklungsperspektive auf die Revisionen der DSM- bzw. ICD-Klassifikationssysteme

Der Einfluß der Entwicklungsperspektive auf die Psychopathologie des Kindesalters hat in den aufeinanderfolgenden Revisionen der DSM- bzw. ICD-Klassifikationssysteme zugenommen. Am augenfälligsten wird dies bei Störungen, bei denen das Erstmanifestationsalter, der Entwicklungsstand und die Prognose für das Erwachsenenalter die Schlüsselparameter für die Definition darstellen. So ist z. B. die ICD-10-Kategorie „Trennungsangst" definiert als „eine von der Norm abweichende Fortdauer von entwicklungsangemessener Trennungsangst" mit einem Beginn vor dem 6. Lebensjahr; hier wird somit eine enge Verbindung zwischen normaler und pathologischer Entwicklung postuliert. Die Notwendigkeit einer Einbeziehung des Entwicklungsstandes läßt sich am Beispiel der Diagnose Autismus belegen, bei der das Schwergewicht auf *qualitative* Normabweichungen in der Kommunikation, sozialen Interaktion und beim Spiel bzw. Interessen gelegt wurde und bei der klinische Parameter für jeden Störungsbereich so ausgewählt wurden, daß sie das klinische Bild über die gesamte Lebensspanne illustrieren sollen.

Störungsbezogene Entwicklungszusammenhänge

Die Herleitung diagnostischer Kategorien aus Längsschnittforschungen kommt in diagnostischen Begriffen wie „Störung des Sozialverhaltens mit depressiver Störung" (ICD-10) zum Ausdruck; so zeigt sich, daß die prognostische Bedeutung einer Depression in der Kindheit für die soziale Anpassung im Erwachsenenalter davon abhängt, ob sie mit oder ohne eine Störung des Sozialverhaltens einhergeht. Dennoch sind die modernen nosologischen Systeme noch weit davon entfernt, derartige Entwicklungszusammenhänge störungsbezogen zu integrieren. Die Diagnose einer Depression wird z. B. anhand von „Erwachsenenkriterien" gestellt und nimmt die phänomenologischen Unterschiede bei jüngeren und unreiferen Individuen kaum zur Kenntnis.

Kriterienkatalog für kindliche Depressionen

Versuche, einen für kindliche Depressionen spezifischen diagnostischen Kriterienkatalog zu erarbeiten, haben bislang keine durchgängige Überlegenheit erbracht (Garber 1984). Ebenso wurde die Validität verschiedener diagnostischer Kategorien, die in der Kinder- und Jugendpsychiatrie verwendet werden, noch nicht ausreichend geprüft, was daran liegt, daß Studien zum Therapieerfolg und zur Wirkung von Behandlungsvariablen relativ selten sind.

Unterscheidungskriterien zwischen normaler und pathologischer Entwicklung

Die Erfassung psychopathologischer Auffälligkeiten muß auf einem soliden Wissen darüber beruhen, was für eine normale Entwicklung kennzeichnend ist. Daher war es ein wichtiger Beitrag der kinder- und jugendpsychiatrischen Epidemiologie im Verlauf der letzten 30 Jahre, nachzuweisen, daß viele Symptome wie Ängste, Phobien, auffällige habituelle Verhaltensweisen auch bei einem hohen Prozentsatz von nicht zur psychiatrischen Diagnostik überwiesenen Kindern vorhanden sind (Rutter et al. 1970; Achenbach u. Edelbrock 1981) und, für sich genommen, nicht als Unterscheidungskriterien zwischen normaler und pathologischer Entwicklung gelten können. Darüber hinaus erfordert die Erfassung psychopathologischer Auffälligkeiten bei Kindern komplexe Strategien der Informationsgewinnung und -verarbeitung.

Hauptinformationsquellen bei Kindern

Anders als in der Erwachsenenpsychiatrie ist die persönliche Exploration des Kindes nicht immer die Hauptinformationsquelle für die psychopathologische Diagnostik. Vielmehr werden kindliche Auffälligkeiten i. allg. mit Hilfe einer Vielzahl von Vorgehensweisen und Informanten erfaßt. Dieser Rückgriff auf vielfältige Informationsquellen spiegelt die situativen Varianten kindlichen Verhaltens und die kognitive Unreife sehr junger Patienten wider, die nicht präzise über ihre Symptome Auskunft geben können. Dabei ist allerdings die Übereinstimmung zwischen den einzelnen Informanten bei weitem nicht vollkommen. In ihrer Metaanalyse haben Achenbach et al. (1987) gezeigt, daß die mittlere Korrelation zwischen 2 Elternteilen oder 2 Lehrern 0,60 betrug, aber nur 0,28 zwischen 2 unterschiedlichen Arten von Informanten (z.B. Elternteil und Lehrer) und 0,22 zwischen den eigenen Angaben des Kindes und denen anderer Informanten. Diese Ergebnisse zeigen deutlich, wie wichtig es ist, bei der Erfassung von kindlichen Verhaltensweisen und Emotionen gleichzeitig auf mehrere Informationsquellen zurückzugreifen, da kein einzelner Informant ein wirklich umfassendes Bild davon geben kann.

Übereinstimmung mehrerer Informanten

In Weiterentwicklung dieser Fragestellung hat Achenbach vor einiger Zeit (1993) ein Erhebungsparadigma konstruiert, das auf der Übereinstimmung mehrerer Informanten basiert, d.h. Symptomcluster erfaßt, die bei der Mehrzahl verschiedener Alters- und Geschlechtsgruppen vorkamen und jeweils von mehreren verschiedenen Informanten berichtet wurden. Die 8 dabei identifizierten Syndrome bieten ein empirisches und quantitatives System, das besonders zur Erfassung aktueller psychopathologischer Auffälligkeiten und ihrer Veränderungen im Laufe der Zeit geeignet ist.

Dimensionale und kategoriale Ansätze zur Erfassung von psychopathologischen Auffälligkeiten bei Kindern

Ganz allgemein kann man heute sagen, daß sowohl dimensionale als auch kategoriale Ansätze zur Erfassung von psychopathologischen Auffälligkeiten bei Kindern notwendig sind, um eine vorzeitige Beendigung der wissenschaftlichen Diskussion zu vermeiden. Selbst bei Störungen, die eine extreme Abweichung von der normalen Entwicklung darstellen, ergibt sich die Frage, wo genau die Trennungslinie zwischen Indikatoren für eine Vulnerabilität gegenüber dieser Störung und normalen Entwicklungsäußerungen zu ziehen ist. So hat man nun z. B. beim Autismus erkannt, daß es bei Angehörigen autistischer Probanden Hinweise für eine genetische Anfälligkeit gibt und daß die Charakteristika eines solchen weiter gefaßten Phänotyps sich mit normalen Entwicklungsvarianten überschneiden. Die quantitative Erfassung dieser Vulnerabilität, die für die ätiologische und genetische Forschung entscheidend ist, ist in der Tat einem dimensionalen Modell eher zugänglich als einem kategorialen (Piven et al. 1997; Smalley 1991).

Subklinische Ausdrucksformen psychologischer Störungen und abweichenden Verhaltens

Mehrere andere Bereiche psychopathologischer Auffälligkeiten unterstreichen auch die Notwendigkeit einer Sensibilität gegenüber unterschwelligen (subklinischen) Ausdrucksformen psychologischer Störungen und abweichenden Verhaltens, die von den klassischen dichotomen diagnostischen Herangehensweisen nicht erfaßt werden, aber dennoch eine wichtige psychopathologische Bedeutung im Sinne einer Signalfunktion haben können.

Subklinische Eßstörungen

So gibt es z. B. im Hinblick auf Eßstörungen eine Gruppe von Jugendlichen (Jungen und Mädchen), die die Gewichtskriterien der Anorexia nervosa erfüllen (BMI unter 17,5 nach ICD-10), aber den anderen Kriterien zufolge nicht magersüchtig sind. Diese Beobachtung wirft die Frage auf, ob diese Jugendlichen unterschwellig „anorektisch" sind. Gleiches gilt für restriktive Esser, die - wie Anorektiker - niedrige Leptinspiegel aufweisen, aber nach den ICD-10- oder DSM-IV-Kriterien nicht unter dieser Störung leiden (von Prittwitz et al. 1997).

Funktionsstörungen

Was die Erfassung psychiatrischer Störungen bei Kindern und Jugendlichen angeht, so ist inzwischen allgemein anerkannt, daß außer einem bestimmten Symptommuster eine Funktionsstörung nachweisbar sein muß (Bird et al. 1990; Weissman et al. 1990). Dies steht im Einklang mit einer dynamischen Sichtweise der Psychopathologie, die nachdrücklich die Notwendigkeit unterstreicht, mehrere Funktionsbereiche gleichzeitig zu erfassen und die jeweilige Symptomatik gegen die Fähigkeit des Betreffenden abzuwägen, altersgemäße soziale und kognitive Aufgaben erfolgreich zu bewältigen. Natürlich sind die derzeit verfügbaren Methoden für die Messung von Beeinträchtigungen noch zu wenig differenziert, und eine wichtige Aufgabe der Forschung besteht darin, subtilere, altersbezogene und kulturelle Besonderheiten berücksichtigende Meßmethoden für Beeinträchtigungen zu entwickeln.

Medizinisches und adultomorphes Modell psychiatrischer Störungen

Dennoch berufen sich die geltenden Nosologien immer noch auf ein medizinisches und adultomorphes Modell „psychiatrischer Störung", das davon ausgeht, daß eine Fehlfunktion gänzlich durch die sie konstituierenden Symptome definiert ist und ihre Grundlage im jeweiligen Individuum hat. In gewissem Maße hat dabei der Nachdruck, mit dem die Reliabilität psychiatrischer Diagnosen verlangt wurde - wie 20 Jahre symptomorientierter Interviews und diagnostischer Forschungskriterien dokumentieren - zu dieser Tendenz beigetragen. Während außer Frage steht, daß diese Entwicklung replizierbarer und exakter Meßmethoden notwendig war und ist, insbesondere im Vergleich zu früheren theoriegeleiteten und nicht falsifizierbaren diagnostischen Sichtweisen (Freud A. 1965), könnte man dem entgegenhalten, daß es auch gefährlich ist, psychopathologische Störungen zu vergegenständlichen, indem man unkritisch eine „Störungsformel" auf psychische Auffälligkeiten im Kindesalter anwendet. Daher muß die Validität der meisten dieser Störungen noch fest gesichert werden, wobei besonderes Augenmerk auf die Ermittlung eindeutiger zugrundeliegender ätiologischer Prozesse gelegt werden muß (Jensen u. Hoagwood 1997).

Kontextuelle und transaktionale Eigenart psychopathologischer Störungen im Kindesalter

Außerdem spiegeln die derzeit gebräuchlichen Klassifikationen kinder- und jugendpsychiatrischer Störungen nicht in angemessener Form die Tatsache wider, daß Störungen, wie immer sie auch definiert sind, komplexe Transaktionen zwischen einem Individuum und seiner Umgebung reflektieren und daß der historische, kulturelle und familiäre Hintergrund eines Menschen sowohl für den Beginn als auch für die Aufrechterhaltung und die Kompensation von fehlangepaßtem Verhalten eine wichtige Rolle spielt. Zwar gewichten die meisten erfahrenen Kliniker die klinische Symptomatik schon im Hinblick auf ihre Bedeutung für das einzelne Kind und dessen Hintergrund; diese klinischen Vorgehensweisen sind aber höchst individuell und bleiben so gut wie nicht operationalisierbar und unstandardisiert. Zaghafte Versuche, die kontextuelle und transaktionale Natur kindlicher Psychopathologie wiederzugeben, lassen sich dennoch in den derzeit gebräuchlichen multiaxialen Systemen erkennen, in denen die psychosoziale Situation, Lebensereignisse und familiäre Faktoren beschrieben werden, gemeinsam mit einer Einschätzung des allgemeinen Funktionsniveaus.

Modelle eines höheren Komplexitätsgrades

Allerdings werden diese kontextuellen Variablen meist als Begleitumstände behandelt, die eher herauspartialisiert werden, anstatt ihnen eine vollwertige Rolle in Ätiologie und aktuellem Erscheinungsbild des Fehlverhaltens zuzugestehen. Die Entwicklungspsychopathologie verlangt Modelle eines höheren Komplexitätsgrades, als es die derzeit verfügbaren sind, die einem personenbezogenen Störungszugang folgen. Diese Modelle können entwickelt werden, sobald aus Langzeitstudien, die verschiedene Bereiche und Kontexte in Messung und Erhebung einbeziehen, mehr Daten verfügbar sind. Vielleicht ist das, was wir in diesem Stadium am dringendsten brauchen, die Beibehaltung einer kritischen Einstellung gegenüber den verfügbaren Erfassungsmethoden und diagnostischen Ansätzen in der Psychopathologie, um voreilige Schlußfolgerungen zu vermeiden und für weitere theoretische Entwicklungen offenzubleiben.

6 Bedeutung der Entwicklungspsychopathologie für die Therapie

Fein abgestufte multimodale Interventionen

Das Wissen um die Existenz komplexer Transaktionen zwischen den verschiedenen Funktionsbereichen, unterschiedlichen sozialen Kontexten und über Entwicklungsstadien hinweg sollte im Idealfall zu fein abgestuften multimodalen Interventionen führen. Tatsächlich ist die Kinderpsychiatrie schon lange durch solche facettenreichen therapeutischen Ansätze gekennzeichnet, die gemeindeorientierte, schulische, familiäre und individuelle Maßnahmen miteinander kombinieren.

Entwicklungsorientierung kinderpsychiatrischer Behandlungsmethoden

Der besondere Umgang mit diesen Facetten gibt sicher die Entwicklungsorientierung kinderpsychiatrischer Behandlungsmethoden wieder, was sich z.B. daran zeigen läßt, daß die meisten Interventionen bei Vorschulkindern weitestgehend in familien- oder schulbezogenen Maßnahmen bestehen, während Einzeltherapien bevorzugt bei reiferen, psychologischem Denken aufgeschlosseneren Jugendlichen zum Einsatz kommen.

Kognitive Verhaltenstherapie

Familientherapie

Genauso wird auch die kognitive Verhaltenstherapie bei verschiedenen Altersgruppen angewandt, wobei reine Verhaltenstechniken hauptsächlich bei den jüngsten Gruppen und kognitive Techniken bei den reifsten Individuen eingesetzt werden. Der Erfolg von Behandlungsmaßnahmen, die auf familientherapeutischen Prinzipien beruhen, kann ebenfalls als eine Bestätigung der transaktionalen und interaktiven Denkmodelle dienen, die zur Behandlung von psychischen Auffälligkeiten im Kindesalter herangezogen werden.

Optimale Abfolge, Kombination und zeitliche Planung der Interventionen

Viel weniger ist dagegen über die optimale Abfolge, Kombination und zeitliche Planung dieser Interventionen für die jeweiligen Probleme bekannt. So sind bislang die relativen Vorzüge der Kombination von Maßnahmen an Stichproben von Kindern nur unzureichend erforscht, wie z.B. bei der Kombination von Psychotherapie und Psychopharmakotherapie. Ebenso ist – aus einleuchtenden Gründen – die Untersuchung der Effektivität bestimmter Behandlungsmaßnahmen grundsätzlich einem Paradigma gefolgt, bei dem eine Variable verändert wurde (z.B. das Medikament oder die Anzahl der Therapiesitzungen), während andere Variablen quer über die Therapiemodalitäten hinweg unverändert beibehalten wurden. Diese randomisierten Interventionen sind nützlich und ermöglichen es, die absolute Effektivität einer Behandlungskomponente zu untersuchen, aber sie tragen wenig dazu bei, die Rolle des Kontextes im Prozeß der Veränderung zu erhellen.

Symptomreduktion als einzige Meßgröße für die Prognose

Darüber hinaus tendierte die Einschätzung von Behandlungsmaßnahmen bislang dazu, sich auf eine Symptomreduktion als einzige Meßgröße für die Prognose zu beschränken, während die Symptomebenen als solche weniger wichtig für die Gesamtprognose sein könnten als z.B. Veränderungen in der Konfiguration oder der Richtung der Symptomatik oder als ein parallel verlaufender Zugewinn an sozialen Fertigkeiten, Selbstwertgefühl oder schulischen Erfolgen. So ist z.B. das Perry-Vorschulprojekt, das als Teilprojekt des „Head-Start-Programms" durchgeführt wurde, ein sehr gutes Beispiel für die Notwendigkeit, sowohl eine Langzeitperspektive als auch eine breitgefächerte Strategie der Erfassung von Veränderungen in die Erfolgsevaluation einzubeziehen. Dabei zeigte sich, daß Kinder aus armen Familien, die randomisiert einem aktiven Vorschulprogramm zugewiesen wurden, in der späten Adoleszenz nicht nur bessere schulische Erfolge und berufliche Möglichkeiten aufwiesen, sondern auch niedrigere Kriminalitäts- und Delinquenzraten sowie im Jugendalter weniger Schwangerschaften als eine vergleichbare Kontrollgruppe (Berrueta-Clement et al. 1984).

Evaluationsstudien im breiteren sozialen Kontext der Intervention

Schließlich ist die Mehrzahl der bisherigen Evaluationsstudien personenzentriert, und nur wenige Untersuchungen haben auch Veränderungen im breiteren sozialen Kontext der Intervention mitbewertet, so z.B. in der Familie oder in der Schule. Dieser eingeschränkten Sichtweise eingedenk, haben Hoagwood et al. (1996) vor kurzem ein Modell zur Beurteilung von Therapieerfolgen bei Vorsorgemaßnahmen zur seelischen Gesundheit von Kindern entwickelt, das, neben Symptomen und Diagnosen, auch Anpassungsverhalten, Lebensqualität des Kindes und seiner Familie, das psychosoziale Umfeld und breiter gefaßte systemische Funktionen als Meßgrößen mit einbezieht. Während der empirische Wert dieses Modells noch nachgewiesen werden muß, ist sein heuristischer Wert unbestreitbar und würde bei den meisten Klinikern und Forschern auf diesem Gebiet Anklang finden.

7 Schlußfolgerungen

Fortschritte in verschiedenen Bereichen

Obwohl die Entwicklungsperspektive nicht neu ist, ist die Entwicklungspsychopathologie erst vor kurzem zu einem interdisziplinären und integrativen Forschungsgebiet geworden, das zum Verständnis sowohl normaler als auch pathologischer Entwicklungsprozesse beitragen kann. In den letzten beiden Jahrzehnten sind in verschiedener Hinsicht Fortschritte erzielt worden: Im Hinblick auf individuelle und Geschlechterunterschiede bei bestimmten Störungen, im Hinblick auf Kontinuität und Wandel von Verhalten, auf Risikofaktoren und protektive Faktoren und auf Wendepunkte im Entwicklungsverlauf. Auch die gültigen Klassifikationssysteme beziehen die Entwicklungsperspektive auf einer gesonderten Achse ein, welche die Entwicklungsstörungen berücksichtigt. Dennoch bleiben immense Wissenslücken auf fast allen wichtigen Gebieten bestehen, die in der Zukunft zu schließen sein werden.

Notwendigkeit einer integrativen Sichtweise

Auf der anderen Seite hat aber das verfügbare Wissen noch nicht umfassend in das diagnostische und therapeutische Vorgehen und in präventive Maßnahmen Eingang gefunden. In vielen Gebieten der klinischen Psychopathologie, der Entwicklungspsychopathologie und der Kinder- und Jugendpsychiatrie ist es immer noch ein vorherrschendes Merkmal, daß Analogieschlüsse zu Erwachsenen gezogen werden. Die Entwicklungspsychopathologie muß einen breiten Horizont haben und biologische, psychologische und psychosoziale Dimensionen der Entwicklung zu einer integrativen Sichtweise zusammenfassen.

Diese Sichtweise sollte uns in Zukunft ermöglichen, breiter gefächerte Funktionsmuster in verschiedenen Milieukonstellationen zu identifizieren und daraus therapeutische Strategien abzuleiten, die die multiplen Einflüsse, denen Kinder ausgesetzt sind, ebenso einbeziehen wie ihre aktive Rolle im normalen Entwicklungsverlauf und in Entwicklungskrisen. Schließlich müssen verfeinerte Methoden der Evaluation entwickelt werden, die alle diese Einflüsse weit über den engen, symptomorientierten Zugang hinaus mitberücksichtigen.

Untersuchung breiter gefächerter Funktionsmuster in verschiedenen Milieukonstellationen

Entwicklung verfeinerter Methoden der Evaluation

8 Literatur

Achenbach TM (1974) Developmental psychopathology. Ronald, New York

Achenbach TM (1982) Developmental psychopathology, 2nd edn. Ronald, New York

Achenbach TM (1993) Empirically based taxonomy: how to use syndromes and profile types derived from the CBCL/4–18, TRF, and YSR. Departement of Psychiatry, University of Vermont, Burlington

Achenbach TM (1995) Developmental issues in assessment, taxonomy and diagnosis of child and adolescent psychopathology. In: Cicchetti D, Cohen DJ (eds) Developmental psychopathology, vol 1. Wiley, New York, pp 57–80

Achenbach TM, Edelbrock C (1981) Behavioral problems and competencies reported by parents of normal and disturbed children aged four to sixteen. Monogr Soc Res Child Dev 46:1 (serial no 188)

Achenbach TM, McConaughy SH, Howell CT (1987) Child/adolescent behavioral and emotional problems: implications of cross-informant correlations for situational specifity. Psychol Bull 101:213–232

Acker R van(1997) Rett's syndrome: a pervasive developmental disorder. In: Cohen DJ, Volkmar FR (eds) Handbook of autism and pervasive developmental disorders, 2nd edn. Wiley, New York, pp 60–93

Ainsworth M, Blehar M, Waters E, Wall S (1978) Patterns of attachment. Erlbaum, Hillsdale

Anthony EJ (1970) The behavior disorders of childhood. In: Mussen PH (ed) Carmichael's manual of child psychology, vol II. Wiley, New York, pp 667–730

APA (1994) Diagnostic and statistical manual of mental disorders, 4th edn. (DSM-IV). APA, Washington DC

Berrueta-Clement JR, Schweinhart LJ, Barnett WS, Epstein AS, Weikart DP (1984) Changed lives: the effects of the Perry Preschool Program on youths through age 19. High/Scope, Ypsilanti (Monographs of the High/Scope Educational Research Foundation, no 8)

Bird HR, Yager TJ, Staghezza B, Gould MS, Canino G, Rubio-Stipec M (1990) Impairment in the epidemiological measurement of childhood psychopathology in the community. J Am Acad Child Adol Psychiatry 29:796–803

Bohman M (1978) Some genetic aspects of alcoholism and criminality. A population study of adoptees. Arch Gen Psychiatry 35:269–276

Cantwell D (1977) The hyperkinetic syndrome. In: Rutter M, Hersov L (eds) Child psychiatry: modern approaches. Blackwell, Oxford, pp 524–555

Cicchetti D (1984) The emergence of developmental psychopathology. Child Dev 55:1–7

Cicchetti D, Cohen DJ (eds) (1995) Developmental psychopathology. Wiley, New York

Conel J (1939) The postnatal development of the human cerebral cortex, vol 1. Harvard Univ Press, Cambridge, MA

Conel J (1941) The postnatal development of the human cerebral cortex, vol 2. Harvard Univ Press, Cambridge, MA

Conel J (1947) The postnatal development of the human cerebral cortex, vol 3. Harvard Univ Press, Cambridge, MA

Conel J (1951) The postnatal development of the human cerebral cortex, vol 4. Harvard Univ Press, Cambridge, MA

Conel J (1955) The postnatal development of the human cerebral cortex, vol 5. Harvard Univ Press, Cambridge, MA

Conel J (1959) The postnatal development of the human cerebral cortex, vol 6. Harvard Univ Press, Cambridge, MA

Costello EJ, Angold A (1995) Developmental epidemiology. In: Cicchetti D, Cohen DJ (eds) Developmental psychopathology, vol 1. Wiley, New York, pp 23–56

Eisenberg L (1977) Development as a unifying concept in psychiatry. Br J Psychiatry 131:225–237

Emminghaus H (1887) Die psychischen Störungen des Kindesalters. Laupp, Tübingen

Erikson EH (1980) Elements of a psychoanalytic theory of psychosocial development. In: Greenspan SI, Pollock GH (eds) The course of life: psychoanalytic contributions toward understanding personality development. I. Infancy and early childhood. NIMH Mental Health Study Center, Adelphi, pp 11–61

Farrington DP, Loeber R, Van Kammen WB (1990) Long-term criminal outcomes of hyperactivity-impulsivity, attention deficit, and conduct problems in childhood. In: Robbins L, Rutter M (eds) Straight and devious pathways from childhood to adulthood. Cambridge Univ Press, Cambridge, pp 62–81

Fombonne E (1998) Epidemiological surveys of autism. In: Volkmar F (ed) Autism and pervasive developmental disorders. Cambridge Univ Press, Cambridge, pp 32–63

Freud A (1965) Normality and pathology in childhood. International Universities Press, New York

Freud S (1948) Vorlesungen zur Einführung in die Psychoanalyse (1916/17). Gesammelte Werke, Bd 11. Imago, London

Garber J (1984) Classification of childhood psychopathology: a developmental perspective. Child Dev 55:30–48

Garmezy N (1974) Children at risk: the search for the antecedents of schizophrenia. I. Conceptual models and research methods. Schizophr Bull 8:14–90

Garmezy N, Masten AS, Tellegen A (1984) The study of stress and competence in children: a building block for developmental psychopathology. Child Dev 55:97–111

Gillberg C (1991) Outcome in autism and autistic-like conditions. J Am Acad Child Adol Psychiatry 30:375–382

Gillberg C, Steffenberg S (1987) Outcome and prognostic factors in infantile autism and similar conditions: a population-based study in 46 cases followed through puberty. J Aut Dev Dis 17:273–287

Gittelman R, Mannuzza S, Shenker R, Bonagura N (1985) Hyperactive boys almost grown up. I. Psychiatric status. Arch Gen Psychiatry 42:937–947

Gottlieb G (1976) The roles of experience in the development of behavior and the nervous system. In: Gottlieb G (ed) Studies in the development of behavior and the nervous system, vol 3. Academic Press, New York, pp 25–54

Graham P, Skuse D (1992) The developmental perspective in classification. In: Schmidt MH, Remschmidt H (eds) Developmental psychopathology. Hogrefe & Huber, Lewiston, pp 1–6

Greenspan S, Lourie RS (1981) Developmental structuralist approach to the classification of adaptive and pathologic personality organizations: infancy and early childhood. Am J Psychiatry 138:725–735

Harrington R (1993) Depressive disorder in childhood and adolescence. Wiley, Chichester
Harrington R, Fudge H, Rutter M, Pickles A, Hill J (1990) Adult outcome of childhood and adolescent depression. I. Psychiatric status. Arch Gen Psychiatry 47:465–473
Harrington R, Fudge H, Rutter M, Pickles A, Hill J (1991) Adult outcome of childhood and adolescent depression. II. Links with antisocial disorder. J Am Acad Child Adol Psychiatry 30:434–439
Havighurst RJ (1972) Developmental tasks and education, 3rd edn. McKay, New York
Herpertz-Dahlmann B, Wewetzer C, Schulz E, Remschmidt H (1996) Course and outcome in adolescent anorexia nervosa. Int J Eating Dis 19:335–345
Hoagwood K, Jensen PS, Petti T, Burns BJ (1996) Outcomes of mental health care for children and adolescents. I. A comprehensive conceptual model. J Am Acad Child Adol Psychiatry 35:1055–1063
Homburger A (1926) Vorlesungen über die Psychopathologie des Kindesalters. Springer, Berlin
Jaffe ML (1998) Adolescence. Wiley, New York
Jensen PS, Hoagwood K (1997) The book of names: DSM-IV in context. Dev Psychopathol 9:231–249
Jersild AT, Holmes FB (1935) Children's fears. Teacher's College, Columbia University (Child Development Monograph no 20)
John R, Mednick S, Schulsinger F (1982) Teacher reports as a predictor of schizophrenia and borderline schizophrenia: a bayesian decision analysis. J Abnorm Psychol 91:399–413
Jones MC (1965) Psychological correlates of somatic development. Child Dev 36:899–911
Kagan J (1981) The second year: the emergence of self-awareness. Harvard Univ Press, Cambridge/MA
Kagan J (1984) The nature of the child. Basic, New York
Kanner L (1935) Child psychiatry. Blackwell, Oxford
Katchadourian H (1977) The biology of adolescence. Freeman, San Francisco
Kazdin AE (1986) Conduct disorders in childhood and adolescence. Developmental clinical psychology and psychiatry. Sage, Beverly Hills
Kelly DD (1985) Sexual differentiation of the brain. In: Kandel ER, Schwartz JH (eds) Principles of neural science, 2nd edn. Elsevier, New York, pp 781–782
Klein RG, Mannuzza S (1991) Long-term outcome of hyperactive children: a review. J Am Acad Child Adol Psychiatry 30:383–387
Klin A, Volkmar FR (1997) Asperger's syndrome. In: Cohen DJ, Volkmar FR (eds) Handbook of autism and pervasive developmental disorders, 2nd edn. Wiley, New York, pp 94–122
Kohlberg L, LaCrosse J, Ricks D (1972) The predictability of adult mental health from childhood behavior. In: Wolman B (ed) Manual of child psychopathology. McGraw Hill, New York pp 1217–1286
Leckman JF, Cohen DJ (1988) Descriptive and diagnostic classification of tic disorders. In: Cohen DJ, Bruun RD, Leckman JF (eds) Tourette's syndrome and tic disorders: clinical understanding and treatment. Wiley, New York, pp 4–19
Leonard HL, Swedo SE, Lenane LC et al. (1993) A two to seven-year follow-up study of 54 obsessive-compulsive children and adolescents. Arch Gen Psychiatry 50:429–439
Lerner RM (1996) Relative plasticity, integration, temporality, and diversity in human development: a developmental contextual perspective about theory, process and method. Dev Psychol 32:781–786
Mannuzza S, Klein RG, Bessler A, Malloy P, Lapadula M (1993) Adult outcome of hyperactive boys. Arch Gen Psychiatry 50:565–576
Masten AS, Garmezy N (1985) Risk, vulnerability and protective factors in developmental psychopathology. In: Lahey BB, Kazdin AE (eds) Advances in clinical child psychology, vol 8. Plenum, New York, pp 1–52
Maughan B, Hagell A, Rutter M, Yule W (1994) Poor readers in secondary schools. Reading Writing Interdiscipl J 6:125–150
McGee R, Williams S, Silva PA (1984a) Background characteristics of aggressive, hyperactive, and aggressive-hyperactive boys. J Am Acad Child Psychiatry 23:280–284
McGee R, Williams S, Silva PA (1984b) Behavioral and developmental characteristics of aggressive, hyperactive and aggressive-hyperactive boys. J Am Acad Child Psychiatry 23:270–279
Olweus D (1979) Stability of aggressive reaction patterns in males: a review. Psychol Bull 86:852–875
Olweus D, Mattsson A, Schalling D, Löw H (1988) Circulating testosterone levels and aggression in adolescent males: a causal analysis. Psychosom Med 50:261–272
Piaget J (1950) The psychology of intelligence. International Universities, New York
Piaget J (1983) Piaget's theory. In: Mussen PH (ed) Handbook of child psychology. I. History, theory, and methods, 4th edn. Wiley, New York, pp 1–25
Piven J, Palmer P, Jacobi D, Childress D, Arndt S (1997) Broader autism phenotype: evidence from a family history study of multiple-incidence autism families. Am J Psychiatry 154:185–190
Prittwitz S von, Blum WF, Ziegler A, Scharmann S, Remschmidt H, Hebebrand J (1997) Restrained eating is associated with low leptin levels in underweight females. Mol Psychiatry 2:420–422
Rapoport JL (1986) Childhood obsessive-compulsive disorder. J Child Psychol Psychiatry 27:289–295
Remschmidt H (1989) Developmental psychopathology as a theoretical framework for child and adolescent psychiatry. In: Schmidt MH, Remschmidt H (eds) Needs and prospects of child and adolescent psychiatry. Hogrefe & Huber, Toronto, pp 3–24
Remschmidt H (1992) The interaction of biological and psychosocial influences in developmental psychopathology. In: Remschmidt H, Schmidt MH (eds) Developmental psychopathology. Hogrefe & Huber, Lewiston, pp 17–25
Remschmidt H, Schmidt MH (eds) (1992) Developmental psychopathology. Hogrefe & Huber, Lewiston
Remschmidt H, Höhner G, Walter R (1984) Kinderdelinquenz und Frühkriminalität. In: Göppinger H, Vossen R (Hrsg) Humangenetik und Kriminologie. Kinderdelinquenz und Frühkriminalität. Enke, Stuttgart, S 87–105
Remschmidt H, Wienand F, Wewetzer C (1990) The long-term course of anorexia nervosa. In: Remschmidt H, Schmidt MH (eds) Anorexia nervosa. Hogrefe & Huber, Toronto, pp 127–136
Remschmidt H, Schulz E, Martin M, Warnke A, Trott GE (1994) Childhood onset schizophrenia: history of the concept and recent studies. Schizophr Bull 20:727–745

Remschmidt H, Schulte-Körne G, Hennighausen K (1998) What is specific about specific reading disorder? In: Rispens J, Van Yperen TA, Yule W (eds) Perspectives on the classification of specific developmental disorders. Kluwer, Dordrecht, pp 83–104

Rispens J, Van Yperen TA, Yule W (eds) (1998) Perspectives on the classification of specific developmental disorders. Kluwer, Dordrecht

Robins L (1978) Sturdy childhood predictors of adult antisocial behavior: replications from longitudinal studies. Psychol Med 8:611–622

Robins L, Rutter M (eds) (1990) Straight and devious pathways from childhood to adulthood. Cambridge Univ Press, Cambridge

Rolf J, Read PB (1984) Programs advancing developmental psychopathology. Child Dev 55:8–16

Rubinow DR, Schmidt PJ (1996) Androgenes, brain, and behavior. Am J Psychiatry 153:974–984

Rutter M (1980) Developmental psychiatry. Heinemann, London

Rutter M (1984) Psychopathology and development. I. Childhood antecedents of adult psychiatric disorders. Aust NZ J Psychiatry 18:225–234

Rutter M (1985) Resilience in the face of adversity. Protective factors and resistence to psychiatric disorder. Br J Psychiatry 147:598–611

Rutter M (1991) Childhood experiences and adult psychosocial functioning. In: Bock GR, Whelan J (eds) The childhood environment and adult disease. Ciba Found Symp 156:189–208

Rutter M (1995) Relationships between mental disorders in childhood and adulthood. Acta Psychiatr Scand 91:73–85

Rutter M (1996) Transitions and turning points in developmental psychopathology: as applied to the age span between childhood and mid-adulthood. Int J Behav Dev 19:603–626

Rutter M, Garmezy N (1983) Developmental psychopathology. In: Heatherington EM (ed) Socialization, personality, and social development, vol 4, 4th edn. Wiley, New York, pp 775–911

Rutter M, Tizard J, Whitmore K (1970) Education, health and behaviour. Longmans, London

Shapiro AK, Shapiro ES, Bruun RD, Sweet TRD (1978) Gilles de la Tourette's Syndrome. Raven, New York

Smalley SL (1991) Genetic influences in autism. Psychiatr Clin North Am 14:125–139

Sroufe LA (1983) Infant-caregiver attachment and patterns of adaptation in pre-school: the roots of maladaptation and competence. In: Perlmutter M (ed) Minnesota symposia on child psychology, vol 16. Erlbaum, Hillsdale, pp 41–81

Sroufe LA, Rutter M (1984) The domain of developmental psychopathology. Child Dev 55:17–29

Steinhausen HCH (1992) Sex differences in developmental psychopathology. In: Remschmidt H, Schmidt MH (eds) Developmental psychopathology. Hogrefe & Huber, Lewiston

Taylor E (1989) Externalizing disorders: priorities for future research. In: Schmidt MH, Remschmidt H (eds) Needs and prospects of child and adolescent psychiatry. Hogrefe & Huber, Toronto, pp 67–81

Tramer M (1941) Lehrbuch der allgemeinen Kinderpsychiatrie. Schwabe, Basel

Verhulst FC, Koot HM (1992) The stability of externalizing behavior in an epidemiological sample. In: Schmidt MH, Remschmidt H (eds) Developmental psychopathology. Hogrefe & Huber, Lewiston, pp 139–149

Waber DP (1976) Sex differences in cognition: a function of maturational rate? Science 192:572–574

Waber DP (1977) Sex differences in mental abilities, hemispheric lateralization and in the rate of physical growth at adolescence. Dev Psychol 13:29–38

Wachs TD (1996) Known and potential processes underlying developmental trajectories in childhood and adolescence. Dev Psychopathol 32:796–801

Weissman MM, Warner V, Fendrich M (1990) Applying impairment criteria to children's psychiatric diagnosis. J Am Acad Child Adol Psychiatry 29:789–795

WHO (1975) International classification of diseases, 9th revision. WHO, Geneva

WHO (1992) The ICD-10 classification of mental and behavioural disorders, clinical descriptions and diagnostic guidelines. WHO, Geneva

Zahn-Waxler C (1996) Environment, biology, and culture. Implications for adolescent development. Dev Psychopathol 32:571–573

Psychiatrie des Kindes- und Jugendalters

Kapitel 3

Kinder- und Jugendpsychiatrie und -psychotherapie als klinische und wissenschaftliche Disziplin: eine Einführung

H. Remschmidt und M.H. Schmidt

1 Entwicklung des Faches zu einer selbständigen medizinischen Disziplin

Definition des Fachgebietes

In der derzeit gültigen Weiterbildungsordnung der Bundesärztekammer der Bundesrepublik Deutschland (vom Deutschen Ärztetag 1984 verabschiedet) ist das Fachgebiet der Kinder- und Jugendpsychiatrie wie folgt definiert: „Die Kinder- und Jugendpsychiatrie und -psychotherapie umfaßt die Erkennung, nicht operative Behandlung, Prävention und Rehabilitation bei psychischen, psychosomatischen, entwicklungsbedingten und neurologischen Erkrankungen oder Störungen sowie bei psychischen und sozialen Verhaltensauffälligkeiten im Kindes- und Jugendalter". Diese Definition gilt sinngemäß, wenn auch mit verschiedenen landesspezifischen Varianten in den meisten europäischen und außereuropäischen Ländern.

Aktuelle Situation des Fachs im europäischen Vergleich

Tabelle 1 gibt eine Übersicht über die aktuelle Situation der Kinder- und Jugendpsychiatrie in 31 europäischen Ländern. Aus der Tabelle geht u.a. hervor, daß die Facharztdichte (Zahl der in der Kinder- und Jugendpsychiatrie tätigen Ärzte pro Bevölkerung unter 20 Jahren) in der Schweiz am höchsten liegt, gefolgt von Finnland, Frankreich, Schweden, Island, Norwegen und Italien. Gleichzeitig zeigt die Tabelle auch bevölkerungspolitisch interessante Zahlen, z.B. Unterschiede im Prozentsatz der unter 20jährigen in der Bevölkerung, und gibt Hinweise zum Gründungsjahr der jeweiligen Fachgesellschaften sowie zur Zahl der universitären und außeruniversitären kinder- und jugendpsychiatrischen Kliniken bzw. Abteilungen. Weitere Details zur derzeitigen Situation der Kinder- und Jugendpsychiatrie in Europa finden sich bei Remschmidt u. Van Engeland (1999).

Wurzeln der Kinder- und Jugendpsychiatrie

Historisch gesehen hat die Kinder- und Jugendpsychiatrie und -psychotherapie 2 Wurzeln: die Erwachsenenpsychiatrie und -neurologie und die Kinderheilkunde. Wichtige Impulse erhielt sie auch aus der Psychologie, verschiedenen Zweigen der Sozialwissenschaften und der Rechtswissenschaften sowie aus der Praxis der Jugend- und Sozialhilfe.

– Neurologie

Aus der Neurologie kann die Kinder- und Jugendpsychiatrie und -psychotherapie wichtige Anregungen gewinnen im Hinblick auf die Entwicklung des Zentralnervensystems, das Vulnerabilitätskonzept und differentialdiagnostische Überlegungen. Mit dem Vulnerabilitätskonzept ist die Tatsache umschrieben, daß zerebrale Vorschädigungen Kinder und Jugendliche besonders empfänglich machen für schädigende Umwelteinflüsse. Differentialdiagnostische Erwägungen sind wichtig im Hinblick auf viele psychogene Erkrankungen mit einer körperlichen Symptomatik.

– Psychiatrie

Mit der Psychiatrie hat die Kinder- und Jugendpsychiatrie gemeinsame Aufgaben und Berührungspunkte in der Psychopathologie, die heute in abgewandelter Form als Entwicklungspsychopathologie hohe Aktualität erlangt hat (Remschmidt 1989; Remschmidt u. Fombonne 1999; s. auch Kap. 2 in diesem Band), ferner bei der Behandlung von adoleszenten Patienten, die jenseits des Volljährigkeitsalters häufig von Erwachsenenpsychiatern betreut werden, und in der Familienpsychiatrie. Unter letzte-

Tabelle 1.
Die aktuelle Situation der Kinder- und Jugendpsychiatire in 31 europäischen Ländern

Land	Name der Gesellschaft	Gründungsjahr	Universitätsabteilungen	Andere KJP-Kliniken	Ärzte in KJP	Personen (in 1000)[a]	Personen <20 Jahre (in 1000)	Personen <20 Jahre (in %)	Personen <20 Jahre pro Arzt in KJP
Belgien	CAP	1961/76	4 (2/2)	19	300	10175	2385	23	8000
Bulgarien	CAP	1993	3 (0 LS)	9	46	8240	1939	23,5	42000
Dänemark	CAP[b]	1953	4 (1 LS)	12	141	5334	1263	23,6	9000
Deutschland	CAPP	1940	26	145	781	82079	17323	21	22000
Estland	CAP[b]	1973	1	2	20	1421	0,372	26	18600
Finnland	CP	1956	5	19 Kinder, 15 Jugendliche	196	5149	1286	25	6600
Frankreich	CP	1937	33	120	2000	58805	15010	25,5	7500
Griechenland	CP	1983	3	22[d]	160	10662	2477	23	15500
Großbritannien	CAP	1971	16 (18 LS)	60	547	58970	15036	25,5	27500
Island	CP	1980	1 (0 LS)	0	10	0,271	0,085	31	8500
Irland	CAP	1983	2	12	36	3619	1135	31	31500
Italien	CNP	1959	24	15	1200	56783	11297	20	9400
Kroatien	CAP	1990	3	3	35	4672	1125	24	32000
Lettland	CAP[b]	1950	1	3	26	2385	614	25,7	23600
Litauen	CAP	1996	2	3	60	3600	0,998	27,7	16600
Luxemburg	–	–	0	1	4	0,425	0,101	23,7	25000
Niederlande	CAP	1948	7	19	257	15731	3800	24	14800
Norwegen	CAP	1957	4	60	130	4420	1130	25,5	8700
Österreich	CANPP	1974	1	8	65	8134	1859	23	28600
Portugal	CAP	1989	0	3	99	9928	2412	24	24300
Rumänien	CANP	1992	3	10	200	22396	6023	26,9	30000
Rußland	CAPP	1992	0	99	1300	146861	40326	27,5	31000
Schweden	CAP	1956	6 (4 LS)	24	282	8887	2166	24	7700
Schweiz	CAPP	1957	5	11	315	7260	1662	23	5300
Serbien	CAP, DANP	1979	4	14 ambulant	57	10526	2957	28	51800
Slovakei	CAP	1971	3 (0 LS)	5	113	5393	1575	29	14000
Slovenien	CP	1979	2	12 ambulant	24	1972	0,475	24	19800
Spanien	CAP	1978	1	17	200	3934	8739	22	43000

Tabelle 1 (Fortsetzung)

Land	Name der Gesellschaft	Gründungsjahr	Universitätsabteilungen	Andere KJP-Kliniken	Ärzte in KJP	Personen (in 1000)[a]	Personen <20 Jahre (in 1000)	Personen <20 Jahre (in %)	Personen <20 Jahre pro Arzt in KJP
Tschechien	CAP[b]	1960	4 (0 LS)	13	116	10286	2524	24,5	21700
Ukraine	CAP[b]	1995	1 (2)[c]	40	438	50125	13153	26	30000
Ungarn	CAP	1990	1	7	55	10208	2499	24,5	45000

CAP Child and Adolescent Psychiatry; *CAPP* Child Adolescent Psychiatrists, Psychologists; *CANPP* Child Adolescent Neurology Psychiatry Psychotherapy; *CP* Child Psychiatry; *DANP* Developmental Age Neurology and Psychiatry; *LS* Lehrstühle; *KJP* Kinder- und Jugendpsychiatrie;

[a] Quelle: International Programs Center (IPC), US Census Bureau, estimates 1998

[b] Sektion

[c] Forschungsinstitute außerhalb der Universität

[d] einschließlich 15 Erziehungsberatungsstellen

rer verstehen wir die Betrachtungsweise psychischer Erkrankungen von Kindern, aber auch von Erwachsenen, im Kontext der Familie. Von besonderem Interesse für die Kinder- und Jugendpsychiatrie sind hierbei die Kinder psychisch kranker Eltern, insbesondere psychotischer Eltern (s. Remschmidt u. Mattejat 1994).

– Pädiatrie

Gemeinsame Aufgaben mit der Pädiatrie schließlich sind in der Säuglingspsychiatrie („infant psychiatry") zu finden, die in den letzten Jahren ein erhebliches Interesse gefunden hat, ferner ergeben sich Überschneidungspunkte bezüglich der Probleme chronisch körperlich kranker und behinderter Kinder und in der Psychosomatik. In allen 3 Bereichen sind durch die Zusammenarbeit zwischen Pädiatern und Kinder- und Jugendpsychiatern in den letzten Jahren erhebliche Fortschritte erzielt worden, sowohl was das Verständnis verschiedener Erkrankungen betrifft, als auch im Hinblick auf ihre Behandlung.

Bedeutung der klinischen Psychologie

Von großer Bedeutung für die Kinder- und Jugendpsychiatrie und -psychotherapie ist auch die klinische Psychologie und insbesondere die Neuropsychologie, die man als Fortsetzung der Neurologie mit psychologischen Mitteln und Methoden bezeichnen könnte. In den letzten Jahren hat sich gezeigt, daß eine Vielzahl von Störungen mit Hilfe neuropsychologischer Untersuchungsmethoden besser verstanden und mit neuropsychologisch fundierten Therapiemethoden besser behandelt werden kann.

Entstehung einer eigenen Facharztdisziplin

Durch diese „Zuflüsse" aus verschiedenen anderen Fachgebieten ist das Fachgebiet der Kinder- und Jugendpsychiatrie und -psychotherapie entstanden, das die jeweiligen Erkenntnisse auf die spezifischen Bedürfnisse psychisch kranker Kinder und Jugendlicher sowie deren Familien hin integriert und strukturiert hat. So ist eine eigene Facharztdisziplin entstanden, deren bisherige Entwicklung der deutsch-amerikanische Kinderpsychiater Leo Kanner, der als erster den frühkindlichen Autismus beschrieb, wie folgt dargestellt hat: „In der ersten Phase unseres Fachgebietes dachte man ‚über das Kind nach', in der zweiten arbeitete man ‚an Kindern', in der dritten arbeitete man ‚für Kinder', in der vierten arbeitete man ‚mit dem Kind', und für die heutige Epoche können wir hinzufügen, arbeitet man ‚mit dem Kind, seiner Familie und seinem Umfeld'" (Kanner 1957, S. 15). In dieser historischen Kennzeichnung zeigt sich zugleich ein fortschreitender Emanzipationsprozeß des Kindes, aber auch einer Fachdisziplin, auf die das Kind, sofern es seelisch krank oder behindert ist, ein Anrecht hat.

2 Klinische Gesichtspunkte und Versorgung

Prävalenz

Die Mehrzahl der Untersuchungen stimmt dahingehend überein, daß für das Kindes- und Jugendalter zusammengenommen die Rate an psychischen Störungen und Erkrankungen zwischen 8 und 15% liegt. Was die Behandlungsbedürftigkeit betrifft, so wird eine Rate von mindestens 5% der Kinder und Jugendlichen bis zum 18. Lebensjahr angegeben. Keine der bisher vorliegenden methodisch anspruchsvollen Studien hat eine geringere Rate ermittelt (Remschmidt u. Walter 1989; Remschmidt u. Walter 1990). Verschiedene Untersuchungen stellen allerdings übereinstimmend fest, daß nur ein geringer Teil der behandlungsbedürftigen Kinder und Jugendlichen auch wirklich behandelt wird (Remschmidt u. Walter 1990).

Leitprinzipien der Versorgung

Eingedenk dieser Defizite hat die Expertenkommission zum Modellprogramm Psychiatrie der Bundesregierung (1988) darauf hingewiesen, daß folgende Leitprinzipien in der Versorgung realisiert werden sollen:
1. Gleichstellung mit anderen Patientengruppen,
2. Integration in die Medizin,
3. Gemeindenähe,
4. Angemessenheit der Versorgung.

Die rechtliche Gleichstellung psychisch kranker Kinder und Jugendlicher mit körperlich kranken erfordert auch die Einbindung der Kinder- und Jugendpsychiatrie in die Medizin als Heilkunde und Wissenschaft.

Die für psychisch auffällige und kranke Kinder und Jugendliche zuständigen Versorgungseinrichtungen sind in Kap. 6 in diesem Band beschrieben.

3 Forschung und wissenschaftliche Fachgesellschaften

Methodische Eigenständigkeit

Die Forschung auf dem Gebiet der Kinder- und Jugendpsychiatrie und -psychotherapie bedient sich einerseits der Methoden, die in der Erwachsenenpsychiatrie und -neurologie sowie in anderen Gebieten praktiziert werden, andererseits hat die kinder- und jugendpsychiatrische Forschung in den letzten Jahren auch eine gewisse methodische Eigenständigkeit entwickelt. Dies gilt insbesondere für die Methoden zur Erfassung der Entwicklungsabhängigkeit von Störungen, der Rolle der Familie und der Besonderheiten der praktizierten Therapieformen.

Gemeinsamkeiten in der Forschung mit anderen Disziplinen

Gemeinsamkeiten in der Forschung ergeben sich mit der gesamten Entwicklungsmedizin und Psychologie, mit verschiedenen neurowissenschaftlichen Disziplinen sowie teilweise auch mit der Pädiatrie, Pädagogik, Sonderpädagogik und Kriminologie.

Entwicklungstendenzen in der kinder- und jugendpsychiatrischen Forschung

Weltweit kann der Trend in der kinder- und jugendpsychiatrischen Forschung durch 3 Entwicklungstendenzen gekennzeichnet werden:
1. eine stärkere Hinwendung zu den biologischen Grundlagen seelischer Erkrankungen auf allen Altersstufen (Stichworte sind hier Molekularbiologie, Genetik und bildgebende Verfahren),
2. eine stärkere Berücksichtigung des Entwicklungsgedankens in allen Facetten, die wir kennen (Stichworte sind hier Entwicklungspsychologie, Entwicklungspsychopathologie, Entwicklungsneurologie, Entwicklungsbiochemie und Entwicklungspharmakologie),
3. die Etablierung rational durchschaubarer, in Klinik und Praxis anwendbarer, effektiver und effizienter diagnostischer und therapeutischer Maßnahmen (Stichworte sind hier: standardisierte Diagnostik,

Entwicklung von Leitlinien, Qualitätssicherung, Evaluation und Berücksichtigung der Lebensqualität).

Störungsspezifische Behandlungsansätze

Im Hinblick auf die Therapie hat sich international die Erkenntnis durchgesetzt, daß es keine einheitliche Theorie und auch keinen einheitlichen Behandlungsansatz gibt, mit denen alle oder auch nur die Mehrzahl psychischer Störungen und Erkrankungen betrachtet und behandelt werden können, sondern daß störungsspezifische Behandlungsansätze entwickelt werden müssen, die im Sinne von Therapieprogrammen mehrere Komponenten umfassen, auf das jeweilige Störungsbild bezogen sind, aber ebenso Raum lassen für die individuellen Besonderheiten des einzelnen Falles, die jenseits des jeweiligen Störungsbildes liegen.

Notwendigkeit weiterer Forschung in verschiedenen Bereichen

Im Hinblick auf die Weiterentwicklung der kinder- und jugendpsychiatrischen Forschung können folgende Vorschläge unterbreitet werden (Schmidt u. Remschmidt 1989; Remschmidt 1998b):

– Grundlagenforschung zur Ätiologie und Genese

1. Grundlagenforschung zur Ätiologie und Genese psychischer Störungen im Kindes- und Jugendalter: In diesen Bereich gehören Untersuchungen, die sich genetischer und molekularbiologischer Methoden sowie der neuen bildgebenden Verfahren bedienen. Sie wurden in verschiedenen Ländern bislang angewandt auf den frühkindlichen Autismus, das Gilles-de-la-Tourette-Syndrom, Eßstörungen, Legasthenie, Enuresis und eine Reihe weiterer Erkrankungen.

– Mehrebenenforschung zu Stabilität und Wandel

2. Mehrebenenforschung zu Stabilität und Wandel kinder- und jugendpsychiatrischer Erkrankungen: Da Stabilität und Wandel von Erkrankungen nur in einem Netzwerk verschiedener (individueller, biologischer und sozialer) pathogener Faktoren und Prozesse sowie deren Randbedingungen zu verstehen sind, ist bei ihrer Untersuchung die Verfolgung eines Mehrebenenansatzes dringend geboten.

– Forschung zu externalisierten Störungen

3. Forschung zu externalisierten Störungen (mit expansiven, aggressiv-disruptiven Symptomen): Dieser Frage muß eine besondere Bedeutung beigemessen werden, nicht zuletzt wegen der hohen Stabilität dieser Störungen und wegen der enormen Probleme, die sich für jede Gemeinschaft (Familie, Schule, Gesellschaft) aus ihnen ergeben.

– Forschung zu Entwicklungsstörungen

4. Forschung zu Entwicklungsstörungen: Sie sind nicht nur häufig, sondern stellen einen wesentlichen Risikofaktor für die Entwicklung sekundärer psychiatrischer Auffälligkeiten dar. In den derzeitigen Klassifikationssystemen (ICD-10, DSM-IV) sind sie unter 2 unterschiedlichen Gesichtspunkten zusammengefaßt:
   - den *pervasiven* Entwicklungsstörungen, zu denen auch der frühkindliche Autismus, der atypische Autismus, das Rett-Syndrom und das Asperger-Syndrom gehören und
   - den *umschriebenen* Entwicklungsstörungen, die die gestörte Entwicklung des Sprechens und der Sprache, der schulischen Fertigkeiten, der motorischen Funktionen und deren Kombinationen umfassen.

   Zu beiden Gruppen von Störungen wurden in den letzten Jahren wichtige Erkenntnisse erarbeitet.

– Interventions- und Versorgungsforschung

5. Interventions- und Versorgungsforschung: Es ist von großer Bedeutung, daß Methoden, die zur Behandlung von Kindern, Jugendlichen und Familien eingesetzt werden, in ihrer Effektivität, ihrer Effizienz und auch in ihren Nebenwirkungen überprüft werden. In diesem Zu-

sammenhang wird unter Effektivität die Wirksamkeit und unter Effizienz die Kosten-Nutzen-Relation verstanden. Auf diesem Sektor besteht noch ein erheblicher Nachholbedarf.

Fachgesellschaften

- internationale

Forschung und Entwicklung sind zum Teil auch abhängig von organisatorischen Zusammenschlüssen und müssen stets auch international betrachtet werden. Hier spielen die Fachgesellschaften eine nicht unerhebliche Rolle. Die 3 internationalen Fachgesellschaften für Kinder- und Jugendpsychiatrie und die Sektion Kinder- und Jugendpsychiatrie der World Psychiatric Association (WPA) haben unterschiedliche Schwerpunkte: Während die International Association for Child and Adolescent Psychiatry and Allied Professions (IACAPAP) und die kinder- und jugendpsychiatrische Sektion der WPA das gesamte Spektrum der Kinder- und Jugendpsychiatrie zur Aufgabe haben, beschäftigt sich die International Society for Adolescent Psychiatry (ISAP) schwerpunktmäßig mit der Adoleszenz und die World Association for Infant Mental Health (WAIMH) mit der Psychiatrie des Säuglingsalters.

- in verschiedenen Erdteilen

Neben diesen internationalen Fachgesellschaften existieren weitere Fachgesellschaften in verschiedenen Erdteilen, so die European Society for Child and Adolescent Psychiatry (ESCAP), die Asian Society for Child and Adolescent Psychiatry (ASCAP), die Förderation Lateinamerikanischer Fachgesellschaften für Kinder- und Jugendpsychiatrie (FLAPIA), die American Academy for Child and Adolescent Psychiatry, die mit der kanadischen Fachgesellschaft eng kooperiert und das Australian and New Zealand College of Psychiatrists mit einer Sektion für Kinder- und Jugendpsychiatrie. Viele dieser Gesellschaften sind Dachverbände für die nationalen Fachgesellschaften (z.B. ESCAP, IACAPAP und ASCAP).

4 Ausbildung, Weiterbildung und Fortbildung

Universitäre Ausbildung

Die Kinder- und Jugendpsychiatrie ist in Deutschland in die Ausbildung der Studenten einbezogen, entweder im Rahmen eigener Vorlesungen und Kurse oder im Rahmen der Pädiatrie und Psychiatrie. Dies gilt noch nicht für alle europäischen und außereuropäischen Länder.

Facharztweiterbildung

Die Facharztweiterbildung erfordert in Deutschland eine 5jährige Tätigkeit, wovon 3 Jahre Tätigkeit in der Kinder- und Jugendpsychiatrie nachzuweisen sind und 1 Jahr entweder in der Psychiatrie oder in der Pädiatrie. Auch diesbezüglich gibt es erhebliche Unterschiede zwischen den verschiedenen Ländern in Europa und der übrigen Welt. Seit 1993 besteht eine Sektion Kinder- und Jugendpsychiatrie und -psychotherapie innerhalb der europäischen Vereinigung der Fachärzte, der Union Européenne des Médecins Spécialistes (UEMS). Diese Sektion widmet sich u.a. der Harmonisierung der Facharztweiterbildung in der Kinder- und Jugendpsychiatrie und -psychotherapie in Europa und hat bereits ein europäisches Facharztcurriculum ausgearbeitet.

Kontinuierliche Fortbildung

Von großer Bedeutung ist auch die kontinuierliche Fortbildung, Continuing Medical Education (CME), die in verschiedenen europäischen Ländern als Verpflichtung derzeit eingeführt wird.

5 Ethische Probleme

Problematik der Elternentscheidung für Minderjährige

Neben allgemeinen ethischen Fragen, wie sie alle klinischen Disziplinen betreffen, existieren einige besondere Probleme, die sich ganz speziell in der Kinder- und Jugendpsychiatrie und -psychotherapie stellen. Eine grundsätzliche Problematik besteht darin, daß alle wesentlichen Entscheidungen über minderjährige Kinder von deren Eltern getroffen werden. Obwohl man dieser Regelung im Grundsatz zustimmen muß, gibt es immer wieder Fälle, in denen die Eltern nicht nach dem Kindeswohl handeln, was in Sorgerechtsfragen, bei der körperlichen, seelischen oder sexuellen Mißhandlung und bei der Einwilligung in ärztliche Behandlungsmaßnahmen eine wichtige Rolle spielt. Kinder- und Jugendpsychiater werden in diesen Fällen in der Regel hinzugezogen und aufgefordert, ihre Expertise zur Fundierung einer gerichtlichen Entscheidung zur Verfügung zu stellen.

Berücksichtigung des kindlichen Willens

Was die Berücksichtigung von Kindern und Jugendlichen bei für sie relevanten Entscheidungen betrifft, so gibt es keine generelle Regelung, sondern nur Regelungen im Einzelfall unter der altersadäquaten Berücksichtigung des kindlichen Willens. In diesem Zusammenhang wird der unbestimmte Rechtsbegriff des Kindeswohls zum Maßstab genommen, der ebenfalls nicht allgemein gültig definiert werden kann, sondern nur individuumspezifisch (Remschmidt u. Mattejat 1996).

Wichtige ethische Fragen im klinischen Alltag beziehen sich auf die Behandlung von Kindern und Jugendlichen und deren Willen bzw. den Willen der Eltern, auf die geschlossene Unterbringung in den entsprechenden Einrichtungen sowie auf die Anwendung biologischer und psychotherapeutischer Behandlungsmethoden. Auch die Anwendung unwirksamer und unökonomischer Behandlungsmethoden ist nicht nur unter dem Aspekt der Qualitätssicherung zu betrachten, sondern durchaus auch unter ethischen Gesichtspunkten.

Kontrollierte klinische Studien bei Kindern und Jugendlichen

Im wissenschaftlichen Bereich stellen kontrollierte klinische Studien im Kindes- und Jugendalter ein besonderes rechtliches und auch ethisches Problem dar. Nach Helmchen u. Müller-Oerlinghausen (1978) können 3 Arten von klinischen Versuchen unterschieden werden: das therapeutische Experiment, der therapeutische Versuch und die bereits etablierte Therapie. Während die dritte Kategorie in der Kinder- und Jugendpsychiatrie keine Probleme macht, führt das therapeutische Experiment, welches der Gewinnung von Kenntnissen über eine therapeutische Intervention dient, ohne einen Vorteil für den einzelnen Patienten zu bringen, zu einem echten ethischen Dilemma: nämlich nicht einwilligungsfähige Kinder in eine Forschung, welche ihnen möglicherweise keinen Nutzen bringt, einbeziehen zu müssen, wenn man die ebenfalls ethisch fragwürdige Anwendung von nur bei Erwachsenen geprüften und deshalb bei Kindern möglicherweise gar nicht wirksamen oder gar gefährlichen Therapien vermeiden will (s. dazu Kap. 18, Bd. 2).

6 Zukunftsperspektiven

Die Zukunft der Kinder- und Jugendpsychiatrie kann nicht unabhängig von gesellschaftlichen Entwicklungen gesehen werden. Insofern sind Prognosen schwierig. Unabhängig von gesellschaftlichen Tendenzen sollten jedoch für die künftige Entwicklung der Kinder- und Jugendpsychiatrie und -psychotherapie folgende 3 Perspektiven beachtet werden (Remschmidt 1998b):

Forschungsförderung

1. Nachhaltige Förderung der Forschung: Nur durch Forschung und Entwicklung wird es möglich sein, adäquat zu untersuchen und effektiv zu behandeln. Um diesen Bereich zu fördern sind Anstrengungen in mehrfacher Hinsicht notwendig. Sie beginnen mit der methodischen Aus- und Weiterbildung junger Wissenschaftler und setzen sich fort in interdisziplinären Projekten, Stipendienprogrammen sowie regionalen und überregionalen Forschungsverbünden. Man muß sich darüber im klaren sein, daß die Erforschung psychischer Störungen und Erkrankungen im Kindes- und Jugendalter nicht nur eine humanitäre Aufgabe, sondern auch wirtschaftlich höchst bedeutsam ist. Denn die Entwicklung präventiver Maßnahmen und die Etablierung kausaler Behandlungsansätze würde sicherlich zu einer erheblichen Kostenreduktion im Gesundheitswesen beitragen.

Verbesserung der Aus-, Weiter- und Fortbildung

2. Verbesserung der Aus-, Weiter- und Fortbildung unter Berücksichtigung neuester Erkenntnisse: Bemühungen in diese Richtung beginnen mit der Ausbildung der Studenten an den Universitäten, müssen sodann in die Facharztweiterbildung integriert werden und dann schließlich im Sinne einer Continuing Medical Education (CME) in die Fortbildung einfließen.

Intensivierung der interdisziplinären Zusammenarbeit

3. Weiterentwicklung der interdisziplinären Versorgungssysteme und Aufbau kooperativer Verbindungen zu den Nachbardisziplinen (Pädiatrie, Psychiatrie, Pädagogik) und zur Jugendhilfe. Ein besonderes Anliegen bezüglich der Zusammenarbeit mit der Psychiatrie besteht darin, Langzeitkatamnesen durchzuführen, die am besten geeignet sind, entwicklungspsychopathologische Bezüge sichtbar zu machen und die klinisch notwendige am Lebensalter orientierte Trennung der Kinder- und Jugendpsychiatrie von der Psychiatrie auf wissenschaftlichem Sektor zu überwinden. Auch in diesem Bereich ist noch viel zu tun, obwohl die Versorgungssysteme in manchen europäischen Ländern bereits recht gut entwickelt sind.

Wenn es gelingt, in diesen 3 Richtungen konstruktiv weiter zu arbeiten, wird die Kinder- und Jugendpsychiatrie und -psychotherapie sich auch den künftigen Herausforderungen stellen können.

7 Literatur

Expertenkommission der Bundesregierung (1988) Empfehlungen zur Reform der Versorgung im psychiatrischen und psychotherapeutisch/psychosomatischen Bereich. Auf der Grundlage des Modellprogramms Psychiatrie der Bundesregierung. BMJFFG, Bonn

Helmchen H, Müller-Oerlinghausen B (Hrsg) (1978) Psychiatrische Therapieforschung. Ethische und juristische Probleme. Springer, Berlin Heidelberg New York

Kanner L (1957) Child psychiatry, 3rd edn. Blackwell, Oxford

Remschmidt H (1989) Developmental psychopathology as theoretical framework for child and adolescent psychiatry. In: Schmidt MH, Remschmidt H (eds) Needs and prospects in child and adolescent psychiatry. Hogrefe & Huber, Toronto Lewiston/NJ, pp 3–24

Remschmidt H (1998a) Bipolar disorders in children and adolescents. Curr Opin Psychiatry 11:379–383

Remschmidt H (1998b) Tradition und Entwicklung in der Kinder- und Jugendpsychiatrie. Z Kinder Jugendpsychiatr 26:34–42

Remschmidt H, Fombonne E (1999) Entwicklungspsychopathologie. Grundlagenwissenschaft für die Kinder- und Jugendpsychiatrie und Psychiatrie. Nervenarzt 70:577–586

Remschmidt H, Mattejat F (1994) Kinder psychotischer Eltern. Mit einer Anleitung zur Beratung von Eltern mit einer psychotischen Erkrankung. Hogrefe, Göttingen

Remschmidt H, Mattejat F (1996) Die Beiträge der kinder- und jugendpsychiatrischen und entwicklungspsychologischen Forschung zur „Objektivierung" des Kindeswohlbegriffes. Prax Kinderpsychol Kinderpsychiatr 45:266–273

** Remschmidt H, Van Engeland H (eds) (1999) Child and adolescent psychiatry in Europe. Steinkopff, Darmstadt

* Remschmidt H, Walter R (1989) Evaluation kinder- und jugendpsychiatrischer Versorgung. Analysen und Erhebungen in drei hessischen Landkreisen. Enke, Stuttgart

* Remschmidt H, Walter R (1990) Psychische Auffälligkeiten bei Schulkindern. Hogrefe, Göttingen

Schmidt M, Remschmidt H (1989) Forschung in der Kinder- und Jugendpsychiatrie. Kinder- und Jugendpsychiatrische Klinik am Zentralinstitut für seelische Gesundheit, Mannheim, und Klinik für Kinder- und Jugendpsychiatrie der Philipps-Universität, Marburg

KAPITEL 4

Diagnostik und Klassifikation in der Kinder- und Jugendpsychiatrie

H. REMSCHMIDT und M.H. SCHMIDT

1 Diagnostik

Ziel der Diagnostik

Ziel der Diagnostik und Klassifikation in der Kinder- und Jugendpsychiatrie ist es, Informationen über die Probleme eines Kindes oder Jugendlichen und seiner Familie so zu ordnen, daß deren künftiger Verlauf vorhergesagt und sinnvolle Interventionen ausgewählt werden können. Die Basis hierfür ist, daß der akute Zustand und die Entstehungsgeschichte einer Störung deren Weiterentwicklung voraussehen lassen.

Informationsquellen
– Kind bzw. Jugendlicher
– Bezugspersonen

Als Informationsquellen sind deswegen sowohl die Betroffenen als auch ihre Familien von Bedeutung. Das Kind oder der Jugendliche kann v.a. über sein eigenes Befinden, mit zunehmendem Alter auch besser als die Bezugsperson über eigenes Verhalten, über seine Beziehungen zum Umfeld, die mittelfristige Entstehung der Symptomatik und die subjektive Bewertung der eigenen Situation informieren. Die Bezugspersonen sind wichtige Informationsquelle über den Grund, warum der Kinder- und Jugendpsychiater gerade jetzt konsultiert wird, über das Verhalten von Sohn oder Tochter, über sein/ihr Verhalten in verschiedenen Lebensbereichen und über die langfristige Entwicklungsgeschichte, die zur akuten Situation geführt hat.

Gemeinsame vs. separate Exploration von Eltern und Kind

Die gemeinsame Erhebung von Informationen läßt nicht nur den Umgang mit unterschiedlichen Standpunkten, sondern auch die Beziehungsdynamik innerhalb des Familiensystems erkennen. Die separate Exploration von Eltern und Kind gibt dem Sohn oder der Tochter Gelegenheit zur Mitteilung nicht bekannter Fakten über die Beziehung der Eltern untereinander sowie zur Formulierung von Besorgnissen, die den Minderjährigen beunruhigen könnten; Minderjährige können in dieser Situation v.a. ihre Wahrnehmung des Umfeldes und eigene Verhaltensweisen mitteilen, die den Eltern vermutlich nicht bekannt sind. In der Regel wird in gemeinsamer Erörterung dann eine Problemdefinition erarbeitet, aus der sich die Ziele von Betroffenen und Familie ableiten lassen. Forensisch nicht vertretbar ist die ausschließlich gemeinsame Exploration der Familienmitglieder. Zur Abrundung der Exploration dienen Spiele, Zeichnungen und dialogische Aufgaben zwischen Eltern und Kind sowie die Technik des zirkulären Fragens.

Bedeutung der separaten Exploration bei Jugendlichen
Abfrage zentraler Verhaltensbereiche

Auf die separate Befragung von Jugendlichen kann keinesfalls verzichtet werden. Weil sie teilweise Schwierigkeiten haben, Symptome oder Verhaltensweisen ungefragt mitzuteilen, muß ein Minimalkatalog von Verhaltensbereichen abgefragt werden. Er erstreckt sich auf

- körperliche Beschwerden und Schlafstörungen,
- Trennungsängste und Zwänge,
- Kontaktstörungen und soziale Ängste,
- Beziehungsstörungen und Sexualkontakte,
- schulische Disziplin und Schulbesuchsverhalten,
- Wutausbrüche und aggressive Handlungen,
- Impulskontrollstörungen und dissoziale Symptome,
- Drogen-, Alkohol- und Medikamentengebrauch.

Geheimnisschutz

Der Geheimnisschutz von Informationen von Kindern und Jugendlichen ist gleichwertig mit dem Schutzbedürfnis von elterlicher Information, sofern nicht übergeordnete Interessen, z. B. prognostische Risiken, entgegenstehen. Auf die Pflicht zur Weitergabe bestimmter Informationen ist der Minderjährige aber hinzuweisen. Ein Allparteilichkeitsideal verträgt sich mit der Situation von Betroffenen insbesondere dann nicht, wenn diese leiden, geschädigt wurden oder gefährdet sind.

Nach der Exploration vorliegende Informationen

Nach der Exploration sind also in der Regel Informationen verfügbar über

- den Konsultationsgrund,
- die Symptomatik und deren Entstehungsgeschichte,
- bisherige Interventionen,
- die Entwicklungsvorgeschichte des Minderjährigen,
- die Familienanamnese,
- Verhalten und Affekt des Minderjährigen,
- das Beziehungsverhalten innerhalb des Familien(teil)systems,
- das aktuelle Funktionsniveau des Minderjährigen, d. h. nicht nur seine Defizite, sondern auch seine Kompetenzen.

Ergänzende Informationen

Die so gewonnenen Informationen werden ergänzt durch

- die internistische und neurologische Untersuchung des Kindes,
- neurophysiologische Informationen (bei Verdacht auf zerebrale Entwicklungsrückstände oder neurologische Erkrankungen),
- bildgebende Informationen (bei Verdacht auf Fehlbildungen, Traumafolgen oder degenerative Erkrankungen),
- laborchemische Informationen (bei somatischer Symptomatik oder zu differentialdiagnostischen Ausschlüssen),
- leistungsdiagnostische und neuropsychologische Informationen (zur Beurteilung der schulischen Fähigkeiten und bei Verdacht auf spezifische Entwicklungsrückstände),
- familiendiagnostische Informationen (bei Verdacht auf das Vorliegen von Interaktionsproblemen),
- projektiv-diagnostische Informationen (falls Wahrnehmungsstil und Einstellungen, vorherrschende Themen und Konflikte nicht anderweitig beurteilt werden können).

Ökonomie als Hauptproblem der Diagnostik

Hauptproblem der Diagnostik ist deren Ökonomie, also das Verhältnis zwischen erhobenen und unabdingbar notwendigen Informationen. Nachdrücklich zeigt das die Betrachtung der Practice Parameters der American Academy of Child and Adolescent Psychiatry (AACAP 1997, 1998), aber auch die Deutschen Leitlinien zur Diagnose und Behandlung psychischer Störungen bei Kindern und Jugendlichen (AWMF 1999). Kritischste Fehlerquelle ist nicht das Unterlassen von zusätzlichen Untersuchungen, sondern die Unvollständigkeit der Interviewinformationen. Sie sind entscheidend für die Diagnosestellung und können durch zu frühe Festlegung auf eine Verdachtsdiagnose eingeengt werden.

Anwendung standardisierter Interviews

Dem ist mit der Anwendung standardisierter Interviews zwar vorzubeugen; sie sind aber für die Praxis unökonomisch und nur für die Diagnostik bei Forschungsaufgaben geeignet. Deutsche Versionen existieren von der *Diagnostic Interview Schedule for Children (DISC)*, vom *Composite International Diagnostic Interview (CIDI)*, vom *Structural Clinical Inter-*

view (SCID) in der Version für DSM-IV-Diagnosen und von der *Schedule for Clinical Assessment in Neuropsychiatry (SCAN)* (WHO 1994, 1997).

Interviews für epidemiologische Erhebungen

Die für epidemiologische Studien entwickelten deutschen Interviews dekken nicht alle Syndrome ab: *Mannheimer Elterninterview* (*MEI*, Esser et al. 1989), *Diagnostikum für psychische Störung im Kindes- und Jugendalter* nach ICD-10 und DSM-IV (Döpfner u. Lehmkuhl 1998) sowie das *Diagnostische Interview bei psychischen Störungen für Kinder* (*Kinder-DIPS*; Unnewehr et al. 1995). Das Vorgehen nach Döpfner u. Lehmkuhl versucht eine kategoriale Klassifikation mit dimensionaler Beschreibung der untersuchten Störungen zu verbinden, das Vorgehen nach Unnewehr, klinisch relevante Informationen zur Therapieplanung einzubeziehen.

Fragebögen wie die *Child Behavior Checklist* nach Achenbach u. Edelbrock (1983) entsprechen diesem Bedürfnis nicht, weil sie auf der Verwertung zahlreicher, gleichgewichteter Fragen beruhen, deren korrekte Beantwortung ohne die Möglichkeit des Nachfragens zwar Informationen über die generelle Symptombelastung eines Kindes ergibt, für die spezifische Diagnostik aber nicht ausreicht. Fragebögen haben zudem das Problem, daß sie bezüglich einzelner Syndrome von Betroffenen und Nichtbetroffenen unterschiedlich beantwortet werden, weswegen die Scores für Nichtbetroffene eine Störungsdimension eher überschätzen und für Betroffene eher unterschätzen (vgl. auch die Anmerkungen zur dimensionalen vs. kategorialen Diagnostik in Abschn. 2).

Nach der Diagnoseerhebung vorliegende Informationen

Nach Abschluß der Diagnoseerhebung werden in der Regel Informationen zu folgenden Bereichen vorliegen:

- aktuelle Symptomatik und deren Entwicklung,
- Belastung von Kind und Familie sowie Konsultationsgrund,
- Kompetenzen, Bewältigungsverhalten und Abwehrmechanismen,
- aktuelle und frühere körperliche und psychische Erkrankung von Patient und Familienmitgliedern,
- vor der Störung erreichtes Entwicklungsniveau,
- Qualität der Beziehungssysteme,
- aktuelle bzw. chronische Belastungen in den jetzigen Lebensumständen,
- störungserhaltende Faktoren.

Verwertung der Informationen

Die Verwertung dieser Informationen bei der Diagnosestellung geschieht in der Regel im Rahmen der multiaxialen Diagnostik (s. Abschn. 2). Dabei müssen alle als Leitsymptome einer psychischen Störung in Frage kommenden Auffälligkeiten berücksichtigt und komorbide Störungen nach ihrer Gewichtung aufgelistet werden. Die Wertung einzelner Symptome ist nach ihrer entwicklungspsychopathologischen Bedeutung vorzunehmen.

Entscheidung über die Interventionsnotwendigkeit

Sind auf diese Weise eine oder mehrere Diagnosen gestellt, folgt die Entscheidung über die Interventionsnotwendigkeit. Diese ergibt sich nicht nur aus der Bedeutung einzelner Störungen, sondern der Wunsch der Familie sollte ebenfalls berücksichtigt werden. Ethische Probleme ergeben sich dabei nur bei Differenzen von grundsätzlicher Bedeutung, d.h., wenn beispielsweise die Eltern eine schwerwiegende Störung nicht für interventionsbedürftig halten. Mitgeteilt werden muß den Eltern ggf. die Nichtbeeinflußbarkeit einer Störung. Leitend für die Entscheidung über die Behandlungsbedürftigkeit ist das aktuelle Funktionsniveau, d.h. die Frage, inwieweit ein Kind alterstypischen Entwicklungsaufgaben gerecht werden kann oder nicht.

Therapiezielfestlegung

Dann wird die Hierarchie der notwendigen Interventionen festgelegt: Grundsätzlich entwicklungshemmende Syndrome wie Aufmerksamkeitsstörungen bedürfen z.B. der gezielten Behandlung vor weiteren Interventionen, die eine hochgradige Kooperation des Kindes erfordern. Der Therapiezielfestlegung folgen die Aufklärung über mögliche unerwünschte Wirkungen (die sich nicht auf die der Pharmakotherapie beschränken dürfen) und die Entscheidung über das Behandlungssetting. Notfallsituationen setzen die Notwendigkeit der Konsensfindung zwischen den Beteiligten über Therapieziele außer Kraft; das gilt für das Vorgehen bei suizidalen Handlungen, Erregungszuständen, Intoxikationen, bedrohlichen Zuständen bei Eßstörungen, krisenhaften Zuspitzungen bei Trennungsangst oder Zuständen nach körperlicher bzw. sexueller Mißhandlung.

Nächster Schritt ist eine zusätzliche therapierelevante Diagnostik, d.h. die Ermittlung von störungsspezifischen Einzelheiten für die Therapieplanung (s. Kap. 6 in diesem Band).

2 Klassifikation

Ziele der Klassifikation

Klassifikationsziele sind die Erfassung von Störungen und Problemsituationen bei Kindern sowohl im Hinblick auf das klinische Vorgehen wie bezüglich der wissenschaftlichen Kommunikation. Die Vielfalt klinischer Bilder wird dadurch auf eine Menge überschaubarer Symptomkomplexe reduziert. Kriterien für das Zustandekommen solcher Symptomkomplexe sind das Symptomprofil, die Entstehungsgeschichte (nicht unbedingt die Ätiologie), der voraussichtliche Verlauf und die Beeinflußbarkeit. Anhand dieser Kriterien tragen Entwicklungspsychopathologie, Verlaufs- und Therapieforschung mehr zu modernen Klassifikationssystemen bei als Konzepte über die Ätiologie und Genese psychischer Störungen.

Reliabilität

Objektivität

Vorrangig muß sich die Klassifikation also am Entwicklungsaspekt orientieren, sie muß reliabel, objektiv und ökonomisch sein, von ihr werden logische Konsistenz und Validität – v.a. prädiktive Validität – erwartet. Die Reliabilität ist dabei nicht nur ein Problem der sachgerechten Beschreibung, sondern auch der richtigen Anwendung vorgegebener Kriterien; letztere werden nicht durch zunehmende Berufserfahrung erreicht, sondern nur durch Qualitätssicherungsmaßnahmen wie Konsenskonferenzen, Qualitätszirkel oder ähnliches. Wie die Reliabilität steigt die Objektivität mit der Operationalisierung der Kriterien. Die Objektivität ist bedroht durch die Verwendung polythetischer Konstrukte, also durch die Vorgabe von Merkmalslisten, von denen nur ein Teil erfüllt sein muß, so daß gleiche Diagnosen auf unterschiedlichen Symptomkon-

Ökonomie

stellationen beruhen können. Das Problem der Ökonomie liegt bei der Klassifikation darin, daß leicht beschaffbare Informationen nicht unbedingt auch die für die prädiktive Validität unerläßlichen Informationen sind.

Logische Konsistenz

Logische Konsistenz verlangt den gegenseitigen Ausschluß diagnostischer Klassen, die deswegen einen möglichst ähnlichen Differenzierungsgrad haben müssen. Bei Orientierung an einer vorgegebenen Standarddiagnose ermittelten Blanz u. Schmidt (1994) für 3- bis 4stellig kodierte kinderpsychiatrische Diagnosen eine Übereinstimmung von 50%, bei Hinzunahme von Alternativdiagnosen von 58%. Bei Verwendung 3stelliger Standarddiagnosen steigen die Übereinstimmungsraten auf 61 bzw. 68%, bei Orientierung an der von den meisten Ratern gewählten Diagnose (unabhängig von deren Zutreffen) betrugen die Übereinstimmungsraten für 4stellig kodierte Diagnosen 60%, für 3stellig kodierte 71%. Praktisch vollständige Übereinstimmung war bei monosymptomatischen Störungen zu erzielen, die geringste Übereinstimmung ergab sich für Syndrome, deren Operationalisierung für das Kindes- und Jugendalter unzureichend ist, z. B. für Somatisierungsstörungen oder depressive Syndrome. Das zeigt den Einfluß des Informationsstandes der Beurteilung, des Standes der nosologischen Forschung und der logischen Konsistenz der Beurteilungssysteme auf die Qualität der Klassifikation. Wenig untersucht ist, inwieweit die entwicklungspathologischen Vorstellungen von Beurteilern auf die Klassifikationsentscheidungen einwirken.

Klassifikationsprobleme

Überwiegend dimensional zu beurteilende Störungen bereiten mehr Klassifikationsschwierigkeiten (s. unten). Bei ihnen wird stärker auf die Konstruktvalidität rekurriert, die für die klinisch relevanten Entscheidungen - also Verlauf und Beeinflußbarkeit einer Störung - aber geringe Bedeutung haben kann. Die Rolle von Klassifikationskriterien, die die prädiktive Validität stützen, liegt auf der Hand; diesbezüglich sei verwiesen auf die Ergebnisse der Arbeiten von Moffitt (1993) zum Beginn dissozialer Symptome, von Henn et al. (1980) zur Rolle sozialer Bindungen für den Verlauf dissozialer Störungen, von Mandel (1997) zur Bedeutung komorbider Dissozialität bei hyperkinetischen Störungen oder auf Arbeiten über den Verlauf von Schüchternheit und sozialer Überempfindlichkeit bezüglich der späteren Bedeutung für sozialphobisches Verhalten (Übersicht bei Beidel u. Turner 1998).

Mehrdimensionalität von Klassifikationssystemen

Multiaxiale Klassifikation

Die Erfassung der letztlich therapierelevanten Merkmale zu Störungsbild, Persönlichkeit und Umfeld bei kinder- und jugendpsychiatrischen Erkrankungen hat zu mehrdimensionaler Klassifikation geführt. Sie berücksichtigt auch zufällig nebeneinander festgestellte und nicht nur kausal miteinander verbundene Sachverhalte und macht damit korrelationsstatistische Untersuchungen möglich. Die multiaxiale Klassifikation hat die Forschung in der Kinder- und Jugendpsychiatrie seit Ende der 70er Jahre wesentlich beeinflußt. Rutter et al. haben 1969 erstmals solche Systeme vorgeschlagen, die anwendungsreife deutsche Version wurde 1977 von Remschmidt u. Schmidt eingeführt.

Achsen der ICD-10

Die beiden heute gängigen multiaxialen Systeme folgen der ICD-10 und dem DSM-IV. Die ICD-10-adaptierte Version (WHO 1996; im deutschen Sprachraum: Remschmidt u. Schmidt 1994) gibt 6 Achsen vor:
Achse I: Klinisch psychiatrisches Syndrom
Achse II: Umschriebene Entwicklungsstörungen
Achse III: Intelligenzniveau
Achse IV: Körperliche Symptomatik
Achse V: Assoziierte aktuelle abnorme psychosoziale Umstände
Achse VI: Globalbeurteilung der psychosozialen Anpassung

Achsenkodierung nach ICD-10

Dabei entspricht Achse I dem Kapitel F der Sektion V der ICD-10, bis auf die Ziffern 80–83, die der Achse II, und den Abschnitt F7, der der Achse III zugeordnet ist. Achse IV entspricht anderen Kapiteln der ICD-10. Berücksichtigt werden jeweils nur aktuelle Diagnosen. Achse V kodiert aktuelle abnorme psychosoziale Umstände während der letzten 6 Monate und verzichtet damit ebenfalls auf frühere Belastungen. Die auf Achse VI vorgenommene Globalbeurteilung der psychosozialen Anpassung bezieht sich auf den Funktionszustand des Patienten zum Zeitpunkt der klinischen Untersuchung; sie soll sein Verhalten innerhalb der Familie, mit Gleichaltrigen, in Schule und Freizeit einbeziehen, bei chronischen oder subakuten Störungen während der letzten 3 Monate, bei akuten während der letzten Tage oder Wochen vor der Untersuchung.

Die 1997 vorgelegte multiaxiale Klassifikation für psychische Störungen Erwachsener, die klinische Diagnosen, Beeinträchtigungen und Kontextfaktoren unabhängig voneinander erfaßt, stützt sich demgegenüber auf eine schmälere Basis; die prädiktive Validität dieses Verfahrens harrt noch der empirischen Überprüfung im Feldversuch. Die ICD-10 verfügt zusätzlich zu den klinisch-diagnostischen Leitlinien über gesonderte Forschungskriterien für die im Kapitel F beschriebenen Störungen, die engere Operationalisierungen als die klinischen Leitlinien enthalten, die die Homogenität der in wissenschaftliche Studien einbezogenen Störungsbilder erhöhen sollen. Dieses Ziel wird sicher erreicht, die Übertragbarkeit der in einer solchen Studie erzielten Ergebnisse auf die tägliche Klinik und Praxis verdient jedoch zusätzliche Aufmerksamkeit.

Achsen des DSM-IV

Das diagnostische und statistische Manual der amerikanischen Gesellschaft für Psychiatrie (DSM-IV) sieht für Kinder wie für Erwachsene ein 5axiales Schema vor:
Achse I: Klinische Syndrome und V-Kodierungen
Achse II: Entwicklungs- und Persönlichkeitsstörungen
Achse III: Körperliche Störungen und Zustände
Achse IV: Schweregrad psychosozialer Belastungsfaktoren
Achse V: Globale Beurteilung des psychosozialen Funktionsniveaus

Achsenkodierung nach DSM-IV

Bei den Achse-I-Kodierungen werden also zusätzlich Zustände einbezogen, die keiner psychischen Störung zugeordnet werden können, die aber Anlaß zur Beobachtung oder Behandlung gaben und in den an die ICD-10 angelehnten Vorgehensweisen teilweise auf Achse V beschrieben werden. Achse II ist im DSM-IV für Entwicklungsstörungen (mehr bei Kindern) und Persönlichkeitsstörungen (mehr bei Jugendlichen und Erwachsenen), die parallel zu den psychiatrischen Syndromen klassifiziert werden, vorgesehen. Während das multiaxiale Diagnosesystem nach ICD-10 (MAS/ICD-10) Persönlichkeitsstörungen auf Achse I kodiert, erlaubt das DSM-IV auf Achse II auch die Klassifikation spezifischer Persönlichkeitszüge oder Abwehrmechanismen, die die Schwelle einer Persönlichkeitsstörung nicht überschreiten. Auf Achse I und II sind Mehrfachdiagnosen erlaubt, die in einer hierarchischen Ordnung vorgegeben sind. Die Achse-III-Kodierungen entsprechen denen der Achse IV nach dem MAS/ICD-10.

Der auf Achse IV nach DSM kodierte Schweregrad psychosozialer Belastungsfaktoren im Jahre vor der Beurteilung fragt nur nach pathogenetisch relevanten Umständen und nach dem Vorherrschen akuter Ereignisse oder kontinuierlich bestehender Lebensbedingungen. Der Schweregrad wird numerisch kodiert, während Achse V im MAS/ICD-10 kategoriale Zuordnungen zu 9 Hauptkategorien und 31 Subkategorien vornimmt. Achse V beurteilt das psychosoziale Funktionsniveau - v.a. die psychosoziale und berufliche Leistungsfähigkeit (zum Termin der Beurteilung und vor der Erkrankung) - auf einer quantitativen Skala analog zu Achse VI des MAS/ICD-10.

3 Aktuelle Probleme kinder- und jugendpsychiatrischer Klassifikation

Falldefinitionsfragen

Frühere Falldefinitionen ließen Symptombildung oder Leistungseinschränkung als Kriterium psychischer Störungen zu. Auch ausgeprägte Störungen, wie z.B. eine ausgeprägte passagere Ticstörung, müssen die Alltagsfunktionen eines Kindes nicht nachhaltig beeinträchtigen, umgekehrt kann eine nur mäßig ausgeprägte soziale Phobie Alltagsverhalten in breiter Front verändern. Angold et al. (1999) haben gezeigt, daß 9,4% der auffälligen Kinder, denen eine kategoriale Diagnose nicht zugeschrieben werden konnte, deutlich beeinträchtigte Alltagsfunktionen zeigten. Auch unterschwellige Symptomatik scheint 5-7 Jahre später das Auftreten deutlicherer - kategorisch klassifizierbarer - Störungen zu begünstigen (Costello et al. 1999).

Dimensionale Diagnostik und Komorbidität

Die Notwendigkeit der Berücksichtigung „nicht diagnosenreifer" Symptomkonstellationen und der Berücksichtigung komorbider Symptome haben die Diskussionen um die Vorteile einer dimensionalen Diagnostik belebt. ICD-10 und DSM-IV unterscheiden sich u.a. dadurch, daß die ICD-10 kombinierte Diagnosen zuläßt, z.B. bei der hyperkinetischen Störung mit Störung des Sozialverhaltens (F90.1). Klinisch ist bekannt, daß die Kombination beider Störungen wesentlich ungünstiger verläuft als jede Störung für sich (z.B. Mandel 1997). Die Akzeptanz kombinierter Diagnosen geht von dem überzufällig häufigen Auftreten nebeneinander bestehender Störungen aus, für die Caron u. Rutter (1991) Bedingungsmechanismen definiert haben: gleiche Risikokonstellation; Beitrag einer Risikokonstellation zu zwei unterschiedlichen, jeweils noch anderweitig bedingten Syndromen; bedingtheitsfreie Störungen durch häufig nebeneinander auftretende Risikokonstellationen, von denen eine zu beiden Störungen beiträgt; Entstehen einer Folgestörung nach einer vorbestehenden.

Die konsequente Berücksichtigung komorbider Störungen im additiven Vorgehen des DSM-IV führt zu einer Vermehrung der Diagnosen, ohne daß deren mögliche Verknüpfungen für die Behandlungsplanung erkennbar sein müssen. Die Ergebnisse faktoranalytischen Vorgehens in der dimensionalen Diagnostik, etwa bei der Bildung internalisierender und externalisierender Symptomgruppen nach Achenbach u. Edelbrock (1983), wurde umgekehrt auch als Suchstrategie angewandt und hat zu interessanten Spekulationen geführt, so auf das von Rasmussen u. Eisen (1992) definierte Syndromumfeld von Zwangsstörungen mit u.a. Dysmorphophobie, Hypochondrie, paranoider Eifersucht, Gilles-de-la-Tourette-Syndrom, Trichotillomanie, Impulskontrollstörungen und Eßstörungen. Andere Beispiele wie das impulsive Spektrum nach Hollander (1998) oder das der Befindensstörung von Frank et al. (1998) sind teils Folge ätiologischer Überlegungen, teils hypothesenbildend für die pathogenetische Forschung.

Stadienspezifische Klassifikation

Bei einem Teil der Erkrankungen wird auf den Verlaufstypus Rücksicht genommen, so bei schizophrenen oder bipolar affektiven Störungen, und auf die unterschiedlichen Interventionsnotwendigkeiten, v.a. bei chronisch verlaufenden Störungsbildern. Die Berücksichtigung von Krankheitsstadien ist offensichtlich bei jenen Störungen gering ausgeprägt, die als vorzugsweise psychogen betrachtet werden. Ihre Spätsymptome - etwa die gravierende körperlicher Symptomatik bei Anorexia nervosa - werden lediglich als Komplikationen des psychogenen Geschehens aufgefaßt, weshalb ihre Rückbildung bei erfolgreicher Psychotherapie erwartet wird. Solche Störungen werden als in allen Stadien psychogen und damit reversibel angesehen, das Autonomwerden bestimmter Symptomkomplexe wird damit ausgeblendet. Dabei wäre gerade für solche Erkrankungen eine stadienspezifische Betrachtung für die Interventionsplanung bedeutsam. Im Zuge der Entwicklung kann das Auftreten spezifischer Stadien einer Störung auch eine entwicklungspsychopathologische Typologie abbilden, so beim Vorkommen hyperkinetischer Störungen im Vorfeld vieler chronisch-motorischer Ticstörungen, die sich mit zunehmenden Alter zu Zwangsstörungen ausweiten können.

Risiko- und Schutzfaktoren

Die Kategorien der Achse V der multiaxialen Klassifikation bedürfen dringend der Differenzierung und Operationalisierung, schon um die Reliabilität zu erhöhen (Van Goor-Lambo et al. 1990). Der Wunsch, dabei auch Schutzfaktoren zu klassifizieren, beruht auf dem häufigen Mißverständnis, daß diese das positive Pendant von Risikofaktoren seien, und wird sich nicht realisieren lassen (Laucht et al. 1997; s. auch Kap. 5 in diesem Band). Schutzfaktoren sind nur dann als solche zu betrachten, wenn sie die Wahrscheinlichkeit der Krankheitsmanifestationen bei vorhandenen Risikofaktoren modifizieren. Ähnliches gilt für Überlegungen zur Einbeziehung von Coping- und Abwehrmechanismen in die Klassifikation.

Psychische Störungen bei jungen Kindern

Wegen der wenig differenzierten Diagnosen für junge Kinder hat das National Center for Clinical Programs (USA) eine Klassifikation für

0–3jährige vorgeschlagen (Zero-to-three 1990), die nebeneinander psychische Störungen und das Vorhandensein und ggf. die Art einer Beziehungsstörung, körperliche Entwicklungsstörungen, psychosoziale Streßfaktoren und das Funktionsniveau der emotionalen Entwicklung kodiert. Leider weicht diese Klassifikation von den vorhandenen multiaxialen Systemen ab, was nicht dazu beitragen dürfte, die Lücke zwischen der Psychiatrie der frühen Lebensjahre und der Kinderpsychiatrie zu schließen. Auch die dabei geltend gemachte Einführung einer Beziehungsdiagnostik wäre mit dem bisherigen Vorgehen auf Achse V zu lösen, wenn die Kodierung psychosozialer Risikofaktoren sich statt auf die Umstände stärker auf die wirksamen Mechanismen stützte.

Entwicklungspsychopathologische Betrachtungsweise

Die internationale Klassifikation der Krankheiten wird Entwicklungsaspekten bei der Diagnose psychischer Störungen von Kindern und Jugendlichen nicht gerecht. Nicht alle im Kindes- und Jugendalter auftretenden Störungen sind in den dafür vorgesehenen Kapiteln F7–F9 zusammengefaßt; so fehlen beispielsweise die alterstypischen Parasomnien, die Anorexia nervosa, die Geschlechtsidentitätsstörungen des Kindesalters und ähnliches. Allein ihre Zusammenfassung würde aber noch keine entwicklungspsychopathologisch orientierte Klassifikation erlauben. Wir haben deswegen für die vorliegenden Beiträge zur Kinder- und Jugendpsychiatrie eine an Störungsverläufen orientierte Klassifikation vorgeschlagen, die Verhaltensvarianten und Belastungsreaktionen, früh beginnende Störungen mit kontinuierlichem Verlauf, entwicklungsabhängige passagere Störungen, Störungen mit alterstypischem Beginn, altersspezifische Interaktionsstörungen und früh beginnende erwachsenentypische Störungen unterscheidet (s. Kap. 7 in diesem Band).

4 Literatur

AACAP (American Academy of Child and Adolescent Psychiatry) (1997) Practice parameters. J Am Acad Child Adolesc Psychiatry 36:1S–202S

AACAP (American Academy of Child and Adolescent Psychiatry) (1998) Practice parameters. J Am Acad Child Adolesc Psychiatry 37:1S–89S

Achenbach TM, Edelbrock C (1983) Manual for the Child Behavior Checklist and Revised Child Behavior Profile. University of Vermont, Department of Psychiatry, Burlington

Angold A, Costello EJ, Farmer EMZ, Burns BJ, Erkanli A (1999) Impaired but undiagnosed. J Am Acad Child Adolesc Psychiatry 38/2:129–137

AWMF (Arbeitsgemeinschaft der Wissenschaftlichen Medizinischen Fachgesellschaften) (1999) Leitlinien für Diagnostik und Therapie: Kinder- und Jugendpsychiatrie und -psychotherapie (Internet-Adresse: http://www.uni-duesseldorf.de/WWW/AWMF/ll/ll_kjpp.htm)

Beidel DC, Turner SM (1998) Shy children, phobic adults. Nature and treatment of social phobia. APA, Washington

Blanz B, Schmidt MH (1994) Ergebnisse der Mannheimer ICD-10 Feldstudie. In: Dilling H, Schulte-Markwort E, Freyberger J (Hrsg) Von der ICD-9 zur ICD-10. Huber, Bern, S 231–239

**Caron C, Rutter M (1991) Comorbidity in child psychopathology. Concepts, issues and research strategies. J Child Psychol Psychiatry 32:1036–1080

Costello EJ, Angold A, Keeler GP (1999) Adolescent outcomes of childhood disorders: the consequences of severity and impairment. J Am Acad Child Adolesc Psychiatry 38/2:121–128

Döpfner M, Lehmkuhl G (1998) Diagnostik-System für Psychische Störungen im Kindes- und Jugendalter nach ICD-10 und DSM-IV. Huber, Bern

Esser G, Blanz B, Geisel B, Laucht M (1989) Mannheimer Elterninterview – Strukturiertes Interview zur Erfassng von kinderpsychiatrischen Auffälligkeiten. Beltz, Weinheim

Frank E, Cassano GB, Shear MK et al. (1998) The Spectrum Model: a more coherent approach to the complexity of psychiatric symptomatology. Int J Neuropsychiatr Med 3/4

Henn FA, Bardwell R, Jenkins RL (1980) Juvenile delinquents revisited. Adult criminal activity. Arch Gen Psychiatry 37:1160–1163

Hollander E (1998) Refining the Spectrum Approach. Int J Neuropsychiatr Med 3/4

Laucht M, Esser G, Schmidt MH (1997) Developmental outcome of infants born with biological and psychosocial risks. J Child Psychol Psychiatry 38:843–853

*Mandel HP (1997) Conduct disorder and underachievement. Risk factors, assessment, treatment, and prevention. Wiley, New York, Chichester

*Moffitt TE (1993) Adolescence-limited and life-course-persistent, antisocial behavior: a developmental taxonomy. Psychol Rev 100:674–701

Rasmussen SA und Eisen JL (1992) The epidemiology and differential diagnosis of obsessive compulsive disorder. J Clin Psychiatry 53(Suppl):4–10

Remschmidt H, Schmidt MH (Hrsg) (1977) Multiaxiales Klassifikationsschema für psychiatrische Erkrankungen im Kindes- und Jugendalter nach Rutter, Shaffer und Sturge. Huber, Bern Göttingen Toronto Seattle

*Remschmidt H, Schmidt MH (1994) (Hrsg) Multiaxiales Klassifikationsschema für psychische Störungen des Kindes- und Jugendalters nach ICD-10 der WHO, 3. Aufl. Huber, Bern Göttingen Toronto Seattle

Rutter M, Shaffer D, Shepherd M (1969) A tri-axial classification of mental disorders in childhood. J Child Psychol Psychiatry 10:41–61

Unnewehr S, Schneider S, Margraf J (Hrsg) (1995). Kinder-DIPS. Diagnostisches Interview bei Psychischen Störungen für Kinder. Springer, Berlin Heidelberg New York Tokio

Van Goor-Lambo G, Orley J, Poustka F, Rutter M (1990) Classification of abnormal psychosocial situations: preliminary report of a revision of a WHO scheme. J Child Psychol Psychiatry 31:229–241

WHO (1994) Schedules for Clinical Assessment in Neuropsychiatry (SCAN). WHO, Geneva

WHO (1996) Multiaxial classification of child and adolescent psychiatric disorders: the ICD-10 classification of mental and behavioural disorders in children and adolescents. Cambridge Univ Press, Cambridge

WHO (1997) Composite International Diagnostic Interview – version 2.1. WHO, Geneva

Zero-to-three (1990) 0–3, diagnostic classification of mental health and developmental disorders of infancy and early childhood. National Center for Clinical Infant Programms, Arlington

KAPITEL 5

Epidemiologie und Pathogenese in der Kinder- und Jugendpsychiatrie

H. REMSCHMIDT und M. H. SCHMIDT

1 Altersspezifische Probleme epidemiologischer Forschung

Bedeutung von Prävalenz- und Inzidenzraten

Wenn Erkenntnisse über die Häufigkeit psychischer Störungen, ihre Ursachen und unterhaltende Umstände als Basis für die Behandlung und Prävention benutzt werden sollen, sind Prävalenz- und Inzidenzzahlen von Bedeutung. Bei der Bestimmung dieser Parameter sind die Informationsquellen relevant. Eltern, die über psychische Störungen informieren, definieren gleichzeitig die Behandlungsbedürftigkeit ihrer minderjährigen Kinder. Bei Verursachung, Auslösung, Verlauf und Behandlung solcher Störungen kommt es auf die Lebensumstände der Minderjährigen an, die aufgrund der Unreife ihres Zentralnervensystems – also auch des psychischen Apparates – und der sich daraus ergebenden höheren Abhängigkeit von Bezugspersonen oft ohne Mitwirken des Umfeldes nicht vorstellbar sind.

Informationsquellen

Informationsquellen über die Auffälligkeiten von Kindern und Jugendlichen sind diese selbst, ihre Eltern und Lehrer. Je jünger ein Kind ist, um so wichtiger sind die Informationen der Bezugspersonen. Von 8jährigen können in der Regel schon Erfahrungen über eigenes Befinden erfragt werden, während über eher nach außen sichtbares Verhalten die Bezugspersonen besser Auskunft geben können. Jugendliche sind auch Informationsquelle über ihr Verhalten, weil Informationen über Delinquenz, Substanzmißbrauch oder Sexualverhalten den Eltern zum Teil nicht zugänglich sind. Deskriptive Epidemiologie bezieht deswegen Informationen unterschiedlicher Herkunft ein, nicht nur übereinstimmende Angaben aus mehreren Quellen.

Übereinstimmung unterschiedlicher Informationsquellen

Breton et al. (1999) untersuchten u.a. die Übereinstimmung der Angaben unterschiedlicher Informanten im Rahmen des *Quebec Child Mental Health Survey*. Sie fanden Übereinstimmung zwischen den Angaben von Eltern und Kind bezüglich eines häufigeren Auftretens eines hyperkinetischen Syndroms bei Jungen und jüngeren Kindern, ebenso stimmten die Angaben von Eltern, Kind und Lehrern für oppositionelle Störungen und Störungen des Sozialverhaltens überein, hier ebenfalls bezüglich höherer Raten bei Jungen als bei Mädchen. Bei Angststörungen und depressiven Störungen konnten solche informantenübergreifenden Assoziationen mit demographischen Variablen nicht festgestellt werden.

Probleme bei der Erhebung von Prävalenzraten – unterschiedliche Einschätzungen von Gesunden und Kranken

In Studien, in denen Gesunde und Kranke gleichzeitig untersucht werden, sind die Antworten auf Fragen nach psychiatrischen Symptomen unterschiedlich. Gesunde halten schon leichte Symptome für schwerwiegender, Kranke beschränken sich eher auf die Nennung der gravierenden unter ihren Symptomen. Generell geht es oft nicht um tatsächliche Symptome, sondern auch um auffällige Verhaltensweisen.

– Notwendigkeit einer zweistufigen Vorgehensweise

Wegen des notwendigen hohen Informationsumfangs werden epidemiologische Untersuchungen häufig zweistufig durchgeführt: Nach einer Screeningprozedur werden nur die auffälligen und ein Teil der unauffälligen Probanden individuell untersucht. Werden Prävalenzraten allein auf der Basis angegebener Symptome ohne Berücksichtigung ihres Schweregrades und ihrer Bedeutung im Interview erhoben, so führt dies zu höheren Prävalenzziffern, als wenn Häufigkeiten auf der Basis kategorialer Diagnosen bestimmt werden.

- altersspezifische Verweigererrate

Auch die Verweigererrate bei epidemiologischen Untersuchungen an Minderjährigen ist altersspezifisch, da die Eltern über die Teilnahme ihrer Kinder entscheiden und Verweigerungsmotive von Jugendlichen vom Alter abhängig sein können. Ein Zeichen guter epidemiologischer Studien sind deswegen die Angabe der Verweigererrate und Aussagen über die Vergleichbarkeit der Verweigerer mit den Teilnehmern.

Erhebungsmethoden - standardisierte vs. offene Interviews

Eine gute Voraussetzung für genaue Prävalenz- und Inzidenzraten bieten standardisierte Interviews. Offene Interviews weisen eine etwas geringere Qualität auf, Fragebogenverfahren eine noch geringere. Verhaltensbeobachtungen können zwar nur ein begrenztes Repertoire erfassen, sind aber für spezifische Fragestellungen, v.a. bei der Ermittlung häufiger Verhaltensbesonderheiten, hilfreich. Videoeinsatz und computergestützte Videoauswertung lassen beispielsweise epidemiologische Angaben über Interaktionsverhalten zu. Dieses ist fast nur anhand von Videoaufzeichnungen ausreichend zu beurteilen, weil die gleichzeitige Beobachtung zweier Partner und der gegenseitigen Bedingtheit ihrer Aktion im natürlichen Kontext auf andere Weise nicht hinreichend rasch dokumentiert werden kann.

- Beobachtung

- Fragebogenverfahren

Fragebogenverfahren haben v.a. den Nachteil, daß das Verständnis der Fragen auf seiten des Informanten nicht überprüft werden kann. Wird die Zahl der Fragen deswegen sicherheitshalber erhöht, ergeben sich überlappende Informationen, die den Aufwand für die Informationsreduktion steigern. Da die Kodierung von Fragebogenresultaten in Diagnosen in der Regel nicht möglich ist, geschieht letzteres über den Zwischenschritt einer faktorenanalytischen Zusammenfassung von Symptomen zu Syndromen. Klinisch sind diese im Übergangsbereich zu pathologischem Verhalten zwar relevant, bezogen auf Einzelerkrankungen aber nicht aussagefähig.

Symptombezogene Falldefinitionen

Bei symptombezogenen Falldefinitionen bereitet die Festlegung eines Cut-off-Wertes Schwierigkeiten, weil monosymptomatische Störungen mit dennoch deutlicher Beeinträchtigung der alterstypischen Funktionen - somit mit einer hohen Krankheitsrelevanz - möglich sind. Im Bereich der Pathologie steigt die Symptomzahl außerdem nicht linear an, für den Übergangsbereich gibt es keine eindeutigen Grenzmarken. Die Erhöhung der Symptomzahl verbreitert zwar die Übergangszone zwischen unauffälligem und auffälligem Verhalten, kann das Problem jedoch nicht lösen. Cut-off-Werte werden häufig durch Rückgriff auf Symptomausprägungen bei Patienten aus Inanspruchnahmestichproben festgelegt. Dies ist vertretbar, wenn in diesen Inanspruchnahmestichproben keine wesentlichen Selektionseffekte wirksam sind.

Kategoriale Falldefinitionen

Kategoriale Falldefinitionen haben in der Epidemiologie den Vorteil, daß klinische Schwellenwerte besser festgelegt und Operationalisierungen vorgegeben werden können. Die Prävalenzraten sind dann abhängig von Enge oder Weite der kategorialen Definitionen, d.h. auch davon, ob ein Klassifikationssystem kombinierte Diagnosen zuläßt oder ob die notwendige Aufzählung komorbider Diagnosen zu höheren Symptomzahlen führt.

Expertendefinierte Störungseinheiten

Expertendefinierte Störungseinheiten sagen nicht von vornherein etwas über ihre Bedeutung für die Ausübung alterstypischer Funktionen, auch wenn viele kategoriale Definitionen ein Merkmal einschließen, gemäß dem die Alltagsfunktionen beeinträchtigt sein müssen. Auswege aus diesem Dilemma bietet eine Kombination von Prävalenz und Beeinträchtigungsgrad. Eine solches Verfahren ist günstiger als die zusätzliche Angabe der Behandlungsbedürftigkeit.

Querschnitt- vs. Längsschnitt-untersuchungen

Querschnittuntersuchungen sind nur begrenzt geeignet, verläßliche Prävalenzraten zu ermitteln, auch wenn - wie häufig - Halbjahresprävalenzen benutzt werden. Mehrstufige Längsschnittstudien mit mindestens 3 Befunderhebungen erlauben sicherere Angaben, helfen v.a. bei der Unterscheidung von Normvarianten des Verhaltens und klinisch relevanten Auffälligkeiten. Verschiedene Fragen der Entwicklungspsychopathologie lassen sich nur mit Längsschnittuntersuchungen beantworten, so die Frage nach der Stabilität psychischer Störungen, also ob der Rückgang von Symptomen tatsächlich abnehmender Psychopathologie oder nur einem Symptomwandel entspricht, die Frage nach der Bedeutung eines sich ausweitenden Symptomspektrums, welches z.B. bei dissozialen Störungen Substanzabhängigkeit voraussagt (Robins u. Price 1991), oder die Frage der Altersspezifität des Auftretens bestimmter Symptome.

Stichproben

Als Stichproben kommen repräsentative Stichproben in Frage, bei denen, wie oben beschrieben, idealerweise zweistufig untersucht wird. Das Arbeiten mit angereicherten Stichproben empfiehlt sich für die Untersuchung seltener Störungsbilder oder von Kontextbedingungen psychischer Störungen. Inanspruchnahmestichproben sind allenfalls für die Prävalenz- bzw. Inzidenzbeurteilung sehr seltener Krankheitsbilder geeignet, bei denen eine maximale Inanspruchnahme gewährleistet ist.

2 Deskriptive Epidemiologie

Prävalenzuntersuchungen

Tabelle 1 enthält Prävalenzangaben für kinder- und jugendpsychiatrische Störungen, die auf der Basis von ICD-9- oder DSM-III- bzw. DSM-III-R-Diagnosen erhoben wurden. Intelligenzminderungen können sich mit ihnen überschneiden, reine Intelligenzminderungen sind nicht berücksichtigt. Das Gleiche gilt für umschriebene Entwicklungsstörungen.

Studien mit Extremwerten und Fragebogenstudien

Zwei Studien mit Extremwerten wurden in der Tabelle nicht berücksichtigt, und zwar die Untersuchung von Nylander et al. (1989) bei 4- bis 6jährigen Stadtkindern in Schweden, welche für Jungen in 22% der Fälle und für Mädchen in 37% DSM-III-Diagnosen fand, und die Studie mit den niedrigsten Extremwerten, in welcher Fombonne (1994) in Frankreich nur bei 6% von 217 Kindern im Alter von 6–11 Jahren ICD-9-Diagnosen finden konnte. Nicht erwähnt sind außerdem sämtliche Studien, die auf Fragebogenangaben beruhen. Die Daten ergeben ein relativ ein-

Tabelle 1.
Prävalenzangaben für kinder- und jugendpsychiatrische Störungen

Autor(en)	Land	Stichprobe	Alter	Prävalenz (%)
Anderson et al. (1987)	Neuseeland	792	11	17,6
Esser u. Schmidt (1987)	Deutschland/Großstadt	216	8	16,2
Kashani et al. (1987)	USA/Columbia	150	14–16	18,7
Offord et al. (1987)	Kanada/Großstadt	1648	4–16	19,6
Offord et al. (1987)	Kanada/Provinz	1031	4–16	14,9
Bird et al. (1988)	Puerto Rico	386	4–16	18
Costello et al. (1988)	USA/Stadt	300	7–11	22
Jeffers u. Fitzgerald (1991)	Irland/Stadt	190	10–11	25
Fergusson et al. (1993)	Neuseeland/Land	986	15	27
Döpfner et al. (1996)	Deutschland/Land	1622	4–18	22,3
Lavigne et al. (1996)	USA/Stadt		2–5	11 (männlich) 7 (weiblich)
Shaffer et al. (1996)	USA/Connecticut/ Georgia/New York/ Puerto Rico	1285	9–17	10,2
Verhulst et al. (1997)	Niederlande	780	13–18	6 (nach Elternangaben) 5 (nach Jugendlichenangaben) 8 (nach Eltern- oder Kindangaben) 2 (nach Eltern- und Kindangaben)
Lehmkuhl et al. (1998)	Deutschland	1030	4–10	13,1–28,3
Breton et al. (1999)	Quebec/Stadt/Land	2400	6–14	19, 9 (nach Kinderangaben) 15,8 (nach Elternangaben)

heitliches Bild mit etwas höheren Raten für Jugendliche und etwas niedrigeren für Kinder, aber generellen Raten zwischen 12 und 18%.

Problem der Komorbidität

Störungen im Kindes- und Jugendalter zeigen bei einem Teil der Betroffenen, v.a. bei männlichen Individuen, eine Komorbidität mit einer oder mehreren weiteren psychischen Störungen. Komorbiditätsraten können durch die weitgehende Aufspaltung von Krankheitskategorien künstlich erhöht werden, so daß Störungen klassifiziert werden, die Teil anderer Störungen sind. Eine Erhöhung der Raten kann auch durch Störungen mit einander überlappenden Symptomspektren erfolgen, schließlich durch Zufall. Echte, d.h. systematische oder überzufällige Komorbidität ergibt sich unter definierten Umständen (Caron u. Rutter 1991; s. auch Kap. 4 in diesem Band).

Komorbiditätsstudien

Naab (1995) hat an einer repräsentativen Stichprobe bei 25% der Probanden 2 psychische Störungen nachgewiesen, bei 5% das Auftreten von 3 Diagnosen. In einer Inanspruchnahmestichprobe lag die Komorbidität höher. Von allen Patienten mit psychischen Störungen wurden dort 23%

der Patienten 2 Diagnosen zugeschrieben, 19% hatten 3 oder mehr Diagnosen. Bird et al. (1988) fanden in der Puerto-Rico-Studie bei 51% der nach DSM-III als psychisch gestört Klassifizierten mehr als eine Diagnose, v.a. bedingt durch die Kombination von Störungen des Sozialverhaltens und hyperkinetischem Syndrom, deswegen auch häufiger bei Jungen bzw. männlichen Jugendlichen.

Klinisch häufig gesehene Komorbiditäten

Klinisch häufig gesehene Komorbiditäten, die auch in repräsentativen Stichproben auftreten, bestehen für depressive Störungen bei Kindern und Jugendlichen mit Störungen des Sozialverhaltens in etwa einem Drittel, für Störungen des Sozialverhaltens (meist oppositionell oder ohne soziale Bindungen) mit einem hyperkinetischen Syndrom bei 40%, für depressive Störungen mit Anorexia nervosa bei etwa 40%, für Angststörungen oder andere emotionale Störungen mit hyperkinetischen Störungen bei ca. 8%. Diese Komorbiditäten sind nicht zu verwechseln mit Symptomausweitungen oder Symptomwandlungen nach entwicklungspsychopathologischen Regeln.

Symptomausweitungen und -wandlungen

Ähnlich wie bei Erwachsenen läßt sich auch bei Kindern und Jugendlichen eine Erweiterung des Symptomspektrums von Angststörungen oder von Zwangsstörungen in Richtung auf depressive Syndrome, der Wechsel von Anorexie in Bulimie und das Hinzutreten von hyperkinetischen Störungen zu Ticstörungen sowie die zusätzliche Symptomerweiterung in Richtung auf Zwangssymptome feststellen. In epidemiologischen Studien wurde (unabhängig von der Kombination von hyperkinetischer Störung mit Störungen des Sozialverhaltens) die Ausweitung hyperkinetischer Störungen auf Störungen des Sozialverhaltens, die Ausweitung von Störungen des Symptomspektrums bei Störungen des Sozialverhaltens auf Substanzmißbrauch (Robins u. Price 1991) und der Übergang von Störungen des Sozialverhaltens in antisoziale Persönlichkeitsstörungen nachgewiesen. In epidemiologischen Längsschnittstudien beträgt die Stabilität von Symptomen aus dem frühen Schulalter in die Mitte des 3. Lebensjahrzehnts 12–13%, für die Fünfjahresstabilität jeweils ca. 50%.

Verlauf bei Komorbidität

Auf den schlechteren Verlauf der Kombination einer hyperkinetischen Störung und einer Störung des Sozialverhaltens im Vergleich zu den reinen Störungen wurde bereits hingewiesen. Bei komorbiden Angststörungen fanden Russo u. Beidel (1994) ein weniger ausgeprägtes Ansprechen hyperkinetischer Kinder auf Stimulanzien. Kinder mit Störungen des Sozialverhaltens ohne soziale Bindung, d.h. mit früheren Bindungsstörungen, zeigen nach Henn et al. (1980) einen Verlauf mit mehr Delinquenz als Kinder mit Störungen des Sozialverhaltens, aber altersüblichem Bindungsverhalten.

3 Analytische Epidemiologie und Pathogenese

Allgemeine Geschlechtsunterschiede

Psychische Störungen sind im Schulalter bei Jungen mindestens 2mal häufiger als bei Mädchen. Im Zuge der Adoleszenz gleichen sich die Raten einander an, wobei die Symptomraten durchaus unterschiedlich sinken. Bei Jungen lassen sich vom frühesten Alter an mehr expansive Störungen, d.h. Störungen mit hypermotorischem, oppositionellem oder aggressivem Verhalten, feststellen. Jungen zeigen auch mehr entwicklungsabhängige Störungen, z.B. Sprachstörungen, spezifische Lese-Rechtschreib-Schwäche, Enuresis und Enkopresis. Autistische Syndrome werden bei Jungen häufiger registriert. Bezüglich der emotionalen Störungen liegen die Raten bei beiden Geschlechtern im Kindesalter etwa gleich. Lediglich Angststörungen und Somatisierungsstörungen sind bei Mädchen etwas gehäuft.

Geschlechtsunterschiede in der Adoleszenz

In der Adoleszenz nehmen ängstlich-depressive Störungen bei weiblichen Jugendlichen zu. Zu Beginn der Adoleszenz zeigen Mädchen vorübergehend ähnlich hohe Raten aggressiv-dissozialen Verhaltens wie Jungen; die Rückbildungswahrscheinlichkeit dieser Auffälligkeiten ist jedoch bei weiblichen weitaus höher als bei männlichen Jugendlichen. Im Zuge der Adoleszenz steigt die Rate der Substanzabhängigkeit parallel zum dissozialen Verhalten bei männlichen Jugendlichen an. Deutliche Verschiebungen bestehen im Jugendalter in Richtung auf das weibliche Geschlecht bei Eßstörungen, in Richtung auf das männliche Geschlecht bei vollendeten Suiziden.

Notwendigkeit geschlechtsbezogener Differenzierungen

Wegen der beschriebenen Geschlechtsdifferenz sind epidemiologische Studien ohne geschlechtsbezogene Prävalenz- oder Inzidenzraten wenig hilfreich. Trotz der aufgelisteten Unterschiede sind die Ausprägungsgrade psychischer Störungen bei Jungen bzw. männlichen Jugendlichen generell höher als bei Mädchen und weiblichen Jugendlichen.

Veränderungen der Prävalenzraten mit Schulbeginn

Mit dem Schulalter bzw. im Zuge des Grundschulalters zeigte sich in vielen Studien ein leichtes Ansteigen der Gesamtprävalenz psychischer Störungen, einen zweiten diskreteren Gipfel sahen manche Untersuchungen am Beginn der Adoleszenz. Der erste Gipfel wurde lange Zeit als Ausdruck steigenden Alltagsinteresses mit Beginn der Schulzeit erklärt; heute wird als Ursache für die Zunahme psychischer Störungen in diesem Alter eher eine Ausdifferenzierung emotionaler Störungen angenommen, die der typischerweise zeitverschobenen Ausdifferenzierung der Emotionen auch im physiologischen Bereich entspricht. Der zweite Gipfel ist am ehesten mit der passageren Zunahme von Störungen des Sozialverhaltens bei Mädchen am Beginn der Adoleszenz zu erklären.

Langzeitstabilität psychischer Störungen

Die Langzeitstabilität psychischer Störungen beruht vorzugsweise auf Störungen mit extraversiver Symptomatik bei Jungen, v.a. im Zusammenhang mit früheren hyperkinetischen Störungen. Weitaus geringere Stabilität zeigen Störungen mit introversiver Symptomatik. Diese haben aber langfristig eine Bedeutung für das Auftreten signifikanter psychischer Störungsbilder im frühen Erwachsenenalter, dies auch dann, wenn die Symptomausprägung unterhalb der Diagnosenschwelle liegt.

Bedeutung des Entwicklungsalters

Das Entwicklungsalter spiegelt die Hirnreife wider. Mit ihrer Zunahme nimmt das Angewiesensein des Kindes auf Bezugspersonen ab. Demgemäß sind Interaktionsstörungen im frühen Kindesalter häufiger und gehen mit zunehmender Autonomie zurück. In rascher Entwicklung befindliche Funktionen sind besonders störbar. Das sind im frühen Lebensalter zahlreiche körperliche Funktionen. Die in diesem Alter häufigeren körperlichen Symptome können aber auch Ausdruck noch unreifer Systeme sein, wie Stereotypien oder passagere Tics als Ausdruck noch unzureichender motorischer Hemmungsfähigkeit. Auch im weiteren Entwicklungsverlauf richten sich die Erwartungen des Umfeldes stets auf Funktionen, deren Heranreifen voraussehbar ist. Diesbezügliche Entwicklungsverzögerungen, z.B. in der Affektkontrolle, imponieren daher leicht als Störungen, z.B. die verzögerte Rückbildung physiologischer Trennungsangst.

Einfluß hormoneller Veränderungen

Mit der sicheren Unterscheidung zwischen Realität und Phantasie steigt die intrapsychische Verarbeitungsfähigkeit zu Beginn des Schulalters. Im Zuge neuer Entwicklungsaufgaben mit der Frühadoleszenz werden neue mögliche Störungsfelder eröffnet. Das gesetzmäßig späte Auftreten mancher Störungen, z.B. depressiver Störungen mit somatischem Syndrom erst im Alter ab 16 Jahren, macht auch den Einfluß hormoneller Umstellungsvorgänge auf die Pathogenese psychischer Störungen in der Adoleszenz wahrscheinlich.

Bedeutung körperlicher Erkrankungen und hirnorganischer Beeinträchtigungen

Körperliche Erkrankungen verdoppeln nach Rutter (1983) das Risiko des Auftretens psychischer Störungen, zerebrale Erkrankungen verdreifachen es. Zerebrale Erkrankungen, die mit Anfallsleiden einhergehen, stellen eine zusätzliche Komplikation dar. Das höchste Risiko bezüglich zerebraler Beeinträchtigungen zeigen Narbenbildungen im Zentralnervensystem. Die Rolle hirnorganischer Beeinträchtigungen in frühester Lebenszeit muß sicher unter epochalen Gesichtspunkten bewertet werden: Perinatale Hirnschädigungen und Frühgeburtlichkeit bildeten in Zeitabschnitten, in denen die Betreuung Frühgeborener weniger differenziert war, höhere Risiken auch für spätere Verhaltensauffälligkeiten (z.B. Pasamanick et al. 1956). Die Untersuchung der Zunahme von motorischen, kognitiven und Verhaltensbeeinträchtigungen konzentriert sich heute auf Frühgeborene mit sehr niedrigem Geburtsgewicht (Esser et al. 1995; Hall et al. 1995). Solche organischen Risiken manifestieren sich v.a. in motorischen und kognitiven Funktionen und verlieren mit zunehmendem Alter an Einfluß.

Wechselwirkung biologischer Risiken und ungünstiger Umweltbedingungen

Lange Zeit wurde die Wechselwirkung biologischer Risiken mit ungünstigen psychosozialen Rahmenbedingungen in der Forschung übersehen. Bivariate Forschungsdesigns zeigen heute, daß psychosoziale Mängel vorzugsweise auf die kognitive und noch mehr auf die sozial-emotionale Entwicklung einwirken (Laucht et al. 1996, 1997). Daß darüber hinaus die Qualität der Interaktion zwischen Eltern und Kind die Pathogenese psychischer Störungen begünstigt bzw. hemmt, ist seit den Arbeiten von Field et al. mehrfach demonstriert worden (Field et al. 1981).

Bedeutung genetischer Faktoren

Entstehungsmodelle für die Pathogenese psychischer Störungen sind in der Regel hypothetisch und ungenau, weil das Verhältnis einzelner Entwicklungsfaktoren zueinander nicht experimentell variiert werden kann. Daß mit der Zunahme genetischer bzw. molekularbiologischer Kenntnisse bessere Vorhersagen möglich sind, ist bisher lediglich wünschenswert, zeichnet sich aber noch nicht ab. Genetische Beiträge zu psychischen Auffälligkeiten von Kindern und Jugendlichen sind für ausgeprägte Intelligenzminderungen, für die Lese-Rechtschreib-Schwäche, für autistische Störungen, für hyperkinetische Störungen, das Gilles-de-la-Tourette-Syndrom und dissoziale Störungen wahrscheinlich. Die diesbezüglichen Aussagen beruhen aber überwiegend auf formal-genetischen Studien (z.B. Edelbrock et al. 1995).

Vulnerabilitätserhöhende Wirkung genetischer Faktoren

Da die meisten Störungen multifaktoriell entstehen, dürfte genetischen Merkmalen hauptsächlich die Rolle einer disponierenden oder vulnerabilitätserhöhenden Wirkung zukommen. Unter welchen Bedingungen entsprechende Dispositionen zu manifesten Symptomen führen, ist unklar; die Vorstellung von den Einwirkungen chronischer oder akuter Streßbelastungen auf die genetische Basis ist sicher zu simpel. Vielmehr muß man davon ausgehen, daß frühe Streßerfahrungen die Reaktionsbereitschaft eines Organismus verändern können. Dementsprechend hat sich die Forschung von eher distalen Risikomerkmalen auch schrittweise auf die Beachtung von zentraleren Verarbeitungsmechanismen verlagert.

Bedeutung innerfamiliärer Interaktionen

Stadt-Land-Unterschiede bzw. hohe Urbanisierungsraten (Rahim u. Cederblad 1984), Migration, soziale Schichtenzugehörigkeit, Bildungsniveau der Eltern etc. gelten von daher als Merkmale, die nur relativ schwache Varianzaufklärung erlauben. Bessere Aufklärungsraten wurden durch Merkmale erzielt, die gleichzeitig mit innerfamiliären Interaktionen verknüpft sind, nämlich Disharmonie in der Familie, beengte Wohnverhältnisse, psychische Störungen und Kriminalität eines Elternteils (Blanz et al. 1991). Seit der klassischen Arbeit von Rutter u. Quinton (1977) wurde das von diesen Autoren vorgeschlagene Modell der Risikokumulation mehrfach bestätigt. Varianzaufklärungen steigen, wenn innerfamiliäre Interaktionen direkt in die Schätzungen einbezogen werden können (z.B. Esser et al. 1993).

Protektive Merkmale

Seit den 60er Jahren geht die Forschung davon aus, daß das Zusammentreffen von Dispositionen, Streßbelastungsfaktoren und ungünstigen Interaktionen nicht zwangsläufig zu psychischen Störungen führen muß, sondern daß es einen Anteil von Kindern aus kritischen Lebensverhältnissen gibt, der trotz solcher Bedingungen unauffällig bleibt; dieser Anteil schwankt, je nach Untersuchung, zwischen 10 und 25%. Diese Widerstandsfähigkeit wird auf das Vorhandensein protektiver Merkmale zurückgeführt, die seit den 80er Jahren zunehmend in Studien eingeführt wurden. Dabei geht es im wesentlichen um Variablen aus 3 Gruppen:

- Persönlichkeitsmerkmale wie Autonomie, positive soziale Orientierung, internales Kontrollbewußtsein, differenzierte sprachliche Fähigkeiten,
- familiäre Merkmale wie Familienzusammenhalt, Wärme, Abwesenheit von Streitigkeiten und
- außerfamiliäre Merkmale wie Unterstützungsangebote, außerfamiliäre Bezugspersonen, enge Freunde.

Protektive Wirkung bei Risikokonstellationen

Mit Recht wurde an dem Konzept kritisiert, daß protektive Merkmale nicht gleichzusetzen sind mit allgemein förderlichen Merkmalen oder Umständen, auch nicht mit dem Gegenteil, also der Abwesenheit von Risikofaktoren. Es muß sich vielmehr um Merkmale handeln, die beim Vorhandensein von Risikokonstellationen ihre protektive Wirkung entfalten, d.h. sie müssen vor dem Auftreten dieser Risikofaktoren bestanden

Tabelle 2. Prävalenzraten einzelner psychischer Störungen im Kindes- und Jugendalter

Art der Störung	Probanden	Prävalenzraten
Hyperkinetische Störung (Costello et al. 1988; Lavigne et al. 1996)	7–11jährige 2–5jährige	2–10% mit Tendenz zu niedrigen Werten, Maximum im Grundschulalter
Störungen des Sozialverhaltens (Lavigne et al. 1996; Cohen et al. 1993)	2–5jährige 10–20jährige	2–10% (m 10–16%; w 3,8–7,1%)
Oppositionelles Trotzverhalten (Cohen et al. 1993)	10–13jährige	m 14,2% w 10,4%
Depressive Störungen (Birmaher et al. 1996)	Kinder Jugendliche Kinder depressiver Eltern	0,4–2,5% 0,4–8,3% 15–45% (Lifetime)
Überängstlichkeit (Lavigne et al. 1996)	2–5 bzw. 0–13jährige	0,7–12,5%
Trennungsangststörungen (Cohen et al. 1993)	10–13jährige	m 11,4% w 13,1%
Ticstörung und Stereotypien (Esser und Schmidt 1987)	8jährige	m 4,6% w 9,3%
Tourette-Syndrom (Robertson 1994)	Kinder	0,3–1,3%
Enuresis (von Gontard et al. 1997)	7jährige	10%
Bulimia nervosa (Ledoux et al. 1991)	Jugendliche	0,3–7%
Autismus (Kanner) (Rapin 1997; Steffenburg und Gillberg 1986)	Kinder bis 10 Jahre	0,04–0,1%
Autismus (Asperger) (Ehlers und Gillberg 1993)	7–16jährige	0,25–0,35%
Schizophrene Störungen (Remschmidt 1992)	14–20jährige	0,09%

m Jungen bzw. männliche Jugendliche; *w* Mädchen bzw. weibliche Jugendliche haben, wenn ihre Wirkung wirklich statistisch nachvollziehbar werden soll.

Primäre Präventionsmaßnahmen

Zahlreiche Hoffnungen auf primäre Präventionsmaßnahmen knüpften sich an die Entdeckung der protektiven Merkmale. Ihre Wirkung entfalten diese aber offensichtlich ebenfalls in Interaktionen. Solche Schutzmechanismen sind noch kaum untersucht worden. Beobachtungen der Mutter-Kind-Interaktion, der Interaktion zwischen Freunden, der Beziehungsgestaltung seitens des Kindes mit Erwachsenen und ähnliche Vorgänge könnten lohnende Ansätze darstellen. Vermutlich sind aber auch solche Mechanismen noch relativ grob, so daß die Forschung weiter auf die Frage nach der frühen Entwicklung neurochemischer oder neuroendokriner Mechanismen unterschiedlicher Streßbewältigung verwiesen wird.

Langfristige Einwirkung angeborener und erworbener Mechanismen

Damit wäre ein Feld der Epidemiologie biologischer Marker erschlossen, welche bisher nur in sehr groben Rastern erfaßt wurden, z. B. bei der Suche nach neurologischen „soft signs", bestimmten EEG-Merkmalen oder morphologischen Besonderheiten des Zentralnervensystems. Sie dürften als Ausgangspunkt für experimentelle oder quasi-experimentelle Studien, unter Einbeziehung funktioneller Bildgebung, für die pathogenetische Forschung bedeutsam werden. Die Forschung rückt damit mit wenigen Ausnahmen von der Theorie direkter Traumatisierung ab und tendiert zu Hypothesen über langfristige Einwirkungen angeborener oder erworbener Mechanismen auf das Verhalten. Diese Tendenz zeigt sich auch in der zunehmenden Abwendung von Life events als Ursachen psychischer Störungen: Kinderpsychiatrische Forschung tendiert dazu, Life events auch als Folge von Auffälligkeiten von Kindern und/oder Familien anzusehen. Dementsprechend gewinnen Konstrukte wie das Temperament neuerdings wieder an Bedeutung.

Tabelle 2 informiert über Prävalenzraten für einzelne psychische Störungen, die unterschiedlichen Untersuchungen entstammen. Bei Betrachtung dieser Raten muß ihre Herkunft aus unterschiedlichen Stichproben ebenso berücksichtigt werden wie die Möglichkeit, daß Differenzen auf unterschiedlichen Falldefinitionen beruhen.

4 Literatur

Anderson J, Williams S, McGee R, Silva P (1987) DSM-III disorders in preadolescent children. Arch Gen Psychiatry 44:69–76

Bird H, Canino G, Rubio-Stipec M et al. (1988) Estimates of the prevalence of childhood maladjustment in a community survey in Puerto Rico. Arch Gen Psychiatry 45:1120–1126

Birmaher B, Ryan ND, Williamson DE et al (1996) Childhood and adolescent depression: a review of the past 10 years. Part I. J Am Acad Child Adolesc Psychiatry 35(11):1427–1439

Blanz B, Schmidt MH, Esser G (1991) Familial adversities and child psychiatric disorders. J Child Psychol 32(6):939–950

Breton JJ, Bergeron L, Valla JP et al. (1999) Quebec Child Mental Health Survey: prevalence of DSM-III-R mental health disorders. J Child Psychol Psychiatry 40:375–384

*Caron C, Rutter M (1991) Comorbidity in child psychopathology. Concepts, issues and research strategies. J Child Psychol Psychiatry 32:1036–1080

Cohen P, Cohen J, Kasen S et al. (1993) An epidemiological study of disorders in late childhood and adolescence. I. Age- and gender-specific prevalence. J Child Psychol Psychiatry 34:851–867

Costello EJ, Costello AJ, Edelbrock C, Burns B, Dulcan MK, Brent D, Janiszewski S (1988) Psychiatric disorders in pediatric primary care: prevalence and risk factors. Arch Gen Psychiatry 45:1107–1116

Döpfner M, Schmeck K, Poustka F, Berner W, Lehmkuhl G, Verhulst F (1996) Verhaltensauffälligkeiten von Kindern und Jugendlichen in Deutschland, den Niederlanden und den USA. Nervenarzt 67:960–967

Edelbrock C, Rende R, Plomin R, Thompson LA (1995) A twin study of competence and problem behavior in childhood and early adolescence. J Child Psychol Psychiatry 36:775–785

Ehlers S, Gillberg C (1993) The epidemiology of Asperger syndrome. A total population study. J Child Psychol Psychiatry 34(8):1327–1350

*Esser G, Schmidt MH (1987) Epidemiologie und Verlauf kinderpsychiatrischer Störungen im Schulalter – Ergebnisse einer Längsschnittstudie. Nervenheilkunde 6:27–35

Esser G, Dinter R, Jörg M, Villalba P, Laucht M, Schmidt MH (1993) Bedeutung und Determinanten der frühen Mutter-Kind-Beziehung. Z Psychosom Med 39:246–264

Esser G, Laucht M, Schmidt MH (1995) Der Einfluß von Risikofaktoren und der Mutter-Kind-Interaktion im Säuglingsalter auf die seelische Gesundheit des Vorschulkindes. Kindheit Entwicklung 4:33–42

Fergusson DM, Horwood LJ, Lynskey MT (1993) Prevalence and comorbidity of DSM-III-R diagnoses in a birth cohort of 15-year-olds. J Am Acad Child Adolesc Psychiatry 32:1127–1134

Field TM, Dempsey JR, Shuman HH (1981) Developmental follow-up of pre- and postterm infants. In: Friedman SL, Sigman M (eds) Preterm birth and psychological development. Academic Press, New York, pp 3–15

Fombonne E (1994) The Chartres Study: I. Prevalence of psychiatric disorders among French school-age children. Br J Psychiatry 164:69–79

Gontard A von (1998a) Annotation: day and night wetting in children – a paediatric and child psychiatric perspective. J Child Psychol Psychiatry 39:439–451

Hall A, McLeod A, Counsell C, Thomson L, Mutch L (1995) School attainment, cognitive ability and motor function in a total Scottish very-low-birthweight population at eight years: a controlled study. Dev Med Child Neurol 37:1037–1050

Henn FA, Bardwell R, Jenkins RL (1980) Juvenile delinquents revisited. Adult criminal activity. Arch Gen Psychiatry 37:1160–1163

Jeffers A, Fitzgerald M (1991) Irish families under stress, vol 2. Eastern Health Board, Dublin

Kashani JH, Beck NC, Hoeper EW et al. (1987) Psychiatric disorders in a community sample of adolescents. Am J Psychiatry 144:584–589

Laucht M, Esser G, Schmidt MH, Ihle W, Marcus A, Stöhr R-M, Weindrich D (1996) Viereinhalb Jahre danach: Mannheimer Risikokinder im Vorschulalter. Z Kinder Jugendpsychiatr 24:67–81

*Laucht M, Esser G, Schmidt MH (1997) Developmental outcome of infants born with biological and psychosocial risks. J Child Psychol Psychiatry 38:843–853

*Lavigne JV, Gibbons RD, Kaufer Christoffel K (1996) Prevalence rates and correlates of psychiatric disorders among preschool children. J Am Acad Child Adolesc Psychiatry 35:204–214

Ledoux S, Choquet M, Flament M (1991) Eating disorders in an unselected French population. Int J Eat Disord 10:81–89

Lehmkuhl G, Döpfner M, Pluck J et al. (1998) Häufigkeit psychischer Auffälligkeiten und somatischer Beschwerden bei vier- bis zehnjährigen Kindern in Deutschland im Urteil der Eltern – ein Vergleich normorientierter und kriterienorientierter Modelle. Z Kinder Jugendpsychiatr Psychother 26:83–96

Naab S (1995) Komorbidität kinder- und jugendpsychiatrischer Störungen. Ein Vergleich des Ausmaßes von Überschneidungen kinder- und jugendpsychiatrischer Störungen innerhalb einer Bevölkerungsstichprobe und einer Inanspruchnahmepopulation von Kindern und Jugendlichen. Dissertation, Universität Heidelberg

Nylander I, Rydelius PA, Nordberg L, Aurelius G, Zetterström R (1989) Infant health and development in relation to the family situation. A review of a longitudinal prospective study in a new Stockholm suburb. Acta Paediatr Scand 78:1–10

Offord DR, Boyle MH, Szatmari P et al. (1987) Ontario child health study. II. Six-month prevalence of disorder and rates of service utilisation. Arch Gen Psychiatry 44:832–836

Pasamanick B, Rogers ME, Lilienfeld AM (1956) Pregnancy experience and the development of behavior disorder in children. Am J Psychiatry 112:613–618

Rahim SJA, Cederblad M (1984) Effects of rapid urbanisation on child behaviour and health in a part of Khartoum, Sudan. J Child Psychol Psychiatry 25:629–641

Rapin I (1997) Autism. N Engl J Med 337(2):97–104

*Remschmidt H (1992) Psychiatrie der Adoleszenz. Thieme, Stuttgart New York

Robertson MM (1994) Annotation: Gilles de la Tourette syndrom – an update. J Child Psychol Psychiatry 35:597–611

Robins LN, Price RK (1991) Adult disorders predicted by childhood conduct problems: results from the NIMH Epidemiologic Catchment Area project. Psychiatry 54:116–132

Russo MF, Beidel DC (1994) Comorbidity of childhood anxiety and externalizing disorders: Prevalence, associated characteristics, and validation issues. Clin Psychol Rev 14:199–221

Rutter M (ed) (1983) Developmental psychopathology. Guilford, New York

* Rutter M, Quinton D (1977) Psychiatric disorder – Ecological factors and concepts of causation. In: McGurk H (ed) Ecological factors in human development. North-Holland, Amsterdam New York Oxford, pp 173–187

Shaffer D, Fisher P, Dulcan MK et al. (1996) The NIMH Diagnostic Interview Schedule for Children Version 2.3 (DISC-2.3): description, acceptability, prevalence rates, and performance in the MECA Study. Methods for the Epidemiology of Child and Adolescent Mental Disorders Study. J Am Acad Child Adolesc Psychiatry 35:865–877

Steffenburg S, Gillberg C (1986) Autism and autistic-like conditions in Swedish rural and urban areas: A population study. Br J Psychiatry 149:81–87

Verhulst FC, Ende J van der, Ferdinand RF, Kasius M (1997) The prevalence of DSM-III-R diagnoses in a national sample of Dutch adolescents. Arch Gen Psychiatry 54:329–336

KAPITEL 6

Therapie in der Kinder- und Jugendpsychiatrie

H. REMSCHMIDT und M. H. SCHMIDT

1 Einleitung

Im vorliegenden Kapitel werden die wichtigsten Behandlungsmethoden für psychische Störungen bei Kindern und Jugendlichen in knapper Form abgehandelt. Ihre spezielle Anwendung bei den einzelnen Krankheitsbildern wird in Kap. 7 in diesem Band beschrieben. Aktuelle Übersichten zu psychotherapeutischen Behandlungsmethoden finden sich bei Prout u. Brown (1999) und Remschmidt (1997), solche zur Psychopharmakotherapie bei Nissen et al. (1998), bei Rosenberg et al. (1994) und bei Kutcher (1997).

Klassifikation von Behandlungsarten

Die bei psychischen Störungen angewandten Behandlungsarten lassen sich nach verschiedenen Gesichtspunkten klassifizieren, so z.B. nach
- *Methode* (z.B. Psychopharmakotherapie, funktionelle Übungsbehandlung, Verhaltenstherapie, Psychoanalyse),
- *Setting* oder Rahmenbedingungen (z.B. individuumzentrierte Therapie, Familientherapie, ambulante, teilstationäre oder stationäre Therapie),
- *Störungsmustern*, die behandelt werden sollen (z.B. Angstsyndrome, Zwangssyndrome, hyperkinetisches Syndrom).

Welche Methode in welchem Setting durchgeführt wird, sollte im Idealfall nach Maßgabe der empirisch erwiesenen Wirksamkeit bestimmt werden.

2 Psychotherapeutische Behandlungsmethoden

Individuumzentrierte Behandlungsmethoden

Zu individuumzentrierten Behandlungsmethoden zählen alle Verfahren, die schwerpunktmäßig am einzelnen Patienten durchgeführt werden. Hierzu gehören psychotherapeutische Behandlungsmethoden wie die psychoanalytisch orientierte Therapie, die Verhaltenstherapie, funktionelle Übungsbehandlungen (z.B. Wahrnehmungstraining, psychomotorische Übungsbehandlung), kreative Methoden (z.B. katathymes Bilderleben, Musiktherapie) und kognitive Therapieansätze, die z.T. sehr verschiedenen theoretischen Richtungen angehören. Individuumzentrierte Behandlungsmethoden haben ein nahezu universelles Indikationsgebiet. Es ist nicht möglich, im Rahmen einer kurzen Einführung auf die Vielzahl der Indikationen einzugehen.

Tiefenpsychologisch fundierte Psychotherapie und Psychoanalyse

Ein psychodynamisches Vorgehen ist dort besonders geeignet, wo eine ausreichende psychische Differenzierung des Patienten vorhanden und die Symptomatik weniger umschrieben, sondern eher diffus verteilt ist (z.B. Individuationskrisen, Angstneurosen). Außerdem spielt das Lebensalter eine entscheidende Rolle. Bei Kindern im Vorschulalter und in den ersten Schulklassen muß sich auch die psychoanalytische bzw. psychodynamische Behandlung des Spiels bedienen (Dührssen 1980), während im Jugendalter (Seiffge-Krenke 1986) das übliche verbale Vorgehen bereits möglich ist, allerdings unter besonderer Berücksichtigung der Entwicklungsphase (Remschmidt u. Quaschner 1997).

Verhaltenstherapie

Die Verhaltenstherapie hat ihre Domäne im Bereich habitueller, d.h. aufgrund abnormer Gewohnheitsbildung entstandener Symptome und bei umschriebenen Störungsmustern. Beispiele hierfür sind die Enuresis, habituelle Verhaltensweisen (Nägelbeißen, Haareausreißen, Jactatio, Tics), Phobien, manche psychosomatischen Erkrankungen (z.B. psychogene Eßstörungen, z.T. auch Anorexia nervosa) und eine Vielzahl von Störungen, bei denen mit Hilfe der Verhaltensmodifikation bestimmte Symptome behandelt werden, ohne daß die Grundkrankheit behoben wird (z.B. Verhaltensmodifikation bei autistischen Syndromen, Oligophrenien oder Schizophrenien) (Steinhausen u. von Aster 1993). Die Verhaltenstherapie hat sich in den letzten Jahren in erheblichem Maße weiterentwickelt und hat kybernetische Modelle und systemische Gedankengänge in ihre Vorgehensweise eingebaut (Margraf 1996). Einen besonderen Stellenwert nimmt heute die kognitive Verhaltenstherapie ein, die auch im Kindesalter bereits anwendbar ist, z.B. bei depressiven Störungen (Graham 1998).

Funktionelle Übungsbehandlungen

Groß ist auch das Indikationsgebiet der funktionellen Übungsbehandlungen. Bei ihnen geht es vorwiegend um die Therapie umschriebener Ausfälle (z.B. Legasthenie, Rechen-, Wahrnehmungs- und Konzentrationsstörungen) und um das Aufholen von Entwicklungsdefiziten bzw. Retardierungen (z.B. in der motorischen und in der Sprachentwicklung).

Kreative Methoden

Kreative Behandlungsmethoden werden überall dort eingesetzt, wo aufgrund des Lebensalters und des Entwicklungsstandes oder aufgrund der Störung des Patienten ein direkter Zugang über eine verbale Psychotherapie nicht oder nur schwer möglich ist.

Kognitive Methoden

Kognitive Therapieansätze (Einsichtstherapien) haben ihr Hauptindikationsgebiet bei neurotischen und psychoreaktiven Störungen. Sie erleben z.Z. einen großen Aufschwung, insbesondere bei depressiven Erkrankungen. Auch hinsichtlich ihrer Evaluation sind Fortschritte erzielt worden (Graham 1998).

Familienzentrierte Behandlungsmethoden

Im weitesten Sinne gehören zu den familienzentrierten Behandlungsmethoden die Familienberatung (Elternberatung), psychodynamisch orientierte Familientherapien, verhaltensorientierte Familientherapien, die kinderzentrierte Familientherapie und verschiedene Behandlungsmethoden des „home treatment" (Behandlung im Milieu). Die Indikation zu einem familienzentrierten Vorgehen muß sorgfältig unter Abwägung des jeweiligen Störungsmusters und der Gesamtsituation gestellt werden (Mattejat 1997; Remschmidt u. Mattejat 1998).

Gruppenzentrierte Behandlungsmethoden

Zu den gruppenzentrierten Behandlungsmethoden zählen offene Gruppenpsychotherapien (analytische oder nichtanalytische Vorgehensweise), zielgerichtete Gruppentherapien (z.B. Selbstbehauptungstraining, Gruppentherapie bei kontaktgestörten oder aggressiven Kindern), autogenes Training in Gruppen, die Gruppenspieltherapie und Elterngruppen verschiedener Zielrichtungen. Die Gruppentherapien haben längst Eingang in unseren therapeutischen Alltag gefunden. Sie haben sich in folgenden Bereichen bewährt: als offene Gruppentherapie in der Adoleszenz (bei verschiedenen Störungen, insbesondere bei den häufigen Identitätskrisen), als zielgerichtete Gruppentherapien bei kontaktgestörten Jugendlichen, aber auch bei sehr aggressiven und ungesteuerten Kindern (Niebergall 1997; Remschmidt 1992).

3 Therapie mit Psychopharmaka

Grundlagen

Die Domäne der Psychopharmakatherapie liegt auch heute noch bei den Psychosen des Erwachsenen- und des Jugendalters (s. hierzu auch Kap. 6, Bd. 1 sowie Kap. 13 und 23, Bd. 5). Weitere wichtige Indikationen sind: das hyperkinetische Syndrom, Zwangsstörungen, das Gilles-de-la-Tourette-Syndrom, Angststörungen und depressive Syndrome (Kutcher 1997; Nissen et al. 1998). Pharmakodynamische Mechanismen lassen sich nicht ohne weiteres vom Erwachsenen auf das Kind übertragen, weil hier möglicher Spontanverlauf, jeweiliger Entwicklungsstand oder auch Milieuabhängigkeit andere Voraussetzungen schaffen.

Indikationen

Das Angebot, Psychopharmaka im Kindesalter zu verwenden, zielt nicht selten auf Zustandsbilder, die keine eigentlichen Diagnosen im medizinischen Sinne sind. Es ist z.B. sinnlos, bei der Behandlung von Schulschwierigkeiten eines schulversagenden Kindes ein Medikament einzusetzen, wenn sich nach diagnostischer Abklärung, die bedauerlicherweise oft unterbleibt, herausgestellt hat, daß die Schulprobleme ihre Ursachen in der Überforderung durch ein zu leistungsehrgeiziges Elternhaus haben. Es sollte bei den Überlegungen zum Behandlungsplan oberste Richtschnur bleiben, daß die Medikamentenverordnung im Bereich der hier zu besprechenden Störungsfelder das Gespräch, die notwendige Psychotherapie oder Heilpädagogik nicht ersetzen bzw. überflüssig machen kann. Es gibt auch keine Patentrezepte, die bei bestimmter Dosierung eine spezielle Störung auszuschalten vermögen.

Prinzipien der Dosierung und Behandlungsdauer

Zur Dosierung und Behandlungsdauer mit psychotropen Substanzen lassen sich nur allgemeine Grundsätze und Prinzipien vermitteln, die sich wie folgt zusammenfassen lassen:

- Die Indikation sollte durch eine sorgfältige Diagnostik abgesichert sein (z.B. hyperkinetisches Syndrom, schizophrene Psychose, Ticerkrankung, Gilles-de-la-Tourette-Syndrom).
- Mit der Dosierung sollte in der Regel einschleichend begonnen werden.
- Die im Einzelfall optimale Dosis sollte zumindest über einen Zeitraum von Wochen gegeben werden, zu kurze Therapie verhindert oft den Erfolg.
- Abruptes Absetzen ist zu vermeiden.
- Je nach Krankheitsbild wird nach Besserung der Symptomatik eine Erhaltungsdosis gegeben oder auch nicht.
- Der Verabreichungsmodus sollte sich nach pharmakokinetischen und pharmakodynamischen Gesichtspunkten richten und nicht nach starren Schemata.
- Es empfiehlt sich, mit einigen wenigen Psychopharmaka, die man gut kennt, auszukommen, anstatt eine Vielzahl von Substanzen zu verschreiben, mit denen man zu wenig persönliche Erfahrung hat.

3.1 Neuroleptika

Wirkprofil

Zu den Neuroleptika werden chemisch und z.T. auch pharmakologisch unterschiedliche Substanzen gerechnet, die sich aber trotz ihrer Strukturdifferenzen durch eine Reihe übereinstimmender Wirkungen auszeichnen. Diese sind:
- Herabsetzung des zentralnervösen und psychischen Spannungsgrades,
- psychomotorische Ruhigstellung,
- Dämpfung von Erregung und Aggressivität,
- antipsychotisch-antischizophrene Wirkung,
- neurologische und vegetative Nebenwirkungen,
- überwiegend subkortikale Wirkungsmechanismen.

Darüber hinaus wird durch Neuroleptika eine Umstimmung vegetativer Funktionen bewirkt, was sich u.a. auch in unerwünschten Nebenwirkungen wie Hypotonie, Tachykardie oder Trockenheit im Mund äußert. Die meisten Neuroleptika haben darüber hinaus als Nebeneffekt eine antiemetische, antipruriginöse, hypotherme, analgetische und manchmal auch appetitanregende Wirkung.

Wirkungsmechanismus

Der Wirkungsmechanismus der Neuroleptika wird heute vorwiegend über ihre Blockade der Dopaminrezeptoren erklärt. Die Überträgersubstanz Dopamin wird durch diese Dopaminrezeptorenblockade in ihrer Wirksamkeit verringert. Es wird vermutet, daß die Dopaminrezeptorenblockade zu einer kompensatorischen Steigerung der Katecholaminsynthese führt. Jedoch kann der Wirkungsmechanismus der Neuroleptika nicht ausschließlich auf der Dopaminrezeptorenblockade beruhen. Dies geht u.a. daraus hervor, daß diese Substanzgruppe auch noch über antiserotonerge, antihistaminische, anticholinerge und antiadrenerge Wirkungen verfügt, die insbesondere bei den neuen atypischen Neuroleptika im Vordergrund stehen und die sowohl deren Wirkungs- wie Nebenwirkungsprofil bestimmen.

Substanzgruppen

Die in der Kinder- und Jugendpsychiatrie am häufigsten angewandten Neuroleptika lassen sich in 6 Gruppen einteilen:
- *Phenothiazinderivate:* Levomepromazin (z.B. Neurocil), Promethazin (z.B. Atosil), Thioridazin (z.B. Melleril), Perazin (z.B. Taxilan), Trifluoperazin (z.B. Jatroneural), Fluphenazin (z.B. Dapotum, Lyogen, Omca), Perphenazin (z.B. Decentan)
- *Thioxanthenderivate:* Chlorprothixen (z.B. Truxal), Flupentixol (z.B. Fluanxol)
- *Butyrophenone:* Haloperidol (z.B. Haldol), Trifluperidol (z.B. Triperidol), Benperidol (z.B. Glianimon), Bromperidol (z.B. Impromen)
- *Diphenylbutylpiperidine:* Pimozid (z.B. Orap), Fluspirilen (z.B. Imap)
- *Benzamide:* Sulpirid (z.B. Dogmatil), Tiaprid (z.B. Tiapridex)
- *Atypische Neuroleptika:* Clozapin (z.B. Leponex), Olanzapin (Zyprexa), Risperidon (Risperdal)

Indikationen und Nebenwirkungen
Wie im Erwachsenenalter, so richtet man sich bei der Indikationsstellung auch im Kindes- und Jugendalter nach den „Zielsymptomen“ aus.

Akut psychotische Zustandsbilder mit vorwiegend produktiver Symptomatik

Bei den akut psychotischen Zustandsbildern mit vorwiegend produktiver Symptomatik haben sich die Butyrophenonderivate als wirksam erwiesen (insbesondere Haloperidol, Benperidol) sowie die Phenothiazine Perazin (z.B. Taxilan), Fluphenazin (z.B. Dapotum, Lyogen), Perphenazin (z.B. Decentan) und Chlorprothixen (z.B. Truxal, Taractan). Geht das psychotische Zustandsbild mit starker Unruhe einher, so empfiehlt es sich, die dämpfende Wirkung von Levomepromazin (z.B. Neurocil) anzuwenden.

Sowohl bei akut psychotischen Zustandsbildern als auch bei chronischen Verläufen hat sich auch Clozapin (z.B. Leponex) sehr bewährt. Der Vorteil dieser Substanz ist, neben dem weitgehenden Fehlen extrapyramidal-motorischer Nebenwirkungen, die gute Beeinflussung der psychotischen Symptomatik. Wegen Nebenwirkungen auf hämatopoetische Systeme (v. a. Agranulozytose) wurde das Präparat aus dem Handel gezogen. Es ist jedoch unter speziellen Vorsichtsmaßnahmen (regelmäßige Blutbildkontrollen, Ausschluß einer Anfallsneigung durch regelmäßige EEG-Kontrollen und ständige Überprüfung der Leber- und Nierenfunktion) sowie nach genauer Aufklärung der Eltern bzw. Patienten über die möglichen Nebenwirkungen einsetzbar.

Psychotische Zustandsbilder mit nichtproduktiver Symptomatik

Stehen Antriebsarmut, Negativismus, autistisches Verhalten, Gehemmtheit und Rückzug im Vordergrund, so empfiehlt sich die Anwendung von Sulpirid (z.B. Dogmatil). Es wird auch über Erfolge mit Haloperidol und Fluphenazin (z.B. Lyogen, Dapotum) berichtet.

Chronische schizophrene Psychosen

Chronische schizophrene Psychosen stellen eine Indikation für Depotneuroleptika dar. Mit Erfolg angewandt werden: Haldol-Decanoat, Fluphenazin-Decanoat (z.B. Dapotum-D, LyogenDepot), Fluspirilen (z.B. Imap). Die Applikation erfolgt i. m., die Wirkungsdauer beträgt je nach Substanz 1–4 Wochen. Da diese Behandlungsformen im Kindesalter nur eine geringe Rolle spielen, wird nicht weiter auf sie eingegangen.

Unruhe- und Erregungszustände

Bei psychotischen und nichtpsychotischen Unruhe- und Erregungszuständen empfehlen sich Neuroleptika mit starker schlafanstoßender Wirkung wie Levomepromazin.

Tics und Gilles-de-la-Tourette-Syndrom

Eine gute bis sehr gute Wirkung bestimmter Neuroleptika wurde bei Tics und beim Gilles-de-la-Tourette-Syndrom beobachtet. Mit Erfolg angewandt wurden Haloperidol (z.B. Haldol), Pimozid (z.B. Orap) und das Benzamidderivat Tiaprid (z.B. Tiapridex).

Hypermotorik bei frühkindlichen Hirnfunktionsstörungen

Stehen nach frühkindlichen Hirnfunktionsstörungen hypermotorische Erscheinungen im Vordergrund, so kann man mit Erfolg folgende Substanzen anwenden: Thioridazin (z.B. Melleril) und das Butyrophenonderivat Pipamperon (z.B. Dipiperon). Für Thioridazin konnte gezeigt werden, daß es in geringer Dosierung auch eine positive Auswirkung auf das Konzentrationsvermögen und die motorische Leistungsfähigkeit hat, während diese bei hohen Dosen wieder abnimmt.

Nebenwirkungen

Die Nebenwirkungen der Neuroleptikatherapie lassen sich wie folgt zusammenfassen:

- *Extrapyramidal-motorische Symptome (EPS):* pharmakogenes Parkinsonoid, akute Dyskinesien („Frühdyskinesien"), Akathisie, tardive Dyskinesien („Spätdyskinesien"),
- *Vegetative Symptome:* Mundtrockenheit, Tachykardie, Akkommodationsstörungen, Obstipation, Miktionsstörungen, vermindertes Schwitzen, Erhöhung des Augeninnendruckes (Glaukom),
- *Kardiovaskuläre Störungen:* hypotone Blutdruckregulationsstörungen, EKG-Veränderungen (Verlängerung der QT-Zeit, Verformung der T-Welle), Arrhythmien,
- *Psychische Symptome:* Müdigkeit, pharmakogene Depression,
- *Endokrine Störungen:* Galaktorrhö, Gynäkomastie, Menstruationsstörungen, sexuelle Störungen,
- *Neurologische Nebenwirkungen:* zerebrale Krampfanfälle, Delirien,
- *Wirkungen auf blutbildende Organe:* passagere Leukozytose, Eosinophilie, Lymphozytose, Leukopenie, Agranulozytose,
- *Dermatologische Störungen:* Hautallergien, Fotosensibilisierung,
- *Hepatische Wirkungen:* (passagere) Erhöhung der Transaminasen, cholestatischer Ikterus, toxische Hepatose,
- *Ophthalmologische Störungen:* Linsen- und Hornhauttrübungen, Pigmenteinlagerungen in der Retina,
- *Störungen der Thermoregulation:* vorübergehender leichter Temperaturanstieg („drug fever"), starke Temperaturerhöhungen im Rahmen des sog. malignen neuroleptischen Syndroms,
- *Stoffwechselstörungen:* Verminderung der Glukosetoleranz, Appetitsteigerungen.

Es ist wichtig, darauf hinzuweisen, daß die aufgelisteten Nebenwirkungen z.T. recht selten auftreten. Um ein Beispiel zu geben: Eine Agranulozytose tritt in 0,1% der Fälle auf und ist bei rechtzeitiger Diagnose reversibel. Um so wichtiger ist aber, daß der Arzt über die Nebenwirkungen gut informiert ist.

3.2 Antidepressiva

Antidepressiva werden im Kindes- und Jugendalter zurückhaltender eingesetzt als bei Erwachsenen. Ihr Indikationsspektrum hat sich jedoch aufgrund neuerer Befunde in den letzten Jahren erweitert (Übersicht bei Remschmidt u. Schulz 1995).

Substanzgruppen

Die antidepressiv wirksamen Substanzen lassen sich in 5 Gruppen einteilen:
- Trizyklische Antidepressiva,
- Tetrazyklische Antidepressiva,
- Monoaminooxydasehemmer (MAOH),
- Selektive Serotoninwiederaufnahmehemmer,
- Lithiumsalze.

Bei den Lithiumsalzen handelt es sich um eine Wirkstoffgruppe, die nicht im engeren Sinne als Antidepressiva bezeichnet werden kann. Sie wird aber wegen ihrer antidepressiven Wirkung hier abgehandelt.

Wirkprofil

Unter der Bezeichnung Antidepressiva (Thymoleptika) faßt man verschiedene chemisch z.T. unterschiedliche Substanzen zusammen, die einen stimmungsaufhellenden, antriebssteigernden und angstlösenden Effekt haben. Diese 3 Komponenten werden auch zur Beschreibung des Wirkungsprofils verschiedener Antidepressiva verwendet. Man unterscheidet diesbezüglich folgende Wirkungsmuster (Kielholz 1971):

Wirkungsmuster

- *Imipramintyp:* depressionslösende und leicht psychomotorisch aktivierende Wirkung,
- *Amitriptylintyp:* depressionslösende und dämpfende Wirkung,
- *Desipramintyp:* depressionslösende und psychomotorisch stark aktivierende Wirkung.

Trizyklische Antidepressiva hemmen den Rücktransport von Noradrenalin und anderen Überträgersubstanzen in die Nervenzelle. Dadurch stehen diese Amine am Rezeptor vermehrt zur Verfügung. Trizyklische Antidepressiva und auch MAOH führen, trotz unterschiedlicher Wirkungsmechanismen, zum gleichen Endergebnis. Darauf wird auch die antidepressive Wirkung zurückgeführt. Die einzelnen trizyklischen Antidepressiva unterscheiden sich im Hinblick auf das Ausmaß der Hemmung des Rücktransports von Noradrenalin und Serotonin an den Synapsen.

Für tetrazyklische Antidepressiva ist ein ähnlicher Mechanismus wie für trizyklische beschrieben worden. Auch sie sollen den Rücktransport von Noradrenalin in die Nervenzelle hemmen.

Indikationen

Depressive Zustandsbilder

Wenngleich das Hauptindikationsgebiet der Antidepressiva die endogenen Depressionen sind, existiert als relative Indikation die Anwendung dieser Substanzen als unterstützende Maßnahme auch bei anderen Formen der Depression. Ihr Einsatz erstreckt sich wie bei den Neuroleptika zunächst auf die sog. Zielsymptome. Diese sind im Dreikomponentenschema von Kielholz (1971) mit einbezogen. Die Wahl des Medikamentes richtet sich also nach der Symptomatik bzw. der erwünschten Wirkung: Ist eine depressionslösende und stark psychomotorisch aktivierende Wirkung angestrebt, so gibt man Antidepressiva vom Desipramintyp (z.B. Pertofran), ist eine depressionslösende und leicht psychisch aktivierende Wirkung angestrebt, so empfehlen sich Präparate vom Imipramintyp (z.B. Tofranil). Soll schließlich eine depressionslösende und dämpfende Wirkung erzielt werden, so empfehlen sich Antidepressiva vom Amitriptylintyp (z.B. Laroxyl, Saroten, Triptyzol).

Antidepressiva werden in der Regel oral verabreicht. Die Dosierung erfolgt zunächst einschleichend, nach 3–5 Tagen sollte die volle Dosierung erreicht sein. Die meisten Antidepressiva haben relativ lange Halbwertszeiten, weshalb die 3mal tägliche Dosierung durch eine Verabreichung von 2 Tagesdosen ersetzt werden kann. Der Wirkungseintritt der meisten Antidepressiva ist bereits nach 1–2 Wochen zu beobachten. Häufige Fehler sind zu niedrige Dosierung und zu frühes Absetzen der Medikation. Das Absetzen erfolgt stets ausschleichend.

Zwangsstörungen

Die medikamentöse Behandlung von Zwangssyndromen stützt sich im wesentlichen auf den Einsatz von Antidepressiva. Bewährt hat sich insbesondere Clomipramin. Es handelt sich um ein chloriertes Imipramin mit bevorzugter Hemmung der Serotoninwiederaufnahme. Bei unter 14jährigen wird üblicherweise eine Dosierung von 50–75 mg/Tag und bei über 14jährigen von 75–100 mg/Tag angestrebt. Therapeutische Plasmaspiegel werden im Bereich von 50–150 g/ml angegeben. Auch mit Fluoxetin, einem neuartigen selektiven Hemmer der Wiederaufnahme von Serotonin, lassen sich Zwangssyndrome, speziell im Jugendalter, wirkungsvoll behandeln. Bei dieser Substanz empfiehlt sich jedoch aufgrund einer deutlichen antriebssteigernden Wirkung eine vorsichtige und einschleichende Dosierung. Aufgrund der noch geringen Erfahrungen mit Fluoxetin bei Kindern und Jugendlichen sollte die medikamentöse Behandlung von Zwangssyndromen sich primär auf den Einsatz von Clomipramin stützen. Bei mangelndem Ansprechen des trizyklischen Antidepressivums kann dann die Gabe von Fluoxetin erwogen werden.

Schulphobie

Auch bei der Schulphobie hat sich die Anwendung antidepressiver Substanzen als sinnvoll erwiesen. Man muß dabei allerdings im Auge haben, daß die medikamentöse Behandlung nicht die Hauptkomponente der Therapie ist. Diese liegt ganz eindeutig bei der Psychotherapie. Jedoch hat sich bei gleichzeitigem Vorliegen einer depressiven Verstimmung die Gabe von trizyklischen Antidepressiva bewährt.

Enuresis nocturna

Zahlreiche Beobachtungen und auch sorgfältige Doppelblindstudien liegen über die Wirksamkeit von trizyklischen Antidepressiva (insbesondere Imipramin) bei der Enuresis vor. An der Wirksamkeit dieser Substanzen bei der Enuresis nocturna kann kein Zweifel bestehen.

Hyperkinetisches Syndrom

Wenngleich die Pharmakotherapie des hyperkinetischen Syndroms hauptsächlich in der Verabreichung von Stimulanzien (z. B. Methylphenidat) besteht, so wurden auch mit tri- und tetrazyklischen Antidepressiva Erfolge erzielt. Wiederum liegen die meisten Erfahrungen mit Imipramin (z. B. Tofranil) vor. Vergleichende Studien zeigen, daß Methylphenidat dem Imipramin allerdings überlegen ist.

Somnambulismus

Auch beim Somnambulismus (Schlafwandeln) hat sich die Verabreichung von trizyklischen und tetrazyklischen Antidepressiva bewährt. Erfahrungen liegen insbesondere mit Imipramin vor. Die Wirkung wird auf eine Reduktion der Schlaftiefe und eine Verkürzung des REM-Schlafes zurückgeführt. Man verabreicht wie bei der Enuresis eine einmalige Dosis des Antidepressivums abends, z. B. 10–20 mg Tofranil.

Kontraindikationen und Nebenwirkungen

Tri- und tetrazyklische Antidepressiva

Eine absolute Kontraindikation stellt eine Vorbehandlung mit MAOH dar. Will man nach einer solchen Behandlung tri- oder tetrazyklische Antidepressiva einsetzen, so ist ein Intervall von mindestens 14 Tagen einzuschieben.

Besonderes Augenmerk muß der Kardiotoxizität und der Herabsetzung der Anfallsschwelle der trizyklischen Antidepressiva geschenkt werden. Es empfiehlt sich, vor ihrem Einsatz ein EKG abzuleiten, um vorher schon bestehende Herzrhythmusstörungen zu erkennen, die eine Kontraindikation darstellen. Auch ein EEG sollte abgeleitet werden.

Wichtigste unerwünschte Nebenwirkungen tri- und tetrazyklischer Antidepressiva

Die wichtigsten unerwünschten Nebenwirkungen der tri- und tetrazyklischen Antidepressiva sind:

- *Anticholinergische Nebenwirkungen:* Austrocknung der Schleimhäute, Mydriasis, Schwitzen, Tachykardie, Akkommodationsstörungen, Müdigkeit, Somnolenz,
- *Herzrhythmusstörungen und EKG-Veränderungen:* Man findet immer wieder Rhythmusstörungen bis zur Arrhythmie sowie im EKG eine Abflachung der T-Wellen, ferner Hypotonie,
- *Miktionsstörungen* bis zur Harnverhaltung,
- *Blutbildveränderungen:* Auftreten können Leukopenie, Eosinophilie und Agranulozytose,
- *Störungen der Leberfunktion:* Es kann zum Ikterus kommen, zum Anstieg der Transaminasen und der alkalischen Phosphatase,
- *Erniedrigung der Anfallsschwelle*, was zu epileptischen Anfällen führen kann,
- *Allergische Hautreaktionen* sind beobachtet worden, in manchen Fällen auch Gynäkomastie.

Die Nebenwirkungen treten am häufigsten in den ersten Wochen auf, so daß in dieser Zeit eine besonders sorgfältige Beobachtung der Patienten erforderlich ist.

Monoaminooxydasehemmer

Die Anwendung von MAOH im Kindes- und Jugendalter ist selten. Allerdings wird z.Z. eine neue Generation mit geringeren Nebenwirkungen entwickelt. Monoaminooxydasehemmer treten in Wechselwirkung mit verschiedenen Substanzen, insbesondere mit dem Tyramin, das sich in vielen Nahrungsmitteln befindet (insbesondere in verschiedenen Käsesorten). Die Hemmung des Tyraminabbaus kann zu erheblichen Blutdruckschwankungen (meist Blutdruckanstieg) führen. Ferner gibt es Wechselwirkungen mit verschiedenen anderen Nahrungsmitteln. Daher war bislang der Einsatz von MAOH begrenzt. Für die neue Generation der sog. reversiblen MAOH gelten die hier beschriebenen Nebenwirkungen nicht. Die Erfahrungen mit diesen Substanzen in der Kinder- und Jugendpsychiatrie sind allerdings vorerst begrenzt.

3.3 Lithiumsalze

Indikationen

Das Hauptindikationsgebiet der Lithiumsalze sind nach wie vor manisch-depressive Erkrankungen. Diese sind im Kindesalter sehr selten, steigen aber im Jugendalter in ihrer Häufigkeit an. Die Lithiumbehandlung hat einen prophylaktischen Charakter. Es ist nachgewiesen, daß die Anwendung von Lithium das Wiederauftreten depressiver oder manischer Episoden verhindern oder zumindest zeitlich hinausschieben kann. Die Wirkung ist sowohl bei unipolaren als auch bei bipolaren endogen-phasischen Erkrankungen belegt. Im Kindes- und Jugendalter wurden Lithiumsalze auch bei verschiedenen anderen psychischen Störungen angewandt, jedoch liegen hierzu keine größeren systematischen Untersuchungen vor. Positive Ergebnisse wurden z.B. auch bei phasenhaft auftretenden aggressiven Verhaltensstörungen und Impulskontrollstörungen beschrieben. Aber auch bei ihnen sollte für eine Lithiummedikation die affektive Komponente deutlich sein.

Dosierung

Die Dosierung erfolgt einschleichend mit 6–18 mmol/l, wobei nach 7 Tagen der Lithiumserumspiegel bestimmt werden sollte. Die Bestimmung sollte 12 h nach der letzten Tabletteneinnahme erfolgen. Die Dosierung wird dann erhöht, bis der Serumspiegel etwa 0,8 mmol/l beträgt (Toleranzgrenze 0,8–1,2 mmol). An Substanzen empfehlen sich Retardpräparate (z.B. Hypnorex retard, Quilonum retard), die in Zweitagesdosen verabreicht werden können.

Kontraindikationen und Nebenwirkungen

Neben der obligaten Aufklärung der Eltern und der Patienten sollen vor einer Lithiumtherapie auf jeden Fall ein EKG und ein EEG abgeleitet und ein Blutbild angefertigt werden. Ferner sind wegen möglicher Interaktionen alle etwaigen zusätzlichen Medikationen genau zu eruieren. Eine Schilddrüsenfunktionsprüfung und eine Nierenfunktionsprüfung sollten ebenfalls erfolgen. Wegen der Gefahr einer euthyreoten Strumabildung ist der Halsumfang zu messen, und der dermatologische Status ist zu dokumentieren.

Auftreten können ferner Tremor, Gewichtszunahme, Polyurie, Übelkeit, Erbrechen und Diarrhö. Kardiotoxische Wirkungen sind selten. Im EEG zeigen sich gelegentlich paroxysmale dysrhythmische Störungen, seltener Anfälle. Eine sorgfältige Überwachung der Medikation und ein Konstanthalten des Spiegels im therapeutischen Bereich sind die besten Maßnahmen zur Verhinderung der genannten Nebenwirkungen.

3.4 Tranquilizer

Bei den Tranquilizern handelt es sich um sedierende, aber nicht schlafanstoßende Substanzen unterschiedlicher chemischer Struktur, die weder antipsychotisch noch in stärkerem Maße depressionslösend wirken. Sie zeichnen sich darüber hinaus durch eine spezifisch angstlösende und -befreiende Komponente aus.

Substanzgruppen

Folgende Substanzgruppen werden in der Kinder- und Jugendpsychiatrie angewandt:

- Meprobamate,
- Diazepine (z.B. Valium),
- Lorazepam (z.B. Tavor).

Indikationen und Kontraindikationen

Mit der Verordnung von Tranquilizern sollte man bei Kindern und Jugendlichen, nicht zuletzt wegen der Gefahr einer Abhängigkeit, sehr vorsichtig umgehen. Eine längerfristige Medikation (über viele Monate) ist nur in Ausnahmefällen zu vertreten.

Was die Indikation betrifft, so können Tranquilizer bei fast allen Zustandsbildern, die mit Angst, Spannung, Kontakthemmungen, Schlafstörungen und zwanghaften Symptomen einhergehen, eingesetzt werden, allerdings nur vorübergehend. Eine besondere und wichtige Indikation ist allerdings bei bestimmten epileptischen Anfällen zu sehen, wo insbesondere Diazepam und Mogadan (z.B. bei myoklonischen Anfällen) angewandt werden.

3.5 Stimulanzien

Unter Stimulanzien versteht man zentral stimulierende Medikamente, die bei Erwachsenen abhängig machen können, bei Kindern aber Aufmerksamkeit und Motorik positiv beeinflussen. Aktuelle Übersichten finden sich bei Kutcher (1997) und Nissen et al. (1998).

Substanzgruppen

Angewandt werden folgende Substanzen:

- Methylphenidat (z. B. Ritalin),
- Dextroamphetamin und
- Pemoline.

Wirkungsmechanismus

Amphetamine besitzen hinsichtlich ihrer chemischen Struktur eine auffallende Ähnlichkeit mit den Neurotransmittern Dopamin und Noradrenalin. Methylphenidat und Amphetamin wirken über unterschiedliche Mechanismen auf die Katecholaminfreisetzung: Methylphenidat bewirkt eine Freisetzung von Dopamin aus den reserpinsensitiven Granula, während Dextroamphetamin die Freisetzung von neusynthetisiertem zytoplasmatischem Amin (reserpinresistent) aktiviert. Beide Mechanismen der gesteigerten Katecholaminfreisetzung bewirken, daß diese Neurotransmitter vermehrt im synaptischen Spalt anfluten und mit postsynaptischen Rezeptoren und präsynaptischen Autorezeptoren interagieren können. Zusätzlich bewirken Amphetamine in dosisabhängiger Weise eine Blockade der Wiederaufnahme von Dopamin, Noradrenalin und Serotonin in die Nervenendigungen. Dieser auch von trizyklischen Antidepressiva für die Noradrenalin- und Serotoninwiederaufnahme bekannte Wirkungsmechanismus führt zu einer konsekutiv erhöhten Verfügbarkeit der Neurotransmitter im synaptischen Spalt.

Indikation und Dosierung

Stimulanzien werden nahezu ausschließlich beim hyperkinetischen Syndrom des Kindesalters eingesetzt. Ihre Dosierung geht aus Tabelle 1 hervor.

In den letzten Jahren wurde zur Behandlung des hyperkinetischen Syndroms ganz überwiegend Methylphenidat (z.B. Ritalin) eingesetzt. Aufgrund der kurzen Halbwertszeit ist eine 2malige Gabe am Tag unerläßlich (am besten morgens und mittags). Am Abend sollte Methylphenidat nicht gegeben werden, weil sonst das Einschlafen bzw. der Nachtschlaf beeinträchtigt werden kann. Die Medikation sollte am Wochenende und in den Ferien abgesetzt werden. Diese Maßnahme verhindert das Auftreten von Wachstumsstörungen.

Tabelle 1. Dosierungsbereich für Stimulanzien bei Schulkindern

	Dosis (mg/kg Körpergewicht)	Anzahl der Einzelgaben
Methylphenidat	0,20–1,0	1–3
Dextroamphetamin	0,15–0,50	1–3
Pemoline	0,50–2,0	1
Deanol	1,0 –3,0	1–3

Kontraindikationen und Nebenwirkungen

Folgende Nebenwirkungen sind bekannt:
- Appetitlosigkeit,
- Schlafstörungen,
- beschleunigte Herztätigkeit,
- Senkung der Schwelle für zerebrale Anfälle (aufgrund dessen ist ein Einsatz bei Vorliegen einer erhöhten zerebralen Krampfbereitschaft kontraindiziert).

Verschiedene Untersuchungen konnten zeigen, daß die Behandlung mit Methylphenidat auch zu einer deutlichen Verbesserung der Mutter-Kind-Interaktion und des Lehrer-Schüler-Verhältnisses führt. Aufgrund der verbesserten Konzentrationsfähigkeit sind die Kinder darüber hinaus besser in der Lage, den schulischen Anforderungen zu entsprechen. Sie zeigen ein wesentlich geringeres Störverhalten als ohne Medikation. Hinzuweisen ist darauf, daß nur etwa 60% der hyperkinetischen Kinder Responder sind, was sich bereits nach wenigen Tagen entscheiden läßt. Bei Nichtansprechen auf die Medikation hat eine weitere Verabreichung keinen Sinn. Es ist bislang nicht geklärt, wovon die Responder- oder Non-Responder-Eigenschaft abhängt. Es ist wichtig darauf hinzuweisen, daß Stimulanzien nur bei klar definierten und eindeutig diagnostizierten hyperkinetischen Störungen eingesetzt werden sollen. Sie sind kein geeignetes Mittel bei schulischen Leistungsstörungen oder unspezifischen Verhaltensauffälligkeiten. Die vielfach befürchtete Abhängigkeit tritt bei hyperkinetischen Störungen nicht auf.

Stimulanzien unterliegen der Betäubungsmittelverschreibungsverordnung und sind daher auf den entsprechenden Sonderrezepten zu verschreiben.

4 Rahmenbedingungen verschiedener Behandlungsmethoden

Wahl der Therapiemodalität

Unter Setting oder Therapiemodalität verstehen wir den Rahmen, in dem die Behandlung am wirkungsvollsten durchgeführt wird. Es geht dabei um die Entscheidung über eine ambulante, teilstationäre oder stationäre Therapie oder auch um eine Behandlung im häuslichen Milieu („home treatment"). Alle bislang genannten Verfahren können in unterschiedlichen Settings durchgeführt werden. Die Frage, welches Setting man wählt, sollte nach 2 Gesichtspunkten entschieden werden:
- nach dem empirischen Wissen über die Wirksamkeit der einzelnen Behandlungsmethode im jeweiligen Setting und
- nach der Möglichkeit, mit dem Kind und der Familie eine adäquate therapeutische Beziehung herzustellen.

Ambulante Therapie

Sie wird am häufigsten durchgeführt und hat, bezogen auf die einzelnen Krankheitsbilder, kaum Kontraindikationen. Sie ist sowohl bei überwiegend organisch verursachten Erkrankungen als auch bei psychogenen Erkrankungen indiziert.

Grenzen der ambulanten Behandlung

Grenzen der ambulanten Behandlung ergeben sich unter folgenden Bedingungen:
- Suizidalität oder andere Formen der Selbstgefährdung,

- unzureichende Einwirkungsmöglichkeiten und gleichzeitig sehr ausgeprägte oder chronifizierte Störung,
- Vorliegen einer extremen Familienpathologie, die eine Trennung zwischen Eltern (Bezugspersonen) und Kind ratsam erscheinen läßt.

In einem ambulanten Setting können praktisch alle erprobten Behandlungsmethoden sinnvoll angewandt werden.

Stationäre Therapie

Die Einleitung einer stationären Behandlung richtet sich in der Regel nach folgenden Gesichtspunkten:

- Schwere und/oder chronifizierte Erkrankung,
- Vorliegen einer Selbst- und/oder Fremdgefährdung.

Institutionelle Voraussetzungen

Eine Reihe von Behandlungsmaßnahmen ist nur in spezialisierten Institutionen möglich. Die wichtigsten Einrichtungen zur Behandlung psychischer Störungen im Kindes- und Jugendalter sind dabei:

- *im ambulanten Bereich:* niedergelassene Ärzte für Kinder- und Jugendpsychiatrie, niedergelassene Kinder- und Jugendlichenpsychotherapeuten, Institutsambulanzen und Polikliniken, kinder- und jugendpsychiatrische Dienste, mobiler kinder- und jugendpsychiatrischer Dienst mit Behandlungsaufgaben, Erziehungs- und Familienberatungsstellen, Frühförderstellen, sozialpädiatrische Zentren;
- *im teilstationären Bereich:* Tageskliniken für psychisch kranke und behinderte Kinder und Jugendliche, nachtklinische Behandlungsmöglichkeiten;
- *im stationären Bereich:* kinder- und jugendpsychiatrische Universitätskliniken, kinder- und jugendpsychiatrische Landeskliniken oder Abteilungen an psychiatrischen Landeskrankenhäusern, kinder- und jugendpsychiatrische Abteilungen an Allgemeinkrankenhäusern oder Kinderkliniken;
- *im komplementär-rehabilitativen Bereich:* Rehabilitationseinrichtungen für spezielle Patientengruppen (z. B. für Kinder mit schweren Schädel-Hirn-Traumen oder schwer einstellbaren Epilepsien), Übergangsheime, Wohngruppen, Wohnheime verschiedener Ausrichtung.

Nicht alle oben erfaßten Einrichtungen sind in jeder Region vorhanden, manchmal müssen weitere Entfernungen in Kauf genommen werden. Für den behandelnden Kinderarzt oder Kinder- und Jugendpsychiater ist aber die Kenntnis der Behandlungseinrichtungen in seiner Umgebung wichtig.

Differentielle Anpassung der Therapiemethode an das Störungsmuster

Die Therapie psychischer Störungen und Erkrankungen bei Kindern und Jugendlichen muß auf verschiedene Methoden zurückgreifen können. Die Indikation erfolgt im Idealfall nach Maßgabe des empirischen Wissens über die Wirksamkeit einer Behandlungsform. Leider ist diese Forderung im Hinblick auf viele Störungen und Behandlungsmethoden bzw. ihre jeweilige Zuordnung noch nicht erfüllt.

Abstimmung aller Therapiemaßnahmen auf Alter und Entwicklungsstand

Diese sehr einleuchtende Forderung ist im praktischen Vorgehen oft schwer zu erfüllen. Jeder Therapeut muß sich aber Gedanken darüber machen, ob die von ihm in Aussicht genommene Behandlungsmethode dem Alter und Entwicklungsstand seines Patienten angemessen ist.

5 Rechtliche Voraussetzungen

Rechtssituation von Kindern und Jugendlichen

Das Kind ist „mit Vollendung der Geburt“ (§ 1 BGB) rechtsfähig; es besitzt z.B. auch die Fähigkeit zu klagen (natürlich vertreten durch seine Eltern oder eine andere erwachsene Person). Bis zur Volljährigkeit steht das Kind unter dem Recht der elterlichen Sorge (§ 1626 BGB). Vor dem 18. Lebensjahr besteht eine Reihe von Teilmündigkeiten, die ein kontinuierliches Hineinwachsen des Kindes bzw. des Jugendlichen in die Rechtsordnung festlegen. Die wichtigsten Altersmarken sind die Vollendung des 6. Lebensjahres (Schulpflicht), die Vollendung des 14. Lebensjahres (strafrechtliche Verantwortlichkeit) und die Vollendung des 18. Lebensjahres (Volljährigkeit). Bis zum 7. Lebensjahr ist das Kind geschäftsunfähig (§ 104 BGB) und nicht deliktfähig, d.h. nicht verantwortlich für die Schadenszufügung gegenüber einem anderen. Zwischen dem 7. und 14. Lebensjahr besteht beschränkte Geschäftsfähigkeit (§ 106 BGB) und beschränkte (zivilrechtliche, nicht strafrechtliche) Deliktfähigkeit (§ 828, II, BGB). Ab dem 14. Lebensjahr beginnt das Jugendalter und auch die strafrechtliche Verantwortlichkeit.

Therapie und Rehabilitationsmaßnahmen

Hierfür ist zunächst die Krankenversicherung zuständig, wobei das Kind in der Regel bei den Eltern mitversichert ist. Jedoch sind bei einer Reihe von Maßnahmen, die den therapeutischen Bereich mitumfassen, weitere Gesetzeswerke zuständig. Die wichtigsten sind das Jugendgerichtsgesetz (JGG) und das Bundessozialhilfegesetz (BSHG). Darüber hinaus sind die familienrechtlichen Fragen (z.B. Recht der elterlichen Sorge, Scheidungsrecht, Adoptionsfragen) im Bürgerlichen Gesetzbuch geregelt.

Jugendhilfemaßnahmen

Das Kinder- und Jugendhilfegesetz (KJHG) unterscheidet folgende Jugendhilfemaßnahmen, die flankierend zu Therapiemaßnahmen eingesetzt werden können:

- *Hilfe zur Erziehung (§ 27):* Der Anspruch der Personensorgeberechtigten auf Hilfe zur Erziehung liegt dann vor, „wenn eine dem Wohl des Kindes oder des Jugendlichen entsprechende Erziehung nicht gewährleistet ist und die Hilfe für seine Entwicklung geeignet und notwendig ist“.
- *Erziehungsberatung (§ 28):* „Erziehungsberatungsstellen und andere Beratungsdienste und -einrichtungen sollen Kinder, Jugendliche, Eltern und andere Erziehungsberechtigte bei der Klärung und Bewältigung individueller und familienbezogener Probleme und der zugrundeliegenden Faktoren, bei der Lösung von Erziehungsfragen sowie bei Trennung und Scheidung unterstützen.“
- *Soziale Gruppenarbeit (§ 29):* Sie soll v. a. älteren Kindern und Jugendlichen bei der „Überwindung von Entwicklungsschwierigkeiten und Verhaltensproblemen helfen“.
- *Erziehungsbeistand, Betreuungshelfer (§ 30):* Erziehungsbeistand und Betreuungshelfer sollen Kinder oder Jugendliche bei der Bewältigung von Entwicklungsproblemen unterstützen.
- *Sozialpädagogische Familienhilfe (§ 31):* Diese Maßnahme dient der Unterstützung der Familie bei Erziehungsaufgaben, die sie selbst nicht angemessen bewältigen kann.

- *Erziehung in einer Tagesgruppe (§ 23):* Im Rahmen dieser Maßnahme sollen Kinder und Jugendliche durch soziales Lernen in der Gruppe gefördert werden.
- *Vollzeitpflege (§ 33):* Hierbei geht es in der Regel um die Unterbringung von Kindern und Jugendlichen in Pflegefamilien.
- *Heimerziehung, sonstige betreute Wohnformen (§ 34):* Für Kinder und Jugendliche, die mit Hilfe der bislang genannten Maßnahmen nicht hinreichend zu fördern sind, kann als Maßnahme Heimerziehung oder eine andere betreute Wohnform eingeleitet werden.
- *Intensive sozialpädagogische Einzelbetreuung (§ 35):* Es geht bei dieser Maßnahme im wesentlichen um Jugendliche, die einer besonders intensiven Unterstützung bedürfen, um zu einer „eigenverantwortlichen Lebensführung" zu finden.
- *Inobhutnahme von Kindern und Jugendlichen (§ 42):* Gemeint ist damit die vorübergehende Unterbringung eines Kindes oder eines Jugendlichen bei einer geeigneten Person, einer Einrichtung oder in einer sonstigen betreuten Wohnform.
- *Mitwirkungsmöglichkeiten (§ 36):* Im § 36 des KJHG sind die Mitwirkungsmöglichkeiten geregelt, und es wird darauf verwiesen, daß ein Hilfeplan zu erstellen ist. Im Hinblick auf die Mitwirkung bei der Maßnahmenauswahl wird im Gesetz ausgeführt, daß die Personensorgeberechtigten und das Kind bzw. der Jugendliche vor Einleitung von Jugendhilfemaßnahmen zu beraten sind. Diese Beratung fällt teilweise auch in den Kompetenzbereich des Arztes, insbesondere dann, wenn die Jugendhilfemaßnahmen mit ärztlichen Therapiemaßnahmen kombiniert werden sollen.

Bundessozialhilfegesetz

Das Bundessozialhilfegesetz (BSHG) erstreckt sich auf „Sozialhilfe zu Lebensunterhalt und Hilfe in besonderen Lebenslagen". Die Aufgabe der Sozialhilfe besteht darin, eine Vielzahl von Hilfsmaßnahmen bereitzustellen, die es dem Betreffenden ermöglichen, ein geordnetes Leben zu führen. Im Kontext von Therapie- und Rehabilitationsmaßnahmen ist die Eingliederungshilfe für Behinderte (§ 39 BSHG) von Bedeutung. Ihre Aufgabe besteht darin, „eine drohende Behinderung zu verhüten oder eine vorhandene Behinderung oder deren Folgen zu beseitigen oder zu mildern und dabei dem Behinderten die Teilnahme am Leben in der Gemeinschaft zu ermöglichen oder zu erleichtern".

Jugendgerichtsgesetz

Das Jugendgerichtsgesetz (JGG) findet seine Anwendung bei Jugendlichen (14- bis 18jährigen), die strafrechtlich in Erscheinung getreten sind. Im § 10 in Abs. 2 JGG ist die „heilerzieherische Behandlung" kodifiziert. Sie kann als Auflage vom Gericht verhängt werden und ist hinsichtlich der Maßnahmen nicht eingeschränkt. Das heißt, es können praktisch alle Behandlungsmaßnahmen empfohlen werden, sofern sie aussichtsreich erscheinen. Eine heilerzieherische Behandlung kann auch an die Stelle einer Strafe treten. Hier ergeben sich wichtige Aufgaben für den jugendpsychiatrischen Sachverständigen, die er auch nutzen sollte.

Bürgerliches Gesetzbuch

Im Bürgerlichen Gesetzbuch (BGB) sind schließlich die familienrechtlichen Fragen geregelt. Es würde an dieser Stelle zu weit führen, sie im einzelnen abzuhandeln. Es geht dabei im wesentlichen um folgende Fragen:

- Regelung des Sorgerechts im Falle der Ehescheidung der Eltern (§§ 1671, 1672, 1680 und 1681),
- Regelung des Umgangsrechts (§ 1634 BGB),
- Vorgehen bei Gefährdungen des Kindeswohls (§ 1666 BGB),
- Adoptionsfragen (§§ 1741–1772 BGB).

6 Literatur

Dührssen A (1980) Psychotherapie bei Kindern und Jugendlichen, 6. Aufl. Vandenhoek Göttingen

*Graham P (ed) (1998) Cognitive behaviour therapy for children and families. Cambridge University Press, Cambridge

Kielholz P (1971) Diagnose und Therapie der Depressionen für den Praktiker, 3. Aufl. Lehmann, München

*Kutcher SP (1997) Child an adolescent psychopharmacology. Saunders, Philadelphia London

*Margraf J (Hrsg) (1996) Lehrbuch der Verhaltenstherapie, Bd 1 und 2. Springer, Berlin Heidelberg New York

Mattejat F (1997) Familientherapie. In: Remschmidt H (Hrsg) Psychotherapie im Kindes- und Jugendalter. Thieme, Stuttgart, S 148–174

Niebergall G (1997) Gruppentherapie, Psychodrama und Rollenspiel. In: Remschmidt H (Hrsg) Psychotherapie im Kindes- und Jugendalter. Thieme, Stuttgart, S 134–147

Nissen G, Fritze J, Trott GE (1998) Psychopharmaka im Kindes- und Jugendalter. Gustav Fischer, Stuttgart

Prout HAT, Brown DT (eds) (1999) Counseling and psychotherapy with children and adolescents. Wiley, New York

*Remschmidt H (1992) Psychiatrie der Adoleszenz. Thieme, Stuttgart

**Remschmidt H (Hrsg) (1997) Psychotherapie im Kindes- und Jugendalter. Thieme, Stuttgart

Remschmidt H, Mattejat F (1998) Familiendiagnostisches Lesebuch. Enke, Stuttgart

Remschmidt H, Quaschner K (1997) Tiefenpsychologisch fundierte Psychotherapie. In: Remschmidt (Hrsg) Psychotherapie im Kindes- und Jugendalter. Thieme, Stuttgart, S 80–91

Remschmidt H, Schulz E (1995) Psychopharmacology of depressive states in childhood and adolescence. In: Goodyer IM (ed) The depressed child and adolescent. Developmental and clinical perspectives. Cambridge Univ Press, Cambridge, pp 253–279

Rosenberg DR, Holttum J, Gershon S (eds) (1994) Textbook of pharmacotherapy for child and adolescent psychiatric disorders. Brunner & Mazel, New York

Seiffge-Krenke I (1986) Psychoanalytische Therapie Jugendlicher. Kohlhammer, Stuttgart

*Steinhausen HC, Aster M von (Hrsg) (1993) Handbuch Verhaltenstherapie und Verhaltensmedizin bei Kindern und Jugendlichen. Beltz, Weinheim

KAPITEL 7

Störungsbilder in der Kinder- und Jugendpsychiatrie

H. REMSCHMIDT und M. H. SCHMIDT

1 Einleitung

Krankheit vs. Störung

Mit der Bezeichnung Störungsbilder folgen wir dem internationalen Trend, der sich auch in den beiden gängigen Klassifikationssystemen (ICD-10 und DSM-IV) niederschlägt und ersetzen den Krankheitsbegriff durch denjenigen der Störungen. Inwieweit diese Abänderung Bestand haben wird, wird erst die Zukunft zeigen. Die für dieses Vorgehen in den derzeit angewandten Klassifikationssystemen gegebene Begründung liegt darin, daß der Störungsbegriff weniger ätiologie- und theoriegeladen ist als derjenige der Erkrankung. Dieser Verzicht steht jedoch nicht für ein Programm, sondern spiegelt lediglich den derzeit noch zu geringen Wissensstand wider, der eine auf Ätiologie beruhende Klassifikation noch nicht ermöglicht (Remschmidt 1988).

Möglichkeiten der Umschreibung von Störungsbegriffen

Solange dies nicht möglich ist, gibt es mehrere Wege, angemessene Krankheits- bzw. Störungsbegriffe in der Kinder- und Jugendpsychiatrie zu umschreiben:

– Definition von Konstruktebenen

1. Definition verschiedener Ebenen, auf denen Störungsbegriffe in Form von Konstrukten angesiedelt sind: Dieser Weg wurde von Häfner (1983) gegangen.

– Definition von Störungsbereichen

2. Definition verhältnismäßig grober Bereiche, in denen sich krankhafte Organveränderungen, krankhaftes Verhalten und krankhaftes Erleben abspielen: Ein solcher Vorschlag stammt von einem der Pioniere der europäischen Kinder- und Jugendpsychiatrie, Moritz Tramer (1942), der dem damaligen Wissensstand entsprechend 4 Krankheitsgruppen unterschied: 1. somatische Störungen und Erkrankungen, 2. somatopsychische Störungen und Erkrankungen, 3. psychosomatische Störungen und Erkrankungen und 4. psychische Störungen und Erkrankungen. Interessant ist, daß Tramer bereits zwischen Störungen und Erkrankungen unterscheidet, also die heutige Denkweise gewissermaßen vorweggenommen hat, wobei der Begriff der Störung weniger genau beschrieben wird als derjenige der Erkrankung.

– Orientierung an Verlaufsaspekten

3. Orientierung an Entwicklungs- und Verlaufsaspekten: Diesen Gesichtspunkt haben wir im Folgenden zur Einteilung gemacht, wobei wir den Störungs- und den Krankheitsbegriff nicht als sich ausschließende Entitäten ansehen, sondern den Störungsbegriff als eine Vorstufe des Krankheitsbegriffes betrachten. Insofern bezeichnen wir in Anlehnung an Häfner (1983) als kinder- und jugendpsychiatrische Störung „einen Zustand unwillkürlich gestörter Lebensfunktionen, der durch Beginn, Verlauf und ggf. auch Ende eine zeitliche Dimension aufweist und ein Kind oder einen Jugendlichen entscheidend daran hindert, an den alterstypischen Lebensvollzügen aktiv teilzunehmen und diese zu bewältigen“ (Remschmidt 1988, S. 143).

Störungstypen

Da unser Wissen über Entwicklung und Verlauf kinder- und jugendpsychiatrischer Störungen und Erkrankungen in den letzten beiden Jahrzehnten erheblich zugenommen hat, hielten wir es für gerechtfertigt, diesen Gesichtspunkt einer Gliederung der Störungen bzw. Erkrankungen zugrunde zu legen. Unter diesen Entwicklungs- und Verlaufsgesichtspunkten unterscheiden wir 6 verschiedene Störungstypen:

– Varianten des Verhaltens

1. *Varianten des Verhaltens* erstrecken sich auf Normabweichungen der verschiedenen Funktionen im Laufe der Entwicklung (z. B. der vege-

tativen Funktionen des Bindungsverhaltens, der Sprachentwicklung, der sozialen Entwicklung etc., die noch nicht den Charakter einer Störung bzw. Erkrankung haben, deren Kenntnis aber sowohl im Hinblick auf präventive Maßnahmen als auch im Hinblick auf die Beratung der Eltern und der jeweiligen Bezugspersonen wichtig ist.

– früh beginnende Störungen

2. *Früh beginnende Störungen mit überdauernder Beeinträchtigung der Entwicklung* umfassen eine Reihe ätiologisch unterschiedlicher Störungen, die in der früheren und mittleren Kindheit beginnen und entweder eine lebenslange Beeinträchtigung hinterlassen oder zumindest bis ins mittlere Erwachsenenalter (etwa bis zum 30. Lebensjahr) nachweisbare Folgen haben.

– entwicklungsabhängige Störungen

3. Das Charakteristikum der *entwicklungsabhängigen Störungen* ist ihre Abhängigkeit von Entwicklungs- und Reifungsvorgängen in der frühen und mittleren Kindheit, etwa bis zur Pubertät. Sie zeigen mit zunehmender Reifung eine signifikante Häufigkeitsabnahme, die in etwa parallel zum „Reifezuwachs“ erfolgt.

– alterspezifisch beginnende Störungen

4. *Altersspezifisch beginnende Störungen* lassen sich dadurch kennzeichnen, daß sie in einer spezifischen Altersphase erstmalig auftreten und unterschiedliche Verlaufscharakteristika aufweisen.

– entwicklungsabhängige Interaktionsstörungen

5. Das Kennzeichen der *entwicklungsabhängigen Interaktionsstörungen* ist, daß sie aus der Interaktion mit Bezugspersonen, die wiederum auf bestimmte Alters- und Entwicklungsstufen bezogen sind, resultieren.

– früh beginnende erwachsenentypische Störungen

6. Bei den *früh beginnenden erwachsenentypischen Störungen* handelt es sich um Störungen, die für das Erwachsenenalter typisch sind, jedoch häufig bereits in der Adoleszenz beginnen und sich in aller Regel in das Erwachsenenalter fortsetzen.

Vier der 6 Verlaufstypen sind in Abb. 1 schematisch dargestellt. Es fehlen lediglich die Verhaltensvarianten und die entwicklungsabhängigen Interaktionsstörungen, die sich schwer graphisch darstellen lassen.

Im Folgenden ordnen wir die wichtigsten psychischen Störungen im Kindes- und Jugendalter den 6 Verlaufstypen zu. Eine vollständige Über-

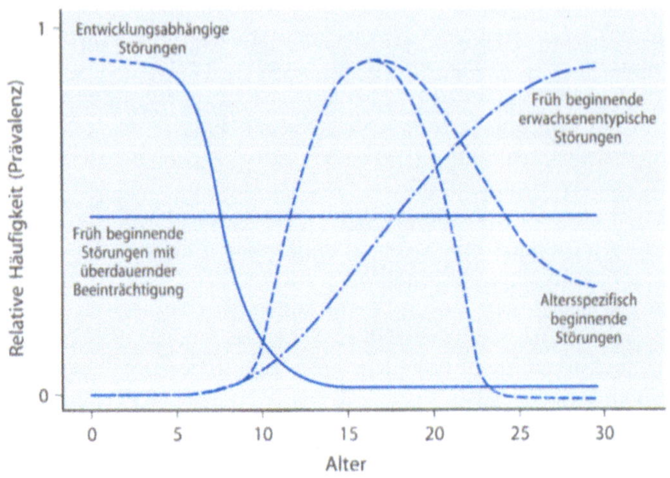

Abb. 1. Verlaufstypen psychischer Störungen im Kindes- und Jugendalter

sicht ist aus Raumgründen nicht möglich. Von daher muß die Darstellung exemplarisch bleiben, sie kann aber gleichwohl als Orientierungshilfe und Schlüssel für ein weitergehendes Verständnis dienen.

2 Verhaltensvarianten und Belastungsreaktionen

Entwicklungsfaktoren

Miteinander zusammenhängende Veränderungen physischer und psychischer Funktionen sowie des Verhaltens, die an bestimmten Zeitpunkten der individuellen Biographie auftreten, erzeugen die im Rückblick als Entwicklung bezeichneten Abläufe. Diese werden im wesentlichen auf 3 Faktoren zurückgeführt: auf Reifungsvorgänge, auf Anpassungsvorgänge und auf Steuerungen durch das Individuum.

– Reifung

Viele Entwicklungsabläufe beginnen reifungsgesteuert und unterliegen dann zunehmend Lern- und Anpassungsvorgängen oder der individuellen Steuerung. Genetisch gesteuerte Reifungsvorgänge werden durch die biologische Umwelt und insbesondere durch früh erworbene somatische Störungen modifiziert; Beeinträchtigungen der zentralnervösen Funktionen spielen hierbei eine wesentliche Rolle.

– Anpassung

Anpassungsvorgänge vollziehen sich v.a. durch soziales Lernen: Meist gibt das Umfeld Forderungen vor, an die sich das Verhalten anpassen muß. Wiederholte Akkommodationen erzeugen Verhaltensveränderungen. Solche Alltagsforderungen können als Stressoren unterschiedlichen Ausmaßes empfunden werden (körperliche Krankheit, Trennungen, Verluste von Bezugspersonen, Anforderungen der Schule).

– selbstgesteuerte Bewältigungsmechanismen

Schon im frühen Alter entwickeln Kinder deswegen Bewältigungsmechanismen, deren biologische Korrelate noch wenig erforscht (z.B. Lundberg 1986), aber zweifelsohne durch das Ausmaß von Belastungserleben mitbestimmt sind. Selbstgesteuertes Verhalten ist bereits im 2. Lebensjahr gut zu beobachten: Kinder verhalten sich in verschiedenen Kontexten unterschiedlich.

Zusammenwirken der Enwicklungsfaktoren

Das Zusammenwirken der einzelnen Entwicklungsfaktoren ist keineswegs nur additiv, deswegen wird auch ihre Gewichtung heute weniger diskutiert als ihre Interaktionen bzw. die im Zusammenspiel wirksamen Transaktionsmechanismen. Schon biologisch determinierte Vorgänge zeigen eine breite Streuung, sie bestimmen u.a. die Varianz möglicher Reaktionen im Rahmen von Lernvorgängen. Daneben tragen Erfahrungen zu Bewältigungsstilen und der Entwicklung von Abwehrmechanismen bei. Durch variables Verhalten in unterschiedlichen Kontexten schafft sich das Individuum eine individuelle Umwelt (Bouchard u. McGue 1990). Die größere Bedeutung der individuellen Umwelt, die ein Kind nicht mit seinen Geschwistern teilt, gegenüber der gemeinsamen Umwelt, ist einer der Gründe für die zunehmende Manifestation genetischer Einflüsse im Entwicklungsverlauf. Die Aktivität des Individuums vergrößert die Streuung des Verhaltens also stärker als unterschiedliche Umwelten. Maximale Streuungen ergeben sich für Funktionen, die in rascher Entwicklung begriffen sind, weil hier die Distanzen zwischen Früh- und Spätentwicklern zusätzliche Varianz schaffen.

Verhaltensvarianten vs. psychische Auffälligkeiten

Genetische Dispositionen, unterschiedliche Möglichkeiten und Anforderungen im Umfeld, aktives Verhalten und unterschiedliche Entwicklungstempi erzeugen Verhaltensvarianten, deren Extreme nahe an pathologischen Verhaltensausprägungen liegen bzw. sich mit diesen überschneiden können. Die Differentialdiagnose zwischen solchen Varianten und beginnenden psychiatrischen Störungen kann schwierig sein, der erfahrene Kliniker verläßt sich dabei eher auf qualitative Auffälligkeiten als auf quantitative. Typischerweise sind Verhaltensvarianten aber durch den quantitativen Vorsprung bzw. Rückstand oder die extrem abweichende Ausprägung gegenüber der Norm charakterisiert. Für die Entstehung psychischer Auffälligkeiten sind sie an sich unbedeutsam, stellen aber Risikofaktoren dar: Physiologische Sprechunflüssigkeiten können der Umwelt als Ausdruck mangelnder Eigenkontrolle erscheinen und zu forcierten Korrekturen Anlaß geben, so daß sich aus ihnen ein manifestes Stottern entwickelt. Mädchen mit niedrigem Menarchealter haben ein höheres Risiko für den Kontakt mit älteren männlichen Jugendlichen, von daher besteht ein erhöhtes Risiko für früheren Haschischkonsum (Magnusson et al. 1986).

2.1 Motorische Entwicklung, vegetative Funktionen und Sexualentwicklung

Psychomotorische Entwicklung

Die psychomotorische Entwicklung Frühgeborener muß unter Berücksichtigung des Gestationsalters korrigiert werden. Im 3. Lebensjahr ist der alterstypische motorische Bewegungsüberschuß noch so häufig, daß er mit der Symptomatik hyperkinetischer Störungen verwechselt werden kann. Die motorische Koordination ist im 4. Lebensjahr soweit entwikkelt, daß ein Gefühl von Sicherheit Geschicklichkeitsspiele zuläßt. Dennoch ist die Motorik noch nicht voll kontrolliert: Mitbewegungen bei komplizierten selektiven Bewegungen sind bis ins beginnende Schulalter verbreitet. Lang anhaltende Ambidextrie gilt als Zeichen später Reifung.

– Geschlechtsunterschiede

Im Schulalter sind bezüglich der motorischen Entwicklung Geschlechtsunterschiede bedeutsam, Kraft und Geschicklichkeit sind für beide Geschlechter – für Mädchen auch das Aussehen ab dem 11. und 12. Lebensjahr – wichtige Stützen sozialer Anerkennung durch Gleichaltrige. Eine breite Streuung zeigt die Sprechmotorik, noch ein Viertel aller 5jährigen weist Stammelfehler auf, die gegenüber Hörstörungen und Lautagnosien differentialdiagnostisch abgeklärt werden müssen (vgl. Abschn. 4). Sprechunflüssigkeiten sind im 3. und 4. Lebensjahr verbreitet und sind bei Jungen häufiger als bei Mädchen.

– Einfluß auf die Schreibmotorik

Die motorische Entwicklung bestimmt den Fortgang der Zeichen- und Schreibmotorik bis ins 9. Lebensjahr, später im Schulalter beherrschen Temperamentsfaktoren, jenseits der Pubertät Übungseinflüsse das Schreibtempo. Stereotype Motorik kann im 4./5. Lebensjahr noch Ausdruck unreifer Hemmungsvorgänge sein.

Schlaf- und Eßverhalten

Eine breite Variation zeigt nicht nur die Schlafdauer junger Kinder, sondern auch ihr Einschlafverhalten. Gut ein Drittel der 4jährigen zeigt motorische Stereotypien vor dem Einschlafen, benötigt Übergangsobjekte und kommt nach nächtlichem Erwachen ins Bett der Eltern (Klackenberg 1987). Widerstand gegen bestimmte Speisen oder gegen das Gefüttertwerden sind eher Ausdruck von Mutter-Kind-Auseinandersetzungen als früher Eßstörungen. Erbrechen ist eine nicht selten habituierte Reaktion auf Aufregung bei irritierbaren Kleinkindern.

Übergewicht

Übergewicht zeigen 13,5% der 5jährigen, Adipositas bis 2,5%. Die Übergewichtigen rekrutierten sich vorzugsweise aus übergewichtigen Säuglingen, während nur ein geringer Teil der übergewichtigen Säuglinge später adipös wird. Einschlägiges Verhalten stabilisiert sich erst im Schulalter (Woolston 1991). In den ersten 6 Lebensmonaten gelten allein auftretendes exzessives Schreien, Wiedereinschlafstörungen und/oder isolierte Fütterstörungen als Verhaltensvarianten. Blasen- und Mastdarmkontrolle werden üblicherweise mit 3 Jahren erreicht, die Streuung ist aber so breit, daß man vor dem Alter von 5 Jahren die Diagnose einer Enuresis nicht stellt, auch vorübergehendes Wiedereinnässen unter Belastung kann als Anpassungsreaktion (s. unten) gelten.

Blasen- und Mastdarmkontrolle

Pubertätstempo

Die Beschleunigung des Längenwachstums als Zeichen des Pubertätsbeginns liegt bei Mädchen bei 10–11, bei Jungen bei 12–13 Jahren, entsprechend zeitlich verschoben liegt der Höhepunkt der Pubertät bei beiden Geschlechtern etwa 2 Jahre später; das Pubertätstempo kann jedoch streuen. Sexuelle Fantasien und Selbstbefriedigung treten bei Jungen mit etwa 13 Jahren auf, bei Mädchen im Mittel mit 15 Jahren. Als 18jährige haben 50% der männlichen Jugendlichen und 60% der weiblichen Jugendlichen Koituserfahrungen; das bedeutet eine Verschiebung in Richtung auf frühere sexuelle Erfahrungen bei den Mädchen.

2.2 Kognitive Funktionen und Sprache

Wahrnehmung

Für die Entwicklung der intellektuellen Funktionen ist die Übung der differenzierenden Wahrnehmung wichtig. Die bis zum 6./7. Lebensjahr herrschende Farbbevorzugung wird durch eine zunehmende Formbevorzugung ersetzt, im 7. Lebensjahr wird Raumlagestabilität sowohl in der Wahrnehmung, wie in der Wiedergabe erreicht; besonders bei Linkshändern kommt aber Schreiben in Spiegelschrift noch in der 1. Klasse vor. Der Zahlenbegriff entwickelt sich im 4. Lebensjahr, die räumliche Orientierung bleibt bis ins frühe Schulalter, also bis zum Einsetzen reversibler Denkprozesse vom eigenen Standpunkt abhängig. Was den Zeitbegriff angeht, entwickeln sich Zukunftsvorstellungen im 5. Lebensjahr vor der Differenzierung der Vergangenheit, erst im Schulalter kommt ein zeitliches Kontinuum zustande. Illusionäre Verkennungen sind ein bei Fieberanstieg häufiges Symptom bis ins frühe Kindesalter.

Räumliche und zeitliche Orientierung

Aufmerksamkeit und Gedächtnis

Die Daueraufmerksamkeit steigt zwischen dem Alter von 5 und 7 Jahren, bleibt aber stark motivations- und kontextabhängig. Die individuellen Reaktionszeiten verkürzen sich bis zum 13. Lebensjahr. Simultanes Gedächtnis beginnt im 3. und 4. Lebensjahr, die geordnete Reproduktion gelingt jedoch erst mit dem Schulalter; sie wird durch die Sprachentwicklung unterstützt. Das Schulalter bringt eine massive Erweiterung von Kurz- und Langzeitgedächtnis. Modellernen ist bereits im 1. Lebensjahr möglich, schulische Einwirkungen führen zu einer verbalen Orientierung des Lernens, zunächst im Sinne multipler Diskrimination, später in Form von Begriff- und Regellernen sowie Problemlösen.

Denken und Intelligenz

Bis ins 7. Lebensjahr sind Reste des magischen Weltbildes des Vorschulkindes erkennbar; entsprechende Rituale müssen manchmal gegen frühe Zwangsphänomene abgegrenzt werden. Jenseits des 4. Lebensjahres wird begriffliches Denken möglich, im 7. Lebensjahr sind einfache reversible Denkvorgänge vorhanden, die fortschreitende Begriffsbildung begünstigt kausales Denken. Intelligenzniveau und Erfahrungen unterstützen den Erwerb weiterreichender kognitiver Fähigkeiten. Über wesentliche Teile der kognitiven Varianz wird bis zum 8. Lebensjahr entschieden. Ab dem 10. Lebensjahr besteht eine relative Stabilität intellektueller Leistungen bis in die Adoleszenz; vorher sind meßbare Intelligenzleistungen stärker milieuabhängig.

Sprache

Für die Unterscheidung vorübergehender Entwicklungsvorsprünge von hoher Begabung sind nichtverbale Funktionen geeigneter als die sprachgebundene Intelligenz; denn die Häufigkeit lautlicher Äußerungen korreliert bereits vor dem 6. Lebensjahr mit der sozialen Schicht. Der passive Wortschatz entwickelt sich früher als der aktive, das Sprachverständnis früher als die Sprachproduktion. Die Sprachentwicklung bei Mädchen verläuft früher und seltener gestört, im 4. Lebensjahr wird grammatikalisch weitgehend richtig gesprochen, der Wortschatz verdreifacht sich während des Kindergartenalters. Ab dem 4. Lebensjahr dient die Sprache zur anschauungsunabhängigen Vermittlung von Denkprozessen. Die Entwicklung der Lesefähigkeit variiert physiologisch noch bis ins 8. Lebensjahr. Das Sprachverständnis korreliert mit der allgemeinen Intelligenz besser als die Sprachproduktion, mit dem Ende des Grundschulalters wird Sinn für sprachliche Doppeldeutigkeiten erworben und Sprache kann zum Ausdruck eigener Befindlichkeiten benutzt werden.

2.3 Emotionen und Motive

Unlustreaktionen

Entwicklungspsychologisch früher als lustbetonte Reaktionen treten Unlustreaktionen auf. Diese differenzieren sich auch früher als die positiven Reaktionen. Anfänglich ist die Differenzierung der Emotionen von vegetativen Vorgängen abhängig, später von Imitationsvorgängen. Eine emotionale Bindung an Bezugspersonen begünstigt das Neugierverhalten, das im 3. und 4. Lebensjahr unabhängig von Bezugspersonen wirksam wird.

Angst

Auf Trennungen reagiert das Kind vom Ende des 1. Lebensjahres an wegen des fehlenden Zeitbegriffs empfindlich. Die Entstehung von Ängsten wird bei entsprechend differenzierter Wahrnehmung durch Konditionierung begünstigt, später durch Modellernen. Die verbesserten kognitiven Strukturen ermöglichen auch die fehlerhafte Antizipation gefährlicher Situationen, die verbal noch verstärkt werden kann, umgekehrt können Ängste des Kleinkindes durch die Gegenwart der Mutter neutralisiert werden. Trennungssituationen bedürfen der Übung, etwa im Zusammenhang mit dem Einschlafen.

Affektregulation

Trotzreaktionen im 2. Lebensjahr kennzeichnen aktive Bestrebungen des jungen Kindes auch gegen seine Umwelt. Sie können sich bei noch fehlender Affektregulation zu Wutanfällen steigern. Lang anhaltendes Schreien kann in respiratorische Affektkrämpfe mit Zyanose, Inspirationspause und nachfolgende Desorientierung münden. Spätestens mit 8 Jahren können Kinder besser über ihre Befindlichkeit Auskunft geben als ihre Eltern. Angsteffekte werden früher als depressive Effekte entwikkelt, erstere sind wegen der mangelnden Voraussetzungen oft irreal. Die höhere Ängstlichkeit der Mädchen nimmt vom 10. Lebensjahr an kontinuierlich ab. Der Austausch über eigene Befindlichkeiten wird mit zunehmendem Alter bis zur Adoleszenz auf Gleichaltrige verlagert, bei weiblichen Jugendlichen stärker als bei männlichen, später erfolgt der Austausch in gemischtgeschlechtlichen Gruppen.

Schulprobleme und Unsicherheiten

Schullaufbahnbezogene Probleme verringern sich in der Adoleszenz, treten aber im Erleben der Jugendlichen danach schichtenspezifisch wieder auf. Unsicherheiten bezüglich der Zukunftsvorstellungen, aber auch des Selbstwertes sind nicht die Hauptursache für Todeswünsche und Selbstmordphantasien, wie sie in der Adoleszenz bei einem Viertel bis einem Drittel aller Jugendlichen einmal beobachtet werden. Die Korrelation zwischen solchen Phantasien und Suizidgedanken im engeren Sinne ist eher gering.

Leistungsmotivation

Neugier ist eines der am frühesten zu beobachtenden Motive des Kindes. Leistungsmotivation im Sinne von Wettbewerbsverhalten setzt die kognitive Unterscheidungsmöglichkeit für meßbare Handlungseffekte voraus. Bereits im 5. Lebensjahr sind Erfolgsorientierung bzw. Mißerfolgsvermeidung erkennbar, vom 4. Lebensjahr an ebenso ein individuelles Anspruchsniveau. Dem 5jährigen ist eigenes Versagen bewußt und auch, daß unterschiedlich darauf reagiert wird. Leistungsmotivation entwickelt sich schichten- bzw. milieuspezifisch, und zwar dann optimal, wenn die Erwartungen jeweils knapp unterhalb der Grenze des individuell Erreichbaren liegen. Schon vor dem Schulalter kann auf unmittelbare Belohnung für Leistungen verzichtet werden. Leistungsorientierte Spiele werden jetzt aber bevorzugt. Mit dem Schwinden des magischen Weltbildes wollen Kinder ihren Erfolg selbst beeinflussen. Die Entwicklungsaufgabe des Grundschülers ist die Ablösung von personenorientierter Leistungsmotivation zu sachorientierter. Eine ebenso fordernde wie unterstützende Haltung ist für die Aufrechterhaltung der Motivation wichtig. Überdauernde Leistungsmotivation kann vor Orientierungsschwierigkeiten in der Adoleszenz schützen und erleichtert die Anpassung an Ausbildungsanforderungen.

2.4 Kontakte, Sozialverhalten und Selbstbild

Kontakte und Bindungsverhalten

Schüchternes Verhalten im Schulalter kann Ausdruck mangelnder sozialer Kompetenz, aber auch sozialer Überempfindlichkeit (s. Abschn. 4) sein. Schüchterne wie sozial überempfindliche Kinder, haben in der Regel keine Bindungsschwierigkeiten, wünschen sich deswegen auch Kontakt, wenngleich sie deren Ausmaß und Qualität selbst bestimmen möchten. Gesundes Bindungsverhalten ist an Trauerreaktionen auf Trennung ablesbar (Ainsworth 1978). Bindungssichere Kinder haben eine egozentrische Perspektive, die sich erst im 6./7. Lebensjahr zugunsten einer interaktiven Betrachtungsweise zurückbildet. Jenseits des Trotzalters werden auf diese Weise Grenzen von Eigenbestimmung erfahren und internalisiert.

Entwicklung des Selbstkonzeptes

Die im frühen Kindesalter nur physisch wahrgenommene Abgegrenztheit von anderen Personen und Dingen wird im Zuge der Frühadoleszenz auch psychisch realisiert. Aus der Einheitlichkeit der Erfahrungen über sich selbst und der Kontinuität des eigenen Erlebens – parallel zur Perspektivübernahme, die bereits im Kindesalter erlernt, aber jetzt emotional vertieft wird – kann sich ein Selbstkonzept entwickeln. Selbstkonzepte sind unterschiedlich differenziert, Evans et al. (1994) haben auf die geringere Differenzierung bei Jugendlichen mit psychischen Störungen hingewiesen. Selbstbewertung besteht seit dem Grundschulalter. Hohe erlebte Übereinstimmung zwischen Selbstbild und Fremdbild erhöht den Selbstwert. Aus ihm leitet sich die Selbstakzeptanz ab (Robson 1988). Hoher Selbstwert ermöglicht eine distanziertere Wahrnehmung und Einschätzung des Verhaltens Dritter, weil Jugendliche mit hohem Selbstwert weniger Abwehrmechanismen mobilisieren müssen.

Abwehrmechanismen

Auch in der jüngeren Tradition der Beschäftigung mit Abwehrmechanismen (Perry u. Cooper 1989) wird zwischen reifen und unreifen Abwehrmechanismen unterschieden. Im Zusammenhang mit der sozialen Entwicklung macht gute Selbstakzeptanz den Einsatz unreifer Abwehr unnötig und erlaubt deswegen die Bildung reifer moralischer Urteile, die im Sinne von Kohlberg (1997) die Interessen Dritter und übergeordnete Verhaltensprinzipien berücksichtigen.

Belastungsreaktionen und Copingstrategien

Die nachstehend beschriebenen klinisch relevanten Belastungsreaktionen können als Symptom der Überlastung üblicher Copingstrategien aufgefaßt werden. Die stark affektive Tönung bei der akuten Belastungsreaktion als Versagen der Affektkontrolle, das Nacherleben traumatisierender Situationen in der posttraumatischen Streßstörung als Versagen der Realitätskontrolle und die vorübergehenden inadäquaten Bewältigungsmechanismen bei der Anpassungsstörung gelten als Ausdruck überlasteter Copingmechanismen.

2.5 Akute Belastungsreaktionen

Traumatisierung durch außergewöhnliche Belastungen

Wenn außergewöhnliche Belastungen nicht zur Manifestation einer der individuellen Vulnerabilität des Individuums entsprechenden Störung führen, so können sie doch unmittelbar traumatisierend wirken. Eine erfolgreiche Bewältigung der belastenden Situationen gelingt dann aktuell nicht; das Kind oder der Jugendliche bleibt kurzfristig in seinen Alltagsfunktionen eingeschränkt. Entscheidend ist der Schweregrad des passageren auslösenden Ereignisses, das für den Betroffenen selbst oder eine ihm nahestehende Person in der Regel negativ getönt ist. In Frage kommen Naturkatastrophen, Unfälle, Kriegshandlungen, Verbrechen oder Verluste, zusätzliche körperliche Erschöpfung oder chronische Erkrankungen erhöhen das Risiko solcher Reaktionen.

Reaktionen auf belastende Ereignisse

Die Relation zwischen belastendem Ereignis und Copingmöglichkeiten bzw. Symptomausprägung wird in der individuellen Art der Reaktionen deutlich. Diese beginnen in der Regel mit einer Bewußtseins- und Aufmerksamkeitseinschränkung, die stuporöses oder unruhiges Verhalten nach sich zieht. Die Situation erlaubt wegen der Desorientierung entweder keine Reizverarbeitung oder sie begünstigt hyperaktive Reaktionen. Affektiv können Angst, Verzweiflung oder Depressionen, aber auch Ärger und Rückzug auftreten. Die Symptome wechseln in der Regel, begleitende vegetative Angstreaktionen (Erröten, Tachykardie) sind häufig. Interventionen sind nur notwendig, wenn Selbstschädigungen oder suizidale Handlungen auftreten.

2.6 Posttraumatische Belastungsstörungen

Begünstigende Faktoren

Posttraumatische Belastungsstörungen treten verzögert oder verlängert, mit Latenzzeiten von Wochen bis Monaten, selten später auf. Für unter 18jährige soll das Lebenszeitrisiko bis zu 6% betragen (Giaconia et al. 1995). Ältere Kinder sind schwerer betroffen als jüngere, ab der Präadoleszenz Mädchen häufiger als Jungen. Erhöhte Erregbarkeit des Vegetativums, Angststörungen sowie ängstliche oder zwanghafte Persönlichkeitsstrukturen begünstigen das Auftreten ebenso wie wiederholte Traumatisierungen (Garrison et al. 1993). Die positive Bewältigung früherer Traumen scheint nicht davor zu schützen. Als protektiv gelten enge familiäre Bindungen und andere kompensatorische Möglichkeiten sowie die Durchführung von Kriseninterventionen unmittelbar nach dem Belastungsereignis.

Allgemeine Symptomatik

Die Symptomatik besteht wie bei Erwachsenen (Yule 1992) in einer Wiedererinnerung an das Ereignis bzw. Geschehen oder einem durch Schlüsselreize hervorgerufenen Wiederauftreten von mit der Belastungssituation verbundenen Emotionen. Diese Erinnerungssituation oder analoge Konstellationen werden in phobischer Weise gemieden, um den vegetativen Begleiterscheinungen auszuweichen. Diese Begleitsymptome zeigen sich in Überwachheit und Schreckhaftigkeit, Konzentrationsstörungen, erhöhter Irritierbarkeit, Hyperaktivität und Durchschlafstörungen. Auch depressive und dissoziative Reaktionen kommen vor. Die Intensität des Wiedererinnerns ist unabhängig von den unmittelbaren Reaktionen.

Begleitsymptome bei Kindern

Bei Kindern werden Dunkelangst und Trennungsängste (auch mit Schlafen im Bett der Eltern), Schulversagen und Reizbarkeit gegenüber Gleichaltrigen und Erwachsenen, regressive Symptome, Schwierigkeiten, mit Vertrauenspersonen über das Ereignis zu sprechen (aus Angst, diese traurig zu machen), Befürchtungen bedrohlicher Situationen für die Bezugspersonen, ggf. Schuldgefühle, das Ereignis überlebt zu haben, zusätzlich genannt. Die Angaben der Kinder sind dabei diagnostisch relevanter als die ihrer Eltern. Typisch ist, daß die Erinnerungen als sich aufdrängend erlebt werden. Die Diagnose wird bei Manifestationen, die bis zu 6 Monate nach dem Ereignis auftreten, gestellt; auch Panikreaktionen können vorkommen.

Verlauf und Behandlung

Bei der Mehrzahl Betroffener reduziert sich die Symptomatik, Übergänge in chronische Persönlichkeitsveränderungen, wie z. B. nach wiederholter schwerer Traumatisierung, sind selten. Für Kinder sind Traumatisierungen mit persönlicher Bedrohung, erlebter zwischenmenschlicher Gewalt, ungünstiges Bewältigungsverhalten der Bezugspersonen und weibliches Geschlecht Indikatoren für ein erhöhtes Chronifizierungsrisiko. Zur Behandlung wird das wiederholte Besprechen bzw. Durchspielen der belastenden Ereignisse genutzt. Abwehr, die den psychotherapeutischen Umgang mit dem Trauma verhindert, wirkt nur vorübergehend. Das Gefühl der Kontrolle über das Ereignis und die damit verbundenen Ängste und Erregungszustände wird durch seine Mitteilung in einer angstfreien Atmosphäre möglich.

Therapieformen

Schwer traumatisierte Kinder werden deswegen einzeln behandelt, bei Gruppenerlebnissen ist der Austausch im Kreis der Betroffenen hilfreich. Die Bearbeitung im familientherapeutischen Setting ist bei der Traumatisierung mehrerer Familienmitglieder sinnvoll, oder wenn hohe Abwehr der Familie diese Inszenierung beim Kind behindert. Für die Wiederbelebung können Traumainterviews (Pynoos u. Eth 1986) hilfreich sein, zur medikamentösen Unterstützung wird bei Kindern ggf. Propranol eingesetzt, bei älteren Jugendlichen kommt analog zum erfolgreichen Einsatz bei Erwachsenen Fluoxetin in Frage. Die rein kognitive Bearbeitung der Ereignisse ohne Wiederbelebung des Affektes ist untauglich.

2.7 Anpassungsstörungen

Ursachen

Weniger die Bedrohlichkeit der aktuellen Situation als negative und dauernde Veränderungen der Lebensumstände führen zu Anpassungsstörungen. Mitverantwortlich können individuelle Dispositionen oder das materielle und soziale Umfeld sein. Depressives Verhalten, ggf. die Mischung mit Angst, Besorgnis oder Anspannung, bei Kindern auch regressive Phänomene (Wiedereinnässen oder neuerliche Verwendung von Babysprache), bei Jugendlichen eher aggressives oder dissoziales Verhalten oder eine Mischung dieser Symptome treten in der Regel innerhalb eines Monats nach dem Ereignis auf. Die Symptome dauern bis zu einem halben Jahr, bei depressiven Reaktionen u. U. länger. In der Puerto-Rico-Studie machten Anpassungsstörungen mit 4,2% ein Viertel der Gesamtmorbidität aus (Bird et al. 1988). Die Behandlung erfolgt nach den Regeln für die vorherrschende Symptomatik unter Einbeziehung kognitiver Umstrukturierung. Die Prognose ist überwiegend ebenso günstig wie bei der nicht behandlungsbedürftigen Belastungsreaktion.

Symptome

Behandlung

3 Früh beginnende Störungen mit überdauernder Beeinträchtigung

3.1 Intelligenzminderungen

Intelligenzminderung vs. Demenz

Unter Intelligenzminderung (ICD-10-Klassifikation: F7) verstehen wir eine angeborene oder erworbene eingeschränkte kognitive Leistungsfähigkeit, die graduell und qualitativ sehr unterschiedlich ausgeprägt sein kann. Der davon abzugrenzende Begriff der Demenz erstreckt sich auf einen Abbau intellektueller Funktionen, wobei diese Kennzeichnung voraussetzt, daß vor Eintritt eines bestimmten Ereignisses (z.B. Enzephalitis, Epilepsie) ein höheres intellektuelles Niveau vorhanden war.

Abgrenzung von intellektueller Minderleistung

Von diesen Störungen zu unterscheiden sind intellektuelle Minderleistungen, die durch die extreme Vernachlässigung und mangelhafte Förderung von Kindern zustande kommen und die unter der Bezeichnung psychischer Hospitalismus oder Deprivationssyndrom bekannt sind.

Prävalenz

Man kann davon ausgehen, daß Intelligenzminderungen unterschiedlicher Schweregrade bei etwa 9–10% der Gesamtbevölkerung vorkommen. Je schwerer die intellektuelle Behinderung ist, um so seltener tritt sie auf. Schwere und schwerste intellektuelle Behinderungen sind in der Regel durch Erkrankungen oder Verletzungen des Gehirns, Mißbildungssyndrome, erbliche Stoffwechselanomalien oder chromosomale Aberrationen bedingt. In der Normalverteilung der Intelligenzquotienten (IQ) entsprechen die Prävalenzraten für den unteren Teil der Verteilung nicht den Erwartungsnormen der Gaußschen Kurve. Die niedrigen Intelligenzgrade sind deutlich überrepräsentiert. Dies wird durch das Zusammentreffen genetisch bedingter Intelligenzminderungen mit organisch verursachten erklärt (Zigler 1967). Letztere variieren um einen Mittelwert, der bei einem IQ von etwa 35 liegt.

Klassifikation

Die wichtigsten Klassifikationen von Intelligenzminderungen und Demenzzuständen orientieren sich am Schweregrad, den Ursachen der Intelligenzminderung und den Möglichkeiten der Förderung (Übersichten bei King et al. 1997; Neuhäuser u. Steinhausen 1998; State et al. 1997).

– nach Intelligenzquotient

Nach Maßgabe des Intelligenzquotienten lassen sich verschiedene Varianten der intellektuellen Funktionsfähigkeit unterscheiden, wobei hier das ganze Spektrum intellektueller Fähigkeiten zu betrachten ist und nicht nur die Intelligenzminderungen. In Tabelle 1 sind diese Varianten nach dem multiaxialen Klassifikationsschema (MAS) für psychische Störungen des Kindes- und Jugendalters auf der Basis der ICD-10 wiedergegeben (Remschmidt u. Schmidt 1994) und im Bereich der Intelligenzminderung durch kurze Charakteristiken der wichtigsten Varianten ergänzt.

Im MAS werden Intelligenzminderungen auf einer eigenen, der 3. Achse eingeordnet, unabhängig von psychiatrischen Erkrankungen oder umschriebenen Entwicklungsrückständen. Auch das DSM-IV erlaubt eine multiaxiale Klassifikation. Dort werden die geistigen Behinderungen auf der 2. Achse eingeordnet.

Tabelle 1.
Varianten der intellektuellen Grundausstattung. (MAS – ICD-10; Remschmidt u. Schmidt 1994)

Intelligenzbereich (IQ-Bereich)	Verbale Klassifikation	Kurzcharakteristik
Sehr hohe Intelligenz (IQ >129)	Weit überdurchschnittliche Intelligenz	
Hohe Intelligenz (IQ 115–129)	Überdurchschnittliche Intelligenz	
Normvariante (IQ 85–114)	Durchschnittliche Intelligenz	
Niedrige Intelligenz (IQ 70–84)	Unterdurchschnittliche Intelligenz, Grenzdebilität	Hierbei handelt es sich um Kinder, die zwar über eine leicht eingeschränkte intellektuelle Leistungsfähigkeit verfügen, sich aber im täglichen Leben selbständig zurechtfinden können und häufig auch die Grund- und Hauptschule abschließen.
Leichte Intelligenzminderung (F70) (IQ 50–69) (bei Erwachsenen Intelligenzalter von 9 bis <12 Jahre)	Debilität	Kinder mit einer intellektuellen Leistungsfähigkeit in diesem Bereich besuchen in der Regel eine Sonderschule für Lernbehinderte. Ihre praktische Intelligenz ist meist besser als die theoretische. Sie sind in der Lage, konkrete Denkoperationen auszuführen und die Kulturtechniken im wesentlichen zu erlernen.
Mittelgradige Intelligenzminderung (F71) (IQ 35–49) (bei Erwachsenen Intelligenzalter von 6 bis <9 Jahre)	Imbezillität	Kinder, deren Intelligenzminderung sich diesem Bereich zuordnen läßt, können in der Regel nur in Sonderschulen für geistig Behinderte (praktisch Bildbare) angemessen beschult werden. Die Förderung ist auf das Praktische ausgerichtet. Sie haben gegenüber Nicht-Behinderten einen erheblichen seelisch-geistigen Entwicklungsrückstand. Der Erwerb von Kulturtechniken ist ihnen nicht möglich.
Schwere Intelligenzminderung (F72) (IQ 20–34) (bei Erwachsenen Intelligenzalter von 3 bis <6 Jahre)	Ausgeprägte Imbezillität	Diese Kinder können z.T. noch in einer Sonderschule für praktisch Bildbare beschult werden. Bei manchen Kindern stößt dies allerdings auf erhebliche Schwierigkeiten, nicht zuletzt wegen der oft daneben vorhandenen zusätzlichen Behinderungen (z.B. Lähmungen, Mißbildungen).
Schwerste Intelligenzminderung (IQ <20) (bei Erwachsenen Intelligenzalter <3 Jahre)	Idiotie	Bei diesen Kindern liegt in der Regel eine außerordentlich eingeschränkte Bildungsfähigkeit vor. In vielen Fällen können sie weder gehen noch selbständig essen oder sprechen. Sie neigen zu Bewegungsstereotypien und Primitivreaktionen. Ihr erreichbares Entwicklungsalter entspricht etwa dem 18 Monate alter Kinder. Ihre intellektuellen Funktionen bewegen sich auf der sensomotorischen Stufe. Eine Ökonomisierung des Lernens durch Sprache ist ihnen nicht mehr möglich.

– nach der Förderungsmöglichkeit

Die Mängel der Klassifikation nach dem Intelligenzquotienten haben dazu geführt, unter dem Gesichtspunkt der schulischen Förderbarkeit 2 Gruppen im Rahmen der Intelligenzminderung zu unterscheiden:
- die Lernbehinderung (IQ etwa 50–80) und
- die geistige Behinderung (IQ etwa 30–55).

– nach der Ätiologie

Die Klassifikation von Intelligenzminderungen nach der Ätiologie ist insofern problematisch, als diese in weniger als 30% der Fälle aufgeklärt werden kann. Im übrigen ist die Aufklärung der Ätiologie auch vom Schweregrad der Intelligenzminderung abhängig. Mit zunehmendem Schweregrad sind organische Schäden, Mißbildungen, Stoffwechselstörungen und andere körperliche Merkmale mit der Intelligenzminderung assoziiert. Eine ausführliche Darstellung findet sich bei Neuhäuser u. Steinhausen (1998).

Diagnose

Die Diagnostik verfolgt bei Intelligenzminderungen und Demenzzuständen folgende Ziele:
- Aufdeckung der Ursache der Störung: Eine möglichst exakte Klärung der Ätiologie führt häufig zu konkreten Behandlungsvorschlägen.
- Differenzierte Beschreibung des Störungsmusters, um Anhaltspunkte für die individuelle Förderung und Prognose zu gewinnen: Diesem Ziel dient auch eine sorgfältige psychologische Untersuchung, um nicht nur nach dem globalen Maß des Intelligenzquotienten, sondern nach einem Profil individueller Fähigkeiten und Fertigkeiten die Förderungsmaßnahmen dem jeweiligen Störungsmuster anpassen zu können.
- Erarbeitung von Erkenntnissen, die für die genetische Familienberatung wertvoll sind: Die genetische Beratung erstreckt sich sowohl auf die Kinder selbst, wenn sie ins fortpflanzungsfähige Alter kommen, als auch auf die Eltern und Geschwister.

Differentialdiagnostische Abgrenzung

Von Intelligenzminderungen sind zunächst die Demenzzustände abzugrenzen. Leitschnur ist hier eine feststellbare Niveausenkung der intellektuellen Funktionen, die sehr unterschiedliche Ursachen haben kann. Sie können in der Progredienz einer Grunderkrankung liegen wie beim Rett-Syndrom oder bei der in der Genese noch unklaren Dementia infantilis Heller. Abzugrenzen sind ferner auch autistische Störungen, zerebrale Anfallsleiden und das Landau-Kleffner-Syndrom (erworbene Aphasie mit Epilepsie).

Therapie

Da die Behandlung in den meisten Fällen nicht kausal, sondern nur symptomatisch erfolgen kann, müssen jene Bereiche in den Behandlungsplan einbezogen werden, die am ehesten erfolgreich angegangen werden können und die Betroffenen im Alltag am meisten beeinträchtigen. Die therapeutischen Interventionen erstrecken sich i. allg. auf folgende Bereiche:

– funktionelle Übungsbehandlung
– verhaltenstherapeutische Maßnahmen

- Eine *funktionelle Übungsbehandlung* ist angezeigt, wenn Störungen im motorischen Bereich oder spezielle Ausfälle vorliegen.
- *Verhaltenstherapeutische Maßnahmen* werden durchgeführt, wenn es um die Verminderung oder Beseitigung zusätzlicher Verhaltensauffälligkeiten geht (z.B. selbstverletzendes Verhalten). Sie werden aber auch mit dem Ziel einer Verselbständigung (sich selbständig anzie-

hen, selbständig essen, einkaufen gehen, sich durchsetzen lernen) mit Erfolg angewandt.

- medikamentöse Behandlung

- Die *Medikamentöse Behandlung* kann dazu dienen, vorübergehende schwerwiegende Verhaltensauffälligkeiten zu beeinflussen oder, im Falle einer ausgesprochenen Hyperaktivität, diese und die damit verbundenen Aufmerksamkeitsstörungen zu beheben.

- Beratung

- Die *Beratung der Bezugspersonen und des sozialen Umfeldes* dient in vielfacher Weise der Förderung der Kinder und Jugendlichen, wobei die wichtigsten Ziele die Gewinnung einer realistischen Einstellung der Umwelt zum intellektuell behinderten Kind oder Jugendlichen und das Erlernen eines angemessenen Umgangs mit ihm sind.

- Förderung

- Von zentraler Bedeutung ist die *Förderung* in der Schule, die Berufsausbildung und das Vermitteln einer Tätigkeit.

Rehabilitation

Im Hinblick auf die einzelnen Komponenten, die in Rehabilitationsmaßnahmen bei Intelligenzminderungen einzubeziehen sind, wird in der Regel nach dem internationalen Klassifikationsschema der WHO vorgegangen, welches unterscheidet zwischen Schaden („impairment"), individuellen Funktionseinschränkungen („disability") und der sozialen Beeinträchtigung („handicap"). Rehabilitationsmaßnahmen richten sich, da die Schädigung („impairment") in der Regel nicht mehr zu beheben ist, auf die beiden zuletzt genannten Komponenten, die Verbesserung der individuellen Funktionsfähigkeit und die Minderung der sozialen Beeinträchtigung. Hierzu existieren gestufte Maßnahmen in Einrichtungen, die sich speziell mit den schwereren Formen der intellektuellen Behinderungen beschäftigen und die Betroffenen in Beruf und Gesellschaft zu integrieren versuchen. Hingewiesen sei hier auf den Wegweiser *Rehabilitation Behinderter*, herausgegeben von der Bundesarbeitsgemeinschaft für Rehabilitation (1994).

Prävention

Im Bereich der primären Prävention sind Maßnahmen der pränatalen Diagnostik und die genetische Beratung zu erwähnen. Auch diätetische Maßnahmen zur Verhinderung schwerwiegender metabolischer Störungen gehören in diesen Bereich (z.B. bei der Phenylketonurie oder bei der Hypothyreose). In den Bereich der primären Prävention gehört neben der genetischen Beratung natürlich auch eine kontinuierliche und sorgfältige Schwangerschaftsvorsorge, um einerseits Schädigungen des sich entwickelnden Kindes zu verhindern, zum anderen aber auch, um mögliche Komplikationen rechtzeitig zu erkennen und geeignete Vorgehensweisen im Hinblick auf den Geburtsvorgang zu planen.

Verlauf und Prognose

Verlauf und Prognose sind abhängig von Art und Ausmaß der intellektuellen Behinderung, von einer möglichen Progredienz der Störung und von den Förderbedingungen. In den letzten Jahren hat ein Umdenken im Hinblick auf die Versorgung geistig Behinderter zugunsten einer stärkeren Eingliederung in die Gemeinde stattgefunden. Dadurch und durch das vermehrte Angebot an Werkstätten für Behinderte und anderen „geschützten" Arbeitsplätzen hat sich die Situation intellektuell behinderter junger Menschen erheblich verbessert.

3.2 Autismus

3.2.1 Frühkindlicher Autismus

Klinisches Bild

Das Leitsymptom des frühkindlichen Autismus (ICD-10-Klassifikation: F84.0) ist eine hochgradige interpersonelle Kontaktstörung, deren erste Anzeichen bereits in den ersten Lebensmonaten auftreten, aber in dieser Zeit schwer zu erkennen sind. Die Kinder bleiben in ihrer emotionalen und motorischen Entwicklung zurück, nehmen keinen Blickkontakt auf und verhalten sich gegenüber den Bezugspersonen bei jeder Kontaktaufnahme abweisend und abwehrend. Darüber hinaus zeigen sie ein ängstliches Festhalten am Gewohnten (Veränderungsangst), eine Reihe von Sprachauffälligkeiten (verzögerte Sprachentwicklung, Echolalie, pronominale Umkehr, dysgrammatische Sprache), vielfach auch Auffälligkeiten der Stimme und der Sprachmelodie sowie eine Reihe von anderen Verhaltensauffälligkeiten, unter denen zwanghaftes Verhalten, selbstverletzendes Verhalten, aggressive Impulsdurchbrüche, fehlende Angst vor realen Gefahren häufig zu finden sind. Eine umfassende Übersicht geben Cohen u. Volkmar (1997).

Prävalenz

In Untersuchungen an auslesefreien Stichproben hat man festgestellt, daß die Prävalenz des frühkindlichen Autismus etwa 4–5 pro 10 000 Kinder und Jugendliche beträgt und daß Jungen häufiger betroffen sind als Mädchen. Das Geschlechterverhältnis beträgt etwa 2:1 bis 3:1.

Verlauf

Im Laufe der Entwicklung kommt es zu einer mehr oder weniger gesetzmäßigen Veränderung der Symptomatik. Die im frühen Kindesalter vorherrschenden Symptome wie Geräuschempfindlichkeit, Angstparoxysmen, psychomotorische Unruhe, Schlafstörungen und die Tendenz, Gegenstände oder Personen zu berühren, nehmen kontinuierlich ab (Weber 1970, 1985).

Ätiologie und Pathogenese – genetische Einflüsse

Im Hinblick auf die Pathogenese des frühkindlichen Autismus werden folgende Faktoren diskutiert:

1. Für die Bedeutung *genetischer Faktoren* sprechen sowohl Familienuntersuchungen als auch Zwillingsstudien. Familienuntersuchungen zur Häufigkeit des frühkindlichen Autismus bei Geschwistern autistischer Probanden zeigen, daß sie ein Erkrankungsrisiko von rund 3% haben, was einem 60- bis 100mal häufigeren Vorkommen als in der Allgemeinbevölkerung entspricht. Zwillingsstudien haben ergeben, daß die Konkordanzrate bei monozygoten Zwillingen um ein Vielfaches höher liegt als bei dizygoten.

– Hirnschädigungen bzw. Hirnfunktionsstörungen

2. Es liegen eine Vielzahl von Beobachtungen vor, die alle darauf hinauslaufen, daß beim frühkindlichen Autismus *strukturelle oder funktionelle Veränderungen des Gehirns* vorliegen. Zu ihnen zählen zunächst eine Reihe neurobiologischer Besonderheiten (z.B. Störungen des Schlafrhythmus, Eßstörungen, abnormes Schreien, Störungen der Ausscheidungsfunktionen, Übererregbarkeit), die man bei gesunden Kindern nicht findet. Ferner entwickeln rund 30% aller Kinder mit frühkindlichem Autismus später epileptische Anfälle. Das Krankheitsbild des frühkindlichen Autismus ist mit einer Reihe von neurologischen Syndromen überzufällig häufig assoziiert, und es wurde

auch eine vergleichsweise große Anzahl struktureller Auffälligkeiten des Gehirns sowie Besonderheiten des Hirnstoffwechsels festgestellt.

– Störungen der kognitiven und emotionalen Entwicklung

3. Die These einer *Störung der kognitiven und emotionalen Entwicklung* stützt sich auf die bereits von Leo Kanner (1943) beschriebene Beobachtung, wonach Kinder mit frühkindlichem Autismus eine „angeborene Unfähigkeit zur Aufnahme der üblichen und biologisch vorgesehenen Kontakte zu anderen Menschen" (ebd., S. 250) aufweisen. Aufgrund dieses basalen Defizits sind sie in der Folge auch nicht in der Lage, die weiteren ganz normalen Entwicklungsfortschritte zu erzielen, in deren Verlauf Kinder frühzeitig lernen, daß auch andere Menschen affektive Beziehungen, Vorstellungen und Gedanken haben, die man z.T. aus ihrem Verhalten erschließen und in die man sich auch hineinversetzen kann.

Diagnose

Die Diagnose des frühkindlichen Autismus wird aufgrund der Anamnese und der klinischen Beobachtung gestellt. Hierzu gibt es Hilfsmittel in Form von Skalen mit diagnostischen Kriterien.

Differentialdiagnostische Abgrenzung

Differentialdiagnostisch ist zunächst zu unterscheiden zwischen dem frühkindlichen Autismus und der autistischen Persönlichkeitsstörung (Asperger-Syndrom). Weiterhin ist an das Rett-Syndrom zu denken, das durch einen fortschreitenden dementiellen Abbauprozeß gekennzeichnet ist. Von großer praktischer und klinischer Bedeutung ist die Abgrenzung von der Schizophrenie des Kindesalters. Auch an Sinnesdefekte oder Oligophrenien muß gedacht werden. Aufgrund der sprachlichen Besonderheiten muß auch die Hörstummheit (Entwicklungsdysphasie, Entwicklungsaphasie) ausgeschlossen werden.

Therapie und Verlauf

Leitlinie zur Therapie, Intervention und Rehabilitation von Kindern mit frühkindlichem Autismus ist die vielfach belegte Erfahrung, daß die stärker verhaltensorientierten, direkten und strukturierten Behandlungsmethoden größere Erfolge aufweisen als jene, welche ein „Laissez-faire"-Prinzip verfolgen und die Patienten stark sich selbst überlassen.

Behandlungsansätze

Jeder Behandlungsansatz muß vom individuellen Entwicklungsprofil des einzelnen autistischen Kindes ausgehen und das Therapieprogramm gewissermaßen auf dieses Entwicklungsprofil hin „maßschneidern". Unter diesen Gesichtspunkten haben sich folgende Maßnahmen als nützlich und weiterführend erwiesen (Weber u. Remschmidt 1997):

– Frühförderung

1. *Frühförderung* ist bei allen autistischen Syndromen angezeigt. Ihre Intention ist zunächst die Frühdiagnose autistischer Syndrome und im zweiten Schritt dann die Durchführung entwicklungsfördernder Maßnahmen mit dem Ziel, die Entwicklung autistischer Kinder positiv im Sinne einer Annäherung an das Verhalten gesunder zu beeinflussen.

– verhaltenstherapeutische Methoden

2. Eine Vielzahl von *verhaltenstherapeutischen Methoden* wurde bei der Behandlung eingesetzt, begonnen vom operanten Konditionieren und der Nutzung von Verstärkern und aversiven Reizen bis zum „prompting" (Geben von Hilfestellungen), „shaping" (Verhaltensformung) und „fading" (schrittweises Zurücknehmen der Hilfestellung).

– körperbezogene Therapiemaßnahmen

3. *Körperbezogene Therapiemaßnahmen* beinhalten eine Reihe sehr heterogener Behandlungsansätze, deren theoretische Begründung und

empirische Überprüfung nicht unumstritten sind (zur Übersicht s. Weber u. Remschmidt 1997):

- Die *Entwicklungsförderung nach Delacato* verfolgt das Ziel, Entwicklungsstufen nachzuholen, wobei bei diesem Vorgehen die Gefahr besteht, daß die Kinder, Eltern und Familienangehörigen durch das Ausmaß und die Intensität der Behandlungselemente überfordert werden.
- Die *integrative Körpertherapie* ist bestrebt, ausgehend vom Körper des Kindes die Gesamtpersönlichkeit zu fördern und betont die Bedeutung der emotionalen Erfahrung (Vermittlung von Wärme, Geborgenheit und Verständnis).
- Die *Festhaltetherapie* unterstellt, daß autistischen Kindern das Urvertrauen fehlt und versucht dieses durch Körperkontakt mit Festhalten, auch gegen den Widerstand des Kindes, wiederherzustellen (Tinbergen u. Tinbergen 1984).
- Unter *gestützter Kommunikation* („facilitated communication") versteht man eine therapeutische Maßnahme, die durchgeführt wird, um Menschen mit ausgeprägten Kommunikationsstörungen zu ermöglichen, sich nonverbal mitzuteilen. Das geschieht mit Hilfe von Buchstabentafeln oder Computern. Dabei erfolgt eine Stützung der Schreibhand bzw. des Armes durch den Therapeuten.

Mit den meisten der bislang vorliegenden Untersuchungen ließ sich die Wirksamkeit der gestützten Kommunikation jedoch nicht nachweisen (Howlin 1997).

– Krisenintervention

4. Als Krise können wir eine Situation bezeichnen, welche aus dem bisherigen Erlebens- und Verhaltenskontext des jeweiligen Individuums herausfällt und für die keine greifbaren Lösungsstrategien vorliegen. Unter *Krisenintervention* verstehen wir den zusammengefaßten Einsatz von Maßnahmen, die geeignet sind, die jeweilige Krise zu beenden oder zumindest die akute Gefahr zu beseitigen. Alle Kriseninterventionsmaßnahmen müssen rasch und gezielt durchgeführt werden und unterscheiden sich von längerfristigen Maßnahmen in der Therapie und Rehabilitation (Weber u. Remschmidt 1997).

Prognose

Die wichtigsten Indikatoren für die Prognose sind der Stand der Sprachentwicklung und die Intelligenz um das 5.–6. Lebensjahr. Autistische Kinder, die bis zu diesem Zeitpunkt die Sprache relativ gut entwickelt haben und über eine relativ gute Intelligenz verfügen (IQ>80), haben eine vergleichsweise günstige Prognose, sofern nicht zusätzliche Komplikationen wie epileptische Anfälle oder andere neurologische Symptome hinzutreten.

3.2.2 Atypischer Autismus

Klinisches Bild

Die Symptomatik der Kinder mit atypischem Autismus (ICD-10-Klassifikation: F84.1) ist zunächst dadurch gekennzeichnet, daß nicht alle für den frühkindlichen Autismus typischen Merkmale zu beobachten sind. Häufig ist die Störung auch nicht von Geburt an vorhanden, sondern entwickelt sich nach einer in den ersten Lebensjahren einsetzenden organischen Erkrankung (z.B. nach einer Enzephalitis). Die meisten Kinder sind geistig behindert und zeigen sog. autistische Züge, worunter man einzelne Merkmale versteht, die auch beim frühkindlichen Autismus vorkommen. Solche sind: Rückstand in der Sprachentwicklung, Echolalie, verzögerte motorische Entwicklung, motorische Stereotypien, häufig auch Aufmerksamkeitsstörungen und, in unterschiedlicher Ausprägung, eine Störung der sozialen Kommunikation. Bei vielen dieser Kinder sind zusätzliche neurologische Auffälligkeiten vorhanden, die oft auf eine zusätzlich bestehende neurologische Erkrankung zurückzuführen sind oder als Folgezustand derselben anzusehen sind. Eine Übersicht geben Cohen u. Volkmar (1997).

Therapie

In der Therapie sind 2 Komponenten zu bedenken: die Behandlung einer möglicherweise vorhandenen Grundkrankheit und die Modifikation des autistischen Verhaltens. Sofern die Grundkrankheit progredient ist, wie im Falle der tuberösen Sklerose oder anderer fortschreitender Erkrankungen, ist eine effektive Therapie kaum möglich. Auch die verhaltenstherapeutische Beeinflussung der autistischen Symptome muß auf die vorliegende Grundkrankheit Rücksicht nehmen. Bei Vorliegen zusätzlicher Verhaltensauffälligkeiten ist manchmal eine neuroleptische Medikation erforderlich.

Prognose

Die Prognose hängt von der Grundkrankheit ab, der Schwere der intellektuellen Beeinträchtigung und dem Ausprägungsgrad der autistischen Symptome. Im Falle progredienter hirnorganischer Erkrankungen ist sie ungünstig; in Fällen, in denen eine zerebrale Erkrankung zum Stillstand gekommen ist (z.B. Zustand nach Enzephalitis), ist sie vom Schweregrad der intellektuellen Beeinträchtigung abhängig.

3.2.3 Asperger-Syndrom

Klinisches Bild

Beim Asperger-Syndrom (ICD-10-Klassifikation: F84.5) handelt es sich um eine Extremvariante der schizoiden Persönlichkeitsstruktur. Die Kinder mit Asperger-Syndrom haben eine weniger hochgradige Beziehungsstörung als die Kinder mit frühkindlichem Autismus, und sie besitzen nicht selten eine gute bis überdurchschnittliche Intelligenz. Sie werden später auffällig als die Kinder mit Kanner-Syndrom, und zwar dann, wenn besondere Anforderungen an ihre soziale Eingliederungsfähigkeit gestellt werden, also mit dem Besuch des Kindergartens oder spätestens dem der Schule. Der Ausprägungsgrad der Störung ist sehr unterschiedlich. Eine Übersicht geben Weber u. Remschmidt (1997).

– Sprachentwicklung

Die Sprachentwicklung erfolgt frühzeitig, die Kinder beginnen häufig noch vor dem freien Laufen zu sprechen und gewinnen eine wandlungsfähige Sprache mit großem Wortschatz und originellen Wortschöpfungen. Ihre Sprache ist in einer anderen Weise in der kommunikativen Funktion gestört als bei den Kindern mit Kanner-Syndrom, sie reden, wann sie wollen, ohne Anpassung an die Zuhörer (Spontanrede), und sie führen häufig Selbstgespräche. Niemals zeigen sie die charakteristischen Abweichungen der präverbalen und verbalen Kommunikation frühkindlicher Autisten, dagegen sind bei ihnen aber ähnliche Auffälligkeiten der Sprechstimme zu finden wie bei diesen Kindern.

– Denken und Intelligenz

Sie denken originell und verfügen über gute logische und abstrahierende Fähigkeiten. Häufig haben sie übermäßig intensive, eng umgrenzte und praxisferne Sonderinteressen. Manchmal besteht auf bestimmten Wissensgebieten ein lexikalisches Wissen, es dominiert jedoch die reine Wissensspeicherung, und es unterbleibt oft die Einordnung des Wissens in größere Zusammenhänge. Trotz ihrer guten Intelligenz sind sie oft schlechte Schüler, weil sie ähnlich wie die Kinder mit frühkindlichem Autismus eine ausgeprägte Aufmerksamkeitsstörung haben, die dadurch entsteht, daß sie nicht von außen, sondern von innen abgelenkt werden, d.h. sie sind mit sich selbst beschäftigt. Von klein auf zeigen sie eine auffällige motorische Ungeschicklichkeit, man beobachtet bei ihnen auch häufig dyspraktische Störungen.

– Sozialverhalten

Die Kinder mit Asperger-Syndrom können sich nur begrenzt auf Mitmenschen oder auf soziale Situationen einstellen, sie sind rücksichtslos bei der Durchsetzung ihrer Wünsche, freuen sich oft am Ärger anderer, haben kein Gefühl für persönliche Distanz und keinen Sinn für Humor.

Diagnose

Die Diagnose wird gestellt aufgrund der Vorgeschichte, der Exploration und der Verhaltensbeobachtung. Besonders hilfreich sind auch eigene Beobachtungen außerhalb der Untersuchungssituation. Eine sorgfältige psychologische Untersuchung unter Berücksichtigung neuropsychologischer Gesichtspunkte, der kognitiven Funktionen und der Persönlichkeit ist für die diagnostische Einordnung von großer Bedeutung. Abgrenzungsprobleme ergeben sich gegenüber den folgenden Störungen: frühkindlicher Autismus, Persönlichkeitsstörungen im Zusammenhang mit hirnorganischen Schädigungen, spezifische Persönlichkeitsstörungen.

Ätiologie und Pathogenese

Im weiteren Erbumkreis von Kindern mit Asperger-Syndrom wurden von verschiedenen Untersuchern vermehrt ähnliche oder gleiche abnorme Persönlichkeiten gefunden, so daß als Ursache für die autistische Psychopathie ein erblicher Faktor angenommen wird. Die autistische Persönlichkeitsstörung wird aus einer Desintegration der intellektuellen und emotionalen Bereiche der Persönlichkeit oder einer Störung der intuitiven Fähigkeiten erklärt. Umweltnoxen und frühe hirnorganische Schädigungen spielen als (Mit-)Ursachen jedoch ebenfalls eine Rolle.

Therapie

Die Annahme einer genetischen Disposition beim Asperger-Syndrom schließt nicht die Therapierbarkeit der Störung aus. Aus präventiven Gründen sollte die Beratung der wichtigsten Beziehungspersonen dieser Kinder möglichst frühzeitig einsetzen. Dazu ist eine subtile Kenntnis der Eigenart der Kinder allgemein und des jeweiligen Kindes im besonderen, einschließlich seines gesamten Reifungszustandes, erforderlich. Bei sekundären Neurotisierungen kann eine Psychotherapie unter Einbeziehung der Eltern notwendig werden. Eine frühzeitige sensomotorische Übungsbehandlung sollte wegen der motorischen Störungen erfolgen.

Verlauf und Prognose

Die Prognose ist meist günstig. Die soziale Eingliederung gelingt den jungen Menschen mit Asperger-Syndrom um so besser, je älter sie werden, und zwar aufgrund der zunehmenden Reife ihres Intellekts, den Lernerfolgen bei der verstandesmäßigen Einstellung auf Menschen und Situationen und aufgrund der Tatsache, daß eine Verständigung auf rationaler Ebene unter Erwachsenen leichter gelingt, bei einigen auch aufgrund einer gewissen sozialen Nachreife. Die meisten Erwachsenen mit dieser Persönlichkeitsstörung finden zu einer guten beruflichen Eingliederung, nicht selten sogar in anspruchsvollen Berufe, in denen sie Überdurchschnittliches leisten können. In den menschlichen Beziehungen sind sie jedoch weiterhin schwierig, besonders für ihre nächsten Angehörigen. Manche Erwachsene mit ausgeprägter Störung bleiben einzelgängerische Sonderlinge und kommen in Außenseiterberufe, die sie öfter wechseln.

3.3 Rett-Syndrom

Klassifikation

Das Syndrom wird in der ICD-10 unter Ziffer F84.2 zu den tiefgreifenden Entwicklungsstörungen gerechnet. Eine analoge Einordnung erfolgt im DSM-IV.

Klinisches Bild

Das von dem österreichischen Kinderpsychiater Andreas Rett (1966) beschriebene, ganz überwiegend bei Mädchen vorkommende Syndrom manifestiert sich zwischen dem 7. und 24. Lebensmonat nach bis dahin normaler oder weitgehend normaler Entwicklung unter der folgenden charakteristischen Symptomatik:

- vollständiger Verlust des zielgerichteten Gebrauchs der Hände, begleitet von häufigen Hyperventilationsepisoden,
- Verlust oder Teilverlust der Sprache,
- rückläufige Sozial- und Spielentwicklung in den ersten Lebensjahren,
- Verlangsamung des Kopfwachstums mit schwerer und fortschreitender intellektueller Beeinträchtigung,
- eigenartige „windende" Bewegungsstereotypien der Hände,
- neurologische Symptome wie Rumpfataxie und Apraxie, die häufig mit einer Skoliose und Kyphoskoliose einhergehen,
- Zähneknirschen und
- häufiges Vorkommen von epileptischen Anfällen nach dem 18. Lebensjahr (in etwa der Hälfte der Fälle).

Prävalenz

Das Vollbild der Störung ist bislang nur bei Mädchen beschrieben. Die Prävalenz beträgt etwa 1:10000, bezogen auf eine Mädchenpopulation bis zum 17. Lebensjahr.

Ätiologie und Pathogenese

Die Ursache des Syndroms ist noch nicht geklärt. Aus Familienuntersuchungen und Beobachtungen einzelner Zwillingspaare kann auf eine genetische Ursache oder Teilursache geschlossen werden. Beobachtungen über die Kombination des Syndroms mit anderen Störungen legen die Hypothese nahe, daß möglicherweise nicht der klassische Phänotyp des Rett-Syndroms vererbt wird, sondern ein bestimmtes Muster neuropsychiatrischer Beeinträchtigung, welches bis zur Adoleszenz fortschreitet. Auch morphologische und histologische Befunde zeigen, daß die Gehirnentwicklung von Patientinnen mit Rett-Syndrom im Sinne einer neurodegenerativen Erkrankung, die genetisch vermittelt wird, verändert ist.

Diagnose

Die Diagnose erfolgt aufgrund der klinischen Symptomatik und ist in den ersten 3–5 Lebensjahren mit ziemlicher Sicherheit möglich, wenn man das Krankheitsbild kennt. Zur Abgrenzung von anderen neurodegenerativen Erkrankungen ist eine sorgfältige neurologische Untersuchung, eine EEG-Untersuchung und die Anfertigung eines Computertomogramms sowie Laboruntersuchungen auf Stoffwechselstörungen im Aminosäure-, Fett- und Polysaccharidstoffwechsel erforderlich. Hinweise ergeben sich oft aus dem EEG im Stadium II, in dem viele Patientinnen fokale Spike-Entladungen in der zentralen und zentroparietalen Region aufweisen.

Differentialdiagnostische Abgrenzung

Differentialdiagnostisch muß das Rett-Syndrom in erster Linie vom frühkindlichen Autismus abgegrenzt werden. Ferner sind eine Reihe von Stoffwechselstörungen auszuschließen und zerebrale Anfallsleiden als eigenständige Erkrankung.

Therapie

Eine kausale Behandlung existiert bislang nicht; auch existiert keine Behandlungsmethode, die das Fortschreiten der Erkrankung aufhalten könnte. Daher konzentriert man sich auf symptomatische Maßnahmen, die auf folgende Ziele ausgerichtet sind:

1. Aufklärung der Bezugspersonen über die Natur der Erkrankung,
2. Anbahnung nichtsprachlichen Kommunikationsverhaltens,
3. medikamentöse Behandlung der epileptischen Anfälle (Uldall et al. 1993),
4. medikamentöse Behandlung von Verhaltensauffälligkeiten (Zappella et al. 1990).

Verlauf und Prognose

Da der Verlauf bis zur Pubertät durch ein Fortschreiten des intellektuellen Abbaus und eine Zunahme der neurologischen Auffälligkeiten gekennzeichnet ist, ist die Prognose ungünstig. Danach scheint die Erkrankung zu einem gewissen Stillstand zu kommen.

3.4 Desintegrative Störungen

Klassifikation

Die desintegrativen Störungen werden ebenfalls zu den tiefgreifenden Entwicklungsstörungen gerechnet. Dies gilt sowohl für die Einordnung nach ICD-10 (F84.3) als auch nach DSM-IV.

Klinisches Bild

Kennzeichnend für desintegrative Störungen des Kindesalters, als deren Prototyp die Dementia infantilis Heller gelten kann, die 1908 von Theodor Heller beschrieben wurde, ist der Verlust vorher erworbener Fähigkeiten und Fertigkeiten nach einer Periode normaler Entwicklung. Das augenfälligste Symptom ist der Verlust bzw. der fortschreitende Abbau der Sprache, der intellektuellen, der sozialen und kommunikativen Fähigkeiten der Kinder.

Verlauf

Das Hauptmanifestationsalter liegt zwischen dem 2. und dem 4. Lebensjahr. Der Beginn der Erkrankung ist meist schleichend, die Kinder werden leicht irritierbar, ziehen sich zurück, können sich sprachlich nicht mehr verständigen, weisen Gedächtnis- und Wahrnehmungsstörungen auf, sind ängstlich oder aggressiv, können sich in sozialen Situationen nicht mehr zurechtfinden, verlieren häufig auch die bereits erworbene Darm- oder Blasenkontrolle und zeigen stereotype Bewegungen, bis schließlich das Vollbild einer Demenz entsteht. Aufgrund des Rückzugsverhaltens und der beeinträchtigten Kommunikation entsteht manchmal der Eindruck, es handele sich um autistische Kinder. Bemerkenswert ist, daß sich, trotz des oft ausgeprägten Demenzprozesses, die Gesichtszüge der Patienten nicht vergröbern, weshalb man vom „Prinzengesicht" spricht.

Prävalenz

Es handelt sich um eine sehr seltene Störung, deren Häufigkeit auf etwa 10 Fälle unter 1 Mio. Kindern geschätzt wird. Nach Gillberg (1995) machen Kinder mit desintegrativen Psychosen (Heller-Syndrom) etwa 1% aller Patienten im Spektrum autistischer Störungen aus. Die Geschlechterrelation zwischen Jungen und Mädchen beträgt 8:1.

Ätiologie und Pathogenese

Die Ursache der Störung ist bislang ungeklärt. Eine hirnorganische Ursache wird aufgrund des charakteristischen Verlaufes (Eintritt des Demenzprozesses zwischen dem 2. und 4. Lebensjahr) vermutet. Nach einer Analyse von Volkmar (1992) anhand von 76 Fällen begann die Erkrankung in 40% der Fälle zwischen dem 2. und 3. Lebensjahr und in 80% zwischen dem 2. und dem 4. Lebensjahr. Für eine organische Genese sprechen auch die häufig vorkommenden EEG-Veränderungen und zerebrale Anfälle bei knapp der Hälfte der Patienten.

Diagnose

Die Diagnose erfolgt in der Regel aus der charakterischen klinischen Symptomatik. Abzugrenzen sind insbesondere der frühkindliche Autismus und das Rett-Syndrom.

Therapie

Eine kausale Behandlung existiert bislang nicht. Es können nur Maßnahmen ergriffen werden, die den Umgang der Umgebung mit der Störung erleichtern und die Patienten vor weitergehenden Schädigungen schützen.

Prognose

Die Prognose ist aufgrund des gesetzmäßigen Verlaufs ungünstig. Sie kann durch therapeutische Maßnahmen bislang nicht beeinflußt werden.

3.5 Expressive Sprachstörung

Klassifikation

In der ICD-10 wird die expressive Sprachstörung (F80.1) zu den umschriebenen Entwicklungsstörungen des Sprechens und der Sprache (F80) gerechnet, ebenso wie die rezeptive Sprachstörung. Im DSM-IV werden beide Störungen unter der Bezeichnung Kommunikationsstörung subsumiert.

Klinisches Bild

Bei Kindern mit einer expressiven Sprachstörung besteht eine Diskrepanz zwischen der Fähigkeit des Kindes, die gesprochene Sprache adäquat zu gebrauchen, und seinem ansonsten normalen oder weitgehend normalen intellektuellen Niveau. Im Gegensatz zur rezeptiven Sprachstörung liegt das Sprachverständnis im Normbereich. Die Störung wird während des Spracherwerbs dadurch erkennbar, daß die Kinder einzelne Wörter oder auch Laute nicht bilden können, wodurch nicht nur ihre Sprachentwicklung zeitlich verzögert ist, sondern auch qualitativ anders verläuft. Diese Andersartigkeit zeigt sich bereits in der nicht verständlichen Aussprache der ersten Wörter im 1. und 2. Lebensjahr, in der Unfähigkeit, einfache Zweiwortsätze im Alter von 3 Jahren zu bilden, in einer deutlichen Unsicherheit in der Auswahl von Wörtern zur Bezeichnung eines Gegenstandes oder zur Umschreibung eines Sachverhaltes, in einem gering ausgebildeten Wortschatz und in Auffälligkeiten der Satzlänge, Syntax und Grammatik (Bishop 1994).

Diagnose

Für die Diagnose sind folgende Merkmale konstituierend:
1. Die expressive Sprachauffälligkeit muß sich von dem durchschnittlichen kognitiven Niveau des Kindes deutlich abheben.
2. Das Sprachverständnis muß sich im altersüblichen Normbereich bewegen.
3. Die nichtsprachliche Kommunikation über Mimik, Gesten und Gebärden darf nicht gestört sein, was sich u.a. in den Bemühungen des Kindes zeigt, seine fehlenden sprachlichen Ausdrucksmöglichkeiten durch nonverbale Kommunikationsgesten zu kompensieren.

Wie bei der rezeptiven Sprachstörung kommt es im Zusammenhang mit den sprachlichen Auffälligkeiten der expressiven Sprachstörung auch nicht selten zu zusätzlichen emotionalen Auffälligkeiten und Verhaltensstörungen, die für diese Störung nicht spezifisch sind, sondern jeweils im individuellen Rahmen der Reaktionsmöglichkeiten des einzelnen Kindes liegen. Häufig sind aggressives und oppositionelles Verhalten, depressive Reaktionen und sozialer Rückzug, Aufmerksamkeitsstörungen und Hyperaktivität.

Differentialdiagnostische Abgrenzung

Von diesen Störungen zu unterscheiden sind solche, die überzufällig häufig mit der expressiven Sprachstörung assoziiert sind, wie die Lese-Rechtschreib-Schwäche (Legasthenie) und früh auftretende Artikulationsstörungen.

3.6 Rezeptive Sprachstörung

Klassifikation

Die Klassifikation der rezeptiven Sprachstörung (ICD-10: F80.2) erfolgt in beiden Klassifikationssystemen analog wie die expressive Sprachstörung.

Klinisches Bild

Kinder mit einer rezeptiven Sprachstörung sind dadurch gekennzeichnet, daß eine deutliche Diskrepanz besteht zwischen ihrem Sprachverständnis und ihrem kognitiven Niveau. Dies fällt zu allererst den Eltern auf, wenn ihr Kind auf einfache lautliche Äußerungen der Eltern oder auf sprachliche Aufforderungen nicht reagiert bei ansonsten normaler oder weitgehend normaler Gesamtentwicklung. Infolge des eingeschränkten Sprachverständnisses bleibt natürlich auch die normale Sprachentwicklung aus, so daß nahezu gesetzmäßig auch die expressive Sprache beeinträchtigt ist, was sich in Störungen der Wort-Laut-Produktion äußert.

– Verlauf

Bereits im 1. Lebensjahr fällt auf, daß nach normaler Lallphase die Kinder mehr oder weniger unartikulierte Laute äußern und sowohl lautmalerisch unterstützte oder auch einfache sprachliche Aufforderungen seitens der Eltern und Bezugspersonen nicht verstehen. Sie sind auch im 2. Lebensjahr nicht in der Lage, Gegenstände sprachlich zu benennen oder einfachen Aufforderungen zu folgen, wenn diese nicht durch Gesten oder durch entsprechenden Blickkontakt unterstrichen werden. Im 3. und 4. Lebensjahr verstehen die Kinder auch die grammatikalischen Strukturen der Sprache (Fragen, Verneinungen, Vergleiche) nicht oder nur unzureichend, und bei einigen von ihnen fehlt auch das Verständnis für mimische oder gestische Äußerungen, die die Sprache begleiten (Bishop 1994; Remschmidt, im Druck).

– zusätzliche psychische Störungen

Aufgrund der gewissermaßen zwangsläufig entstehenden Verständigungsschwierigkeiten ergeben sich eine Reihe von Verhaltensauffälligkeiten wie Hyperaktivität, Aufmerksamkeitsstörungen, aggressives Verhalten, Ängstlichkeit, Isolierung oder Zurückweisung durch gleichaltrige Kinder.

Ätiologie und Pathogenese

Die Ursache liegt in der Regel in einer hirnorganischen Störung, die in vielen Fällen vermutet werden muß, jedoch meist nicht nachweisbar ist. In vielen Fällen sind eine Reihe von anderen organischen Auffälligkeiten mit der Störung assoziiert.

Diagnose

Neben einer sorgfältigen Anamnese ist die umfassende neurologische und neuropsychologische Untersuchung maßgebend für die Diagnose und das differentialdiagnostische Vorgehen. Zunächst ist das Gehör zu überprüfen, sodann das Sprachverständnis und ggf. die akustische Diskriminierungsfähigkeit verwandter Laute. Die Ableitung eines EEG kann ein Anfallsleiden ausschließen bzw. Hinweise auf hypersynchrone Aktivität geben, und die Anwendung bildgebender Verfahren (Computertomographie, Magnetresonanztomographie) gibt mögliche Hinweise auf hirnstrukturelle Anomalien. Besonderes Augenmerk ist auf eine sorgfältige Erhebung des Sprachverständnisses und der meist wenig differenzierten Sprachproduktion zu legen. Vom Ausmaß derselben hängt auch die Prognose maßgeblich ab.

Differentialdiagnostische Abgrenzung

Differentialdiagnostisch abzugrenzen ist der frühkindliche Autismus, der jedoch durch die bei ihm zusätzlich vorhandenen spezifischen Symptome relativ gut ausgeschlossen werden kann. Abzugrenzen ist ferner das Landau-Kleffner-Syndrom (erworbene Aphasie mit Epilepsie).

Therapie bzw. symptomatische Maßnahmen

Da eine kausale Behandlung bislang nicht möglich ist, stützt sich die Behandlung auf die folgenden symptomatischen Maßnahmen:

1. Sorgfältige Aufklärung von Eltern und Bezugspersonen über die Natur der Störung und die Tatsache, daß sekundäre Verhaltensauffälligkeiten meist aus der mangelnden Fähigkeit zur sprachlichen Verständigung resultieren.
2. Bei vorhandener oder erreichbarer Kooperationsfähigkeit des Kindes Durchführung einer Übungsbehandlung, die am vorhandenen Laut- oder Wortbestand anknüpft und diese schrittweise weiterführt.
3. Schaffung von Möglichkeiten zum Sprechanreiz und Förderung nichtsprachlicher Kommunikationsmöglichkeiten, sofern die sprachliche Kommunikation massiv begrenzt ist.
4. Im Hinblick auf die Vorgehensweise bei der Sprachtherapie ist man von sehr strukturierten Übungsansätzen im Sinne festgefügter Thera-

pieprogramme, die stark auf Imitation beruhten, wieder abgekommen, weil sich gezeigt hat, daß damit die Motivation der Kinder mittelfristig schwer aufrechterhalten werden kann und die in der Übungssituation erlernten und eingeübten Kommunikationsmuster auf Alltagssituationen schwer übertragbar sind. Daher wird zunehmend versucht, Elemente der sprachlichen Kommunikation und auch der Einübung derselben in alltägliche Spielsituationen einzubauen.

5. Die Einführung einer Zeichensprache ist nur dann zu empfehlen, wenn die Kinder schwere Hörstörungen haben und wenn aufgrund dieser Tatsache nicht zu erwarten ist, daß ein ausreichendes Sprachverständnis und eine hinreichende Expressivsprache zu erreichen sind (Bishop 1994).

Prognose

In der Hälfte der Fälle muß von einer ungünstigen Prognose ausgegangen werden, welche mit einer Persistenz der Sprachverständnisstörung und einer unzureichend ausgebildeten Expressivsprache einhergeht. Die sekundären Folgen sind das Fehlen befriedigender freundschaftlicher und partnerschaftlicher Beziehungen und eine zunehmende Isolation und fehlende soziale Integration der Betroffenen.

3.7 Landau-Kleffner-Syndrom

Klassifikation

Das Landau-Kleffner-Syndrom gehört in der ICD-10 zu den umschriebenen Entwicklungsstörungen (ICD-10-Klassifikation: F80.3).

Klinisches Bild

Bei dieser Erkrankung handelt es sich um eine überwiegend rezeptive Sprachstörung, die sich nach einer anfänglich normalen Phase der Sprachentwicklung unter gleichzeitigem Auftreten von epileptischen Anfällen bzw. hypersynchroner Aktivität im EEG im Alter von 3–6 Jahren manifestiert (Aicardi 1992). Der Beginn der Störung kann plötzlich oder schleichend erfolgen und macht sich zunächst in einer ausgeprägten Sprachverständnisstörung bemerkbar, die anschließend meist von einer Störung der Expressivsprache gefolgt ist.

Es ist verständlich, daß Kinder, wenn sie plötzlich oder auch schleichend mit einer Einschränkung ihres Sprachverständnisses und ihrer Sprechfähigkeit konfrontiert sind, mit emotionalen und Verhaltensauffälligkeiten reagieren. Sie können sich in Form depressiver Reaktionen, ausgeprägter Ängstlichkeit, aber auch in aggressivem oder oppositionellem Verhalten äußern und werfen in der Behandlung zusätzliche Probleme auf.

Verlauf

Obwohl die Erkrankung zu den erworbenen Störungen gehört und ihre Ursache bislang nicht bekannt ist, wird sie in den gebräuchlichen diagnostischen Schemata zu den umschriebenen Entwicklungsstörungen gerechnet. Dies hängt damit zusammen, daß der natürliche Verlauf der Störung ungünstig ist und die Kernsymptomatik trotz immer wieder auftretender vorübergehender Besserungen persistiert. Dabei ist der Verlauf um so ungünstiger, je früher die Störung auftritt (Bishop 1985). So zeigen Kinder, bei denen die Erkrankung vor dem 5. Lebensjahr begann, auch im Erwachsenenalter noch erhebliche Sprachverständnisstörungen, trotz intensiver Versuche einer therapeutischen Einflußnahme. Auch hat sich gezeigt, daß eine antikonvulsive Behandlung zwar das Auftreten von Anfällen verhindern und das EEG-Muster normalisieren kann, nicht jedoch zu einer signifikanten Verbesserung der Sprachfunktionen führt (Deonna et al. 1995).

Ätiologie und Pathogenese

Die Ursache der Störung ist bislang nicht bekannt. Aufgrund des Manifestationsmusters und der die Manifestation begleitenden pathologischen Hirnstromaktivität muß eine organische Ursache angenommen werden. Ein genetischer Hintergrund der Störung ist nicht bekannt.

Diagnose

Die Diagnose läßt sich in der Regel aufgrund der typischen Vorgeschichte, der klinischen Symptomatik und der hirnelektrischen Befunde stellen. Oft stellt sich heraus, daß eine Phase der Verhaltensauffälligkeit als Ausdruck einer Sprachverständnisstörung dem Abbau der Expressivsprache vorausging. Viele Kinder mit Landau-Kleffner-Syndrom werden nach Eintritt der vollen Symptomatik leicht als taub angesehen werden, weshalb eine Hörprüfung dringend erforderlich ist.

Differentialdiagnostische Abgrenzung

Die Abgrenzung des Landau-Kleffner-Syndroms von der desintegrativen Störung des Kindesalters kann insofern schwer sein, als in beiden Fällen dem Beginn der Erkrankung eine Phase der normalen Entwicklung vorausgeht. Die Abgrenzung ergibt sich hier durch die epileptischen Anfälle und die charakteristischen bitemporalen EEG-Befunde beim Landau-Kleffner-Syndrom. Der frühkindliche Autismus ist abgrenzbar dadurch, daß die Störung ab ovo besteht und die für Autismus charakteristischen Symptome aufweist, die beim Landau-Kleffner-Syndrom nicht zu finden sind.

Therapie und Verlauf

Auch bei dieser Erkrankung ist eine kausale Behandlung nicht möglich, wohl aber eine günstige Beeinflussung der epileptischen Anfälle. Wie auch bei anderen umschriebenen Entwicklungsstörungen ist es erforderlich, daß Eltern und Bezugspersonen über die Art der Störung aufgeklärt werden, was nicht nur das Verständnis der Grunderkrankung, sondern auch der sekundär auftretenden Verhaltensstörungen erleichtert.

Die epileptischen Anfälle müssen auf jeden Fall behandelt werden, wobei sich eine Carbamazepin-Medikation in altersentsprechender Dosierung als hilfreich erwiesen hat. Diese verbessert jedoch in der Regel nicht die Sprachfunktionen und beseitigt auch nicht die pathologischen hirnelektrischen Abläufe. Behandlungsversuche mit Kortikosteroiden können noch nicht abschließend beurteilt werden. Ein Versuch erscheint jedoch im Frühstadium der Erkrankung angezeigt (Lerman et al. 1991).

3.8 Lese-Rechtschreib-Störung (Legasthenie)

Klassifikation

Die Lese-Rechtschreib-Störung gehört nach ICD-10 zu den umschriebenen Entwicklungsstörungen schulischer Fertigkeiten (F81). Unter dieser Rubrik werden folgende Störungen zusammengefaßt: Lese- und Rechtschreibstörung (F81), isolierte Rechtschreibstörung (F81.1), Rechenstörung (F81.2), kombinierte Störung schulischer Fertigkeiten (F81.3) sowie sonstige Entwicklungsstörungen schulischer Fertigkeiten (F81.8) und nicht näher bezeichnete Entwicklungsstörungen schulischer Fertigkeiten (F81.9).

Klinisches Bild

Hauptmerkmal dieser Störung ist eine umschriebene, erhebliche Beeinträchtigung der Entwicklung der Lesefähigkeit, die nicht auf eine Intelligenzminderung, Sinnesmängel oder die Folgen einer Erkrankung zurückgeführt werden kann. Lesestörungen gehen häufig auf Entwicklungsstörungen des Sprechens und der Sprache zurück. Gemeinsam mit der Lesestörung tritt häufig auch eine Rechtschreibstörung auf, weshalb beide Störungen zusammen als Lese-Rechtschreib-Störung bezeichnet werden. Auf späteren Altersstufen (z. B. in der Adoleszenz und im Erwachsenenalter) sind die Defizite in der Rechtschreibung meist größer als die Defizite im Lesen. Als spezielle diagnostische Kriterien sind zu erwähnen:

– diagnostische Kriterien

- eine Leseleistung, die deutlich unter der Altersnorm liegt (z. B. 1,5–2 Standardabweichungen) und die nicht durch Intelligenzmängel erklärt werden kann,
- ebenso eine Rechtschreibleistung deutlich unter der Altersnorm,
- das Vorkommen von Sprachentwicklungsstörungen im Vorschulalter,
- ein Intelligenzquotient von über 70 und
- eine normale Schulerfahrung.

– Beeinträchtigungen der Lesefertigkeiten

Die Beeinträchtigung in der Entwicklung der Lesefertigkeiten zeigt sich u. a. in folgenden Merkmalen: im Auslassen, Ersetzen oder Verdrehen von Wörtern, in einer niedrigen Lesegeschwindigkeit, in Startschwierigkeiten beim Vorlesen (langes Zögern oder Verlieren der Zeile im Text), im ungenauen Phrasieren, im Vertauschen von Wörtern und durch Defizite im Leseverständnis sowie einer Unfähigkeit, das Gelesene sprachlich wiederzugeben oder aus dem Gelesenen Schlüsse oder Handlungsanweisungen zu ziehen.

– Beeinträchtigungen der Rechtschreibung

Das Störungsbild der Rechtschreibstörung zeigt sich in verschiedenen Fehlertypen, die jedoch nicht spezifisch für die Rechtschreibschwäche sind. Solche Fehler sind z. B.: Verdrehungen und Auslassungen von Buchstaben, Einfügungen von Buchstaben an falscher Stelle, Fehler in der Reihenfolge von Buchstaben. Dabei besteht eine Fehlerinkonstanz, d. h., ein- und dasselbe Wort wird immer wieder ganz verschieden geschrieben (Maughan u. Yule 1994; Warnke 1995).

– zusätzliche psychische Störungen und Folgeprobleme

Charakteristisch ist, daß Kinder mit einer Lese-Rechtschreib-Schwäche eine Reihe von anderen Störungen aufweisen: Bei rund 60% läßt sich eine Störung der Sprachentwicklung nachweisen, rund ein Drittel zeigen Aufmerksamkeitsstörungen und Hyperaktivität und rund 5–10% Auffälligkeiten im visuellen bzw. visuomotorischen Bereich. Als sekundäre Folgeprobleme treten auf: Störungen im Lern- und Leistungsverhalten, emotionale Störungen, Konzentrationsschwäche und Hyperaktivität, psychosomatische Symptome (Kopf-, Bauchschmerzen, Übelkeit, insbesondere vor Schulleistungsanforderungen), depressive Verstimmungen sowie Störungen des Sozialverhaltens. Die Störung kommt bei Jungen deutlich häufiger vor als bei Mädchen (Verhältnis etwa 2:1). Die Häufigkeit beträgt in der 2.–3. Grundschulklasse etwa 6–7%, bezogen auf eine repräsentative Schülerpopulation bis zum 18. Lebensjahr 8% (Remschmidt u. Walter 1990 a, b).

Hypothesen zur Ätiologie und Pathogenese

Trotz einer Vielzahl von Untersuchungen ist die Ätiologie der Lese-Rechtschreib-Schwäche noch nicht hinreichend geklärt. Es existieren jedoch verschiedene Hypothesen (s. Warnke 2000), die mehr oder weniger Argumente für sich haben, aber einander nicht ausschließen:

– genetische Hypothese

1. Die genetische Hypothese stützt sich auf das gehäufte Vorkommen der Lese-Rechtschreib-Schwäche in bestimmten Familien und auf die Ergebnisse der Zwillingsuntersuchungen. Beide Befunde sprechen für einen deutlichen genetischen Faktor. Hinzu kommen neuerdings Untersuchungen, die die Lese-Rechtschreib-Schwäche bzw. Untergruppen dieser Störung auf einzelne Gene zurückzuführen versuchen. Es existiert bereits ein replizierter Chromosomenbefund.

– Störung der Informationsverarbeitung

2. Die Hypothese einer Störung der Informationsverarbeitung stützt sich sowohl auf die Verarbeitung sprachlicher als auch auf die Verarbeitung visueller Informationen. Im Hinblick auf die sprachliche Informationsverarbeitung ist bekannt, daß bis zu 60% der Kinder mit einer Lese-Rechtschreib-Schwäche Störungen der Sprachentwicklung aufweisen, die verschiedene Aspekte des Spracherwerbs einbeziehen (mangelhaft ausgeprägtes phonologisches Bewußtsein, akustische Differenzierungsschwäche, Schwierigkeiten im Abspeichern und Reproduzieren sprachlichen Materials). Auch visuelle Informationen können von Kindern mit einer Lese-Rechtschreib-Schwäche nicht adäquat, wie dies bei normalen Kindern der Fall ist, verarbeitet werden. Sie brauchen für entsprechende Aufgaben länger und unterscheiden sich offenbar auch qualitativ in der Verarbeitung, was sich an veränderten evozierten Potentialen ablesen läßt. Diese Befunde lassen sich auch dahingehend interpretieren, daß bei diesen Kindern möglicherweise die zeitliche Dimension der Informationsverarbeitung gestört ist.

– Veränderungen der Hirnstruktur und Hirnfunktion

3. Hypothesen, die sich auf Veränderungen der Hirnstruktur und Hirnfunktion stützen, können folgende Argumente für sich in Anspruch nehmen: Zum einen haben verschiedene Untersuchungen ergeben, daß das Planum temporale als wichtige Struktur für die Sprachentwicklung bei Menschen mit einer Lese-Rechtschreib-Schwäche in beiden Hemisphären gleich groß ist, d.h. es weist keine Asymmetrie zwischen den beiden Hemisphären auf, wie dies bei der überwiegenden Mehrzahl der Menschen der Fall ist. Daraus kann der Schluß gezogen werden, daß sich bei Menschen mit einer Legasthenie die funktionelle Asymmetrie der Hirnhemisphären nicht oder nur unzureichend ausbildet. Zum zweiten haben Autopsiebefunde zusätzlich histologische Veränderungen und Abnormitäten der Gefäßversorgung im Gehirn von Patienten mit einer Lese-Rechtschreib-Schwäche nachgewiesen. Schließlich zeigen Untersuchungen mit Hilfe evozierter Potentiale, daß sowohl zeitlich als auch qualitativ veränderte Informationsverarbeitungsprozesse im Gehirn von Menschen mit Lese-Rechtschreib-Schwäche vorkommen müssen. In diese Hypothese läßt sich weiter der Befund einfügen, wonach ein Teil der Kinder mit Lese-Rechtschreib-Schwäche auch deutliche Aufmerksamkeitsstörungen aufweist. Dabei geht es primär um die selektive, d.h. gezielt eingesetzte Aufmerksamkeit und nicht um die Daueraufmerksamkeit.

Diagnose

Die Diagnose der Störung erfolgt aufgrund einer sorgfältigen Anamnese sowie einer klinischen und testpsychologischen Untersuchung. In der Anamnese ist auf die Sprachentwicklung im Vorschulalter besonderer Wert zu legen sowie auf das Vorkommen von Lese- und Rechtschreibstörungen in der Familie. Die klinisch-psychiatrische und neurologische Untersuchung konzentriert sich auf zusätzliche Symptome und auf den neurologischen Befund. Bei der klinischen Untersuchung ist die Hör- und Sehprüfung sowie die Prüfung anderer Sinnesfunktionen wichtig. Die testpsychologische Untersuchung schließlich hat die Aufgabe, in standardisierter Weise die Lese- und Rechtschreibfähigkeit sowie auch die Rechenfähigkeit (differentialdiagnostisch wichtig) zu erfassen.

Differentialdiagnostische Abgrenzung

Differentialdiagnostisch muß die Lese-Rechtschreib-Schwäche von folgenden anderen Störungen abgegrenzt werden: von einer Lese-Rechtschreib-Schwäche, die durch eine intellektuelle Minderbegabung zustandekommt; von einer erworbenen Dyslexie oder Alexie; von einer erworbenen Lese- bzw. Rechtschreibstörung infolge einer emotionalen Störung und von einer Rechtschreibstörung ohne Lesestörung (F81.1: isolierte Rechtschreibstörung).

Therapie
– Behandlungsansätze

Die Behandlung der Lese-Rechtschreib-Schwäche geht von 3 Ansätzen aus (Warnke 1987; Warnke u. Niebergall 1997):

- der funktionellen Behandlung des Lesens und Rechtschreibens,
- der Unterstützung des Kindes bei der psychischen Bewältigung der Störung und
- der Behandlung der sekundären psychischen Symptome unter Einbeziehung des familiären und außerfamiliären Umfeldes sowie der schulischen Förderungsmöglichkeiten.

– Verordnungen zur Förderung bei Lese- und Rechtschreibstörungen

Eine Empfehlung der deutschen Kultusministerkonferenz vom 20.4.1978 hat die einzelnen Bundesländer veranlaßt, Richtlinien bzw. Verordnungen zur besonderen Förderung von Schülern mit Lese- und Rechtschreibstörungen zu formulieren. Diese sind z.T. unterschiedlich, konvergieren jedoch in folgenden Maßnahmen (Warnke 1995):

- Es besteht ein Anspruch auf schulische Förderung für alle Schüler mit einer Lese-Rechtschreib-Schwäche, z.B. durch Förderkurse oder innere Differenzierung;
- die Rechtschreibleistung darf keine entscheidende Rolle bei der Versetzung bzw. Nichtversetzung oder bei der Sonderschuleinweisung sowie beim Übergang in eine weiterführende Schule spielen, und
- bei schriftlichen Arbeiten, die nicht die Rechtschreibfähigkeit überprüfen (z.B. bei Aufsätzen) sollten die Rechtschreibfehler in der Benotung nicht berücksichtigt werden.

In den meisten Bundesländern besteht zudem die Möglichkeit, auf eine Benotung der Rechtschreibleistungen zu verzichten.

– medikamentöse Behandlung

Es existiert keine Medikation, die in spezifischer Weise den Lese-Rechtschreib-Vorgang beeinflußt. Medikamente können jedoch manchmal nützlich sein, wenn es um die Behandlung zusätzlicher und sekundärer Störungen geht. Hier haben sich z.B. Antidepressiva bewährt, die bei Vorliegen einer depressiven Zusatzsymptomatik gegeben werden können. Auch der

Einsatz von Stimulanzien kommt in Frage, wenn die Legasthenie mit einem hyperkinetischen Syndrom gekoppelt ist. Die Behandlung mit Nootropika wird kontrovers diskutiert. Einige Ergebnisse legen nahe, daß Kinder unter der Behandlung mit diesen Substanzen rascher und genauer lesen und eine bessere verbale Gedächtnisleistung zeigen (Wilsher 1986).

Zusätzliche psychische Störungen

Eine nicht kompensierte Lese-Rechtschreib-Schwäche stellt einen wichtigen Risikofaktor für zusätzliche psychische Störungen, dissoziales Verhalten und ein mögliches Scheitern der beruflichen Entwicklung dar. Unter delinquenten Jugendlichen fand sich in verschiedenen Studien ein Anteil von 25–75% mit spezifischen Lernstörungen, am häufigsten mit einer Legasthenie. Im Kindesalter haben etwa 30% der Kinder mit einer Lese-Rechtschreib-Schwäche Verhaltensauffälligkeiten (Rutter et al. 1970, 1976); für das Jugendalter ergibt sich eine Quote von 50% (Korhonen 1984). Auch unter Gefängnisinsassen ist die Quote derjenigen mit einer Lese-Rechtschreib-Schwäche auffällig hoch (Weinschenk 1965).

Verlauf

Im Verlauf des Grundschulalters erreichen nur etwa 20–25% aller Kinder mit einer Lese-Rechtschreib-Schwäche altersgemäße Rechtschreibleistungen, bei schwerer Legasthenie war nur in 4% eine Normalisierung der Rechtschreibleistung zu verzeichnen (Watson et al. 1982).

3.9 Rechenstörung

Auch die Rechenstörung (F81.2) wird in der ICD unter den umschriebenen Entwicklungsstörungen schulischer Fertigkeiten subsumiert.

Klinisches Bild

Ihr klinisches Bild ist gekennzeichnet durch eine eindeutige Beeinträchtigung der Rechenfähigkeit, die deutlich unter dem Intelligenzniveau des Kindes liegt. Eine Diskrepanz von mindestens 1–1,5 Standardabweichungen oder 12 T-Wert-Punkte wird i. allg. für die Diagnose als erforderlich angesehen. Die Störung wird in den ersten Schuljahren, spätestens bis zum 5. Schuljahr sichtbar und ist häufig mit Entwicklungsstörungen im Bereich des Sprechens oder der Sprache, der Motorik oder der Visuomotorik vergesellschaftet. Die Lese- und Rechtschreibfähigkeiten dieser Kinder liegen im Normbereich, so daß die Rechenstörung als mehr oder weniger isolierte Schwäche aus dem übrigen Leistungsprofil herausfällt. Die Kinder zeigen zusätzlich soziale oder emotionale Verhaltensauffälligkeiten, die oft auch sekundäre Folgen der Rechenstörung sind. Die Rechenschwierigkeiten dürfen nicht auf mangelnde Förderung, auf Defizite im Sehen und Hören oder auf neurologische Erkrankungen zurückzuführen sein (Leitlinien der ICD-10).

Unterschiedliche Formen der Rechenstörung

Im einzelnen zeigen Rechenstörungen ein unterschiedliches Bild, das auf verschiedene Komponenten zurückgeführt werden kann: z.B. auf Schwierigkeiten in der räumlichen Vorstellung und im räumlichen Denken, auf einen Mangel im Verständnis mathematischer Ausdrücke oder Zeichen, auf Schwierigkeiten, Zahlen in die richtige Reihenfolge zu bringen, auf eine verminderte Fähigkeit der Abstraktion etc. (Remschmidt, im Druck). Im schulischen Alltag macht sich die Störung dahingehend bemerkbar, daß die Kinder im Rechnen mangelhafte oder ungenügende

Leistungen zeigen, während sich ihr Leistungsniveau ansonsten im Durchschnitt bewegt.

Prävalenz

Die Prävalenz der Rechenstörung ohne Verknüpfung mit anderen Entwicklungs- und Lernstörungen wird auf etwa 1% der Kinder geschätzt. Berücksichtigt man ihr Vorkommen im Kontext mit anderen Lern- und Entwicklungsstörungen, so dürfte ihre Rate zwischen 4 und 6% liegen. Aus schulischer Sicht bedürfen etwa 15% der Schüler einer besonderen Förderung im Rechnen (Warnke 1999). Die Störung scheint bei Mädchen häufiger vorzukommen als bei Jungen. Insgesamt muß mit epidemiologischen Aussagen jedoch vorsichtig umgegangen werden, da Untersuchungen an auslesefreien Stichproben bislang nicht existieren.

Ätiologie und Pathogenese

Die Ätiologie der umschriebenen Rechenstörung, die nicht auf mangelnde Förderung oder neurologische Störungen zurückzuführen ist, ist im wesentlichen noch ungeklärt. Die häufige Assoziation mit anderen Entwicklungsstörungen spricht für eine Beeinträchtigung verschiedener zerebraler Vorgänge im Laufe der Entwicklung. Inwieweit ein genetischer Hintergrund eine Rolle spielt, ist vorerst unklar.

Diagnose

Die Diagnose erfolgt aufgrund der Anamnese und einer ausführlichen klinischen, testpsychologischen und ggf. neuropsychologischen Untersuchung. Durchzuführen sind neben der obligaten Intelligenzuntersuchung altersbezogene Rechentests und Rechtschreibtests. Ferner ist in jedem Fall die Sprachentwicklung, die motorische Entwicklung, die Visuomotorik und die Aufmerksamkeit mit entsprechenden Testverfahren zu überprüfen. Schließlich gehört zur Diagnostik auch die Eruierung emotionaler und anderer Probleme sowie eine Klärung des familiären Hintergrundes.

Differentialdiagnostische Abgrenzung

Differentialdiagnostisch muß die umschriebene Rechenstörung abgegrenzt werden von Rechenstörungen im Rahmen einer Intelligenzminderung, Rechenstörungen aufgrund einer neurologischen Erkrankung, Rechenstörungen aufgrund mangelnder Förderung und Vernachlässigung sowie von Rechenstörungen im Gefolge anderer psychiatrischer Störungen (z.B. einer Zwangsstörung, einer Depression, einer Angststörung etc.). Rechenstörungen ergeben sich auch reaktiv aus Versagenserlebnissen im Rechnen, die im Gefolge mit ausgeprägten Erwartungsängsten assoziiert sind, so daß sich dadurch das Versagen im Rechnen perpetuiert.

Therapie und Verlauf

Angemessen ist eine ambulant durchgeführte Übungsbehandlung, die von einer sorgfältigen Analyse der defizitären Komponenten beim Rechenvorgang ausgeht. Dabei geht es um 3 Bereiche:

- Voraussetzungen für eine adäquate Bewältigung von Rechenaufgaben: In diesen Bereich gehören räumliches Vorstellungsvermögen, Mengenbegriff, die Fähigkeit zur Abstraktion und andere basale Grundfertigkeiten;
- Art der Fehler beim Rechnen (z.B. Lesefehler, Rechtschreibfehler, Fehler beim Zahlenschreiben) und
- Rechenstrategien: Hierbei geht es darum, die basalen Fertigkeiten entsprechend einem Regelsystem so einzusetzen, daß man zum richtigen Ergebnis kommt. Bei komplexeren Aufgaben sind dabei ver-

schiedene Wege möglich, die im einzelnen zunächst veranschaulicht und später in abstrakter Form eingeübt werden müssen.

Von großer Bedeutung ist die Motivation der Kinder bei der Übungsbehandlung, deren Erfolge sich im übrigen nur langsam und schrittweise einstellen.

3.10 Hyperkinetische Störung des Sozialverhaltens

Klassifikation

Die hyperkinetische Störung des Sozialverhaltens wird in der ICD-10 als eine Untergruppe der hyperkinetischen Störungen in der Kategorie F90.1 verschlüsselt. Im DSM-IV werden verschiedene Untergruppen der hyperkinetischen Störung in der Kategorie 314.xx (Aufmerksamkeitsdefizit-/Hyperaktivitätsstörung) kodiert, ohne daß allerdings – wie in der ICD-10 – eine eigene Mischkategorie für die Kombination mit der Sozialverhaltensstörung zur Verfügung steht.

Klinisches Bild

Die hyperkinetische Störung des Sozialverhaltens ist zunächst gekennzeichnet durch die Kardinalsymptome der hyperkinetischen Störung – beeinträchtigte Aufmerksamkeit, motorische Überaktivität und u. U. noch ausgeprägte Impulsivität – sowie zusätzlich durch die für die Störung des Sozialverhaltens typischen dissozialen, aggressiven und aufsässigen Verhaltensweisen.

– Aufmerksamkeitsstörung

Die Aufmerksamkeitsstörung zeigt sich darin, daß Aufgaben vorzeitig abgebrochen und Tätigkeiten beendet werden. Die Kinder scheinen leicht das Interesse an einer Aufgabe zu verlieren, weil sie von anderen Reizen abgelenkt werden. Die motorische Überaktivität bedeutet nicht nur einen stärkeren Bewegungsdrang, sondern eine exzessive Ruhelosigkeit, die besonders in Situationen, die relative Ruhe verlangen, auffällig wird. Vor allem in strukturierten Situationen, die ein hohes Maß an Eigenkontrolle verlangen, zeigt sich dieses Merkmal.

– Impulsivität

Die Impulsivität als Neigung zu vorschnellem, unüberlegtem Handeln tritt sowohl im Alltagsleben wie auch besonders in Leistungssituationen auf. In der Schul- bzw. Leistungssituation haben diese Kinder einen „impulsiven Arbeitsstil", d.h., es fällt ihnen schwer, abzuwarten, bis sie dran sind, sie unterbrechen andere und schreien ihre Antworten hinaus, ohne die vollständige Frage zu beantworten. Ein Teil der Kinder gibt sich aufgrund der Impulsivität leichtfertig in Gefahrensituationen, ohne dabei die Konsequenzen zu bedenken. Die Impulsivität ist nicht nur dasjenige Symptom, das sich durchgängig in den meisten Situationen zeigt, sondern es ist auch dasjenige, das in der Entwicklung am längsten bestehen bleibt (wenn die Kinder älter werden). Nicht zuletzt ist es auch ihr impulsives Verhalten, das in Kombination mit dissozialen, aggressiven und oppositionellen Verhaltensweisen häufig zu Schwierigkeiten und Ablehnung im sozialen Kontakt führt.

Prävalenz

Die Angaben zur Häufigkeit für die Gesamtgruppe der hyperkinetischen Störungen schwanken zum Teil erheblich. Alles in allem gelten ungefähr 3% der Kinder im Grundschulalter als auffällig. Dabei sind Jungen deutlich überrepräsentiert. Sie sind etwa 3mal häufiger, in klinischen Stichproben sogar 6- bis 9mal häufiger betroffen als Mädchen.

Ätiologie und Pathogenese

Eine einheitliche Ursache der hyperkinetischen Störung ist nicht bekannt. Es wird eine Vielzahl von ätiologischen Faktoren diskutiert. Eine entscheidende Rolle spielen konstitutionelle Faktoren im Sinne einer genetischen Prädisposition. Andererseits scheinen der Schweregrad, die Art der Begleitsymptomatik und der langfristige Verlauf auch im engen Zusammenhang mit Umwelteinflüssen zu stehen. Letzteres trifft v.a. auf die hier angesprochene Gruppe der hyperkinetischen Kinder mit Sozialverhaltensstörungen zu.

Diagnose

Die Diagnosestellung bereitet erhebliche Schwierigkeiten. Als Gründe dafür sind an erster Stelle die Vielzahl und Heterogenität der Symptome zu nennen, im weiteren dann die situative Abhängigkeit und die damit verbundene Wechselhaftigkeit der Symptomatik. Da das Ausmaß der motorischen Aktivität eines Kindes sehr stark in Abhängigkeit von Alter und Entwicklungsstand variiert, heißt es, bei der Diagnostik auch die Entwicklungsdimension zu berücksichtigen. Nicht zuletzt spielen auch normative Einschätzungen eine Rolle, die in die Beurteilungen eines Kindes als „auffällig" mit einfließen. Aufgrund dieser Probleme sollte die Diagnostik möglichst umfassend und breit angelegt sein und verschiedene Dimensionen mit einbeziehen.

Differentialdiagnostische Abgrenzung

Für die Differentialdiagnose ist zu berücksichtigen, daß Auffälligkeiten im Sinne von komorbiden Störungen auftreten können. Dabei bereitet insbesondere die Abgrenzung zu den eigentlichen Störungen des Sozialverhaltens große Probleme. Die Einrichtung einer Überlappungskategorie zwischen hyperkinetischen und Sozialverhaltensstörungen ist Ausdruck dieser Sachlage. Neben den Störungen des Sozialverhaltens sind als weitere komorbide Störungen affektive und Angststörungen wie auch spezifische Lernstörungen zu nennen.

Therapie

Die vielfältigen diagnostischen Bemühungen verweisen darauf, daß die Therapie mehrdimensional bzw. multimodal zu sein hat. Eine einzige, allein wirksame therapeutische Maßnahme gibt es in der Behandlung hyperkinetischer Störungen nicht. Dies hat dazu geführt, daß Therapieprogramme zum Einsatz kommen, die verschiedene Behandlungskomponenten umfassen, aber dennoch so flexibel sind, daß ein auf den jeweiligen Einzelfall bezogenes Vorgehen möglich ist.

– medikamentöse Behandlung

Je nach Schweregrad der Störung spielt die medikamentöse Behandlung eine wichtige Rolle. Vor allem der Einsatz von Stimulanzien (Methylphenhydat, Dextroamphetamin) ist angezeigt. Verschiedentlich wurden auch Antidepressiva (z.B. Imipramin) sowie Neuroleptika versucht. Es ist nachgewiesen, daß die Stimulanzienbehandlung die spezifischen hyperkinetischen Symptome (z.B. die Aufmerksamkeitsstörung) positiv beeinflussen kann. Sie beseitigt jedoch nicht die Störung im Sozialverhalten. Bei etwa 10–15% der hyperkinetischen Kinder haben die Stimulanzien jedoch keinen Effekt, bei weiteren 20% verlieren sie nach etwa 6 Monaten an Wirksamkeit. Bei rund 40% der Kinder kann die Behandlung nach etwa 1–2 Jahren eingestellt werden, ohne daß die Symptomatik in ausgeprägter Form wieder auftritt. Die medikamentöse Behandlung kann jedoch nie die ausschließliche Therapieform sein. Ihr kommt die Aufgabe zu, den Kindern die Bewältigung einer wichtigen Entwicklungsetappe zu erleichtern, ohne die Störung ursächlich beheben zu können.

– verhaltenstherapeutische Maßnahmen

Die medikamentöse Behandlung wird häufig mit verhaltenstherapeutischen Maßnahmen, die auf dem Prinzip des operanten Konditionierens beruhen, kombiniert. Operante Techniken haben sich nicht nur in Form von Programmen und schriftlich fixierten Plänen bewährt, sondern auch als Orientierungshilfen im alltäglichen Umgang und in der Elternberatung. Sogenannte Selbstinstruktionstrainings versuchen, die Fähigkeit zur Selbststeuerung zu verbessern, indem Handlungsanweisungen für Problemsituationen systematisch verbalisiert und geübt werden. Das „soziale Kompetenztraining" zielt auf ein sozial angepaßteres, verträglicheres Kontaktverhalten im Umgang mit anderen Personen und damit letztlich auch auf eine Stabilisierung der emotionalen Befindlichkeit.

– funktionelle Übungsbehandlungen

Zur emotionalen Stabilisierung tragen auch funktionelle Übungsbehandlungen bei, die vorhandene Defizite im Lern- und Leistungsbereich beheben und auf diesem Wege das Selbstwertgefühl steigern können.

– Zusammenarbeit mit den Eltern

Von großer Bedeutung ist schließlich die Zusammenarbeit mit den Eltern in der Behandlung. Dabei geht es nicht nur darum, den Eltern Informationen und eine allgemeine Orientierung über das Störungsbild zu vermitteln, sondern auch die Wahrnehmung ihres Kindes, die zumeist sehr stark auf dessen negative Verhaltensweisen fixiert ist, zu verändern.

Verlauf

Entgegen der früher verbreiteten Ansicht, daß hyperkinetische Störungen sich mit der Pubertät „auswachsen", geht man heutzutage davon aus, daß gut drei Viertel der Betroffenen weiterhin Schwierigkeiten in Schule und Ausbildung, in der Familie und in der allgemeinen sozialen Anpassung haben. Diese Entwicklung findet auch im Erwachsenenalter ihre Fortsetzung. Mindestens 60% der betroffenen jungen Erwachsenen zeigen weiterhin Symptome. Als besonders gefährdet erscheinen diejenigen mit einer geringen Intelligenz, einem niedrigen sozioökonomischen Status und einem hohen Maß an Aggressivität. Eingeschränkte Sozialkontakte zu Gleichaltrigen, emotionale Instabilität und v. a. elterliche psychopathologische Auffälligkeiten wirken sich ebenfalls nachteilig aus. Die Betroffenen sind insbesondere im Bereich der Sucht und der Delinquenz gefährdet, hier zeigen sie höhere Auffälligkeitsraten als vergleichbare Altersgruppen.

4 Entwicklungsabhängige Störungen

Bedeutung

Im Abschn. 2 wurde dargelegt, daß Änderungen von Verhaltensweisen innerhalb zeitlicher Abläufe, also u. a. Entwicklungsvorgänge, wegen ihrer biologischen Mitbedingtheit Streuungen unterliegen. Entwicklungsvorgänge in Randbereichen dieser Streuungen sind Anlaß zur Beobachtung. Zustände außerhalb dieser Streuungen sind als pathologisch zu betrachten. Das gilt auch dann, wenn sicher ist, daß solche partiellen Entwicklungsrückstände mittelfristig ohne Fremdunterstützung aufgeholt werden. Vorübergehend ist nämlich durch solche Rückstände das Zusammenspiel mit anderen entwicklungsrelevanten Funktionen beeinträchtigt, oder die Wahrnehmung des Individuums durch Außenstehende wird so verändert, daß diese keine altersentsprechenden Anforderungen mehr an das Kind oder den Jugendlichen richten.

Ob die subjektive Lebensqualität durch derartige Störungen nachhaltig beeinflußt wird, ist unerheblich; denn beim Kind, das erst dann als psychisch krank zu betrachten ist, wenn seine Fähigkeit, alterstypische Entwicklungsaufgaben zu erfüllen, mittelfristig eingeschränkt ist, hängt die psychische Gesundheit entscheidend mit der Möglichkeit solche Erwartungen erfüllen zu können, zusammen. Entwicklungsabhängige Störungen sind also quantitative oder qualitative Abweichungen vom entwicklungsgemäß zu erwartenden Verhalten, die sich zwar mittelfristig überwiegend spontan regulieren, aber die Gesamtentwicklung eines Individuums direkt oder indirekt (d.h. über das Verhalten Dritter) nachhaltig beeinflussen können.

Definition

Die pathogenetische Basis entwicklungsabhängiger Störungen ist in der Regel biologisch. Familiäre Häufungen entwicklungsabhängiger Störungen und die Häufung von Störungen dieser Gruppe bei Jungen, lassen an eine genetische Komponente denken. Verzögerungen der Hirnreifung als Basis sind möglich und werden v.a. auf Beeinträchtigungen oder Erkrankungen des unreifen Zentralnervensystems zurückgeführt. Entwicklungsabhängige Störungen können sich nicht vor dem erwarteten Auftreten der gestörten Funktion manifestieren, sind zeitlich also meist eng mit in rascher Entwicklung befindlichen Funktionen verknüpft.

Pathogenese

- genetische Einflüsse

Derartige Funktionen sind für Umgebungseinflüsse besonders anfällig oder auf Förderung aus dem Umfeld besonders angewiesen. Auch hängen sie bezüglich ihrer Veränderungen von der Lernmotivation des Individuums ab. Fehlende Unterstützung, störende Einflüsse von außen oder konkurrierende Motive können so zu ihrer Entstehung beitragen. Im Einzelfall gilt es als schwierig ihre Pathogenese ausreichend aufzuklären. Beispielsweise lassen sich gutachterliche Fragen nach der Entstehung eines Einnässens oder einer Aufmerksamkeitsstörung nicht eindeutig beantworten; oft läßt sich lediglich sagen, daß eine allein relative Verursachung nicht in Frage kommt.

- Umgebungseinflüsse

Der Verlauf entwicklungsabhängiger Störungen ist überwiegend günstig. Ein Teil von ihnen wird aber dadurch prolongiert, daß sich ein partieller Entwicklungsrückstand fixiert und autonom wird, ein anderer Teil wird durch einen aus der Störung erwachsenen Krankheitsgewinn verlängert. Das Risiko von Fixierungen ist bei Störungen mit auch qualitativ von der Norm abweichendem Verhalten höher. Ein kleiner Teil von nur scheinbar entwicklungsabhängigen Störungen besteht fort, weil die fehlgedeutete Symptomatik altersspezifisch bedingten Störungen mit offener Prognose bzw. Kontinuitätstendenz entsprach (s. Abschn. 5).

Verlauf

4.1 Motorische Entwicklungsstörungen und Artikulationsstörungen

Klinisches Bild

Bei den motorischen Entwicklungsstörungen und Artikulationsstörungen (ICD-10-Klassifikationen: F82 und F80.0) weichen Grob- und Feinmotorik bzw. Artikulation vom erreichten kognitiven Entwicklungsniveau quantitativ ab. Beteiligt sind immer auch entsprechende perzeptive Funktionen, z. B. kinästhetische Wahrnehmung oder Lautdifferenzierung. Symptomatisch besteht bezüglich der Motorik eine Verlangsamung v. a. komplizierter Abläufe mit hohen Koordinationsanforderungen (alternierendes Treppensteigen, Schleife binden, Balancieren, Radfahren, Essen mit Messer und Gabel, Schreiben, Zeichnen). Oft ist die Kraftdosierung fehlerhaft. Bei der Artikulationsstörung werden Laute nicht zur üblichen Zeit und in üblicher Reihenfolge erworben, Auslassungen, Verzerrungen und Ersetzen kommen vor, so daß die Sprache wenig verständlich sein kann. Oft sind beide Störungen kombiniert.

Prävalenz

Jungen sind häufiger betroffen als Mädchen. Im Grundschulalter werden Halbjahresprävalenzen um 1,5% für motorische Störungen angegeben und 5% für Artikulationsstörungen, für frühere Altersstufen höhere Raten.

Ätiologie und Pathogenese

Die familiäre Häufung verweist auf eine konstitutionelle Komponente, die Rückbildung mit zunehmendem Alter auf Nachreifungsprozesse. Hirnorganische Schädigungen scheinen die Störung zu begünstigen. Übung spielt bei den motorischen Defiziten keine Rolle, weil die Motorik durch Übung nur wenig beschleunigt werden kann. Schlechte Sprachvorbilder begünstigen Artikulationsstörungen, desgleichen Störungen der Lautdiskrimination und der sequentiellen Reizverarbeitung.

Diagnose

Auszuschließen sind neurologische Erkrankungen, Sinnesbehinderungen, Intelligenzminderungen oder mangelnde Förderung. Die Störung muß mit dem erwarteten Eintritt der betroffenen Funktionen erkennbar werden. Neurologische „soft signs" und eine verlangsamte Reifung der EEG-Grundaktivität sind häufig, aber nicht obligat. Familiäre Häufung stützt die Diagnose. Artikulationsstörungen werden nicht eigens diagnostiziert, wenn sie Begleitsymptomatik expressiver oder rezeptiver Sprachentwicklungsstörungen sind. Die Diagnose ergibt sich aus der relevanten Differenz zwischen Motorik bzw. Artikulation und dem intellektuellen Niveau.

Therapie und Verlauf

Übungsbehandlungen sind gebräuchlich; ihre Wirkung ist für die Artikulationsstörungen besser belegt als für motorische Entwicklungsstörungen. Die Spontanprognose ist deutlich besser als für die umschriebenen Entwicklungsstörungen der Sprache oder Schriftsprache (Esser 1991). Vergleichende Längsschnittuntersuchungen zum Effekt einer Behandlung fehlen; auch die in Kohortenstudien beobachteten Spontanremissionen erfolgen ja nicht ohne gleichzeitiges Üben.

4.2 Bewegungsstereotypien und passagere Ticstörungen

Merkmale

Bewegungsstereotypien (ICD-10-Klassifikation: F98.4) sind wiederholte gleichförmige, häufig rhythmische und willkürlich in Gang gesetzte Bewegungen ohne Funktionscharakter. Tics (ICD-10-Klassifikation: F95.0) betreffen wiederholte, plötzliche, rasche und nichtrhythmische Bewegungen umschriebener Muskelgruppen; die häufigsten passageren Tics sind Blinzeltics und Grimassieren. Ticstörungen werden wegen ihres altersgebundenen Beginns in Abschn. 5.2 abgehandelt. Beide Störungen treten hauptsächlich im Vorschulalter auf und betreffen etwa 3% dieser Altersgruppe. Anderweitig psychisch auffällige Kinder entwickeln häufig Bewegungsstereotypien mit Selbstverletzungen, die Stereotypien ohne Automutilation gehen mit dem Schulalter in der Regel zurück (Werry et al. 1983).

Stereotypien entstehen unter verminderter und erhöhter Stimulation, passagere Tics hingegen spontan, sind aber durch Belastungen verstärkbar. Die häufigsten Stereotypien sind Kopfwerfen und Körperschaukeln - oft vor dem Einschlafen -, Nägelbeißen und Daumenlutschen sind verbreitet. Das Ausreißen von Kopf- und Wimpernhaaren fällt unter die Impulskontrollstörungen. Stereotypien sind häufig Teile anderer Erkrankungen (z.B. autistischer Syndrome) und werden dann nicht separat diagnostiziert.

4.3 Pica und Rumination

Merkmale

Pica und Rumination (ICD-10-Klassifikationen: F98.3 und F98.2) sind seltene Eßstörungen im Kindesalter, sie bestehen in regelmäßigem Essen nicht eßbarer Substanzen bzw. dem Heraufwürgen bereits verschluckter Nahrung. Die Rumination steht den Bewegungsstereotypien nahe. Pica kommt bei intelligenzgeminderten oder vernachlässigten Kindern gehäuft vor, ebenso bei Eisenmangelanämien (Parry-Jones u. Parry-Jones 1992).

4.4 Pavor nocturnus, Somnambulismus und Alpträume

Klinisches Bild

Eine Pavorsymptomatik (ICD-10-Klassifikation: F51.4) zeigen etwa 4% der Kinder im Vorschulalter. Im ersten Nachtdrittel (Schlafstadium III bzw. IV) erwachen sie mit Zeichen von Panik, gesteigerter Motorik, vegetativer Erregung und Desorientierung, die Minuten andauern kann. Für die Ereignisse besteht ebensowenig Erinnerung wie für den Somnambulismus (ICD-10-Klassifikation: F51.3). Dessen Maximum liegt im 12. Lebensjahr. Das Bett wird ebenfalls im ersten Nachtdrittel (Schlafstadium III oder IV), ggf. auch mehrmals pro Nacht verlassen. Die herumlaufenden Kinder sind wenig ansprechbar und beeinflußbar, zeigen starren Gesichtsausdruck und leeren Blick, nach der Episode sind sie kurzfristig desorientiert. Morgens besteht Amnesie für die Symptomatik. Bei den Alpträumen (ICD-10-Klassifikation: F51.5) führen lebhafte Traumbilder im letzten Nachtdrittel aus dem REM-Schlaf - aber auch aus Tagschlaf - zu Ängsten und Bedrohungsgefühlen. Die Erinnerungen sind lebhaft und plastisch und erzeugen Ängste vor Wiederholung, so daß Einschlafstörungen auftreten können (Clore u. Hibel 1993).

Ätiologie und Pathogenese

Reifungsstörungen des Zentralnervensystems werden für Pavor nocturnus und Somnambolismus verantwortlich gemacht. Besonderheiten der

Entwicklung der Emotionalität für die Alpträume; nur selten werden traumatisierende Erlebnisse als Ursache von Alpträumen betrachtet.

Diagnose

Reifungsstörungen sind typisch und gut abgrenzbar, sie ergeben sich aus der Beschreibung der Eltern. Differentialdiagnostisch kommt der Ausschluß nächtlicher Anfälle durch Schlaf-EEG, im Zweifelsfalle durch Schlaflaboruntersuchungen in Frage.

Therapie und Verlauf

Die Parasomnien im Kindesalter haben eine gute Prognose. Pavor nocturnus geht nicht selten mit Eintritt in das Schulalter in Somnambulismus über. Somnambulismus persistiert selten und dann meist bei Kombinationen mit deutlicher Psychopathologie. Notwendig sind die Informationen der Eltern beim Somnambulismus zwecks Sicherung der Kinder gegen Gefährdungen. Bei den seltenen persistierenden Somnambulismusformen kommen trizyklische Antidepressiva in Frage. Bei kindlichen Alpträumen muß gelegentlich die Angst vor dem Wiederauftreten der Träume behandelt werden.

4.5 Enuresis und funktionelle Harninkontinenz

Klinisches Bild

Die unter dem Begriff des unwillkürlichen Harnabgang (ICD-10-Klassifikation: F98.0) zusammengefaßten Störungsbilder bedürfen der weiteren Differenzierung. Zwei Formen der primären Enuresis (Blasenkontrolle) lassen sich unterscheiden, eine isolierte und eine kombinierte.

– isolierte vs. kombinierte primäre Enuresis

Bei der monosymptomatischen Form erfolgt die Entleerung großer Urinmengen im Non-REM-Schlaf in den ersten Stunden nach dem Einschlafen. Die Betroffenen werden durch den Füllungsdruck der Blase nicht geweckt, sind auch sonst schwer weckbar. Diese isolierte primäre Enuresis nocturna kommt familiär gehäuft vor. Bei der kombinierten Form werden oft parallel Enuresis diurna, Symptome der funktionellen Harninkontinenz, Enkopresis und andere psychische Auffälligkeiten registriert, im Gegensatz zur isolierten Form kann mehrmals pro Nacht eingenäßt werden. Das Einnässen löst einen Weckreiz aus (von Gontard 1998). Die primäre Form macht fast ein Drittel der klinisch gesehenen Populationen aus, ein knappes Viertel entfällt auf die sekundäre Enuresis nocturna.

– sekundäre Enuresis

Bei der sekundären Enuresis tritt nach (mindestens 6monatiger) funktionierender Blasenkontrolle ein Wiedereinnässen auf, das häufig mit Dranginkontinenz bei Tage und mit psychischen Auffälligkeiten von eher extraversiver Symptomatik verbunden ist; familiäre Belastungen mit Enuresis sind gehäuft. Die 6-Monatsprävalenz für nächtliches Einnässen beträgt für 5jährige 15%, für 8jährige 8% und für 13- bis 15jährige 3%, jenseits der Pubertät sind fast nur noch Jungen betroffen, vorher beträgt die Relation von Jungen zu Mädchen 2:1.

– funktionelle Harninkontinenz

Die reine Enuresis diurna ist selten, bei reinem Tageinnässen handelt es sich fast ausschließlich um funktionelle Harninkontinenz (Hjälmas 1992), die bei Jungen etwas häufiger vorkommt als bei Mädchen, bei 7jährigen 5%, in der Adoleszenz noch bei 1%. Die reine Dranginkontinenz betrifft überwiegend Mädchen (van Gool u. de Jonge 1989). Die häufigen Blasenentleerungen entsprechen etwa 60% des normalen Blasenvolumens, dulden aber keinen Aufschub. Unter Ermüdung verstärkt sich die Symptomatik. Haltemanöver können den Abgang kleiner Urinmengen nicht verhindern. Die Kombination mit sekundärer Enuresis nocturna ist häufig. Ein höherer Anteil der Kinder mit funktioneller Harninkontinenz näßt wegen willkürlichen Miktionsaufschubs tagsüber ein, die entleerten Volumina sind erhöht, Haltemanöver häufig. Bei Jungen ist diese Störung häufiger als bei Mädchen, oft kombiniert mit Enkopresis und Obstipation, mit unvollständiger Blasenentleerung und psychiatrischer Komorbidität (wiederum mit extraversiver Symptomatik) (von Gontard et al. 1998).

Bei einer kleineren Gruppe innerhalb der funktionellen Harninkontinenz entsteht Einnässen wegen der Dyskoordination von Detrusor- und Sphinktermuskulatur. Mangelnde Spannung des Sphinkter verlängert die Blasenentleerungszeit und läßt sie unvollständig bleiben; in der Folge treten Blasenwandverdickungen und Rückstau in die ableitenden Harnwege auf (Hinman 1986; Olbing 1993).

Ätiologie und Pathogenese

Für die primäre Enuresis nocturna wurde eine deutliche genetische Komponente mit Genorten auf den Chromosomen 8, 12, 13 und 22 lokalisiert (Eiberg et al. 1995; von Gontard 1998; von Gontard et al. 1998). Familiäre Häufungen verweisen auch bei anderen Formen auf Dispositionen. In der Pathogenese spielen eine Reduktion des adiuretischen Hormons und erhöhte Schlaftiefe eine Rolle, ggf inkonsistente Sauberkeitserziehung. Die sekundäre Enuresis nocturna beginnt häufig unter äußeren Belastungen, im Rahmen von oppositionellem oder regressivem Verhalten (z.B. nach der Geburt von Geschwistern), besteht aber häufig nach Wegfall der Auslöser fort. Psychische Sekundärphänomene können die Behandlung der primären Enuresis nocturna ebenso erschweren wie die begleitende Psychopathologie. Für Einnässen bei Tage gilt die Aktivierung des M. detrusor während der Füllungsphase der Blase als Ausdruck mangelnder Reife als wesentliche Mitursache. Die Genese der Detrusor-Sphinkter-Koordination ist ungeklärt. Willkürlicher Miktionsaufschub wirkt der physiologischen Blasenentleerung entgegen. Rezidivierende Harnwegsinfektionen oder asymptomatische Bakteriurien sind häufige Begleiterscheinungen der funktionellen Harninkontinenz.

Diagnose

Für die diagnostische Unterscheidung der Unterform sind Familienanamnese, Beginn und Häufigkeit der Symptomatik, die Länge symptomfreier Intervalle, die Qualität der Sauberkeitserziehung, sonstige Entwicklungsstörungen, aktuelle Belastungen und andere psychiatrische Symptome von Bedeutung. Erhoben werden müssen die entleerte Harnmenge, die Weckbarkeit durch nächtliches Einnässen, die Miktionsfrequenz und die Harnvolumina bei Tage sowie das Vorkommen von Drangsymptomen und Haltemanövern.

Die körperliche Untersuchung fahndet nach äußeren Hinweisen auf Fehlbildung der ableitenden Harnwege, nach Bakterien und anderen Zeichen von Harnwegsinfektionen (Hansson 1992), mittels der Sonographie nach Blasenwanddicke und Restharnvolumen (Olbing 1993). Die Sphinkter-Detrusor-Dyskoordination kann nur durch ein Miktionsprogramm bestätigt werden; vor dem Alter von 5 Jahren wird die Diagnose nicht gestellt. Bei sekundärer Enuresis muß das symptomfreie Intervall wenigstens 6 Monate betragen. Ausgeschlossen werden müssen insbesondere Dysurie, Polyurie, Hämaturie und Restharnsymptomatik, mechanische und urologische (Abflußhindernis, Refluxes, Zystitis) sowie neurogene Ursachen (nächtliche zerebrale Anfälle), selten ein beginnender Typ I Diabetes. Bei Harnträufeln muß eine Urikaektopie ausgeschlossen werden.

Therapie und Verlauf

Die Spontanremissionsrate beträgt jährlich etwa 15% der Altersprävalenz bis zum Ende der Adoleszenz, bei Vorschulkindern liegt sie etwas höher, bei Mädchen ist der Verlauf günstiger. Die funktionelle Harninkontinenz hat die beste Prognose, relativ günstig ist die Prognose der sekundären Enuresis nocturna, schwieriger die der isolierten und kombinierten primären Formen. Behandlungsbedarf ergibt sich trotz der relativ günstigen Spontanprognose aus sozialen Nachteilen und Beeinträchtigungen des Selbstwertes in Folge der Symptomatik.

– verhaltenstherapeutische Maßnahmen

Vor der Behandlung ist die Kooperationsfähigkeit von Kind und Eltern zu prüfen; symptomverstärkende Maßnahmen (Flüssigkeitsbeschränkung, Tragen von Windeln) sind zu überdenken. Hyperkinetische Störungen (s. Abschn. 3.10) sind in jedem Fall vorher zu behandeln, oppositionelle Störungen ebenfalls, Störungen des Sozialverhaltens zumindest parallel. Bei 30% der primär und sekundär einnässenden Kinder gilt der Effekt von Selbstkontrolle und Bekräftigung als ausreichend, er wird mit der konsequenten Delegation der Verantwortung an das Kind erklärt und gelingt nur bei sorgfältiger Einhaltung verhaltenstherapeutischer Regeln. Versagt diese Vorgehensweise nach 6wöchiger Anwendung, wird die Behandlung mit Enuresisalarmgeräten empfohlen, die bei sorgfältiger Durchführung bei 75% der Behandelten in 8 Wochen hilft. Wegen der Miktionsrate von 40% empfehlen sich Überlernprozeduren durch Flüssigkeitsbelastung. Bei Mißerfolg wird die Behandlung mit dem Alarmgerät mit einem intensiven Blasentraining gekoppelt, die Erfolgsraten werden mit wenigstens 75% binnen 4 Wochen angegeben, die Rückfallraten mit 30%. Die Anforderungen an die Kooperation der Eltern sind hoch.

– medikamentöse Therapie

Die wegen der kardialen Nebenwirkungen kritische Gabe von trizyklischen Antidepressiva hat Rückfallraten von 50% und gilt deswegen nicht als Mittel der ersten Wahl. Die Behandlung mit Desmopressin hat Erfolgsraten um 50%, aber auch Rückfallraten in dieser Größenordnung, das Nebenwirkungsrisiko liegt in der Flüssigkeitsreduktion. Medikamentöse Interventionen sind nur bei kurzfristigem Erfolgsbedarf oder zur Unterstützung der verhaltenstherapeutischen Methoden angezeigt.

Behandlung der funktionellen Harninkonsistenz

Die Formen der funktionellen Harninkontinenz sind in der Regel behandlungspflichtig. Beim Tageinnässen durch Miktionsaufschub wird die Blasenkontrolle durch kontrollierte konsequente Entleerung nach verhaltenstherapeutischem Schemata erreicht. Die Detrusor-Sphinkter-Koordination wird mittels Biofeedback durchgeführt; ein 50%iger Erfolg und 20% Teilbesserungen sind zu erwarten. Die Behandlung der Dranginkontinenz beginnt mit der Sanierung von Harnwegsinfekten, der bei einem Teil die Symptomatik sistieren läßt. Zweiter Schritt der Behandlung ist das Bewußtmachen des Blasenfüllungsdruckes mit vollständiger Blasenentleerung nach verhaltenstherapeutischen Prinzipien, dritter Schritt die zusätzliche Behandlung mit Oxibutinin; an seiner Stelle kann bei älteren Kindern ein Blasenkapazitätstraining erfolgen, die Erfolgsraten werden mit 70% angegeben.

4.6 Enkopresis

Klinisches Bild

Einkoten (ICD-10-Klassifikation: F98.1) tritt meist bei Tag, seltener bei Nacht auf, in der Regel sekundär, d.h. nach Erwerb der Sphinkterkontrolle. Wiederholtes willkürliches oder nichtwillkürliches Absetzen von Stuhl in unterschiedlichen Mengen an dafür nicht vorgesehenen Orten kommt bei 2% der 8jährigen und bei 0,6% der 13jährigen vor, es ist bei Jungen etwa 4mal so häufig wie bei Mädchen. Als Hauptmechanismus gilt bei 80% die der isolierten Enkopresis zugrundeliegende Obstipation oder Stuhlretention aufgrund von Dispositionen, Ernährungsgewohnheiten oder Entleerungsvermeidung, gelegentlich auch in Folge von Depressionen (Christophersen u. Rapoff 1983; Levine 1975).

Ätiologie und Pathogenese

Die Obstipation wird vom Kind nicht wahrgenommen, der pathogenetische Mechanismus ist unklar; in der Regel passiert weicher Stuhl die in der Ampulle befindlichen Kotballen. Bei 15% wird ein irritables Kolon gesehen, das auf Streß oder Angst mit Einkoten reagiert. Diese Form ist häufig mit emotionalen Störungen verbunden. Eine manipulativ eingesetzte Enkopresis liegt bei etwa 5% der Betroffenen vor und geht in der Regel mit oppositionellen Störungen oder dissozialen Symptomen einher. Pathogenetisch ist der Zeitpunkt der Sauberkeitserziehung unbedeutend, wohl aber deren Qualität. Die sekundäre Form ist häufiger als die primäre. Sekundärüberlagerungen sind häufig, ebenso die Kombination mit Enuresis.

Diagnose

Diagnostisch relevant sind die Art der Symptomatik, ihre Entstehungsgeschichte, begleitende psychiatrische Störungen, die individuelle Reife und das Vorkommen aktueller oder chronischer familiärer Belastungen, ebenso körperliche Symptome von Obstipation; bei unter 5jährigen wird die Diagnose nicht gestellt.

Behandlung

Der Behandlungsbedarf ergibt sich aus den sozialen Folgen und der drohenden chronischen Obstipation. Bei den sekundären Formen erfolgt die Behandlung der emotionalen bzw. oppositionell-dissozialen Symptomatik zumindest parallel zur verhaltenstherapeutischen Regulierung der Darmtätigkeit, bei den primären Formen steht nach der Darmentleerung die Obstipationsbehandlung im Vordergrund und wird von verhaltenstherapeutischen Maßnahmen gefolgt.

4.7 Alterstypische somatoforme bzw. Konversionsstörungen

Klinisches Bild

Rezidivierende Kopf- und Bauchschmerzen sind im Kindesalter häufig Vorläufer somatoformer autonomer Funktionsstörungen vegetativ kontrollierter Organsysteme. Die Häufigkeit wird im Schulalter mit 10–30% angegeben, in Inanspruchnahmepopulationen finden sich jedoch nur 1,5%. Es handelt sich um Schluckstörungen, Globusgefühl, abdominelle Symptome, Schwindel und Herzklopfen, seltener Brechreiz, Dysurie oder Hyperventilation. 40% der Betroffenen zeigen Überlappungen mit dissoziativen Symptomen, z.B. Bewegungs- und Sensibilitätsstörungen, Sehstörungen und Aphonien. Erst mit dem Jugendalter nehmen psychogene Anfälle an Häufigkeit zu und die unspezifischen Schmerzsymptome ab. Mädchen sind häufiger betroffen als Jungen, in der Regel lassen sich konfliktbezogene bewußtseinsferne Affekte ausmachen. Leid und Zuwendungsbedürftigkeit treten an Stelle der für spätere Altersstufen typischen „belle indifference".

Ätiologie und Pathogenese

Modellverhalten Erwachsener scheint pathogenetisch bedeutsam, oft wird sexuellen Mißbrauchserfahrungen eine Rolle bei der Genese zugeschrieben.

Diagnose

Verhaltensmodelle und die Vorgeschichte sind bei der Diagnostik ebenso wichtig wie der möglichst frühzeitige und gründliche Ausschluß körperlicher Störungen. Typisch ist das Ablehnen einer psychogenen Interpretation der Symptome, nicht aber die Selbstbeschäftigung mit den somatischen Zeichen. Die Symptomatik kann in Abhängigkeit von der Auslösesituation binnen Wochen oder Monaten sistieren, unter chronischen Belastungen aber rezidivieren.

Behandlung

Bei jungen Kindern erfolgt die Behandlung eher indirekt über die Beeinflussung der Eltern, ab dem Schulalter – erst recht bei akuter Symptomatik – werden die Betroffenen direkt behandelt, dabei wird die körperliche Symptomatik akzeptiert und ihr Rückgang unter Placebo und Suggestivmaßnahmen ausgenutzt. Auf eine Minimierung des Krankheitsgewinns und den Aufbau interner Kontrollüberzeugung muß geachtet werden. Mit zunehmender kognitiver Reife wird stärker auf die psychogene Interpretation zurückgegriffen.

4.8 Aufmerksamkeits- und Hyperaktivitätsstörungen

Verlauf

Längsschnittuntersuchungen zeigen eine Rückbildung bei etwa 50% der reinen Aufmerksamkeitsstörung oder der einfachen Aufmerksamkeits- und Hyperaktivitätsstörung. Entscheidend dafür ist, daß nicht gleichzeitig oppositionelle oder aggressiv-dissoziale Störungen vorkommen, denn die Kombination aus hyperkinetischer Störung und Störungen des Sozialverhaltens gilt als prognostisch ungünstig.

Ätiologie und Pathogenese

Nach heutigen Vorstellungen ist die kombinierte Störung stärker genetisch determiniert (Silberg et al. 1996), während die einfachen Aufmerksamkeits- und Hyperaktivitätsstörungen eher mit zentralnervösen Reifungsdefiziten in Zusammenhang gebracht werden. Für diese Störungen gibt es eine Prävalenz von etwa 3% im Grundschulalter vorwiegend bei Jungen.

Diagnose und Behandlung

Diagnostik und Behandlung der prognostisch ungünstigeren kombinierten hyperkinetischen Störungen mit Behinderungscharakter wird in

Abschn. 3 erörtert. Dort finden sich Angaben über Erkennung und Behandlung der Aufmerksamkeitsstörungen. Unklar ist, ob die Überschneidung hyperkinetischer Störungen mit Tics, Stottern und spezifischen Entwicklungsstörungen vorzugsweise für die Kombination mit Störungen des Sozialverhaltens gilt.

4.9 Altersspezifische Phobien

Klinisches Bild

Bei den monosymptomatischen (spezifischen) Phobien bezieht sich die Angst auf bestimmte Objekte und Situationen. Besonders häufig sind Tierphobien (Spinnenphobie, Hundephobie), aber auch Angst vor geschlossenen Räumen (Klaustrophobie), vor großen und belebten Plätzen (Agoraphobie), vor Dunkelheit und vor bestimmten Situationen ist typisch. Monosymptomatische Phobien entstehen im übrigen in der Kindheit, in der Adoleszenz und im frühen Erwachsenenalter.

– monosymptomatische Phobien des Kindesalters

Phobische Störungen des Kindesalters entsprechen in der Regel unphysiologischen Verstärkungen alterstypischer Ängste, z.B. der Furcht vor Tieren, Dunkelheit oder Gewitter; Paniksymptome sind dabei möglich, aber selten. Zwischen 7 und 10% der Kinder im beginnenden Schulalter leiden unter solchen Störungen ohne nennenswerte Geschlechtsdifferenz. Ob eine genetische Komponente bei der Verstärkung solcher physiologischer Kinderängste zu Phobien eine Rolle spielt, ist unklar (Beidel u. Turner 1998); Schwierigkeiten der Eltern im Umgang mit solchen Symptomen im Sinne von Vermeidungsverhalten scheinen bedeutsam. Diagnostisch relevant ist, daß die phobische Symptomatik nicht mehr alters- oder entwicklungsangemessen ist. Der Spontanverlauf ist günstig, eine Behandlung ist nur teilweise wegen eingeschränkter Alltagsfunktionen notwendig. Verhaltenstherapeutische Vorgehensweisen im Sinne von prolongierter Exposition, systematischer Desensibilisierung und Modellernen verlangen Mitarbeitsmotivation von Eltern und Kind.

– soziale Phobien des Jugendalters

Soziale Phobien sind häufige Manifestationen des Jugendalters und des frühen Erwachsenenalters. Mit der zunehmenden Bedeutung bestimmter sozialer Situationen für Jugendliche wird auch die Angst bzw. Furcht in diese Richtung gelenkt. Sie konzentriert sich häufig auf Prüfungssituationen, Essen oder Sprechen in der Öffentlichkeit, Treffen mit dem anderen Geschlecht, alle Formen des Auftretens in der Öffentlichkeit, wobei die Jugendlichen befürchten, daß es ihnen in der jeweils kritischen Situation schwindlig wird, daß sie Erbrechen könnten oder daß man sie auslachen könnte. Die Furcht vor den entsprechenden Situationen geht mit den üblichen physiologischen Veränderungen von Angstzuständen einher. Im Gegensatz zu anderen Phobien sind soziale Phobien bei beiden Geschlechtern in etwa gleich häufig.

Ätiologie und Pathogenese – genetische Faktoren

Ätiologie und Genese sind für monosymptomatische (spezifische) Phobien und soziale Phobien ähnlich. Für die Bedeutung konstitutioneller und genetischer Faktoren sprechen 3 Argumente:

1. Zwillingsstudien zeigen, daß Angstsyndrome generell bei eineiigen Zwillingen eine höhere Konkordanz aufweisen als bei zweieiigen, was auch für soziale Ängste gilt (Torgersen 1979).

2. Bei Patienten mit Phobien läßt sich im Vergleich zu gesunden Menschen eine ausgeprägtere generelle Erregung und eine geringere Fähigkeit zur Habituation feststellen (Lader u. Wing 1966);
3. Angstzustände (nicht nur Phobien) treten familiär gehäuft auf; Kinder ängstlicher Eltern sind ebenfalls in vermehrtem Ausmaß ängstlich.

– psychologische und psychosoziale Faktoren

Psychologische und psychosoziale Faktoren erstrecken sich auf prämorbide Persönlichkeitsmerkmale (Kontaktscheu, Depressionsneigung, sozialer Rückzug), familiäre Momente (ähnliche Verhaltensweisen in der Familie) und Konditionierungsvorgänge. Das Konzept der „preparedness" besagt, daß Angstinhalte phobischer Patienten aus der Evolution zu erklären sind. Sie beziehen sich durchweg auf Objekte, mit denen in der Evolution Gefahren verbunden waren (z. B. gefährliche Tiere, Höhen, spitze Gegenstände), jedoch nicht auf Errungenschaften der modernen Technik (z. B. Waschmaschinen, Autos, Radios oder Fernsehgeräte). Die kognitiven Emotionstheorien (Lazarus 1966, 1981) gehen davon aus, daß Angstgefühle einer kognitiven Bewertung einer als bedrohlich eingeschätzten Situation entspringen.

Diagnose

Die Diagnose erfolgt aufgrund der Anamnese und der klinischen Symptomatik, die zum Teil direkt beobachtet werden kann. Differentialdiagnostisch abgegrenzt werden müssen andere Angstsyndrome bzw. andersartige Störungen bei denen Angst eine große Rolle spielt (z. B. schizophrene Psychosen, depressive Störungen).

Therapie
– verhaltenstherapeutische Maßnahmen

Sowohl bei monosymptomatischen als auch bei sozialen Phobien sind verschiedene Strategien der Verhaltenstherapie Methoden der Wahl. Positive Erfahrungen liegen vor mit der systematischen Desensibilisierung und insbesondere dem „flooding" (Exposition; Reaktionsverhinderung). In jüngster Zeit sind kognitive Strategien (mit oder ohne Entspannungsübungen) in den Vordergrund gerückt. Zu ihnen gehören verschiedene Formen des Problemlösetrainings und des Selbstinstruktionstrainings, kombiniert mit einem Selbstsicherheitstraining. Kognitive Strategien scheinen aber der Methode der Exposition und Reaktionsverhinderung unterlegen zu sein (Reinecker 1990).

– medikamentöse Therapie

Auch die medikamentöse Therapie wird eingesetzt. Angewandt werden im wesentlichen 2 Substanzgruppen: Antidepressiva und Benzodiazepine. Auf Antidepressiva sprechen Patienten mit generalisierten Angstzuständen besser an als solche mit monosymptomatischen (Zitrin et al. 1983). Im übrigen hängt der Einsatz von Antidepressiva sehr stark davon ab, ob eine begleitende Depression vorliegt oder nicht. Eine vorübergehende Anwendung von Benzodiazepinen kann wegen der damit verbundenen Suchtgefahr nur bei schweren Angstzuständen im Jugendalter empfohlen werden, nicht jedoch über einen längeren Zeitraum (länger als 6 Wochen).

Verlauf

Was den Verlauf betrifft, so scheinen die unter phylogenetischem Aspekt sinnvollen Ängste (Tierphobien, Klaustrophobien, Höhenphobien) länger anzuhalten. Allerdings neigen auch soziale Phobien, wenn keine Behandlung erfolgt, zur Chronifizierung (Agras et al. 1969). Günstige Faktoren für die Prognose sind (Marks 1987): Fehlen einer ausgeprägten depressiven Verstimmung, konsistente Vermeidung der angstauslösenden Situation, Therapiemotivation und gute Fortschritte während der ersten Therapiestunden.

4.10 Soziale Überempfindlichkeit

Klinisches Bild

Die Symptomatik äußert sich in einer pathologischen Steigerung alterstypischer Besorgnisse und Ängste gegenüber unbekannten Kontakten oder bedrohlich erscheinenden sozialen Situationen. Ihre Vorkommenshäufigkeit beträgt 2,5% (in einer Studie zur Adoleszenz wird sie sogar höher angegeben), Jungen gelten als häufiger betroffen als Mädchen.

Ätiologie und Pathogenese

Pathogenetisch scheinen Temperamentsmerkmale die alterstypische Distanz gegenüber Fremden zu verstärken. Bedeutsam ist die Benutzung ineffektiver sozialer Strategien, nicht die Zurückweisung durch andere. Sozial ängstliche Modelle und Erziehung, die Vermeidungsverhalten begünstigt, wirken verstärkend. Traumatische Erlebnisse sind eher seltene Auslöser. Die Überempfindlichkeit kann sich gegen Gleichaltrige, ältere oder gegen Erwachsene oder Fremde überhaupt richten. Das Bindungsverhalten ist ungestört, durch Vermeidung ist der Kreis der Bezugspersonen häufig klein, das Fehlen sozialer Erfahrungen begünstigt begleitende Angstsymptome und das Erlebnis der Inkompetenz. Bei Älteren wird der soziale Status beeinträchtigt.

Diagnose und Behandlung

Differentialdiagnostisch ist eine Abgrenzung gegenüber sozialen Phobien mit spezifischen Befürchtungen bezüglich des Gegenübers, die meist im späteren Kindesalter beginnen, notwendig, außerdem müssen akute reaktive Störungen (s. Abschn. 2) ausgeschlossen werden. Der Behandlungsbedarf richtet sich nach dem sozialen Defizit. Als prognostisch ungünstig gelten das seltene Vorkommen von Paniksymptomen, die familiäre Belastung mit Angststörungen, eine Zunahme der Symptomatik im Verlauf und ihre Unbeeinflußbarkeit durch soziale Unterstützung. Auf die bei einem kleinen Teil möglichen Übergänge in soziale Phobien ist zu achten (Beidel u. Turner 1998). Die Behandlung zielt auf einen Kompetenzerwerb durch Modellernen, die Änderung verzerrter sozialer Wahrnehmungen und die Stärkung interner Kontrollüberzeugungen. Sie wird nötigenfalls durch Expositionen mit Reaktionsvermeidung ergänzt.

4.11 Oppositionelle Störung und Störung des Sozialverhaltens mit sozialen Bindungen

Klinisches Bild

– oppositionelle Störung mit feindseliger Komponente

Die Bedeutung oppositioneller Störungen ist umstritten. Häufig gilt das persistierende ungehorsame (und aufsässige) Verhalten mit feindseliger Komponente, aber ohne aggressive oder dissoziale Handlungen als mögliche Vorstufe gestörten Sozialverhaltens. Es tritt hauptsächlich im frühen Schulalter auf, Jungen sind häufiger betroffen als Mädchen (ausgeprägte emotionale Begleitstörungen sind selten), chronische Belastungen und defizitäre Erziehung werden gehäuft gesehen, Temperamentseigenschaften gelten aber als disponierend. Voraussetzung für die Einordnung unter die alterstypischen passageren Störungen ist, daß keine Kombination mit einer hyperkinetischen Störung vorliegt. Verläßliche epidemiologische Angaben für die hier genannte Störung fehlen. Das oppositionelle Verhalten richtet sich eher gegen Autoritätspersonen der engeren Umgebung, deren Anforderungen passiv oder aktiv mißachtet werden. Gezieltes Ärgern kommt vor. Die Zuständigkeit für die Schwierigkeiten wird dem Gegenüber zugeschrieben. Provokationen sind häufig, bei niedriger Frustrationstoleranz werden Wutanfälle gesehen.

Störungen des Sozialverhaltens

Bei Störungen des Sozialverhaltens ist die Bindung an die Frühadoleszenz prognostisch relevant, nach Moffitt (1993) beginnen etwa 85% der Störungen des Sozialverhaltens nach dem 10. Lebensjahr. Trotz ihres andauernd dissozialen Verhaltens haben die Betroffenen soziale Bindungen und oft gute Beziehungen zu Gleichaltrigen. Umgekehrt sind das Fehlen sozialer Bindungen zu Gleichaltrigen, körperliche Aggressivität und die Kombination mit hyperkinetischen Störungen bei den im früheren Alter beginnenden Störungen des Sozialverhaltens häufig und prognostisch ungünstig (Biedermann et al. 1996). Die Frequenz steigt von 1–2% im Grundschulalter auf ca. 6% in der Adoleszenz, Jungen sind häufiger betroffen als Mädchen und zeigen höhere Ausprägungsgrade der Störung. Das Risiko von Substanzmißbrauch und Delinquenz, fehlende soziale Korrekturen begünstigen das Verhalten. Die Symptomatik reicht von Streiten, Tyrannisieren, Vandalismus, Lügen, Stehlen, Wutausbrüchen und Schuleschwänzen bis zu Feuerlegen, Weglaufen, tätlichen Übergriffen und schwereren Delikten. Leichtere emotionale Begleitstörungen sind häufig, vorübergehend werden auch ausgeprägtere depressive Störungen als Komorbidität gesehen.

Ätiologie und Pathogenese

Ungünstige Temperamentseigenschaften und defizitäres Erziehungsverhalten, v.a. mangelnde Kontrolle trotz vorhandener Zuwendung begünstigen oppositionelles Verhalten im Kindesalter. Dissoziales Modellverhalten in der eigenen Familie, v.a. aber Einflüsse Gleichaltriger, Schulversagen und soziale Zurückweisung, sind offensichtlich wichtige Voraussetzungen für die Entwicklung alterstypischen dissozialen Verhaltens, das auch nur in bestimmten Kontexten auftreten kann (beispielsweise nicht in der Schule oder am Arbeitsplatz; Matt 1995). Das Entstehungswissen zu dieser Störung ist aber geringer als das Verlaufswissen.

Diagnose

Für die diagnostische Einordnung ist die Entstehungsgeschichte der Symptomatik wesentlich, weiter der Ausschluß primärer Leistungsstörungen (v.a. Defizite in der sprachlichen Differenzierung affektiven Erlebens) und hyperkinetischer Syndrome. Einer sorgfältigen Überprüfung bedürfen der Kontext des Auftretens der Störungen sowie das Ausmaß und die Qualität der vorhandenen sozialen Bindungen, schließlich die Zugehörigkeit zu Gruppen mit deviantem Verhalten. Für die Diagnose wichtig ist die Persistenz des Verhaltens, einmalige Delinquenz begründet die Diagnose nicht. Das Verhalten darf nicht Teil oder Folge einer anderen psychiatrischen Störung, z.B. einer umfassenden Entwicklungsstörung sein (s. Abschn. 3).

Therapie und Verlauf

Wegen des unklaren Risikos des Übergangs in Störungen des Sozialverhaltens gelten die oppositionellen Störungen als behandlungsbedürftig.

An der Schwelle zur Adoleszenz beginnende Störungen des Sozialverhaltens bei vorhandenen sozialen Kontakten bzw. bei vorhandener Bindungsfähigkeit gelten als prognostisch günstig. Die Rückbildung erfolgt bei weiblichen Jugendlichen häufig während der Adoleszenz, bei männlichen bis zur Mitte des 3. Lebensjahrzehnts. Der Behandlungsbedarf ergibt sich aus dem Risiko für Substanzmißbrauch, das mit der Zahl der dissozialen Symptome steigt. Für die Behandlung oppositioneller Störungen haben sich in Anlehnung an Patterson et al. (1989) Maßnahmen als effektiv erwiesen, die vorzugsweise auf elterliches Erziehungsverhalten einwirken. Wesentlich sind die Einbeziehung möglichst aller relevanten Bezugspersonen, die Analyse von Fehlwahrnehmungen und die Entwicklung von Verhaltensalternativen bei Kind und Eltern, das Erlernen wirksamer Kontroll- bzw. Disziplinierungsmöglichkeiten und die Aufrechterhaltung erzielter Erfolge durch Auffrischung. Andere Vorgehensweisen, die stärker auf die Problemlösefähigkeit der Kinder abheben, sind für ältere geeignet. Die Behandlung von Substanzmißbrauch hat Vorrang. Die Behandlung Jugendlicher kann sich auf spezifische Symptome, wie Schuleschwänzen, Stehlen, Zündeln konzentrieren. Beeinträchtigungen des Alltagsverhaltens in mehreren Feldern machen den Einsatz multisystemischer Therapien notwendig. Interventionen im Feld erhöhen die Erfolgsaussichten (zum Stand der Effektivitätsforschung vgl. Kazdin 1997).

4.12 Sexuelle Reifungskrisen

Reaktionen auf die eigene sexuelle Orientierung

Unter diesem Oberbegriff werden emotionale – oft ängstliche oder depressive – Reaktionen auf die eigene sexuelle Orientierung zusammengefaßt; in der Regel handelt es sich um Reaktionen auf abweichende sexuelle Orientierung, Identität oder Präferenz. Demgemäß treten die Störungen in der Adoleszenz mit der Wahrnehmung entsprechender Abweichungen auf und werden bedeutsam, weil in dieser Phase das Herstellen einer sexuellen Identität Entwicklungsaufgabe ist. Die Übernahme solcher abweichenden sexuellen Rollen kann schwieriger sein als bei heterosexueller Identifizierung und ist häufig mit subjektivem Leiden verbunden. Über die Häufigkeit solcher Krisen gibt es keine verläßlichen epidemiologischen Angaben.

Diagnose und Behandlung

Die diagnostische Schwierigkeit besteht in der Unterscheidung passagerer Störungen im Zuge der sexuellen Entwicklung von persistenten Einstellungen. Während erstere als Durchgangssymptomatik wahrgenommen werden können und keine Behandlung erfordern, steht bei letzteren die Entwicklung von Selbstakzeptanz im Mittelpunkt des beratenden oder therapeutischen Bemühens. Solche Aufgaben setzen eine sorgfältige Anamnese der psychosexuellen Entwicklung und einschlägige entwicklungspsychologische Kenntnisse auch über Verhaltensvarianten voraus, außerdem Übung im Umgang mit Jugendlichen mit komplexen Problemen (Rekers 1982).

5 Altersspezifisch beginnende Störungen

Definition

Unter der Bezeichnung altersspezifisch beginnende Störungen werden im folgende verschiedene Störungsmuster zusammengefaßt, deren gemeinsames Kennzeichen darin besteht, daß sie in der Kindheit oder in der Adoleszenz beginnen und sich entweder gleichsinnig (d.h. mit der identischen Symptomatik) ins Erwachsenenalter fortsetzen oder aber auf dem Wege ins Erwachsenenalter einen Wandel hinsichtlich der Symptomatik zeigen. Letzteres trifft z.B. für einen Teil der Ticstörungen zu, die sich im Erwachsenenalter als Zwangsstörungen fortsetzen können, oder für jene Eßstörungen, die als Anorexia nervosa beginnen und im Erwachsenenalter entweder in eine subklinische Form der Eßstörung übergehen oder in eine Bulimia nervosa. Die einzelnen Störungsbilder werden im Folgenden dargestellt.

5.1 Störungen des Redeflusses

5.1.1 Stottern

Unter Stottern versteht man eine Störung des Sprechablaufes (des Redeflusses), die meist situationsabhängig ist. Stottern wird in der ICD-10 unter der Kategorie F98.5 aufgeführt.

Klinisches Bild

Das Symptom Stottern tritt bei 5jährigen Kindern in etwa 5% der Fälle, bei gleichaltrigen Mädchen mit einer Häufigkeit von rund 2% auf. Der zeitliche Schwerpunkt des Auftretens liegt in der Phase der Sprachentwicklung (zwischen 3. und 6. Lebensjahr), z.Z. der Einschulung (6. bzw. 7. Lebensjahr) und während der Pubertät (12.–14. Lebensjahr).

Formen des Stotterns

Man unterscheidet dabei 3 Formen des Stotterns:

1. das *klonische* Stottern, das sich in Wiederholungen beim Sprechbeginn äußert,
2. das *tonische* Stottern, das durch Blockierungen beim Sprechablauf in Erscheinung tritt und
3. das *tonisch-klonische* oder kombinierte Stottern, das beide Komponenten aufweist.

Diagnose

Leitsymptom für die Diagnose ist die tonisch oder klonisch entstellte Sprache. Tonisches Stottern ist gekennzeichnet durch deutlich feststellbares Pressen beim Satz- oder Wortbeginn, klonisches Stottern durch Laut-, Silben- oder Wortwiederholungen. Vielfach lassen sich beide Komponenten finden. Dadurch wird die Störung eindeutig als solche des Sprechablaufes identifiziert. Darüber hinaus kommt es meist auch zu Koordinationsstörungen der mit dem Sprechvorgang gekoppelten Funktionen (Atmung, Mimik, Gestik, Stimmgebung). Schließlich treten bei fast allen Patienten während des Sprechens erhebliche vegetative Reaktionen (Schweißausbruch, Erröten, unregelmäßige Atmung) auf. Wichtig ist die Beobachtung, daß Stottern in der überwiegenden Mehrzahl der Fälle beim Singen nicht vorkommt, was auch therapeutisch genutzt wird. Differentialdiagnostisch abzugrenzen ist das Poltern. Das Stammeln läßt sich als Störung der Lautbildung leicht unterscheiden. Die Lautbildung ist nämlich beim Stottern nicht gestört.

Ätiologie und Pathogenese

Die Vielzahl von Theorien zur Erklärung des Stotterns lassen sich unter 4 Gesichtspunkten zusammenfassen:

1. Untersuchungen der letzten Jahre haben gezeigt, daß der *Erbeinfluß* beim Stottersyndrom nicht so hoch ist wie man früher annahm. Bei etwa 8% der Fälle kann eine genetische Komponente als wahrscheinlich gelten. *– erbliche Einflüsse*
2. *Hirnorganische Einflüsse* werden bei einem nicht geringen Teil der Patienten mit Stottern gefunden. In diese Richtung weisen auch auffällige EEG-Befunde, die bei einem relativ hohen Prozentsatz von Stotterern festgestellt werden. Für die These einer organischen Ursache spricht auch die Tatsache, daß bei Patienten mit Hirnschädigungen in bis zu 20% der Fälle Stottern auftritt. *– hirnorganische Einflüsse*
3. *Psychogene Einflüsse* spielen sicher eine erhebliche Rolle bei der Manifestation dieser Störung. Nach Schilling handelt es sich bei der Mehrzahl der Stotterer (68%) um Patienten mit neurotischen Störungen, bei 12% lassen sich psychogene Einflüsse nicht mit Sicherheit ausschließen, während bei nur 20% psychogene Einflüsse sicher auszuschließen sind. *– psychogene Einflüsse*
4. Die *multifaktorielle Theorie* geht davon aus, daß mehrere Faktoren an der Entstehung des Syndroms beteiligt sind. So kann z. B. eine leichte zerebrale Dysfunktion in Verbindung mit gravierenden Umwelteinflüssen Stottern hervorrufen. *– multifaktorielle Therapie*

Therapie

Entsprechend den multifaktoriellen Ansätzen zur Erklärung des Stotterns hat auch die Therapie verschiedene Gesichtspunkte zu berücksichtigen. Sie lassen sich unter 5 Aspekten ordnen, wobei oft mehrere Behandlungsmethoden miteinander kombiniert werden:

1. *Allgemeine Maßnahmen* richten sich v. a. an die Eltern und alle, die mit stotternden Kindern umgehen. Zu diesen Grundsätzen gehört: Nichtbeachten des Stotterns, aufmerksames und geduldiges Zuhören, wenn das Kind spricht und Beseitigung bzw. Abmilderung der Bedingungen, die vermutlich zum Stottern geführt haben oder dieses unterhalten. *– allgemeine Maßnahmen*
2. Es existieren viele Übungsmethoden, die beim Stottern mit mehr oder weniger großem Erfolg angewandt werden. Sie umfassen im wesentlichen: Atemübungen, logopädische Redeübungen, die Einbeziehung von Rhythmik, die Durchführung von Entspannungsübungen (z. B. autogenes Training) und die Benutzung des Prinzips der verzögerten Sprachrückkoppelung. *– Übungsbehandlung*
3. Die *psychoanalytische Behandlung* geht davon aus, daß das Stottern Ausdruck einer neurotischen Störung aufgrund konflikthafter Erlebnisse ist. Im Rahmen einer analytisch orientierten Spieltherapie wird versucht, diese Konflikte abzubauen. *– psychoanalytische Behandlung*
4. In der Sicht der *Verhaltenstherpie* wird das Stottern als eine erlernte Verhaltensweise aufgefaßt, die durch eine nach Lernprinzipien aufgebaute Behandlung wieder zum Verschwinden gebracht werden kann. *– Verhaltenstherapie*
5. Die *medikamentöse Behandlung* kann in der Regel nicht kausal die Symptomatik beseitigen, wohl aber Angst- und Spannungszustände abmildern. Angewandt werden Chlordiazepoxid (Librium) und Butyrophenonderivate (z. B. Haldol). *– medikamentöse Behandlung*

Prognose

Zur Prognose ist zu sagen, daß bei rechtzeitiger und intensiver Behandlung ein Drittel der Patienten beschwerdefrei wird, ein Drittel deutliche Besserungen zeigt und ein weiteres Drittel unbeeinflußt bleibt.

5.1.2 Poltern

Definition

Unter Poltern versteht man eine Störung des Sprechablaufes, die durch überstürztes Reden, Verschlucken von Lauten, Silben oder Wörtern sowie Entstellungen oder Verstümmelungen von Bestandteilen der Sprache gekennzeichnet ist. Poltern wird in der ICD-10 unter der Kategorie F98.6 aufgeführt.

Klinisches Bild

Der Sprechvorgang wirkt beschleunigt und hastig, der Redefluß zerfahren. Die Sprache ist infolge der Verwaschenheit der Artikulation oder der Entstellung von Worten manchmal schwer zu verstehen. Im Gegensatz zum Stottern verbessert sich die Rede, wenn der Polterer seine Aufmerksamkeit darauf richtet. Die Störung tritt bei etwa 1–1,5% der 7jährigen Kinder auf, in höherem Alter verringert sich die Quote.

Ätiologie und Pathogenese

Die Störung wird im wesentlichen auf erbliche Einflüsse oder hirnorganische Veränderungen zurückgeführt. Für letzteres spricht auch ein hoher Anteil elektroenzephalographisch faßbarer, allerdings unspezifischer Veränderungen bei Kindern und Jugendlichen mit Poltern. Für ersteres läßt sich die Tatsache anführen, daß sich in Familien häufig die gleiche Symptomatik findet.

Therapie

Die Art der Behandlung richtet sich nach der vorherrschenden Komponente. Beim Vorliegen eines reinen Polterns sind Sprechübungen erforderlich, wobei besonderer Wert auf langsames Sprechen, Zuwendung der Aufmerksamkeit auf den Sprechvorgang und Mitklopfen der Silbenzahl gelegt wird. Wichtig ist auch, daß man die Familie auf langsames Sprechen aufmerksam macht.

5.2 Ticstörungen und Gilles-de-la-Tourette-Syndrom

Klinisches Bild

Als Tics bezeichnet man unwillkürliche plötzlich einsetzende und wiederholt auftretende umschriebene Zuckungen oder Lautäußerungen, die vom Patienten als unvermeidbar empfunden werden, jedoch zeitweise unterdrückbar sind. Beim Gilles-de-la-Tourette-Syndrom handelt es sich um eine besondere Form der Ticstörung, bei der es zum gemeinsamen Auftreten multipler motorischer Tics und mindestens eines vokalen Tic kommt, wobei die vokalen und die motorischen Tics nicht notwendigerweise gleichzeitig auftreten müssen. Die vokalen Tics können sich in einer Vielzahl von Lauten äußern (z.B. Räuspern, Husten, Grunzen, Ausstoßen obszöner Wörter oder Phrasen).

Im Folgenden unterscheiden wir vorübergehende Tics, chronische, motorische oder vokale Tics und das Gilles-de-la-Tourette-Syndrom. Vorübergehende Ticstörungen sind im Kindes- und Jugendalter sehr häufig. Sie sind in Abschn. 4 dargestellt.

– chronische motorische oder vokale Ticstörung

Bei der chronischen motorischen oder vokalen Ticstörung kommt es zum Auftreten entweder motorischer oder vokaler Tics, jedoch nicht gleichzeitig, möglicherweise aber in zeitlicher Sukzession. Im Unterschied zur vorübergehenden Ticstörung bleibt diese Symptomatik in der Regel länger als ein Jahr bestehen und ist meist durch multiple Tics gekennzeichnet.

– Gilles-de-la-Tourette-Syndrom

Das 1885 von Gilles de la Tourette erstmalig beschriebene Gilles-de-la-Tourette-Syndrom ist durch multiple motorische Tics und Phonationstics (Ausstoßen unartikulierter Laute bzw. Koprolalien) gekennzeichnet. Die Störung beginnt immer im Kindesalter und setzt sich häufig bis ins Erwachsenenalter fort. Wie auch andere Tics kommt das Gilles-de-la-Tourette-Syndrom bei männlichen Kindern und Jugendlichen rund 2- bis 3mal häufiger vor als bei weiblichen. Das mittlere Manifestationsalter liegt bei etwa 7 Jahren. Die motorischen Tics konzentrieren sich am häufigsten auf den Kopf und das Gesicht, sodann auf Rumpf und obere sowie untere Extremitäten. Die stets mit dem Syndrom verbundenen vokalen Tics erstrecken sich auf verschiedene Laute, Wörter oder Koprolalien bzw. Palilalien.

In der Regel beginnt die Erkrankung mit einem einzelnen motorischen Tic (bei 50% der Patienten), der am häufigsten im Gesicht lokalisiert ist. Die Anfangssymptomatik kann auch eine Reihe von anderen Symptomen umfassen (Shapiro u. Huebner 1985) wie: Zunge herausstrecken, Schnüffeln, Hüpfen, Hüsteln, Stottern, Ausstoßen von Lauten oder Wörtern oder Koprolalie. Es ist für die Störung typisch, daß frühe Symptome häufig durch spätere ersetzt werden. Die Symptomatik hat einen fluktuierenden Verlauf, d.h. die Intensität der Störung variiert sehr stark.

Ätiologie und Pathogenese

Die Vorstellungen zur Ätiologie gehen heute von genetischen bzw. neurobiologischen Befunden aus, wobei Umweltfaktoren offenbar den Schweregrad der Störungen mitbestimmen. Im Hinblick auf die genetische Verursachung wurde in Familienuntersuchungen gezeigt, daß Angehörige 1. Grades eines Indexpatienten mit einem Gilles-de-la-Tourette-Syndrom zu etwa 5% ebenfalls ein Gilles-de-la-Tourette-Syndrom und etwa 10% eine chronische Ticstörung aufweisen. Zwillingsuntersuchungen haben Konkordanzraten um 50% bei eineiigen Zwillingen erbracht. Der aufgrund von Familienuntersuchungen postulierte autosomal dominante Erbgang konnte bislang nicht belegt werden. Offensichtlich handelt es sich um eine polygen verursachte Störung. Neurobiologische Theorien beziehen sich auf Störungen im Bereich der Basalganglien, was im Einvernehmen mit der klinischen Symptomatik zu der Auffassung führte, daß Tics auf eine gestörte neuronale Aktivität der subkortikalen neuronalen Regelkreise zurückzuführen sind. Die biochemischen Befunde sind bislang uneinheitlich. Neuerdings haben auch immunologische Befunde Aufmerksamkeit erregt. Dabei wird die Chorea Sydenham als Modell herangezogen. Nach dieser rheumatischen Infektion zeigen Kinder vermehrt Ticstörungen.

Diagnose

Differentialdiagnostisch abgegrenzt werden müssen choreiforme Bewegungen im Rahmen anderer Erkrankungen, wobei hier die neuerdings hergestellte Verbindung zur Chorea minor Sydenham interessant ist. Abzugrenzen sind ferner Myoklonien, die häufig kontinuierlich auftreten. Sie sind meist eingebettet in neurologische Erkrankungen, deren andere Symptome die Differentialdiagnose erleichtern. Eine besondere Variante sind die nicht als krankhaft anzusehenden Einschlafmyoklonien. Abzugrenzen sind ferner epileptische Anfälle und nicht zuletzt eine Zwangssymptomatik, deren Abgrenzung im Einzelfall aus 2 Gründen schwierig sein kann: Einerseits kommen im Rahmen des Gilles-de-la-Tourette-Syndroms auch Zwangsphänomene vor (z.B. immer wiederkehrende Wörter, Sätze oder Melodien), zum anderen kommt es in etwa 30% der Fälle zu einem Wandel der Symptomatik in Richtung Zwangsstörung bzw. zu einem Hinzutreten einer Zwangsstörung zum bereits vorhandenen Gilles-de-la-Tourette-Syndrom.

Therapie

Aufgrund ihrer Sichtbarkeit führen Ticstörungen häufig zu erheblichen Beeinträchtigungen im sozialen Bereich. Insofern besteht meist eine hohe Motivation zur Behandlung bei den Patienten, aber auch bei den Eltern. Die Art der Therapie hängt stark von der Schwere der Symptomatik und von der damit verbundenen sozialen Beeinträchtigung ab. Sie besteht in der Regel aus 3 Komponenten: einer ausführlichen Aufklärung über die Natur der Erkrankung, einer medikamentösen Behandlung und einer individuell auf den einzelnen Patienten abgestimmten psychotherapeutischen Intervention.

– medikamentöse Behandlung

Im Vordergrund der medikamentösen Behandlung stehen D_2-Rezeptorantagonisten (z.B. Tiaprid, Haloperidol, Pimozid) als Medikamente der zweiten Wahl werden $\alpha 2$-adrenerge Agonisten wie Clonidin angewandt. Clonidin wirkt wahrscheinlich über eine Beeinflussung des Norepinephrinstoffwechsels indirekt auf das Dopaminsystem. Die medikamentöse Behandlung sollte langsam ein- und ausschleichend erfolgen, wobei wegen der Nebenwirkungen nicht unbedingt Ticfreiheit angestrebt werden sollte, sondern eine Reduktion der Symptomatik, mit der der Patient im Alltag zurechtkommt. Liegt zusätzlich eine Zwangssymptomatik vor, so können entsprechende Antidepressiva wie Clomipramin oder selektive Serotoninwiederaufnahmehemmer wie Fluoxetin und Fluvoxamin erprobt werden, ggf. in Kombination mit Neuroleptika.

– psychotherapeutische Behandlung

Was die psychotherapeutische Behandlung betrifft, so haben sich verhaltenstherapeutische Methoden bewährt.

Verlauf

Die Prognose von Ticstörungen ist nicht ungünstig, wenn man vom Gilles-de-la-Tourette-Syndrom absieht. Passagere Tics haben eine gute Rückbildungstendenz. Nach einer 3jährigen Katamnesefrist zeigte sich bei 70% der Patienten eine entscheidende Besserung oder gar ein Verschwinden der Tics. Bei etwa 30% kommt es zu einem Fortbestehen der Symptomatik (Remschmidt u. Remschmidt 1974). Beim Gilles-de-la-Tourette-Syndrom kommt es in etwa 30% der Fälle zu einem Übergang in eine Zwangssymptomatik. In der überwiegenden Mehrzahl der Fälle bleibt die Störung mit wechselnden Besserungstendenzen bestehen.

5.3 Störungen des Sozialverhaltens, Dissozialität, Delinquenz

Klassifikation

Störungen des Sozialverhaltens sind gekennzeichnet durch dissoziales, aggressives und aufsässiges Verhalten, welches wiederholt auftritt und eine Tendenz zur Persistenz aufweist. In der ICD-10 werden 4 Varianten dieser Störungen definiert:

- Störung des Sozialverhaltens, die auf den familiären Rahmen beschränkt sind (F91),
- Störung des Sozialverhaltens bei fehlenden sozialen Bindungen (F91.1),
- Störung des Sozialverhaltens bei vorhandenen sozialen Bindungen (F91.2) und
- Störung des Sozialverhaltens mit oppositionellem, aufsässigem Verhalten (F91.3).

Die ersten 3 Kategorien umschreiben den sozialen Raum und die Beziehungsstruktur in der die jeweilige Störung auftritt, die zuletzt genannte ist eine charakteristische Symptomatik, die mehr oder weniger universell auftreten kann und nicht an ein bestimmtes Beziehungsmuster gebunden ist. Wegen der ausgeprägten Entwicklungsabhängigkeit werden die Störungen des Sozialverhaltens mit vorhandenen sozialen Bindungen und die Störung des Sozialverhaltens mit oppositionellem Verhalten in Abschn. 4 ausführlicher beschrieben. Störungen des Sozialverhaltens beginnen fast immer in der Kindheit und im frühen Jugendalter und münden, wenn sie ausgeprägt sind, häufig im Erwachsenenalter in eine Persönlichkeitsstörung ein.

Klinisches Bild

Man muß sich die Frage stellen, ob man hier vom klinischen Bild spricht, da einige Störungen des Sozialverhaltens nicht als psychiatrische Erkrankung angesehen werden können, sondern als Sozialversagen, das vielfach pädagogische Ursachen hat und auch pädagogischer Maßnahmen bedarf. Die Symptomatik jedenfalls ist sehr vielgestaltig. Die Forschungskriterien der ICD-10 (Dilling et al. 1994) geben nicht weniger als 23 Symptome bzw. Verhaltensweisen an, die von häufigem Streiten, Lügen, körperlichen Auseinandersetzungen, permanentes Verstoßen gegen das Gebot der Eltern, Tierquälerei, Stehlen, Schuleschwänzen, Weglaufen, Tyrannisieren anderer bis zu regelrechten Straftaten wie Einbruch, Brandstiftung oder Gebrauch gefährlicher Waffen (z.B. Schlagholz, Messer, Gewehr) reichen.

– Typen von Störungen des Sozialverhaltens

Herkömmlicherweise werden 2 Typen von Störungen des Sozialverhaltens unterschieden: solche die in der Kindheit beginnen (meist vor dem 10. Lebensjahr) und solche, die in der Adoleszenz beginnen (ab dem 13./14. Lebensjahr). Im Hinblick auf die Unterteilung in die verschiedenen Subtypen müssen jeweils die allgemeinen Kriterien für eine Störung des Sozialverhaltens (F91) erfüllt sein. Anhand der jeweils hinzukommenden Kriterien wird entschieden, ob die Störung des Sozialverhaltens auf den familiären Rahmen beschränkt ist (F91.0), ob sie mit fehlenden sozialen Bindungen einhergeht (F91.1), mit vorhandenen sozialen Bindungen (F91.2) oder ob sie sich überwiegend in oppositionellem und aufsässigem Verhalten äußern.

– Schweregrade

Die ICD-10-Forschungskriterien sehen auch eine Schweregradeinteilung in leichte, mittelgradige und schwere Störung des Sozialverhaltens vor. Schwierig und zuweilen problematisch ist die Grenze zu den Varianten normalen Verhaltens, das im Kindes- und Jugendalter ebenfalls eine große Spielbreite aufweist. Die durch Jenkins (1968) eingeführte Unterteilung in Störungen des Sozialverhaltens bei fehlenden bzw. vorhandenen sozialen Bindungen hat sich bewährt, sie gibt einen gewissen Einblick in die Dynamik dieser Störungen, wobei die Störung des Sozialverhaltens bei vorhandenen sozialen Bindungen eine größere Chance zur Besserung und somit auch eine günstigere Prognose aufweist.

Ätiologie und Pathogenese

Wie bei den meisten psychischen Störungen und Erkrankungen bzw. Verhaltensabweichungen wird auch die Ursache der Störung des Sozialverhaltens in einer Interaktion zwischen biologischen und umweltvermittelten Risikofaktoren angesehen, wobei Art und Anzahl der Risikofaktoren in beiden Bereichen Wahrscheinlichkeit und Schweregrad der Entstehung dieser Störungen beeinflussen. Zu berücksichtigen ist natürlich auch die Wechselbeziehung zwischen den einzelnen Risikofaktoren sowie die aktive Auseinandersetzung des jeweiligen Individuums mit seiner sozialen Umgebung. Folgende Theorien zur Ätiologie lassen sich unterscheiden:

– biologische Theorien

- *Biologische Theorien* mit betontem Einfluß von Hirnfunktionsstörungen, neuropsychologischen Auffälligkeiten, Chromosomenabberationen, ferner genetischen Faktoren und konstitutionelle Variablen. Zu den letzteren gehört auch die Persönlichkeit, deren Vorläufer im Kindesalter unter der Bezeichnung „Temperament" zusammengefaßt werden. Sowohl Zwillingsstudien als auch Adoptionsstudien weisen auf einen genetischen Faktor hin. Gleichsinnig sind auch die neuropsychologischen und neurophysiologischen Untersuchungen zu werten, die bei Kindern und Jugendlichen mit ausgeprägten Störungen des Sozialverhaltens einerseits Defizite in neuropsychologischen Funktionen sowie eine verminderte Arousalreaktion nachgewiesen haben. Das häufigere Vorkommen dissozialen Verhaltens bei männlichen Kindern und Jugendlichen wird auch auf hormonelle Faktoren zurückgeführt, seit man weiß, daß Androgene nicht nur Einfluß auf die Hirnentwicklung haben, sondern auch für aggressives Verhalten bei männlichen Jugendlichen verantwortlich gemacht werden können. Ferner wurde festgestellt, daß die Reagibilität des autonomen Nervensystems bei Jugendlichen mit Störung des Sozialverhaltens vermindert ist, was sich in einer geringeren Reagibilität der Pulsfrequenz und des Hautwiderstands zeigt.

– psychogenetische Theorien

- *Psychogenetische Theorien* betonen den Einfluß der frühkindlichen Entwicklung, wobei einerseits Deprivation und ungünstige Familienverhältnisse, anderseits bei Jugendlichen der Einfluß Gleichaltriger (dissoziale Cliquen), Drogengebrauch sowie Gewaltdarstellungen in den Medien als wichtige Faktoren angesehen werden. In mehreren Untersuchungen konnte nachgewiesen werden, daß bei Delinquenten auch die moralische Entwicklung verzögert ist.

– soziologische Theorien

- *Soziologische Theorien* stellen den Einfluß ungünstiger sozialer Verhältnisse, schlechter Vorbilder und desolater Familienverhältnisse in den Mittelfunkt der Betrachtung. Keiner dieser Ansätze kann aber bislang die Störung des Sozialverhaltens, Dissozialität und Delinquenz umfassend erklären.

Diagnose

Die Diagnose erfolgt aufgrund der Vorgeschichte, der klinischen Symptomatik und bei manchen Störungen auch aufgrund der direkten Beobachtung. Dabei ist in besonderer Weise auf die jeweiligen Entwicklungsbedingungen einzugehen. Abzugrenzen sind Persönlichkeitsstörungen sowie dissoziales und delinquentes Verhalten im Rahmen anderer psychiatrischer Erkrankungen (z.B. im Rahmen von Psychosen), die dann leicht abgekürzt werden können.

Therapie

Entsprechend der angenommenen multifaktoriellen Bedingtheit der Störung des Sozialverhaltens muß die Behandlung auf einer Vielzahl von Faktoren aufbauen. Nach Kazdin (1995) kann man die Behandlungsmethoden nach dem hauptsächlichen Fokus der Intervention einteilen in kindzentrierte, familienzentrierte und lebensweltorientierte Behandlungs- bzw. Interventionsmaßnahmen (Tabelle 2).

- kindzentrierte Verfahren

- *Kindzentrierte Verfahren* basieren heute meist auf verhaltenstherapeutischen Methoden, wobei sich das Problemlösetraining als wirksam erwiesen hat. Bei dieser Vorgehensweise werden soziale Situationen mit dem Kind durchgespielt und konstruktive Ergebnisse von Auseinandersetzungen gewissermaßen vorweggenommen, damit das Kind in der Ernstsituation sich so verhält, wie dies im Problemlösetraining eingeübt wurde.

- elternzentrierte Verfahren

- *Elternzentrierte Verfahren* werden hauptsächlich bei Störungen des Sozialverhaltens jüngerer Kinder angewandt, wobei im Rahmen des Elterntrainings die pädagogischen Möglichkeiten der Eltern erweitert werden, während bei der seltener eingesetzten Familientherapie familiäre Beziehungsmuster und ihre Veränderung das Ziel sind.

- lebensweltorientierten Maßnahmen

- Zu den *lebensweltorientierten Maßnahmen* gehören einerseits die Einbeziehung des betreffenden Kindes oder Jugendlichen in Gruppenaktivitäten innerhalb und außerhalb der Schule bzw. des beruflichen Feldes, die zum Ziel haben, soziales Verhalten in Gruppen Gleichaltriger unter Aufsicht einzuüben und nicht zuletzt Jugendhilfemaßnahmen durchzuführen, für die die Jugendämter verantwortlich sind. Im Kinder- und Jugendhilfegesetz sind diesbezüglich verschiedene Maßnahmen vorgesehen, die von der Hilfe zur Erziehung (§ 27), Erziehungsberatung (§ 28), Erziehungsbeistandschaft (§ 30), sozialpädagogische Familienhilfe (§ 31), Erziehung in einer Tagesgruppe (§ 32) bis zur Vollzeitpflege (§ 33), Heimerziehung (§ 34) und intensiven sozialpädagogischen Einzelbetreuung (§ 35 KJHG) reichen.

Verlauf

Verlaufsuntersuchungen an Kindern mit Störungen des Sozialverhaltens zeigen, daß, wenn man die Gesamtgruppe betrachtet, etwa in der Hälfte der Fälle eine Rückbildung erfolgt, in der anderen Hälfte eine Persistenz ins Erwachsenenalter. Eine ungünstige Prognose haben jene Störungen des Sozialverhaltens, die bereits im Vorschulalter beginnen, mit fehlenden sozialen Bindungen einhergehen und mit impulsivem und hyperaktivem Verhalten assoziiert sind. Erschwert wird die Prognose auch durch die hohe Komorbidität der Störungen des Sozialverhaltens mit Alkohol- und Drogenabusus. Ein Teil der schwerwiegenden Störungen des Sozialverhaltens imponiert im Erwachsenenalter als Persönlichkeitsstörung, meist dissozialer Natur.

Tabelle 2.
Dissoziales Verhalten: Zielpunkte und therapeutische Prozesse wichtiger Behandlungsverfahren. (Nach Kazdin 1995)

Verfahren	Zielpunkt	Therapeutische Kernprozesse
Kindzentriert		
Individuumorientierte Psychotherapie	Intrapsychische Ursachen antisozialen Verhaltens, v.a. Konflikte und aversive psychologische Prozesse im Entwicklungsverlauf	Primäres therapeutisches Instrument ist die Beziehung zum Therapeuten, die auf der Basis von Einsicht und Erprobung alternativer Verhaltensweisen eine korrigierende emotionale Erfahrung vermittelt
Gruppentherapie	Ähnlich wie bei der individuumzentrierten Psychotherapie; zusätzliche Wirkfaktoren sind Bestätigung durch Gleichaltrige, Feedback und das Einfühlen in die Empfindungen anderer; Therapiefokus sind auch Gruppenprozesse wie Zusammenhalt der Gruppenmitglieder und das Einnehmen von Führungspositionen	Beziehungen zu Therapeut und Gleichaltrigen; Gruppenprozesse vermitteln den betroffenen Kindern Erfahrungen anderer und die Möglichkeit, eigene Ansichten und Verhaltensweisen zu überprüfen
Verhaltenstherapie	Zielsymptome sind spezifische Verhaltensauffälligkeiten; prosoziale Verhaltensweisen werden direkt geübt	Neue Verhaltensweisen werden durch direktes Training und Rollenspiel sowie durch Verhaltensmodifikationstechniken wie Modeling und Verstärkung erarbeitet; situationsspezifisches Training zu Hause und in der Lebenswelt des Betroffenen, wo das zu verändernde Verhalten auftritt
Problemlösungstraining	Kognitive Prozesse und Problemlösungsfähigkeiten als Basis sozialer Interaktion	Problemlösungsfertigkeiten in Konfliktsituationen werden in einzelnen Schritten erlernt; Techniken sind Modeling, direktes Üben, Wiederholung, Rollenspiel, Lernhilfe durch Selbstinstruktionen bzw. „inneren Dialog" zur Identifikation prosozialer Problemlösungen
Pharmakotherapie	Biologische Faktoren der Verhaltenssteuerung auf der Basis empirischer Befunde zu Neurotransmittern, biologischen Zyklen und anderen physiologischen Parametern aggressiven Verhaltens	Gabe psychotroper Substanzen zur Beherrschung antisozialen Verhaltens; Verwendung von Lithium und Haloperidol aufgrund ihres antiaggressiven Effekts, in jüngster Zeit auch von Serotoninwiederaufnahmehemmern (z.B. Fluoxetin)
Stationäre Behandlung (Heimunterbringung)	Verwendung unterschiedlicher Techniken (s. oben) im Rahmen tagesklinischer oder stationärer Behandlung	Unterschiedliche therapeutische Verfahren; Trennung von der Familie bzw. gewohnter Umgebung als notwendige Unterbrechung eingefahrener Interaktionen

Tabelle 2 (Fortsetzung)

Verfahren	Zielpunkt	Therapeutische Kernprozesse
Familienzentriert		
Familientherapie	Mittelpunkt der Behandlung ist das familiäre Funktionssystem, nicht der Patient selbst: innerfamiliäre Beziehungen, Rollenfunktionen, Organisation und Dynamik	Kommunikation, Beziehungen und Strukturen innerhalb der Familie sowie Autonomieprozesse, Problemlösungs- und Verhandlungsstrategien
Elterntraining	Eltern-Kind-Interaktion zu Hause, insbesondere Verhaltensauffälligkeiten des Kindes, die durch die Eltern (unfreiwillig) unterstützt oder verstärkt werden (s. Text)	Direktes Training der Eltern, um kindliches Problemverhalten zu verändern, Verwendung von Techniken des sozialen Lernens
Lebensweltorientiert		
Wohnortbezogene Interventionen	Aktivitäten und Programme am Wohnort, um soziale Kompetenz und tragfähige Beziehungen zu fördern	Die Aktivitäten dienen der Förderung prosozialen Verhaltens und dem Aufbau von Beziehungen zu Gleichaltrigen, sie sollen mit antisozialem Verhalten inkompatibel sein

5.4 Eßstörungen: Anorexia nervosa und Bulimia nervosa

Klinisches Bild

Anorexia nervosa und Bulimia nervosa sind häufige Eßstörungen im Kindes- und Jugendalter. Der Altersgipfel bei Erstmanifestation der Anorexia nervosa liegt bei 14 Jahren, bei der Bulimia nervosa bei 17–18 Jahren. Die Prävalenz der Anorexia nervosa wird mit bis zu 1% angegeben, die Bulimia nervosa ist häufiger und tritt bei etwa 2–3% aller jungen Mädchen und Frauen auf. Beide Erkrankungen betreffen überwiegend das weibliche Geschlecht.

Wie aus Tabelle 3 hervorgeht, ist das wichtigste Unterscheidungsmerkmal, das die Bulimia nervosa von der Anorexia nervosa trennt, die Heißhungerattacke. Verlaufsuntersuchungen zeigen, daß ein Übergang von der Anorexia nervosa in die Bulimia nervosa häufig ist, der umgekehrte Fall ereignet sich jedoch äußerst selten. Übersichten finden sich bei Garner u. Garfinkel (1997) und Vandereycken u. Beumont (1998).

Diagnose der Anorexia nervosa – Gewichtsverlust

Bei der Diagnose der Anorexia nervosa stehen der eklatante Gewichtsverlust und die Nahrungsverweigerung, ein abnormes Eßverhalten, Obstipation und das Ausbleiben der Regel im Vordergrund. Die Patientinnen versuchen unter allen Umständen eine fortschreitende Gewichtsabnahme zu erreichen bzw. ein extrem niedriges Gewicht aufrechtzuerhalten. Diesem Zweck dient nicht nur die Nahrungsverweigerung, häufig kommt es auch zum selbst herbeigeführten Erbrechen sowie zum Mißbrauch von Laxanzien. Viele Patienten versuchen auch, durch übermässigen Bewegungsdrang (ständiges Hin- und Herlaufen, extreme Gymna-

Tabelle 3. ICD-10-Kriterien für Anorexia nervosa und Bulimia nervosa

Anorexia nervosa	Bulimia nervosa
1. Körpergewicht mindestens 15% unterhalb der Norm beziehungsweise Body-Mass-Index[a] ≤17,5 2. Gewichtsverlust ist selbst verursacht 3. Körperschemastörung und „überwertige" Idee, zu dick zu sein 4. Endokrine Störung auf der Hypothalamus-Hypophysen-Gonaden-Achse 5. Bei Erkrankungsbeginn vor der Pubertät Störung der pubertären Entwicklung einschließlich des Wachstums, die nach Remission häufig reversibel ist	1. Andauernde Beschäftigung mit Essen und Heißhungerattacken, bei denen große Mengen Nahrung in kurzer Zeit konsumiert werden 2. Versuche, dem dickmachenden Effekt des Essens durch verschiedene Verhaltensweisen entgegenzusteuern, z.B. selbstinduziertes Erbrechen, Laxanzienabusus, restriktive Diät 3. Krankhafte Furcht, zu dick zu werden 4. Häufig Anorexia nervosa in der Vorgeschichte

[a] Body-Mass-Index = Körpergewicht in kg / Körpergröße in m^2

stik) ein niedriges Gewicht beizubehalten. Im Hinblick auf den angestrebten Gewichtsverlust kann das reine Fasten als ausschließliche Methode im Vordergrund stehen (sog. restriktive Form der Anorexia nervosa) oder es können andere Methoden zur Beschränkung der Nahrungsaufnahme wie Erbrechen, Laxanzien- oder Diuretikaabusus hinzutreten.

– psychische Merkmale

Psychisch sind die Mädchen durch asthenische Persönlichkeit, Neigung zu depressiven Verstimmungen, ausgeprägten Leistungsehrgeiz, oft auch durch hysterische oder schizoide Persönlichkeitszüge sowie durch eine in der Regel gute Intelligenz gekennzeichnet. Die depressiven Verstimmungen zeigen eine deutliche Gewichtsabhängigkeit (Herpertz-Dahlmann u. Remschmidt 1988). Mit der extremen Gewichtsabnahme ist eine massive Einstellungsänderung und eine häufig ganz unrealistische Einschätzung des eigenen Körperbildes verbunden.

– körperliche Symptomatik

Die körperliche Symptomatik umfaßt eine Vielzahl von Auffälligkeiten, die alle gewichtsabhängig sind und sich nach Gewichtsnormalisierung ganz überwiegend zurückbilden. Zu ihnen gehören: Akrozyanose, Haarausfall, Blutbildveränderungen (Leukopenie, Anämie), Elektrolytstörungen, Absenkung sämtlicher Hormone mit Ausnahme des Kortisols sowie Osteoporose und eine in Computertomographie und Magnetresonanztomographie nachweisbare Pseudoatrophia cerebri.

Diagnose der Bulimia nervosa

Wesentliches Merkmal der Bulimia nervosa ist episodisches heißhungerartiges Essen (Eßanfall) großer Mengen hochkalorischer Nahrungsmittel, die meist durch selbst herbeigeführtes Erbrechen wieder zu Tage gefördert werden. Den Patienten ist die Abnormität ihres Eßverhaltens bewußt. Sie hegen die Befürchtung, mit dem Essen nicht wieder aufhören zu können, leiden oft an depressiven Verstimmungen und Selbstvorwürfen, sind besorgt um ihr Körpergewicht und leiden häufig auch an Bauchschmerzen sowie an panischen Angstzuständen, verquickt mit Schuldgefühlen nach dem Essen. Aufgrund des Eßverhaltens kommt es auch häufig zu Gewichtsschwankungen, wobei das durchschnittliche Gewicht in aller Regel deutlich höher liegt als bei der Anorexia nervosa. Manche Patientinnen sind auch übergewichtig.

Ätiologie und Pathogenese

- psychologische und psychosoziale Einflüsse

Die Entstehung beider Eßstörungsvarianten wird heute multifaktoriell gesehen. Zwillings- und Familienstudien weisen auf die Bedeutung genetischer Faktoren hin, wobei unklar ist, ob Anorexia nervosa oder Bulimia nervosa einen gemeinsamen genetischen Hintergrund haben. Unter den psychologischen und psychosozialen Einflüssen anzuführen sind: das in den westlichen Ländern verbreitete Schlankheitsideal, mit dem die in der Pubertät bei Mädchen stärker als bei Jungen erfolgende Fettzunahme in Konflikt gerät, der hohe oft selbst gewählte Leistungsdruck der Mädchen in unserer Gesellschaft, prämorbide Eßstörungen in der Kindheit und familiäre Einflüsse, deren Bedeutung heute geringer eingeschätzt wird als in früheren Jahren. Für die Beteiligung soziokultureller Faktoren spricht auch das erhöhte Auftreten der Anorexia nervosa bzw. Bulimia nervosa bei Einwanderern in westliche Länder und die Zunahme der Störung in besonderen Risikogruppen, die ein ausgeprägtes Schlankheitsideal aufweisen (z. B. Ballettänzerinnen, Leistungsturnerinnen, Schauspielerinnen und Models).

- sexueller Mißbrauch

Der vielfach mit der Entstehung einer Anorexia nervosa in Zusammenhang gebrachte sexuelle Mißbrauch kann durchaus an der Entstehung der Erkrankung mitwirken. Er kommt bei Mädchen mit Anorexia nervosa jedoch nicht häufiger vor als bei anderen psychiatrischen Patientinnen. Insofern kann hier nicht von einem spezifischen Beitrag zur Ätiologie gesprochen werden.

- Vulnerabilität des serotonergen Systems

Als gemeinsamer Grundmechanismus für beide Störungen wird eine besondere Vulnerabilität des serotonergen Systems angenommen. Diese Annahme geht von der Beobachtung aus, daß bei Patientinnen mit Anorexia nervosa nach Gewichtsnormalisierung eine erhöhte zentrale Serotoninaktivität gefunden wird, bei der Bulimia nervosa hingegen eine verminderte. Diese Dysregulationsthese ist auch kompatibel mit den Beobachtungen zur Komorbidität bei der Eßstörung, die vermehrt mit depressiven Verstimmungen, aber auch Angststörungen einhergeht.

Therapie

Die Therapie der beiden Störungen weist Gemeinsamkeiten und Unterschiede auf. Während bei der Anorexia nervosa zunächst die Gewichtsnormalisierung im Vordergrund steht, richtet sich die Behandlung bei der Bulimia nervosa in erster Linie auf die Normalisierung des Eßverhaltens. Eine Behandlung mit Antidepressiva hat sich bei der Anorexia nervosa (trotz des häufigen komorbiden Vorkommens von depressiven Störungen) nicht als effektiv erwiesen, wohl aber bei der Bulimia nervosa. Bei letzterer werden selektive Serotoninwiederaufnahmehemmer mit Erfolg eingesetzt (z. B. Fluoxetin und Fluvoxamin). Entscheidend ist bei beiden Erkrankungen die Integration aller Behandlungsmaßnahmen in einen Behandlungsplan, der in der Regel verschiedene Phasen aufweist. Ob eine stationäre oder ambulante Behandlung stattfindet, richtet sich nach dem Schweregrad der Störung und der Kooperationsbereitschaft der Patientin bzw. ihrer Familie.

– Behandlungsplan für die Anorexia nervosa

Zur Behandlung der Anorexia nervosa hat sich ein mehrstufiger Behandlungsplan bewährt (Herpertz-Dahlmann u. Remschmidt 1988; Remschmidt 1992), wobei sich die ersten 4 Phasen der klinischen Behandlung in der Regel auf einen Zeitraum von 4–6 Monaten erstrecken:

1. Phase: Anhebung des Körpergewichts.
2. Phase: Einführung eines mit der Patientin abgesprochenen Essensplans, dessen Einhaltung vom Personal überwacht wird.
3. Phase: „Selbststeuerung der Nahrungsaufnahme“: In dieser Phase soll die Patientin lernen ihre Nahrungsaufnahme und ihr Eßverhalten selbst zu steuern.
4. Phase: In dieser Phase liegt der Schwerpunkt bei jüngeren Patientinnen auf der Familienarbeit, bei älteren Patientinnen auf einer zunehmenden Verselbständigung in allen Lebensbereichen. Gleichzeitig erfolgt die Vorbereitung auf die Entlassung.
5. Phase: Ambulante Nachbetreuung und Fortsetzung der eingeleiteten therapeutischen Maßnahmen nach Maßgabe ihrer Notwendigkeit für die Dauer von 2 Jahren.

– Behandlungsplan für die Bulimia nervosa

Bei der Bulimia nervosa werden im Rahmen einer psychotherapeutischen Behandlung überwiegend kognitive verhaltenstherapeutische Methoden eingesetzt. Es ist in jedem Fall erforderlich eine sorgfältige Problemanalyse durchzuführen und die einzelnen Problembereiche durch geeignete Maßnahmen, die mehr oder weniger spezifisch auf sie bezogen sind, anzugehen. Auch bei der Bulimia nervosa ist unbedingt zu empfehlen einen Behandlungsplan zu erstellen, der ebenfalls in mehrere Phasen eingeteilt werden kann (Fichter 1989):

1. Phase: Zunächst liegt der Hauptakzent auf der Unterbrechung der pathologischen Eßgewohnheit. Diesem Ziel dienen die Herstellung einer tragfähigen Beziehung zum Therapeuten, die Einführung eines strukturierten Essensplanes mit regelmäßigen Mahlzeiten, eine genaue Aufklärung über die Erkrankung und die möglichen Schädigungen, die Einbeziehung von Bezugspersonen und der Aufbau alternativer Verhaltensweisen insbesondere für jene Zeiten, in denen die bulimischen Attacken auftreten.
2. Phase: Hier kommt es darauf an, jene Faktoren aufzudecken, die das gestörte Eßverhalten chronisch werden ließen. Es geht dabei letztlich um eine genaue Bedingungsanalyse derjenigen Einflüsse, die den Fortbestand des bulimischen Verhaltens ermöglichen (z.B. untaugliche Konfliktlösungsstrategien, Körperschemastörungen, depressive Verstimmung).
3. Phase: Schließlich geht es darum, den bisher erzielten Fortschritt aufrecht zu erhalten und künftige Problemsituationen konstruktiv, d.h. unter Berücksichtigung entsprechender Lösungsstrategien vorauszusehen und zu bewältigen.

Verlauf und Prognose

Die mittlerweile zahlreichen bei der Anorexia nervosa vorliegenden Verlaufsuntersuchungen zeigen, daß nach einem Zeitraum von 6–8 Jahren rund zwei Drittel der Patienten ihre Eßstörung verloren haben, bei einem Drittel kommt es zu einer Chronifizierung oder zumindest zu einer Persistenz der Eßstörung, die zwar nicht mehr die Kriterien der Anorexia nervosa erfüllt, die Patientinnen aber weiterhin beeinträchtigt. Die Rückbildung der Eßstörung bedeutet aber in vielen Fällen nicht psychische Gesundheit: auch nach 6–8 Jahren leiden rund 20–30% der Patientinnen an Angststörungen, Drogen- oder Alkoholabusus und Persönlichkeitsstörungen.

Auch bei der Bulimia nervosa werden nach 2- bis 3jähriger Katamnesezeit Heilungsraten bis zu maximal 50% berichtet. Bei der anderen Hälfte der Patientinnen kommt es entweder zu einer Chronifizierung der Störung oder zu zusätzlichen psychischen Störungen im Sinne depressiver Syndrome, Alkohol- und Drogenmißbrauch oder zu Persönlichkeitsstörungen.

5.5 Mutismus

In der ICD-10 ist mutistisches Verhalten unter der Überschrift „Störungen sozialer Funktionen mit Beginn in Kindheit und Jugend" (F94) zusammengefaßt.

Klinisches Bild

Unter Mutismus verstehen wir das Nicht-Sprechen bei erhaltenem Sprachvermögen. Mutistisches Verhalten kommt vorwiegend bei Kindern und Jugendlichen vor, ist aber auch bei Erwachsenen zu beobachten. Nicht-Sprechen kann aus sehr verschiedenen Ursachen resultieren: aus einem reduzierten Sprechantrieb, aus Angst, als Reaktion auf Konflikte, als Trotz und Kommunikationsverweigerung, aber auch aus organischen Gründen oder im Rahmen von Psychosen. Man unterscheidet einen *elektiven Mutismus* vom *totalen Mutismus*. In ersterem Falle spricht die betroffene Person elektiv mit bestimmten Menschen und mit anderen nicht, während beim totalen Mutismus der sprachliche Kontakt zu allen Personen eingestellt wird.

Beim elektiven Mutismus handelt es sich um eine seltene Störung. Sie tritt am häufigsten im Kindesalter auf (meistens zwischen 5 und 9 Jahren), in seltenen Fällen wird Mutismus erst in der Adoleszenz beobachtet. Bei einer sehr engen Definition des Syndroms kann von einer Rate von 0,8 auf 1000 bei Kindern dieser Altersstufe ausgegangen werden.

Diagnose

Die Diagnose wird gestellt durch die Anamnese und die direkte Beobachtung. Differentialdiagnostisch ist mutistisches Verhalten abzugrenzen von Sprachverlustsyndromen aufgrund hirnorganischer Schädigungen, Hörstummheit (Audimutitas), schizophrenen Psychosen und Taubheit oder eingeschränkter Hörfähigkeit.

Ätiologie und Pathogenese

Nach neueren Erkenntnissen kann nicht mehr davon ausgegangen werden, daß es sich beim Mutismus um eine ausschließlich psychogene Störung handelt. Die Ergebnisse empirischer Untersuchungen legen folgende Hypothese zur Erklärung mutistischen Verhaltens nahe: Durch die Entwicklungsverzögerungen, die prämorbiden Persönlichkeitsauffälligkeiten und die Familienpathologie werden die Voraussetzungen für mutistisches Verhalten geschaffen, welches bei Hinzutreten äußerer Belastungserlebnisse ausgelöst wird.

Therapie

Übereinstimmung herrscht heute darüber, daß alle Formen der Behandlung mehrdimensional sein müssen, d.h., sie müssen verschiedene Behandlungselemente umfassen. Zumindest ist eine individuelle Behandlung des einzelnen Patienten erforderlich, kombiniert mit entsprechenden Behandlungsmaßnahmen, die auch seine Umgebung einbeziehen. Unter Berücksichtigung dieser allgemeinen Prinzipien wurden folgende Therapieelemente bzw. -methoden erfolgreich angewandt:

– Verhaltenstherapie

- *Verhaltenstherapie:* Allgemeines Prinzip ist, Sprechen mit Erwachsenen und Therapeuten operant zu verstärken, um allmählich eine Generalisierung aufzubauen. Dabei wird zunächst mit einer Förderung des nonverbalen Kommunikationsverhaltens begonnen (Augenkontakt, Kommunikation durch schriftliche oder zeichnerische Verständigungsmöglichkeiten, Förderung der mimischen und gestischen Kommunikation). Im nächsten Schritt wird dann das sprachliche Verhalten systematisch gefördert und belohnt. In den letzten Jahren wurden vermehrt kognitive Elemente im Sinne der kognitiven Verhaltenstherapie einbezogen.

– Familientherapie

- *Familientherapeutische Maßnahmen:* Da familiäre Einflüsse bei der Auslösung und Verursachung mutistischen Verhaltens eine wesentliche Rolle spielen, ist die Einbeziehung der Familie von großer Bedeutung. Der familientherapeutische Zugang versucht zunächst, jene Einflüsse und Bedingungen ausfindig zu machen, die die Störung verursacht oder ausgelöst haben oder sie aufrechterhalten. Freilich kann bei der Behandlung des Mutismus die Familientherapie nicht den Schwerpunkt darstellen, schon deshalb, weil der Patient in dieser Situation in der Regel hartnäckig schweigt.

– psychosoziale Interventionen

- *Psychosoziale Interventionen:* Unter diesem Gesichtspunkt werden alle Maßnahmen zusammengefaßt, die das jeweilige Lebensumfeld des Kindes einbeziehen. Es geht dabei neben der Familie um die jeweilige Bezugsgruppe (Kindergarten, Schule), die Freizeitaktivitäten, die Gruppen Gleichaltriger, im klinischen Setting auch um die Einbeziehung des jeweiligen Patienten in kreative Einzel- und Gruppenaktivitäten, um körperliche Betätigung und Sport, also um die Herstellung eines normalen kommunikativen Verhaltens auf allen altersgemäßen sozialen Ebenen.

– Psychopharmaka

- *Psychopharmaka:* Entsprechend der von vielen Klinikern geteilten Auffassung, wonach sich mutistisches Verhalten im Bedingungsdreieck von Angst (soziale Phobie), Zwang und Depression bewegt, wurden auch einschlägige Medikamente angewandt, wobei vorerst die kasuistischen Berichte überwiegen. Diese erstrecken sich auf den in Deutschland nicht verfügbaren MAO-Hemmer Phenelzin sowie auf den selektiven Serotoninwiederaufnahmehemmer Fluoxetin, für den sowohl Einzelfallstudien als auch kontrollierte Studien mit positiven Ergebnissen vorliegen. Insofern kann Fluoxetin als eine wirksame Komponente im Behandlungsprogramm mutistischen Verhaltens angesehen werden, nicht jedoch als einzige oder dominierende Behandlungsmaßnahme.

Verlauf

Die Ergebnisse hinsichtlich der Prognose sind widersprüchlich. Während für den Großteil der Patienten ein gutartiger Verlauf berichtet wird, erweist sich in anderen Fällen die Symptomatik als ausgesprochen hartnäckig und persistierend.

6 Entwicklungsabhängige Interaktionsstörungen

Die entwicklungsabhängigen Interaktionsstörungen umfassen induzierte Schlafstörungen, Fütterstörungen, beide meist in frühem Alter, Geschwisterrivalität, Trennungsangststörungen, das Münchhausen-Stellvertreter-Syndrom und den induzierten Wahn. Manche zählen zu diesen Störungen auch die auf die Familie beschränkten Störungen des Sozialverhaltens.

Bedeutung der Umwelt

Alle psychischen Störungen bei Kindern und Jugendlichen haben eine reaktive Komponente, d.h., sie haben in irgendeiner Weise mit der Umwelt zu tun, die entweder zu ihrer Entstehung und/oder über das soziale Umfeld zu ihrer Ausformung wesentlich beiträgt. Bei Interaktionsstörungen ist dieser Beitrag von anderer Qualität. Er besteht in Transaktionsmechanismen, wobei die einmal in Gang gesetzte Störung durch die Intervention der erwachsenen Bezugsperson ständig in Gang gehalten wird, weil die von der Bezugsperson ausgesandten Signale vom Minderjährigen in einer Weise wahrgenommen, angenommen bzw. internalisiert werden, daß sie selbständig fortwirken. Der primäre Auslöser ist da bei unwichtig. Entscheidend ist, daß es zur Aufrechterhaltung der Störung eines Gegenübers bedarf. Was autonom wird, ist also nicht wie bei manchen anderen Störungen ein bestimmtes Verhaltensmuster des Kindes, sondern ein auf Schlüsselreize des Erwachsenen aktiviertes Verhaltensmuster des Kindes oder ein auf Schlüsselreize des Kindes aktiviertes Verhaltensmuster des Erwachsenen.

Schlafstörungen

Die Bemühungen um eine Klassifikation von psychischen Störungen im Säuglingsalter, die eine zweite Achse als Beziehungsachse vorsehen, um so die Qualität der Beziehung zu beschreiben, betonen mit Recht den Einfluß der Beziehung. Eine Mutter, die Angst hat, daß ihrem Kind im Schlaf etwas zustoßen könnte, oder daß es nicht schlafen oder einschlafen könnte, induziert bei ihm eine Schlafstörung (in der ICD-10 können Schlafstörungen in der Kategorie F51 verschlüsselt werden). Häufiges Nachfragen, ob das Kind eingeschlafen ist oder nächtliches Nachschauen, ob das Kind noch schläft bzw. Nachfüttern in der Vorstellung, das Kind könne nachts Hunger bekommen und deswegen wachgeworden sein, hält die Schlafstörungen systematisch aufrecht. Zum Bild der induzierten Schlafstörung gehört, daß die betroffenen Kinder in bestimmten Intervallen wach werden, nämlich in den Intervallen, in denen die Mütter nach ihm sehen oder in denen gefüttert wird. Sie halten damit natürlich auch die Periodizität aus der frühen Säuglingsphase, in der die Mutter-Kind- oder die Säulings-Mutter-Beziehung noch symbiotisch war, aufrecht. Auch die Mütter tun das.

– Merkmale

– Behandlung

Die Behandlung dieser Störung setzt deswegen nicht beim Kind an, sondern bei der Mutter. Sie muß sicherer werden, daß ihrem Kind nachts nichts zustößt, daß es keinen Hunger hat, daß es auch einschlafen kann, wenn sie nicht nach ihm sieht und dergleichen. Auch manche verlängerten Schreiepisoden von Säuglingen, im 2. oder 3. Lebensmonat sind auf diese Weise induziert, weil Mütter glauben, sie müßten ihr Kind ständig tragen, bewegen, um es herum sein und Kinder auf diese Weise überhaupt nicht lernen, alleine zu sein (Skuse 1994).

Fütterstörungen

- Merkmale

Ein zweites Beispiel sind die Fütterstörungen - in der ICD-10 in der Kategorie F98.2 verschlüsselt -, die ja in der Regel eine Auseinandersetzung zwischen Mutter und Kind beinhalten, die aber nicht vom Kind induziert wird oder allenfalls initial von kindlichen Elementen unterstützt wird. Wesentlich ist, daß die Mutter dem Kind ihre Eßvorstellung aufprägen oder aufzwingen will, daß sie füttert, ohne Rücksicht auf die Bedürfnisse des Kindes zu nehmen. Das kann zu oft sein, dann gewöhnt sich das Kind an die häufige Unterbrechung des Tagesrhythmus bzw. des Nachtschlafes wegen des erwarteten Fütterns. Es kann zuviel sein, dann beginnt das Kind Widerstand zu entwickeln und essen wird von vornherein zu einer negativ besetzten Angelegenheit.

- Behandlung

Der Beginn der Behandlung besteht folglich auch hier darin, daß sich erst die Mutter über ihre Gefühle gegenüber dem Kind klar wird, bzw. vorher versucht, sich über ihre Gründe zu vergewissern, warum sie so füttert. Entweder sie hat falsche Vorstellungen über die Bedürfnisse des Kindes oder sie kann die Eigenregulation des Kindes nicht zulassen. Nicht umsonst liegen die klassischen Beispiele für altersgebundene Interaktionsstörungen in der frühen Lebenszeit des Kindes, in der die symbiotische Beziehung noch eng ist. Wir erleben aber Konstellationen, in denen diese symbiotische Beziehung über das Säuglings- oder Kleinkindalter hinaus aufrechterhalten wird (Skuse 1994).

Trennungsangststörungen

- Merkmale

Beispiel dafür sind die Trennungsangststörungen, für die in der ICD-10 die Kategorie F93.0 vorgesehen ist. Die Mutter induziert die Angst des Kindes, wenn es sich von ihr trennt, wenn es allein ist. Das Kind entwikkelt als Reaktion darauf die Vorstellung, der Mutter könne etwas passieren, sie könne weg sein oder für immer wegbleiben. Die Ängste des Kindes, die so erwachsen, werden von der Mutter überbewertet bis hier das klassische Muster der Trennungsangststörung bei der Schulphobie gesehen wird, welches sich schon in früheren Altersstufen anbahnen kann. Dieses Muster kann in weitere Altersstufen hinein weitergetragen werden. Es ist in der Regel mit hoher Unselbständigkeit des Kindes verbunden, dem Kind geht es gut, so lange es in der Nähe der Mutter ist.

- leichtere Formen

In leichteren Formen tritt der Mechanismus der Trennungsangststörung dann auf, wenn teilweise durch Großmütter erzogene Kinder oder vaterlos erzogene Kinder eine hochgradige Abhängigkeit von der Mutter zeigen und damit unselbständig gehalten und an der Ablösung gehindert werden.

- Parallelen zur Störung des Sozialverhaltens

Hier sehen manche Autoren die Parallelen zur auf die Familie beschränkten Störung des Sozialverhaltens. Sie erkennen darin nicht die Vorstufe des sozialen Verhaltens, das sich später auf Systeme außerhalb der Familie ausweitet, sondern sie erkennen darin eine besondere Verkettung von Eltern und Kindern, in denen die Eltern bestimmte erzieherische Vorstellungen immer wieder durchzusetzen versuchen, auch um den Preis, daß sie selbst zu Opfern ihrer Kinder werden, geschlagen werden etc., wie das beim „Battered-parent-Syndrom" bekannt ist. Es scheint eine Variante zu sein, die gegenüber Adoptivkindern häufiger vorkommt.

Geschwisterrivalität

Als weiteres Beispiel ist die Geschwisterrivalität (ICD-10 Kategorie F93.3) zu nennen. Es handelt sich dabei nicht um eine elternbezogene, sondern um eine geschwisterbezogene Störung, bei der die Anwesenheit des Geschwisters bzw. die Zuwendung der Mutter zu ihm auffällige Verhaltensweisen des Kindes, entweder regressive oder aggressive, erzeugt bzw. unterhält. Das rivalisierende Kind ist nicht in der Lage einzulenken, bzw. seinen Affekt zu überwinden, solange man ihm nicht klarzumachen versucht, daß die Einbuße, die es erleidet, doch nicht schlimm sei. Therapieansatz ist Distanzierung von den Dingen, die das Kind in nicht mehr alterstypischer Weise von der Mutter erwartet und Verlagerung der Beziehung auf andere gemeinsame Aktivitäten.

Münchhausen-Stellvertreter-Syndrom

Beim Münchhausen-Stellvertreter-Syndrom überrascht die Duldsamkeit des Kindes gegenüber den Aktionen der Bezugsperson. Offensichtlich hat es erhebliche Verlustbefürchtungen. Andernfalls wird es viele mit dem Münchhausen-Stellvertreter-Syndrom verbundenen Handlungen der Eltern nicht dulden, denn sie werden ja nicht nur an unwissenden Kleinstkindern vorgenommen, sondern auch häufig an älteren. Eine Variante dieser Interaktionsstörung ist die Falschbeschuldigung des geschiedenen Vaters, er habe sich sexuell am Kind vergangen, solange bis das Kind diese Vorstellung übernimmt und sich zu eigen macht. Das Münchhausen-Syndrom wird in der ICD-10 in der Kategorie F68.1 verschlüsselt.

Induzierter Wahn

Beim induzierten Wahn (ICD-10 Kategorie F24) sind die Verhältnisse gut durchschaubar. Die Krankheit der Mutter ängstigt das Kind und macht es sensibel für die pathologischen Interaktionswünsche der Mutter bzw. einer anderen Bezugsperson.

Therapie

So unterschiedlich die aufgeführten Störungsbilder auch sein mögen, ihre Behandlung verlangt stets eine intensive diagnostische Abklärung der intrafamilären Interaktionsmuster. Insbesondere bei sehr jungen Kindern schlägt sich eine gestörte Mutter-Kind-Beziehung in körpernahen Symptomen nieder, die zunächst einer organischen Abklärung bedürfen.

Aus der genauen Analyse der Interaktionssituation lassen sich Maßnahmen ableiten, die auf deren Veränderung abzielen. Besonders bewährt haben sich in der Beratung der Eltern wie auch in der Behandlung der betroffenen Kinder verhaltenstherapeutische Prinzipien. Des weiteren kommen Techniken zum Einsatz, die im Rahmen von familientherapeutischen Vorgehensweisen entwickelt worden sind (z. B. gemeinsames Familiengespräch, „Verhaltensaufgaben").

7 Früh beginnende erwachsenentypische Störungen

Die unter dieser Bezeichnung zusammengefaßten Störungen sind dadurch gekennzeichnet, daß es sich um Erkrankungen handelt, die für das Erwachsenenalter typisch sind, die aber gegen Ende des Kindesalters und in der frühen Adoleszenz auftreten. In der Adoleszenzphase zeigen sie einen signifikanten Anstieg.

7.1 Angststörungen

Merkmale

Angststörungen sind durch 2 Merkmale gekennzeichnet: eine ungewöhnlich starke und situationsunangemessene Angstentwicklung und ein ebenso ausgeprägtes Vermeidungsverhalten.

Klassifikation

In der ICD-10 werden phobische Störungen von anderen Angststörungen differenziert, wobei für die Agoraphobie 2 Varianten (ohne oder mit Panikstörung; F41.0) unterschieden werden. Im DSM-IV dominiert die Panikstörung, die wiederum in eine solche mit und ohne Agoraphobie differenziert wird. Beide Klassifikationsschemata kennen die nicht objekt- oder situationsgebundene Angst in Form der Angstneurose bzw. der generalisierten Angststörung (F41.1).

Arten von Ängsten

Im Kindes- und Jugendalter unterscheidet man 3 Arten von Ängsten:

- phobische Ängste, die sich auf bestimmte Objekte und Situationen beziehen,
- fluktuierende Ängste (Angstanfälle), die nicht an ein bestimmtes Objekt oder eine bestimmte Situation gebunden sind, und
- generalisierte Ängste, die nicht anfallsartig auftreten, sondern überdauernd sind und nicht an bestimmte Situationen oder Objekte gebunden sind. Diese Form der Angst wird auch als frei flottierende Angst bezeichnet. Sie ist im Kindesalter selten, nimmt im Jugendalter an Häufigkeit deutlich zu.

Geschlechtsunterschiede

Im Hinblick auf die Geschlechterverteilung überwiegen im Kindes- und Jugendalter deutlich die Mädchen (das Verhältnis beträgt etwa 60:40). Was den Erkrankungsbeginn betrifft, so treten monosymptomatische (spezifische) Phobien bereits im Kindesalter auf (insbesondere Tierphobien), während die sozialen Phobien meist um die Pubertät und in der Frühadoleszenz beginnen. Dies hat auch mit dem entwicklungstypischen Wandel der Angstthematik zu tun, der sich in der beginnenden Adoleszenz stark auf soziale Situationen verlagert. Im folgenden werden 2 Gruppen von Angstsyndromen unterschieden: 1. Panikattacken und Agoraphobie und 2. die generalisierte Angststörung (früher: Angstneurose). Übersichten über Angststörungen finden sich bei Klein (1994) und Bernstein et al. (1996) (zu phobischen Angsstörungen s. Abschn. 4).

7.1.1 Panikattacken und Agoraphobie

Klinisches Bild – Panikattacken

Kernmerkmal der Panikattacken (Angstanfälle) sind schwere rezidivierende Angstattacken (Panikanfälle), die plötzlich auftreten und nicht an eine spezifische Situation oder besondere Umstände gebunden sind und daher nicht vorhergesagt werden können. Die Symptome sind im Einzelfall sehr variabel, gehen jedoch immer mit einer Reihe z. T. bedrohlich erscheinender körperlicher Symptome einher wie Atemnot oder Beklemmungsgefühle, Benommenheit, Unsicherheit, Ohnmachtsgefühl, Tachykardie, Schwitzen, Zittern etc. Die Dauer der einzelnen Anfälle erstreckt sich nur auf wenige Minuten, ihre Häufigkeit ist sehr variabel (einige Anfälle im Monat bis zu mehreren täglich). Obwohl die Angstanfälle nicht charakteristischerweise an bestimmte Situationen gebunden sind, gibt es bei einigen Patienten diese Verbindung. Die betreffenden Situationen werden dann ängstlich gemieden (z. B. Busfahren oder Aufenthalt in einer Menschenmenge).

- Agoraphobie

Der Begriff Agoraphobie bezog sich zunächst nur auf die Furcht vor weiten großen Plätzen. Heute ist Agoraphobie eine Sammelbezeichnung für Befürchtungen vor Öffentlichkeit und Menschenansammlungen an vielen und sehr verschiedenen Orten. Deshalb wurde für die Störung auch der Begriff multiple Situationsphobie vorgeschlagen.

Prävalenz

Agoraphobien gehören zu den häufigsten Angstsyndromen. Die Langzeitprävalenz liegt zwischen 3,4 und 9%. Für Panikattacken wurde eine Lebenszeitprävalenz zwischen 1,4 und 2,4% in der Allgemeinbevölkerung ermittelt (Angst u. Dobler-Mikola, 1985 a, b; Wittchen 1986).

Ätiologie und Pathogenese

Im Gegensatz zu phobischen Syndromen ist die Evidenz für das Vorliegen einer stärkeren prämorbiden Angstbereitschaft der Patienten mit Panikattacken nicht gesichert.

- Panikattacken

Es ist auch fraglich, ob es ein spezielles genetisches Risiko für diese Angstanfälle gibt. Panikattacken stehen den generalisierten Angstzuständen (früher Angstneurose) ätiologisch näher als den Phobien. Psychophysiologische Erklärungsansätze gehen von der Beobachtung aus, daß Angstanfälle häufig von den Patienten zuallererst über körperliche Symptome beschrieben werden. Dies führte zu der Annahme, daß die körperliche Symptomatik das primäre Ereignis und die emotionale Befindlichkeit der Angst das sekundäre ist.

- Agoraphobie

Seit langem ist bekannt, daß Agoraphobien, im Gegensatz zu Panikattakken, durch belastende Lebensereignisse ausgelöst werden können (Marks 1987). Die Patienten können sich allerdings häufig an die akute Auslösesituation nicht erinnern.

Diagnose

Die Diagnose erfolgt bei beiden Störungsmustern (Panikattacken und Agoraphobie) aufgrund der Anamnese und der beschriebenen Symptomatik. Differentialdiagnostisch abgegrenzt werden müssen andere Angstsyndrome sowie organische Erkrankungen, insbesondere aus dem Herz-Kreislauf-Bereich.

Therapie

Entsprechend den Ausführungen zu Ätiologie und Genese der Panikattacken, wonach die Beachtung körperlicher Symptome dem Angstanfall häufig vorausgeht, richten sich neuere Behandlungsmethoden sehr stark

– Panikattacken

an der Konfrontation mit körperlichen Reizen aus. Folgende Vorgehensweisen haben sich bewährt:

1. Konfrontationsbehandlung unter Berücksichtigung von Angstbewältigungsstrategien
2. Vermittlung von Bewältigungsstrategien
3. Kognitive Strategien
4. Als medikamentöser Ansatz haben sich sowohl trizyklische Antidepressiva als auch Monoaminooxydasehemmer als hilfreich erwiesen. Gleiches trifft auch für Benzodiazepine zu, die wegen des Suchtpotentials jedoch möglichst wenig eingesetzt werden sollten

– Agoraphobie

Die Behandlung der Agoraphobie erfolgt nach ähnlichen Prinzipien wie die Behandlung anderer phobischer Syndrome. Sofern sie mit Panikattacken gekoppelt ist, werden die hierfür erprobten Verfahren modifiziert, um die agoraphobische Komponente gezielt einzubeziehen. Auch bei der Agoraphobie hat sich die Konfrontationsbehandlung als die wirksamste erwiesen. Sie sollte, wo dies möglich ist, in einer natürlichen Umgebung durchgeführt werden. Auch bei der Agoraphobie hat sich die medikamentöse Behandlung mit Antidepressiva und Benzodiazepinen bewährt. Jedoch sollte die medikamentöse Behandlung stets mit einer verhaltenstherapeutischen Vorgehensweise kombiniert werden (Remschmidt 1997a).

Verlauf

Das Hauptmanifestationsalter von Angstanfällen und Agoraphobien liegt zwischen 20 und 30 Jahren. Etwa 10% treten vor dem 16. Lebensjahr auf. Beide Störungen haben eine starke Tendenz zur Chronifizierung, sofern keine Behandlung erfolgt und wenn sie längere Zeit (z.B. über 1 Jahr) bereits bestehen.

7.1.2 Generalisierte Angststörung

Klinisches Bild

Führendes Symptom dieser Störung ist die generalisierte, nicht an eine bestimmte Situation gebundene, frei flottierende Angst, die im Gegensatz zu den Panikattacken nicht plötzlich und episodisch auftritt, sondern als eine Art dauerhafte Grundbefindlichkeit persistiert und mit vielfältigen körperlichen Beschwerden wie Muskelverspannung, Schwitzen, Zittern, ständiger Nervosität, Herzklopfen, Schwindelgefühlen, gelegentlich auch mit Oberbauchbeschwerden, einhergeht. Häufig werden auch zukunftsgerichtete Befürchtungen und Besorgnisse ausgesprochen. Solche konzentrieren sich z.B. darauf, daß der Patient selbst oder ein naher Angehöriger erkranken oder einen Unfall erleiden könnte.

Symptomgruppen gemäß ICD-10

In den diagnostischen Leitlinien der ICD-10 für die generalisierte Angststörung (F41.1) werden 3 Gruppen von Symptomen herausgestellt:

1. Besorgnisse wie Kummer über künftiges Unglück, sich am Ende fühlen, Konzentrationsschwierigkeiten;
2. motorische Spannungen in Form von körperlicher Unruhe, Spannungskopfschmerz, Zittern, Unfähigkeit, sich zu entspannen;
3. vegetative Übererregbarkeit, die sich in Form von Schwitzen, Tachykardie, Tachypnoe, Schwindelgefühl, Mundtrockenheit oder auch Benommenheit und Oberbauchbeschwerden äußert.

Die diagnostischen Leitlinien des DSM-IV betonen die unrealistische oder übertriebene Angst und Besorgnis bezüglich zweier oder mehrerer Lebensbereiche, die während mindestens 6 Monaten bei der Mehrzahl der Patienten auftraten.

Ätiologie und Pathogenese

Bei der generalisierten Angststörung wird eine ausgeprägte prämorbide und familiär verbreitete Angstbereitschaft angenommen. Häufig besteht auch eine begleitende Depression oder zumindest eine Depressionsneigung. Das Alter bei Krankheitsbeginn liegt meist zwischen 20 und 30 Jahren. Die Erkrankung beginnt häufig im Anschluß an eine depressive Verstimmung. Sie zeigt ein leichtes Überwiegen beim weiblichen Geschlecht.

Therapie

Da die Störung keine spezifische Situationsbindung aufweist, ist eine entsprechende situationsbezogene Behandlung, z. B. durch die Methode der Exposition und Konfrontation, nicht möglich. Daher richten sich die Behandlungsmaßnahmen auf die Angstreduktion im allgemeinen und auf die Entwicklung von Bewältigungsstrategien im besonderen (Remschmidt 1997a). Bewährt haben sich folgende Behandlungsmaßnahmen:

1. Entspannungsübungen (z. B. autogenes Training oder progressive Muskelentspannung nach Jacobson);
2. Einbeziehung der körperlichen Symptomatik in die Behandlung (z. B. auch durch Biofeedback-Methoden);
3. medikamentöse Behandlung (antidepressive Medikation, da die Störung oft im Anschluß an eine depressive Verstimmung beginnt).

Verlauf

Der Verlauf der generalisierten Angststörung ist wechselhaft. Oft alternieren Perioden relativer Angstfreiheit mit einer Häufung von Angstzuständen. Die Störung beginnt im Gegensatz zu vielen Phobien meist erst in der Spätadoleszenz oder im Erwachsenenalter und neigt zur Chronifizierung. Die Prognose bezüglich einer Heilung ist um so ungünstiger, je länger die Störung besteht.

7.2 Zwangsstörungen

Klinisches Bild

In der ICD-10 werden 3 Kategorien von Zwangsstörungen unterschieden: solche mit vorwiegend Zwangsgedanken oder Grübelzwang (F42.0), jene, die sich vorwiegend in Zwangshandlungen oder Zwangritualen äußern (F42.1), und Zwangsstörungen, bei denen Zwangsgedanken und Zwangshandlungen gemischt auftreten (F42.2). Die Lebensprävalenz für Zwangsstörungen beträgt bei Erwachsenen etwa 2–3%. Im Jugendalter liegt die Punktprävalenz bei etwa 2%. Die Zwangsstörung beginnt in der Regel im späten Kindesalter und in der frühen Adoleszenz. Im Jugend- und Erwachsenenalter scheint das Geschlechterverhältnis ausgeglichen, während im Kindesalter ein leichtes Überwiegen der Jungen festzustellen ist. Charakteristisch für das klinische Bild von Zwangsstörungen ist eine große Bandbreite, was den Schweregrad der Störung betrifft, eine Situationsabhängigkeit der Symptomatik, die meist in der gewohnten Umgebung am deutlichsten ist, eine ausgeprägte Komorbidität mit anderen Störungen, am häufigsten mit Angststörungen und depressiven Störungen, eine prämorbid bereits auffällige Persönlichkeit sowie entsprechende Züge in der Familie, und in vielen Fällen läßt sich ein spezifischer Auslöser der Symptomatik festmachen. Übersichten finden sich bei March u. Leonard (1996) und Rapoport et al. (1994).

Ätiologie und Pathogenese

Familienuntersuchungen haben gezeigt, daß etwa 20–25% aller Kinder mit Zwangskrankheiten auch einen Elternteil haben, der ebenfalls an einer Zwangskrankheit leidet. Auch Angehörige 1. Grades von Patienten mit Ticstörungen weisen eine erhöhte Rate von Zwangserkrankungen auf. Diese Befunde weisen auf die Bedeutung genetischer Faktoren hin. Neuerdings werden auch Erklärungsansätze diskutiert, die Infektionen oder immunologische Faktoren für die Genese von Zwangsstörungen verantwortlich machen (Swedo u. Rapoport 1990). Auf Transmitterebene werden Zwangsstörungen mit einer Dysfunktion des serotonergen und dopaminergen Systems in Verbindung gebracht. Gestützt wird diese These durch die Wirksamkeit der selektiven Serotoninwiederaufnahmehemmer einerseits und durch die hohe Komorbidität von Zwangsstörungen mit Ticstörungen, wobei eine Dysfunktion des dopaminergen Systems angenommen wird.

Therapie

Die Therapie erfolgt realiter mehrdimensional, wobei verhaltenstherapeutische Methoden mit einer medikamentösen Behandlung kombiniert werden. Unter ersteren sind Desensibilisierungstechniken insbesondere in jenen Fällen erfolgreich, in denen starke Angstkomponenten mit der Zwangsstörung einhergehen. Ferner wurden kognitive Strategien mit handlungsorientierten Maßnahmen kombiniert (z.B. Gedankenstop, Methode der Sättigung) (Remschmidt u. Niebergall 1997). Auf medikamentösem Sektor haben sich serotoninspezifisch wirksame Antidepressiva (z.B. Clomipramin) und selektive Serotoninwiederaufnahmehemmer (Fluoxetin, Fluvoxamin und Paroxetin) als wirksam erwiesen. Der Behandlungserfolg setzt in der Regel nach 3–4 Wochen ein.

Verlauf

Die Prognose von Zwangsstörungen ist auch im Jugendalter eher ungünstig. Aus Katamnesestudien geht hervor, daß bei etwa 30–40% der im Kindes- und Jugendalter auftretenden Zwangsstörungen eine Chronifizierung eintritt. Verlauf und Prognose sind auch abhängig von der Komorbidität, wobei Angststörungen, depressive Störungen und auch Persönlichkeitsstörungen häufig assoziiert sind (Neudörfl u. Herpertz-Dahlmann 1996).

7.3 Dissoziative Störungen (Konversionsstörungen)

Klassifikation

In der ICD-10 werden die Begriffe dissoziative Störungen und Konversionsstörungen (F44) synonym gebraucht. Im DSM-IV wird zwischen beiden unterschieden. Die Bezeichnung Dissoziation umschreibt eine Unterbrechung der normalen Integration psychischer Funktionen wie Bewußtsein, Wahrnehmung, Gedächtnis, Identität, Persönlichkeit und u. U. auch motorische Kontrolle (Blanz et al. 1987; Michelson u. Ray 1996).

Einzelne Syndrome

In unserer Darstellung gehen wir von einer Dreiteilung aus, die folgende Syndrome unterscheidet:

- Konversionsstörung (Manifestation mit vorwiegend körperlicher Symptomatik),
- dissoziative Störung (Manifestation mit vorwiegend psychischer Symptomatik) und
- histrionische Persönlichkeit.

Angesichts des Fehlens repräsentativer Untersuchungen zur Häufigkeit dieser Störungen in Feldstichproben ist man auf Angaben aus klinischen bzw. nicht repräsentativen Studien angewiesen. Im Krankengut kinder- und jugendpsychiatrischer Kliniken wird die Häufigkeit von Konversionssyndromen und dissoziativen Störungen zwischen 1,5 und 5% angegeben. In den meisten Studien überwiegen Mädchen gegenüber Jungen im Verhältnis 3:1 bis 4:1.

Konversionsstörungen
(dissoziative Störung mit vorwiegend körperlicher Symptomatik)

Störungsbilder

Rund 40% aller Konversionssyndrome im Kindes- und Jugendalter zeigen sich in Form von Anfällen oder Bewegungsstörungen, etwa 13% in Form von psychogenen Lähmungen oder sensoriellen Ausfällen.

Merkmale der einzelnen Störungsbilder

Psychogene Anfälle stehen unter den Konversionssyndromen im Kindes- und Jugendalter hinsichtlich ihrer Häufigkeit an erster Stelle gefolgt von psychogenen Gangstörungen und Dämmerzuständen. Man kann aber auch immer wieder Patienten beobachten, die gleichzeitig an einer Epilepsie und an psychogenen Anfällen leiden. Die wichtigsten Merkmale der einzelnen Störungsbilder sind:

– psychogene Anfälle

- *Psychogene Anfälle* sind gekennzeichnet durch ihr plötzliches Einsetzen, dadurch daß sie meist in Gegenwart anderer auftreten, daß sie in der Regel länger dauern als epileptische Anfälle und daß sie durch ein Erlebnis oder eine Belastungsreaktion ausgelöst werden, weiterhin durch bizarre und unkoordinierte Bewegungen, die sich von epileptischen Anfallsmustern meist unterscheiden, das Fehlen neurologischer elektrophysiologischer Merkmale und das seltene Auftreten von Verletzungen.

– psychogene Lähmungen und Bewegungsstörungen

- Bei den *psychogenen Lähmungen und Bewegungsstörungen* sind in der Regel komplexe und sinnvolle Bewegungsabläufe wie Gehen, Stehen oder andere willkürliche Bewegungen aufgehoben. Bemerkenswert ist dabei, daß Ausmaß und Lokalisation der Bewegungsstörung nicht mit den Gesetzmäßigkeiten der Innervation übereinstimmen, sondern sich an laienhaften Körpervorstellungen orientieren. Psychopathologisch sind folgende Beobachtungen zu machen:
  - Die Symptomatik erscheint zweckgerichtet und hat einen Ordnungsgehalt, der mit der auslösenden Situation zusammenhängen kann.
  - Die Symptomatik hat vielfach einen demonstrativen Charakter.
  - Im bemerkenswerten Gegensatz zur Schwere der Symptomatik steht die Einstellung des Patienten hierzu, die sich als Gleichgültigkeit oder Indolenz beschreiben läßt (sog. „belle indifférence“).
  - Die finale Orientierung ist für Außenstehende oft erkennbar, für den Patienten jedoch nicht.

– sensorielle Ausfälle mit psychogenem Hintergrund

- *Sensorielle Ausfälle mit psychogenem Hintergrund* zeigen sich als psychogene Sehstörungen, psychogene Taubheit oder Einschränkung des

Gehörs, aber auch als Einschränkung der Sehfähigkeit oder besonderer optischer Wahrnehmungen in Form von Mikropsien oder Makropsien.

Dissoziative Störungen
(Manifestation mit vorwiegend psychischer Symptomatik)

Störungsbilder

Die Dissoziation betrifft am häufigsten die Gedächtnisfunktionen (Amnesien), die Integrität der Person (Depersonalisationserlebnisse, multiple Persönlichkeit) und das Bewußtsein (Trancezustände). Diese Störungen sind im Kindesalter selten, nehmen jedoch im Jugendalter zu. Ihr gemeinsames Kennzeichen ist: plötzliches Auftreten (psychogene Amnesie, psychogenes Weglaufen), Störungen der Identität (Depersonalisationserlebnisse) und Störung des Realitätsbezuges ohne psychotischen Hintergrund. Die einzelnen Störungsbilder lassen sich wie folgt kennzeichnen:

– psychogene Amnesie

- Die psychogene Amnesie ist gekennzeichnet durch eine plötzlich eintretende Unfähigkeit sich an wichtige aktuelle und persönliche Ereignisse zu erinnern. Der Erinnerungsverlust ist dabei so umfassend und ausgedehnt, daß er durch gewöhnliche Vergeßlichkeit nicht erklärt werden kann. Die Störung (Ausschlußkriterium) ist nicht auf eine organische Schädigung, Intoxikation oder eine multiple Persönlichkeitsstörung zurückzuführen.

– Depersonalisationssyndrom

- Im Rahmen von dissoziativen Störungen kann es zur Depersonalisation und zur Derealisation kommen, deren Kennzeichen ein partieller Realitätsverlust ist, ohne daß der Realitätsbezug insgesamt (wie etwa bei schizophrenen Psychosen) gestört ist. Bei der Depersonalisation entsteht beim Betroffenen das Gefühl, dem eigenen Ich fremd gegenüberzustehen, was oft mit dem Empfinden einhergeht, als würden einzelne Körperteile nicht zum eigenen Körper gehören. Bei der Derealisation wird die Umgebung (Personen, Gegenstände) als fremd und unwirklich erlebt. Bei der Depersonalisation im Rahmen dissoziativer Störungen kommen keine Halluzinationen und auch kein Wahn vor. Die Patienten sind sich ihrer Entfremdungserlebnisse bewußt, sind durch diese auch erheblich beunruhigt, finden sich aber in der Realität durchaus zurecht.

– multiple Persönlichkeit

- Bei der multiplen Persönlichkeit (dissoziative Identitätsstörung), deren Merkmal die Existenz zweier oder mehrerer „Personen" innerhalb eines Individuums ist, werden von den Betroffenen die verschiedenen Personen, die sich in ihnen vereinigen, jeweils als eine Einheit mit ganz bestimmten Verhaltensweisen, Erinnerungen und Beziehungen wahrgenommen. Häufig geben die Betroffenen an, daß die eine oder andere Persönlichkeit dem anderen Geschlecht angehört oder jünger ist als sie selbst. Die einzelnen Subpersönlichkeiten haben oft einen eigenen Namen und ganz spezifische, für sie typische Verhaltensweisen. Die Störung ist im Kindesalter außerordentlich selten und wird in der Adoleszenz sowie im jungen Erwachsenenalter häufiger.

Histrionische Persönlichkeitsstörung

Diese Persönlichkeitsvariante wird hier erwähnt, da sie sinngemäß in den Bereich der konversiven und dissoziativen Manifestation gehört, wobei sich die Symptomatik nicht in Form körperlicher oder psychischer

Detailsymptome zeigt, sondern in einer entsprechenden Haltung der gesamten Persönlichkeit (s. Abschn. 7.6).

Ätiologie und Pathogenese

Nach Berblinger (1960) lassen sich die Vorstellungen zur Ätiologie und Genese der Konversionssyndrome der dissoziativen Störungen auf 3 Grundmechanismen reduzieren:
1. Inaktivierung von Organen und Organsystemen (z. B. bei Lähmungen oder Bewegungsstörungen oder auch sensoriellen Ausfällen),
2. gesteigerte funktionelle Autonomie des psychischen Apparates (Funktionssteigerung; z. B. bei psychogenen Anfällen und bei überschießenden motorischen Bewegungsabläufen) und
3. verminderte funktionelle Autonomie des psychischen Apparates (z. B. bei Dämmerzuständen, Amnesien).

An ätiologischen Faktoren, deren Integration in eine schlüssige Theorie noch aussteht, werden diskutiert: Familiäre Belastungen, die sowohl genetisch als auch im Sinne einer Familientradition interpretiert werden können, disponierende Faktoren in der Persönlichkeitsstruktur, einschlägiges Vorbild in der Nachbarschaft oder in der Umgebung, Konflikt- und Überforderungssituation, Bedeutung einer eigenen Erkrankung in der Vorgeschichte für die „Symptomwahl". Hervorgehoben wird ferner der Krankheitsgewinn, zumindest als ein die Störung aufrechterhaltendes Merkmal, und die Begünstigung des Auftretens von Konversionsstörungen durch organische Hirnschädigungen.

Diagnose

Die Diagnose stützt sich auf eine sorgfältige Anamnese (negative Ergebnisse einer neurologischen Untersuchung einschließlich Zusatzuntersuchungen) und eine ausführliche psychiatrische und psychologische Untersuchung. Diese müssen das kognitive Funktionsniveau, die emotionalen Besonderheiten und die Persönlichkeitsstruktur berücksichtigen und v. a. den möglichen Zusammenhang zwischen Symptomatik und typischen Auslösesituationen bzw. Konflikten herausarbeiten.

Differentialdiagnostische Abgrenzung

Differentialdiagnostisch müssen Konversionssyndrome und dissoziative Störungen von folgenden Erkrankungen abgegrenzt werden:
1. von psychosomatischen Erkrankungen (die wesentlichen Gesichtspunkte hierzu hat Alexander bereits 1943 herausgearbeitet);
2. von Lähmungen, psychogenen Anfällen und anderen Bewegungsstörungen (hier ist die Video-EEG-Technik hilfreich);
3. von schizophrenen Psychosen, die sich im Jugendalter nicht selten in Form von dissoziativen Störungen äußern.

Therapie

Wenn der auslösende Konflikt und die vielfach typische Überforderungssituation erkannt sind, so gilt es, diese im Rahmen der Behandlung zu beseitigen oder abzumildern. In diesem Sinne gehört zur Behandlung stets eine Veränderung der allgemeinen Lebensbedingungen des Patienten. Vielfach ist auch auf der Symptomebene eine Übungsbehandlung erforderlich, z. B. bei einer psychogenen Lähmung ein schrittweises Üben der Fortbewegung. Dabei kann den Patienten erklärt werden, daß sie im Rahmen ihrer Erkrankung das Gehen verlernt haben und es nun wieder schrittweise lernen müssen.

Die Behandlung erfolgt in der Regel als individuelle Therapie, denn Gruppenbehandlungen begünstigen das dominante Bedürfnis vieler Patienten und sind zumindest im Anfangsstadium der Behandlung nicht angezeigt. Liegen zusätzliche Symptome vor (z.B. epileptische Anfälle), so erfolgt die Behandlung nach den gleichen Prinzipien, jedoch ist der Stellenwert der Medikation im Gesamtbehandlungsplan besonders wichtig. Von entscheidender Bedeutung für das Gelingen der Psychotherapie sind 2 Faktoren: der Therapeut muß seine Beziehung sehr genau an die Möglichkeiten des Patienten anpassen, und er sollte mit voreiligen Deutungen und symbolischen Interpretationen vorsichtig sein. Es kommt ganz wesentlich darauf an, dem Patienten andere Bewältigungsstrategien zu vermitteln, so daß er seine Symptomatik nicht mehr benötigt.

Verlauf

Erstmalig aufgetretene Konversionssyndrome sind in der Regel gut zu behandeln und rasch zu beheben. Die Behandlung gestaltet sich schwieriger, wenn die Symptomatik bereits lange besteht und dem Patienten wiederholt einen erheblichen Krankheitsgewinn gebracht hat (Remschmidt 1997b).

7.4 Affektive Störungen

Gemeinsamkeiten unterschiedlicher Störungsbilder

Unter der Bezeichnung affektive Störung werden verschiedene, in Ätiologie, Symptomatik und Verlauf unterschiedliche Störungsbilder zusammengefaßt, die folgende Gemeinsamkeiten aufweisen:

1. Sie sind gekennzeichnet durch ausgeprägte Veränderungen der Stimmungslage und des Antriebs mit oder ohne Angstbeteiligung. Die Stimmung kann nach der depressiven oder der manischen Seite ausgelenkt sein.
2. Sie zeigen darüber hinaus auch regelmäßig Symptome im kognitiven Bereich und körperliche Symptome.
3. Sie neigen zu einem rezidivierenden Verlauf und vielfach zur Chronifizierung.

Klassifikation

Ihre Klassifikation ist vorerst unbefriedigend und folgt pragmatischen klinischen Gesichtspunkten. In der ICD-10 werden depressive Episoden (F32), die rezidivierende depressive Störung (F33), die manische Episode (F30), die bipolare affektive Störung (F31) sowie die anhaltende affektive Störung (F34), die Zyklothymie (F34.0) und die Dysthymie (F34.1) unterschieden. Das DSM-IV folgt im wesentlichen dem gleichen Grundmuster und faßt unter der Bezeichnung depressive Störungen 2 Subgruppen zusammen, die „major depression" als einzelne Episode (296.2) und die rezidivierende „major depression" (296.3). In beiden Systemen können depressive Reaktionen auch unter der Rubrik Anpassungsstörungen klassifiziert werden.

Affektive Störungen sind bereits im Kindesalter bekannt, sie zeigen jedoch in der Adoleszenz einen signifikanten Anstieg und gehen in der Folge in das Krankheitsbild des Erwachsenenalters über, weshalb sie auch eher unter den früh beginnenden erwachsenentypischen Störungen abgehandelt werden. Aktuelle Übersichten finden sich bei Goodyer (1995), Harrington (1993) und Rutter et al. (1986).

Klinische Bilder

Die Symptomatik depressiver Zustandsbilder kann sehr vielgestaltig sein. *Emotional* zeigen die Patienten neben der traurigen Grundstimmung eine ausgeprägte Antriebshemmung, einen Verlust der Interessen, vermehrte Angst und Irritierbarkeit, manchmal auch über den Tag verteilte Stimmungsschwankungen und häufig Schuldgefühle. Im *kognitiven Bereich* überwiegen Denkhemmungen, Grübeln, Konzentrationsstörungen, das Gefühl der Hilf- und Machtlosigkeit, eine negative Zukunftserwartung und Suizidgedanken. Schließlich sind *körperliche Symptome* wie Schlafstörungen, Appetit- und Gewichtsverlust, Müdigkeit, psychomotorische Verlangsamung oder auch Agitation, Libidoverlust, hypochondrische Beschwerden und eine Reihe von anderen körperlich-vegetativen Beschwerden wie Kopfschmerzen, Bauchschmerzen und Verdauungsstörungen vorhanden.

Entwicklungspsychopathologische Besonderheiten

Für das Verständnis depressiver Störungen in der Adoleszenz ist die Kenntnis einiger entwicklungspsychopathologischer Besonderheiten von Bedeutung (Rutter et al. 1986):

- Sowohl depressive Verstimmungen als auch definierte depressive Erkrankungen kommen bereits im Kindesalter vor, nehmen in der Adoleszenz jedoch an Häufigkeit zu, mehr in Relation zu den Vorgängen in der Pubertät als zum chronologischen Alter.
- Das Geschlechterverhältnis verschiebt sich in der Pubertät deutlich in Richtung einer Häufigkeitszunahme bei Mädchen, während vor der Pubertät Jungen dominieren.
- Sowohl Suizidgedanken als auch Suizidversuche (mit und ohne Zusammenhang mit depressiven Störungen) nehmen in der Adoleszenz erheblich zu, wobei die Mädchen überwiegen. Erfolgreiche Suizide sind vor der Pubertät äußerst selten und zeigen in der Adoleszenz einen Häufigkeitsanstieg, der zum Erwachsenenalter hin weiter progredient ist.

Merkmale einzelner Störungsbilder

Die einzelne depressive Episode wird als eigenes Störungsbild abgegrenzt, weil bei ihrem erstmaligen Auftreten häufig nicht klar ist, ob sie Bestandteil einer umfassenderen Störung ist.

– depressive Episode

Charakteristisch sind die Kardinalsymptome depressiver Störungen wie gedrückte und traurige Grundstimmung, Antriebsminderung, Verlust der Interessen und Schlafstörungen sowie erhöhter Ermüdbarkeit. Hinzu treten als weitere häufige Symptome gemäß ICD-10 Konzentrationsstörungen, vermindertes Selbstwertgefühl und Selbstvertrauen, Schuldgefühle, pessimistische Zukunftsperspektiven, Suizidgedanken oder -handlungen, Schlafstörungen, Appetit- und Gewichtsverlust, diffuse Ängste, mitunter auch motorische Unruhe.

– rezidivierende depressive Störungen

Die Symptomatik der rezidivierenden depressiven Störungen ist identisch mit derjenigen bei der depressiven Episode. Hinzu kommt das wiederholte Auftreten der depressiven Episode, deren Dauer sehr unterschiedlich sein kann (Wochen und Monate). Die erste Episode kann in jedem Alter zwischen Kindheit und im höheren Lebensalter auftreten. Auch bei der rezidivierenden depressiven Störung werden verschiedene Schweregrade unterschieden (leichte, mittelgradige und schwere rezidivierende Episoden, letztere ohne und mit psychotischen Symptomen).

Die schweren Formen der rezidivierenden depressiven Störungen haben viel gemeinsam mit den depressiven Episoden im Rahmen einer bipolaren Erkrankung. Eine solche ist aber auszuschließen. Auch in der Anamnese dürfen keine hypomanischen oder manischen Episoden vorkommen.

– manische Episode

Die manischen Episoden sind charakterisiert durch Antriebsüberschuß, Distanzlosigkeit, planlose Umtriebigkeit und Hyperaktivität, gesteigertes Selbstwertgefühl und überhöhte Selbsteinschätzung; ferner durch Größenideen oder absolut unrealistische Zukunftspläne. In diesen Phasen benötigen die Patienten kaum Schlaf und sind ständig in Bewegung. Das manische Zustandsbild kann bei Kindern innerhalb von wenigen Tagen in ein depressives „umkippen“. In der Adoleszenz zeigt die Manie oft schizophrenietypische Symptome mit Wahn und Halluzination und kann somit leicht als schizophrene oder schizoaffektive Psychose fehlgedeutet werden. Eine sichere differentialdiagnostische Abgrenzung ist meist erst unter Beobachtung des weiteren Verlaufs möglich.

– bipolare Störung

Die bipolare Störung ist definiert durch den Wechsel von depressiven und manischen Episoden, die zwischenzeitlich durch Phasen normalen psychischen Befindens (Remission) unterschiedlicher Zeitdauer unterbrochen sind. Störungen mit ausschließlich manischen oder hypomanischen Episoden, die im Kindes- und Jugendalters sehr selten sind, werden ebenfalls zu den bipolaren Störungen gerechnet. In beiden Klassifikationssystemen (ICD-10 und DSM-IV) werden Art und Schweregrad der gegenwärtigen Episode in eigenen Kategorien festgehalten, z. B. bipolare affektive Störungen, manische Episode ohne psychotische Symptome. Häufige Vorläufersymptome bipolarer Störungen sind Störungen des Sozialverhaltens und hyperkinetische Störungen. Dies erschwert die Diagnose im Kindesalter (Remschmidt 1998). Bipolare Störungen sind im Kindesalter außerordentlich selten und liegen auch im Jugendalter unter 0,1%. Die Lebenszeitprävalenz liegt zwischen 0,4 und 1%.

– anhaltende affektive Störungen

Unter der Bezeichnung anhaltende affektive Störungen sind in der ICD-10 „anhaltende und gewöhnlich fluktuierende Stimmungsstörungen“ beschrieben, „bei denen einzelne Episoden selten, wenn überhaupt, ausreichend schwer genug sind, um als hypomanische oder auch nur leichte depressive Episoden beschrieben zu werden. Da sie jahrelang andauern und manchmal den größten Teil des Erwachsenenlebens bestehen, ziehen sie beträchtliches subjektives Leid und Beeinträchtigungen nach sich. Gelegentlich können jedoch wiederholte oder einzelne manische Episoden oder eine leichte oder schwere depressive Störung die anhaltende affektive Störung überlagern. Die anhaltenden affektiven Störungen sind besser hier als bei den Persönlichkeitsstörungen einzuordnen, da Familienstudien auf genetische Beziehungen zu den affektiven Störungen hinweisen, und weil sie gelegentlich denselben Behandlungen wie diese zugänglich sind“ (Dilling et al. 1991, S. 136). Unter die anhaltenden affektiven Störungen werden die Zyklothymie und die Dysthymie gerechnet.

– Zyklothymie

Bei der Zyklothymie handelt es sich um eine andauernde Instabilität der Stimmungslage, die sowohl durch leichte depressive Episoden als auch durch Episoden mit gehobener Stimmung gekennzeichnet ist. Obwohl es in der Definition heißt, daß sich die Störung im frühen Erwachsenenalter entwickelt, gibt es auch Beobachtungen im Kindes- und Jugendalter, wenngleich die Diagnose in dieser Lebensphase außerordentlich schwer zu stellen ist. Hier hilft auch die Familienanamnese weiter, da die Zyklothymie gehäuft bei Verwandten von Patienten mit bipolaren affektiven Störungen vorkommt. Ferner entwickeln auch Personen mit einer Zyklothymie häufiger eine bipolare affektive Störung. Insofern können im Kindes- und Jugendalter Vorstufen einer bipolaren affektiven Störung in Form von zyklothymen Stimmungsschwankungen festgestellt werden.

– Dysthymie

Bei der Dysthymie handelt es sich um eine chronische depressive Verstimmung, die meist monatelang anhält, aber immer wieder durch kürzere Perioden psychischen Wohlbefindens unterbrochen wird. Kennzeichnend ist ein ausgeprägtes depressives Zustandsbild, das in der Regel einer traumatischen Erfahrung folgt. Die traumatisierende Erfahrung kann auch ein länger anhaltender Konflikt sein, mit dem sich das Kind oder der Jugendliche lang und kontinuierlich (oft auch unbewußt) beschäftigt hat. Meist ist außerdem eine ausgeprägte Angstsymptomatik vorhanden bzw. ein Mischzustand aus Angst und Depression. Wahnideen und Halluzinationen fehlen, ebenso wie die Tagesschwankungen. Der meist chronisch-depressive Zustand ist von wechselnden Perioden (Tage oder Wochen) guten Befindens unterbrochen. Die diagnostischen Leitlinien der ICD-10 betonen die Chronifizierung der Depression, die jedoch nicht den Schweregrad einer leichten oder mittelgradigen rezidivierend depressiven Störung erreicht.

Diagnose

Die Diagnose depressiver Zustandsbilder erfolgt aufgrund der Vorgeschichte und der klinischen Symptomatik. Zur Ergänzung existieren eine Reihe von Interviews, Checklisten und Skalen. Die Differentialdiagnose erstreckt sich einerseits auf die Abgrenzung depressiver Syndrome von anderen Störungen (z.B. Schizophrenie oder organischen Erkrankungen), zum anderen auf eine Differenzierung der depressiven Störungen untereinander. Dabei wird i. allg. nach den diagnostischen Leitlinien der beiden Klassifikationssysteme vorgegangen, wobei aus kinder- und jugendpsychiatrischer Sicht anzumerken ist, daß diese mitunter nicht ohne weiteres auf Kinder und Jugendliche anwendbar sind.

Ätiologie und Pathogenese
– genetische Prädisposition

Für die Manifestation affektiver Störungen sind eine Reihe von ursächlichen auslösenden Faktoren beschrieben worden. In Familienstudien wurde gezeigt, daß das höchste Wiederholungsrisiko bei Verwandten bipolarer Indexfälle besteht (etwa 18%), während es unter Verwandten mit unipolaren Erkrankungen bei rund 7% liegt (Propping 1991). In Zwillingsstudien wurden Konkordanzraten für eineiige Zwillinge bei den bipolaren Störungen von 73%, bei den unipolaren von 42% und bei zweieiigen für beide Erkrankungen eine Konkordanzrate von 14% gefunden.

– Persönlichkeitsfaktoren

Auch Persönlichkeitsmerkmale wie Introversion, Angstbereitschaft und Neurotizismus fördern die Manifestation depressiver Störungen.

– traumatische Erfahrungen und aktuelle psychosoziale Belastungen

Eine Vielzahl von Depressionsmodellen stützt sich auf das Vorliegen negativer Früherfahrungen und aktueller psychosozialer Belastungen. Am bekanntesten ist das Modell der erlernten Hilflosigkeit von Seligman

(1975). Nach dieser Theorie lernt eine Person, für die subjektive Erlebnisse unkontrollierbar sind, mit der Zeit ein hilfloses Verhalten. Sie erlebt sich als machtlos hinsichtlich der Selbstkontrolle und erwartet demgemäß auch ein hilfloses Ausgeliefertsein an künftige Situationen.

Nach einem heute allgemein akzeptierten Modell führen alle ursächlichen und auslösenden Faktoren im Endergebnis zu einer Beeinträchtigung der vermittelnden biochemischen Neurotransmittersysteme bzw. zu neuroendokrinologischen Veränderungen, die sich in der Endstrecke einer depressiven Symptomatik, die sich emotional, kognitiv und somatisch äußert, niederschlägt.

Allgemeine therapeutische Maßnahmen

Kinder und Jugendliche mit ausgeprägten affektiven Störungen sollten wegen der Suizidneigung stationär aufgenommen werden. Die Suizidneigung läßt sich vielfach bereits vor dem Auftreten der depressiven Störung am präsuizidalen Syndrom feststellen. Dieses äußert sich im Kindes- und Jugendalter in einem auffälligen Rückzug, einem Nachlassen der Interessen sowie in Form von Suizidgedanken, mitunter auch in Ankündigung von Suizidhandlungen.

Medikamentöse Therapie – trizyklische Antidepressiva

Der Stellenwert von trizyklischen Antidepressiva für die Behandlung depressiver Kinder und Jugendlicher ist nach wie vor umstritten. Dies resultiert aus der Tatsache, daß die bislang vorliegenden Doppelblind- und placebokontrollierten Studien bei depressiven Kindern und Jugendlichen keinen nennenswerten Vorteil des Verums gegenüber der Placeboverabreichung erbracht haben. Dennoch werden sie im klinischen Bereich immer wieder angewandt, und viele Kliniker sind davon überzeugt, daß sie im Einzelfall durchaus wirksam sind. Besonders genau untersucht sind ihre Nebenwirkungen, wobei Tachykardien bzw. die Verlängerung der kardialen Reizleitung als am schwerwiegendsten angesehen werden. Deswegen ist vor sowie unter dem Einsatz dieser Medikamente unbedingt ein EKG abzuleiten, und wegen der Beeinflussung der hirnelektrischen Aktivität sind auch entsprechende EEG-Kontrollen durchzuführen. Der Stellenwert der sog. selektiven Serotoninwiederaufnahmehemmer (SSRI) bei Kindern und Jugendlichen wird derzeit noch geprüft, so daß eine abschließende Bewertung nicht möglich ist.

– Lithium

Lithiumpräparate werden bei bipolaren Störungen eingesetzt. Sie haben eine prophylaktische Wirkung im Hinblick auf manische und depressive Phasen einer endogenphasischen Erkrankung. Als gesicherte Indikation gilt daher ihre Anwendung bei der akuten Manie sowie als Prophylaktikum bei affektiven Störungen unipolaren und bipolaren Verlaufs.

– Carbamazepin

Auch Carbamazepin hat sich zur Behandlung mancher affektiver Störungen (Rezidivprophylaxe bipolarer und unipolarer psychotischer Phasen) und zur Rezidivprophylaxe bei schizoaffektiven Psychosen (hierbei häufig in Kombination mit Neuroleptika oder Antidepressiva) bewährt. Schließlich liegen auch über eine Kombination von Lithium und Carbamazepin bei affektiven Störungen mit psychotischen Symptomen im Jugendalter positive Erfahrungen vor. Durch die Kombination beider Substanzen kommt man mit einer geringeren Lithiumdosis aus. Die Nebenwirkungen sowie die gefürchtete Lithiumintoxikation kann durch eine sorgfältige Kontrolle des Lithium-Blutspiegels vermieden werden, der zwischen 0,8 und 1,2 mmol/l variieren soll, eher nach der unteren Grenze tendierend. Übersichten zur medikamentösen Behandlung geben Kutcher (1997), Nissen et al. (1998) und Remschmidt u. Schulz (1995).

Psychotherapeutische Maßnahmen

Bei der Psychotherapie depressiver Störungen im Kindes- und Jugendalter haben sich die modernen Formen der Verhaltenstherapie unter Nutzung kognitiver Aspekte in den letzten Jahren durchgesetzt und als erfolgversprechend erwiesen. Dabei werden folgende Elemente berücksichtigt: Aufbau einer tragfähigen Beziehung, Abbau belastender Kognitionen (Gedanken und Vorstellungen), Aufbau und Förderung positiver Lebensbezüge und sozialer Kontakte. Die kognitiven Verhaltenstherapien der Depression sind jedoch nur bedingt bei den bipolaren Störungen indiziert, allenfalls als zusätzliche Maßnahmen (Harrington et al. 1998).

Flankierende Maßnahmen

Hierunter sind alle Maßnahmen zu verstehen, die das Leben und das Lebensumfeld des Patienten berücksichtigen. In der Kindheit und der Adoleszenz sind 2 Aspekte besonders bedeutsam: die Einbeziehung der Eltern und des schulischen und beruflichen Umfeldes.

Verlauf und Prognose

Schwere depressive Störungen im Sinne einer Major-Depression verlaufen bei Kindern und Jugendlichen mit einer durchschnittlichen Dauer der Episoden von ca. 7–9 Monaten wesentlich langwieriger als früher vermutet. Die aktuellen Verlaufsuntersuchungen belegen übereinstimmende Rückfallraten von 40% innerhalb der ersten 2 Jahre nach Erkrankungsbeginn und von 70% nach 5 Jahren. Höhere Rückfallraten zeigen speziell jene Kinder und Jugendliche, die einem konfliktreichen Familienklima ausgesetzt sind. Ferner zeigen die vorliegenden Längsschnittstudien, daß ca. 20–40% der mit einer schweren depressiven Episode erkrankten Jugendlichen innerhalb eines Zeitraums von 5 Jahren eine bipolare Störung entwickeln (Harrington et al. 1990, 1991).

7.5 Schizophrenie

Klassifikation

Die beiden gängigen Klassifikationssysteme (ICD-10 und DSM-IV) stimmen im wesentlichen bezüglich der Einteilung der schizotypen wahnhaften Störungen überein. Dabei wird die Schizophrenie in verschiedene Subtypen differenziert. Darüber hinaus werden in beiden Systemen noch die schizotype Störung (F21), die im DSM-IV als schizophreniforme Störung bezeichnet wird, unterschieden sowie in beiden Systemen die schizoaffektiven Störungen. Ein wesentlicher Unterschied zwischen ICD-10 und DSM-IV liegt darin, daß im DSM-IV eine zeitliche Kategorie eingeführt wird (Krankheitsdauer von mindestens 6 Monaten). Dadurch werden manche Patienten, die nach der ICD-10 als schizophren diagnostiziert werden, im DSM-IV der Diagnose schizophreniforme Psychosen zugeordnet. Das DSM-IV enthält also eine restriktivere Form der Schizophreniediagnose.

Epidemiologie

Etwa 4% aller Schizophrenien treten vor dem 15. Lebensjahr auf, etwa 1% vor dem 10. Lebensjahr. Im Krankengut kinder- und jugendpsychiatrischer Kliniken liegt die Quote schizophrener Erkrankungen bei Kindern etwa bei 1–2% der Jugendlichen zwischen 2 und 5%. Es besteht ein leichtes

Überwiegen der Jungen. Nach Erhebungen an klinischen Stichproben manifestieren sich etwa 10% der schizophrenen Psychosen zwischen 14 und 20 Jahren, 42% zwischen 21 und 30 Jahren. Etwa drei Viertel aller schizophren erkrankten Patienten sind zwischen 20 und 40 Jahre alt.

Problematik der Einteilung der schizophrenen Psychosen

In den letzten Jahren sind aufgrund empirischer Untersuchungen Zweifel aufgetaucht, ob die klassische Unterteilung der Schizophrenie (in Hebephrenie, katatone Schizophrenie, paranoide Schizophrenie und Schizophrenia simplex) heute noch angemessen ist. Derartige Zweifel hat Karl Leonhard schon vor Jahren formuliert und 1995 in der letzten Auflage seines Buches *Die Aufteilung der endogenen Psychosen* eingehend begründet. Nach Leonhard ist die Beibehaltung dieser Einteilung zum Teil mitverantwortlich für die Stagnation der Schizophrenieforschung.

Differenzierung in Typ-I- und Typ-II-Schizophrenien

Während Leonhard eine sehr differenzierte Unterteilung der schizophrenen Psychosen nach psychopathologischen und Verlaufskriterien vorschlägt, geht das Konzept der positiven (Typ-I-) und negativen (Typ-II-) Schizophrenie von einer dichotomen Aufteilung der Schizophrenie nach psychopathologischen Merkmalen aus, die inzwischen auch durch experimentelle und klinische Untersuchungen untermauert werden konnte. In Tabelle 4 sind die wichtigsten Merkmale der beiden Schizophrenietypen wiedergegeben. Danach unterscheiden sie sich nicht nur hinsichtlich ihrer klinischen Symptomatik und der prämorbiden Persönlichkeit, sondern auch hinsichtlich anderer, experimentell prüfbarer Funktionen.

Tabelle 4. Wichtige Merkmale zur Kennzeichnung von Typ-I- und Typ-II-Schizophrenien

	Typ-I-Schizophrenie (positive Symptome, produktive Symptome, akute Schizophrenie)	Typ-II-Schizophrenie (negative Symptome, Rückzugssymptomatik)
Klinische Symptomatik	Halluzinationen, Wahn, positive Denkstörungen, gesteigerter Antrieb, Aggressivität, Erregung, bizarres Verhalten, Rededrang, Wortneubildungen	Affektive Verflachung, Antriebsarmut, sozialer und emotionaler Rückzug, Apathie, Spracharmut, verringerter Sprachantrieb, Anhedonie, negative Denkstörungen (Denkhemmung, Gedankenabreißen, Gedankensperre)
Aufmerksamkeit und Sensorik	Vermehrte Ablenkbarkeit	Verminderte Informationsverarbeitungskapazität
	„Breitere" Aufmerksamkeit (broadened attention)	Eingeengte Aufmerksamkeit (narrowed attention)
Hemisphärenfunktion	Linkshemisphärische Hypofunktion	Frontale Dysfunktion, bilaterale Funktionsstörung
Prämorbide Persönlichkeit	Keine auffälligen Einschränkungen im kognitiven Bereich und in der Motorik	Einschränkungen im kognitiven Bereich und in der Motorik

Aber auch diese Einteilung ist nicht überschneidungsfrei. Es können auch Symptome aus beiden Bereichen beim selben Patienten vorliegen und sich gegenseitig überlagern.

Trotz ihrer relativen Unschärfe werden die Untergruppen der Schizophrenie (paranoide, katatone, hebephrene Form, Schizophrenia simplex) auch im Jugendalter diagnostiziert. Im Kindesalter sind sie schwer zu unterscheiden und treten in dieser Form auch selten in „Reinkultur" auf. Mit zunehmendem Alter nähert sich die Symptomatik derjenigen der Erwachsenen an.

Symptome in verschiedenen Funktionsbereichen

Im Hinblick auf die generelle Symptomatik kann man Symptome im kognitiven und im Wahrnehmungsbereich von solchen im emotionalen Bereich sowie von Störungen der Sprache, der Motorik und des Antriebs unterscheiden (s. auch die diagnostischen Leitlinien von ICD-10 und DSM-IV):

– kognitiver und Wahrnehmungsbereich

- Als *Symptome im kognitiven und Wahrnehmungsbereich* sind formale Denkstörungen, Wahnideen und Halluzinationen häufig. Was den Wahn betrifft, so tritt im Jugendalter bereits eine Systematisierung auf, was bei Kindern vor dem 10. Lebensjahr außerordentlich selten ist. Relativ häufig finden sich im Jugendalter aber leibhypochondrische Erlebnisse sowie Verfolgungs-, Beziehungs-, Beeinflussungs- und Vergiftungsideen. Unter den Halluzinationen überwiegen die akustischen, während im Kindesalter häufiger optische Halluzinationen vorkommen. Letzere sind aber immer auch ein Hinweis auf eine mögliche organische Ätiologie.

– emotionaler Bereich und Sozialverhalten

- Bezüglich der *Störungen im emotionalen Bereich, im Kontakt- und Sozialverhalten* findet man bei Jugendlichen häufig eine ausgeprägte Rückzugs- und Isolationssymptomatik. Nicht selten werden die Beziehungen zur Umwelt qualitativ umstrukturiert und Ersatzbeziehungen aufgebaut, die auch mit Personifizierungen von Gegenständen einhergehen können. Affektstörungen, insbesondere mißtrauisch-ängstliche Grundstimmung, Affektlabilität, Negativismus und Regressionen auf infantile Verhaltensformen sind häufig.

– Sprache

- *Störungen der Sprache* können sich in Veränderungen der Sprechweise, in gesteigertem Rededrang, Perseverationsneigung, Sprachstereotypien, Echolalie oder Phonographismus äußern. Bei früh manifest werdenden kindlichen Schizophrenien kann eine Abgrenzung der Sprachauffälligkeiten gegenüber der Autistensprache schwer sein. Es kommt zu Wortneubildungen und zu einer Bedeutungsverschiebung (Gebrauch der Worte).

– Motorik

- In der *Spontanmotorik* wird häufig eine allgemeine Disharmonisierung (Steifheit, Eckigkeit) sowie eine Reduktion der Spontanbewegungen beobachtet. Gelegentlich kommen katatone und kataleptische Erscheinungen vor. Relativ häufig sind motorische Stereotypien (z. B. stereotype Körperhaltung oder bizarre Fingerspiele). Auch die oft als Prodrome einer Schizophrenie auftretenden Zwangsphänomene äußern sich vielfach zunächst im motorischen Bereich.

– Antrieb

- Die betroffenen Jugendlichen mit *Antriebsstörungen* haben ihre frühere Spontaneität und Initiative verloren. Sie sitzen stundenlang teilnahmslos im Zimmer und haben keinerlei Interesse einer Unterhaltung zu folgen, zu lesen oder sich zu beschäftigen. Die Antriebslosigkeit kann soweit ausgeprägt sein, daß sie regungslos dasitzen, weder sprechen noch essen und auch ihre Ausscheidungsfunktionen nicht mehr willentlich regulieren.

Unterformen der Schizophrenie – paranoide Schizophrenie

Weiterhin müssen verschiedene Unterformen der Schizophrenie unterschieden werden:

- Dabei ist die *paranoide Schizophrenie* insgesamt die häufigste Schizophrenieform, tritt bereits im Jugendalter auf, hat aber ihren Häufigkeitsgipfel im Erwachsenenalter. Vorherrschend sind Wahnideen und akustische Halluzinationen. Daneben findet man Störungen des Denkens und der Affektivität. Diese Form der Erkrankung führt meist nicht zu einer Persönlichkeitsveränderung, auch die Intelligenz bleibt oft unberührt. Sie ist der Prototyp der „positiven Schizophrenie".

– Hebephrenie

- Die *Hebephrenie* beginnt meist nach der Pubertät unter den Zeichen der Antriebsverarmung, Denkzerfahrenheit, affektiven Verflachung und einer heiteren, läppischen Grundstimmung. Die Erkrankung schreitet fort und führt meist zu einer kognitiven und emotionalen Niveausenkung. Häufig sind diese Patienten bereits durch prämorbide Persönlichkeitszüge (Einzelgängertum, Scheu, Schüchternheit) gekennzeichnet. Die Diagnose der Hebephrenie sollte erst nach mehrmonatiger Beobachtungszeit gestellt werden. Sie gehört wegen der raschen Entwicklung einer Minussymptomatik in die Gruppe der „negativen Schizophrenien".

– katatone Schizophrenie

- Bei der *katatonen Schizophrenie* stehen die motorischen Erscheinungen, akute Erregungen und Sperrungszustände (Stupor) sowie mutistisches Verhalten im Vordergrund. Befehlsautomatismus und Negativismus können alternieren. Daneben kommen aber auch viele andere der beschriebenen Symptome vor, am häufigsten Wahnideen und Halluzinationen, die auch mit einem traumähnlichen (oneiroiden) Zustand verbunden sein können.

– Schizophrenia simplex

- Die *Schizophrenia simplex* führt langsam und schleichend, ohne besonders auffällige Symptome zu einem Defektzustand. Die Erkrankung beginnt meist im jugendlichen Alter, die Patienten sind antriebsarm, abgestumpft, ohne Initiative und Energie, depressiv oder verstimmt und versagen in der Schule oder im Beruf. Häufig geben sie ihre gewohnte Tätigkeit auf oder wechseln die Stelle, lassen sich treiben und verwahrlosen. Das Erkennen solcher schizophrener Verläufe kann sehr schwierig sein, weil die üblichen diagnostischen Kategorien bei der insgesamt farblosen Symptomatik meist nicht zutreffen.

– schizoaffektive Psychosen

- Von einer *schizoaffektiven Psychose* spricht man, wenn manische oder depressive Symptome gleichzeitig mit schizophrenen Symptomen auftreten. Dadurch entspricht die Störung diagnostisch weder einer Schizophrenie noch einer affektiven Psychose. Entscheidend für die Diagnose ist die *Gleichzeitigkeit* der schizophrenen und affektiven Symptomatik. Tritt diese jeweils in verschiedenen Episoden der Krankheit auf, so ist die Diagnose einer schizoaffektiven Psychose nicht zulässig. Je nachdem, welche affektive Symptomatik mit der schizophrenen gekoppelt ist, kann man nach ICD-10 eine schizomanische Störung von einer schizodepressiven oder einer gemischten schizoaffektiven Störung unterscheiden. Das DSM-IV kennt eine ähnliche Unterscheidung (bipolarer vs. depressiver Typus). Bei dieser Form der Psychose sind Rezidive häufig, jedoch tritt kein Residual-

oder Defektzustand ein. Die Diagnose sollte nur gestellt werden, wenn gleichzeitig ausgeprägte affektive und schizophrene Symptome feststellbar sind.

Ätiologie und Pathogenese

Von einer umfassenden Klärung der Ursachen schizophrener Erkrankungen sind wir, trotz intensiver Forschung in aller Welt, noch weit entfernt. Angesichts dieser Situation ist es nur möglich, Einflußfaktoren aufzuzählen, deren Wirksamkeit aufgrund empirischer Untersuchungen nachgewiesen ist, die sich jedoch noch nicht zu einer einheitlichen Theorie integrieren lassen. Solche sind genetische Faktoren, Hirnschädigungen bzw. Hirnfunktionsstörungen und psychogene Einflüsse. Auf sie kann hier aus Raumgründen nicht im einzelnen eingegangen werden. Die genannten Einflüsse drängen jedoch geradezu nach einer Integration in ein multifaktorielles Modell zur Ätiologie der Schizophrenien.

- multifaktorielles Modell

Aufgrund der bisher vorliegenden empirischen Daten erscheinen folgende Aussagen erlaubt: Im Zentrum der schizophrenen Erkrankungen kann ein Regulationssystem zur Informationsverarbeitung gesehen werden, das von verschiedenen Seiten aus störbar ist: durch organische Einflüsse (Infektionen, Sauerstoffmangel), durch intrapsychische Faktoren (Persönlichkeit, Ich-Struktur), durch genetische Faktoren und durch familiäre sowie psychosoziale Einflüsse (deviante Kommunikation, „expressed emotions", soziale Schichtzugehörigkeit, „life events"). Man kann vermuten, daß dieses System zur Selektion und Verarbeitung von Informationen mit dem limbischen System in Zusammenhang steht. Dafür spricht, daß das limbische System für Sauerstoffmangel besonders empfindlich ist (Bedeutung der prä- und perinatalen Schädigungsmöglichkeit), und daß bestimmte Viren (z. B. das Zytomegalievirus) eine besondere Affinität zum limbischen System haben, was jene Forscher betonen, die eine „Infektionstheorie der Schizophrenien" propagieren. Kommt es durch verschiedene Einflüsse zu einer Schwächung des limbischen Systems, so erkranken die Betreffenden v. a. an einer schizophrenen Psychose, wenn sie sowohl eine genetische Disposition aufweisen als auch belastenden familiären Ereignissen ausgesetzt sind.

- Bedeutung des limbischen Systems

Diagnose

Die Diagnose erfolgt aufgrund der klinischen Symptomatik und nach Maßgabe der Leitlinien von ICD-10 und/oder DSM-IV. Vielfach werden zusätzliche Skalen oder Interviews angewandt, z. B. Skalen zur Erfassung der positiven und negativen Symptomatik nach Andreasen oder zusätzliche Symptom-Checklisten. Differentialdiagnostisch abzugrenzen sind körperlich begründbare Psychosen, drogeninduzierte psychotische Zustandsbilder, schizoaffektive Psychosen. Innerhalb der Schizophrenien versucht man zwischen einer überwiegend positiven und einer überwiegend negativen Symptomatologie zu unterscheiden, weil dies auch von therapeutischer Relevanz ist.

Medikamentöse Therapie

In der Akutphase der Schizophrenie ist eine neuroleptische Behandlung erforderlich. Ihr Erfolg ist vielfältig erwiesen. Bei dieser Behandlung macht man sich folgende Eigenschaften der Neuroleptika zunutze: die psychomotorische Ruhigstellung, die Dämpfung von Erregung und Aggressivität und die antipsychotisch-antischizophrene Wirkung (Übersicht bei Remschmidt et al., im Druck).

– psychotische Zustandsbilder mit vorwiegend produktiver Symptomatik

Zur Behandlung akut psychotischer Zustandsbilder mit vorwiegend produktiver Symptomatik haben sich die Butyrophenonderivate als sehr wertvoll erwiesen (insbesondere Haloperidol und Benperidol) sowie die Phenothiazine Perazin (Taxilan), Fluphenazin (Dapotum, Lyogen), Perphenazin (Decentan) und Chlorproxithen (Truxal). Geht das akut psychotische Zustandsbild mit starker Unruhe einher, so empfiehlt es sich, die dämpfende Wirkung von Levopromazin (Neurocil) zu nutzen. Dieses klassische Konzept der medikamentösen Behandlung der Schizophrenie beginnt sich durch die Entwicklung der sog. atypischen Neuroleptika zu verändern. Darunter versteht man Substanzen, die ein breiteres Rezeptorbindungsprofil haben als die typischen Neuroleptika (die vorwiegend Dopamin-D2-Rezeptor-Antagonisten sind), kaum extrapyramidale Wirkungen haben und auch besser die Negativsymptomatik beeinflussen. Die wichtigsten Substanzen sind Clozapin (Leponex), Olanzapin (Zyprexa) und Risperidon (Risperdal).

Die meisten Erfahrungen bei schizophrenen Kindern und Jugendlichen liegen inzwischen mit Clozapin vor, das allerdings wegen der beschriebenen Nebenwirkungen auf das blutbildende System (Gefahr der Agranulozytose) besonderen Vorsichtsmaßnahmen unterliegt. So sind in den ersten 18 Wochen wöchentliche und danach monatliche Blutbildkontrollen erforderlich. Ferner erfordern die Richtlinien, daß vor dem Einsatz von Clozapin zwei andere Neuroleptika erfolglos angewandt wurden. Unter diesen Bedingungen sowie nach genauer Aufklärung der Eltern bzw. der Patienten über mögliche Nebenwirkungen ist Clozapin einsetzbar und i.allg. sehr wirksam. Auch die beiden anderen atypischen Neuroleptika haben sich als wirksam erwiesen. Sie haben keine Nebenwirkungen auf das blutbildende System und unterliegen daher auch nicht den besonderen Vorsichtsmaßnahmen und Verschreibungsbedingungen wie Clozapin, sind aber auch nicht gleichwertig hinsichtlich ihrer antipsychotischen Wirksamkeit. (Tabelle 5 gibt eine Übersicht über die wichtigsten typischen und atypischen Neuroleptika und ihre Dosierungen.)

– psychotische Zustandsbilder mit nicht produktiver Symptomatik

Bei psychotischen Zustandsbildern mit nicht produktiver Symptomatik, bei denen Antriebsarmut, Negativismus, autistisches Verhalten, Gehemmtheit und Rückzug im Vordergrund stehen, empfiehlt sich die Anwendung von Sulpirid (Dogmatil). Es wird auch über Erfolge mit Haldol und Fluphenazin (Lyogen, Dapotum) berichtet. Auch hier wird immer mehr auf eine Behandlung mit atypischen Neuroleptika übergegangen, nicht zuletzt aufgrund ihrer geringen bis fehlenden extrapyramidalen Nebenwirkungen.

– chronische schizophrene Psychosen

Chronische schizophrene Psychosen stellen eine Indikation für Depotneuroleptika dar. Diese weisen das gleiche Wirkungsprofil auf wie kurz wirksame Neuroleptika und beeinflussen wie diese die produktiven Symptome (Halluzinationen, Wahn und Denkstörungen) aber auch autistische Verhaltensweisen, Zurückgezogenheit und psychomotorische Gehemmtheit. Als Depotneuroleptika werden angewandt: Haldol-Decanoat, Fluphenazin-Decanoat (Dapotum-D, Lyogen-Depot), Fluspirilen (Imap) und Penfluridol (Semap). Die Applikation erfolgt intramuskulär, die Wirkungsdauer beträgt je nach Substanz zwischen 1 und 4 Wochen. Depotneuroleptika werden im Vergleich zu Kurzzeitneuroleptika relativ

Tabelle 5.
Wirkungsprofile ausgewählter Neuroleptika

	Sedierung	Positive Symptome	Negative Symptome	Neuroleptische Potenz	Übliche orale Dosierung *(übliche Depotdosierung i. m.)*
Typische hochpotente Neuroleptika					
Benperidol	+	++	++	100	1–6 mg/Tag
Flupenthixol *(-Decanoat)*	+	++	++	50	2–10 mg/Tag *(20–100 mg/2–4 Wochen)*
Fluphenazin *(-Decanoat)*	+(+)	+++	++	30	5–20 mg/Tag *(12,5–100 mg/2–4 Wochen)*
Fluspirilen	+	+++	++	300	*(2–10 mg/Woche)*[a]
Haloperidol *(-Decanoat)*	+	+++	++	60	2–20 mg/Tag *(50–300 mg/2–4 Wochen)*
Perphenazine *(-Enanthat)*	++	+++	++	8	12–64 mg/Tag *(50–200 mg/2 Wochen)*
Pimozid	+	+++	++	50	4–20 mg/Tag
Typische mittel- bis niedrigpotente Neuroleptika					
Chlorpromazin	+++	+++	++	1	150–600 mg/Tag
Chlorprothixen	+++	++	++	0,8	150–600 mg/Tag
Levomepromazin	+++	++	++	0,8	75–600 mg/Tag
Perazin	++	++	++	0,5	75–600 mg/Tag
Pipamperon	++			0,2	120–360 mg/Tag
Promethazin	+++				50–400 mg/Tag
Sulpirid	+	++	+++	0,5	100–800 mg/Tag
Thioridazin	+++	++	++	0,7	200–700 mg/Tag
Tiaprid	+				300–600 mg/Tag
Atypische Neuroleptika					
Clozapin	+++	+++	+++	(0,5–2)	25–600 mg/Tag
Olanzapin	++	+++	+++	(8–20)	10–20 mg/Tag
Quetiapin	+	+++	+++		150–750 mg/Tag
Risperidon	+	+++	+++	(50)	1–12 mg/Tag
Sertindol	+	+++	+++		16–24 mg/Tag
Zotepin	++	+++	+++	(2)	75–300 mg/Tag

\+ geringe oder keine Wirkung; ++ mittelstarke Wirkung; +++ starke Wirkung
[a] Nur als Depotmedikament verfügbar
Die neuroleptische Potenz wurde in Relation zu Chlorpromazin (=1) angegeben. Die neuroleptische Potenz der atypischen Neuroleptika wurde nicht anhand der EPS-Schwelle bestimmt, sondern aufgrund der mittleren klinisch wirksamen Dosis.

niedrig dosiert. Sie haben die gleichen Nebenwirkungen. Anstelle der Depotneuroleptika werden neuerdings zunehmend auch atypische Neuroleptika eingesetzt.

– unerwünschte Wirkungen

Geläufige unerwünschte Wirkungen von typischen Neuroleptika sind: vegetative Nebenwirkungen (Hypersalivation, Akkommodationsstörungen, Miktionsstörungen, vermehrte Schwitzneigung), kardiovaskuläre Nebenwirkungen, hämatologische Nebenwirkungen, Leberveränderungen, endokrinologische Nebenwirkungen (z. B. Galaktorrhoe, Gynäkomastie, Amenorrhoe) und extrapyramidale Nebenwirkungen. Daneben können epileptische Anfälle als Folge einer Erniedrigung der Krampfschwelle vorkommen sowie psychische Nebenwirkungen, die allerdings unspezifisch sind.

Häufige unerwünschte Wirkungen von Clozapin sind Speichelfluß, Gewichtszunahme, zerebrale Anfallsneigung und mögliche Auswirkungen auf das blutbildende System, die allerdings durch regelmäßige Blutbildkontrollen vermieden werden können. Olanzapin verursacht ebenfalls Speichelfluß und Gewichtszunahme, hat aber keine Nebenwirkungen auf das blutbildende System. Risperidon verursacht, im Gegensatz zum Clozapin und Olanzapin, auch extrapyramidale Nebenwirkungen, die dosisabhängig sind. Es nimmt insofern eine Zwischenstellung zwischen den typischen und atypischen Neuroleptika ein. Auch zerebrale Anfälle werden unter Risperidon beobachtet.

Stützende Psychotherapie

Sie stellt eine gleichwertige Ergänzung der medikamentösen Therapie dar und umfaßt folgende Maßnahmen: psychische Führung des Patienten, Ermutigung, Eingehen auf alltägliche Probleme und Sorgen, Steigerung des Selbstwertgefühls und der Kontakt- und Kommunikationsfähigkeit. Im Rahmen dieser stützenden Psychotherapie hat es sich als wichtig erwiesen, die Patienten nicht zu sehr regredieren zu lassen und ihrer Neigung zum Rückzug nicht nachzugehen. Eine aufdeckende Psychotherapie ist bei schizophrenen Erkrankungen in der Akutphase kontraindiziert. Sie birgt aber auch bei chronischen Verläufen die Gefahr, den Rückfall in psychotische Episoden zu begünstigen. Der Grund liegt darin, daß eine zu starke Aufdeckung emotionaler und triebhafter Impulse die Verarbeitungsmöglichkeiten der Patienten übersteigt.

Umgang mit der kognitiven Basisstörung

Einen weiteren Ansatzpunkt für die Psychotherapie schizophrener Patienten bildet der Umgang mit den sog. kognitiven Basisstörungen, die ihm zunächst verständlich gemacht werden müssen und die mit einem speziellen Trainingsprogramm angegangen werden können. Die kognitiven Denk-, Wahrnehmungs- und Handlungsstörungen äußern sich als Blockierungen, Gedankendrängen und Gedankenjagen, Gedankenleere, Vorstellungszwänge, als weitschweifiges, zerstreutes, leicht ablenkbares oder assoziatives und wenig gerichtetes Denken. Die Konzentration ist ebenso beeinträchtigt wie die Gedächtnisleistung und das unmittelbare Behalten. Die Wahrnehmung kann in quantitativer und qualitativer Hinsicht verzerrt sein. Es können Licht- und Geräuschempfindlichkeiten, sensorische Überwachheit, verschwommenes, verzerrtes sowie verformtes Sehen oder ähnlich gelagerte Störungen bestehen. Motorische Handlungsvollzüge können erschwert und blockiert sein. Es kommt zum Verlust von Fähigkeiten für automatisch oder halbautomatisch ablaufende Tätigkeiten, schließlich zu Coenästhesien und zu vegetativen Störungen.

Solche Störungen müssen vom Therapeuten aktiv angesprochen werden, da die Patienten sie von sich aus oft nicht äußern. Verständlichmachen heißt in diesem Zusammenhang, daß dem Kind oder Jugendlichen verdeutlicht wird, daß diese Störungen, die er subjektiv ja recht gut angeben und schildern kann, mit seiner Grunderkrankung zusammenhängen und daß sie sowohl durch Übungsmaßnahmen als auch durch eine Behandlung der Grundstörung gebessert bzw. beseitigt werden können. Stellvertretend für andere, ähnlich strukturierte Therapieprogramme sei auf das integrierte psychologische Therapieprogramm für schizophrene Patienten (IPT) von Roder et al. (1997) hingewiesen. Diese Therapieprogramme liefern in abgestufter Folge ein Training zur Übung in kognitiven Differenzierungen, ein Training der sozialen Wahrnehmung und der Kommunikation bis hin zu Übungen, die Problemlösestrategien einüben sollen.

Beschäftigungs- und Arbeitstherapie

Ziel der Beschäftigungstherapie ist es, den häufig in sich gekehrten und verschlossenen Patienten psychisch aufzulockern und wieder gemeinschaftsfähig zu machen. Durch musische Betätigungen (Malen, Zeichnen, Arbeiten mit Ton) gelingt es, viele Patienten aus ihrer Reserve herauszuführen und über die manchmal überraschend guten Ergebnisse ihrer Gestaltungskraft ein optimistischeres Selbstbild zu erreichen. Die Arbeitstherapie, die vorwiegend im Jugendalter eingesetzt wird, will durch stufenweise Steigerung von körperlichen Anforderungen die Patienten an ihre Umwelt besser anpassen. Sie ist damit ein Teil der bei allen psychiatrisch Kranken angestrebten Rehabilitation.

Einbeziehung der Familie in die Therapie

Je jünger der Patient ist, um so wichtiger ist es, die Familie in den Behandlungsprozeß einzubeziehen. Dabei liegt der Schwerpunkt nicht wie bei früheren Ansätzen bei einer ambitionierten Familientherapie mit einer Rekonstruktion der Rollen innerhalb der Familie, sondern ganz wesentlich in der Aufklärung der Familie über die Natur der Erkrankung, in der Beratung und der Einübung des Umgangs mit kritischen Situationen und in der Förderung familiärer Strategien zum Umgang mit Belastungen innerhalb und außerhalb der Familie. Im Hinblick auf die Schizophrenie des Jugendalters gibt es nur wenige systematisch untersuchte Programme.

Kombination von Depotmedikation und Familienprogrammen

Im Bereich der Schizophrenie bei Erwachsenen haben sich jene Programme als wirkungsvoll erwiesen, die eine ausreichend dosierte neuroleptische Depotmedikation mit strukturierten stützenden Familienprogrammen kombinieren. Die Kombination dieser beiden Maßnahmen hat 2 wichtige Auswirkungen:

- das strukturierte Therapieprogramm mit den Familien kann dazu beitragen, daß der Patient weniger überschießenden und feindseligen Emotionen seitens anderer Familienmitglieder ausgesetzt ist;
- die neuroleptische Medikation trägt dazu bei, daß er aufgrund ihrer abschirmenden Wirkung weniger durch vorhandene Emotionen beeinträchtigt wird.

Rehabilitation

Aufgrund der Chronifizierung ihrer Erkrankung oder aufgrund ausgeprägter Störungen innerhalb ihrer Familien können 40% der Adoleszenten, die an einer Schizophrenie erkranken, nicht unmittelbar nach der stationären Behandlung ihre schulischen oder beruflichen Tätigkeiten wieder aufnehmen und auch nicht in das häusliche Milieu zurückkehren. Für diese Gruppe ist ein Rehabilitationsprogramm erforderlich, das zum Ziel hat, die Patienten nach 1- bis 2jähriger Rehabilitationsphase wieder in ihre gewohnte Umgebung zu integrieren oder für sie (und mit

Tabelle 6.
Die 4 Phasen eines Behandlungs- und Rehabilitationsprogrammes für Jugendliche mit schizophrenen Psychosen und ihre Ziele. (Nach Martin u. Remschmidt 1983)

Akutphase (klinische Behandlung)	Remissionsphase (klinische Behandlung)	Reha-Phase I (Heimbetreuung)	Reha-Phase II (betreute Wohngruppe)
Stationäre Aufnahme	Weitere stationäre Behandlung	Depotmedikation, Gruppentherapie	Depotmedikation, Verselbständigung in der Gruppe
Neuroleptische Medikation	Neuroleptische Medikation	Einzeltherapie	
Baldige Aktivierung	Integration in Gruppe	Einübung der Tagesabläufe	Selbstversorgung
Einzeltherapie und Einzelbetreuung	Mitarbeit in AG	Schulbesuch	Anlerntätigkeit oder Lehre
Beschäftigungstherapie	Schulbesuch oder Einzelunterricht	Berufsfindung	
Kontakthalten zur Familie	Realitätstraining	Realitätstraining	
Gruppenaktivitäten (soweit möglich)	Konzentrationstraining	Kreative Förderung, Familienkontakt	
	Stadtaktivitäten/Verselbständigung, Beurlaubungen, Familiengespräche		
Ziel: Beeinflussung der Akutsymptomatik, Verhinderung von Rückzug und Chronifizierung	*Ziel:* Reintegration im klinischen Bereich	*Ziel:* Reintegration in größere Gemeinschaft, Realitätsanpassung, Berufsfindung und -vorbereitung	*Ziel:* Selbstversorgung, berufliche Entwicklung

ihnen gemeinsam) eine neue Perspektive der schulischen und beruflichen Förderung zu erarbeiten.

Ein derartiges Programm wurde an der Marburger Klinik, in Zusammenarbeit mit dem heilpädagogischen Heim Leppermühle, entwickelt. Es hat sich gezeigt, daß dieses Rehabilitationsprogramm den Störungen der Patienten angemessen ist und eine schrittweise Rückgliederung in den schulischen, beruflichen und familiären Bereich ermöglicht. Die 4 Phasen dieses Therapie- und Rehabilitationsprogramms sind in Tabelle 6 wiedergegeben. Die ersten beiden Phasen beziehen sich auf die Behandlung in der Klinik, die beiden folgenden in der Rehabilitationseinrichtung.

Verlauf und Prognose

Der Verlauf schizophrener Psychosen, die in der Adoleszenz beginnen, ist weniger untersucht worden als der Verlauf der im Kindes- und im Erwachsenenalter beginnenden. Dies mag damit zusammenhängen, daß die Psychosen in der Adoleszenz schon jenen des Erwachsenenalters zugeordnet wurden, so daß man nur geringe Unterschiede erwartete. Diese Annahme ist jedoch nicht richtig, wie die wenigen bisherigen Studien zeigen. Danach haben die in der Präpubertät und Adoleszenz beginnenden schizophrenen Psychosen einen ungünstigeren Verlauf als jene, die im Erwachsenenalter beginnen. Es wurden für das Erwachsenenalter in 25% der Fälle eine Vollremission ermittelt, in 50% der Fälle eine Teilremission und in 25% der Fälle ein chronischer Verlauf. Für die Adoleszentenpsychosen betrugen die Raten für die Vollremission 23%, die Teilremission 25% und für den chronischen Verlauf 52%.

7.6 Persönlichkeitsstörungen

Begriffsproblematik

Der Begriff Persönlichkeitsstörung ist für die Kinder- und Jugendpsychiatrie immer problematisch gewesen (vgl. Remschmidt 1978). Die historische Betrachtung der Entwicklung dieses Begriffes zeigt, daß bereits vor Jahrzehnten alle Argumente für und wider diese Diagnose (damals Psychopathie genannt) diskutiert wurden, daß aber das Problem keineswegs an Aktualität verloren hat. In der ICD-10 lautet die Überschrift des entsprechenden Kapitels „Persönlichkeits- und Verhaltensstörungen". Damit ist ausgesagt, daß einige besonders auffällige Gewohnheiten und reaktiv entstandene Störungen als den Persönlichkeitsstörungen verwandt angesehen werden. Eine ähnliche Vorgehensweise findet sich im DSM-IV. In Tabelle 7 sind die wichtigsten Persönlichkeitsstörungen nach ICD-10 wiedergegeben.

Prävalenz

Die Häufigkeit von Persönlichkeitsstörungen in der allgemeinen Bevölkerung wird mit 3–8% angegeben. Im Krankengut psychiatrischer Kliniken liegen die Raten bei knapp 40%, wobei als häufigste Störungen Persönlichkeitsstörung vom Borderlinetypus, emotional instabile Persönlichkeitsstörung sowie ängstliche Persönlichkeitsstörungen diagnostiziert wurden.

Ätiologie und Pathogenese – genetische Faktoren

Hinweise zur Ätiologie und Genese ergeben sich sowohl durch biologische Befunde als auch durch psychosoziale Faktoren. Zu den ersteren gehören genetische Einflüsse, die an der Persönlichkeit wesentlichen Anteil haben, was durch Zwillings- und Adoptionsstudien nachgewiesen werden konnte. Da viele Persönlichkeitsstörungen durch impulsives Verhalten bzw. gestörte Selbstkontrolle und aggressive Impulse gekennzeichnet sind, hat man nach biologischen Markern gesucht, die dieses Verhalten erklären können. Es kann mittlerweile als gesichert angesehen werden, daß diese Verhaltensauffälligkeiten mit einer reduzierten Aktivität des serotonergen Systems in Zusammenhang zu bringen sind. Darüber hinaus hat man bei Personen mit Persönlichkeitsstörungen auch häufiger als bei gesunden Personen neuropsychologische Defizite feststellen können, die auf diffuse umschriebene Hirnfunktionsstörungen hinweisen. Schließlich wurden auch Hinweise auf Aufmerksamkeitsstörungen und eine reduzierte Fähigkeit zur Habituation bei Menschen mit Persönlichkeitsstörungen gefunden.

– psychosoziale Faktoren

Im Bereich der psychosozialen Faktoren werden belastende Bedingungen in der frühen Kindheit, außerfamiliäre Unterbringung, Trennungs- und Verlusterlebnisse, Erleben körperlicher und sexueller Mißhandlung, also insgesamt sehr instabile Entwicklungsbedingungen als Einflußfaktoren

Tabelle 7.
Übersicht über die verschiedenen Typen der Persönlichkeitsstörung nach ICD-10

Spezifische Persönlichkeitsstörungen	ICD-10-Kategorie	Hauptmerkmale
Paranoide	F60.0	Ausgeprägtes Mißtrauen verbunden mit der durchgängigen und ungerechtfertigten Tendenz, die Handlungen anderer als absichtlich zurückweisend oder auch bedrohlich zu interpretieren
Schizoide	F60.1	Eingeschränkte emotionale Erlebnis- und Ausdrucksfähigkeit, Anhedonie, emotionale Kühle, Einzelgängertum, soziale Gleichgültigkeit und Isoliertheit, im Kontakt scheu und verschlossen
Dissoziale	F60.2	Habituelle Neigung zu Devianz und Delinquenz, die sich in vielen Fällen schon in der Kindheit zeigt; charakterliche Besonderheiten wie Mangel an Empathie, Gefühlskälte, Egozentrismus sowie defizitäre Gewissensbildung; fernerhin finden sich Impulsivität, andauernde Reizbarkeit, Unzuverlässigkeit, Bindungsschwäche sowie Unter- oder Fehlbesetzung sozialer Normen
Emotional instabile	F60.3	*Impulsiver Typus*: mangelhafte Impulskontrolle und Affektsteuerung, leicht erregbar und insbesondere in Frustrationssituationen Neigung zu Ausbrüchen von gewalttätigem und bedrohlichem Verhalten *Borderlinetypus:* Instabilität im Bereich von Stimmung und in zwischenmenschlichen Beziehungen, Identitätskrisen, aggressive Durchbrüche unter emotionaler Belastung, autoaggressive Tendenzen bis hin zu drastischen Selbstbeschädigungs- und parasuizidalen Handlungen
Histrionische	F60.4	Abhängig von äußerer Aufmerksamkeit, Bestätigung und Anerkennung; labile und oberflächliche Affektivität, Hang zur Dramatisierung, Unechtheit und Koketterie; übermäßiges Interesse an der eigenen körperlichen Attraktivität sowie ein unangemessen verführerisches Verhalten; leicht suggestibel; Mangel an gleichmäßig durchgehaltenen Zielen und Werten mit der Folge von Unbeständigkeit besonders im zwischenmenschlichen und partnerschaftlichen Bereich
Anankastische	F60.5	Gewissenhaftigkeit, Perfektionismus, Ordentlichkeit, Normentreue, Rigidität, Unentschlossenheit, Unsicherheit; belastete zwischenmenschliche Beziehungen
Ängstlich (vermeidende)	F60.6	Selbstunsicherheit, Minderwertigkeitsgefühle sowie Ängstlichkeit; schüchtern, angespannt, hölzern im Kontakt, große Angst vor Erlebnissen der Zurückweisung und Ablehnung
Abhängige	F60.7	Unfähigkeit, das eigene Leben selbständig zu führen; geringe Bereitschaft zur Übernahme von Selbstverantwortlichkeit; in Zweierbeziehungen ständige Angst vor Verlust und Alleingelassenwerden verbunden mit dem Bemühen um Anpassung und Nachgiebigkeit

angesehen, die bei vorhandener Grunddisposition die Entwicklung einer Persönlichkeitsstörung fördern können. Aus allgemeiner entwicklungspsychologischer Sicht liegt einer Persönlichkeitsstörung ein Ausbleiben von Strukturierungs- und Differenzierungsvorgängen zugrunde.

Therapie

Bahnbrechend waren die Gedanken von August Aichhorn (1925), der Psychopathie und Verwahrlosung als unzureichende Ich-Funktion bzw. Ich-Schwäche kennzeichnete. Entsprechend besteht die Aufgabe der Therapie darin, derartige Entwicklungsdefizite nachzuholen. Dies ist allerdings ein langwieriger Prozeß. Deshalb hat sich in der Betreuung von Persönlichkeitsstörungen am meisten der Aspekt der pädagogischen Führung durchgesetzt. Durch eine entsprechende Gestaltung des Milieus und Formung der Umwelteinflüsse gelingt es noch am ehesten Jugendliche mit Persönlichkeitsstörungen zu einer relativen Anpassung zu bringen. Kurzfristige Therapieprogramme haben bei derart tiefgreifenden Störungen keine Chance.

Verlauf

Im Hinblick auf den Verlauf gibt es zwischen den einzelnen Persönlichkeitsstörungen durchaus Unterschiede. Den ungünstigsten Verlauf zeigen jene Persönlichkeitsstörungen, die mit Impulsivität, dissozialem und delinquentem Verhalten assoziiert sind. Dies haben schon Katamnesen in den 60er Jahren gezeigt (Robins 1966; Sundby u. Kreyberg 1968). Andererseits ist zu sagen, daß sich viele Auffälligkeiten mit zunehmendem Alter abschwächen, was sich auch aus Untersuchungen von Tölle (1966) bei Langzeitkatamnesen „psychopathischer Erwachsener" ergibt. Rund zwei Drittel seiner Stichprobe (n=115) hatten, wenn auch unter Einengungen, eine angemessene Daseinsmöglichkeit gefunden. Erwähnt werden muß, daß das Suizidrisiko von Menschen mit Persönlichkeitsstörungen rund 3mal höher ist als der allgemeinen Bevölkerung, wobei die höchste Suizidrate bei Patienten mit Borderline oder narzißtischer Persönlichkeitsstörung gefunden wird.

7.7 Störungen des Sexualverhaltens

In den Bereich der erwachsenentypischen Störungen gehören hier die Störungen der Geschlechtsidentität die zum Teil schon in der Kindheit gefunden werden und in der Präadoleszenz sich häufen (atypisches Geschlechtsrollenverhalten, Transvestitismus, Transsexualismus), und die Störungen der Sexualpräferenz (Exhibitionismus und Fetischismus) (Green 1994; Martin u. Remschmidt 1997).

Störungen der Geschlechtsidentität in Kindheit und Präadoleszenz

Bei den Störungen der Geschlechtsidentität in Kindheit und Präadoleszenz besteht eine Diskrepanz zwischen der körperlich eindeutigen Geschlechtsfestlegung und dem jeweiligen Rollenverhalten. Die Begriffe atypisches Geschlechtsrollenverhalten und atypische psychosexuelle Entwicklung gehören hierher und sind synonym. Die betroffenen Jugendlichen zeigen in Kleidung, Gewohnheiten und Beziehungen zum anderen Geschlecht Verhaltensweisen, die im Gegensatz zur eigenen Geschlechtsrolle stehen. Die ICD-10 spricht von einer Störung der Geschlechtsidentität in der Kindheit (F64.2) mit dem Hauptcharakteristikum, dem anderen Geschlecht angehören zu wollen, ohne Umwandlungswunsch wie bei der Transsexualität. Auch im DSM-IV ist eine eigene Kategorie für diese Störung vorgesehen (Geschlechtsidentitätsstörung). Die Störung ist insgesamt sehr selten. Epidemiologische Angaben sind nicht bekannt.

Transvestitismus

Beim Transvestitismus handelt es sich um eine sexuelle Verhaltensabweichung, bei der sexuelle Lust durch das Anlegen von Kleidern des anderen Geschlechts erreicht wird. Dabei besteht kein beständiges Bemühen, die Identität des anderen Geschlechtes zu übernehmen. Die Bezeichnung ist in der ICD-10 und im DSM-IV gleichlautend. Transvestitismus kommt bei männlichen und weiblichen Kindern und Jugendlichen vor. Angaben existieren nur für Erwachsene. Danach muß mit einem Fall auf 100 000 bei Männern und auf 400 000 bei Frauen gerechnet werden.

Transsexualismus

Beim Transsexualismus handelt es sich um eine Störung der Geschlechtsrollenidentität, deren Hauptmerkmal der unabänderliche Wunsch ist, dem jeweils anderen Geschlecht anzugehören und diese Zugehörigkeit durch eine geschlechtsumwandelnde Operation herbeiführen zu lassen. Dieser Wunsch ist die konsequente Fortsetzung der psychischen Konstellation dieser Kinder und Jugendlichen, die sich insofern als verunglückte Naturen empfinden, als in einem anatomisch männlichen Körper ein komplett weiblich denkender und fühlender Mensch (und umgekehrt) steckt.

– Klassifikation

Die diagnostischen Leitlinien der ICD-10 betonen, daß neben dem Umwandlungswunsch die transsexuelle Identität mindestens 2 Jahre durchgehend bestanden haben muß und nicht Symptom einer anderen Störung sein darf (z.B. Schizophrenie, genetische oder geschlechtschromosomale Abnormitäten). Im DSM-IV ist keine eigene Kategorie für Transsexualismus vorgesehen. Die Störung wird unter der Rubrik Geschlechtsidentitätsstörung eingeordnet.

– Prävalenz

Transsexualismus kommt bei beiden Geschlechtern vor und ist bei Frauen häufiger als bei Männern (3:2). Insgesamt ist die Störung jedoch selten. Sie kommt im kinder- und jugendpsychiatrischen Krankengut daher nur selten vor. Wenn solche Jugendliche in die Sprechstunde kommen oder von den Eltern in die Klinik gebracht werden, so handelt es sich meist um eine sehr ernste Problematik, die durch zusätzliche psychische Störungen (z.B. suizidale Tendenzen, Depressionen, aggressives Verhalten) gekennzeichnet ist.

– Therapie

Bei der Therapieindikation muß geklärt werden, ob bei dem betreffenden Jugendlichen der Wunsch besteht, im Sinne der ursprünglichen Geschlechtszugehörigkeit eine passende Geschlechtsidentität zu entwickeln; nur dann nämlich ist eine Motivation für die Behandlung gegeben. Wenn in diesem Sinne keine Behandlungsmotivation vorhanden ist, ist eine Therapie im eigentlichen Sinne nicht durchführbar; man muß sich dann auf Beratungsmaßnahmen beschränken, die dem Jugendlichen Klarheit geben über die Art und die Natur der Störung. Gleichzeitig liegt ein weiterer Behandlungsschwerpunkt bei den Eltern: Auch diese müssen über die Natur der Störung aufgeklärt werden; die Eltern müssen lernen, die fehlende Therapiemotivation des Jugendlichen zu akzeptieren. Dies erreicht man am besten in gemeinsamen Gesprächen mit

Eltern und Jugendlichen, in denen alle offenen Fragen von beiden Seiten angesprochen werden können.

– Verlauf

Ein Teil dieser Fälle wird in eine echte Transsexualität einmünden, es taucht dann regelmäßig der Wunsch nach operativer Geschlechtsumwandlung auf. In den Fällen, in denen eine Motivation zur Gewinnung einer zum anatomischen Geschlecht passenden sexuellen Identität besteht, ist die Prognose wesentlich günstiger, auch die Quote sekundärer psychischer Störungen ist wesentlich geringer als in den Fällen, in denen sich eine echte Transsexualität entwickelt.

7.8 Substanzmißbrauch und Drogenabhängigkeit

Psychische und Verhaltensstörungen durch psychotrope Substanzen sind in der ICD-10 unter der Kategorie F1 klassifiziert, wobei nach internationaler Übereinkunft die Störungen nach der eingenommenen Substanz eingeteilt werden. Diese Störungen werden an anderen Stellen dieses Handbuches ausführlich abgehandelt, deshalb verzichten wir auf eine ausführlichere Beschreibung im Abschnitt „Kinder- und Jugendpsychiatrie". Es soll an dieser Stelle nur auf den Aspekt der Komorbidität hingewiesen werden, im Kontext mit einigen entwicklungspsychopathologischen Zusammenhängen (Schulz u. Remschmidt 1999). Das Wissen um die Zusammenhänge zwischen Substanzmißbrauch und -abhängigkeit mit komorbiden kinder- und jugendpsychiatrischen Störungsbildern eröffnet nämlich neue Möglichkeiten für das Verständnis von Risikofaktoren für Suchterkrankungen und deren Früherkennung. Hierbei handelt es sich um ein kompliziertes Wechselspiel zwischen Persönlichkeitsmerkmalen, erhöhter Vulnerabilität für eine psychische Störung und familiären sowie psychosozialen Belastungen.

Bedeutung der Komorbidität

Problematik der Komorbidität

Die Problematik der Komorbidität des Drogenmißbrauchs im Jugendalter läßt sich wie folgt beschreiben:

- Bei vielen psychopathologischen Symptomen handelt es sich um Folgen des Drogenmißbrauchs (z.B. amotivationales Syndrom bei Cannabismißbrauch, drogeninduzierte Psychosen).
- Eine Reihe von kinder- und jugendpsychiatrischen Erkrankungen begünstigt das Auftreten und beeinflußt den Verlauf eines Drogenmißbrauchs (z.B. hyperkinetisches Syndrom, Störung des Sozialverhaltens, sich entwickelnde antisoziale Persönlichkeitsstörung).
- Der Drogenmißbrauch beeinflußt wiederum den Verlauf verschiedener psychiatrischer Störungen (z.B. depressive Syndrome, Bulimia nervosa).
- Familiäre und psychosoziale Risikofaktoren begünstigen die Entwicklung einer Drogenproblematik und deren Aufrechterhaltung (z.B. zerrüttetes Elternhaus, familiäre Belastungen mit Suchterkrankungen und antisozialen Persönlichkeitsstörungen, Deprivationssyndrome).

Risikofaktoren

Aktuelle Langzeitstudien vom Kindergarten bis zur Adoleszenz belegen, daß Risikokinder für eine Suchterkrankung schon frühzeitig erkannt werden können. Diese Risikokinder zeigen bereits im Kindergarten aggressiv-expansives Verhalten, mangelnde Selbstkontrolle, erhöhte Impulsivität, sie sind leicht erregbar und gefahrenblind, ihr Verhalten ist gekennzeichnet durch vorschnelles Handeln, eine ausgeprägte Suche nach unmittelbaren Verstärkern, eine erhöhte Empfindlichkeit für Außenreize und sie verhalten sich häufig rücksichtslos gegenüber anderen Menschen. Es ist zu fordern, daß aus diesen Erkenntnissen präventive Maßnahmen abgeleitet und realisiert werden.

8 Literatur

Agras S, Sylvester D, Oliveau D (1969) The epidemiology of common fears and phobias. Compr Psychiatry 10:151–156

Aicardi J (ed) (1992) Diseases of the nervous system in childhood. McKeith, London (Clinics in Developmental Medicine 115/118)

Aichhorn A ([1]1925, [7]1971) Verwahrloste Jugend. Huber, Bern

* Ainsworth MD (1978) Patterns of attachment: a psychological study of the strange situation. Erlbaum, Hillsdale/NJ

Alexander F (1943) Fundamental concepts of psychosomatic research. Psychosom Med 5:205–210

Angst J, Dobler-Mikola A (1985a) The Zürich-Study. V. Anxiety and phobia in young adults. Eur Arch Psychiatry Neurol Sci 235:171–178

Angst J, Dobler-Mikola A (1985b) The Zürich-Study. VI. A continuum from depression to anxiety disorders? Eur Arch Psychiatry Neurol Sci 235:179–186

Beidel DC, Turner SM (1998) Shy children, phobic adults. Nature and treatment of social phobia. American Psychological Association, Washington

Berblinger K (1960) Hysterical crisis and the question of hysterical character. Psychosomatics 1:270–279

** Bernstein G, Borchardt CM, Perwien, AR (1996) Anxiety disorders in children and adolescents: A review of the past 10 years. J Am Acad Child Adolesc Psychiatry 35:1110–1119

Biedermann J, Faraone S von, Milberger S et al. (1996) Is childhood oppositional defiant disorder a precursor to adolescent conduct disorder? Findings from a four-year follow-up study of children with ADHD. J Am Acad Child Adolesc Psychiatry 35:9

Bird H, Canino G, Rubio-Stipec M et al. (1988) Estimates of the prevalence of childhood maladjustment in a community survey in Puerto Rico. Arch Gen Psychiatry 45:1120–1126

Bishop DVM (1985) Age of onset and outcome in 'acquired aphasia with convulsive disorder' (Landau-Kleffner Syndrome). Dev Med Child Neurol 27:705–712

Bishop DVM (1994) Developmental disorders of speech and language. In: Rutter M, Taylor E, Hersov L (eds) (1994) Child and adolescent psychiatry. Blackwell, London, pp 546–568

Blanz B, Lehmkuhl G, Lehmkuhl U, Braun-Scharm H (1987) Hysterische Neurosen im Kindes- und Jugendalter. Z Kinder Jugendpsychiatr 15:97–111

Bouchard TJ Jr, McGue M (1990) Genetic and rearing environmental influences on adult personality: An analysis of adopted twins reared apart. J Pers 58:263–292

* Bundesarbeitsgemeinschaft für Rehabilitation (Hrsg) (1994) Rehabilitation Behinderter. Wegweiser für Ärzte und weitere Fachkräfte der Rehabilitation, 2. Aufl. Deutscher Ärzteverlag, Köln

Christophersen ER, Rapoff MA (1983) Toileting problems of children. In Walker CE, Roberts MC (eds) Handbook of clinical child psychology. Wiley, New York, pp 593–615

Clore ER, Hibel J (1993) The parasomnias of childhood. J Pediatr Health Care 7:12–16

** Cohen DJ, Volkmar FR (eds) (1997) Handbook of autism and pervasive developmental disorders, 2nd edn. Wiley, New York

Deonna T, Ziegler A, Malin-Ingvar M, Ansermet F, Roulet E (1995) Reversible behavioural autistic-like regression: a manifestation of a special (new) epileptic syndrome in a 28-month-old child: a 2-year longitudinal study. Neurocase 1:1–9

Dilling H, Mombour W, Schmidt MH (Hrsg) (1991) Internationale Klassifikation psychischer Störungen. ICD-10, Kapitel V (F): Klinisch-diagnostische Leitlinien. Huber, Bern Göttingen Toronto Seattle

Dilling H, Mombour W, Schmidt MH (Hrsg) (1994) Internationale Klassifikation psychischer Störungen. ICD-10, Kapitel V (F): Forschungskriterien. Huber, Bern Göttingen Toronto Seattle

Eiberg H, Berendt I, Mohr J (1995) Assignment of dominant inherited nocturnal enuresis (ENUR 1) to chromosome 13q. Nat Genet 10:354–356

Esser G (1991) Was wird aus Kindern mit Teilleistungsschwächen? Der langfristige Verlauf umschriebener Entwicklungsstörungen. Enke, Stuttgart

Evans D, Noam G, Wertlieb D, Paget K, Wolf M (1994) Self-perception and adolescent psychopathology: a clinical-developmental perspective. Am J Orthopsychiatry 64:293–300

Fichter MM (1989) Bulimia nervosa und bulimisches Verhalten. In: Fichter MM (Hrsg) Bulimia nervosa. Grundlagen und Behandlung. Enke, Stuttgart, S 1–10

* Garner DM, Garfinkel PE (eds) (1997) Handbook of treatment for eating disorders. Guilford, New York

Garrison CZ (1993) Post-traumatic stress disorder in adolescents after a hurricane. Am J Epidemiol 138:522–530

Garrison CZ, Weinrich MW, Hardin SB, Weinrich S, Wang L (1993) Post-traumatic stress disorder in adolescents after a hurricane. Am J Epidemiol 138(7):522–530

Giaconia RM (1995) Traumas and posttraumatic stress disorder in a community population of older adolescents. J Am Acad Child Adolesc Psychiatry 34:1369–1380

Giaconia RM, Reinherz HZ, Silverman AB, Pakiz B, Frost AK, Cohen E (1995) Traumas and posttraumatic stress disorder in a Community population of older adolescents. J Am Acad Child Adolesc Psychiatry 34(10):1369–1380

Gillberg C (1995) Rett-Syndrome. In: Gillberg C (ed) Clinical child neuropsychiatry. Cambridge Univ Press, Cambridge, pp 235–243

Gilles de la Tourette G (1991) Untersuchung über eine Nervenstörung, die durch Auffälligkeiten der motorischen Koordination gekennzeichnet und von Echolalie und Koprolalie begleitet ist. In: Rothenberger A (Hrsg) Wenn Kinder Tics entwickeln. Fischer, Stuttgart, S 175–200

Gontard A von (1998) Genetik der Enuresis nocturna. Med Gen 3:415–416

Gontard A von, Eiberg H, Hollmann E, Rittig S, Lehmkuhl G (1998) Moleculargenetics of nocturnal enuresis: clinical and genetic heterogenity. Acta Paediatr 87:571–578

* Goodyer IM (ed) (1995) The depressed child and adolescent. Developmental and clinical Perspectives. Cambridge Univ Press, Cambridge

Gool JD van, Jonge GA de (1989) Urge syndrome and urge incontinence. Arch Dis Child 64:1629–1634

Green R (1994) Atypical sexual development. In: Rutter M, Taylor E, Hersov L (eds) Child and adolescent psychiatry. Blackwell, London, pp 749–758

*Häfner H (1983) Allgemeine und spezielle Krankheitsbegriffe in der Psychiatrie. Nervenarzt 54:231–238

Hansson S (1992) Urinary incontinence in children and associated problems. Scand J Urol Nephrol Suppl 141:47–57

*Harrington R (1993) Depressive disorder in childhood and adolescence. Wiley, Chichester

Harrington R, Fudge H, Rutter M, Pickles A, Hill F (1990) Adult outcomes of childhood and adolescent depression: I. Psychiatric status. Arch Gen Psychiatry 47:465–473

Harrington R, Fudge H, Rutter M, Pickles A, Hill F (1991) Adult outcomes of childhood and adolescent depression: II. Links with antisocial disorders. J Am Acad Child Adolesc Psychiatry 30:434–439

Harrington R, Wood A, Ferduyn C (1998) Clinically depressed adolescents. In: Graham P (ed) Cognitive behaviour therapy for children and families. Cambridge Univ Press, Cambridge, pp 156–193

Heller T (1908) Über Dementia infantilis (Verblödungsprozeß im Kindesalter). Z Erforsch Behandl Jugendl Schwachsinn Wissenschaftl Grundl 2:17–28

Herpertz-Dahlmann B, Remschmidt H (1988) Somatische Störungen bei Anorexia nervosa. Monatsschr Kinderheilkd 136:732–738

Hinman F (1986) Non-neurogenic neurogenic bladder (the Hinman Syndrome) – 15 years later. J Urol 136:769–777

Hjälmås K (1992) Urinary incontinence in children: suggestions for definitions and terminology. Scand J Urol Nephrol Suppl 141:1–6

Howlin P (1997) Prognosis in autism: do specific treatments affect long-term outcome. Eur Child Adolesc Psychiatry 6:55–72

Jenkins RL (1968) The varieties of children's behavioral problems and familiy dynamics. Am J Psychiatry 124:1440–1445

Kanner L (1943) Autistic disturbances of affective contact. Nerv Child 2:217–250

*Kazdin AE (1995) Conduct disorders in childhood and adolescence, 2nd edn. Sage, Thousand Oaks

Kazdin AE (1997) Psychosocial treatments for conduct disorder in children. J Child Psychol Psychiatry 38:161–178

King BH, State MW, Shah B, Davanzo P, Dykens E (1997) Mental retardation: a review of the past 10 years, part I. J Am Acad Child Adolesc Psychiatry 36:1656–1663

Klackenberg G (1987) Incidence of parasomnies in children in a general population. In: Guilleminault C (ed) Sleep and its disorders in children. Raven, New York, pp 99–113

Klein RG (1994) Anxiety disorders. In: Rutter M, Taylor E, Hersov L (eds) Child and adolescent psychiatry. Blackwell, London, pp 351–374

Kohlberg L (1997) Die Psychologie der Moralentwicklung, 2. Aufl. Suhrkamp, Frankfurt am Main

Korhonen T (1984) A follow-up study of Finnish children with specific learning disabilities. Acta Paedopsychiatr 50:255–263

*Kutcher SP (1997) Child and adolescent psychopharmacology. Saunders, Philadelphia London

Lader MH, Wing W (1966) Physiological measures, sedative drugs and Morbid Anxiety. Oxford Univ Press, London

Lazarus RS (1966) Psychological stress and the coping process. McGraw-Hill, New York

Lazarus RS (1981) Streß und Streßbewältigung – ein Paradigma. In: Filipp SH (Hrsg) Kritische Lebensereignisse. Urban & Schwarzenberg, München, S 198–232

Leonhard K (1995) Aufteilung der endogenen Psychosen und ihre differenzierte Ätiologie, 7. Aufl. Thieme, Stuttgart

Lerman P, Lerman-Sagie T, Kivity S (1991) Effect of early corticosteroid therapy for Landau-Kleffner Syndrome. Dev Med Child Neurol 33:257–260

Levine MD (1975) Children with encopresis: A descriptive analysis. Pediatr 56:412–416

Lundberg U (1986) Stress and type. A behavior in children. J Am Acad Child Adolesc Psychiatry 25:771–778

Magnusson D, Stattin H, Allen UL (1986) Differential maturation among girls and its relation to social adjustment: a longitudinal perspective. In: Baltes PB, Featherman DL, Lerrer RM (eds) Lifespan development, vol 7. Academic Press, New York

March JS, Leonard HL (1996) Obsessive-compulsive disorder in children and adolescents: a review of the past 10 years. J Am Acad Child Adolesc Psychiatry 35:1265–1273

Marks IM (1987) Fears, phobias, and rituals. Panic, anxiety, and their disorders. Oxford Univ Press, Oxford

Martin M, Remschmidt H (1983) Ein Nachsorge- und Rehabilitationsprojekt für jugendliche Schizophrene. Z Kinder Jugendpsychiatr 11:234–242

Martin M, Remschmidt H (1997) Störungen der Sexualentwicklung und des Sexualverhaltens. In: Remschmidt H (Hrsg) Psychotherapie im Kindes- und Jugendalter. Thieme, Stuttgart, S 250–258

Matt E (1995) Episode und „Doppel-Leben": Zur Delinquenz Jugendlicher. Monatsschrift Kriminol Strafrechtsreform 3:153–164

Maughan B, Yule W (1994) Reading and other learning disabilities. In: Rutter M, Taylor E, Hersov L (eds) Child and adolescent psychiatry. Blackwell, London, pp 647–665

Michelson LK, Ray WJ (eds) (1996) Handbook of dissociation. Plenum, New York

Moffitt TE (1993) Adolescence-limited and life-course-persistent antisocial behavior: a developmental taxonomy. Psychol Rev 100:674–701

Neudörfl A, Herpertz-Dahlmann B (1996) Der Verlauf von Zwangserkrankungen im Kindes- und Jugendalter – Eine Literaturübersicht. Z Kinder Jugendpsychiatr 24:105–116

*Neuhäuser G, Steinhausen H Ch (Hrsg) (1998) Geistige Behinderung. Grundlagen, klinische Symptome, Behandlung und Rehabilitation, 2. Aufl. Kohlhammer, Stuttgart

Nissen G, Fritze J, Trott GE (1998) Psychopharmaka im Kindes- und Jugendalter. Fischer, Stuttgart

Olbing H (Ed) (1993) Enuresis und Harninkontinenz bei Kindern. Marseille, München

Parry-Jones B, Parry-Jones WL (1992) Pica: symptom or eating disorder? A historical assessment. Br J Psychiatry 160:341–354

Patterson GR, De Baryshe BD, Ramsey E (1989) A developmental perspective on antisocial behavior. Am Psychol 44:329–335

Perry J, Cooper S (1989) An empirical study of defense mechanisms. Arch Gen Psychiatry 46:444–452

*Propping P (1991) Psychiatrische Genetik. Springer, Berlin Heidelberg New York Tokio

Pynoos RS, Eth S (1986) Witness to violence: the child interview. J Am Acad 25:306–319

Rapoport JL, Swedo S, Leonard H (1994) Obsessive-compulsive disorder. In: Rutter M, Taylor E, Hersov L (eds) Child and adoles-

cent psychiatry. Blackwell, London, pp 441–454
Reinecker H (1990) Soziale und spezifische Phobien. In: Reinecker H (Hrsg) Lehrbuch der klinischen Psychologie. Modelle psychischer Störungen. Hogrefe, Göttingen, S 49–72
Rekers G (1982) Shaping your child's sexual identity. Baker, Grand Rapids/MI
Remschmidt H (1978) Die „Psychopathie" in der Kinder- und Jugendpsychiatrie. Z Kinder Jugendpsychiatr 6:280–301
Remschmidt H (1988) Der Krankheitsbegriff in der Kinder- und Jugendpsychiatrie. In: Remschmidt H, Schmidt MH (Hrsg) Kinder- und Jugendpsychiatrie in Klinik und Praxis, Bd I, Thieme, Stuttgart, S 143–152
*Remschmidt H (1992) Psychiatrie der Adoleszenz. Thieme, Stuttgart
Remschmidt H (1997a) Angstsyndrome. In: Remschmidt H (Hrsg) Psychotherapie im Kindes- und Jugendalter. Thieme, Stuttgart, S 198–219
Remschmidt H (1997b) Konversionssyndrome. In: Remschmidt H (Hrsg) Psychotherapie im Kindes- und Jugendalter. Thieme, Stuttgart, S 243–249
Remschmidt H (1998) Bipolar disorders in children and adolescents. Curr Opin Psychiatry 11:379–383
Remschmidt H (in press) Specific developmental disorders in childhood and adolescence. In: Gelder M (ed) Oxford textbook of psychiatry. Oxford Univ Press, Oxford
Remschmidt H, Niebergall G (1997) Zwangssyndrome. In: Remschmidt H (Hrsg) Psychotherapie im Kindes- und Jugendalter. Thieme, Stuttgart, S 220–231
Remschmidt H, Remschmidt U (1974) Symptomatologie, Verlauf und Prognose von Tic-Erkrankungen im Kindes- und Jugendalter. Klin Pädiatr 186:185–199
Remschmidt H, Schmidt MH (Hrsg) (1994) Multiaxiales Klassifikationsschema für psychische Störungen des Kindes- und Jugendalters nach ICD-10 der WHO, 3. rev Aufl. Huber, Bern
Remschmidt H, Schulz E (1995) Psychopharmacology of depressive states in childhood and adolescence. In: Goodyer IM (ed) The depressed child and adolescent. Developmental and clinical perspectives. Cambridge Univ Press, Cambridge, pp 253–279
Remschmidt H, Walter R (1990a) Psychische Auffälligkeiten bei Schulkindern. Eine epidemiologische Untersuchung. Z Kinder Jugendpsychiatr 18:121–132
*Remschmidt H, Walter R (1990b) Psychische Auffälligkeiten bei Schulkindern. Hogrefe, Göttingen
Remschmidt H, Hennighausen K, Clement HW, Heiser P, Schulz E (in press) Atypical neuroleptics in child and adolescent psychiatry. Eur Child Adolesc Psychiatry (Suppl)
Rett A (1966) Über ein eigenartiges hirnatrophisches Syndrom bei Hyperammonoamie im Kindesalter. Wien Med Wochenschr 116:723–738
**Robins LN (1966) Deviant children grown up. Williams & Wilkins, Baltimore
Robson PJ (1988) Self-esteem: a psychiatric view. Br J Psychiatry 153:6–15
Roder V (1997) IPT – integriertes psychologisches Therapieprogamm für schizophrene Patienten, 4. Aufl. Beltz/Psychologie-Verlags-Union, Weinheim
Rutter M, Tizard J, Whitemore K (eds) (1970) Education, health and behaviour. Longman, London
**Rutter M, Graham P, Chadwick OFD, Yule W (1976) Adolescent turmoil: fact or fiction. J Child Psychol Psychiatry 17:35–56
Rutter M, Izard CE, Read PB (1986) Depression in young people. Developmental and clinical perspectives. Guilford, New York
Schulz E, Remschmidt H (1999) Substanzmißbrauch und Drogenabhängigkeit im Kindes- und Jugendalter. Dtsch Ärztebl 96:A 414–418
Seligman MEP (1975) Helplessness. On depression, development and death. Freeman, San Francisco
Shapiro T, Huebner HF (1985) Motorische Störungen. In: Remschmidt H, Schmidt MH (Hrsg) Kinder- und Jugendpsychiatrie in Klinik und Praxis, Bd III. Thieme, Stuttgart, S 70–76
Silberg J, Rutter M, Meyer J et al. (1996) Genetic and environmental influences on the covariation between hyperactivity and conduct disturbance in juvenile twins. J Child Psychol Psychiatry 37:803–816
Skuse D (1994) Feeding and sleeping disorders. In Rutter M, Taylor E, Hersov L (eds) Child and adolescent psychiatry. Blackwell, London, pp 467–489
State M, King BH, Dykens E (1997) Mental retardation: a review of the past 10 years, part II. J Am Acad Child Adolesc Psychiatry 36:1664–1671
Sundby HS, Kreyberg PC (1968) Prognosis in child psychiatry. Williams & Wilkins, Baltimore
Swedo SE, Rapoport JL (1990) Neurochemical and neuroendocrine considerations of obsessive-compulsive disorders in childhood. In: Deusch SI, Weizman A, Weizman R (eds) Application of basic neurosciences to child psychiatry. Plenum, New York, pp 275–284
Tinbergen N, Tinbergen EH (1984) Autismus bei Kindern. Paul Parey, Berlin
Tölle R (1966) Katamnestische Untersuchungen zur Biographie abnormer Persönlichkeiten. Springer, Berlin Heidelberg New York
Torgersen S (1979) The nature and origin of common phobic fears. Br J Psychiatry 134:343–351
Tramer M (1942) Lehrbuch der allgemeinen Kinderpsychiatrie: einschließlich der allgemeinen Psychiatrie der Pubertät und Adoleszenz. Schwabe, Basel
Uldall B, Hansen FJ, Tonnby B (1993) Lamotrigine in Rett-Syndrome. Neuropediatrics 24:339–340
Vandereycken W, Beumont P (eds) (1998) Treating eating disorders: ethical, legal and personal issues. New York Univ Press, New York
Volkmar FR (1992) Childhood disintegrative disorder: Issues for DSM-IV. J Autism Dev Disord 22:625–642
Warnke A (1987) Behandlung der Legasthenie im Kindesalter. Monatszeitschr Kinderheilkd 135:302–306
Warnke A (1995) Umschriebene Lese-Rechtschreibstörung. In: Petermann F (Hrsg) Lehrbuch der Klinischen Kinderpsychologie. Hogrefe, Göttingen, S 286–323
Warnke A (1999) Rechenschwäche (Dyskalkulie). In: Lauth GW, Brack UB, Lindenkamp F (Hrsg) Praxishandbuch Verhaltenstherapie bei Kindern und Jugendlichen. Beltz, Weinheim
Warnke A (2000) Umschriebene Entwicklungsstörungen. In: Remschmidt H (Hrsg) Kinder- und Jugendpsychiatrie. Thieme, Stuttgart, S 131–143
Warnke A, Niebergall G (1997) Legasthenie und Rechenstörungen. In: Remschmidt H (Hrsg) Psychotherapie im Kindes- und Jugendalter. Thieme, Stuttgart, S 322–334
Watson BU, Watson CAS, Fredd R (1982) Follow-up studies of specific reading disability. J Am Acad Child Psychiatry 21:376–382

Weber D (1970) Der frühkindliche Autismus unter dem Aspekt der Entwicklung. Huber, Bern

Weber D (1985) Autistische Syndrome In: Remschmidt H, Schmidt MH (Hrsg) Kinder- und Jugendpsychiatrie in Klinik und Praxis, Bd II. Thieme, Stuttgart, S 269–298

Weber D, Remschmidt H (1997) Autismus In: Remschmidt (Hrsg) (1997) Psychotherapie bei Kindern und Jugendlichen. Thieme, Stuttgart, S 356–374

Weinschenk C (1965) Die erbliche Lese-Rechtschreibschwäche und ihre sozialpsychiatrischen Auswirkungen, 2. Aufl. Huber, Bern

Werry JS, Carlielle J, Fitzpatrick J (1983) Rhythmic motor activities (stereotypies) in children under five: etiology and prevalence. J Am Acad Child Psychiatry 22:329–336

Wilsher CR (1986) The nootropic concept in dyslexia. Ann Dyslex 36:118–137

Wittchen, HU (1986) Epidemiology of panic attacks and panic disorder. In: Hand I, Wittchen HU (eds) Panic and phobias. Springer, Berlin Heidelberg New York Tokio

Woolston JL (1991) Eating and growth disorders in infants and children. Sage, Newsbury Park London New Delhi (Developmental clinical psychology and psychiatry, vol 24)

Yule W (1992) Post-traumatic stress disorder in child survivors of shipping disasters: the sinking of the 'Jupiter'. Psychother Psychosom 57:200–205

Zappella M, Genazzani A, Facchinetti F, Hayek G (1990) Bromocriptine in the Rett Syndrome. Brain Dev 12:221–225

Zigler E (1967) Familial mental retardation: a continuing dilemma. Science 155:292–298

Zitrin CM, Klein DF, Woerner MG, Ross DC (1983) Treatment of phobias. I. Comparison of imipramine hydrochloride and placebo. Arch Gen Psychiatry 40:125–138

Psychiatrie des höheren Lebensalters

Kapitel 8
Diagnostische Probleme in der Psychiatrie des höheren Lebensalters

H. Helmchen und H. Lauter

1 Einleitung

Die Erkennung psychischer Störungen im höheren Lebensalter stößt v.a. auf folgende Schwierigkeiten: 1. die Abgrenzung von den psychischen Veränderungen des nicht pathologischen Alterns; 2. die Abgrenzung von Beschwerden und Symptomen körperlicher Erkrankung und Behinderung; 3. die Abgrenzung psychischer Störungen untereinander.

2 Die Abgrenzung psychischer Störungen von den psychischen Veränderungen nicht pathologischen Alterns

Die Abgrenzung psychischer Störungen von den psychischen Veränderungen nicht pathologischen Alterns sieht sich einer Reihe von methodischen und inhaltlichen Problemen gegenüber:

Feststellung der „Norm" als methodisches Problem

Das erste methodische Problem besteht in der Unklarheit über die „Norm" des Alterns. Wenn damit die statistische Norm gemeint wäre, also das Mittel verschiedener Kennwerte der altersassoziierten Veränderungen in der gesamten Bevölkerung einer bestimmten Altersgruppe, dann wäre etwa eine kognitive Leistungsminderung, die die Kriterien der Diagnose Demenz erfüllt, bei der über 100jährigen Bevölkerung die Norm. Um die ungünstigen Folgen dieser Normbildung zu vermeiden, liegt es nahe, den Mittelwert der altersassoziierten Veränderungen nur bei der gesunden alten Bevölkerung als statistische Norm zu definieren.

Kategoriale Diagnosen über Schwellenwerte für dimensionale Ausprägungsgrade

Aber die Grenzen zwischen Gesundheit und Krankheit verschwimmen im Alter oft, wenn man bedenkt, daß fast alle Menschen über 70 Jahre in der Regel mehrere medizinische Diagnosen erhalten können (Borchelt et al. 1996; Linden et al. 1996a), und daß der Krankheitscharakter seelisch-geistiger Veränderungen im Alter bei geringer Geschwindigkeit und Ausprägung nur schwer zu erkennen ist, weil viele krankhafte Prozesse im Alter schleichend beginnen. Aus diesem Grunde werden kategoriale Diagnosen nicht selten über Schwellenwerte für dimensionale Ausprägungsgrade von Veränderungen gebildet, in deren Definition durch Konventionen jedoch der Zeitgeist und andere unkontrollierte Faktoren eingehen, wie z.B. die subjektive Gesundheitseinschätzung (Borchelt et al. 1996) oder die Wahrnehmung sozialer Rollen in die Beurteilung der Alltagsaktivitäten.

Differenzierung der dritten Lebensphase

So hat die gestiegene Lebenserwartung und größere Gesundheit zu einer Differenzierung der dritten Lebensphase jenseits des 70. Lebensjahres in ein durch aktiven Lebensstil (Reisen, Sport, Kleidung etc.) charakterisiertes „drittes Lebensalter" bis etwa zum 85. Lebensjahr und jenseits davon ein „viertes Lebensalter" mit zunehmender körperlicher Gebrechlichkeit geführt (Baltes 1997). Auch könnten in multikulturell geprägten Kontexten einer durch Migration beeinflußten Gesellschaft spezifische kulturelle Erwartungen an das Verhalten alter Menschen Bedeutung für die Unterscheidung normalen und krankhaften Alterns gewinnen, indem beispielsweise die (noch) hohe Achtung alter Menschen in asiatischen Kulturen oder der Grad sozialer Normen der Hilfestellung für alte Menschen und damit einer Kompensation des Diagnosekriteriums „Beeinträchtigung der Alltagsaktivitäten" die Schwelle zur Demenzdiagnose erhöhen oder erniedrigen.

Gleichwohl folgt die psychiatrische Normbildung im Alter üblicherweise dem zweitgenannten Modell der Abgrenzung gegenüber einer wie auch immer definierten durchschnittlichen psychischen Gesundheit, auch wenn sie sich für viele Parameter noch nicht auf ausreichende empirische Grundlagen stützen kann. Dies aber ist notwendig, da sich Kennwerte verschiedener Funktionsbereiche mit dem Älterwerden recht unterschiedlich verändern (s. Kap. 1 in diesem Band) bzw. auch vom jüngeren Erwachsenenalter bis ins höchste Alter hinein eine große Stabilität zeigen, wie z.B. viele Laborwerte (Kage et al. 1996).

Populärverständnis des Normbegriffs

Der erstgenannte Normbegriff scheint im Populärverständnis wirksam zu sein, indem z.B. Demenz als „normale", d.h. unausweichliche Konstituente des Alters, oder Depression als „normale" Reaktion auf die alterstypischen Verlusterlebnisse, nicht aber als Krankheiten angesehen werden. Vielfältige Auswirkungen einer solchen – Krankheit und Gesundheit nicht wirklich unterscheidenden und damit negativen – Wahrnehmung und Beurteilung („Negativstereotyp") des Alters sind in der angloamerikanischen Literatur umfänglich als „Ageism" beschrieben (Butler 1990; Illhardt 1993). Auch wissenschaftlich ausgebildete Ärzte scheinen nicht frei davon, wenn sie psychische Krankheiten des Alters gar nicht als solche erkennen (Helmchen et al. 1996) oder erkannte Beeinträchtigungen als unabänderlich hinnehmen und nicht behandeln (Linden et al. 1996b).

Negativstereotyp des Alters: „Ageism"

Positivstereotyp des Alters

Gegenüber diesem in der Medizin immer noch verbreiteten Negativstereotyp hatte sich auch ein Positivstereotyp vom „goldenen Herbst des Lebens" v.a. im Kontext psychologischer Altersforschung (Thomae u. Maddox 1982; Lehr u. Thomae 1987) entwickelt, da viele dieser Untersuchungen mit Menschen durchgeführt wurden, die mobil und gesund genug waren, um sich auf entsprechende Anzeigen für diese Studien zu bewerben und die psychologischen Forschungsinstitute aktiv aufsuchen zu können.

Bedeutung der Altersstereotype

Somit scheinen auch Altersstereotype die diagnostischen Schwellenwerte des Untersuchers zu beeinflussen, d.h., die Diagnostik psychischer Erkrankungen im Alter ist nicht nur von einer durch unzureichendes Wissen charakterisierten Kriteriumsvarianz, sondern auch von einer subjektiv gefärbten und methodenabhängigen Beobachtungsvarianz abhängig.

Problem der kohortenspezifischen Angemessenheit von Untersuchungsinstrumenten

Ein weiteres methodisches Problem ist mit der kohortenspezifischen Angemessenheit einiger Untersuchungsinstrumente verknüpft (Israel et al. 1984). Satzger et al. (1996) haben darauf hingewiesen, daß die an der Durchschnittsbevölkerung bestimmten Eichwerte für den *Hamburg-Wechsler-Intelligenztest (HAWIE)* in den letzten 50 Jahren um eine Standardabweichung nach oben gegangen sind, d.h., gemessen mit dem *HAWIE* hat die Intelligenz der Bevölkerung zugenommen, weshalb die Referenzwerte nach oben korrigiert worden sind. Die Intelligenzuntersuchung sehr alter Menschen mit dem so korrigierten *HAWIE* würde deren Intelligenz fälschlicherweise unterdurchschnittlich erscheinen lassen, da sie eben unzulässigerweise mit einem Intelligenztest festgestellt wurde, dessen Referenzwerte an einer anderen Alterskohorte geeicht wurden.

Umgekehrt konnten Knäuper u. Wittchen (1994) zeigen, daß Depressivität bei über 80jährigen Menschen mit dem *Diagnostic Interview Schedule (DIS)* nur unzureichend erfaßt werden konnte, weil der Sprachgebrauch des Untersuchungsinstrumentes nicht mehr dem der alten Menschen entsprach. Weiterhin stellt sich angesichts des erheblichen Anteils psychiatrischer Morbidität, deren Ausprägung unterhalb der Kriterienschwelle operationalisierter Diagnostik (ICD, DSM) bleibt, d.h. die sog. „subdiagnostische" Morbidität („subthreshold disorders"), die Frage, ob die derzeitigen diagnostischen Klassifikationssysteme die psychiatrische Morbidität im Alter ausreichend abzubilden vermögen. Immerhin wurde diese Diagnose in der Berliner Altersstudie bei 17% einer zufallsgenerierten sowie nach Alter und Geschlecht stratifizierten Stichprobe der 70- bis 100jährigen West-Berliner Bevölkerung gestellt (Helmchen et al. 1996).

„Subdiagnostische Morbidität"

Auch wenn diese Prävalenz nicht wesentlich über derjenigen in jüngeren Altersgruppen liegen sollte (Maier et al. 1994), so ist diese Häufigkeit doch beachtenswert. Dabei bedarf es v.a. weiterer Untersuchungen, um die Schwelle dieser „subdiagnostischen" psychiatrischen Morbidität zur nicht krankheitswertigen Mißbefindlichkeit (Häfner 1997) klarer zu definieren und die Vermutung zu prüfen, ob es hierbei altersspezifische diagnostische Schwierigkeiten gibt, z.B. im Hinblick nicht nur auf die im Alter gehäuften somatischen Beschwerden und Ko- bzw. Multimorbidität (s. unten), sondern besonders auf die alterstypischen Veränderungen von Affektivität, Motivation und kognitiver Leistungsfähigkeit.

Erlebenswandel des alternden Menschen

Den Erlebenswandel des alternden Menschen vor dem Hintergrund allgemeiner Multimorbidität im Senium hat Jacob (1986) anschaulich beschrieben. Er hat betont, daß die üblichen klinischen und psychologischen Symptom- und Leistungsprüfungen durch Erkundung und Analyse innerer Wahrnehmungen und Erlebnisse ergänzt werden müssen. Im Spiegel innerer Erlebnisse konvergieren Normseneszentes und Seneszenzpathologisches, schreibt Jacob, und weiter, daß deren geriatrisch relevante Struktur durch „die fortschreitend sich verdichtende Infiltrierung von Vergangenem ins Gegenwärtige im höheren Lebensalter auf einer relativ zunehmenden Verfügbarkeit über Altersinnertes gegenüber dem gegenwärtig Aufnehmbaren" charakterisiert sei. Spezieller wird bei bestimmten Hirnkrankheiten auf „solche blanden Gleichgültigkeiten, nicht zu erschütternden Passivitäten und distanzierend betrachtende Haltungen" sowie „auch selektives Nicht- oder Halbbeachten, Nichtwahrnehmen und Übersehen von zentralen Leistungsstörungen" aufmerksam gemacht.

Affektive Störungen

Bei der „subdiagnostischen" Morbidität im Alter handelt es sich offenbar vorzugsweise um affektive Störungen, die sich nicht nur quantitativ, z.B. durch ihre symptomärmere Ausprägung (weniger Schuldgefühle, Gefühle der Wertlosigkeit und Suizidgedanken) und kürzere Dauer (stärker fluktuierende Depressivität), sondern wahrscheinlich auch qualitativ durch ein psychopathologisches Muster betonter Sorgen, Mißbefindlichkeits- und Leidensgefühle von den operational diagnostizierbaren affektiven Störungen unterscheiden (Geiselmann et al., in Vorbereitung; Linden et al. 1998). Ihre Beurteilung als krankheitswertig wird jedoch dadurch erschwert, daß einerseits affektive Auffälligkeiten im Alter im Sinne „körperzentrierter Beschwerlichkeit", „milder Resignation" oder Unzufriedenheit als angemessene Reaktion auf die sich verändernden Lebensumstände und die endlicher werdende Lebensperspektive aufgefaßt werden (Palmore 1988), andererseits im Falle einer „freundlichen Distanz" oder einer für den Fremdbeobachter vielleicht verwunderlich „heiteren Zufriedenheit" trotz körperlicher oder sozioökonomischer Belastungen als „weise" Anpassung, als Ausdruck protektiver Wirkungen von Selbstwahrnehmung, Selbstbewertung und Persönlichkeitseigenschaften alter Menschen, als „protektive Illusion", interpretiert werden können (Staudinger et al. 1996).

Gleichwohl kann eine unmotiviert erscheinende Heiterkeit als Euphorie Symptom einer hirnorganischen Wesensänderung sein (Alsen 1960), wobei die Grenze zwischen heiterer Gelassenheit und unkritischer Gleichgültigkeit beim alten Menschen nicht immer einfach zu ziehen ist (s. Kap. 12, Bd. 4). Vor allem aber sollten Herabgestimmtheit oder Nachlassen des Lebensmutes nicht selbstverständlich als angemessene Reaktion auf die Lebenssituation akzeptiert werden, denn depressive Zustände alter Menschen werden offenbar zu selten erkannt und behandelt (Helmchen et al. 1996). Linden u. Barnow (1998) sind aufgrund ihrer Untersuchung der alten Menschen in der Berliner Altersstudie zu dem Schluß gekommen, daß insgesamt eher seltene Äußerungen über Lebensüberdruß, Lebensmüdigkeit und Gedanken an den Tod immer darauf geprüft werden sollten, ob sich dahinter nicht doch Todeswünsche und Suizidalität als Symptome einer behandlungsbedürftigen Depression verbergen.

Veränderungen kognitiver Leistungen

Auch die Beziehung altersgemäßer Veränderungen kognitiver Leistungen zu denjenigen bei Demenzerkrankungen ist speziell im höchsten Alter noch unzureichend untersucht (Helmchen et al. 1998). Da sowohl das Altern als auch die Demenzerkrankungen kognitive Defizite mit sich bringen, kommt es im hohen Alter zu Differenzierungsproblemen. Für die Differenzierung von Bedeutung sind dabei zum einen Konzepte des kognitiven Alterns sowie der Unterscheidung von klinischem Demenzsyndrom und zerebraler Demenzerkrankung, zum anderen empirische Befunde (a) zum neuropsychologischen Querschnitt, (b) zur prämorbiden bzw. Ausgangsintelligenz und (c) zur Verlaufsgeschwindigkeit.

Schnelligkeit kognitiver Abläufe

Die Schnelligkeit kognitiver Abläufe ist bei gesunden Menschen allein schon mit dem Alter erheblich vermindert (Lindenberger et al. 1993; Salthouse 1985). Salthouse fand, daß die maximale Schnelligkeitsleistung eines 70jährigen nur noch ca. 40% der maximalen Schnelligkeit eines 20jährigen beträgt (Salthouse 1982). 60% Schnelligkeitsverlust bedeuten aber keineswegs auch eine Abnahme anderer kognitiver Leistungen um 60%; vielmehr bleiben diese im wesentlichen qualitativ ungestört (Reischies u. Lindenberger 1996). Zudem wäre es noch keine wesentliche kognitive Leistungseinschränkung, wenn ein 60jähriger eine gleich gute freie Rede in der doppelten Zeit eines 20jährigen hielte (auch wenn der 20jährige dies vielleicht so interpretieren würde). Hingegen sind qualitative Beeinträchtigungen des Lernens, z. B. einer mit der „Testing-the-limits-Methode" festgestellten Verminderung der kognitiven Reservekapazität (Baltes et al. 1992) und der Orientierung, des Gebrauchs von Werkzeugen und der Wiedererkennung von bekannten Gesichtern sowie des Sprachgebrauchs und der Wortfindung Kennzeichen einer Demenzentwicklung.

Ausgangslage der Erwachsenenintelligenz

Die Bedeutung der Ausgangslage der Erwachsenenintelligenz zeigt sich in dem Risiko, daß bei einer sehr alten Person und niedriger Ausgangsintelligenz ein Demenzsyndrom diagnostiziert werden könnte, ohne daß eine Demenzerkrankung vorliegt. So wird zwar ein niedriges (Aus-)Bildungsniveau - wenn auch nicht unwidersprochen (Moritz u. Petitti 1993) - als ein Risikofaktor für Demenz angesehen (Fratiglioni et al. 1991; Kay et al. 1964; O'Connor et al. 1991; Parsons 1965). Ungeklärt dabei ist aber, ob das Bildungsniveau nur die Manifestationsschwelle verändert, indem z. B. ein hohes Bildungsniveau kognitive Leistungseinbußen längere Zeit kompensieren könnte, oder ob es (auch) den Krankheitsprozeß selbst etwa dadurch beeinflußt, daß ein hohes Bildungsniveau mit einem höheren Ausmaß an neuronaler Stimulation oder mit gesundheitsbewußterer Lebensführung und folglich ggf. geringerem Risiko für möglicherweise dementiogene chronische körperliche Erkrankungen oder Defizite verbunden wäre (Berkman et al. 1986; Mortimer 1990; Helmchen et al. 1996).

Demenzdiagnosen bei schizophren Kranken

Von besonderer Bedeutung für die Analyse der Prozesse, die zu kognitiven Leistungsstörungen mit der Folge einer Demenzdiagnose führen, dürften die jüngst mehrfach bestätigten Befunde sein, nach denen der deutlich erhöhten Prävalenz von Demenzdiagnosen bei alten schizophren Kranken (Davidson et al. 1995) keine sonst bei neurodegenerativen Demenzen zu findenden neuropathologischen Befunde zugrundeliegen. Die Autoren nehmen deshalb an, daß die kognitiven Störungen vom Ausmaß einer Demenz bei alten schizophren Kranken mit anderen Mechanismen verknüpft sein müssen (Arnold et al. 1998; Purohit et al. 1998; Rajkowska et al. 1998). Die nosologisch-diagnostisch wesentliche Folgerung ist, auch an andere als neurodegenerative Ursachen des Demenzsyndroms zu denken.

Demenzentwicklung bei geringer Ausgangsintelligenz

Vor allem erscheint wichtig, daß eine gering begabte Person oder solche mit einer persistenten leichten kognitiven Störung nach Hirnschädigung oder auch einer schizophrenen Erkrankung (Harvey et al. 1995) allein durch den normalen Alterungsprozeß, der von der 8. bis zur 10. Lebensdekade zu einer Verringerung von etwa 1–2 Standardabweichungen unter die Normwerte des Berentungsalters führt (Reischies u. Lindenberger 1996), in einen sehr niedrigen kognitiven Leistungsbereich geraten und damit Einschränkungen ihrer Anpassungsfähigkeit an die alltäglichen Erfordernisse in einer sich zudem wandelnden Lebenswelt erfahren würde (s. Kap. 10, Bd. 4). Eine solche Person wird sich zunehmend helfen lassen müssen und einige Diagnostiker werden je nach den zur Demenzdiagnostik angewandten Kriterien von einem milden Demenzsyndrom sprechen, obwohl gar keine Demenzerkrankung im engeren Sinne vorliegt.

Demenzentwicklung bei hoher Ausgangsintelligenz

Im umgekehrten Fall einer Demenzentwicklung bei hoher Ausgangslage der Erwachsenenintelligenz kann ein Demenzsyndrom nach den Standardkriterien der Demenzdefinition jedoch erst in einem fortgeschrittenen Stadium der Demenzerkrankung diagnostiziert werden. Somit könnte die Diagnose einer Demenzerkrankung allein anhand des Querschnittsbefundes in die Irre führen.

Bedeutung der Geschwindigkeit des Abbaus kognitiver Leistungen

Daraus erklärt sich die Notwendigkeit, die Geschwindigkeit des Abbaues kognitiver Leistungen zu berücksichtigen. Denn in Verlaufsuntersuchungen hat sich die Testleistung vieler alter Menschen im wesentlichen als konstant erwiesen, d.h., es zeigte sich keine psychometrisch sicher erfaßbare Verschlechterung im Verlauf eines Jahres (Brayne et al. 1995; Reischies u. Geiselmann 1997; Schmand et al. 1995). Klar davon abzugrenzen ist die schnelle Verschlechterung von Patienten mit Alzheimer-Demenz, z.B. um 3–4 Punkte pro Jahr im *Mini-Mental State Examination (MMSE)* (Berg et al. 1990; Reischies u. Schaub 1997). Dieses Verlaufskriterium würde stärkeres Gewicht für die Frühdiagnose der Demenz gewinnen, wenn es durch veränderungssensitive Tests und empirisch belegte Schwellenwerte optimiert würde. Denn der *MMSE* kann die kognitive Leistungshöhe bei kognitiv hoch Leistungsfähigen nicht annähernd angemessen bzw. erst nach erheblicher Beeinträchtigung des individuellen Leistungsniveaus erfassen; abgesehen davon bleibt zu prüfen, ob eine Verringerung beispielsweise des *MMSE*-Scores um deutlich weniger als 1 Punkt pro Jahr versus eine solche um mehr als 3 Punkte pro Jahr mit ausreichender Validität zwischen normalem und pathologischem kognitiven Altern zu differenzieren vermag.

Wenn auch dieses Verlaufskriterium wegen methodischer Probleme (hohe Varianz, Lerneffekte) und ebenso deswegen nicht überstrapaziert werden darf, weil es Patienten mit intermittierendem Verlauf oder Plateaubildungen auf niedrigem Niveau, z.B. nach Schlaganfällen, nicht gerecht würde, so bleibt doch festzuhalten, daß die Diagnose einer Demenz bei nur leichter Ausprägung des Demenzsyndroms durch die Berücksichtigung der Verlaufsgeschwindigkeit sicherer gemacht werden kann - auch wenn deren Erfassung noch erheblich verbessert werden muß.

3 Die Abgrenzung psychischer Störungen von Beschwerden und Symptomen körperlicher Erkrankung und Behinderung

Ein weiteres Problem der psychiatrischen Diagnostik im Alter ergibt sich aus dem Umstand, daß ältere Menschen sehr häufig unter einer oder mehreren körperlichen Krankheiten leiden, deren unmittelbare Auswirkungen sich nicht immer zuverlässig von den körperlichen und seelischen Merkmalen psychischer Erkrankungen und den hieraus resultierenden Behinderungen und Leistungseinbußen abgrenzen lassen.

Somatische Komorbidität

In der Berliner Altersstudie (BASE) erhielten die Studienteilnehmer aufgrund einer umfassenden körperlichen Untersuchung durch die Mitarbeiter verschiedener ärztlicher Fachrichtungen durchschnittlich 8 medizinische Diagnosen, wobei jeweils 2 dieser körperlichen Krankheiten als schwerwiegend eingestuft wurden (Linden et al. 1995). 30% der 70jährigen und Älteren litten gleichzeitig an mindestens 5 mittelgradigen bis schwerwiegenden Erkrankungen (Steinhagen-Thiessen u. Borchelt 1996). Der aus der Literatur bekannte Befund, daß depressiv Kranke gehäuft unter körperlichen Erkrankungen leiden (Stevens et al. 1995), wurde insofern bestätigt, als Studienteilnehmer mit depressiven Störungen im Vergleich zu psychisch unauffälligen Probanden eine insgesamt größere Anzahl chronischer körperlicher Erkrankungen aufwiesen (Helmchen et al. 1996).

Erhöhte Mortalität älterer Depressiver

Mit dieser somatischen Komorbidität steht auch die erhöhte Mortalität älterer Depressiver (Ernst u. Angst 1995) in Einklang, die in erster Linie auf den schlechteren körperlichen Gesundheitszustand dieser Gruppe, spezifischer aber auch auf eine erhöhte kardiovaskuläre Morbidität (s. Kap. 14, Bd. 4) zurückzuführen ist. Bei Demenzkranken konnten zwar in der BASE-Studie im Vergleich mit Studienteilnehmern ohne psychiatrische Diagnose schlechtere Werte in verschiedenen Funktionstests bezüglich Niere, Lunge, Schilddrüse und Blutbild sowie in Parametern der funktionellen Behinderung nachgewiesen werden; die durchschnittliche Zahl chronischer körperlicher Erkrankungen war aber nicht höher als bei Gesunden (Helmchen et al. 1996).

Problem der Multimedikation

Zu der Häufigkeit der somatischen Komorbidität im Alter tritt aber noch das Problem der Multimedikation hinzu. 87% der 70jährigen und älteren Teilnehmer an der BASE-Studie nahmen täglich mindestens 1 Medikament, 24% nahmen 5 und mehr ärztlich verordnete Pharmaka ein (Steinhagen-Thiessen et al. 1996). Hierzu gehören auch solche Arzneimittel, bei denen relativ häufig unerwünschte Nebenwirkungen im Sinne einer depressionsähnlichen Symptomatik (z.B. Methyldopa, Betablocker, Kortikosteroide und Levodopa) oder einer kognitiven Beeinträchtigung (z.B. Benzodiazepine, Haloperidol, Phenothiazine, Barbiturate, Meprobamat, Propranolol, Methyldopa, Reserpin) zu beobachten sind (Borchelt u. Geiselmann 1995). Bei den Studienteilnehmern der BASE-Studie, bei denen eine Depression festgestellt wurde, lag die Zahl der zum täglichen Gebrauch verordneten Medikamente signifikant höher als in der Gruppe ohne eine psychiatrische Diagnose; auch das hiermit verbundene Risiko unerwünschter depressionsähnlicher Nebenwirkungen oder kognitiver Beeinträchtigungen war deutlich größer (Helmchen et al. 1996).

Notwendigkeit valider diagnostischer Indikatoren

In Anbetracht dieser im Alter häufigen somatischen Komorbidität und Multimedikation stellt sich die Frage, ob die Einzelmerkmale, die zur Erfassung eines depressiven Syndroms mit Hilfe einer Fremdbeurteilungsskala wie der Hamilton-Depressionsskala oder zur Differentialdiagnose einer depressiven Erkrankung mit Hilfe der ICD-10- und DSM-IV-Kriterien herangezogen werden, valide diagnostische Indikatoren einer solchen psychischen Störung darstellen oder ob nicht bestimmte somatische und vegetative Symptome – z.B. Schlafstörungen, Gewichtsverlust, Abnahme der Libido, somatische Beschwerden oder Antriebsverarmung – auch unmittelbarer Ausdruck des gleichzeitig vorhandenen somatischen Leidens oder Nebenwirkungen der angewandten Pharmaka sein können.

Der multidisziplinäre Ansatz der Berliner Studie bot eine günstige Gelegenheit, das Problem der somatischen Komorbidität bei der Altersdepression näher zu untersuchen. Daher wurde bei allen Befragten, bei denen neben der depressiven Symptomatik auch eine körperliche Krankheit vorlag, von internistischer Seite zu der Frage Stellung genommen, ob hinsichtlich der 21 Items der Hamilton-Depressionsskala eine unmittelbare Verursachung des jeweiligen Symptoms durch eine körperliche Erkrankung oder durch unerwünschte Nebenwirkungen von Medikamenten als möglich, sehr wahrscheinlich oder unwahrscheinlich erachtet wurde (Linden et al. 1995).

Beurteilung verschiedener Depressionsmerkmale

Wie nicht anders zu erwarten, fiel diese Beurteilung für die verschiedenen Depressionsmerkmale unterschiedlich aus. Es gab aber unter den 21 Items der Hamilton-Depressionsskala immerhin 9 Merkmale, bei denen die unmittelbare somatische oder medikamentöse Verursachung des Symptoms vom Internisten in mehr als 50% der Fälle als sehr wahrscheinlich oder zumindest als möglich erachtet wurde. Besonders deutlich war dies bei dem Item „allgemeine körperliche Symptome", bei dem nur in 7% eine eindeutige Bewertung als psychopathologisches Phänomen erfolgte. Dies galt aber in geringerem Umfang auch für so typische depressive Merkmale wie Agitiertheit oder Interessenverarmung. Selbst bei den beiden Kardinalsymptomen „depressive Stimmung" und „Arbeit und sonstige Tätigkeiten" wurde deren unmittelbare somatische Bedingtheit durch ein körperliches Leiden oder durch unerwünschte Einflüsse von Medikamenten immerhin relativ häufig als Möglichkeit erwogen. Am wenigsten fragwürdig waren u. a. die Items „Schuldgefühle", „Suizidgedanken", „Tagesschwankungen" und „Hypochondrie". Der mittlere Gesamtscore der Hamilton-Depressionsskala sank von 5,3 auf einen Punktwert von 4,4 bzw. 2,4 ab, wenn alle Items, welche sehr wahrscheinlich bzw. möglicherweise als Folge der körperlichen Krankheit oder der Medikation anzusehen waren, bei der Bewertung außer acht gelassen wurden.

Problematik der Depressionsdiagnostik im Alter

Damit ist natürlich die Frage nicht entschieden, ob die Symptome der Studienteilnehmer tatsächlich durch körperliche Erkrankungen oder Medikamenteneinwirkungen und nicht durch die Depression selbst hervorgerufen wurden. Gerade bei den Arzneimitteln konnte nicht ausgeschlossen werden, daß mindestens ein Teil von ihnen wegen depressiver Beschwerden verordnet wurde, die aber als solche nicht erkannt, sondern körperlichen Erkrankungen zugeordnet wurden, wie dies bei Bestehen körperlicher Erkrankungen häufig passiert (Lobo u. Campos 1997). Hier wäre die Medikamentenverordnung also nicht Ursache, sondern Folge der Depression.

Dennoch zeigt das Ergebnis dieser Untersuchung, daß bei der Depressionsdiagnostik im Alter nicht nur die Gefahr einer falsch negativen Zuordnung von subdiagnostischen, nicht näher spezifizierbaren depressiven Störungen besteht, sondern daß bei den zahlreichen älteren Patienten mit somatischer Komorbidität auch an die Möglichkeit einer falsch positiven Depressionsdiagnose gedacht werden muß. Einem solchen Irrtum und den hieraus möglicherweise resultierenden therapeutischen Fehlentscheidungen läßt sich nur dadurch entgegenwirken, daß beim gleichzeitigen Vorhandensein körperlicher Krankheiten nur solche Symptome als verläßliche Kriterien einer Depression gewertet werden, die, wie z.B. Schuldgefühle, Tagesschwankungen, Hoffnungslosigkeit, Anhedonie oder Mangel an emotionaler Resonanz, mit großer Wahrscheinlichkeit nicht unmittelbar durch körperliche Krankheiten oder medikamentöse Einflüsse entstanden sind.

4 Die Abgrenzung psychischer Störungen untereinander

Seit Beginn systematischer Bemühungen um eine diagnostische Differenzierung psychischer Störungen im Alter (Madden et al. 1952; Roth 1955) in der Mitte dieses Jahrhunderts wurden erhebliche Fortschritte zunächst auf klinischer Ebene, in der letzten Dekade dann auch mittels standardisierter und neuropsychologischer Testuntersuchungen erreicht.

Differenzierung zwischen Depression und Demenz

Die wichtigste Differenzierung psychischer Störungen im Alter ist die zwischen Depression und Demenz, denn es handelt sich nicht nur um die weitaus häufigsten psychischen Erkrankungen, sondern beide Störungen unterscheiden sich auch prognostisch wie therapeutisch deutlich voneinander. Diagnostische Schwierigkeiten ergeben sich v.a. daraus, daß depressive Symptome und kognitive Störungen im Alter häufig gemeinsam auftreten und manche Symptome, besonders solche auf der Verhaltensebene, wie etwa Antriebsmangel, sozialer Rückzug, Abnahme von Kommunikation und Motivation, weitgehend unspezifisch sind (Helmchen u. Linden 1993; Lishman 1987) bzw. Ausdruck einer Depression unter dem Bilde einer subkortikalen Demenz sein können (Folstein u. McHugh 1978). Hierarchische Schichtenregel („Demenz vor Depression") und Negativstereotyp („Alter gleich Demenz") bergen das hohe Risiko, eine behandelbare Depression zu übersehen oder als kaum behandelbare Demenz zu verkennen.

Komorbidität von Demenz und Depression

Werden durch Häufung und Intensität depressiver und kognitiver Symptome die diagnostischen Kriterien sowohl einer Demenz als auch einer Depression erfüllt, spricht man heute von Komorbidität (s. Bd. 6, Kap. 24). Diese phänomenal-deskriptive Kennzeichnung beantwortet allerdings die Frage nicht, ob es sich dabei tatsächlich um zwei voneinander unabhängige Erkrankungen handelt, was mit einiger Sicherheit nur dann angenommen werden kann, wenn aus der Anamnese lang zurückliegende depressive Episoden ohne kognitive Störungen und/oder eine depressionsunabhängige Entwicklung kognitiver Leistungsstörungen über einen längeren Zeitraum bekannt sind.

Bei querschnittlicher Betrachtung bleibt die differentialdiagnostische Frage meist offen, ob es sich um eine Demenz mit depressiver Symptomatik oder um eine Depression mit dementieller Symptomatik handelt. Reifler et al. (1982) haben vorgeschlagen, diese beiden Möglichkeiten als Typ 1 und Typ 2 voneinander zu unterscheiden und Emery u. Oxman (1992) haben von einem Demenzspektrum der Depression im Sinne von einander sich kreuzenden Kontinua von Depression, kognitiven Einbußen und degenerativer Demenz gesprochen, aus denen sie 5 Prototypen herausdefiniert haben:

Prototypen im Demenzspektrum der Depression

1. majore Depression ohne depressive Demenz;
2. depressive Demenz;
3. degenerative Demenz ohne Depression;
4. Depression bei degenerativer Demenz;
5. voneinander unabhängiges Auftreten von Demenz und Depression.

Dabei entspricht der Typ 2 „depressive Demenz“ jenem hier besonders interessierenden Syndrom, das andere Autoren als „dementia syndrome of depression“ (Folstein u. McHugh 1978) oder als „depressive Pseudodemenz“ bezeichnet haben.

Depressive Pseudodemenz

Zum Begriff der „depressiven Pseudodemenz“ (Bulbena u. Berrios 1986; Kiloh 1961; Post 1962; Wells 1979) hatte die Beobachtung einer Besserung auch kognitiver Störungen bei Nachlassen der depressiven Symptomatik geführt. Der Begriff ist allerdings heute wieder weitgehend aufgegeben worden (Zimmer u. Lauter 1984), da er zu breit, zu vage und zu unterschiedlich definiert war, v.a. aber nach Rückbildung der depressiven Symptomatik kognitive Störungen meist doch persistieren (s. Kap. 10, Bd. 4; Reifler et al. 1989) und zudem depressive Störungen sowohl im Vorfeld als auch im Beginn einer dementiellen Erkrankung gehäuft auftreten (Devanand et al. 1996; Helmchen et al. 1996; Henderson 1990; Kral 1983; Kral u. Emery 1989; Liston 1977; Shraberg 1978).

Reversible Demenz

Eine quantitative Auswertung von 16 zwischen 1972 und 1994 publizierten Studien zur „reversiblen Demenz“ kam zu dem Ergebnis, daß ihr meist Depressionen oder Arzneimittelintoxikationen, seltener aber auch andere psychische Erkrankungen wie dissoziative Störungen zugrundelagen und daß v.a. im ambulanten Bereich bei Anwendung strikter diagnostischer Kriterien „reversible Demenzen“ mit weniger als 1% sehr selten sind (Weitingh et al. 1995). Dementsprechend werden depressive Störungen mit deutlichen kognitiven Beeinträchtigungen heute meist als Demenz mit depressiver Verstimmung (DSM-IV: 290.13; ICD-10: F00.13) diagnostiziert.

Allerdings wurden mehrfach auch vollständige Remissionen kognitiver Störungen nach Rückbildung simultaner Depressionen berichtet. Jedoch zeigten solche Patienten nach Katamnesen von 2–3 Jahren in ca. der Hälfte der Fälle dann doch persistierende kognitive Störungen und nach längeren Katamnesen von durchschnittlich 8 Jahren waren sogar 90% dement (Rabins u. Pearlson 1994). Bei diesem „depression induced cognitive impairment“ (DICI) ist aber letztlich die Frage immer noch ungeklärt, ob Depressionen zu funktionalen oder strukturellen Hirnveränderungen führen können oder ob sie nicht doch Folge noch nicht näher definierter Hirnveränderungen sind. Auch eine Kombination dieser Möglichkeiten wurde diskutiert, indem eine Depression bei Menschen mit reduzierter neuronaler Reservekapazität das Funktionsniveau unter eine kritische Schwelle senken könnte (Lishman 1987).

Kognitive Leistungstests

Kognitive Leistungstests differenzieren v.a. dann zwischen Demenz und Depression, wenn sie sich nicht allein auf das Gedächtnis konzentrieren, sondern Sprache, Aufmerksamkeit, Motivation, Geschwindigkeit und psychomotorische Variablen einschließen (Christensen et al. 1997). Depressive zeigen nach dieser neuesten metaanalytischen Übersicht in fast allen kognitiven Tests gegenüber psychisch Gesunden eine im Durchschnitt um gut eine halbe Standardabweichung erhöhte Fehlerzahl, die allerdings bei Kranken mit eindeutiger Alzheimer-Demenz etwa doppelt so hoch war.

Kognitive Leistungsaufgaben wie *Inglis Paired Associate Learning Task*, *Anomalous Sentences Repetition Test*, *Boston Naming* und *WAIS Block Design* unterschieden Depressive wenig von Gesunden, aber deutlich von Demenzkranken, während umgekehrt der *Halstead Category Test* und das *Halstead-Reitan Finger Tapping*, die *Wechsler Memory Scale*, *Tierbenennung*, und der *Zahlen-Symbol-Test* Depressive deutlich von Gesunden, aber nicht durchgängig von Demenzkranken differenzierten. Mittels verbaler oder visueller Erinnerungs- und Wiedererkennungsaufgaben erfaßte mnestische Defizite trennten Depressive von Demenzkranken nicht, wohl aber weniger mühevolle im Vergleich zu anstrengenden (Motivation oder Aufmerksamkeit fordernden), unangenehme im Vergleich zu angenehmen sowie zeitlich unbegrenzte im Vergleich zu zeitbegrenzten Aufgaben. Insgesamt wurde die Differenzierung durch höheres Alter, Schwere der Depression und Zustand nach Elektrokrampftherapie schwieriger.

Mangel an ökonomischen und trennscharfen Testverfahren

Alles in allem haben die jahrzehntelangen Bemühungen zur Differenzierung von Demenz und Depression bisher noch nicht zu neuropsychologischen Testverfahren geführt, die in der Praxis ökonomisch und zugleich trennscharf anwendbar sind. Klinisch wichtig ist aber die Erkenntnis, daß Depressionen sowohl zu kognitiven Störungen führen als auch durch kognitive Störungen maskiert werden können, besonders dann, wenn Klagen über Gedächtnisstörungen, Verlangsamung des Denkens und Mangel an Spontaneität das Bild beherrschen. Hinzu kommt, daß Depressionen im Alter auch deshalb nicht selten übersehen werden, weil die depressive Verstimmung selbst oft nur leicht ausgeprägt ist, zu langer Dauer tendiert und körperbezogene Beschwerden vorherrschen.

Bedeutung klinischer Kriterien zur Erkennung depressiver Störungen

Deshalb haben klinische Kriterien zur Erkennung von depressiven Störungen bei kognitiven Beeinträchtigungen nach wie vor erhebliche Bedeutung (Lauter u. Dame 1991) (Tabelle 1).

Zusammengefaßt hat die Diskussion um die „depressive Pseudodemenz" darauf aufmerksam gemacht, daß kognitive Störungen im Alter nicht nur Symptome einer Demenz sein müssen, sondern Ausdruck verschiedener reversibler psychischer Störungen sein können und deshalb psychopathologisch und ursächlich differenziert werden müssen. Klinisch entscheidend ist dabei die Erfahrung, daß depressive Verstimmungen bei Kranken mit kognitiven Störungen, seien diese primär oder sekundär, behandelbar sind (Reifler et al. 1989). Darüber hinaus müssen auch alle anderen behandelbaren Ursachen einer reversiblen Demenz ausgeschlossen werden (s. Bd. 4, Kap. 2).

	Depression	Demenz
Beschwerden: – Schilderung	Eher ausführlich, differenziert, „Ich-weiß-nicht"-Antworten	Eher bagatellisierend, umschreibend
– Inhalte	Denkunfähigkeit, Gedächtnisverlust	„Vielleicht etwas vergeßlicher"
Befunde: – Verhalten	Klagsam, aber auch Antriebsminderung, geringe Sprachproduktion, sozialer Rückzug, nicht vernachlässigt, Diskrepanz zwischen Klagen über kognitives Versagen und objektiven neuropsychologischen Testbefunden	Antriebsminderung, Sprachstörungen (Paraphasien etc.), vernachlässigt, ungepflegt, deutliche kognitive Störungen bei relativ geringen affektiven Kommunikationsstörungen („erhaltene Fassade")
– testpsychologisch	Kaum kognitive Störungen bei Aufgaben ohne Anstrengung und ohne Zeitdruck	Kognitive Störungen auch bei Aufgaben ohne Anstrengung und ohne Zeitdruck
Beginn	Depressive Verstimmung *vor* kognitiven Störungen	Kognitive Störungen *vor* depressiver Verstimmung
Verlauf: – Anamnese	Frühere affektive Störungen	Keine affektiven Vorerkrankungen, meist längere Vorgeschichte einer progredienten Verschlechterung kognitiver Leistungen
– Katamnese	Rückbildung, zumindest Teilremission im affektiven Bereich	Progredienz, wenn auch Fluktuationen möglich
Nosologie	dissoziative Störung, z. B. Ganser-Syndrom mit depressiver Verstimmung	
	Depressiver Krankheitswahn, dement zu sein	
	Depressionsinduzierte kognitive Störungen	
		Demenzsyndrom der Depression
		Demenz mit depressiver Verstimmung
		Subkortikale Demenz mit apathischer Charakteristik

Gestaltwandel psychischer Erkrankungen im Alter

Diagnostische Schwierigkeiten können sich gelegentlich auch daraus ergeben, daß sich Erscheinungsbild und Verlauf psychischer Erkrankungen des adulten Alters beim alternden Menschen verändern (s. Kap. 9 in diesem Band), entweder als Gestaltwandel individuell schon lange laufender Erkrankungen oder als ungewohnte Erscheinungsform von späten Erstmanifestationen üblicherweise in jüngeren Jahren auftretender Erkrankungen.

– geistige Behinderung

So entwickeln Menschen mit Down-Syndrom im Alter von über 50 Jahren in 25–50% (Johannsen et al. 1996), aber auch Menschen mit anders entstandener geistiger Behinderung ca. 4mal häufiger als die Normalbevölkerung eine Demenz (Cooper 1997a). Sie weisen auch eine größere Zahl von zusätzlichen körperlichen Krankheiten und v.a. ein weniger angepaßtes Verhalten auf (Cooper 1997a; Moss u. Patel 1997). Diese Verhaltensstörungen, Eßstörungen und Auftreten oder Verstärkung von Aggressivität sowie eine hohe Rate (27,6%) von psychotischen Komplikationen (Wahn, bestohlen oder verfolgt zu werden, optische Halluzinationen von Fremden im Haus), fanden sich ganz vorzugsweise bei den dement gewordenen geistig Behinderten (Cooper 1997b; Moss u. Patel 1997; Prasher u. Chung 1996). Meist blieb den Pflegenden der dementielle Hintergrund von Verhaltensänderungen jedoch verborgen (Duggan et al. 1996).

– Schizophrenie

Auch schizophren Kranke über 65 Jahre entwickeln deutlich häufiger als die Allgemeinbevölkerung eine Demenz, allerdings sehr viel langsamer als etwa bei einer Alzheimer-Erkrankung (Ciompi u. Müller 1976; Harvey et al. 1995). Bei späten Erstmanifestationen wahnbildender paranoider Syndrome sprechen Chronizität und begrenzte therapeutische Beeinflußbarkeit bei gleichzeitig nur geringer Beeinträchtigung von Persönlichkeitsstruktur und Alltagsverhalten gegen eine (Spät-)Schizophrenie und das Fehlen von psychopathologischen Symptomen sowie von körperlich belangvollen Befunden einer zerebralen Störung gegen eine produktiv-psychotische Ausgestaltung einer Demenz. Andererseits kann auch gelegentlich der Eindruck von Inkohärenz bei ideenflüchtigen, aber nicht hyperaktiven, sondern eher dysphorisch-gereizten Manien zur Fehldiagnose einer Spätschizophrenie oder auch einer Demenz führen.

– primäre Persönlichkeitsstörungen

Primäre Persönlichkeitsstörungen sind in der Regel durch die Anamnese von aktuellen psychischen Störungen abzugrenzen. Lange Zeit kompensierte und erst im Alter dekompensierende Persönlichkeitsstörungen oder eine altersabhängige Zuspitzung bestimmter Persönlichkeitszüge sind hingegen bei einmaliger Untersuchung im Querschnittsbefund nicht immer von einer organischen Wesensänderung zu differenzieren (s. Kap. 12, Bd. 4). Darüber hinaus gibt es aber im Alter offensichtlich auch Formen psychischen Leidens, die bisher weder ausreichend beschrieben und bekannt, geschweige denn klassifikatorisch oder gar nosologisch definiert sind (s. Kap. 9 in diesem Band).

5 Schlußfolgerung

Die differenzierte Erkennung psychischer Störungen auch im hohen und höchsten Alter ist heute angesichts der differentiellen Behandlungs- und Versorgungsmöglichkeiten sowie der unterschiedlichen Prognose ein unabweisbares Erfordernis. Voraussetzung ist, überhaupt an die Möglichkeit einer psychischen Erkrankung zu denken, diese dann ggf. symptomatologisch, nach Intensität oder Ausprägungsgrad und nosologisch bzw. ätiopathogenetisch differenziert zu erfassen, um schließlich einen auf die Situation des einzelnen alten Menschen eingerichteten Behandlungsplan aufstellen zu können.

Differentielle Behandlungs- und Versorgungsmöglichkeiten

6 Literatur

Alsen V (1960) Euphorie. Hüthig, Heidelberg

Arnold SE, Trojanowski JQ, Gur RE, Blackwell P, Han LY, Choi C (1998) Absence of neurodegeneration and neural injury in the cerebral cortex in a sample of elderly patients with schizophrenia. Arch Gen Psychiatry 55:225–232

Baltes PB (1997) Die unvollendete Architektur der menschlichen Ontogenese: Implikationen für die Zukunft des vierten Lebensalters. Psychol Rundsch 48:191–210

Baltes MM, Kühl KP, Sowarka D (1992) Testing for limits of cognitive reserve capacity: a promising strategy for early diagnosis of dementia? J Geront Psychol Sci 47:165–167

Berg L, Coben LA, Smith DS, Morris JC, Miller JP, Rubin EH, Storandt M (1990) Mild senile dementia of the Alzheimer type: 3. Longitudinal and cross-sectional assessment. Ann Neurol 28:648–652

Berkman LF, Berkman CS, Kasl S et al. (1986) Depressive symptoms in relation to physical health and function in the elderly. Am J Epidem 124:372–388

Borchelt M, Geiselmann B (1995) Are there specific health characteristics in depression versus dementia in old age? In: Bergener M, Brocklehurst JC, Finkel S (eds) Aging, health and healing. Springer, Berlin Heidelberg New York Tokio, pp 427–440

Borchelt M, Gilberg R, Horgass AL, Geiselmann B (1996) Zur Bedeutung von Krankheit und Behinderung im Alter. In: Mayer KU, Baltes PB (Hrsg) Die Berliner Altersstudie. Akademieverlag, Berlin, S 449–474

Brayne C, Gill C, Paykel ES, Huppert F, O'Connor DW (1995) Cognitive decline in an elderly population – a two wave study of change. Psychol Med 25:673–683

*Bulbena A, Berrios GE (1986) Pseudodementia: facts and figures. Br J Psychiatry 148:87–94

Butler RN (1990) A disease called ageism. J Am Geriatr Soc 38:178–190

*Christensen H, Griffiths K, Mackinnon A, Jacomb P (1997) A quantitative review of cognitive deficits in depression and Alzheimer-type dementia. J Int Neuropsychol Soc 3:631–651

Ciompi L, Müller C (1976) Lebensweg und Alter der Schizophrenen. Springer, Berlin Heidelberg New York

Cooper SA (1997a) High prevalence of dementia among people with learning disabilities not attributable to Down's syndrome. Psychol Med 27:609–616

Cooper SA (1997b) Psychiatric symptoms of dementia among elderly people with learning disabilities. Int J Geriatr Psychiatry 12:662–666

Davidson M, Harvey PD, Powchik P et al. (1995) Severity of symptoms in chronically institutionalized geriatric schizophrenic patients. Am J Psychiatry 152:197–207

*Devanand DP, Sano M, Tang MX et al. (1996) Depressed mood and the incidence of Alzheimer's disease in the elderly living in the community. Arch Gen Psychiatry 53:175–182

Duggan L, Lewis M, Morgan J (1996) Behavioural changes in people with learning disability and dementia: a descriptive study. J Intellect Disabil Res 40:311–321

Ernst C, Angst J (1995) Depression in old age. Is there a real decrease in prevalence? Eur Arch Psychiatr Clin Neurosci 245:272–287

*Emery VO, Oxman TE (1992) Update on the dementia spectrum of depression. Am J Psychiatry 149:305–317

Folstein M, McHugh P (1978) Dementia syndrome of depression. In: Katzman R, Terry RD, Bick KL (eds) Alzheimer's disease: senile dementia and related disorders; aging. Raven, New York

Fratiglioni L, Grut M, Forsell Y et al. (1991) Prevalence of Alzheimer's disease and other dementias in an elderly urban population: relationship with age, sex and education. Neurology 41:1886–1892

Geiselmann B, Helmchen H, Linden M, Wernicke T, Borchelt M (in preparation) Subthreshold depression in old age

Häfner H (1997) Was tun mit Krankheiten, die keine sind? Subdiagnostische Störungen und unversorgte Morbidität. Münch Med Wochenschr 139:158–160

Harvey PD, White L, Parella M et al. (1995) The longitudinal stability of cognitive impairment in schizophrenia. Mini-mental state scores at one- and two-year follow-ups in geriatric in-patients. Br J Psychiatry 166:630–633

Helmchen H, Linden M (1993) The differentiation between depression and dementia in the very old. Ageing and Society 13:589–617

Helmchen H, Reischies FM (1998) Normales und pathologisches kognitives Altern. Nervenarzt 69:369–378

*Helmchen H, Baltes MM, Geiselmann B et al. (1996) Psychische Erkrankungen im Alter. In: Mayer KU, Balte PB (Hrsg) Die Berliner Altersstudie. Akademieverlag, Berlin, S 185–220

*Henderson SA (1990) Co-occurrence of affective and cognitive symptoms: The epidemiological evidence. Dementia 1:119–123

Illhardt FJ (1993) „Ageism“: Vorurteile gegen das Alter. Z Gerontol 26:335–338

Israel L, Kozarevic D, Sartorius N (1984) Source book of geriatric assessment, vol I and II. Karger, Basel

Jacob H (1986) Krankheitserleben und Altersstörungen. Akt Neurol 13:28–34

Johannsen P, Christensen JE, Mai J (1996) The prevalence of dementia in Down syndrome. Dementia 7:221–225

Kage A, Nitschke I, Fimmel S, Köttgen E (1996) Referenzwerte im Alter: Beeinflussung durch Alter, Medikation und Morbidität. In: Mayer KU, Baltes PB (Hrsg) Die Berliner Altersstudie. Akademieverlag, Berlin, S 405–428

Kay DWK, Beamish P, Roth M (1964) Old age mental disorders in Newcastle-upon-Tyne: part II. A study of possible social and medical causes. Br J Psychiatry 110:668–682

Kiloh LG (1961) Pseudodementia. Acta Psychiatr Scand 37:336–351

Knäuper B, Wittchen HU (1994) Diagnosing major depression in the elderly: evidence for response bias in standardized diagnostic interviews? J Psychiatr Res 28:147–164

Kral VA (1983) The relationship between senile dementia (Alzheimer type) and depression. Can J Psychiatry 28:304–306

*Kral VA, Emery OB (1989) Long-term follow-up of depressive pseudodementia of the aged. Can J Psychiatry 34:445–446

Lauter H, Dame S (1991) Depressive disorders and dementia: the clinical view. Acta Psychiatr Scand (Suppl) 366:40–46

Lehr U, Thomae H (Hrsg) (1987) Formen seelischen Alterns: Ergebnisse der Bonner Gerontologischen Längsschnittstudie (BOLSA). Enke, Stuttgart

Linden M, Barnow S (1998) The wish to die in very old persons near the end of life: a psychiatric problem? Results from the Berlin Aging Study. Int Psychogeriatr 9:291–307

Linden M, Borchelt M, Barnow S, Geiselmann B (1995) The impact of somatic morbidity on the Hamilton Depression Rating Scale in the very old. Acta Psychiatr Scand 92:150–154

Linden M, Gilberg R, Horgas AL, Steinhagen-Thiessen E (1996a) Die Inanspruchnahme medizinischer und pflegerischer Hilfe im hohen Alter. In: Mayer KU, Baltes PB (Hrsg) Die Berliner Altersstudie. Akademieverlag, Berlin, S 475–496

Linden M, Maier W, Achberger M, Herr R, Helmchen H, Benkert O (1996b) Psychische Erkrankungen und ihre Behandlung in Allgemeinarztpraxen in Deutschland. Ergebnisse aus einer Studie der Weltgesundheitsorganisation (WHO). Nervenarzt 67:205–215

*Linden M, Kurtz G, Baltes MM, Geiselmann B, Lang F, Reischies FM, Helmchen H (1998) Depression bei Hochbetagten. Ergebnisse der Berliner Altersstudie. Nervenarzt 69:27–37

Lindenberger U, Mayr U, Kliegl R (1993) Speed and intelligence in old age. Psychology and Aging 8:207–220

Lishman WA (1987) Organic psychiatry. The psychological consequences of cerebral disorders, 2nd edn. Blackwell, Oxford, pp 410–411

Liston EH (1977) Occult presenile dementia. J Nerv Ment Dis 164:263–267

Lobo A, Campos R (1997) Managing the psychiatry/primary care interface. In: Robertson MM, Katona CLE (eds) Depression and physical illness. Wiley, Chichester, pp 39–66

Madden JJ, Lohan JA, Kaplan LA, Manfredi HM (1952) Nondementing psychoses in older persons. JAMA 150:1567–1570

Maier W, Herr R, Lichtermann D, Gansicke M, Benkert O, Faust G (1994) Brief depression among patients in general practice. Prevalence and variation by recurrence and severity. Eur Arch Psychiatry Clin Neurosci 244:190–195

Moritz DJ, Petitti DB (1993) Association of education with reported age of onset and severity of Alzheimer's disease at presentation: implications of the use of clinical samples. Am J Epidem 137:456–462

Mortimer JA (1990) Epidemiology of dementia: cross-cultural comparisons. Adv Neurol 51:27–33

Moss S, Patel P (1997) Dementia in older people with intellectual disability: symptoms of physical and mental illness, and levels of adaptive behaviour. J Intellect Disabil Res 41:60–69

O'Connor DW, Pollit PA, Treasure FP (1991) The influence of education and social class on the diagnosis of dementia in a community population. Psychol Med 21:219–224

Palmore EB (1988) The facts on aging quiz: A handbook of uses and results. Springer, Berlin Heidelberg New York Tokio

Parsons PL (1965) Mental health of Swansea's old folk. Br J Prev Soc Med 19:43–47

Post F (1962) The significance of affective symptoms in old age. Oxford Univ Press, London

Prasher VP, Chung MC (1996) Causes of age-related decline in adaptive behavior of adults with Down syndrome: differential diagnosis of dementia. Am J Ment Retard 101:175–183

Purohit DP, Perl DP, Haroutunian V, Powchik P, Davidson M, Davis KL (1998) Alzheimer disease and related neurodegenerative diseases in elderly patients with schizophrenia: a postmortem neuropathologic study of 100 cases. Arch Gen Psychiatry 55:205–211

*Rabins PV, Pearlson GD (1994) Depression induced cognitive impairment. In: Burns A, Levy R (eds) Dementia. Chapman & Hall, London, pp 667–679

Rajkowska G, Selemon LD, Goldman-Rakic PS (1998) Neuronal and glial somal size in the prefrontal cortex: a postmortem morphometric study of schizophrenia and Huntington disease. Arch Gen Psychiatry 55:215–224

Reifler BV, Larson E, Hanley R (1982) Coexistence of cognitive impairment and depression in geriatric outpatients. Am J Psychiatry 139:623–626

Reifler BV, Ter L, Raskind M, Veith R, Barnes R, White E, McLean P (1989) Double-blind trial of imipramine in Alzheimer's disease patients with and without depression. Am J Psychiatry 146:45–49

Reischies FM (1998) Age related cognitive decline and the dementia threshold. In: Lomranz J (ed) Handbook of aging and mental health. Plenum, New York, pp 435–448

Reischies FM, Geiselmann B (1997) Age-related cognitive decline and vision impairment affecting the detection of dementia syndrome in old age. Brit J Psychiat 171:449–451

Reischies FM, Lindenberger U (1996) Grenzen und Potentiale kognitiver Leistungen im hohen Alter. In: Mayer KU, Baltes PB (Hrsg) Die Berliner Altersstudie. Akademieverlag, Berlin, S 351–377

Reischies FM, Schaub T (1997) Epidemiologische Verlaufsuntersuchungen der Demenz. In: Rösler M, Retz W, Thome J (Hrsg) Proceedings des Aloys Alzheimer Symposiums Würzburg. Deutscher Studienverlag, Weinheim, S 58–66

Reischies FM, Geiselmann B, Geßner R, Kanowski S, Wagner M, Wernicke TM, Helmchen H (1997) Demenz bei Hochbetagten. Ergebnisse der Berliner Altersstudie. Nervenarzt 68:719–729

*Roth M (1955) The natural history of mental disorder in old age. J Ment Sci 101:281–301

Salthouse TA (1982) Adult cognition, an experimental psychology of human aging. Springer, Berlin Heidelberg New York

Salthouse TA (1985) A theory of cognitive aging. North Holland, Amsterdam

Satzger W, Dragon E, Engel RR (1996) Zur Normenäquivalenz von HAWIE-R und HAWIE. Diagnostika 43:119–138

Schmand B, Lindeboom J, Launer L, Dinkgreve M, Hooijer C, Jonker C (1995) What is a significant score change on the mini-mental-state examination? Int J Geriatr Psychiatry 10:411–414

Shraberg D (1978) The myth of pseudodementia: depression and the aging brain. Am J Psychiatry 135:601–603

Staudinger U, Freund AM, Linden M, Maas I (1996) Selbst, Persönlichkeit und Lebensgestaltung im Alter: Psychologische Widerstandsfähigkeit und Vulnerabilität. In: Mayer KU, Baltes PB (Hrsg) Die Berliner Altersstudie. Akademieverlag, Berlin, S 321–350

Steinhagen-Thiessen E, Borchelt M (1996) Morbidität, Medikation und Funktionalität im Alter. In: Mayer KU, Baltes PB (Hrsg) Die Berliner Altersstudie. Akademieverlag, Berlin, S 151–183

Stevens DE, Merikangas KR, Merikangas JR (1995) Comorbidity of

depression and other medical conditions. In: Beckham EE, Leber WR (eds) Handbook of depression. Guilford, New York, pp 147–199
Thomae H, Maddox GL (eds) (1982) New perspectives on old age: A message to decision makers. Springer, Berlin Heidelberg New York
Weitingh MD, Bossuyt PMM, Crewel H van (1995) Reversible dementia: more than 10% or less than 1%? A quantitative review. J Neurol 242:466–471
*Wells CE (1979) Pseudodementia. Am J Psychiatry 136:895–900
Zimmer R, Lauter H (1984) Zum Problem der depressiven Pseudodemenz. Z Gerontol 17:109–112

Kapitel 9

Das Altern psychisch Kranker

R. Ferszt und S. Kanowski

1 Grundsätzliche Probleme

Wann beginnt das Altern?

Mit dem Altern psychisch Kranker kann der Einfluß der Lebenszeit auf den Verlauf psychiatrischer Krankheiten gemeint sein („natural history") oder aber die Bedeutung der Involution ab einem willkürlich definierten Zeitpunkt, z. B. dem 60. Lebensjahr. Mit der Verlängerung der Lebensspanne kann außerdem von Interesse sein, inwiefern die im Präsenium neu auftretenden Krankheiten besondere Altersverläufe zeigen; denn heute relativ spät Erkrankte können im Gegensatz zu früheren Kohorten mit bis zu etwa 30 Jahre dauernden Krankheitsverläufen rechnen. In dieser Übersicht soll in erster Linie der Einfluß der Involution auf ehedem bestehende Krankheiten beschrieben werden, dort, wo bereits Beobachtungen zur Frage der Späterkrankten vorliegen, werden wir versuchen, auch diese zu berücksichtigen.

2 Grundsätzliche Probleme der Langzeitstudien

Die Fülle der in den letzten Jahren erschienen Veröffentlichungen zum Thema dementieller Prozesse steht in einer gewissen Diskrepanz zur Zahl der Arbeiten, die sich mit dem an sich naheliegenden Problem der Alterung psychisch Kranker befassen. Diese Diskrepanz mag viele äußere Gründe haben, ergibt sich aber auch aus dem Aufbau der gegenwärtigen psychiatrischen Nosologie, die weitgehend deskriptiv angelegt ist. Wenn viele psychiatrische Diagnosen an Symptomen jüngerer Patientengruppen definiert und validiert sind, kann dies das Erfassen eines Alterswandels, d. h. des *Prozeßhaften* an einem Krankheitsbild, erheblich erschweren. Ohne ihre subjektiven Beeinträchtigungen zu verlieren, wandern möglicherweise manche Patienten mit dem Altern von einer diagnostischen Kategorie zur anderen oder verlassen die psychiatrische Nosologie, nicht, weil sie gesund wären, sondern weil die bei ihnen im Alter entstandene Symptomkonstellation nicht hinreichend definiert ist.

Unzureichende Klassifikation psychopathologischer Syndrome im Alter

Wo ein morphologisches oder zumindest pathophysiologisches Korrelat fehlt, dessen Verlauf zu beobachten wäre, können Längsschnittstudien nur an jenen Patienten erhoben werden, die trotz körperlicher Multimorbidität wiederholt klinisch untersuchbar sind. Durch die Verkleinerung psychiatrischer Kliniken und die Schließung von Abteilungen für Alte und chronisch Kranke entziehen sich diese Patientengruppen systematischen Verlaufsuntersuchungen besonders dann, wenn sie in Heimen oder Pensionen untergebracht werden.

Kohortenprobleme bei Feldstudien

Feldstudien unterliegen, wenn Zeitspannen von 50 Jahren und mehr zu überblicken sind, Kohortenproblemen. Es wird eine kleine Gruppe bis ins hohe Alter Überlebender zur Untersuchung gelangen, die nicht repräsentativ für die Gesamtgruppe der einst Erkrankten sein kann. Zu erwarten ist schließlich noch, daß sich Erinnerung und Auskunftsverhalten mit dem Alter verändern. Abgesehen von organisch bedingten Gedächtnisstörungen, werden sich aus der Distanz des Alters psychopathologische Episoden anders darstellen als seinerzeit erlebt und aufgrund ihrer Erziehung werden manche Kohorten zu bestimmten psychopathologischen Störungen in ganz unterschiedlichem Maße Auskunft geben. So erschwert ein Bündel methodischer und inhaltlicher Probleme die Beantwortung der Frage nach dem Altersgang psychiatrischer Krankheiten. Dementsprechend lückenhaft und heterogen sind die verfügbaren Beobachtungen (vgl. hierzu auch Kap. 8 in diesem Band).

3 Schizophrene Psychosen

Keine grundsätzlich schlechte Prognose

Daß dieser Themenkreis verhältnismäßig gut untersucht ist, verdanken wir im wesentlichen 3 Studien (Bleuler et al. 1976; Ciompi 1980 a, b; Ciompi 1984; Ciompi 1985; Harding et al. 1988). Sie belegen eine große Heterogenität der Verläufe und widersprechen der tradierten Vorstellung einer grundsätzlich schlechten Prognose schizophrener Erkrankungen. Ciompi unterscheidet 8 Verlaufstypen, 4 davon, die 48,6% seiner Patienten ausmachten, mit tendenziell ungünstiger Prognose. Etwas niedriger liegen die entsprechenden Zahlen der Burghölzli-Studie (40%) und der Vermont-Studie (38%).

Erhöhte Sterblichkeit

Durchweg erhöht war die Sterblichkeit schizophrener Patienten (1,5- bis 1,7fach im Vergleich zur Gesamtbevölkerung), wobei katatone Verlaufsformen eine deutlich höhere Sterblichkeit aufwiesen (2,5fach im Vergleich zur Gesamtbevölkerung) als paranoide (1,4fach im Vergleich zur Gesamtbevölkerung). Daneben fiel eine etwas höhere Sterblichkeit bei weiblichen Patienten auf, ebenso bei Individuen, die jenseits des 40. Lebensjahres erstmalig erkrankt waren. Wie es der klinischen Erfahrung entspricht, war die Zahl vollendeter Suizide bei den Schizophrenen größer als in der Gesamtbevölkerung, ebenso die Zahl ungeklärter Todesursachen.

Allmähliche Nivellierung der Symptomatik im Alter

Bei den überlebenden Patienten besserten sich mehr als die Hälfte der initial festgestellten Symptome im höheren Alter, wobei Stupor, Angst und Erregung die beste, Abulie, Affektstörungen, Phoneme, Manieriertheit und Wahn die schlechteste Rückbildungstendenz zeigten (Ciompi 1980 a). Mit zunehmendem Alter überwogen nichtproduktive Residualzustände, die ursprünglichen Leitsymptome, die die Zuordnung zu einer bestimmten Verlaufsform ermöglicht hatten, erschienen abgeschwächt und die Syndrome bis zur Unkenntlichkeit *nivelliert*. Immerhin hatten sich rund 20% der Patienten im Alter schließlich so weit erholt, daß eine spezifische schizophrene Symptomatik nicht mehr nachweisbar war und weitere 43% hatten sich deutlich gebessert, 30% waren unverändert und nur 6% hatten sich im Alter in bezug auf ihre schizophrene Symptomatik verschlechtert.

Davidson et al. (1995) untersuchten retrospektiv 393 chronisch Schizophrene und überblickten dabei Anamnesen über einen Verlauf von mehr als 60 Jahren. Charakteristisch für diese ungünstigen Verläufe erschienen die Zunahme der Negativsymptome bei eher geringgradiger Reduktion der Positivsymptomatik, die offensichtlich nicht, wie intuitiv vermutet, „ausgebrannt" war.

Hohe Prävalenz dementieller Syndrome

Die Prävalenz dementieller Syndrome in der Gesamtbevölkerung jenseits des 65. Lebensjahres wurde bei den Schizophrenen überschritten: Rund 25% der Patienten der Lausanner Katamnese litten in diesem Lebensalter unter mittleren bis schweren hirnorganischen Psychosyndromen; 17% hatten deutliche Denk- und Gedächtnisstörungen und waren teilweise desorientiert, weitere 8% zeigten schwere amnestische Psychosyndrome mit fast vollständiger räumlicher und zeitlicher Desorientierung (Ciompi 1980b). Häufiger noch traten dementielle Syndrome bei jenen Schizophrenien mit primär ungünstigem Verlauf in Erscheinung.

Stetiger Abbau kognitiver Leistugen bei chronisch Hospitalisierten

In ihrer chronisch hospitalisierten Gruppe fanden Davidson et al. (1995) einen stetigen, auffallend langsamen Abbau kognitiver Leistungen; etwa 1,2–4,6 Punkte im *Mini-Mental State Examination (MMSE)* pro Lebensdekade. *MMSE*-Scores lagen bei den jungen Hospitalisierten bei durchschnittlich 27,6 Punkten, jenseits des 65. Lebensjahres bei 16 Punkten und bei über 85jährigen bei durchschnittlich 9,6 Punkten. Geht man davon aus, daß 24 *MMSE*-Punkte von Gesunden auch jenseits des 80. Lebensjahres gewöhnlich erreicht werden, hatten diese hospitalisierten alten Patienten den Beeinträchtigungsgrad einer Demenz. Dabei erinnert der sehr langsame Abbau kognitiver Leistung – das oben genannte Dekrement macht etwa 10% dessen aus, was bei einer Alzheimer-Erkrankung zu erwarten wäre – nicht an den Verlauf einer degenerativen Hirnerkrankung. Über die Entstehungsweise dieser mithin gar nicht seltenen Störung herrscht Unklarheit.

Purohit et al. (1998) untersuchten 100 langjährig Schizophrene mit einem Durchschnittsalter von 76,5 Jahren (52–101 Jahre) pathologisch-anatomisch. 72 Patienten hatten im Laufe ihrer Erkrankung eine mindestens mittelgradigen Demenz (Score 2 auf der *Clinical Dementia Rating Scale*; Hughes et al. 1982) entwickelt. Deren morphologisches Korrelat ließ sich bei der überwiegenden Mehrheit nicht fassen. Bei 9% wurde eine Alzheimer-Enzephalopathie diagnostiziert, bei 4% eine anderweitige, relevante Hirnpathologie, bei den restlichen Patienten (87%) erbrachte die histologische Aufarbeitung keine Klärung der Pathogenese.

Alzheimer-Erkrankung

Auch nach den Ergebnissen anderer Autoren finden sich bei betagten Schizophrenen nicht signifikant häufiger degenerative Hirnläsionen als in der Altersgruppe zu erwarten wäre (Arnold et al. 1994). Dies bestätigt die Beobachtung Ciompis (Ciompi 1980b), der auch bei seinen kognitiv beeinträchtigten Patienten nicht den Eindruck einer hirnorganischen Symptomatik hatte; jedenfalls läßt sich die kognitive Beeinträchtigung alt gewordener Schizophrener nicht einer der bekannten Kategorien hirnorganischer Krankheit zuordnen.

Pathogenetische Einflußfaktoren

Über viele pathogenetische Faktoren ist spekuliert worden: Inkriminiert wurden die Folgen chronischer Unterforderung, eine langjährige Neuroleptikaeinnahme, die Folgen der Elektrokonvulsionsbehandlungen oder psychochirurgischer Eingriffe, ohne eine befriedigende Lösung des Problems zu finden. Mit zunehmend beschriebenen morphologischen und pathophysiologischen Auffälligkeiten bei Schizophrenen wird auch an eine entwicklungsbedingte und bis zum Alter noch kompensierte Vulnerabilität Schizophrener in Hinblick auf eine Hirnleistungsstörung gedacht (Arnold et al. 1994; Akbarian et al. 1996). Davidson et al. (1995) beschreiben dementielle Symptome in erster Linie bei jenen Patienten mit bereits früher im Leben auftretender Negativsymptomatik und unterstellen eine gemeinsame organische Genese von Negativsymptomatik und Demenz.

Diagnostische Probleme

Andererseits muß aber auch die Frage aufgeworfen werden, inwiefern die gemeinhin zur Demenzdiagnostik eingesetzten klinischen und testpsychologischen Verfahren überhaupt geeignet sind, die Störungen des alternden Schizophrenen adaequat abzubilden; man ist versucht, den Begriff einer „Schizophrenen Pseudodemenz" erneut zur Diskussion zu stellen.

Späterkrankte als besondere Gruppe

Besondere Verhältnisse herrschen bei Spät-, d. h. jenseits des 45. Lebensjahres Erkrankten. Es handelt sich um rund ein Fünftel aller Schizophrenen; 3–5% erkranken sogar erst nach dem 6. Lebensjahrzehnt (Jeste et al. 1995). Vornehmlich Frauen sind betroffen, nicht selten mit relativ hohem prämorbiden Leistungsniveau (Yassa u. Suranyi-Cadotte 1993). Systematisierte paranoide Syndrome, verbunden mit bizarren Wahnvorstellungen und kommentierenden Phonemen gelten bei den Späterkrankten als typisch, ebenso ein geringeres Aufkommen an assoziativer Lockerung, inadäquatem Affekt und Negativsymptomen, formale Denkstörungen werden sehr selten beschrieben (Almeida et al. 1995). Als dementsprechend günstiger gilt die Prognose, zumindest nach sozialen Kriterien.

– günstigere Prognose nach sozialen Kriterien

– benigner Verlauf bezüglich kognitiver Beeinträchtigungen

Diese Späterkrankten sind für unsere Thematik insofern von Interesse, als ihr weiterer Verlauf im Alter besonders in bezug auf kognitive Beeinträchtigungen benigne zu sein scheint. Anhand familienanamnestischer Angaben, Schilderungen der prämorbiden Entwicklung und neurophysiologischer Untersuchungen gelang es allerdings Jeste et al. (1995) nicht, Argumente für eine eigenständige nosologische Entität der Spätschizophrenie zu finden. Almeida et al. (1995) betonen dagegen die Eigenständigkeit des Syndroms gegenüber einer schizophrenen Kerngruppe.

4 Nicht schizophrene paranoide Psychosen

Günstigerer Verlauf als bei Schizophrenie

Wieviele Menschen mit chronischen nicht schizophrenen paranoiden Psychosen sich einer psychiatrischen Behandlung entziehen, ist unbekannt. Nur ein kleiner Teil der Behandelten bleibt langfristig bei einem Arzt. Daher ist die Einschätzung des altersabhängigen Verlaufs dieser Syndrome unsicher. Opjordsmoen (1989) beschrieb den 30jährigen Verlauf von 301 Patienten, die bei der Aufnahme (im durchschnittlichen Alter von etwa 35 Jahren) überwiegend wahnhaft gewesen waren, bei 53 von ihnen (Durchschnittsalter: 40,6 Jahre) hatte man eine paranoide Störung nicht schizophrener Art diagnostiziert. Nach 27 Jahren hatten 80% dieser Untergruppe geheiratet und hatten im Durchschnitt 2 Kinder, 52% waren berufstätig. Von den nach 30 Jahren noch erreichbaren 33 Patienten waren 55% ohne psychiatrische Behandlung und 27% wurden vom

Hausarzt betreut. Viele hatten ihre Lebensweise an die nicht wesentlich veränderte paranoide Symptomatik angepaßt.

Vergleich zu den Verläufen Schizophrener

Aufschlußreich erschien der Vergleich zu den Verläufen Schizophrener; hier hatten nur 43% je geheiratet, sie waren signifikant häufiger kinderlos geblieben (Durchschnitt: 0,7 Kinder) und nur 20% waren noch in Arbeit. 45% der nach 30 Jahren beurteilten 45 von ursprünglich 74 Schizophrenen waren in Kliniken in Behandlung und nur 24% waren ohne psychiatrische Behandlung. Bei den 19 verstorbenen Nicht-Schizophrenen hatte es keinen Suizid gegeben, von den 18 verstorbenen Schizophrenen hatten 3 mit Sicherheit und 2 möglicherweise Suizid begangen. Nach den Ergebnissen der norwegischen Autoren sprechen starke reaktive Momente bei der Ersterkrankung an einer nicht schizophrenen, wahnhaften Störung für eine günstige und eine anfangs länger als 6 Monate kontinuierliche Symptomatik für eine ungünstige langfristige Prognose (Opjordsmoen u. Retterstol 1993). Die Prognose wahnhafter, nicht schizophrener Störungen ist wesentlich günstiger als die der Schizophrenien, sie scheint sich indessen auch nach Einführung der Neuroleptika nicht wesentlich verändert zu haben (Opjoerdsmoen u. Retterstol 1993).

Wenig beeinflußbare Symptomatik

5 Affektive Störungen

Unbefriedigende Nosologie depressiver Syndrome

Bereits Müller (1989) hat auf die Widersprüchlichkeit der Literatur hingewiesen. Ein Teil der Probleme liegt in der unbefriedigenden nosologischen Einteilung depressiver Syndrome. Während die Gruppe der eindeutig phasenhaften, bipolaren Erkrankungen noch am ehesten eine gewisse Homogenität aufweisen dürfte, verbergen sich hinter den Diagnosen unipolarer oder chronischer Depressionen sehr unterschiedliche Krankheitsbilder (Goodwin u. Jamison 1990). Zudem sind wir mit Murphy (1989) der Meinung, daß es bislang kein befriedigendes Klassifikationsschema für depressive Störungen aller Altersstufen gibt.

Phasenhaft verlaufende affektive Störungen

Bei den phasenhaft verlaufenden affektiven Störungen nehmen Phasenfrequenz und Phasentiefe nach den Beobachtungen mancher Autoren mit dem Alter zu (Angst 1966, 1987), ebenso verlängern sich die Phasen (Foster u. Reisberg 1984). Allerdings scheint sich dieser Effekt jenseits des 60. Lebensjahres umzukehren, denn nach Matussek et al. (1965) würden depressive Phasen dann wieder kürzer. Müller (1998) fand bei fast zwei Dritteln seiner Patienten eine Verringerung der Phasenfrequenz jenseits des 65. Lebensjahres, bei einem Fünftel blieb sie unverändert bei nur einem weiteren Fünftel war sie erhöht. Amenson u. Levinsohn (1981) untersuchten fast 1000 Depressive mit Krankheitsverläufen, die sich über 5 Jahrzehnte erstreckten. Sie fanden eine Zunahme der Prävalenz depressiver Syndrome mit dem Altern und führten diese zu einem großen Teil darauf zurück, daß besonders Frauen mit der Vorgeschichte einer affektiven Störung im Alter zu Rezidiven neigten. Erst nach dem 70. Lebensjahr schien sich dieser Geschlechtsunterschied auszugleichen (Amenson u. Lewinsohn 1981; Gurland 1976).

Hoher Anteil chronifizierter Depressionen

Partielle Remissionen werden im Alter häufiger, was letztlich einen hohen Anteil an chronifizierten Depressionen bedingt, zum Teil verstärkt durch die hohe Prävalenz körperlicher Erkrankungen bei alten Menschen (Angst 1966; Roth u. Kay 1956). Der häufige Zusammenhang depressiver Syndrome mit dementiellen Erkrankungen im Alter ist wahrscheinlich nicht durch die Gruppe alt werdender phasenhaft Erkrankter bedingt; jedenfalls findet sich in der Literatur kein sicherer Hinweis darauf, daß gerade diese Gruppe auffallend häufig degenerative Hirnerkrankungen entwickeln würde (Migliorelli et al. 1995; Van Ojen et al. 1995).

Depressive Pseudodemenz

Eine bemerkenswerte Ausnahme bilden die 1982 von Kral beschriebenen 22 Patienten mit „depressiver Pseudodemenz" im Alter zwischen 62 und 78 Jahren, die er nach Abklingen der akuten Phase durchschnittlich über 8 Jahre beobachten konnte. Bei 6 dieser Patienten kam es im Verlauf zu weiteren depressiven, mit schweren kognitiven Störungen verbundenen, reversiblen Phasen. Bei 4 dieser 6 Patienten und bei weiteren 16 aus der gesamten Gruppe ist jedoch schließlich eine Demenz vom Alzheimer-Typ diagnostiziert worden. Die genaue Vorgeschichte dieser Patienten ist nicht bekannt; wäre aber zur Interpretation der Befunde wichtig. Offensichtlich waren bei allen die Kriterien einer „endogenen" Depression erfüllt und zumindest bei der beschriebenen Untergruppe der Rezidivierten lagen monopolare Phasen vor. Die passagere Demaskierung einer sich allmählich entwickelnden Alzheimer-Enzephalopathie - im Sinne einer Komorbidität von „endogener" Depression und Alzheimer-Erkrankung - wurde diskutiert, daneben die rein organische Genese der phasenhaften Erkrankungen, möglicherweise verschlimmert durch anticholinerg wirkende Pharmaka. Leider blieb unklar, inwiefern die Patienten bereits in jungen Jahren an affektiven Erkrankungen gelitten hatten (Kral 1982).

Andere Autoren betonen, daß gerade die kognitiven Anteile am depressiven Symptomenspektrum die übrige Symptomatik einer Phase um beträchtliche Zeiträume überdauern (Marcos et al. 1994). Es muß zunächst unklar bleiben, ob diese kognitive Defizite im Rahmen der Depressionen bei einer Minorität alt werdender phasisch Kranker schließlich doch irreversibel werden auch ohne Hinzutreten einer degenerativen Hirnerkrankung, wie es die Beobachtungen einiger Autoren andeuten könnten (Marcos et al. 1994; Abas et al. 1990).

Gestaltwandel manischer Symptomatik im Alter

Ein Gestaltwandel manischer Symptomatik im Alter wird von verschiedenen Autoren angegeben. Bilder mit lebhaft-gehobener Stimmung sind selten und werden durch gereizt-aggressive, dysphorische Zustände gesteigerten Antriebs ersetzt. Expansive Wahnideen und Ideenflucht, an Dynamik und rascher Sprunghaftigkeit abnehmend, wirken zunehmend wie Inkohärenz besonders dann, wenn kognitive Störungen hinzutreten (Post 1984; Baldwin u. Tomenson 1995).

Erhöhte Prävalenz depressiver Symptome im Alter

Die relativ niedrigen Prävalenzen affektiver Erkrankungen geben das wirkliche Ausmaß depressiver Beeinträchtigung alter Menschen wahrscheinlich nicht wieder (Gurland 1976; Kay et al. 1985). In einer Feldstudie erfaßten Girling et al. (1995) 1773 Menschen jenseits des 77. Lebensjahres; 6% gaben an, sich meist deprimiert zu fühlen, 22% beklagten

Reizbarkeit und 35% quälende Unruhe und innere Anspannung; 21% hatten zumindest zeitweise das Gefühl, nicht länger leben zu wollen. Die Entstehungsbedingungen dieser blanden, chronischen depressiven Zustände dürften heterogen und zum großen Teil wohl auch unbekannt sein. Handelt es sich in erster Linie um in jüngeren Jahren noch weitgehend kompensierte, symptomarme Störungen, die im Alter zur Beeinträchtigung werden, oder um eine erstmalig im Alter entstehende im Rahmen konventioneller Klassifikationsschemata „subdiagnostische" Morbidität?

6 Dysthymien

Mildernder Einfluß des Alters

Über die Entwicklung blander depressiver Syndrome im Alter - Dysthymien oder sog. depressive Neurosen - gehen die Meinungen auseinander. In ihrer ausführlichen Übersicht langjähriger Neurosenverläufe vermuten Ernst u. Ernst (1968) „häufiger einen mildernden als einen verschlimmernden Einfluß des Seniums auf die neurotische Angst ... und ... oft eine erleichternde Distanzierung der Kranken von ihren Symptomen" (ebd., S. 41). Dies wurde in einer neueren Feldstudie bestätigt; die Prävalenz dysthymer Störungen lag bei Erwachsenen bei 3% um jenseits des 65. Lebensjahres auf etwa 1% zu sinken (Weissman et al. 1988).

Erhöhte Prävalenz bei Späterkrankten

Dagegen sahen Stefansson et al. (1991) weit höhere Prävalenzen (um 6,4%) jenseits des 50. Lebensjahres vornehmlich bei Frauen. In einer Gruppe von 224 ambulanten Patienten einer Spezialambulanz für Depressionen stellten Devanand und Mitarbeiter (1994) bei 51% der Alten im Alter ab dem 60. Lebensjahr die Diagnose Major Depression und bei knapp 18% Dysthymie. Die beschriebene hohe Prävalenz dysthymer Störungen und der hohe Anteil der Diagnose „Dysthymie" bei alten Patienten ist wahrscheinlich nicht auf alt werdende Dysthymiker sondern auf Späterkrankte zurückzuführen: Typischerweise hatten die Dysthymien bei den Alten spät (in der 6. Dekade) begonnen, Ersterkrankungen vor dem 21. Lebensjahr mit Verläufen bis ins Alter waren selten.

Geringe psychopathologische Komorbidität

Auch die bei jüngeren Dysthymikern häufig anzutreffenden Komorbiditäten mit Achse-I- und Achse-II-Störungen (Major-Depression, Angst, Persönlichkeitsstörungen) bildeten die Ausnahme. Gefunden wurde eine, blande, chronische Depression, die zwar die DSM-III-R-Kriterien der dysthymen Störung erfüllte, sich aber in möglicherweise wichtigen nosologischen Gesichtspunkten von der Verlaufsform Junger unterschied; während die Prävalenz der klassischen in jungen Jahren einsetzenden Dysthymie abnimmt, scheint nach etwa dem 55. Lebensjahr eine neue, „reinere", d. h. mit weniger psychopathologischer Komorbidität behaftete Form in Erscheinung zu treten, deren Prävalenz im weiteren Altersverlauf *nicht* abnimmt (Devanand et al. 1994).

7 Angststörungen

Die breite Palette dieser Störungen in ihrem Altersgang zu beschreiben würde - auch unter Ausschluß der Dysthymien - den Rahmen dieses Textes sprengen, zumal die eingangs erwähnten klassifikatorischen Probleme hier in besonderen Maße zum tragen kommen und DSM-III-Kriterien erfüllende Langzeitkatamnesen noch nicht vorliegen. In seiner Übersicht argumentiert Müller (1989) für eine grundsätzlich günstige Altersentwicklung dieser Störungen: Ähnlich wie bei Ernst u. Ernst (1968) beschrieben, hatte das Alter einen günstigen Einfluß auf die Symptomatologie alt gewordener Neurotiker (n=57), insbesondere Phobien und „Zwangserscheinungen" (ebd., S. 407) hatten sich weitgehend gebessert. Insgesamt war die Hälfte der Patienten Müllers als geheilt und der weit überwiegende Teil als gebessert anzusehen. In der kleinen Gruppe unveränderter Neurotiker befanden sich solche mit hypochondrischen und in geringerem Umfang jene mit depressiven Symptomen. Zu einem ähnlichen Ergebnis kommen Foster und Reisberg (1984) in bezug auf Angststörungen.

Nachlassende Dynamik psychogener Störungen im Alter

Langjährig bestehende Krankheitsbilder scheinen an Dynamik zu verlieren und sich zu stabilisieren, während bei Späterkrankten eher mit einer Verschlimmerung der Symptomatik im weiteren Verlauf zu rechnen ist. In einer Gruppe von über 65jährigen Männer waren Angststörungen nach Demenzen die zweithäufigste, bei Frauen die häufigste Diagnose. (Myers et al. 1984). Andere Feldstudien kommen zu vergleichbaren Ergebnissen (Regier 1988; Lindesay et al. 1991). Während sich spezifischere Phobien, die typischerweise im ersten Lebensdrittel entstanden waren, zurückbildeten, speiste sich die Prävalenz der Angststörungen aus der Gruppe der Späterkrankten. Im Vordergrund standen Ängste vor öffentlichen Verkehrsmitteln, bzw. Reisen. Diese agoraphoben Syndrome waren überwiegend erst im Alter nach traumatisierenden Erlebnissen (Synkopen, Unfällen, Überfällen) aufgetreten, neigten zur Verschlimmerung und gingen mit erheblicher Beeinträchtigung einher. Rund ein Drittel der Späterkrankten hatten eine depressive Begleitsymptomatik, Panikattacken waren selten, körperliche Begleiterkrankungen häufig.

Gestaltwandel der Angstsymptomatik hin zur Agoraphobie

Wie bei den Dysthymien scheinen sich auch hier zwei Verlaufsformen herauszubilden; zum einen die von früheren Autoren häufig beschriebene Abmilderung aus jungen Jahren bekannter „neurotischer" Ängste und Zwangssymptome (Ernst u. Ernst 1968), zum anderen der weniger günstige Verlauf, wenn sich die Symptomatik erst jenseits des 60. Lebensjahres manifestiert hatte. Vieles, was dem alternden Menschen an körperlicher Morbidität und sozialer Verunsicherung begegnet ist angstmachend; weshalb eine Gruppe von Patienten mit langjähriger Angststörung sich angesichts dieser Herausforderung stabilisiert, während eine andere, ehedem gesunde, mit dem Altern symptomatisch wird, bleibt unklar. In der Wechselwirkung zwischen nachvollziehbarer Angst etwa bei kardiovaskulärer Morbidität im Alter, und sich sekundär verselbständigenden Angstsyndromen liegt ein diagnostisches Grundproblem dieser Altersgruppe (Lindesay 1991).

Zwei Verlaufsformen der Angststörung: stärkere Beeinträchtigung Späterkrankter

Kaum Milderung von posttraumatischen Störungen nach Krieg und Verfolgung

Da die Kategorie der posttraumatische Belastungsstörung erst mit der Einführung des DSM-III weite Verbreitung gefunden hat, sind Langzeitkatamnesen, die bis in das Senium reichen, noch relativ selten. Es existiert jedoch eine ausführliche Literatur über Kriegsveteranen und vom nationalsozialistischen Terror Verfolgte. Aus dieser geht eindeutig hervor, daß im Gegensatz zu anderen psychogenen Störungen, die posttraumatische Belastungsstörung zur Chronifizierung und nicht selten zur Verschlimmerung über bis zu 50jährige Zeiträume neigt und nicht die für viele psychogene Störungen typische Milderung im Alter aufweist (Freudenberg 1991). 1997 untersuchten Engdahl und Mitarbeiter 262 alt gewordene Veteranen des Zweiten Weltkrieges und des Koreakrieges, die während der Gefangenschaft extremen Traumen ausgesetzt worden waren: 53% hatten im Laufe ihres Lebens eine posttraumatische Belastungsstörung durchgemacht, bei 29% bestand die Störung noch zum Zeitpunkt der Untersuchung etwa 50 Jahre nach den traumatisierenden Ereignissen.

Hohe Inzidenz bei extrem Traumatisierten

Noch höher lag die Inzidenz bei den (in japanischen Kriegsgefangenlagern) extrem Traumatisierten; 84% hatten eine postraumatische Belastungsstörung erlitten, bei 59% bestand das Syndrom über 50 Jahre lang kontinuierlich weiter. Die psychiatrische Komorbidität war- wie zu erwarten- hoch: 45% beklagten im Alter weitere Achse-I-Störungen, bei nur 34% waren in der Anamnese keinerlei andere Achse-I-Störungen zu verzeichnen. Die Inzidenz von langjährig bestehender posttraumatischer Belastungsstörung und Mortalität korrelierten ebenfalls mit der Intensität des Kriegstraumas in einer 50jährigen Katamnese an 107 Veteranen (Lee et al. 1995). Von 124 aus „rassischen" Gründen Verfolgten ohne bipolare Erkrankungen, Zwangsstörungen oder organischen Syndromen, die 45 Jahre nach primärer Traumatisierung untersucht wurden, wiesen noch 46% eine posttraumatische Belastungsstörung auf, wobei Schlafstörungen, Alpträume und schwer kontrollierbare Erinnerungen die häufigsten Symptome bildeten. Bei den ehemaligen Insassen von Konzentrationslagern lag die Prävalenz für eine posttraumatische Belastungsstörung im Alter 3mal höher als bei den Nichtinhaftierten (Kuch u. Cox 1992).

Komorbidität

Eine retrospektive Untersuchung des Alterswandels der posttraumatisch entstandenen Symptomatik von 73 Patienten jenseits des 55. Lebensjahres (37 älter als 66 Jahre) ergab zwar eine relativ gute soziale Anpassung der Betroffenen, aber die meist im Sinne einer postraumatischen Belasungsstörung einzuordnende psychopathologische Symptomatik blieb weitgehend unverändert; 67 der Untersuchten gaben darüber hinaus depressive Verstimmungen, 29 Suizidgedanken und 50 Gedächtnisstörungen an. Während die posttraumatische Symptomatik u. a. vom Alter zum Zeitpunkt der Verfolgung geprägt wurde – die posttraumatische Belastungsstörung kam typischerweise bei Verfolgung in der Adoleszenz zustande – wiesen fast alle Untersuchten eine bemerkenswerte Konstanz der Symptomatik auf mit allmählicher Zunahme des Beeinträchtigungsgrades (Freudenberg 1991).

Erhöhte psychiatrische und somatische Morbidität

Patienten mit posttraumatischer Belastungsstörung haben eine viele Jahre anhaltende erhöhte psychiatrische und somatische Morbidität im Vergleich zur Gesamtbevölkerung (Boscarino 1997; Alarcon et al. 1997) und neigen zu gesundheitschädigenden Gewohnheiten wie Rauchen, Medikamentenabusus und Alkoholmißbrauch (Beckham et al. 1997). Sie neigen auch noch viele Jahre nach Traumatisierung zu endokrinologischen Veränderungen insbesondere der Kortisolregulation und zeigen zumindest nach den Befunden von Bremner et al. (1995, 1997) vermehrt strukturelle Auffälligkeiten im Hippokampus. Daß sich diese möglichen Vulnerabilitätsfaktoren auf einen Wandel der Symptomatik bzw. auf eine Veränderung der Komorbidität im fortschreitenden Alter auswirken, wäre zu vermuten, ist aber unseres Wissens nicht systematisch erforscht.

8 Alkoholismus und andere Suchtkrankheiten

Erhöhte Mortalität Alkoholkranker

Während das Problem des Alkohol- und Substanzabusus im Alter zunehmend erkannt wird (Ruppert 1996; Ades u. Lejoyeux 1994; Bristow u. Clare 1992) beschränken sich die meisten Katamnesen auf Zeiträume bis zu 10 Jahren (Finney u. Moos 1992; De Soto et al. 1989). Katamnesen bis ins höhere Alter sind, wie Müller (1989) bereits feststellte, kaum durchgeführt worden, so daß man im wesentlichen auf das Extrapolieren der bislang beschriebenen Verlaufstendenzen angewiesen ist. Müller führte dies auf die stark erhöhte Mortalität der Alkoholkranken zurück, sie ist bedingt durch eine häufige somatische Komorbidität (Feuerlein et al. 1994) und eine um das 10fache erhöhte Suizidrate (Rossow u. Amundsen 1995). Bei denjenigen, die das 65. Lebensjahr erlebten, sah Müller im Rahmen der Lausanner Katamnese günstige Altersentwicklungen mit vergleichsweise geringen körperlichen und psychoorganischen Schädigungen, selbst wenn eine totale Abstinenz nicht erreicht wurde.

Erhöhte Mortalität bei Substanzabhängigkeit

Bei Substanzabhängigen, deren Mortalität das 29fache der Gesamtbevölkerung betragen kann, kam dieser Selektionsprozeß in ähnlicher Weise zum Tragen, so daß bei den Überlebenden mit Betäubungs- oder Schlafmittelsucht im Alter keine Verschlechterung mehr zu verzeichnen war (Müller 1989).

Bis ins Alter fortgesetzter Alkoholabusus

Dafür, daß ein großer Teil der Überlebenden noch einen klinisch relevanten Alkoholabusus bis in das 7. Lebensjahrzehnt betreibt, spricht eine Studie an 286 College-Studenten und 456 Großstadtbewohnern, die bis zum 60. Lebensjahr regelmäßig untersucht wurden. Bis zum 47. Lebensjahr waren 205 Alkoholkrank geworden, mit 60 Jahren waren 18% der ehemaligen Studenten und 28% der Großstadtbewohner dieser Untergruppe verstorben; 70% bzw. 39% tranken mit 60 Jahren noch regelmäßig Alkohol, 59% bzw 28% in Form eines Alkoholabusus. Der Verlauf der letzteren beiden Untergruppen war über Dekaden unverändert geblieben (Vaillant 1996). Unter 650 Patienten jenseits des 65. Lebensjahres fand man einen Alkoholabusus von 9%, ganz überwiegend fortgesetzt aus jüngeren Jahren; nur 10% gaben an, ihren Alkoholkonsum im Alter vermindert zu haben (Bristow u. Clare 1992).

Die in neueren Untersuchungen immer deutlicher werdende hohe Prävalenz von Substanz- (Schlafmittel-) und Alkoholabhängigkeit – die Zahlen liegen in mehreren Studien um jeweils 10% (Müller 1989) – setzt sich wahrscheinlich zu einem großen Teil aus diesen überlebenden Langzeitkranken zusammen. Nach einer französischen Studie hatte allerdings ein Drittel erst nach dem 60. Lebensjahr mit dem Alkoholabusus begonnen, typischerweise nach einschneidenden Verlusten wie dem Tod eines Ehepartners. Die Verläufe dieser Späterkrankten seien durch einen blanden, eher stabilen Verlauf und wenig psychiatrische Komorbidität gekennzeichnet (Ades u. Lejoyeux 1994). In das höhere Alter Überlebende und Späterkrankte waren in dieser Hinsicht ähnlich. Zusammenfassend bestätigen die wenigen seither erschienenen für unsere Thematik brauchbaren Studien die Vermutung Müllers, wobei allerdings eine überraschend hohe Prävalenz von Alkohol- und Substanzmißbrauch im Alter sichtbar wird.

Geringere Komorbidität bei Späterkrankten

9 Persönlichkeitsstörungen

In frühen und mittleren Lebensabschnitten sind Persönlichkeitsstörungen wichtige Vulnerabilitätsfaktoren und Verlaufsdeterminanten psychiatrischer Krankheit (Quinton et al. 1995). Während die Akzentuierung von Persönlichkeitsmerkmalen im Alter häufig beschrieben wird, stellt die Entwicklung von Persönlichkeitsstörungen ein sehr differenziertes Problem dar. Faßt man das Altern mit seinen Einbußen an körperlicher Gesundheit, Unabhängigkeit und Lebensaufgaben als Streßfaktor auf, dann ist zu erwarten, daß, unflexible Persönlichkeiten dekompensieren werden. Denkbar ist aber auch, daß sich aus zuvor devianten Persönlichkeitsstilen im Alter Vorteile ergeben. Paranoide oder schizoide Persönlichkeiten werden mit Einsamkeit besser zurechtkommen, dependente gern berufliche Verantwortung abstreifen und sich in die nun legitimierte Abhängigkeit begeben.

Alterswandel der Symptomatik

Veränderte Interpretation des Verhaltens durch die Umwelt

Empirische Studien müssen neben Kohorteneffekten und selektiver Mortalität (etwa bei der Borderlinepersönlichkeitsstörung) auch veränderte Verhaltenskriterien im Alter berücksichtigen. Impulsives, suizidales oder autodestruktives Verhalten kann beim körperlich eingeschränkten alten Menschen Formen annehmen, die nicht ohne weiteres in gängigen Klassifikationssystemen erfaßt werden und sich als Non-Compliance oder Unwilligkeit darstellen. Zuvor pathologisiertes, ängstlich-klammerndes Verhalten kann im Alter als angemessen oder zumindest nachvollziehbar erscheinen.

Geringere Prävalenz der meisten Persönlichkeitsstörungen

Aus mehreren Studien ergibt sich eine geringere Prävalenz der meisten Persönlichkeitsstörungen jenseits des 55. Lebensjahres (Cohen et al. 1994; Gurland 1984) besonders deutlich bei paranoiden, schizoiden, schizotypischen, antisozialen und Borderline Störungen, weniger bei histrionischer und dependenter Störung. Müller fand in einer Gruppe von 427 „psychopathischen Persönlichkeiten“ ganz überwiegend eine Besserung der mit Persönlichkeitsstörungen einhergehenden Auffälligkeiten nach fast 30 Jahren, und zwar weniger, weil eine Nachreifung zu verzeichnen gewesen sei; vielmehr sei dies auf eine geringere Intensität und ein Nachlassen der Affekte im Alter (durchschnittlich 71,9 Jahre) zurückzuführen. Allerdings fand sich bei hypochondrisch gefärbten Symptomen und hysterischen Persönlichkeiten eine gegenläufige Entwicklung (Müller 1981).

Diese Beobachtungen aus Lausanne decken sich mit den in der Bundesrepublik erhobenen Befunden Tölles an einer durchschnittlich etwa 15 Jahre jüngeren Gruppe (Tölle 1966) sowie einer langjährigen Katamnese aus der Sowjetunion (Semke 1964). Zusammenfassend beschrieb Tölle in 33,9% ungünstige Lebensläufe und 31,3% günstige sowie 34,8% mit kompromißhafter Lebensbewältigung im Sinne von Anpassung aber auch Einengung der Lebensbezüge. McGlashan (1986) verfolgte die Biographien von 81 Patienten mit der Diagnose Borderlinepersönlichkeitsstörung. Das Alter bei Diagnosestellung lag zwischen 16 und 55 Jahren, die Nachuntersuchungen fanden nach 2–32 Jahren statt, so daß eine Reihe von Patienten auch bis ins Alter beobachtet werden konnte. Nach einer Stabilisierungsphase etwa in der zweiten Dekade nach Diagnosestellung verschlechterte sich der Zustand wieder im Involutionsalter. McGlashan und Mitarbeiter sahen in diesem Verlauf den Ausdruck nachlassender kognitiver Leistung und der mit der Leistungsfähigkeit verbundenen sozialen Kompensation im Beruf, dadurch waren die Patienten wieder vermehrt auf ihre typischerweise fragilen und lückenhaften privaten Beziehungen angewiesen. Denn nicht der Persönlichkeitsstil hatte sich im Laufe des Lebens verändert, sondern die Fähigkeit mit den resultierenden Schwierigkeiten besser zurecht zu kommen und sie teilweise zu kompensieren.

10 Zusammenfassung

Keine Generell schlechte Prognose der Schizophrenie

Die intuitiv erwartete Beruhigung und nachlassende Dynamik bei vielen Krankheitsbildern wurde schon von früheren Autoren beschrieben und bestätigt sich soweit neuere Studien vorhanden sind. Die tradierte Vorstellung einer generell schlechten Prognose der Schizophrenien ist sicherlich nicht aufrecht zu erhalten. Dennoch kommen kognitive Beeinträchtigungen bei einer nicht geringen Untergruppe vor, die klinisch schwer zu definieren und pathogenetisch nicht sicher einzuordnen sind. Die relativ gute Anpassung vieler nicht schizophren Wahnkranker im Alter sollte nicht darüber hinweg täuschen, daß die Wahnsymptomatik von Pharmakotherapie unbeeinflußt bleibt.

Heterogenität der Entwicklung bei affektiv Erkrankten

Die ohnehin komplizierte Gruppe der affektiv Kranken wird mit zunehmendem Alter noch heterogener, was sich nicht zuletzt in einer widersprüchlichen Literatur spiegelt; auszugehen ist wohl von einer Neigung zur Chronifizierung ehedem phasischer Verläufe, während blande, zuvor schon langjährig chronische Verläufe sich eher stabilisieren. Auch bei den affektiv Erkrankten bilden sich mitunter kognitive Residualsyndrome heraus, deren Einordnung und Bezug zur Hirnorganik Schwierigkeiten bereitet. Der i. allg. günstige Effekt des Altwerdens auf vorbestehende psychogene Syndrome und Persönlichkeitsstörungen weist einige wichtige Ausnahmen – insbesondere bei den posttraumatischen Syndromen – auf. Alt gewordene Alkohol- und Suchtkranke stellen eine Gruppe trotz massiver körperlicher und psychischer Gefährdungen Überlebender dar, die bei häufig fehlender Abstinenz dennoch relativ blande Verläufe zeigen.

Schwächen der psychiatrischen Klassifikation in der Gerontopsychiatrie

Mit zunehmender Lebenserwartung großer Teile der Bevölkerung ist die Zeitstrecke, die bei der Einwirkung des Altwerdens auf psychische Krankheiten zu berücksichtigen ist, erheblich länger geworden. Langzeitstudien haben dieser Entwicklung bisher wenig Rechnung tragen können. Dort, wo sie versucht wurden, zeigen sich deutlich Schwächen der psychiatrischen Klassifikation, die der gerontopsychiatrischen Realität nicht immer gerecht wird. So stehen die allgemein günstigen Entwicklungstendenzen ehedem psychisch Kranker einer erheblichen Morbidität Späterkrankter gegenüber, deren Phänomenologie auch unter dem Verlaufsaspekt noch zu erforschen sein wird.

11 Literatur

Abas MA, Sahakian BJ, Levy R (1990) Neuropsychological deficits and CT scan changes in elderly depressives. Psychol Med 20:507–520

Ades J, Lejoyeux M (1994) Addictive behavior in the elderly. Rev Prat (Paris) 44/11:1439–1442

Akbarian S, Kim JJ, Potkin SG, Hetrick WP, Bunney WE Jr, Jones EG (1996) Maldistribution of interstitial neurons in prefrontal white matter of the brain of schizophrenic patients. Arch Gen Psychiatry 53:425–436

Alarcon RD, Deering CG, Glover SG, Ready DJ, Eddleman HC (1997) Should there be a clinical typology of posttraumatic stress disorder? Aust N Z J Psychiatry 31/2:159–167

Almeida OP, Howard RJ, Levy R, Anthony SD (1995) Psychotic states arising in late life (Late Paraphrenia) psychopathology and nosology. Br J Psychiatry 166:205–214

Amenson CS, Lewinsohn PM (1981) An investigation into the observed sex difference in prevalence of unipolar depression. J Abnorm Psychol 90:1–13

*Angst J (1987) Verlauf der affektiven Psychosen. In: Kisker KP, Lauter H, Meyer JE, Müller C, Strömgren E (Hrsg) Psychiatrie der Gegenwart, Bd 5. Springer, Berlin Heidelberg New York Tokio, S 115–136

Angst J (1966) Zur Aetiologie und Nosologie endogener depressiver Psychosen. Springer, Berlin Heidelberg New York

Arnold SE, Franz BR, Trojanowski JQ (1994) Elderly patients with schizophrenia exhibit infrequent neurodegenerative lesions. Aging 15:299–303

Baldwin RC, Tomenson B (1995) Depression in later life. Br J Psychiatry 167:649–652

Beckham JC, Kirby AC, Feldman ME et al. (1997) Prevalence and correlates of heavy smoking in Vietnam veterans with chronic posttraumatic stress disorder. Addict Behav 22/5:637–647

Bleuler M, Huber G, Gross G, Schüttler R (1976) Der langfristige Verlauf schizophrener Psychosen. Gemeinsame Ergebnisse zweier Untersuchungen. Nervenarzt 47:477–481

Boscarino JA (1997) Diseases among men 20 years after exposure to severe stress implications for clinical research and medical care. Psychosom Med 59/6:605–614

Bremner JD, Randall P, Scott TM et al. (1995) MRI-based measurement of hippocampal volume in patients with combat-related posttraumatic stress disorder. Am J Psychiatry 152:973–981

Bremner JD, Licinio J, Darnell A et al. (1997) Elevated CSF corticotropin-releasing factor concentrations in posttraumatic stress disorder. Am J Psychiatry 154:624–629

Bristow MF, Clare AW (1992) Prevalence and characteristics of at-risk drinkers among elderly acute medical in-patients. Br J Addict 87/2:291–294

**Ciompi L (1980 a) The natural history of schizophrenia in the long term. Br J Psychiatry 136:413–420

**Ciompi L (1980 b) Catamnestic long-term study on the course of life and aging of schizophrenics. Schizophr Bull 6/4:606–618

Ciompi L (1984) Zum Einfluss sozialer Faktoren auf den Langzeitverlauf der Schizophrenie. Schweiz Arch Neurol Neurochir Psychiatr 135:101–113

**Ciompi L (1985) Aging and schizophrenic psychosis. Acta Psychiatr Scand Suppl 319:93–105

Cohen BJ, Nestadt G, Samuels JF, Romanowski AJ, Mc Hugh PR, Rabins PV (1994) Personality disorder in later life. A community study. Br J Psychiatr 165:493–499

Davidson M, Harvey PD, Powchik P et al. (1995) Severity of symptoms in chronically institutionalized geriatric schizophrenic patients. Am J Psychiatry 152:197–207

*Devanand DP, Nobler MS, Singer T, Kiersky JE, Turret N, Roose SP, Sackheim HA (1994) Is dysthymia a different disorder in the elderly? Am J Psychiatry 151:1592–1599

De Soto CB, O'Donnell WE, De Soto JL (1989) Long-term recovery in alcoholics. Alcohol Clin Exp Res 13:693–697

Feuerlein W, Kufner H, Flohrschutz T (1994) Mortality in alcoholic patients given in-patient treatment. Addiction 89:841–849

Engdahl B, Dikel TN, Eberly R, Blank A Jr (1997) Posttraumatic stress disorder in a community group of former prisoners of war; a normative response to severe trauma Am J Psychiatry 154:1576–1581

Ernst K, Ernst E (1968) Eine vergleichende Literaturübersicht. In: Ernst K, Kind H, Rotach-Fuchs M (Hrsg) Ergebnisse der Verlaufsforschung bei Neurosen. Springer, Berlin Heidelberg New York, S 1–84

Finney JW, Moos RH (1992) The long-term course of treated alcoholism: II. Predictors and correlates of 10-year functioning and mortality. J Stud Alcohol 53:142–153

Freudenberg N (1991) Alterswandel psychischer Verfolgungsschäden. In: Stoffels H (Hrsg) Schicksale der Verfolgten. Springer, Berlin Heidelberg New York, S 44–62

Foster JR, Reisberg B (1984) Effects of aging on psychiatric disorders beginning earlier in life. In: Kay FA, Burrows WG (eds) Handbook of studies on psychiatry and old age. Elsevier, Amsterdam New York, pp 1–84

Goodwin FK, Jamison KR (1990) Manic depressive illness. Oxford Univ Press, New York Oxford

Girling DM, Barkley C, Paykel ES et al. (1995) The prevalence of depression in a cohort of the very elderly. J Affect Dis 34:319–325

Gurland BJ (1976) The comparative frequency of depression in various adult age groups. J Gerontol 31:283–292

Gurland BJ (1984) Personality disorders in old age. In: Kay FA, Burrows WG (eds) Handbook of studies on psychiatry and old age. Elsevier, Amsterdam New York, pp 302–318

Harding CM (1988) Course types in schizophrenia: An analysis of European and American studies. Schizophr Bull 14:633–643

Hughes CP, Berg L, Danziger WL, Coben LA, Martin RL (1982) A new clinical scale for staging dementia. Br J Psychiatry 140:566–572

Jeste DV, Harris JH, Krull A, Kuck J, McAdams LA, Heaton R (1995) Clinical and neuropsychological characteristics of patients with late-onset schizophrenia. Am J Psychiatry 152:722–730

Kay DW, Henderson AS, Scott R, Wilson J, Rickwood D, Grayson DA (1985) Dementia and depression among the elderly living in the Hobart community : the effect of diagnostic criteria on the prevalence rates. Psychol Med 15:771–788

*Kral VA (1982) Depressive Pseudodemenz und senile Demenz vom Alzheimer-Typ. Nervenarzt 53:284–286

Kuch K, Cox BJ (1992) Symptoms of PTSD in 124 survivors of the Holocaust. Am J Psychiatry 149:337–340

*Lindesay J (1991) Phobic disorders in the elderly. Br J Psychiatry 159:531–541

Lee KA, Vaillant GE, Torrey WC, Elder GH (1995) A 50 year prospective study of the psychological sequelae of world war II combat. Am J Psychiatry 152:516–522

**McGlashan TH (1986) The chestnut lodge follow up study III. Long-term outcome of borderline personalities. Arch Gen Psychiatry 41:586–601

Marcos T, Salamero M, Gutierrez F, Catalan R, Gasto C, Lazaro L (1994) Cognitive dysfunctions in recovered melancholic patients. J Affect Dis 32:133–137

Matussek P, Halbrach A, Troeger V (1965) Endogene Depression. Eine statistische Untersuchung unbehandelter Fälle. Urban & Schwarzenberg, München

Migliorelli A, Teson A, Sabe L, Petracchi M, Leiguarda R, Starkstein SE (1995) Prevalence and correlates of dysthymia and major depression among patients with Alzheimer's disease. Am J Psychiatry 152:37–44

**Müller C (1989) Altersveränderungen vorausgeganger psychischer Erkrankungen. In: Kisker KP, Lauter H, Meyer JE, Müller C, Strömgren E (Hrsg) Alterspsychiatrie Psychiatrie der Gegenwart, Bd 8. Springer, Berlin Heidelberg New York Tokio, S 397–411

Müller C (1981) Psychische Erkrankungen und ihr Verlauf sowie ihre Beeinflussung durch das Alter. Huber, Bern Stuttgart Wien

Murphy E (1989) Depressionen im Alter. In: Kisker KP, Lauter H, Meyer JE, Müller C, Stömgren E (Hrsg) Alterspsychiatrie Psychiatrie der Gegenwart, Bd 8. Springer, Berlin Heidelberg New York Tokio, S 225–253

Myers JK, Weissmann MM, Tischler GL et al. (1984) Six month prevalence of psychiatric disorder in three communities: 1980–1982. Arch Gen Psychiatry 41:959–967

*Opjordsmoen S (1989) Delusional disorders. I. Comparative long-term outcome. Acta Psychiatr Scand 80:603–612

Opjordsmoen S, Retterstol N (1991) Delusional disorder: the predictive validity of the concept. Acta Psychiatr Scand 84:250–254

*Opjordsmoen S, Retterstol N (1993) Outcome in delusional disorder in different periods of time. Possible implications for treatment with neuroleptics. Psychopathology 26:90–94

Post F (1984) Affective Psychoses. In: Kay FA, Burrows GW (eds) Handbook of studies on psychiatry and old age. Elsevier, Amsterdam New York, pp 278–289

Purohit DP, Perl D, Haroutounian V, Powchik P, Didson M, Davis KL (1998) Alzheimer Disease and related neurodegenerative diseases in elderly patients with schizophrenia. Arch Gen Psychiatry 55:205–221

Quinton D, Gulliver L, Rutter M (1995) A 15–20 year follow up of adult psychiatric patients. Br J Psychiatry 167:315–313

Regier DA, Boyd JH, Burke JD (1988) One month prevalence of mental disorders in the United States: Based on five epidemiologic catchment area sites. Arch Gen Psychiatry 5:997–986

Rossow I, Amundsen A (1995) Alcohol abuse and suicide: a 40-year prospective study of Norwegian conscripts. Addiction 90:685–691

Roth M, Kay DWK (1956) Affective disorder arising in the senium. II Physical disability as an aetiological factor. J Ment Sci 102:141–150

Ruppert SD (1996) Alcohol abuse in older persons: implications for critical care. Crit Care Nurs Q 19/2:62–70

Semke VY (1964) The course of psychopathy diseases in old age. Z Nevropatol Psykhiat 64:1688–1696

Stefansson JG, Lindal E, Bjornson JK, Guomundsdottir A (1991) Lifetime prevalences of specific mental disorders among people born in iceland in 1931. Acta Psychiatr Scand 84:142–149

Tölle R (1966) Katamnestische Untersuchungen zur Biographie abnormer Persönlichkeiten. Springer, Berlin Heidelberg New York

Vaillant GE(1996) A long-term follow-up of male alcohol abuse. Arch Gen Psychiatry 53:243–249

Van Ojen R, Hooijer C, Bezemer D, Jonker C, Lindeboom J, Van Tilburg W (1995) Late life depressive disorder in the community. Br J Psychiatry 166:316–319

Weissman MM, Leaf PJ, Bruce ML, Florio L (1988) The epidemiology of dysthymia in five communities: rates, risks, comorbidity, and treatment. Am J Psychiatry 145:815–819

Yassa R, Suranyi-Cadotte B (1993) Clinical characteristics of late onset schizophrenia: Comparison with delusional disorder with and without hallucinations. Schizophr Bull 19:701–711

Kapitel 10

Depression im höheren Lebensalter

M. Blanchard und N. Graham

Übersetzung: M. Basten

1 Einleitung

Depressionen treten bei älteren Menschen wahrscheinlich nicht mehr und nicht weniger häufig auf als bei jüngeren Menschen. Der Schaden, den die Depression anrichtet, bleibt derselbe. Sie übt einen entscheidenden Einfluß auf die Lebensqualität aus und weist einen engen Zusammenhang mit dem Suizid auf. Auch wenn ihre Ätiologie im Alter aufgrund der in dieser Lebensphase immer häufiger werdenden Verlusterlebnisse und körperlichen Gebrechen etwas anders aussehen mag, ist sie auch in diesem Lebensabschnitt mit Hilfe von multidisziplinären Therapieverfahren gut zu behandeln.

Versteckte Morbidität

Das Hauptproblem scheint darin zu bestehen, daß ein Großteil des Leidens im Verborgenen stattfindet, denn ältere Menschen sind sich nicht im klaren darüber, daß man ihrem Leiden abhelfen kann, und ebenso verharren eine Reihe von Ärzten und Therapeuten in therapeutischer Hilf- und Hoffnungslosigkeit. Im vorliegenden Kapitel sollen Bereiche, in denen sich die Altersdepression von der Depression in jüngerem Lebensalter unterscheidet, erörtert werden; unser Hauptanliegen wird es jedoch sein, deutlich zu machen, wie wichtig es ist, Personen, die an einer Depression leiden, zu erkennen und für die Betreffenden sinnvolle Behandlungsangebote bereitzuhalten - unabhängig vom Lebensalter.

2 Epidemiologie

Abnehmende Depressionshäufigkeit im Alter?

Die im Rahmen des Programms des US-amerikanischen National Institute of Mental Health/Epidemiologic Catchment Area (NIMH/ECA) durchgeführten epidemiologischen Studien in der Allgemeinbevölkerung deuteten darauf hin, daß die Auftretenshäufigkeit der Major-Depression (so wie sie in diesen Studien definiert wurde) mit steigendem Lebensalter abnimmt und daher bei älteren Patientengruppen geringere klinische Bedeutung besitzt. Dieses Ergebnis stieß bei vielen in der klinischen Praxis Tätigen, die unter ihren älteren Patienten sehr häufig depressive Personen finden, auf Verwunderung. Welchen Beobachtungen sollte man also eher Glauben schenken?

Fehlerquellen bei der Identifizierung von Krankheitsfällen

Mögliche Fehlerquellen bei der Identifizierung von Krankheitsfällen in epidemiologischen Studien sind Besonderheiten bei der Definition eines Krankheitsfalles, die Stichprobenziehung und die verwendeten diagnostischen Methoden. Bei Vergleichen der Häufigkeit einer Depressionsdiagnose über verschiedene Altersgruppen hinweg sind diese Fehlermöglichkeiten wahrscheinlich noch größer, da aufgrund klinisch ermittelter Unterschiede im Erscheinungsbild der Depression sowie der Tatsache, daß Depressionssymptome durch körperliche Krankheiten bedingt sein können, bei Personen über der willkürlichen Altersgrenze von 65 Jahren eigene epidemiologische Instrumente eingesetzt worden sind, auf deren Grundlage dann die Häufigkeit der „Krankheitsfälle" bestimmt wurde.

Untersuchungsebenen

Entsprechend dem Weg durch das Gesundheitssystem, den eine Person zurücklegt, und den „Filtern", die sie dabei passieren muß, bis sie den

Status eines Patienten erlangt und eine Behandlung erhält, gibt es 3 Ebenen, auf denen Untersuchungen über die Auftretenshäufigkeit von Depressionen angestellt werden können: in der Allgemeinbevölkerung, in der Primärversorgung und in Krankenhäusern (stationär und ambulant). Aufgrund der Verteilung der Krankheitsfälle im Gesundheitssystem sind die Ergebnisse von epidemiologischen Studien auf verschiedenen Ebenen nicht miteinander vergleichbar: In der Allgemeinbevölkerung bleibt eine Vielzahl von Krankheitsfällen unerkannt, in der Primärversorgung kommt es zu einer Anhäufung von Krankheitsfällen, und in Kliniken finden sich vermehrt schwerere und behandlungsresistente Fälle. Wir werden daher Prävalenzuntersuchungen zu jeder dieser 3 Ebenen vorstellen.

2.1 Allgemeinbevölkerung

Ergebnisse der NIMH/ECA-Studien

Depressive Symptome scheinen mit zunehmendem Alter und den damit einhergehenden körperlichen Beeinträchtigungen tatsächlich häufiger zu werden (Gaitz u. Scott 1972). Wie bereits erwähnt, zeigten allerdings die Ergebnisse der NIMH/ECA-Studien, daß depressive Syndrome, so wie sie dort definiert und identifiziert wurden, bei Personen im Alter von 65 Jahren und darüber weniger häufig waren als bei jüngeren Personengruppen (Weissman et al. 1985). Zur Erhebung der relevanten Informationen wurde der *Diagnostic Interview Schedule (DIS)* eingesetzt, und somatische Symptome, die möglicherweise auf eine begleitende körperliche Erkrankung zurückzuführen waren, wurden für den Diagnosealgorithmus nicht berücksichtigt. Die Prävalenz der Major-Depression in höherem Lebensalter wurde mit 1,1% angegeben (Trauerreaktionen wurden nicht berücksichtigt), was um einen Faktor von 2–3 niedriger liegt als bei jüngeren Personengruppen.

Kritik an den Ergebnissen

Die Ergebnisse der NIMH/ECA-Studien sind aus einer Reihe von Gründen kritisiert worden. So wurden zwar große Stichproben verwendet und gute Rücklaufquoten erzielt (etwa 74%), doch blieb ein Viertel der Interviews unvollständig und/oder wurde von dritter Seite beantwortet. Überdies wurden Daten von in Heimen befindlichen älteren Menschen nicht mit in die Untersuchung aufgenommen. Gemäß *DIS* fielen kürzere und weniger schwerwiegende depressive Episoden sowie Beschwerden, die, wie bereits erwähnt, möglicherweise mit körperlichen Erkrankungen in Zusammenhang standen, durch das diagnostische Sieb.

Problematik der Anwendung der DSM-Kriterien

Blazer (1989) kam aufgrund der Ergebnisse aus eigenen sowie aus den NIMH/ECA-Studien zu dem Schluß, daß die Mehrzahl der älteren Erwachsenen nicht unter die Kriterien des *Diagnostic and Statistical Manual* (DSM) für Depression fällt, sondern vielmehr unter depressiven Symptomen leidet, die mit körperlichen Erkrankungen und/oder Reaktionen auf Lebensereignisse in Zusammenhang stehen. Auch in der Berliner Altersstudie, bei der eine repräsentative Stichprobe von 70jährigen und älteren der Westberliner Bevölkerung erfaßt wurde, fand sich ein hoher Anteil krankheitswertiger und therapiebedürftiger „subdiagnostischer" depressiver Störungen, die keiner spezifischen DSM-III-R-Diagnose zugeordnet werden konnten (Helmchen et al. 1996). Daher muß jede gesundheitspolitische Strategie unwirksam bleiben, wenn sie sich allein auf die Prävalenz einer Major-Depression stützt und wenn gleichzeitig depressive Symptome, die zwar weitverbreitet und ernstzunehmender Natur sind, aber nicht die diagnostische Schwelle einer majoren Störung erreichen, mit bedeutenden funktionalen Einschränkungen einhergehen (Kennedy et al. 1989).

Spezielle Interviewverfahren für ältere Menschen – CARE

Aufgrund der Schwierigkeiten, die es bereitet, klinisch relevante Depressionen bei älteren Personengruppen festzustellen, sind spezielle Interviewverfahren für ältere Menschen entwickelt worden. So wurde die *Comprehensive Assessment and Referral Evaluation (CARE)* (Gurland et al. 1983) darauf zugeschnitten, Fälle von Depressionen bei älteren Menschen zu erkennen, die schwerwiegend genug sind, um eine Behandlung erforderlich zu machen (mutmaßliche anhaltende Depression). Mit ihrer Hilfe wurden ähnlich hohe Depressionsraten in New York (13%) und in London (12,9%) ermittelt.

– GMS

Copeland et al. (1987) bedienten sich bei der Entwicklung des *Geriatric Mental State (GMS)* – das zusammen mit einem computergestützten Diagnostikprogramm *(AGECAT)* eingesetzt wird, um die Antworten des semistrukturierten Interviews in nachvollziehbarer Weise in diagnostische Entscheidungen zu überführen – des psychiatrischen Konzepts des Krankheitsfalles. In der älteren Bevölkerung von Liverpool wurden so Prävalenzraten von 3,0% für ernste Depressionen und 8,3% für leichtere Depressionen gefunden. Aufgrund der Daten einer 3-Jahres-Follow-up-Untersuchung errechnete sich eine Inzidenzschätzung für per *GMS* definierte Depressionsfälle von 23,7 pro 1000 pro Jahr (Copeland et al. 1992). Blanchard et al. (1994) verwendeten ein anderes methodisches Vorgehen, gelangten aber zu einer ähnlichen Inzidenzrate (18,2 pro 1000 pro Jahr) für den Bereich der Londoner Innenstadt.

Europaweite Untersuchungen

Mit Hilfe von kulturübergreifenden Untersuchungen, den EURODEP-Studien (Copeland et al. 1999), hat man in verschiedenen europäischen Ländern Unterschiede bzgl. der Prävalenzraten von Depressionen bei 65jährigen und älteren analysiert. In diesem Zusammenhang wurden die klinischen Merkmale und die Erscheinungsformen der Depression in den beteiligten Forschungszentren verglichen sowie – soweit möglich – Netzwerke sozialer Unterstützung, belastende Lebensereignisse, alltägliche Stressoren und Risikofaktoren wie auch die Gründe, warum jemand im Rahmen der Primärversorgung keine Behandlung erhielt, untersucht. Um Vergleiche mit den ursprünglichen Studien anstellen zu können, wurde das *GMS*-Interview mit den per *AGECAT* getroffenen Fallentscheidungen zur Datenerhebung verwendet. Um zusätzliche Vergleiche mit Zentren zu ermöglichen, die nicht das *GMS* eingesetzt hatten, wurde ein Instrument entwickelt, mittels dessen Gemeinsamkeiten zwischen den verschiedenen Erhebungsinstrumenten identifiziert werden konnten: das *Euro-D*.

Prävalenzzahlen im europäischen Vergleich

Im europaweiten Vergleich fanden sich Unterschiede in der Prävalenz von Depressionen: So lagen die Werte in Amsterdam bei 12%, in Berlin bei 17,6%, in Dublin bei 11,9%, in Island bei 8,8%, in Liverpool bei 10%, in London bei 17,3%, in München bei 23,6%, in Verona bei 18,3% und in

Saragossa bei 10,7%. Der Grund für diese Unterschiede war auf den ersten Blick nicht zu erkennen. Bei Frauen lag die Prävalenz höher als bei Männern, doch gab es keinen gleichbleibenden Zusammenhang zwischen Prävalenz und Alter. Eine Metaanalyse (n=13808) erbrachte eine mittlere Prävalenzrate von 12,3% (14,1% bei Frauen und 8,6% bei Männern).

Situation in Großbritannien

Im Zuge des vom britischen National Health Service (NHS) vorangetriebenen Bettenabbaus im Bereich der stationären psychiatrischen Langzeittherapie werden heutzutage in Großbritannien immer mehr psychisch kranke und gebrechliche ältere Menschen in Senioren- und Pflegeheimen versorgt. Ames (1990) untersuchte die Bewohner von 12 Seniorenheimen der Kategorie III im Norden von London mit Hilfe des *Brief Assessment Schedule* (eines aus dem *CARE* abgeleiteten Instruments). Bei insgesamt 24% der Bewohner zeigten sich Anzeichen von Depression. Die auf diese Weise ermittelten mutmaßlichen Krankheitsfälle wurden dann genauer diagnostiziert: Bei der Hälfte stellte sich heraus, daß sie an einer primären affektiven Störung litten, und bei einem Drittel wurden depressive Symptome bei Vorliegen eines organischen Psychosyndroms festgestellt. Bei einer nach einem 1 Jahr durchgeführten Nachuntersuchung zeigte sich, daß ein Viertel der ursprünglich Befragten gestorben war und nur bei 28% der als depressiv eingestuften Personen Anzeichen für eine Remission erkennbar waren. Diese Untersuchung macht deutlich, daß in Alters- und Seniorenheimen eine große Zahl von Personen mit schweren und dauerhaften Depressionen lebt, die einer Betreuung und Behandlung durch geschultes Personal bedarf.

2.2 Primärversorgung

Körperliche Beschwerden als Behandlungsanlaß

Depressionen bei älteren Menschen im Bereich der Primärversorgung sind bisher wenig untersucht worden. In diesem Setting handelt es sich um Personen, die beschlossen haben, ihren Hausarzt aufzusuchen, wobei der Behandlungsanlaß durchaus durch körperliche Beschwerden gegeben sein kann. Ob eine Depression in diesem Fall erkannt wird, hängt von der Diagnose des Hausarztes ab. Die Fälle, in denen eine Depression diagnostiziert wird, tragen zu der auffallend hohen Morbidität im Bereich der Primärversorgung bei, während die nicht diagnostizierten Fälle als Teil der versteckten Morbidität anzusehen sind. In Untersuchungen über Patienten im Bereich der Primärversorgung gehen also Personengruppen ein, die sich selbst beim Arzt gemeldet haben und bei denen vermutlich ein erhöhtes Ausmaß an körperlichen Beschwerden vorliegt.

Iliffe et al. (1991) untersuchten eine Zufallsstichprobe von Patienten im Alter von 75 Jahren und älter, die in den Karteien Londoner Hausärzte registriert waren, wobei sie die Kurzversion des *CARE* (Gurland et al. 1984) verwendeten. Bei 22% der untersuchten Personen fanden sie Hinweise für eine Depression (Gesamtmorbidität). Bei der Mehrzahl dieser Fälle handelte es sich um weniger schwer ausgeprägte Symptombilder. In einer Untersuchung aus den Vereinigten Staaten (Borson et al. 1986) wurde die *Zung Self-Reporting Depression Scale* (*ZSRDS*; Zung et al. 1983) eingesetzt, um Depressionen bei Personen festzustellen, die Einrichtungen der Primärversorgung der Kriegsveteranen aufsuchten. Bei 24,4% dieser Männer im Alter von 60 Jahren und älter war die diagnostische Schwelle für einen Krankheitsfall erreicht; die Prävalenz einer Major-Depression nach DSM wurde auf 10% geschätzt. Nur 1% der depressiven Patienten gaben an, eine psychiatrische oder psychotherapeutische Behandlung in Anspruch genommen zu haben.

Geringe Diagnoserate in der Primärversorgung

Wiederholt haben Studien Hinweise dafür erbracht, daß ein großer Teil von Depressionen vom normalen medizinischen Versorgungssystem nicht erfaßt wird (Koenig et al. 1988; Blanchard et al. 1994). Blanchard und Mitarbeiter untersuchten den Vorgang des Vorbringens depressiver Beschwerden von älteren Menschen im Rahmen ihrer Hausarztbesuche und stellten dabei fest, daß nur ein Drittel depressiver älterer Menschen glaubte, daß ihr Arzt sich ihrer momentanen Depression bewußt war. Iliffe et al. (1991) schauten sich die Aufzeichnungen von Hausärzten an und fanden heraus, daß nur 6% der von ihnen überprüften Depressionsfälle auch als solche erfaßt worden waren. Zweifelsohne ist es dringend erforderlich, die Diagnoserate depressiver älterer Menschen in der Primärversorgung zu verbessern, da sonst eine nachfolgende Behandlung oder Überweisung nicht stattfinden kann. Um dies zu erreichen, könnte man Screeningfragebogen wie den *Self-CARE* (Bird et al. 1987) einsetzen oder auch Trainingsprogramme für Hausärzte und andere in der Primärversorgung tätige Berufsgruppen entwickeln (Gask 1992; Waterreus et al. 1997).

2.3 Patienten in stationärer psychiatrischer Behandlung

Bedingungen für die Überweisung in psychiatrische Behandlung

In welchen Fällen ältere Patienten zur Behandlung in ein Krankenhaus eingewiesen werden, hängt in entscheidendem Maße von dem Gesundheitssystem ab, das in einem bestimmten Land eingerichtet ist. In Großbritannien benötigen die meisten depressiven älteren Patienten eine Überweisung ihres Hausarztes, um in die Hände eines Facharztes zu gelangen. Der größte Teil der psychiatrischen Forschung, die ihrerseits den Löwenanteil zu unserem heutigen Wissensstand zur Depression beigetragen hat, ist mit eben dieser ziemlich speziellen Patientengruppe durchgeführt worden. Depressionen bei älteren Menschen sind mit einer erhöhten Inanspruchnahme der Primärversorgung verbunden, doch gibt es keine Hinweise dafür, daß Patienten mit Depressionen bevorzugt an Fachärzte oder stationäre Einrichtungen überwiesen werden.

Vermutlich gibt es eine ganze Reihe von Faktoren, die einen Einfluß darauf ausüben, ob depressive ältere Menschen in die Hände eines Facharztes gelangen oder nicht; allerdings hat man diese bisher noch nicht genauer untersucht. Zu diesen Einflußfaktoren gehören vermutlich Merkmale, die auf den Schweregrad der Depression schließen lassen, wie etwa das Vorhandensein psychotischer Symptome, fehlende soziale Einbindung bei gleichzeitig vorliegenden Anzeichen einer Verwahrlosung, Erwähnung von Suizidgedanken, Selbstverletzungsversuche, ein vom Patienten oder von den ihn versorgenden Personen vorgebrachter Wunsch nach psychiatrischer Behandlung, eine wiederholte Verärgerung des Hausarztes durch den Patienten oder die ihn versorgenden Personen und eine komorbide psychische Störung wie eine Phobie oder Alkoholismus.

Trend zur Reduzierung stationärer Behandlungsplätze

Die Depression ist in der Regel die häufigste Erkrankung, mit der Fachleute in der psychiatrischen Versorgung älterer Menschen konfrontiert werden. Wo und auf welche Weise ein Patient behandelt wird, hängt im wesentlichen von der momentanen Aufgabenverteilung der an einem Ort zuständigen Einrichtungen und Dienste ab. Der Trend geht hin zu einer Ausweitung von ambulanten Pflegediensten bei einer gleichzeitigen Reduzierung der verfügbaren stationären Behandlungsplätze. Trotz dieser neuen Entwicklung wird es auch in Zukunft einen Bedarf an stationären Behandlungsmöglichkeiten geben, nicht zuletzt aufgrund der gesicherten Wirksamkeit der Elektrokrampftherapie bei bestimmten Subformen der Depression und bei lebensbedrohenden Zuständen sowie in Fällen, in denen eine medikamentöse Therapie unwirksam oder kontraindiziert ist.

2.4 Patienten mit körperlichen Erkrankungen

Zusammenhang zwischen körperlichen Erkrankungen und schlechterem Heilungsverlauf

Auch zur Häufigkeit von Depressionen bei stationär behandelten älteren Patienten mit körperlichen Erkrankungen liegen eine Reihe von Forschungsergebnissen vor. Patienten, deren Depression nicht behandelt wird, haben möglicherweise einen schlechteren Heilungsverlauf und zeigen eine schlechtere Compliance mit den verordneten Behandlungsmaßnahmen. Koenig et al. (1988) untersuchten ältere Patienten in einem Allgemeinkrankenhaus und stellten fest, daß bei 11,5% eine Major-Depression und bei 23% eine andere depressive Erkrankung vorlag. Zu den Patienten, bei denen mit höherer Wahrscheinlichkeit eine Depression vorlag, gehörten ältere Menschen, Patienten mit geringerem Bildungsniveau, mit kognitiven Funktionsausfällen, mit ernsteren körperlichen Erkrankungen (insbesondere einem kürzlich erlittenen Herzinfarkt), mit psychischen Störungen in der Vorgeschichte sowie unverheiratete Patienten und Patienten mit einem größeren Grad an körperlicher Behinderung.

Kukull et al. (1986) untersuchten ambulant behandelte, ältere Krankenhauspatienten 2mal im Abstand von 33 Monaten mit Hilfe der *Zung-Depressionsskala.* Zu beiden Meßzeitpunkten ergab sich eine Punktprävalenz für Depression (Fragebogenwerte >60) von 20%, wobei die Hälfte dieser Patienten zu beiden Erhebungszeitpunkten depressiv war – was ein hohes Maß an Chronifizierung bedeutet. Der beste Prädiktor für das Vorhandensein einer Depression zum Zeitpunkt der Wiederholungsmessung war die Anzahl der neu diagnostizierten körperlichen Erkrankungen; zudem gab es einen positiven Zusammenhang zwischen Chronifizierung der Depression und der Anzahl der parallel vorhandenen körperlichen Erkrankungen.

3 Vergleichende Phänomenologie

3.1 Jung versus alt

Mehr hypochondrische Züge im Alter?

Es ist verschiedentlich die Auffassung vertreten worden, daß es bei älteren Menschen möglicherweise ein eigenes depressives Syndrom gibt, das sich von dem bei jüngeren Menschen anzutreffenden Syndrom in bezug auf seine Ätiologie und seine Phänomenologie unterscheidet. Von der Altersdepression hat man bisweilen angenommen, daß sie mehr „melancholische", psychotische oder hypochondrische Züge aufweist. Aufgrund der Notwendigkeit, äquivalente Stichproben zu untersuchen, ist der Versuch, phänomenologische Unterschiede zwischen jüngeren und älteren depressiven Patienten festzustellen, jedoch mit Schwierigkeiten behaftet. Kramer-Ginsberg et al. (1989) untersuchten 70 konsekutive Patienten im Alter von 60 Jahren oder älter, die mit der DSM-Diagnose einer Major-Depression auf eine psychogeriatrische Akutstation aufgenommen wurden. Insgesamt 60% dieser Patienten zeigten der *Hamilton Depression Rating Scale* zufolge hypochondrische Symptome; 12% dieser Symptome wiederum besaßen wahnhaften Charakter.

Entgegengesetzte Befunde

In deutlichem Gegensatz hierzu stellten Blanchard et al. (1994) fest, daß von ihren per *GMS* definierten Depressionsfällen in ihrer Stichprobe älterer Menschen aus der Allgemeinbevölkerung nur 3 von 59 (5%) auf der Hypochondrieskala die Schwelle für einen grenzwertigen Krankheitsfall und weitere 3 von 59 (5%) die Schwelle für einen Krankheitsfall erreichten. Diese einander widersprechenden Ergebnisse machen die Bedeutung von Stichprobenselektionseffekten in Zusammenhang mit dem phänomenologischen Profil der Depression deutlich. Vergleiche zwischen Stichproben junger und alter Patienten mit einer Depression wurden auch in 2 Untersuchungen von Oxman et al. (1990) und Musetti et al. (1989) angestellt. In beiden Fällen fand man ähnliche Symptomprofile, was dem stereotypen Bild einer durch Somatisierung und Hypochondrie gekennzeichneten Altersdepression zuwiderläuft.

In einem von den Royal Colleges of General Practitioners and Psychiatrists gemeinsam verfaßten Artikel (Katona et al. 1995) werden die Schwierigkeiten, die mit der Depressionsdiagnostik bei älteren Menschen verbunden sind, und die Fallstricke, in denen sich der Allgemeinmediziner verfangen kann, hervorgehoben. Erwähnung findet dabei insbesondere der Umstand, daß manche depressive ältere Menschen wegen somatischer Symptome und kognitiver Funktionseinschränkungen beim Hausarzt vorstellig werden und verwirrenderweise eine depressive Verstimmung als solche mitunter gar nicht feststellbar ist.

3.2 Früher versus später Beginn

Baldwin u. Tomenson (1995) untersuchten eine Stichprobe von 57 depressiven stationär behandelten Patienten mit einer Major-Depression und verglichen diejenigen mit einem frühen Beginn (bis zum 59. Lebensjahr) und diejenigen mit einem späten Beginn der Erkrankung. Sie kamen zu dem Ergebnis, daß sich die beiden Gruppen in bezug auf ihre Symptomatik kaum unterschieden; allerdings war die Erblichkeit in der Gruppe mit frühem Beginn größer, und es bestand ein auffälliger Zusammenhang zwischen vaskulären Erkrankungen und/oder einem diesbezüglichen Risiko und Zugehörigkeit zur Gruppe der Patienten mit spätem Beginn. Trotz eines ähnlichen Erscheinungsbildes wäre es also denkbar, daß die Depression im höheren Lebensalter im Falle einer spät beginnenden Erkrankung einen deutlicher ausgeprägten „biologischen" Hintergrund besitzt. Diese Zusammenhänge sollten weiter erforscht werden.

Bedeutung somatischer Symptome

Koenig et al. (1993) erstellten Profile der depressiven Symptome von jüngeren und älteren stationär behandelten Patienten mit Major-Depression. Die Symptomprofile wiesen große Übereinstimmungen auf, doch ergaben sich bei den älteren Patienten einige Hinweise dafür, daß somatische Symptome für die Diagnose einer Major-Depression für diese Patientengruppe von größerer Bedeutung sind als bisher angenommen.

3.3 Depression versus Demenz

Schwierige diagnostische Abgrenzung

Die beiden häufigsten klinischen Probleme in der psychiatrischen Versorgung älterer Menschen sind die Depression und die Demenz. Ihre diagnostische Abgrenzung kann jedoch schwierig sein, da sich nicht nur die Symptome dieser Krankheitsbilder überlappen, sondern auch bei bis zu einem Viertel der Patienten mit einer kognitiven Funktionseinschränkung eine Depression vorliegt und beinahe jeder fünfte depressive Patient kognitive Funktionseinbußen erkennen läßt. Yesavage (1993) gibt an, daß wohl mehr als ein Viertel aller Demenzpatienten zunächst irrtümlich die Diagnose einer affektiven Störung erhält und die Fehlerquote bei der Diagnose einer Demenz möglicherweise über 30% liegt.

Überschneidungen im Symptombild

Bei beiden Erkrankungen können Symptome wie eingeschränkter Affekt, ausdrucksarme Sprache, Verlangsamung, Konzentrationsschwäche, Verfolgungswahn, Halluzinationen, Reizbarkeit oder Aggressivität, Veränderungen im Tagesrhythmus und Angstzustände auftreten. Allerdings gibt es Symptome, die vorrangig mit einer Depression in Zusammenhang stehen, nämlich anhaltendes Unglücklichsein, übermäßige Schuldgefühle und Suizidgedanken, und daher - in Verbindung mit anderen Aspekten - die Differentialdiagnose erleichtern können (Yesavage 1993). Ein biologischer Test oder Marker, der zur Unterstützung der Diagnose herangezogen werden könnte, existiert z.Z. nicht; allerdings weisen O'Brien et al. (1994) darauf hin, daß Magnetresonanzaufnahmen des Temporallappens in diesem Zusammenhang von Nutzen sein könnten.

Problematik des Begriffs Pseudodemenz

Der Begriff Pseudodemenz, der in der Diskussion über den Zusammenhang zwischen Depression und Demenz viel verwendet worden ist und der in der wörtlichen Bedeutung eine falsche Demenz bezeichnet, beruht auf der Vorstellung, daß das Krankheitsbild nicht weiter fortschreitet, daß es nicht organisch bedingt ist und daß es reversibel ist. Eine der möglichen unter einer ganzen Reihe in Frage kommender Ursachen ist die Depression. Allerdings suggeriert der Begriff, daß ein Defizit bzw. ein pathologischer Zustand nur scheinbar, tatsächlich aber gar nicht vorhanden ist. Diese Vorstellung halten wir für wenig hilfreich und würden es begrüßen, wenn dieser Begriff nicht mehr verwendet wird. Weitaus sinnvoller ist es, die echte depressive Demenz zu untersuchen, die bei älteren Personen auftreten kann.

Kontinua der Depression und Zustandsbilder

Emery u. Oxman (1992) stellten ein Konzept von 3 sich überschneidenden Kontinua von Depression, kognitiver Beeinträchtigung und degenerativer Demenz zur Diskussion. Danach können 5 verschiedene Zustandsbilder auftreten:

1. Major-Depression mit minimalen kognitiven Defiziten (angesichts der Tatsache, daß eine Depression bei Patienten über 40 Jahren fast immer mit gewissen kognitiven Beeinträchtigungen einhergeht);
2. depressive Demenz, bei der möglicherweise ein Zusammenhang besteht mit der Symptomatologie affektiver Störungen und – was umstritten ist – mit den körperlichen Veränderungen, die bei affektiven Störungen mit spätem Beginn vorhanden sind;
3. degenerative Demenz ohne Depression;
4. eine Depression, die entweder unmittelbar durch eine degenerative Demenz verursacht wird oder als depressive Reaktion auf den dementiellen Prozeß zu verstehen ist;
5. gleichzeitiges Auftreten beider Störungen unabhängig voneinander.

Bedeutung der Kontinuumsperspektive

Die schwierige Aufgabe, eine exakte Differentialdiagnose zu treffen, wird durch das Übernehmen dieser Kontinuumsperspektive und die damit verbundene Möglichkeit, eine depressive Demenz, ein paralleles Auftreten beider Störungen und eine mit weitergehenden Einschränkungen verbundene Demenz diagnostizieren zu können, zu einem gewissen Grad erleichtert. Die Variante, daß eine Depression einer Demenz vorausgehen kann, stellt eine weitere interessante Facette dieser komplizierten Thematik dar (Jorm et al. 1991).

4 Ätiologie

4.1 Körperliche Erkrankungen

Zusammenhang zwischen Depression und körperlichen Erkrankungen

Bei älteren Menschen existiert ein deutlicher Zusammenhang zwischen Depression und einem schlechten körperlichen Gesundheitszustand. Manche Erkrankungen spielen bei der Ätiologie der Depression wohl eine direkte Rolle – entweder über physiologische oder über kognitive Mechanismen –, und andere werden vermutlich als aufrechterhaltende Faktoren wirksam. Es ist daher im Rahmen der Behandlung depressiver Erkrankungen bei älteren Menschen unerläßlich, körperliche Erkrankungen sorgfältig zu untersuchen und zu behandeln. Zu den Erkrankungen, die in diesem Rahmen von besonderer Bedeutung sind, gehören Schlaganfälle (Starkstein u. Robinson 1989), die Parkinson-Krankheit (Dooneief et al. 1992), Unterfunktion der Schilddrüse (Tappy et al. 1987), Demenz (Wragg u. Jeste 1989) und Hüftfrakturen (Shamash et al. 1992).

Einflußfaktoren auf depressive Symptome

Kennedy et al. (1989) untersuchten ältere Menschen in der Allgemeinbevölkerung mit Hilfe der *Center for Epidemiological Studies Depression*

Scale (CES-D) und stellten fest, daß ein auffälliges Niveau depressiver Symptome in abnehmender Reihenfolge mit folgenden Merkmalen in Zusammenhang stand: Krankheit, Behinderung, Isolation, Verlustereignisse und Armut. Die Prävalenz und das relative Risiko für depressive Symptome stand in Beziehung zur Anzahl körperlicher Erkrankungen, zur Anzahl von Problemen bei der alltäglichen Lebensbewältigung, zur Behinderung, zum wahrgenommenen Gesundheitszustand und zur Anzahl der Arztbesuche. Darüber hinaus schien auch das Gefühl, wenig oder gar keine Kontrolle über seinen Gesundheitszustand zu haben, eine Rolle zu spielen.

Bedeutung des Grades der Beeinträchtigung

Es gibt Belege dafür, daß es der Grad der Einschränkung und Behinderung ist, der einen bedeutsamen Zusammenhang mit Depression aufweist, und weniger das Vorhandensein einer körperlichen Erkrankung an sich. Prince et al. (1997) stellten bei einer Zufallsstichprobe älterer Menschen fest, daß eingeschränkte Funktionsfähigkeit, körperliche Gebrechen und Behinderungen eng mit Depression assoziiert waren und daß dieser Zusammenhang für Behinderungen am deutlichsten ausgeprägt war (mit einer Odds Ratio von 24,2 für das Quartil der am stärksten behinderten Personen).

Beeinflussung des Verlaufs der Depression

Körperliche Erkrankungen weisen nicht nur einen engen Zusammenhang mit dem Vorhandensein einer Depression auf, sie haben auch Auswirkungen auf ihren Verlauf. Kennedy et al. (1990) untersuchten bei ihrer Bevölkerungsstichprobe Merkmale, die mögliche Prädiktoren für eine Persistenz oder eine Remission der depressiven Symptomatik darstellten. Zu diesem Zweck befragten sie ihre 1577 Probanden nach 24 Monaten ein zweites Mal und verglichen anschließend die Daten von 97 Personen, deren depressive Symptome über die 2 Jahre hinweg anhielten, mit denjenigen von Personen, deren Symptome wieder remittiert waren. Ein sich verschlechternder Gesundheitszustand und ein ansteigender Grad an körperlicher Behinderung gingen der Entstehung depressiver Symptome voraus und erklärten bei den durchgeführten Diskriminanzanalysen 70% der Varianz. Ein vorgerücktes Alter und ein sich verschlimmernder Gesundheitszustand hingen mit der Persistenz depressiver Symptome zusammen, ein sich verbessernder Gesundheitszustand mit Remission.

4.2 Verlusterfahrungen

Natürlicher Trauerprozeß

Das Alter ist ein Lebensabschnitt, der von Abschiednehmen und Verlusterfahrungen geprägt wird, von denen man eigentlich annehmen könnte, daß sie depressive Zustände verursachen. Andererseits hat man argumentiert, daß diese Art von Lebensereignis im Alter zu erwarten ist und die psychischen Auswirkungen daher weniger einschneidend sind, als wenn ein solches Ereignis in einem früheren Lebensabschnitt eintritt. Tatsächlich durchläuft die große Mehrzahl der Menschen, die eine ihnen nahestehende Person verloren haben, den natürlichen Prozeß des Trauerns, ohne ärztliche oder gar psychiatrische Hilfe in Anspruch zu nehmen. Angesichts der Tatsache jedoch, daß Depressionen bei älteren Menschen größtenteils nicht erkannt und nicht behandelt werden, ist es wichtig, die Beziehung zwischen Verlusterlebnissen und Depression in einer repräsentativen Stichprobe aus der Allgemeinbevölkerung zu untersuchen.

Erhöhtes Depressionsrisiko bei Verlusterlebnissen

Bruce et al. (1990) zogen NIMH/ECA-Daten heran und verglichen dysphorische Zustände und depressive Episoden bei Personen im Alter von 45 Jahren und älter, die entweder verheiratet waren (n=1047) oder kurz vorher eine enge Bezugsperson verloren hatten (n=39). Es zeigte sich, daß ein Verlusterlebnis das Risiko, einen dysphorischen Zustand oder eine Depression zu entwickeln, stark erhöhte und daß die Personen, bei denen ein Verlusterlebnis der Depression voranging, verglichen mit depressiven Personen ohne eine solche Erfahrung deutlich weniger Schuldgefühle berichteten. Keiner der depressiven Probanden, die eine ihnen nahestehende Person verloren hatten, wies eine depressive Episode in der Vorgeschichte auf. Blanchard et al. (1994) berichteten, daß von 96 depressiven Personen aus einer Bevölkerungsstichprobe 27 in einem Zeitraum von 6 Monaten nach einem Verlusterlebnis depressiv geworden waren; bei 23 von diesen hielten die depressiven Symptome über 2 Jahre lang an.

Suizidgefahr

Um festzustellen, welche Beziehung zwischen einem kurz zuvor eingetretenen Verlusterlebnis und Suizid besteht, untersuchte Bunch (1972) 75 konsekutive Suizidfälle und verglich sie mit 150 am selben Ort lebenden parallelisierten Kontrollpersonen. Sie fand heraus, daß im Vergleich zur Kontrollgruppe von der Personengruppe, die später Suizid beging, in den vorangehenden 3 Jahren signifikant (bis zu 5mal) mehr Personen ihren Ehepartner verloren hatten und daß sich mehr Witwen als Witwer umbrachten. Wahrscheinlich spielen Verlusterlebnisse bei der Ätiologie von Depression und Suizid im höheren Lebensalter eine größere Rolle als allgemein angenommen wird, was natürlich für die Behandlung dieser Patientengruppe von besonderer Bedeutung wäre.

4.3 Soziale Faktoren

Einfluß auf Auslösung der Symptomatik und Verlauf

Nur wenige der an älteren Menschen durchgeführten Untersuchungen haben sich einer so ausgefeilten Methodik wie derjenigen von Brown u. Harris (1978) bedient. In Untersuchungen in der Allgemeinbevölkerung werden für die Erhebung sozialer Faktoren meist methodisch einfachere Techniken eingesetzt, und anstelle von Kriterien, die eine Depression im klinischen Sinne definieren, werden in der Regel Fragebögen zur Messung depressiver Symptomatik verwandt. Dennoch gibt es Belege dafür, daß soziale Faktoren die Auslösung und den weiteren Verlauf einer Depression bei älteren Menschen beeinflussen können.

Belastende Lebensereignisse

Murphy (1982) verglich eine Gruppe von 100 älteren depressiven Patienten, die an psychiatrische Einrichtungen am Ort überwiesen worden waren, mit einer nach Alter und Geschlecht parallelisierten Gruppe nichtdepressiver Personen aus der Allgemeinbevölkerung. Untersucht wurde eine Zeitspanne von 1 Jahr vor Beginn der Depression bzw. 1 Jahr vor Durchführung des Interviews. Es zeigte sich, daß 23% der nichtdepressiven Personen und 48% der Patienten in der untersuchten Zeitperiode ein belastendes Lebensereignis erlebt hatten; 19% der nichtdepressiven Stichprobe und 42% der Patientenstichprobe ein schwerwiegendes, nicht gesundheitliches Problem hatte und 26% der nichtdepressiven Personen und 39% der Patienten mit ernsthaften Gesundheitsproblemen zu kämpfen hatten.

Emmerson et al. (1989) untersuchten 101 Patienten mit einer Major-Depression nach DSM-III und verglichen sie mit 85 nichtdepressiven Personen aus der Bevölkerung, die auf dem *General Health Questionnaire* einen Fragebogenwert von 4 oder weniger aufwiesen. Sie stellten fest, daß signifikant mehr Personen aus der Patientenstichprobe (24% versus 7%) ein belastendes Lebensereignis in den 3 Monaten vor Beginn der Erkrankung berichteten. Der Umstand, daß negative Lebensereignisse in ihrer Stichprobe insgesamt ziemlich selten vorkamen, wurde von den Autoren auf den Umstand zurückgeführt, daß die Untersuchung an einer relativ wohlhabenden Stichprobe durchgeführt wurde.

Soziale Stressoren

Pahkala (1990) untersuchte 1529 Personen, die 1923 oder früher in Ahtari in Finnland geboren worden waren. In einem ersten Schritt wurde die *ZSRDS* als Screeninginstrument eingesetzt; anschließend wurden alle Personen, die einen Wert von mindestens 40 aufwiesen, sowie eine aus den übrigen Personen ausgewählte Zufallsstichprobe zu einem Interview eingeladen. Es ergab sich, daß das Vorhandensein einer Depression mit Faktoren wie krankheitsbedingter Berentung, einem Mangel an engen Freundschaften und mit dem Vorliegen langanhaltender und akuter sozialer Stressoren in Zusammenhang stand.

Einfluß sozialer Faktoren auf die Prognose

Auch bei der Prognose der Depression spielen soziale Faktoren eine Rolle. Kivela u. Pahkala (1989) führten eine prospektive Follow-up-Studie (über durchschnittlich 14,9 Monate) mit einer Stichprobe von 264 depressiven älteren Menschen aus der Allgemeinbevölkerung durch. Von diesen Fällen nahmen 41% einen günstigen Verlauf. Ein ungünstiger Krankheitsverlauf stand mit einem gering ausgeprägten Grad sozialer Aktivität, einer niedrigen Besuchsfrequenz und einem als schlecht wahrgenommenen Gesundheitszustand in Zusammenhang. Oxman et al. (1992) versuchten, den Einfluß von bestimmten Eigenschaften sozialer Netzwerke und von sozialer Unterstützung auf die Ausprägung depressiver Symptome zu erfassen. Sie verwendeten hierzu Daten aus Erhebungen an 1962 Personen aus der Allgemeinbevölkerung im Alter von 65 Jahren und darüber, die zuerst 1982 und dann 1985 erneut kontaktiert worden waren. Bei den durchgeführten multiplen Regressionsanalysen ergab sich, daß das Ausgangsniveau an Depression, der Grad der funktionalen Einschränkung zum Zeitpunkt der Erstuntersuchung und die Veränderung des Funktionsniveaus in den 3 Jahren bis zur Nachuntersuchung am meisten Varianz aufklärten.

Bedeutung sozialer Unterstützung

Die wichtigsten sozialen Einflußfaktoren auf Ausprägung und Verlauf einer Depression waren der Verlust des Ehepartners, unzureichende emotionale Unterstützung und das Ausmaß der Veränderung an zur Verfügung stehender sozialer Unterstützung zwischen 1982 und 1985. Signifikante Faktoren waren weiterhin das Ausmaß an erlebter „praktischer" Unterstützung (bzw. Veränderungen in bezug auf diese Variable), Verlust einer Vertrauensperson, die Anzahl der Kinder, von denen die Befragten wöchentlich besucht wurden (bzw. Veränderungen in bezug auf diese Variable), und das Fehlen einer Vertrauensperson zum Zeitpunkt der Erstuntersuchung. Diese Studie weist auf die Notwendigkeit hin, spezifische Dimensionen sozialer Unterstützung zu untersuchen. Ong et al. (1987) untersuchten den Effekt einer wöchentlich stattfindenden Gruppensitzung zur Unterstützung depressiver älterer Menschen und stellten fest, daß dieses einfache Angebot im untersuchten Zeitraum von 1 Jahr zu einer signifikanten Verringerung der Zahl der Rückfälle und der erneuten stationären Behandlungen führte.

Bedeutung der Förderung sozialer Interaktionen

Die Bedeutung einer Förderung sozialer Interaktionen zeigte sich in einer Untersuchung von Schonfield et al. (1985). Diese Forscher verfolgten die Entwicklung zweier Gruppen (n = 42, n = 47) von Personen im Alter von 55–91 Jahren: die eine Gruppe durchlief ein Programm zur Verbesserung der psychischen Gesundheit – bei dem eine Stärkung des sozialen Netzwerkes im Mittelpunkt stand –, die andere Gruppe absolvierte ein Ernährungsberatungsprogramm. Die Teilnehmer aus der erstgenannten Gruppe wiesen zu Beginn signifikant höhere Werte im *Beck-Depressionsinventar* auf und hatten weniger Freunde (gemessen mit Hilfe des *Social Support Network Inventory*). Nach Abschluß des Programms zur psychischen Gesundheitsförderung zeigten sich bei den Teilnehmern signifikante Verbesserungen in den Fragebogenwerten und parallel dazu ein Anstieg in der Zahl der Freunde. Die Autoren zogen hieraus die Schlußfolgerung, daß eine Aufrechterhaltung sozialer Aktivitäten im höheren Lebensalter dazu beitragen kann, Depressionen abzumildern.

4.4 Genetische Faktoren

Wenn man das Vorhandensein depressiver Erkrankungen in der Familie von älteren depressiven Patienten untersucht, zeigt sich, daß sich in dieser Hinsicht ältere Patienten, bei denen eine unipolare Depression erstmals im Alter auftritt, von Patienten, bei denen eine depressive Störung bereits früher bestanden hatte, unterscheiden. Diese Ergebnisse beruhen auf Untersuchungen an Krankenhauspatienten, und man sollte dabei den Umstand bedenken, daß das Feststellen einer früheren depressiven Erkrankung bei älteren Verwandten schwierig sein kann.

Familiärer Faktor bei Erkrankungen mit frühem Beginn

Baron et al. (1981) erhoben bei 1468 Verwandten 1. Grades von 252 Personen mit uni- oder bipolaren affektiven Störungen Daten über depressive Erkrankungen bzw. das Alter, in dem diese das erste Mal auftraten. Patienten, die selbst einen frühen Erkrankungsbeginn (vor dem 40. Lebensjahr) aufwiesen, hatten im Vergleich zu Patienten, bei denen sich die Erkrankung erst später zeigte, unter ihren Verwandten mehr Personen, die an einer affektiven Störung litten, und mehr Personen, die ihrerseits eine depressive Erkrankung mit frühem Erkrankungsbeginn aufwiesen. Dies ließe sich als Hinweis auf einen familiären Faktor ansehen, der sich bei Erkrankungen mit frühem Beginn bemerkbar macht – aber natürlich müßte man die Verwandten weiter im Langzeitverlauf untersuchen, um auch alle Fälle von Erkrankungen mit spätem Beginn erfassen zu können.

Geringes familiäres Risiko bei spät beginnender Depression

Auch Maier et al. (1991) gingen der Frage nach, ob Depressionen mit späterem Erkrankungsbeginn mit einem geringeren Depressionsrisiko bei Verwandten 1. Grades einhergehen. Sie verglichen ältere stationär behandelte Patienten mit einer unipolaren Major-Depression (n=92) mit einer altersparallelisierten Kontrollstichprobe (n=33). Auch hier zeigte sich, daß Verwandte von Patienten mit einer spät beginnenden Depression ein geringeres Risiko aufwiesen, an einer Depression zu erkranken, als Verwandte von Patienten mit einem niedrigeren Ersterkrankungsalter. Ähnliche Unterschiede - in dem Sinne, daß Depressionen mit spätem Beginn eher durch äußere Anlässe ausgelöst werden und in diesen Fällen weniger Hinweise auf „Persönlichkeitsdefizite" oder familiäre Häufung von Depressionen vorliegen - werden auch von Musetti et al. (1989) und Brodaty et al. (1991) berichtet.

4.5 Biochemische, physiologische und strukturelle Hirnveränderungen

Spezifische Subgruppen depressiver Patienten

Neuere Entwicklungen im Bereich der bildgebenden Verfahren und der neurobiochemischen Forschungsmethoden haben der Untersuchung der Depression bei älteren Menschen neue Impulse verliehen. Dabei hat sich gezeigt, daß es unter den älteren Menschen mit Depression scheinbar spezifische Subgruppen gibt, die sich im Hinblick auf strukturelle Hirnveränderungen und auf den Neurotransmitterhaushalt von der Gesamtheit der depressiven Patienten unterscheiden. Diese Ergebnisse weisen darauf hin, daß manche ältere Menschen möglicherweise eine biologische Prädisposition für die Entwicklung und/oder für den ungünstigen Verlauf einer Depression besitzen.

CT-Befunde

Jacoby et al. (1983) zogen die Computertomographie-(CT-)Aufnahmen von 37 älteren depressiven Patienten zur Berechnung eines Densitätsindexes des Hirngewebes heran; berechnet wurden Hounsfield-Einheiten („Hounsfield units"; HU) für 12 ausgesuchte Hirnregionen. Ein Vergleich der Patientendaten mit den Daten einer Kontrollgruppe aus 36 gesunden Personen und einer weiteren Vergleichsgruppe aus 23 Probanden mit Demenz zeigte, daß die gesunden Kontrollpersonen die höchsten HU-Werte aufwiesen und die Demenzpatienten die niedrigsten. Zwischen HU-Werten und dem Alter bestand kein Zusammenhang. Bei depressiven Patienten - nicht aber bei den gesunden Kontrollpersonen - ergab sich ein Zusammenhang zwischen Ventrikelerweiterungen und niedrigeren HU-Werten. Die Autoren vertraten die Ansicht, daß diese Ergebnisse möglicherweise auf einen der Depression zugrundeliegenden, spezifischen pathologischen Prozeß bei einer bestimmten Subgruppe von älteren depressiven Patienten hinweisen, insbesondere da eine katamnestische Untersuchung keine Hinweise dafür erbrachte, daß die beobachteten Veränderungen mit einer nachfolgenden Demenz in Zusammenhang standen.

- Zusammenhang zwischen Ventrikelerweiterungen und niedrigen HU-Werten

- erhöhte Zweijahresmortalität

Bedeutsam war ferner, daß die Zweijahresmortalität bei depressiven Patienten, bei denen im CT Ventrikelerweiterungen erkennbar waren, erhöht war (Jacoby u. Bird 1981). Greenwald et al. (1996) untersuchten Patienten mit einer Depression (n=48) und stellten fest, daß bei diesen auf Magnetresonanzaufnahmen mehr Auffälligkeiten zu erkennen waren als bei nichtdepressiven älteren Menschen mit ähnlichen demographischen

Merkmalen (n=39). Depressive Patienten wiesen ein größeres Maß an Hyperintensitäten in der subkortikalen grauen Substanz auf als die Kontrollpersonen (der Einfluß von Alter und Geschlecht wurde dabei statistisch kontrolliert). Es scheint, daß Depressionen im höheren Lebensalter teilweise mit einem bemerkenswerten Ausmaß an erkennbaren pathologischen Veränderungen im Gehirn einhergehen (Übersicht hierzu bei O'Brien et al. 1996).

Neurotransmitterbefunde

Ältere und jüngere Menschen scheinen sich in bezug auf ihre aminergen Systeme voneinander zu unterscheiden. Betrachtet man diese Unterschiede im Rahmen des gegenwärtig diskutierten Aminparadigmas, lassen sie bei älteren Menschen ein größeres Maß an Depressionen erwarten. Robinson et al. (1971) untersuchten Monoaminoxydase-(MAO-)Aktivität in Blutplasma und Thrombozyten von 113 gesunden Probanden im Alter zwischen 21 und 84 Jahren. Das Ausmaß dieser Enzymaktivität sowohl im Plasma als auch in den Thrombozyten wies eine hohe Korrelation mit dem Alter auf. Die Aktivität war bei Frauen größer als bei Männern, allerdings nur in bezug auf die Thrombozyten. Nemeroff et al. (1988) stellten bei älteren depressiven Patienten eine deutliche Abnahme der Zahl der Imipraminbindungsstellen auf Thrombozyten fest.

Neuroendokrine Befunde

Zur Ermittlung möglicher neuroendokriner Auffälligkeiten in Zusammenhang mit Depressionen bei älteren Menschen untersuchten Heuser et al. (1996) die Auswirkungen einer 6wöchigen Behandlung mit Amitriptylin auf die Hypothalamus-Hypophysen-Nebennierenrinde-Achse (HHNA), wobei sie eine Gruppe älterer depressiver Patienten (n=39) mit einer nach dem Alter parallelisierten Kontrollgruppe (n=14) verglichen. Die depressiven Patienten wiesen anfangs deutlich anomale HHNA-Werte auf, die sich nach 1 Woche Behandlung mit Amitriptylin zu normalisieren begannen. Im Gegensatz dazu zeigte die Amitriptylingabe bei den Kontrollpersonen zu keiner Zeit während des Untersuchungszeitraums Auswirkungen auf die neuroendokrinen Regelkreise. Dieser Befund läßt es als möglich erscheinen, daß die Normalisierung der HHNA-Regelkreise mit der antidepressiven Wirkung von Amitriptylin in Zusammenhang steht und daher auch ätiologisch von Bedeutung ist.

Schlafparameter

Eine andere physiologische Variable, die man verwendet hat, um eine „biologische" Depression von einer anderweitigen depressiven Symptomatik abzugrenzen, ist das Schlafmuster. Eine kürzlich erschienene Studie hat Zweifel an der nosologischen Differenzierung zwischen Depression und Trauerreaktion aufgeworfen, die man in vielen im klinischen oder im Forschungsbereich verwendeten Diagnosekriterien findet. Diese Abgrenzung ist gerade in bezug auf ältere Menschen, bei denen so häufig eine Depression als „normale Reaktion" auf eingetretene Lebensumstände abgetan wird, von großer Bedeutung.

Reynolds et al. (1992) untersuchten 31 ältere Probanden, die vor kurzem ihren Ehepartner verloren hatten und bei denen entweder eine Major-Depression vorlag (n=15) oder nicht (n=16); bei keinem der Probanden war zu irgend einem früheren Zeitpunkt eine psychische Störung aufgetreten. Bei den Personen mit einer Major-Depression stellte man eine geringere Schlafeffizienz, ein vermehrtes frühmorgendliches Aufwachen, eine kürzere REM-(„rapid-eye-movement"-)Latenz und einen größeren REM-Anteil am Gesamtschlaf fest. Diese depressiven Patienten glichen somit älteren Patienten mit einer rezidivierenden unipolaren Major-Depression. Die Schlafparameter der Probanden, die ebenfalls den Verlust ihres Partners zu beklagen hatten, aber keine depressiven Symptome zeigten, entsprachen denjenigen einer aus 15 Personen bestehenden Gruppe gesunder Kontrollpersonen. Diese Ergebnisse liefern keine Bestätigung für das verbreitete Konzept einer unkomplizierten Trauerreaktion: Viele der depressiven Probanden, die eine geliebte Person verloren hatten, wären dieser Kategorie zuzuordnen gewesen, wiesen aber Schlafmuster auf, die mit den typischen Schlafmustern während einer Episode einer Major-Depression übereinstimmten.

5 Prognose

Relative Prognose

Untersuchungen zum Verlauf depressiver Erkrankungen bei älteren Menschen lassen sich ebenfalls danach unterscheiden, ob sie sich auf Krankenhauspatienten oder auf depressive Erkrankungen in der Allgemeinbevölkerung beziehen. Früher publizierte Studien deuteten im Hinblick auf schwerere Fälle von Depressionen bei älteren Menschen auf eine insgesamt ungünstige Prognose hin, aber nachfolgende Forschungsarbeiten haben gezeigt, daß das tatsächliche Bild wohl nicht ganz so düster ist. Alexopoulos et al. (1996) verglichen ältere und jüngere stationär behandelte depressive Patienten und ermittelten, daß die Remissionsrate nach 6 Monaten bei beiden Gruppen bei 60% lag. Cole u. Bellavance (1997) stellten eine umfassende Übersicht der zwischen 1955 und 1993 erschienenen Forschungsliteratur zum Thema Prognose von Depressionen im höheren Lebensalter zusammen. Ihre Metaanalyse ergab, daß etwa 60% der stationär behandelten Patienten entweder gesund blieben oder Rückfälle hatten, die behandelbar waren. Nur einer von fünf Patienten entwickelte eine chronische Symptomatik.

Prognose bei psychiatrisch behandelten Patienten

– Verlaufsprädiktoren

Murphy (1983) führte eine prospektive Einjahresnachuntersuchung mit 124 älteren Patienten durch, die zum ersten Mal in psychiatrische Behandlung überwiesen wurden; nur bei einem Drittel dieser Patienten war ein günstiger Verlauf zu beobachten. Ein ungünstiger Verlauf hing mit dem Schweregrad der anfänglichen Erkrankung und dem Vorhandensein psychotischer Symptome sowie mit körperlichen Erkrankungen und belastenden Lebensereignissen im Untersuchungsjahr zusammen. Baldwin u. Jolley (1986) führten anhand einer Stichprobe von 100 älteren Patienten, die mit einer schweren, nicht neurotischen Depression (ohne hypomanische Episode in der Vorgeschichte) in stationäre Behandlung aufgenommen worden waren, eine retrospektive Analyse durch, die Zeiträume zwischen 42 und 104 Monaten umfaßte. Sie stellten fest, daß 60% entweder gesund blieben oder zwar eine oder mehrere weitere Episoden erlebten, sich von diesen aber wieder vollständig erholten, während 7% unter fortwährenden depressiven Symptomen litten.

– ungünstiger Verlauf bei männlichem Geschlecht und schlechtem Gesundheitszustand

Dieses optimistischere Bild steht im Widerspruch zu den Ergebnissen von Murphy (1983) und mag teilweise auf das weniger anspruchsvolle methodische Vorgehen (retrospektiv) und Unterschiede in der Behandlung (die Autoren der genannten Studie setzten häufiger Elektrokrampftherapie ein) zurückzuführen sein. Die einzigen Prädiktoren für einen ungünstigen Verlauf waren das Geschlecht (männlich) und ein schlechter körperlicher Gesundheitszustand (bei der Aufnahme oder im Laufe des Untersuchungszeitraums).

– Schweregrad der Depression

Cole (1983) untersuchte bei einer Stichprobe von älteren Patienten den Verlauf einer primären Depression nach Beginn einer stationären Behandlung in Abhängigkeit von den Variablen Alter und Erkrankungsalter. Er stellte fest, daß das Alter keine signifikante Korrelation mit dem Verlauf der Depression aufwies – vorausgesetzt, es lagen keine ernsthafte körperliche Erkrankung oder persistierende körperliche Symptome vor. Der Schweregrad der Depression und ein anhaltend schlechter körperlicher Gesundheitszustand waren die beiden Variablen, die am meisten Einfluß darauf ausübten, wie die Erkrankung verlief. Bei Personen, bei denen die Depression erstmals in vorgerücktem Alter aufgetreten war, war die Wahrscheinlichkeit, daß sie im Nachuntersuchungszeitraum vollkommen gesund blieben, größer als bei Personen, bei denen die Erkrankung bereits zu einem früheren Zeitpunkt begonnen hatte (55% versus 25%).

Cole (1985) untersuchte darüber hinaus den Krankheitsverlauf bei 55 älteren depressiven, ambulant behandelten Patienten, und zwar über einen Zeitraum von 24–63 Monaten. Insgesamt 38 Patienten (69%) blieben für mehr als 60% des Untersuchungszeitraums gesund, und 17 Patienten (31%) blieben chronisch krank. Eine gute Compliance, das Fehlen körperlicher Behinderung, ein längerer Nachuntersuchungszeitraum und eine Fortsetzungsbehandlung mit Antidepressiva hingen mit einem günstigen Krankheitsverlauf zusammen.

Verlauf depressiver Erkrankungen in der Allgemeinbevölkerung

Copeland et al. (1992) erforschten den Verlauf von Depressionen in der Allgemeinbevölkerung, indem sie die von ihnen ausgewählte Kohorte depressiver Probanden über 3 Jahre hinweg beobachteten. Sie stellten fest, daß diese Personengruppe eine erhöhte Mortalität und einen hohen Chronifizierungsgrad aufwies (bei 30% blieben die Kriterien für einen Krankheitsfall erfüllt). Dieser offensichtlich ungünstige Langzeitverlauf spiegelt wahrscheinlich zum einen den im Vergleich zu stationär behandelten Patienten leichteren Schweregrad der Erkrankung, zum anderen aber auch den bekannten Umstand wider, daß bei diesen Personen die Erkrankung oft nicht erkannt und nur unzureichend behandelt wird (Livingston et al. 1990; Blanchard et al. 1994).

Suizidrate

Auch wenn Selbsttötungen bei jungen Männern immer häufiger werden, sind die Suizidraten in allen Teilen der Welt bei älteren Menschen am höchsten (Moscicki 1995). In England und Wales wird die Suizidrate auf 10–20 pro 100 000 pro Jahr geschätzt. Eine Untersuchung der Todesumstände älterer Menschen in den Vereinigten Staaten, die Suizid begangen hatten, zeigte, daß sich 64% davon aggressiver Methoden bedient hatten, während sich in der übrigen westlichen Welt, wo Schußwaffen nicht so leicht zugänglich sind, 85% auf andere Weise umgebracht hatten (durch

Vergiften, Springen aus großer Höhe, Erhängen oder Einatmen von Autoabgasen).

– deutlicher Zusammenhang zwischen Depression und Suizid

Bei älteren Menschen scheint es einen deutlicheren Zusammenhang zwischen Depression und Suizid zu geben als bei jüngeren Menschen (Barraclough et al. 1974; Conwell u. Caine 1991). Dieser Umstand könnte, theoretisch gesehen, die Entwicklung von Strategien zur Verringerung der Suizidraten bei älteren Menschen erleichtern. Andere wichtige Einflußfaktoren sind Geschlecht (männlich), Scheidung oder Trennung, frühere Suizidversuche, psychische Störungen oder Suizide in der Familiengeschichte sowie kurz zuvor eingetretene, ernsthafte negative Lebensereignisse. In Osteuropa scheinen die großen politischen Veränderungen der letzten Jahre einen Anstieg der Suizidrate nach sich gezogen zu haben; allerdings hat sich die Zahl der Suizide bei Personen über 75 Jahren verringert (Sartorius 1995).

6 Behandlung

Allgemeine Richtlinien

Viele der für jüngere Menschen aufgestellten Therapierichtlinien (s. Kap. 22–25, Bd. 5) gelten ebenso für ältere Menschen (s. Kap. 11 in diesem Band). Anders als bei jüngeren Menschen wird jedoch ein Großteil der Erstuntersuchungen und der weiteren Behandlung von älteren Menschen in deren Wohnung durchgeführt. Darüber hinaus besitzen zum Zwecke der Informationsgewinnung geführte Gespräche mit Bezugspersonen sowie Einschätzungen der vorhandenen familiären Unterstützung eine verhältnismäßig größere Bedeutung. Ist eine Depression diagnostiziert, sollte zunächst eine umfassende Anamnese (unter Einbeziehung körperlicher Krankheiten sowie der psychischen und sozialen Entwicklung) erhoben und der gegenwärtige Zustand des Patienten berücksichtigt werden, bevor ein Behandlungsplan erstellt wird. Entscheidend ist, daß Lebensumfeld und -umstände bei der Behandlung der Depression mit berücksichtigt werden, da jeder Fall von Depression in dieser Hinsicht seine eigenen Besonderheiten aufweist.

6.1 Pharmakotherapie

Wirksamkeit von Antidepressiva

McCusker et al. (1998) sichteten für einen Überblicksartikel die vorliegende Literatur zu pharmakologischen und psychologischen Behandlungsverfahren für ältere Menschen, die sich in einer akuten depressiven Phase befinden, und zwar sowohl für ambulante als auch für im Pflegeheim versorgte Patienten. Von 233 Artikeln erfüllten 40 die Auswahlkriterien: 26 Artikel über medikamentöse Behandlung und 14 über Psychotherapie. Es zeigte sich, daß mit Antidepressiva ein besserer Erfolg zu erzielen war als mit Placebo und daß kognitive Therapien wirksamer waren als keine Behandlung.

Besonderheiten der Antidepressivabehandlung bei älteren Menschen

Bei älteren Patienten treten nach der Gabe von Antidepressiva möglicherweise eher Nebenwirkungen auf, und insbesondere bei Verwendung älterer trizyklischer Präparate muß die erforderliche Dosis u. U. sehr sorgfältig eingestellt werden. Die neueren selektiven Serotoninwiederaufnahmehemmer bereiten in dieser Hinsicht weniger Probleme. Es könnte sein, daß es bei älteren Patienten länger dauert, bis sie auf die Behandlung ansprechen (Schneider et al. 1994), so daß ein angemessener Behandlungsversuch mit Antidepressiva wohl über einen längeren Zeitraum ausgedehnt werden sollte als bei jüngeren Erwachsenen, nämlich bis zu 6–8 Wochen.

Methodische Probleme verschiedener Studien

Anstey u. Brodaty (1995) haben die Auffassung vertreten, daß weder für medikamentöse, noch für psychotherapeutische Behandlungen in der akuten Phase depressiver Erkrankungen im höheren Lebensalter - gleich welchen Schweregrades - placebokontrollierte Untersuchungen von befriedigender Qualität vorliegen; und aus ethischen Gründen seien solche Untersuchungen heute ausgeschlossen. Jacoby (1998) weist in einer Stellungnahme zu dem Übersichtsartikel von McCusker et al. (1998) auf einige wichtige Punkte im Zusammenhang mit älteren depressiven Menschen hin, und zwar, daß sie eine heterogene Gruppe darstellen, daß viele Studien über einen viel zu kurzen Zeitraum durchgeführt werden (lediglich einige Wochen) und daß die häufig als abhängige Variable verwendete *Hamilton-Depressionsskala* wegen ihrer starken Gewichtung somatischer Items (auch auf nichtdepressive ältere Menschen können diese Items zutreffen) für diesen Zweck nicht sonderlich geeignet ist.

Schulung von Hausärzten

Callahan et al. (1994) untersuchten die Auswirkungen eines Trainings zur Diagnose und Behandlung von Depressionen bei älteren Menschen auf das Verhalten von Hausärzten. Die Forscher stellten ihrer Zielgruppe für jeden Patienten spezifische Behandlungs- und Verschreibungsempfehlungen zur Verfügung; als Vergleichsgruppe diente eine nicht betreute Gruppe von Hausärzten. Es stellte sich heraus, daß die von der Trainingsgruppe behandelten Patienten mit höherer Wahrscheinlichkeit eine schriftliche Depressionsdiagnose erhielten und mit Antidepressiva (Nortriptylin oder Fluoxetin) behandelt wurden. Bei einer Neunmonatskatamnese war im Hinblick auf den Therapieerfolg jedoch kein Gruppenunterschied zu erkennen, möglicherweise aufgrund mangelnder Compliance. Ein anderer Grund für dieses Resultat könnte darin bestehen, daß - wie die Autoren meinen - die Behandlung depressiver Erkrankungen bei älteren Menschen einen umfassenderen Interventionsansatz erfordert, einen Ansatz nämlich, der Bestrebungen zur Veränderung psychosozialer Stressoren mit einschließt. Dies dürfte allerdings über den Zuständigkeitsbereich der Primärversorgung, so wie sie z. Z. eingerichtet ist, hinausgehen.

6.2 Elektrokrampftherapie

EKT als Behandlungsalternative

Die Elektrokrampftherapie (EKT) ist für die wenigen älteren Menschen mit schwerer Depression, bei denen es auf eine rasche Besserung ankommt oder die auf andere Therapieversuche nicht ansprechen, nach wie vor eine wichtige Behandlungsalternative. Sie ist ein relativ sicheres Verfahren, das bei etwa 80% der damit behandelten Patienten zu klinisch beobachtbaren Verbesserungen führt (Katona 1994). Bei älteren Menschen, v. a. bei Patienten mit organisch bedingten affektiven Störungen, können kognitive Nebenwirkungen ein besonderes Problem darstellen, doch kommt es in der Regel zu einer fast vollständigen Remission evtl. aufgetretener Amnesien (Benbow 1989). Bei der Elektrokrampftherapie gibt es keine absoluten Kontraindikationen; allerdings muß mit Patienten mit nicht behandelten Herzerkrankungen, kurz zuvor erlebten Schlaganfällen oder mit aus anderen Gründen erhöhtem intrakraniellem Druck sehr umsichtig verfahren werden. Die relativen Risiken müssen gegen alternative Behandlungsmethoden oder die Möglichkeit, eine Behandlung ganz zu unterlassen, abgewogen werden, und angesichts der Fortschritte in der Psychopharmakologie (wie z. B. der Entwicklung der selektiven Serotoninwiederaufnahmehemmer) scheint die Notwendigkeit für eine Elektrokrampftherapie unserem klinischen Eindruck nach abzunehmen.

6.3 Psychotherapeutische Ansätze

Es besteht kein Grund anzunehmen, daß die Forschungsergebnisse zur Effektivität von Verhaltenstherapie und kognitiver Therapie bei jüngeren Personen nicht auch auf ältere Menschen anwendbar seien.

Freuds Standpunkt

Schon in den 20er Jahren des 20. Jh. hatte Freud die Auffassung vertreten, daß psychische Störungen im Alter nicht in gleicher Weise psychologischen Interventionen zugänglich seien wie in der Jugend. Diese Feststellung wirkte sich jahrzehntelang außerordentlich hemmend auf die Entwicklung psychotherapeutischer Verfahren für ältere Erwachsene aus.

Wirksamkeit von Psychotherapie im Alter

Gallagher-Thompson et al. (1990) zeigten in einer Zweijahresnachuntersuchung von 91 älteren Erwachsenen mit Major-Depression, daß diese von Freud geäußerten Überzeugungen nicht zutreffen müssen. Die Probanden hatten eine 4 Monate dauernde Kurzbehandlung erhalten, und zwar entweder eine kognitive Therapie, eine Verhaltenstherapie oder eine psychodynamische Therapie. Bei der Nachuntersuchung waren bei 70% der Probanden die Kriterien für die Störung nicht mehr erfüllt (der Therapieerfolg war vom eingesetzten Behandlungsverfahren unabhängig). Allerdings handelte es sich bei der Stichprobe um eine relativ junge (Durchschnittsalter 67 Jahre) und körperlich gesunde Personengruppe.

In einer ausführlichen Übersichtsarbeit über psychotherapeutische Behandlungsverfahren bei älteren Menschen unterstrich Woods (1992) die Bedeutung der Bewältigung im Alter auftretender körperlicher Erkrankungen und Gebrechen, wies aber gleichzeitig darauf hin, daß dieses wichtige psychologische Thema bisher vernachlässigt worden sei und mehr Aufmerksamkeit von Therapeuten und Forschern verdiene.

Interventionen bei subdysthymen Depressionen

Mossey et al. (1996) untersuchten die Wirksamkeit psychologischer Interventionen bei subdysthymen Depressionen, die bei 20–50% von älteren Menschen, die wegen einer körperlichen Erkrankung stationär behandelt werden, auftreten. Diese Art von Depression steht in Zusammenhang mit Einschränkungen der körperlichen und sozialen Funktionsfähigkeit, einer verzögerten Gesundung und einer übermäßigen Inanspruchnahme des Gesundheitssystems – und doch sind bisher wenig

Anstrengungen unternommen worden, diese Störung detailliert zu beschreiben oder zu untersuchen, wie gut sie sich behandeln läßt.

Bedeutung interpersoneller Beratung

Im Rahmen der genannten kontrollierten klinischen Studie wurde die Wirksamkeit von interpersoneller Beratung („interpersonal counselling"; IPC) überprüft, einer von speziell geschulten psychiatrischen Krankenschwestern im Anschluß an die Entlassung aus dem Krankenhaus durchgeführten Kurzzeitpsychotherapie. Die Patienten wiesen auf der *Geriatric Depression Scale (GDS)* einen Wert größer als 10 auf, erfüllten aber nicht die DSM-III-R-Kriterien für eine Major-Depression oder Dysthymie. Sechs Monate nach der Behandlung zeigten die *GDS*-Werte einen statistisch bedeutsamen Unterschied zwischen der mit IPC behandelten Gruppe und der Kontrollgruppe (die die übliche weitere Versorgung erhalten hatte): In der Versuchsgruppe betrug der Anteil der Personen mit einem *GDS*-Wert von 10 oder darunter 60,6%, in der Kontrollgruppe 35,1%.

Behandlung im Altersheim

Was die Behandlung von Depressionen bei älteren Menschen, die im Altersheim leben, angeht, konnte Ames (1990) keine Verbesserungen der von ihm vorgefundenen Symptomatik erzielen. In einer Untersuchung von Rosen et al. (1997) ergaben sich jedoch Hinweise dafür, daß sich Veränderungen, die das Milieu des Heimes betreffen (eine angebotene 1stündige Beschäftigungstherapie pro Tag), bei depressiven Bewohnern positiv bemerkbar machen können. Leider verschwand mit dem Auslaufen des Angebots auch der positive Effekt.

Besonderheiten bei der Psychotherapie mit älteren Menschen

Steuer (1982) führte einige Punkte auf, die nach Auffassung vieler Psychotherapeuten bei der Behandlung älterer Menschen besonders beachtet werden müssen:

- Der Therapeut sollte insgesamt eine aktive und direktive Rolle einnehmen, gleichzeitig aber den Patienten ermuntern, für seine Probleme selbst Lösungsmöglichkeiten zu finden.
- Im Zentrum der Therapie sollten aktuelle Probleme stehen.
- Patienten sollten Informationen über den Ablauf des normalen Alterungsprozesses erhalten. Ferner ist es notwendig, den Patienten durch Hilfe bei der Planung der täglichen Aktivitäten sowie durch die Übernahme der Rolle eines Fürsprechers in sozialen Angelegenheiten zu unterstützen.
- Die Therapieziele müssen u. U. enger gesteckt werden als bei jüngeren Patienten. Zur Verbesserung der Lebensqualität des Patienten können Ziele wie Symptomreduzierung, Akzeptieren größerer Abhängigkeit, Erlernen neuer Bewältigungsstrategien und Steigerung des Selbstwertgefühls einen nützlichen Beitrag leisten.

Selbstsicherheitstraining, problemorientierte Behandlungsansätze und kognitiv-behaviorale Verfahren kommen daher allesamt als Behandlungsmethode in Frage. Und natürlich ist wiederholt auf die Bedeutung von Akutmaßnahmen im Falle auftretender körperlicher Erkrankungen und gehäufter Verlustereignisse bei älteren Menschen hingewiesen worden, ebenso wie auf die wertvolle Unterstützung, die therapeutische Gruppen bieten können (Ong et al. 1987).

6.4 Multidisziplinäre „Therapiepakete"

Von multidisziplinären Teams entwickelte Behandlungsangebote

Der größte Teil der psychiatrischen Sekundärversorgung älterer Menschen spielt sich gemeindenah ab und stützt sich weniger auf eine simple Verschreibung von Medikamenten als vielmehr auf eine Vielzahl einzelner Interventionen. Blanchard et al. (1995) untersuchten die Wirksamkeit von zeitlich begrenzten, von einem multidisziplinären Team individuell zusammengestellten Behandlungsangeboten bei Fällen von Depression, die vorher mittels Screeningverfahren in der Gemeinde identifiziert worden waren. Zu dem Team gehörten Ärzte, ein Sozialarbeiter, psychiatrische Krankenschwestern und ein Psychologe; zusätzlich bestand eine Anbindung an Physio- und Beschäftigungstherapie.

Hausbesuche

Anfangsdiagnostik und Behandlung fanden bei den älteren Menschen zu Hause statt; die erstgenannte Aufgabe lag in den Händen eines mit Forschungsaufgaben betrauten Psychiaters, die Behandlung wurde von einer Gemeindeschwester übernommen, die mit den für die Primärversorgung zuständigen Teams in Verbindung stand. Drei Monate nach der Therapie ließen sich gegenüber der in der Primärversorgung üblichen Behandlung signifikante Verbesserungen der depressiven Symptomatik feststellen, und zwar insbesondere bei älteren Menschen mit einer bereits lange bestehenden depressiven Erkrankung. Die Verschreibung von Antidepressiva als Teil des Behandlungspakets (die bei etwas weniger als der Hälfte der depressiven Patienten befürwortet wurde) stieß bei den älteren Menschen ebenso wie bei ihren Hausärzten auf Widerstand. Im Gegensatz dazu wurden psychologische Maßnahmen von allen, denen sie angeboten wurden, gut angenommen.

Bedeutung psychologischer Maßnahmen

In einer ähnlichen Untersuchung zur Wirksamkeit einer multidisziplinär ausgerichteten Behandlung von depressiven älteren Menschen – ebenfalls unter Einsatz von Hausbesuchen durch Gemeindeschwestern – stellten Banerjee et al. (1996) im Vergleich zu einer Kontrollgruppe, die die sonst übliche Behandlung erhielt, einen deutlich besseren Behandlungserfolg fest. Auch hier schien die antidepressive Medikation im Hinblick auf die Wirksamkeit der Behandlung keine bedeutsame Rolle zu spielen. Die Ergebnisse dieser beiden Forschungsarbeiten stehen dem bei der Arbeit mit depressiven älteren Menschen in der Gemeinde häufig anzutreffenden therapeutischen Nihilismus entgegen.

Zukunftsweisende Zusammenarbeit

Sie weisen einen möglichen Weg zur Verbesserung der langfristigen Prognose dieser Patientengruppe: die Herstellung einer Zusammenarbeit zwischen den für die Primär- und die Sekundärversorgung zuständigen Teams mit dem Ziel der Entwicklung von multidisziplinären Behandlungsangeboten, die von einer „Schlüsselperson" koordiniert werden und den Patienten zu Hause erreichen.

7 Gesundheitsförderung

Problem einer negativen gesellschaftlichen Einstellung zum Alter

In den westlichen Gesellschaften stehen Jugend und Zukunft im Blickpunkt, Produktivität und Leistung werden immer stärker betont – die Entwicklung geht hin zu einer „Meritokratie". Zusammen mit den oben erwähnten negativen therapeutischen Einstellungen fördert diese gesellschaftliche Entwicklung die Entstehung von stereotypen negativen Einstellungen gegenüber alten Leuten. Ältere Menschen neigen dazu, depressive Symptome dem Älterwerden oder körperlichen Erkrankungen zuzuschreiben. Depressive ältere Menschen begeben sich entweder überhaupt nicht in Behandlung, oder sie suchen nach medizinischen, nicht nach psychologischen Behandlungsmöglichkeiten; wie unsere Gesellschaft insgesamt haben sie sich den Glauben zu eigen gemacht, daß Mißbehagen und Unzufriedenheit im Alter etwas Selbstverständliches sind. Als Folge davon werden ältere Menschen oft nicht an psychiatrische Einrichtungen oder Fachärzte überwiesen, und wenn dies doch passiert, dann vielleicht erst, wenn ihre Probleme chronisch geworden sind.

Mangelnde Koordinierung der Behandlung älterer Menschen

Gerät ein solcher Patient in Kontakt mit dem Gesundheitssystem, werden fast immer mehrere Fachärzte, Sozialarbeiter und Mitglieder anderer Professionen eingeschaltet, und es ist nicht immer klar, wer die Verantwortung für die Koordinierung der gemeinsamen Anstrengungen übernimmt. Ohne eine solche Koordinierung aber bleiben alle Behandlungsversuche Stückwerk, ja mitunter wirken einzelne Maßnahmen gar kontraproduktiv.

Gesundheitspolitische Maßnahmen – primäre Prävention

Um der negativen gesellschaftlichen Einstellung gegenüber dem Alter entgegenzuwirken, bedarf es einer gesundheitspolitischen Initiative zur Förderung der psychischen Gesundheit. Im Bereich der primären Prävention sollten Maßnahmen wie Aufklärung über den Prozeß des Alterns (bereits in der Schulzeit), Einrichtung von Beratungsmöglichkeiten vor dem Übergang ins Rentenalter, Edukation von Medizinstudenten (insbesondere derjenigen, die später in der Primärversorgung tätig sein werden) und Aufklärung der Allgemeinbevölkerung mit Hilfe von Zeitungen und Fernsehen ins Auge gefaßt werden.

– sekundäre Prävention

Zu den sinnvollen Maßnahmen im Bereich der sekundären Prävention gehören die Entwicklung notwendiger Screeningfragebögen, Trainingskurse in verschiedenen Interviewtechniken und die Schaffung eines leichten Zugangs zu bzw. die Aufstellung von multidisziplinären Fachteams für den Bereich psychische Gesundheit (mit zugeordneten Fallbetreuern, die für die Koordinierung der Behandlungsmaßnahmen verantwortlich wären) (WHO 1996). Alle im Bereich der psychischen Gesundheit tätigen Berufsgruppen müssen in der Diagnostik und der Behandlung von Depressionen bei älteren Menschen geschult sein. Neue Behandlungsansätze für ältere Menschen mit Depressionen bzw. ältere Menschen, die gefährdet sind, eine solche Störung zu entwickeln, sollten erforscht werden, und zwar insbesondere Therapieangebote, die diese Menschen zu Hause erreichen. Ein Beispiel hierfür wäre der Einsatz von freiwilligen „Kontaktpersonen“, um die Isolation, die häufig mit einer Depression einhergeht, zu vermindern, ein anderes, eher auf der sozialen Ebene angesiedeltes Beispiel wären Begegnungsstätten vor Ort, die mithelfen könnten, bei älteren Menschen ein Gemeinschaftsgefühl zu wecken.

– tertiäre Prävention

Maßnahmen zur tertiären Prävention müßten die Einrichtung psychosozialer Rehabilitationsprogramme in Alters- und Pflegeheimen einschließen, damit das Leiden, das diese behandelbare psychische Erkrankung gegenwärtig verursacht, verhindert werden kann.

8 Literatur

Alexopoulos GS, Meyers BS, Young RC, Kakuma T, Feder M, Einhorn A, Rosendahl E (1996) Recovery in geriatric depression. Arch Gen Psychiatry 53/4:305–312

Ames D (1990) Depression among elderly residents of local-authority residential homes; its nature and the efficacy of intervention. Br J Psychiatry 156:667–675

Anstey K, Brodaty H (1995) Antidepressants and the elderly: double blind trials 1987–92. Int J Geriatr Psychiatry 10:265–279

Baldwin RC, Jolley DG (1986) The prognosis of depression in old age. Br J Psychiatry 149:571–583

Baldwin RC, Tomenson B (1995) Depression in later life. A comparison of symptoms and risk factors in early and late onset cases. Br J Psychiatry 167/5:649–652

*Banerjee S, Shamash K, Macdonald AJ, Mann AH (1996) Randomised controlled trial of effect of intervention by psychogeriatric team on depression in frail elderly people at home. BMJ 313(7064):1058–1061

Baron M, Mendelwicz J, Klotz J (1981) Age of onset and genetic transmission in affective disorders. Acta Psychiatr Scand 64:373–380

*Barraclough M, Bunch J, Nelson B et al. (1974) One hundred cases of suicide – clinical aspects. Br J Psychiatry 125:355–373

Benbow SM (1989) The role of electroconvulsive therapy in the treatment of depressive illness in old age. Br J Psychiatry 155:147–152

Bird A, Macdonald A, Mann A, Philpott M (1987) Preliminary experience with the SELFCARE (D): a self-rating depression questionnaire for use in elderly, non-institutionalised subjects. Int J Geriatr Psychiatry 2:131–138

Blanchard M, Waterreus A, Mann AH (1994) The nature of depression amongst older people in inner London, and the contact with primary care. Br J Psychiatry 164:396–402

*Blanchard M, Waterreus A, Mann AH (1995) The effect of primary care nurse intervention upon older people screened as depressed. Int J Geriatr Psychiatry 10:289–298

Blazer D (1989) Depression in the elderly. N Engl J Med 320:164–166

Borson S, Barnes RA, Kukull WA et al. (1986) Symptomatic depression in elderly medical outpatients. I. Prevalence, demography and health service utilization. J Am Geriatr Soc 34:341–347

Brodaty H, Peters K, Boyce P, Hickie I, Parker G, Mitchell P, Wilhelm K (1991) Age and depression. J Affect Disord 23:137–149

Brown GW, Harris TO (1978) Social origins of depression. Tavistock, London

Bruce ML, Kim K, Leaf PJ, Jacobs S (1990) Depressive episodes and dysphoria resulting from conjugal bereavement in a prospective community sample. Am J Psychiatry 147:608–611

Bunch J (1972) Recent bereavement in relation to suicide. J Psychosom Res 16:361–366

*Callahan CM, Hendrie HC, Dittus RS, Brater DC, Hui SL, Tierney WM (1994) Improving treatment of late life depression in primary care: a randomised clinical trial. J Am Geriatr Soc 42/8:839–846

Cole M (1983) Age, age of onset and course of primary depressive illness in the elderly. Can J Psychiatry 28:102–104

*Cole M (1985) The course of elderly depressed outpatients. Can J Psychiatry 30:217–220

**Cole M, Bellavance F (1997) The prognosis of depression in old age. Am J Geriatr Psychiatry 5:4–14

Conwell Y, Caine E (1991) Rational suicide and the right to die: reality and myth. N Engl J Med 325:1100–1103

**Copeland J, Dewey M, Wood N, Searle R, Davidson I, McWilliam C (1987) Range of mental illness amongst the elderly in the community. Prevalence in Liverpool using the GMS-AGECAT package. Br J Psychiatry 150:815–823

**Copeland J, Davidson I, Dewey M et al. (1992) Alzheimer's disease, other dementias, depression and pseudodementia: prevalence, incidence and three-year outcome in Liverpool. Br J Psychiatry 161:230–239

Copeland J, Beekman A, Dewey M et al. (1999) Depression in Europe. Geographical distribution among older people. Br J Psychiatry 174:312–321

Dooneief G, Mirabello E, Bell K et al. (1992) An estimate of the incidence of depression in idiopathic Parkinson's disease. Arch Neurol 49:305–307

*Emery V, Oxman T (1992) Update on dementia spectrum of depression. Am J Psychiatry 149/3:305–317

Emmerson JP, Burvill P, Finlay-Jones R, Hall W (1989) Life events, life difficulties and confiding relationships in the depressed elderly. Br J Psychiatry 155:787–792

Gaitz C, Scott J (1972) Age and the measurement of mental health. J Health Soc Behav 13:55–67

*Gallagher-Thompson D, Hanley-Peterson P, Thompson LW (1990) Maintenance of gains versus relapse following brief psychotherapy for depression. J Consult Clin Psychol 58/3:371–374

Gask L (1992) Training general practitioners to detect and manage emotional disorders. Int Rev Psychiatry 4:293–300

Greenwald BS, Kramer-Ginsberg E, Krishnan RR, Ashtari M, Aupperle PM, Patel M (1996) MRI signal hyperintensities in geriatric depression. Am J Psychiatry 153/9:1212–1215

*Gurland B, Copeland J, Kuriansky J et al. (1983) The mind and mood of aging. Croom Helm, London

Gurland B, Golden R, Teresi J, Challop J (1984) The SHORT-CARE: an efficient instrument for the assessment of depression, dementia and disability. J Gerontol 39:166–169

Helmchen H, Baltes MM, Geiselmann B et al. (1996) Psychische Krankheiten im Alter. In: Mayer KU, Baltes PB (Hrsg) Die Berliner Altersstudie. Akademieverlag, Berlin, S 185–219

Heuser IJ, Schweiger U, Gotthardt U et al. (1996) Pituitary-adrenal-system regulation and psychopathology during amitriptyline treatment in elderly depressed patients and normal comparison subjects. Am J Psychiatry 153/1:93–99

Iliffe S, Haines A, Gallivan S, Booroff A, Goldenberg E, Morgan P (1991) Assessment of elderly people in general practice. 1. Social circumstances and mental state. Br J Gen Pract 41:9–12

Jacoby R (1998) Commentary on a review: heterocyclic antidepressants and rational psychological therapies are effective in older patients with mild to moderate depression. Evidence-Based Mental Health 1/3:77

Jacoby R, Bird JM (1981) Computer tomography and the outcome of

affective disorder: a follow-up study of elderly patients. Br J Psychiatry 143:124–127
*Jacoby R, Dolan R, Levy R, Baldy R (1983) Quantitative computed tomography in elderly depressed patients. Br J Psychiatry 143:124–127
Jorm A, Van Duijn C, Chandra V et al. (1991) Psychiatric history and related exposures as risk factors for Alzheimer's disease: a collaborative re-analysis of case-control studies. Int J Epidemiol 20(Suppl 2):43–47
*Katona C (1994) Depression in old age. Wiley, Chichester
Katona C, Freeling P, Hinchcliffe K, Blanchard M, Wright A (1995) Recognition and management of depression in late life in general practice: consensus statement. Prim Care Psychiatry 1:107–113
Kennedy G, Kelman H, Thomas C et al. (1989) Hierarchy of characteristics associated with depressive symptoms in an urban elderly sample. Am J Psychiatry 146:220–225
Kennedy G, Kelman H, Thomas C (1990) Persistence and remission of depressive symptoms in late life. Am J Psychiatry 148:174–178
Kivela S-L, Pahkala K (1989) The prognosis of depression in old age. Int Psychogeriatr 1:119–133
*Koenig HG, Meador KG, Cohen HJ, Blazer D (1988) Depression in elderly hospitalised patients with medical illness. Arch Intern Med 148:1929–1936
Koenig HG, Cohen HJ, Blazer DG, Krishnan KR, Sibert TE (1993) Profile of depressive symptoms in younger and older medical inpatients with major depression. J Am Geriatr Soc 41/11:1169–1176
Kramer-Ginsberg E, Greenwald BS, Aisen PS, Brod-Miller C (1989) Hypochondriasis in the elderly depressed. J Am Geriatr Soc 37:507–510
Kukull WA, Koepsell TD, Invit S et al. (1986) Depressive and physical illness among elderly general medical clinic patients. J Affect Dis 10:153–162
*Livingston G, Thomas A, Graham N, Blizard R, Mann A (1990) The Gospel Oak Project: the use of health and social services by dependent elderly people in the community. Health Trends 2:70–73
Maier W, Lichtermann D, Minges J, Heun R, Hallmayer J, Klingler T (1991) Unipolar depression in the aged: determinants of familial aggregation. J Affect Disord 23:53–61
*McCusker J, Cole M, Keller E, Bellavance F, Berard A (1998) Effectiveness of treatments of depression in older ambulatory patients. Arch Intern Med 13/158:705–712
Moscicki E (1995) Epidemiology of suicide. Int Psychogeriatr 7/2:137–148
Mossey JM, Knott KA, Higgins M, Talerico K (1996) Effectiveness of a psychosocial intervention, interpersonal counseling, for subdysthymic depression in medically ill elderly. J Gerontol A Biol Sci Med Sci 51/4:M172–178
**Murphy E (1982) Social origins of depression in old age. Br J Psychiatry 141:135–142
*Murphy E (1983) The prognosis of depression in old age. Br J Psychiatry 142:111–119
Musetti L, Perugi G, Soriani A, Rossi V, Cassano G, Akiskal H (1989) Depression before and after age 65: a reexamination. Br J Psychiatry 155:330–336
Nemeroff CB, Knight DL, Krishnan RR, Slotkin TA, Bissette G, Melville ML et al. (1988) Marked reduction in the platelet-tritiated imipramine binding sites in geriatric depression. Arch Gen Psychiatr 45:919–923
O'Brien J, Desmond P, Ames D et al. (1994) The differentiation of depression from dementia by temporal lobe magnetic resonance imaging. Psychol Med 24:633–640
*O'Brien J, Ames D, Schwietzer I (1996) White matter changes in depression and Alzheimer's disease: a review of magnetic resonance imaging studies. Int J Geriatr Psychiatry 11:681–694
Ong YL, Martineau F, Lloyd C, Robbins I (1987) Support group for the depressed elderly. Int J Geriatr Psychiatry 2:119–123
Oxman TE, Barrett JE, Barrett J, Gerber P (1990) Symptomatology of late-life minor depression among primary care patients. Psychosomatics 31:174–180
*Oxman TE, Berkman LF, Kasl S, Freeman DH Jr, Barrett J (1992) Social support and depressive symptoms in the elderly. Am J Epidemiol 135:356–368
Pahkala K (1990) Social and environmental factors and depression in old age. Int J Geriatr Psychiatry 5:99–113
*Prince MJ, Harwood RH, Blizard RA, Thomas A, Mann AH (1997) Impairment, disability and handicap as risk factors for depression in old age. The Gospel Oak Project V. Psychol Med 27/2:311–321
Reynolds CF, Hoch CC, Buysse DJ et al. (1992) Electroencephalographic sleep in spousal bereavement-related depression of late life. Biol Psychiatry 31:69–82
Robinson DS, Davis JM, Nies AA et al. (1971) Relation of sex and aging to monoamine oxidase activity of human brain, plasma and platelets. Arch Gen Psychiatry 24:536–539
*Rosen J, Rogers JC, Marin RS, Mulsant BH, Shahar A, Reynolds CF 3rd (1997) Control-relevant intervention in the treatment of minor and major depression in a long-term care facility. Am J Geriatr Psychol 5/3:247–257
Sartorius N (1995) Recent changes in suicide rates in selected eastern European and other European countries. Int Psychogeriatr 7/2:301–308
Schneider L, Reynolds C, Lebowitz B, Friedhoff A (1994) Diagnosis and treatment of depression in late life. American Psychiatric Press, Washington DC
Schonfield L, Garcia J, Streuber P (1985) Factors contributing to mental health treatment of the elderly. J Appl Gerontol 4:30–39
Shamash K, O'Connell K, Lowy M, Katona C (1992) Psychiatric morbidity and outcome in elderly patients undergoing emergency hip surgery. Int J Geriatr Psychiatry 7:505–509
*Starkstein S, Robinson R (1989) Affective disorders and cerebrovascular disease. Br J Psychiatry 154:170–182
Steuer J (1982) Psychotherapy with the elderly. Psychiatr Clin North Am 5:199–213
Tappy L, Randin J, Schwed P et al. (1987) Prevalence of thyroid disorders in psychogeriatric inpatients: a possible relationship of hypothyroidism with neurotic depression but not with dementia. J Am Geriatr Soc 35:526–531
Waterreus A, Mann A, Blanchard M, Aquiliana C (1997) Out of the darkness: a training manual in the recognition and management of old age depression for primary care workers. Institute of Psychiatry, London
*Weissman MM, Myers JK, Tischler GL et al. (1985) Psychiatric disorders (DSM-III) and cognitive impairment among the elderly in a US urban community. Acta Psychiatr Scand 71:366–379

*WHO (1996) Psychiatry of the elderly: a consensus statement. WHO, Geneva

*Woods RT (1992) Psychological therapies and their efficacy. Rev Clin Gerontol 2:171–183

Wragg R, Jeste D (1989) Overview of depression and psychosis in Alzheimer's disease. Am J Psychiatry 146:577–586

Yesavage J (1993) Differential diagnosis between depression and dementia. Am J Med 94(Suppl 5A):23–28

Zung WWK, Magill M, Moore JT et al. (1983) Recognition and treatment of depression in a family medicine practice. J Clin Psychiatry 44:3–9

KAPITEL 11

Psychiatrische Behandlung und Rehabilitation älterer seelisch Kranker

J. WERTHEIMER

Übersetzung: M. Reiss

1 Strategien zur Behandlung und Rehabilitation

Zu den psychiatrischen Störungen im Alter gehören Erkrankungen, die ihren Ausgangspunkt in früheren Lebensphasen hatten, und solche, die nach dem 65. Lebensjahr entstehen. Beide weisen die Besonderheit auf, daß sie sich oft innerhalb komplexer Zusammenhänge entwickeln, zu denen nicht nur die somatische und psychiatrische Komorbidität, sondern auch interpersonelle und soziale Faktoren sowie ökonomische Bedingungen und Umwelteinflüsse gehören. Während ein klinischer Ansatz Erscheinungen und Symptome zutage fördert, durch die eine Diagnose möglich wird, enthüllt eine tiefergehende Analyse das Ausmaß, in dem die Situation des jeweiligen Patienten einzigartig ist und durch eine Vielzahl von Parametern bestimmt wird. Ein therapeutischer Ansatz muß diese Bestimmungsgrößen mit einbeziehen.

Analyse und Synthese

Die Untersuchung der Elemente, aus denen sich die psychopathologische Situation eines älteren Menschen zusammensetzt, und der Entwurf eines geeigneten Behandlungsplans erfolgt in 2 Schritten: Analyse und Synthese. Das tatsächliche Vorgehen ist sogar noch komplizierter. In der Praxis macht ein Arzt über die Beziehung, die er zu seinem Patienten aufbaut, eine Reihe von Beobachtungen, die er so miteinander kombiniert, daß er sich nach und nach ein zusammenhängendes Bild von der Situation des Patienten bilden kann und es ihm möglich wird, einen therapeutischen Aktionsplan aufzustellen. Es reicht daher nicht aus, einen Patienten mit einer ganzen Batterie von Fragebogen zu konfrontieren sowie Informationen über Symptome, Beschwerden, funktionelle Einbußen, das Ausmaß der Selbständigkeit und der Angehörigenbelastung etc. zu sammeln. Stellt man diese Art von Informationen einfach nebeneinander, dann führt das nur dazu, die qualitativen Besonderheiten zu verbergen, die in deren gegenseitiger Abhängigkeit und in der Tatsache steckt, daß die erhobenen Daten von einem individuellen menschlichen Wesen stammen. Kurz gesagt müssen also Synthese und Analyse gleichzeitig erfolgen.

Komplexität der therapeutischen Situation

Eine Analyse, die auf Vorgeschichte, Befunderhebung, nachfolgender Beobachtung und weiteren Untersuchungen beruht, führt zu einer Klassifikation psychiatrischer und somatischer Krankheitseinheiten sowie zu einer Beschreibung von Defiziten und den sich daraus für das tägliche Leben ergebenden Konsequenzen, die sich in der Begrifflichkeit von Behinderungen, Handikaps und Funktionsstörungen beschreiben lassen. Eine Analyse wird ferner Aufschluß über die Beziehungsebene geben, v.a. über die Fähigkeiten des Patienten im zwischenmenschlichen Bereich. Dazu gehören sowohl Wahrnehmung (Sehen, Hören) und Kognitionen (Aufmerksamkeit, Gedächtnis, Sprache etc.) als auch Persönlichkeitszüge und das Netzwerk von Menschen, das sich aus der Familie, Freunden und Kontaktpersonen im Gesundheitswesen zusammensetzt. Schließlich wird eine Analyse Informationen über die praktische Lebenssituation eines Patienten liefern – über die Lage und den Zuschnitt seiner Wohnung, über das Ausmaß seiner Isolierung, über seine wirtschaftlichen Ressourcen sowie über die Art und Weise, wie er Betreuungs- und Unterstützungsinstitutionen sowie soziale Dienste in Anspruch nimmt.

Eher therapeutische Strategie als Behandlung

Angesichts einer solchen Komplexität spricht man besser von einer therapeutischen Strategie als von einer Behandlung. Dies setzt eine Strukturierung der verschiedenen Vorgehensweisen voraus, die zum Einsatz kommen, um schließlich gemeinsam ein Ergebnis zu erzielen. Der Begriff „Strategie" beinhaltet auch ein zeitliches Element. Dieses zeitliche Element ist ein fester Bestandteil der medizinischen Betreuung, eine Bezeichnung, die mehr umfaßt, weil sie klinische und therapeutische Beobachtung, Analyse und Synthese, Tatsachen und Intuition miteinander verbindet.

Zirkuläre Kausalität

Die therapeutische Strategie in der Gerontopsychiatrie ist ein schönes Beispiel für medizinische Komplexität, bei der es nicht nur um die Krankheit geht, sondern um den Patienten selbst. Je älter der Patient ist, desto zahlreicher sind die Parameter, die einbezogen werden müssen, um seine pathologische Situation zu charakterisieren. Nur selten führt die einfache Behandlung einer einzelnen Krankheit wie Depression oder Delir dazu, daß der Patient wieder gesund wird. Bei der Mehrzahl der Fälle befindet sich ein Arzt in einem System, in dem die Kausalität nicht linear, sondern zirkulär ist. So wird etwa ein Delir, das durch eine Infektion verursacht wurde, an Intensität zunehmen, wenn die durch Fieber hervorgerufene Dehydrierung nicht behoben wird. Folgen werden aber zu zusätzlichen Ursachen.

Unterschiedlichkeit der eingesetzten Behandlungsarten

Diese Komplexität hängt auch mit der Unterschiedlichkeit der eingesetzten Behandlungsarten zusammen. Biologisch begründete Verfahren, psychotherapeutische Techniken und rehabilitative Maßnahmen werden oft zur gleichen Zeit eingesetzt, wobei die letzteren auch psychologische Auswirkungen nach sich ziehen. Schließlich muß eine therapeutische Strategie einzeln an jeden individuellen Patienten angepaßt werden; wie vorgegangen werden soll, hängt von der Vielfalt der Kriterien, die seine psychiatrischen und somatischen Krankheiten ausmachen, und vom Verhaltensmuster ab, das sich aus seinen Störungen ergibt oder das von seinem Charakter und seiner Motivation beeinflußt wird.

Definition der Rehabilitation

Bei jeder derartigen therapeutischen Strategie müssen daher die verschiedenen Behandlungsverfahren logisch aufeinander abgestimmt werden; sie sind Mittel zu einem Ziel, das jeweils individuell auf den spezifischen Patienten zugeschnitten ist. Diese Strategie entspricht einer Definition der Rehabilitation, wonach diese „eine Anzahl medizinischer, psychiatrischer, psychologischer und sozialer Maßnahmen" darstellt, „die zu einem Gesamtprogramm zusammengeführt werden und auf die Wiederherstellung und Aufrechterhaltung einer optimalen Selbständigkeit gerichtet ist". In dieser Definition sind der Gesichtspunkt der Komplexität, der Notwendigkeit des flexiblen Umgangs mit verschiedenen Therapien und der Aspekt enthalten, daß ein realistisches Resultat unbedingt erforderlich ist; dessen Ziel besteht nicht in der Rückkehr zur Normalität, was in dieser Altersgruppe weitgehend utopisch wäre, sondern in einem vernünftigen Maß an Selbständigkeit. Schließlich muß diese Strategie flexibel genug sein, um eine Anpassung an die individuellen Probleme und an das Verlaufsstadium zum Zeitpunkt der Rehabilitation zu ermöglichen.

Ziel rehabilitativer Maßnahmen bei älteren Menschen

Ältere und sehr alte Menschen besitzen bestimmte Eigenschaften, an die sich die normalen Rehabilitationsmaßnahmen anpassen müssen. Die Tendenz zur psychomotorischen Verlangsamung macht ein langsameres Vorgehen erforderlich, als dies bei jüngeren Erwachsenen der Fall wäre. Das Ziel ist nur in seltenen Fällen die Rückkehr zu irgendeiner Form von Berufstätigkeit. Deshalb zielt eine Rehabilitationsbehandlung darauf ab, eine bessere Anpassung an normale Alltagsaktivitäten und eine bessere soziale Integration zu erreichen; dazu gehört auch, daß der betreffende Kranke in seiner individuellen Rolle bestätigt wird.

Problem mangelnder Motivation des Patienten

Von ganz besonderer Bedeutung ist das Problem der Motivation des Patienten zur Mitarbeit an dem, was für ihn getan wird. Ist eine solche Motivation offensichtlich nicht vorhanden, besteht jedoch noch kein Grund aufzugeben. Es kann einfach sein, daß hierin eine Störung wie etwa eine Depression zum Ausdruck kommt. Die Strategie muß dann darauf gerichtet sein, die Motivation zunehmend wieder aufzubauen. In solchen Fällen wird eine Rehabilitation dazu tendieren, die Aktivitäten dahin zu lenken, daß eine Anpassung innerhalb des alltäglichen Rahmens erreicht wird. Daher sollen Rehabilitationsmaßnahmen darauf abgestimmt sein, daß sie mit der Art der Störung, ihrer Intensität und der potentiellen Kooperationsfähigkeit des Patienten im Einklang stehen.

1.1 Behandlungsarten

Einteilung der Behandlungstechniken

Die Techniken, die bei jeder therapeutischen Strategie zur Anwendung kommen, können in 4 Kategorien unterteilt werden (Übersicht 1). Die erste Kategorie umfaßt biologisch begründete Behandlungsverfahren, die sich auf die der jeweiligen Krankheit zugrundeliegenden pathologischen Prozesse richten und auf Erfahrungen aus dem Gebiet der Neurowissenschaften beruhen, speziell der Neuropathologie, der Neurobiologie und der Neuropharmakologie. Bei der zweiten Kategorie geht es darum, was der Patient, seine Freunde und Betreuungspersonen durchmachen. Das erfordert eine strukturierte Psychotherapie, psychologische Unterstützung oder Beratung. In der dritten Kategorie ist eine Gruppe von Techniken zusammengefaßt, bei der zur Wiederherstellung von Fähigkeiten i. allg. Situationen nachgestellt werden. Hier geht es z. B. um die Übung von Aufgaben aus dem täglichen Leben, Beschäftigungstherapie und die Einübung sozialer Fertigkeiten. Die letzte Kategorie von Techniken zielt darauf ab, die Umwelt im Hinblick auf die Behinderungen und Handikaps anzupassen. Es ist für die Patienten besonders hilfreich, wenn man ihnen beibringt, wie sie mit ihrer Wohnumwelt und ihrem Lebensraum, mit Haushalts- und Freizeitgegenständen umgehen sollen, während man ihnen gleichzeitig mehr Sicherheit gibt. Diese Art passiver Anpassung ermutigt sie zu einem größeren Grad an Autonomie.

Übersicht 1. Behandlungen in der geriatrischen Psychiatrie

Biologische Behandlungen	Allgemeine Medikation Psychotrope Medikation Medikation für Demenz Elektrokrampftherapie Lichttherapie
Psychotherapeutische Behandlungen	Psychotherapeutische Einstellung Individuelle Psychotherapie Gruppenpsychotherapie Psychotherapeutischer Ansatz bei Demenz Psychologische Unterstützung der Familie Psychologische Unterstützung für die Betreuungspersonen
Readaptive Behandlungen	Körperbezogener Ansatz Beschäftigungstherapie Soziotherapie Musiktherapie Gedächtnistraining Orthophonie
Anpassung an die Umwelt	Akzeptieren der Umwelt Telethesen
Gerontechnologie	

2 Biologisch begründete Behandlungen

2.1 Medikation

Im allgemeinen sollte die Verschreibung von Medikamenten für ältere Menschen auf Substanzen begrenzt werden, die absolut lebenswichtig sind. Das häufige Vorkommen von Polymorbidität führt dazu, daß Patienten von unterschiedlicher Seite Arzneimittel verschrieben werden; damit steigt das Risiko von Wechselwirkungen zwischen Medikamenten, und die Compliance nimmt ab.

Pharmakokinetik

Die Pharmakokinetik ändert sich mit dem Alter. Es kommt zu einer Verlangsamung der Resorption, des Transports, der Metabolisierung, der Verteilung und der Ausscheidung von Medikamenten. Solche Veränderungen können eine wichtige Auswirkung auf den Plasmaspiegel psychotroper Substanzen – wie z.B. trizyklischer Antidepressiva – haben. Die Resorption dieser Stoffe kann sich dadurch verlangsamen, daß sie sich auf die Darmperistaltik auswirken, wobei ihr Albumintransport um 15–20% verringert wird. Dies hat einen Anstieg der freien Teilfraktion der Substanzen zur Folge, und ihre Halbwertszeit steigt – durch die Zunahme des Fettgewebes im Organismus – von 10% mit 20 Jahren auf 50% mit 60 Jahren an. Es kann noch ein verringerter enzymatischer Abbau durch die Leber und eine Verlangsamung der Ausscheidungsrate hinzukommen; diese hängt mit einer Verringerung der glomerulären Filtrierungsgeschwindigkeit zusammen, die sich zwischen dem Alter von 20 und 70 Jahren um 50% verringert.

Einflußfaktoren auf die Bereitschaft des Patienten zur Mitarbeit

– der Patient selbst

Die Compliance des Patienten wird v. a. bei älteren Personen, die unter seelischen Störungen leiden, von zahlreichen Faktoren beeinflußt. Diese Faktoren lassen sich in 3 Gruppen ordnen. Bei der ersten geht es um den Patienten selbst – seine kognitive Leistungsfähigkeit, insbesondere sein Gedächtnis, seine Fähigkeit, die Ziele zu verstehen, die bei der Behandlung verfolgt werden, und seine Fähigkeit, sein Leben so zu organisieren, daß er die Medikamente einnimmt. Es geht hierbei auch um die erforderliche Motivation zur Übernahme von Selbstverantwortung. Diese kann stark beeinträchtigt sein, wenn beim Patienten das Krankheitsbewußtsein gering oder nicht vorhanden ist, wie es in Fällen von Demenz und psychotischen Störungen vorkommt, oder wenn eine schwere depressive Störung die Gewißheit einer Unheilbarkeit des Leidens nach sich zieht.

– der Arzt

Der zweite Faktor, der einen Einfluß auf die Compliance des Patienten ausübt, ist der Arzt. Er muß seine Verschreibungen mit einer Reihe eindeutiger Informationen verbinden. Diese sollten sich beziehen auf die Gründe für die Wahl des Medikaments, auf die Zeiten der Einnahme der Medikation, auf deren Wirkungsweise, auf Risiken und Nebenwirkungen sowie auf das Verhalten beim Auftreten solcher unerwünschten Begleiteffekte. Normalerweise sollten einem älteren Menschen nicht mehr als 3 Medikamente gleichzeitig verschrieben werden.

– die Medikamente

Der dritte Faktor betrifft die Medikamente selbst: ihre Größe, ihren Geschmack und unerwünschte Wirkungen. Der Arzt muß Sorge dafür tragen, daß er eine ohnehin komplexe Behandlung nicht dadurch noch komplizierter macht, daß sich die galenischen Formen der verschriebenen Medikamente in ihrer Auswirkung multiplizieren.

2.1.1 Allgemeine Medikation

Problem der Komorbidität

Die Komorbidität führt dazu, daß es zu bedeutsamen Wechselwirkungen zwischen psychischen und somatischen Störungen kommt. Einige körperliche Krankheiten können v. a. bei älteren Menschen seelische Störungen zur Folge haben. Das Delir ist ein Beispiel für eine Störung, die aus einer Infektionskrankheit (Bronchopneumonie etc.), aus einer Stoffwechselstörung (Dehydrierung, Hyper- oder Hypoglykämie etc.) oder durch Arzneimittel (trizyklische Antidepressiva, Medikamente gegen Parkinson etc.) entstehen kann. Auch die Hypothyreose kann Ursache einer depressiven Störung sein.

Umgekehrt können seelische Störungen somatische Folgen vorwiegend allgemeiner Natur haben; dies hängt oft mit Veränderungen der Ernährungsgewohnheiten zusammen: Demente Menschen achten oft nicht darauf, sich vielseitig zu ernähren, oder Depressive leiden unter Appetitlosigkeit. Andererseits kann das unerwartete Hinzutreten einer körperlichen Krankheit zusammen zu einer seelischen Störung das Abhängigkeitsverhalten eines Patienten verstärken und zu einer Akzentuierung der psychiatrischen Symptome – beispielsweise in Form einer Regression – führen. Die Diagnose und die Behandlung von körperlichen Krankheiten sind von daher im Kontext der geriatrischen Psychiatrie unerläßlich.

2.1.2 Psychotrope Medikation

Risiko von Nebenwirkungen

Älteren Menschen steht die ganze Bandbreite psychotroper Medikamente – Neuroleptika, Antidepressiva und Tranquilizer – zur Verfügung. Wegen des Risikos von Nebenwirkungen sollte dabei jedoch auf einige Vorsichtsmaßnahmen geachtet werden. Die meisten Neuroleptika können ein extrapyramidales Syndrom auslösen oder die Intensität bereits bestehender extrapyramidaler Syndrome verstärken. Trizyklische und tetrazyklische Antidepressiva haben atropinartige Auswirkungen und sind beim Glaukom, bei Erregungsleitungsstörungen am Herzen und bei Prostataproblemen kontraindiziert. Benzodiazepinderivate können wegen ihrer doppelten Wirkung als Sedativa und als Muskelrelaxantien eine erhöhte Sturzgefahr nach sich ziehen. Diese Substanzen, die unter älteren Menschen am stärksten verbreitet sind, führen auch zu Beeinträchtigungen des Gedächtnisses. Allerdings kann der angstlösende Effekt dieser Medikamente auch günstige Auswirkungen auf die Gedächtnisfunktionen haben; sie vermindern nämlich die Angst, die einen hemmenden Einfluß auf kognitive Leistungen ausübt. Von den 3 Gruppen psychotroper Medikamente, die bisher erwähnt wurden, muß nur bei den Benzodiazepinen die Entwicklung einer Abhängigkeit in Betracht gezogen werden.

Neue psychotrope Medikamente

Infolge des starken Nebenwirkungspotentials psychotroper Medikamente wird z. Z. an der Entwicklung weniger toxischer Substanzen gearbeitet. Leider stehen uns noch keine wirksamen Medikamente ohne Nebenwirkungen zur Verfügung. Doch wurden während der letzten 10 Jahre beträchtliche Fortschritte in dieser Richtung erzielt. Unter den Neuroleptika hat sich Clozapin als Antipsychotikum ohne extrapyramidale Wirkung etabliert; es besteht jedoch das Risiko einer Agranulozytose. Zum Spektrum der Antidepressiva kommen Medikamente hinzu, die überhaupt keine atropinartige Wirkung haben. Zu diesen gehören ein selektiver Monoaminoxidasehemmer (MAOI) mit der Bezeichnung Moclobemid, Serotoninwiederaufnahmehemmer (SSRI) wie etwa Fluoxetin, Fluvoxamin, Citalopram und Sertralin sowie Serotonin- und Noradrenalinwiederaufnahmehemmer (SNRI) etwa Venlafaxin. SSRI und SNRI haben allerdings Nebenwirkungen auf das Verdauungssystem.

Noch wenig Erfahrungswerte mit neuen Medikamenten

Es muß gesagt werden, daß es bei weitem zu wenige klinisch-pharmakologische Untersuchungen gibt, in die Gruppen älterer Menschen einbezogen wurden. Bei den vorhandenen Studien geht es um Probanden, die jünger als 70 Jahre alt sind und strikten Ausschlußkriterien genügen. Die klinische Realität sieht im Moment so aus, daß die Mehrheit der Anwärter auf psychotrope Medikamente eine Polymorbidität aufweist und daß ein hoher Prozentsatz von ihnen aus sehr alten Menschen besteht. Bei diesen Personen muß sich daher die Verordnung psychotroper Substanzen zum großen Teil auf allgemeine klinische Erfahrungen stützen.

Man tut jedoch gut daran, einer gewissen Anzahl von Leitlinien zu folgen. Im allgemeinen sollte die Anfangsdosis ein Drittel der normalen Dosis für Erwachsene betragen. Diese wird dann nach und nach in Abhängigkeit von der Toleranz angepaßt. Wenn zwischenzeitlich somatische Krankheiten eintreten, muß die Dosis darauf abgestimmt werden, insbesondere wenn Neuroleptika bei seelisch Kranken gegeben werden, um ihre Unruhe zu dämpfen. Man sollte solchen Medikamenten den Vorzug geben, deren Nebenwirkungen mit dem körperlichen Zustand des Patienten vereinbar sind. Die Anwendung von Neuroleptika und Antidepressiva kann durch die Bestimmung des Plasmaspiegels kontrolliert werden.

Psychotische Störungen

Neuroleptika

Die Stabilisierung chronischer psychotischer Erkrankungen bei älteren Menschen wird i. allg. dadurch erreicht, daß man Neuroleptika in hohen Dosen gibt – in der gleichen Dosis wie bei jungen Erwachsenen – entweder oral oder durch eine Depotinjektion. Wahnvorstellungen im Alter, die sich üblicherweise um Diebstahl oder um das Eindringen Dritter drehen, erfordern nur dann eine Medikation, wenn es zu starken Verhaltensänderungen oder zu Angst kommt. In solchen Fällen werden geeignete Dosen sedierender Neuroleptika (Chlorprothixen, Thioridazin, Clozapin) verabreicht, wenn Angst das hauptsächliche Symptom ist, und hochpotente Neuroleptika (Haloperidol, Moperon, Pipotiazin etc.), wenn dies nicht der Fall ist.

Depressive Störungen

Antidepressiva

Bei Vorliegen einer solcher Störungen ist die Gabe von Antidepressiva erforderlich. Die Medikamente, zu denen man zuerst greift, sind meist SSRI, SNRI, selektive MAOI oder Mianserin. SSRI ähneln sich in der Wirkungsweise und im therapeutischen Effekt sehr, so daß sie häufig nur schwer voneinander zu unterscheiden sind. Dies trifft nicht auf trizyklische und tetrazyklische Antidepressiva zu, von denen einige (Imipramin, Nortriptylin) dazu neigen, eine stimulierende Wirkung zu entfalten, wohingegen andere (Amitriptylin, Maprotilin) einen beruhigenden Effekt haben. Die Anwendung dieser Medikamente sollte trotz ihrer atropinartigen Auswirkungen nicht generell ausgeschlossen werden. Sie lassen sich als Antidepressiva zweiter Wahl verwenden oder können als Medikament erster Wahl verordnet werden, wenn ihre Wirksamkeit bei früheren depressiven Verstimmungen bereits nachgewiesen wurde und keine Kontraindikation besteht. Mianserin ist bei einer depressiven Störung geeignet, die von Angst begleitet ist. Wenn eine schwere Depression mit Wahnvorstellungen einhergeht, ist eine Kombination aus einem Antidepressivum und einem sehr starken Neuroleptikum angezeigt.

Medikation in besonders schweren Fällen

Bei einer behandlungsresistenten Depression (Abwesenheit einer therapeutischen Reaktion nach 3 Monaten und mindestens 2 Umstellungen der Medikation) kann eine Kombinationstherapie mit Lithium (0,5–0,7 mmol/l) versucht werden. Wenn dies nach 2 Wochen zu keinem Ergebnis geführt hat, sollte man eine Elektrokrampftherapie ins Auge fassen. Medikamente zur Phasenprophylaxe (Lithium, Valproinsäure, Carbamazepin) sind bei einer bipolaren Störung angezeigt. Eine Erhaltungsdosis eines Antidepressivums sollte mindestens noch 2 Jahre nach der Remission einer rezidivierenden Depression gegeben werden.

Eine depressive Störung kann mit einer leichten, mittelgradigen oder schweren Demenz einhergehen. Die Verschreibung von SSRI ist in besonderem Maße bei der Alzheimer-Krankheit empfehlenswert, bei der ein Serotoninmangel vorhanden ist. Moclobemid kann hier ebenfalls indiziert sein, da diese Art von Demenz mit einem Ansteigen der MAO einhergeht.

Depressive Störung und Demenz

Bei einer Hypomanie - ob sie nun episodischen Charakters ist oder einen dauerhaften Einfluß auf die Demenz ausübt - reagiert der Patient gut auf Haloperidol.

Delir

Soweit möglich sollte die Behandlung bei Delirien auf die Ursache der Krankheit zielen - eine Infektionskrankheit, eine Stoffwechselstörung oder das Absetzen des delirprovozierenden Medikaments. Die Behandlung kann auch dadurch wirksam unterstützt werden, daß man den Patienten in eine ruhige Umgebung bringt, in der besonderer Wert auf die Wiederherstellung von örtlicher, zeitlicher und situativer Orientierung gelegt wird. Hochgradige Agitiertheit kann jedoch eine medikamentöse Behandlung erforderlich machen. In einem solchen Fall kann die Gabe von Clomethiazol, das nicht sehr toxisch ist, empfohlen werden.

Behandlung der zugrunde liegenden Krankheit

Angststörungen

Diese Art Störungen gehen oft mit einer Depression einher. Eine Panikstörung ist weniger verbreitet und kann wie bei jungen Erwachsenen mit SSRI behandelt werden. Das Medikament der Wahl bei Angst ist zunächst die Benzodiazepingruppe, die falls erforderlich zusammen mit einem Antidepressivum eingesetzt werden kann. Abhängig von der klinischen Situation können Benzodiazepine mit einer mittel- bis langfristigen Wirkung (Bromazepam, Lorazepam, Alprazolam, Oxazepam) oder mit einer sehr langfristigen Wirkung (Prozepam, Ketazolam, Clobazam) verschrieben werden. Moleküle von mittel- bis langfristiger Wirkung kommen zum Einsatz, wenn die Symptome es erforderlich machen, während diejenigen mit sehr langfristiger Wirkung bei Zuständen dauerhafter Angst angezeigt sind. Es ist wichtig, die Zeit der Anwendung so stark wie möglich zu begrenzen und die Dosis nach und nach zu verringern.

Benzodiazepine

Eine Alternative zu den Benzodiazepinen sind die in niedrigen Dosen verabreichten, sedierenden Neuroleptika (Thioridazin, Chlorprothixen, Levomepromazin). Diese haben den Vorteil, daß sie in dieser Dosierung keine Nebenwirkungen haben und nicht zur Abhängigkeit führen. Eine weitere Möglichkeit ist die Gabe von Buspiron, dessen optimale angstlösende Wirkung schon nach 7-10 Tagen erreicht wird.

Sedierende Neuroleptika

Schlafstörungen

Schlaflosigkeit bei älteren Leuten ist sehr oft entweder Symptom einer körperlichen oder psychiatrischen Krankheit oder Ausdruck eines psychischen Problems. Jeder Verschreibung eines Schlafmittels sollte eine Untersuchung der Ursachen für das Problem vorausgehen. Manchen dieser Ursachen kann man z.B. durch Behandlung einer Herzinsuffizienz oder Gabe von Schmerzmitteln etc. entgegenwirken. Man sollte sich aber

Abklärung der Ursachen

auch über die physiologischen Veränderungen im klaren sein, denen der Schlaf im Alter unterworfen ist. Hierzu gehört v.a. eine Verlängerung der Schlaflatenzphasen, die nach dem 70. Lebensjahr eintritt, und eine Zunahme der Wachphasen während der Nacht.

Antidepressiva

Falls eine Schlafstörung mit einer depressiven Störung verbunden ist, kann die Gabe eines trizyklischen Antidepressivums (Amitriptylin, Trimipramin) kurz vor dem Zubettgehen ausreichen. Wird der Rückgriff auf ein Hypnotikum als notwendig erachtet, sollte Substanzen der Vorrang gegeben werden, bei denen das Risiko von Entwöhnungssymptomen und Reboundphänomenen gering ist (Chloralhydrat, Zolpidem, Zopiclon).

Benzodiazepine

Gelegentlich ist es nicht möglich, die Verabreichung von Benzodiazepinen zu vermeiden. In derartigen Fällen muß man sich entscheiden zwischen kurz- bis sehr kurzfristig wirkenden Benzodiazepine (Midazolam, Triazolam), wenn es sich um Einschlafschwierigkeiten handelt, oder mittelfristig (Lormetazepam) bzw. langfristig wirkenden (Flunitrazepam) Benzodiazepine, wenn Durchschlafstörungen oder morgendliches Früherwachen im Vordergrund stehen. Es ist auch möglich, Zolpidem, Zopiclon und Chloralhydrat mit einer Retardform eines Neuroleptikums (30 mg Thioridazin retard) zu kombinieren.

Hypnotika

Die Verabreichung von Hypnotika sollte zeitlich begrenzt werden. Es kann jedoch erforderlich sein, einigen Patienten, die sich an ein Schlafmittel gewöhnt haben, die zeitlich unbegrenzte Einnahme eines solchen Medikaments zu gestatten.

2.2 Elektrokrampftherapie

Indikation

Bei der Elektrokrampftherapie handelt es sich um eine Behandlung, die gegen Vorurteile anzukämpfen hat, die genaugenommen emotionaler Art sind. Dennoch geht es hier weiterhin um ein hochwirksames und oft letztes Mittel, schwerwiegende psychiatrische Erkrankungen bei älteren Menschen anzugehen. Indikationen sind schwere depressive Störungen mit Agitiertheit und/oder wahnhaften Ideen von Untergang, Schuld und Unheilbarkeit. Das plötzliche Auftreten eines solchen klinischen Bildes kann eine Elektrokrampftherapie als Behandlungsmethode der Wahl notwendig machen. Diese Behandlung wird häufiger gegen therapieresistente Depressionen eingesetzt und bei Fällen, in denen die Depression so schwerwiegend ist, daß u.U. das Leben des Patienten in Gefahr ist. Seltener vorkommende Indikationen sind Manien, die gegen Neuroleptika resistent sind und mit einer Lithiumintoleranz einhergehen, sowie Depressionen bei gleichzeitig bestehender Parkinson-Krankheit.

Kontraindikationen und Nebenwirkungen

Es gibt außer intrakraniellen Raumbeschränkungen nur wenige Kontraindikationen, wenngleich bei Erregungsleitungsstörungen am Herzen und bei kurz zurückliegenden Myokardinfarkten Vorsicht geboten ist. Man sollte nicht vergessen, daß ein spontaner epileptischer Krampf selten irgendwelche schwerwiegenden Auswirkungen auf den allgemeinen Gesundheitszustand hat. Wenn die Einzelbehandlungen mit Elektrokrampftherapie 2mal wöchentlich während eines Zeitraums von 3 oder 4 Wochen erfolgen, dann sind die einzigen Komplikationen in der Regel durch die Narkose bedingt. Gelegentlich werden reversible Verwirrtheitszustände oder eine Amnesie beobachtet, die sich auf die Umstände einer bestimmten Behandlungsphase beschränken. Wenn eine Demenz mit einer depressiven Störung einhergeht, kann eine unilaterale Elektrokrampftherapie zum Einsatz kommen. Diese führt zu einer Verringerung des Risikos von Verwirrtheit und Gedächtnisstörungen (Wilkinson 1994).

2.3 Lichtherapie

Anwendung bei Depression

Lichttherapie ist bei einer jahreszeitlich wiederkehrenden Depression auch noch nach dem 65. Lebensjahr angezeigt. Derartige Depressionen treten i.allg. im Winter auf, wenn die Sonne weniger scheint. Sie gehen häufig mit einem übertriebenen Konsum von Süßigkeiten einher.

3 Psychotherapeutische Behandlung

Die Arzt-Patient-Beziehung hat schon für sich allein ein psychotherapeutisches Potential. Während des ersten Kontaktes zu einem Arzt klagt der Patient oft über körperliche Beschwerden. Dies kann sehr wohl ein erster Schritt sein, um auch Themen wie ein seelisches und existentielles Leiden anzusprechen. Sein Gesprächspartner muß daher eine Haltung des Zuhörens und Beobachtens einnehmen und damit seine Aufnahmebereitschaft signalisieren. Gleichzeitig zeigt diese Haltung, daß der Arzt den Patienten als Individuum anerkennt.

Gespräch zwischen Betreuern und Patienten

Der Arzt muß sich – und das gilt für alle im Gesundheitsbereich Tätigen – seiner potentiellen Rolle als Spiegel bewußt sein, in dem ein Patient sein verlorenes Selbstwertgefühl wieder aufbauen kann. Von daher ist die psychotherapeutische Einwirkung auf den Probanden nicht nur Aufgabe von Spezialisten. Sie fließt in jedes Gespräch zwischen Betreuern und Patienten ein. Diese Dimension ist ebenso wichtig wie die Kenntnis der Besonderheiten, die jeder der 3 Lebensabschnitte einschließlich des hohen Alters hat, die hinter der Perspektive der menschlichen Entwicklung des Individuums von der Geburt bis zum Tod zu sehen sind. Für den Patienten kommt es darauf an, daß er nicht nur die Verluste anzuerkennen und anzunehmen vermag, die mit dem hohen Alter einhergehen, sondern daß es ihm auch gelingt, ein in sich konsistentes Gesamtbild von der eigenen Person wiederherzustellen, das keinen Bruch aufweist und nichts beiseite läßt, was während der Lebensspanne zu einem ganzen Leben zusammengewachsen ist.

Psychotherapie bei älteren Menschen

Prinzipiell können alle Arten von Psychotherapie, die bei Erwachsenen anwendbar sind, auch bei älteren Personen zum Einsatz kommen. Diese Gruppe von Menschen setzt sich ja aus recht heterogenen Mitgliedern zusammen. Manche älteren Personen sind dank ihrer kognitiven und affektiven Ressourcen in der Lage, sich einer klassischen Psychotherapie zu unterziehen, was eine grundlegende Restrukturierung der eigenen Persönlichkeit zur Folge haben kann. Das trifft häufig auf Patienten zu, die während ihres aktiven Lebens Erfahrungen mit solchen Ansätzen gemacht haben und die diese gern fortsetzen oder reaktivieren möchten. Viele ältere Patienten jedoch, die psychotherapeutische Hilfe brauchen, sind in ihrer Wahrnehmung (Sehen, Hören), in ihrer Fähigkeit, sich frei zu bewegen, oder in ihren kognitiven Leistungen behindert. Dies sollte keinesfalls als Argument dafür dienen, ihnen psychologische Hilfe zu verweigern und die Patienten, die von solchen Einschränkungen betroffen sind, zu vernachlässigen.

Zurückhaltung der Psychotherapeuten, ältere Patienten zu behandeln

Hinter der mehr und weniger bewußten Zurückhaltung auf seiten der Psychotherapeuten, ältere Patienten zu behandeln stecken mehrere Probleme. Einer dieser Beweggründe ist seinem Wesen nach historischer Art. Trotz der Tatsache, daß Freud seine Selbstanalyse bis zu seinem Tod im Alter von 83 Jahren weiterführte, behauptete er, daß jenseits des Alters von 40 Jahren eine psychische Rigidität jegliche Neubewertung eines Individuums verhindere. Dieses Vorurteil - das nicht mehr allgemein akzeptiert ist - kann dennoch im Rahmen der orthodoxen Position als Alibi dienen, von jedem Behandlungsversuch Abstand zu nehmen oder auf einer oberflächlichen Ebene zu bleiben, wenn eine in die Tiefe reichende Behandlung sehr wohl möglich ist.

Mögliche Probleme bei der Therapie älterer Menschen

Eine weitere Hürde ist der Alters- und Generationenunterschied zwischen dem jüngeren Therapeuten und seinem Patienten. Die Ambiguität ist hier in der Tatsache begründet, daß die Lebenserfahrung des Patienten wahrscheinlich viel umfassender ist als die des Therapeuten und daß er sich in einer Lebensphase befindet, die von dessen Erfahrungswelt weit entfernt ist. Außerdem ist die Übertragungsbeziehung selbst Gegenstand einer weiteren Schwierigkeit, da der Therapeut leicht nacheinander oder gar gleichzeitig mit dem Bild von Vater- oder Mutter und dem des Kindes identifiziert werden kann. Ein weiteres Problem ist ein zeitliches. Lohnt es sich, Schritte zu unternehmen, deren hypothetischer Nutzen durch das Nahen des Todes begrenzt ist? Mit dieser Frage hängt auch die Tatsache zusammen, daß der Therapeut bei der Behandlung eines älteren Menschen unweigerlich mit der Gewißheit des Todes konfrontiert wird. Schließlich kommt noch hinzu, daß der ältere Patient als Objekt der konflikthaften Identifizierung erlebt werden kann; das kann bis zu einem Punkt gehen, daß er für den Therapeuten die Eltern personifiziert, zu denen er eine schwierige Beziehung hat.

Die Gesamtheit dieser Fragen führt zu der Situation, daß psychotherapeutische Hilfe für ältere Menschen ein Bereich ist, bei dem sich zu viele Psychiater und psychotherapeutisch tätige Psychologen weigern, involviert zu werden - ein merkwürdiges Paradoxon im Kontext unserer älter werdenden Gesellschaft!

Notwendigkeit psychotherapeutischer Hilfe auch für Ältere

Der Bedarf an psychotherapeutischer Hilfe ist im Alter außerordentlich hoch, denn ältere Menschen sind ja in einer Zeit, in der ihr Anpassungsvermögen herabgesetzt ist, besonders stark mit Verlustsituationen konfrontiert. Irgendein Beistand psychotherapeutischer Art sollte jedem Menschen zur Verfügung stehen. Dieser Anspruch läßt sich nur in sehr pragmatischer Weise verwirklichen, so daß allen Betroffenen durch Anwendung verschiedenartiger Techniken zumindest auf indirektem Wege bestimmte psychotherapeutische Grundvorstellungen vermittelt werden. Der ausgebildete Psychotherapeut muß also nur in bestimmten Situationen intervenieren und als Ansprechpartner für das medizinische Personal zur Verfügung stehen.

3.1 Die psychotherapeutische Einstellung

Grundlegende Regeln und Prinzipien

Die grundlegende Einstellung, die man einnehmen soll, leitet sich aus einigen allgemeinen Prinzipien ab, die besagen:

- daß man eine ältere Person, ob sie nun krank ist oder nicht, als einmaliges Individuum mit seiner eigenen Lebensgeschichte und seinen eigenen Erfahrungen betrachten soll, die sich aus Erfolg, Versagen und Leiden zusammensetzen;
- daß man zur Verfügung stehen soll; damit ist gemeint, daß man aufmerksam auf die zum Ausdruck kommenden oder stillschweigenden Bedürfnisse des Patienten reagieren und offen für einen Dialog sein soll;
- daß man eine angemessene Distanz wahren soll, um jede schädliche Identifizierung mit dem Patienten zu vermeiden und die erforderliche freie Reflexion zu gewährleisten, die Voraussetzung für einen geeigneten Behandlungsplan ist;
- daß man Kontakt aufbauen und aufrechterhalten soll, wie groß auch die sensorischen, kognitiven, emotionalen und verhaltensmäßigen Hindernisse von seiten des Patienten sein mögen, die einem solchen Kontakt im Wege stehen;
- daß man in der Art und Weise, wie man sich verhält und wie man kommuniziert, konsistent erscheinen soll.

Das Ziel hinter diesen wenigen Regeln ist, daß man den Patienten dazu ermutigt, eine positive Einstellung zu sich selbst zu entwickeln und die Wahrscheinlichkeit des Wiedereinsetzens einer depressiven Selbstwertminderung verringert.

3.2 Formen der Psychotherapie

Angesichts der Komplexität psychischer Probleme bei älteren Menschen ist eine gewisse Flexibilität im Umgang mit solchen psychotherapeutischen Konzepten erforderlich, die auf seiten des Therapeuten eine Haltung der Neutralität empfehlenswert werden läßt. Noch einmal: Selbst wenn die strikte Anwendung dieses Prinzips bei einigen älteren Patienten nicht ausgeschlossen werden sollte, ist es wahrscheinlicher, daß man diese Konzepte zugunsten eklektischer Therapien aufgeben muß, die aus einer Mischung von psychodynamischer Deutung, Beratung, konkreten sozialmedizinischen Interventionen und Medikamentenverschreibung bestehen. Diese Flexibilität ist auch auf das therapeutische Setting auszudehnen.

Eklektische Therapien

Allgemeine Richtlinien der Behandlung

Eine Behandlung sollte von Angesicht zu Angesicht erfolgen. Sie kann in der Praxis des Therapeuten oder beim Patienten stattfinden, v.a. wenn er in einem Heim lebt. Die Konsultationen dauern zwischen 20 und 45 min. Die Häufigkeit der Sitzungen hängt von der Schwere der Symptome ab und kann zwischen ein- oder zweimal die Woche bis einmal im Monat oder weniger variieren. Sollten regelmäßige Treffen nicht mehr notwendig sein, sollte der Therapeut als möglicher Ansprechpartner zur Verfügung stehen. Dies dient der Beruhigung und fungiert als ein strukturierender Bezugspunkt. Beratungen in regelmäßigen Abständen, die auf Initiative des Patienten erfolgen, dienen ebenfalls der Erhaltung eines kontinuierlichen Bezugssystems und haben einen unzweifelhaft präventiven Wert. So hört eine Psychotherapie normalerweise nicht irgendwann auf, sondern bleibt eine weiterhin verfügbare Zuflucht.

Einzeltherapien
Supportive Psychotherapie

Es gibt 3 Hauptrichtungen in der Einzelpsychotherapie für ältere Menschen: die supportive Psychotherapie, die analytische fundierte Psychotherapie sowie die kognitiv orientierte Psychotherapie. Die supportive Psychotherapie ist wahrscheinlich die am häufigsten verwendete Form. Sie ist speziell dann angezeigt, wenn das Einsichtsvermögen des Patienten gering ist und er kognitiv und sensorisch behindert ist. Schon die schlichte Tatsache, daß man ihm zuhört, was ja Anerkennung voraussetzt, beruhigt den Patienten gewöhnlich. Die Therapie unterstützt ihn bei Entscheidungsprozessen, bekräftigt ihn bei seinen Unternehmungen in der Bewertung dessen, was er gerade macht, und bietet ihm die erforderlichen Hilfsangebote. Es handelt sich kurz gesagt um einen Ansatz, der auf Gesundung abzielt und versucht, den älteren Menschen darin zu ermutigen, auf seine eigenen Ressourcen zurückzugreifen.

Analytisch fundierte Psychotherapie

Analytisch fundierte Psychotherapie erweitert die Fähigkeiten des Patienten zur Introspektion. Der Wert dieses Verfahrens liegt nicht nur in seinem spezifischen Behandlungsansatz, sondern auch in seiner Rolle als Bezugssystem für das Verständnis einer gegebenen Situation. Die Betonung wird auf unbewußte Abwehrmechanismen gelegt, v.a. auf jene, die mit dem Verlust von Fähigkeiten und mit Befürchtungen zusammenhängen, welche mit dem hohen Alter verbunden sind. Diese Zeit sehr großer Vulnerabilität führt zu Angstgefühlen, die oft an ähnliche frühere Erfahrungen anknüpfen, v.a. während der Kindheit oder in der Jugend, also an Lebensabschnitte besonderer Verletzlichkeit. Während sich die supportive Psychotherapie auf die Gegenwart konzentriert, zielt analytisch fundierte Psychotherapie darauf ab, Verbindungen zwischen der gegenwärtigen Erfahrung und wichtigen Tatsachen aus dem früheren Lebensphasen herzustellen. Dieses methodische Vorgehen ist insbesondere bei depressiven Störungen angezeigt.

Kognitive Psychotherapie

Dasselbe trifft auf die kognitive Psychotherapie zu, die sich hauptsächlich damit beschäftigt, was der depressive Patient in seiner Gedankenwelt erlebt. Es wird eindeutig davon ausgegangen, daß er die Fähigkeit zur Introspektion hat. In seine Gedanken strömen ständig kognitive Entstellungen in Form von Übertreibungen, unangemessenen Reaktionen und falschen Interpretationen ein – alle durchdrungen von Pessimismus und Schuldgefühlen, von Unwillen und Unzulänglichkeit. Dieser realistische und pragmatische methodische Ansatz besteht aus 4 Komponenten:

1. zu lernen, negative Gedanken zu erkennen;
2. eine Verbindung zwischen diesen negativen Gedanken und depressiven Gefühlen herzustellen;
3. zu lernen, die Arten entstellter Gedanken, die die negativen Gefühle dominieren, zu erkennen und zu verändern;
4. diese Vorgehensweise in die Entwicklung einer Lebenshaltung einzubeziehen, die weniger entstellt und besser an die eigene Person und an den eigenen Platz in der Welt von heute und morgen angepaßt ist (Meadon u. Davies 1996).

Gruppentherapie

Die psychologischen Probleme eines Individuums haben oft eine im weitesten Sinne soziale Dimension. Das kann einen negativen Einfluß auf die Integration des Individuums in die Gesellschaft oder in seine eigenen Gruppenstrukturen haben, oder es kann dazu führen, daß das Gleichgewicht innerhalb seiner unmittelbaren Umgebung, v.a. bei seiner Familie und beim medizinischen Personal, verloren geht. Gruppentherapie verfolgt daher mehrere mögliche Ziele - die Stärkung des Selbstwertgefühls durch Interaktion mit anderen, ein besseres Wissen über die eigene Person durch einfache introspektive Verfahren, Stärkung des Werts der eigenen Person, der eigenen Entscheidungen, der eigenen Handlungen und Fähigkeiten durch Konfrontation mit anderen, gegenseitige seelische Unterstützung, Erfahrungsaustausch, Einübung sozialer Fähigkeiten, Neuregelung der Familien- und Paarbeziehungen, v.a. in Krisensituationen, psychische Unterstützung durch medizinische Teams und so weiter.

Familientherapie

Der Mehrzahl der eingesetzten Techniken liegt eine Vielfalt von Zielen zugrunde. Von daher kann man zwischen Gruppen unterscheiden, die sich auf die aktuellen psychischen Probleme, auf das Hervorholen von Erinnerungen, auf die Tatsachen des täglichen Lebens oder auf interpersonelle Beziehungen konzentrieren. Dem gruppentherapeutischen Behandlungsansatz mit einer psychoanalytischen Orientierung kann eine Gruppenanalyse oder eine kognitive Therapie zugrunde liegen. Daneben gibt es noch Selbsthilfegruppen für Patienten mit derselben Krankheit (Parkinson-Krankheit etc.) oder für Familien chronisch kranker Patienten (etwa Demenz). Die Familienintervention, bei der i.allg. ein systemischer Ansatz verfolgt wird, kommt in kritischen Situationen zum Einsatz, beispielsweise wenn ein älterer Mensch plötzlich von einer psychiatrischen Krankheit betroffen wird. Ihr Ziel besteht darin, der Familie als Gruppe dabei zu helfen, ihre Ressourcen zu mobilisieren und zu harmonisieren, um nicht nur das momentane Problem zu lösen, sondern auch die Gruppe zu stärken, damit sie in der Lage ist, in Zukunft selbständig mit möglichen ähnlichen Situationen umzugehen.

4 Readaptive Behandlungen

Während medizinische Behandlungsverfahren auf Symptome abzielen und psychotherapeutische Ansätze im wesentlichen auf das Subjekt gerichtet sind, gehen readaptive Behandlungen funktionelle Störungen an, die eine Folge der Krankheit sind. Auch wenn dies immer das Hauptziel derartiger Techniken bleibt, haben sie möglicherweise auch einen Einfluß auf dieselben Bereiche wie die anderen beiden Gruppen von Behandlungen.

4.1 Der körperbezogene Ansatz

Veränderung der Beziehung zum Körper im Alter

Es handelt sich hier um eine gute Veranschaulichung der potentiellen Vielfalt der oben erwähnten Einflußbereiche. Mit dem Einsetzen des hohen Alters können sich die Beziehungen zum Körper insofern verändern, als die Leistungsfähigkeit herabgesetzt ist und motorische und sensorische Behinderungen auftreten. Das Fortschreiten des Alterungsprozesses kann zu einer Abnahme der Körperfunktionen und einer Einschränkung des motorisches Aktivitätsniveaus führen. Einige hirnorganische Erkrankungen – speziell Läsionen im Parietalbereich – gehen mit Störungen in der Wahrnehmung des eigenen Körpers einher. Schließlich hängt die subjektive Körperwahrnehmung auch stark mit psychiatrischen Zuständen wie Depression, Psychose, somatoformen Störungen und Hypochondrie zusammen.

Es gibt eine Unzahl von Techniken, die speziell an diese verschiedenen Störungen angepaßt sind. Ein gemeinsames Element all dieser Verfahren, auf das man sich mehr oder weniger stützen sollte, ist die Beziehung, die sich bei dieser Art von Ansätzen stets entwickelt.

Physiotherapie

Physiotherapie, wie sie in der geriatrischen Psychiatrie zum Anwendung kommt, nimmt eine Doppelrolle ein, da sie eine Wiederherstellung der motorischen Funktionen bewirken soll und zugleich als Mittel im Rahmen der Psychotherapie eingesetzt wird. Ohne daß dies verbalisiert wird, werden verschiedene subjektive Parameter in die krankengymnastische Behandlung einbezogen, beispielsweise das Ausmaß des Eindringens von Dritten, das toleriert werden kann, oder wie man mit Distanz fertig wird. Eine psychotherapeutische Behandlung trägt auch dazu bei, auf dem Wege der Körperwahrnehmung und durch die Reaktivierung des motorischen Potentials das Selbstbewußtsein zu erhöhen, was alles zusammengenommen beim Patienten eine Stärkung des Selbstbildes mit sich bringt.

Psychomotorische Therapie

Die psychomotorische Therapie (Bovier u. Ramseier 1995) zielt auf ein „besseres Körperbewußtsein (Gefühle, Emotionen, Sprache und Gedanken)" ab. Die erste Phase besteht in der Beobachtung der körperlichen Funktionen. Hierdurch entsteht ein Bild vom „Körperstil" des Patienten; dies führt zur Ausarbeitung eines Behandlungsablaufs, der auf die Hauptfunktionen des Körpers einwirkt – Motorik in Raum und Zeit, Sinneseindrücke, Gefühle, Bewegungskoordination und viszerale Funktionen. Diese Art von Therapie hat bei einer älteren Person zum Ziel, den Patienten dazu zu ermutigen, sich an seinen alternden Körper anzupassen; dies setzt voraus, daß er seine Grenzen akzeptiert und seine eigenen Fähigkeiten neu organisiert. Zusätzlich bringt sie die spezifische körperliche Symptomatik des Patienten und deren Zusammenhang mit psychiatrischen Störungen zum Vorschein und erlaubt es, einen Heilungsansatz zu entwickeln.

Entspannungstechniken

Entspannungstechniken (autogenes Training nach I. H. Schulz oder die psychotherapeutische Entspannung nach J. de Ajuriaguerra) oder ähnliche Behandlungsansätze (G. Alexanders Eutonie) können ebenfalls bei älteren Patienten zum Einsatz kommen. Die Gemeinsamkeit zwischen ihnen besteht darin, daß Wissen über den Körper dazu genutzt wird, die Kenntnis des eigenen Selbst zu erweitern.

Gymnastik

Gymnastik trägt dazu bei, sowohl die körperliche Fitneß aufrechtzuerhalten als auch die Möglichkeiten, die in körperlicher Bewegung verborgen sind, zu entdecken und praktisch zu üben. Zusätzlich ist es vom Standpunkt der Sozialisation her sinnvoll, Teil einer Gymnastikgruppe zu sein. In sitzender Position an Ballspielen teilzunehmen führt zu Stimulierung durch Wetteifer und Wettbewerb. Das ist besonders nützlich bei Patienten, deren psychiatrische Krankheit sie vom Kontakt mit anderen abhält und isoliert.

Beschäftigungstherapie

Bei der Beschäftigungstherapie kommt eine Technik zur Anwendung, bei der der Patient mit der Außenwelt konfrontiert wird; dies fördert eine Sichtweise, die ihn dazu ermutigt, sich an das tägliche Leben anzupassen. Sie kann ebensogut zu Hause eingesetzt werden wie in einer Klinik, einem Krankenhaus oder einer Einrichtung zur langfristigen Betreuung. Abhängig vom speziellen Ziel, das angestrebt wird, kann man 3 Arten von Beschäftigungstherapie unterscheiden: funktionelle, psychiatrische und demenzspezifische.

– funktionelle

Die funktionelle Beschäftigungstherapie ist dazu bestimmt, die oberen Gliedmaßen nach irgendeiner Form von traumatischer, neurologischer oder rheumatologischer Schädigung spezieller neu zu adaptieren. Dabei kommen supervidierte Aktivitäten zur Anwendung, mit denen das Ziel verfolgt wird, bestimmte Bewegungen zu üben, wie etwa, sich hin und her zu bewegen. Zusätzlich hat die Beschäftigungstherapie das Ziel der Wiederanpassung des Patienten an die Lebenswelt. Dabei wird der Betroffene zu alltäglichen Verrichtungen ermutigt und seine Umwelt auf eine Weise verändert, daß sie auf behinderte Personen eingestellt ist.

– psychiatrische

Bei psychiatrischer Beschäftigungstherapie geht es hauptsächlich um Beziehungen und Kreativität. Im Verlauf der verschiedenen Aktivitäten baut der Patient einen Kontakt mit dem Beschäftigungstherapeuten und mit den anderen Patienten auf. Außerdem lernt er durch seine eigenen kreativen Anstrengungen, noch einmal die Außenwelt wieder zu kontrollieren und durch Produkte, die er hervorgebracht hat, wieder ein Wertbewußtsein zu entwickeln.

– demenzspezifische

Bei einer demenzspezifischen Beschäftigungstherapie werden die Aktivitäten des Patienten an seine Fähigkeiten angepaßt. Hier wird versucht, nicht nur die Fähigkeiten, die er spontan nutzt, zu mobilisieren, sondern auch potentielle, ungenutzte und solche, die überhaupt nicht erst zum Einsatz kommen. Eine mögliche Falle ist dabei Überstimulierung, die katastrophale Reaktionen zur Folge haben kann. Diese Techniken können sowohl in individuellen als auch in Gruppensituationen angewandt werden. Ein wichtiger Aspekt der Therapie ist die Beobachtung; dabei können Bereiche erkannt werden, in denen eine Heilbehandlung erforderlich ist. Ein einfaches Beispiel dafür: Bei einem Patienten mit einer Apraxie soll die Kleidung so für ihn hingelegt werden, wie er sie anziehen soll. Die weitere Behandlung hängt von der Schwere der Gedächtnis- und Aufmerksamkeitsstörungen ab. Das Prinzip besteht darin, den Patienten dazu zu ermutigen, selbst zu handeln, statt andere für ihn handeln zu lassen.

Ziele der Beschäftigungstherapie

Im Bereich der Beschäftigungstherapie ist es oft schwierig, zu unterscheiden, inwieweit sie im Rahmen der geriatrischen Psychiatrie der Wiederherstellung gestörter Funktionen und der psychiatrischen Readaptierung dient. In der Praxis handelt es sich bei der Beschäftigungstherapie um eine integrierte Therapie; die treibende Kraft in ihr sind Beziehungen, und die Ziele der körperlichen Mobilisierung und der Entdeckung bzw. Neuentwicklung eines Bewußtseins von den eigenen Fähigkeiten haben eine implizite psychotherapeutische Wirkung.

4.2 Soziotherapie

Aktivierung als wesentliches Ziel

Soziotherapie ist ein Bestandteil des umfassenderen Konzepts der Aktivierung; damit ist der Versuch gemeint, den Patienten zu irgendeiner Form von sinnvoller Tätigkeit zu ermuntern. Konkret ausgedrückt zeigt sich das daran, was - sei es nun zu Hause oder in einer Gruppenumgebung - unternommen wird, um den natürlichen Lebensrhythmus in seinem Wechsel zwischen Aktivität und Ruhen, zwischen Anstrengung und Entspannung, zwischen Aktion und Passivität, zwischen Einschränkung und Freiheit, zwischen Wachheit und Schlaf aufrechtzuerhalten. Deshalb muß das Leben, besonders in einer Heimsituation, darauf abgestimmt sein, daß ein Vielzahl von Rhythmen einbezogen ist. Dazu gehören gewohnheitsmäßige Aktivitäten, Geplantes und Unvorhergesehenes sowie tägliche, wöchentliche und weiter in der Zukunft liegende Ereignisse, die auf monatlichen, jahreszeitlichen oder jährlichen Rhythmen basieren. Das Ziel besteht darin, ein Zeitbewußtsein zu fördern, indem man Bezugssysteme in der Gegenwart, der Vergangenheit und der Zukunft schafft und sowohl die Erinnerung als auch die Antizipation fortentwikkelt.

Soziotherapie als angewandte Gruppentherapie

Soziotherapie ist eine Technik, die auf der Anwendung gruppendynamischer Gesichtspunkte beruht. Sie wird an einem bestimmten Ort durchgeführt und strukturiert die Zeit, indem verschiedene Aktivitäten entfaltet werden; so baut man etwa Interessen an dem auf, was in der Welt vor sich geht, an Spielen und Aktivitäten in Bereichen wie körperliche Übungen (Gymnastik, Spazierengehen etc.), Kreativität und Hausarbeit (Kochen) usw. Ein Patient hat die Möglichkeit, Entscheidungen zu beeinflussen. Während es das allgemeine Ziel bleibt, den Patienten zu aktivieren, fördert Soziotherapie auch die unterschiedlichen Rollen, die der Betreffende einnimmt, auch sein Selbstbewußtsein und Selbstwertgefühl, die Mobilisierung seiner Fähigkeiten und seiner Erfahrung und die Konfrontation mit anderen, sowohl als Individuen als auch als Gruppe.

4.3 Kunsttherapie

Diese Rehabilitationsmethoden beschäftigen sich mit dem therapeutischen Potential, das in künstlerischer Aktivität steckt. Sie haben gleichzeitig Auswirkungen auf kognitive Fähigkeiten, Affektivität und Körperwahrnehmung.

Rolle der Musik

Musik kann Wahrnehmung ebenso wie Ausdruck und Kommunikation mobilisieren. Aufgrund des Rhythmus fördert sie das Zeitbewußtsein und vermittelt über die Melodie die emotionale Empfindsamkeit, die für jeden Menschen typisch ist. Und schließlich stimuliert sie das Gedächtnis bezüglich des Abrufs, der affektiven Erinnerung an die Vergangenheit und des prozeduralen Behaltens.

Musiktherapie

Musiktherapie zielt auf all diese Aspekte und Bemühungen, um sie als Gesamtheit in einer sorgsam geplanten, streng methodischen Weise einzubeziehen (Verdeau-Pailles 1995). Diese Methoden basieren auf Zuhören oder auf Improvisieren und Kreativität. Der gewählte Ansatz hängt von der Krankheit und Persönlichkeit des Patienten ab. Ein depressiver Patient beispielsweise ist wahrscheinlich offener für ein Adagio als für ein Allegro. Musiktherapie ist v.a. dann angezeigt, wenn die Fähigkeit des Patienten, seine Erfahrungen verbal auszudrücken, gering ist, speziell bei psychosomatischen Störungen. Von daher ist ihr Wirkungsfeld tatsächlich sehr breit. Dazu gehört die Demenz, bei der sich Musik als ein überraschend wirksames Werkzeug erwiesen hat, das in der Lage ist, schwerkranke Patienten dazu anzuregen, sich Melodien und Wörter von Liedern zu merken. Ihre Teilnahme an Improvisationsgruppen, die ein Schlagzeug oder einfache Saiteninstrumente wie etwa ein Hackbrett benutzen, liefert ihnen nichtverbale Ausdrucksmittel und erweckt in ihnen ein Bewußtsein für Rhythmus und deshalb auch für Zeit. Schließlich wird Musik auch beim *Tanzen* gespielt, wodurch sich bei dementen Patienten oft noch intakte rhythmische Talente erneut beleben lassen.

Kunsttherapie

Kunsttherapie ist ein ausgesprochen kreatives Behandlungsverfahren. Wenn man hauptsächlich Zeichnen, Malen und Modellieren einsetzt, so gestattet das Einblicke in den nichtverbalen Bereich des Innenlebens eines Patienten. Für sich genommen enthüllt es sowohl Konflikte als auch eine positive Entwicklung. Das geschaffene Werk oder das entstehende Werk eignet sich auch gut als Mittel, um einen Dialog mit einem beträchtlichen therapeutischen Potential zu initiieren. Selbst wenn das Produkt nicht über ein paar einfache Linien hinausgeht, wie das bei einer schweren Demenz der Fall ist, hat es einen Wert als Ausdruck von Aufmerksamkeit und Intention. Kunsttherapie kann für sich allein oder als integraler Bestandteil einer Beschäftigungs- oder einer Soziotherapie durchgeführt werden.

4.4 Gedächtnistraining

Das Gedächtnis ist eine komplexe Funktion, die aus einer Anzahl von Untersystemen besteht, die sensorischer, primärer (Kurzzeitgedächtnis, Arbeitsgedächtnis), sekundärer (Langzeitgedächtnis), prozeduraler (im-

Verbesserung der Leistungsfähigkeit des Gedächtnisses

plizites Gedächtnis) und prospektiver Art sind. Normale ältere Einzelpersonen wenden Techniken zum Gedächtnistraining an, die darauf abzielen, die Leistungsfähigkeit durch den Einsatz von Strategien zu verbessern, die dabei mithelfen, sich etwas in Erinnerung zu rufen. Man kann externe Mittel (Tagebücher) einsetzen oder interne Prozeduren nutzen, die verbal sein können, oder auf die visuelle Vorstellungskraft zurückgreifen. Gedächtnistraining kann in Gruppen („Gedächtnis-Workshops") durchgeführt werden, in denen man den Wetteifer dadurch anstachelt, daß man Übungen einsetzt, die auf unterschiedlichen sensorischen Registern beruhen. Der Vorteil dieser Technik besteht darin, daß ein gewisser soziotherapeutischer Wert hinzukommt. Denn Gedächtnisprobleme sind Teil eines Ganzen, in dem Affektivität eine wichtige Rolle spielt.

4.5 Hilfsmittel und Anpassung der Umwelt

Sensorische Behinderungen bringen insofern negative Konsequenzen mit sich, als der einzelne nicht mehr soviel Kontrolle über seine Umgebung hat; das kann wiederum seine emotionale Aufnahmebereitschaft beeinträchtigen. Es ist von vorrangiger Bedeutung, visuelle und auditive Störungen durch den Einsatz von Brillen, kristallinen Linsenimplantaten oder Hörgeräten zu korrigieren oder zu beheben. Der Gebrauch von Hilfsmitteln zum Laufen (Stöcken, Krücken, Gehhilfen), Anweisungen zur Verwendung des Rollstuhles oder das Tragen von Schienen sind unverzichtbare Verfahren, um die Mobilität zu verbessern und die psychischen Auswirkungen verminderter Selbständigkeit zu bekämpfen.

Einsatz spezifischer Hilfsmittel

Anpassung der Umwelt an den Patienten

Auch die Umwelt, in der ein Patient lebt, muß an seine Behinderungen angepaßt werden. Dies setzt voraus, daß alle Hindernisse aus dem Weg geräumt werden, die sich in seinem Lebensraum befinden mögen, was insbesondere zum Aufgabenbereich des Beschäftigungstherapeuten gehört. Zu diesen Veränderungen, die auf den individuellen Anforderungen beruhen, müssen allgemeinere Anpassungen der Architektur und der ergonomischen Anordnung der Patientenumwelt hinzugerechnet werden. Vom Standpunkt des Architekten aus müssen Krankenhäuser und ähnliche Einrichtungen so geplant werden, daß sie die Bedürfnisse, die für ältere Patienten charakteristisch sind, mit einbeziehen. Idealerweise sollte die Umgebung die bestmögliche Lebensqualität bieten.

Gerontechnologie

Besondere Aufmerksamkeit sollte folgenden Fragen gewidmet werden: Gestaltung des Eingangsbereichs, Größe der Wohnfläche, Beleuchtung, Sicherheit und Beschilderung zur Verbesserung der Orientierung. Ergonomische Faktoren sind Sache der Designer von Möbeln und von Krankenhauseinrichtung. Ergonomie ist der Ursprung eines Fachs, das als Gerontechnologie bezeichnet wird, das technischen Fortschritt in den gerontologischen Bereich einführt und ihn entsprechend anpaßt. Beispiele sind Telethesen („elektronische Prothesen"), die es gestatten, einige Vorgänge aus der Entfernung auszuführen (die Tür öffnen etc.). Die Gerontechnologie beschäftigt sich auch mit der Anpassung von Geräten, die von älteren Behinderten im Alltag benutzt werden (Haushaltsgeräte,

Fernsehen, Radio etc.), und versucht, technische Lösungen für die bei der Rehabilitation auftretende Probleme zu finden.

Kurz, all diese Anpassungsmaßnahmen zielen darauf ab, etwas an der Tatsache zu ändern, daß normal konstruierte Umgebungen, Kommunikationsmittel und Verbrauchsgüter nicht dazu gedacht sind, den Behinderungen von Menschen mit Handikaps gerecht zu werden. Solche Maßnahmen müssen in die grundlegenden Rehabilitationsprinzipien der geriatrischen Psychiatrie integriert werden.

4.6 Organisation der Rehabilitation

Komplexes Netzwerk von Behandlung und Betreuung

Die Rehabilitation in der geriatrischen Psychiatrie nutzt die Fähigkeiten einer großen Anzahl von Fachleuten, v.a. von Fachärzten (Psychiatern, Psychogeriatern, Geriatern, Neurologen, Internisten etc.), Psychologen, Sozialarbeitern, Pflegepersonal, Beschäftigungstherapeuten, Soziotherapeuten, Physiotherapeuten, psychomotorischer Therapeuten, Sprachtherapeuten und so weiter. Zu dieser großen Breite von Fächern kommt die komplexe Eigenart des Betreuungs- und Unterstützungsnetzwerkes hinzu, in dem der Patient lebt.

Risiko der therapeutischen Anarchie

Das offensichtliche Risiko, das man möglicherweise in einer solchen Situation eingeht, besteht in einer therapeutischen Anarchie, zu der es kommt, wenn der Kommunikations- und Informationsaustausch nicht gut genug organisiert ist. Die Gefahr mag sogar noch anwachsen, wenn nicht alle Beteiligten das gleiche Denkmodell im Hinblick auf den Patienten haben. Deshalb muß die Organisation der Rehabilitation in sich konsistent sein, sie muß einen Diskussionsrahmen erzeugen und über einzelne Organisationen hinausgehen; damit ist gemeint, daß sie das gesamte Netzwerk umfassen muß.

Notwendigkeit multidisziplinärer Zusammenarbeit

Der Weg, dem ein bestimmter Patient folgt, kann verschiedene Phasen durchlaufen wie etwa ambulante Betreuung, Tagesklinik bzw. kurzzeitige und langfristige Hospitalisierung. Während dieser verschiedenen Phasen ist ein in sich stimmiger Ansatz sowohl im Hinblick auf die Ziele als auch hinsichtlich der Einstellungen essentiell. Außerdem muß ein multidisziplinäres Team die Interventionen seiner Mitglieder in Abhängigkeit von einem gemeinsamen Rehabilitationsziel koordinieren; dies kann beispielsweise darin bestehen, daß der Patient zu Hause bleibt. Das Erreichen eines solchen allgemeinen Ziels wird von dem Erreichen des speziellen Ziels abhängen, das sich jeder der beteiligten Berufe in Abhängigkeit von seiner jeweiligen Kompetenz gesetzt hat. Von daher ist der Patient Gegenstand eines multidisziplinären Projektes, dessen Methodologie so aussehen könnte, wie in Abb. 1 dargestellt (Rufini u. Gaillard 1996).

Entwicklung eines Behandlungsprogramms

Ein Denkmodell für die Patientenbetreuung mit dem Ziel der Rehabilitation setzt voraus, daß das multidisziplinäre Team zu einer Beurteilung der Situation des Patienten gekommen ist, die auf Beobachtung beruht. Es geht dann dazu über, die Probleme, die gelöst werden sollen, und die allgemeinen und besonderen Ziele zu bestimmen, die verfolgt werden

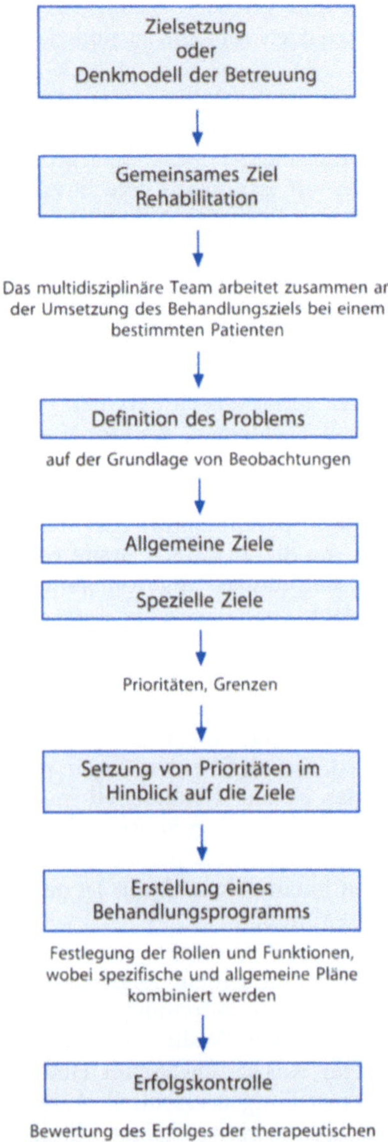

Abb. 1. Mögliche Methodologie einer multidisziplinären Behandlung. (Nach Rufini u. Gaillard 1996)

sollen; dabei werden Prioritäten und Grenzen mit einbezogen. Dies führt zu einer Hierarchisierung der Ziele, zum Entwurf eines Behandlungsprogramms und zu einer Festlegung der Rollen.

Gemeinsames Engagement unterschiedlicher Disziplinen

Dieser Prozeß setzt zum einen ein gemeinsames Engagement auf seiten der unterschiedlichen Disziplinen voraus und zum andern eine klare Definition der Rolle für jeden einzelnen daran Beteiligten. Gegenseitiges Verständnis für deren individuelle Kompetenz erlaubt es, das Gebiet jeder einzelnen Disziplin gut einzugrenzen; dadurch wird das Wildern auf dem Gebiet des anderen vermieden und eine erstklassige Gesamtbehandlung gewährleistet.

5 Literatur

Bovier P, Ramseier E (1995) Champs d'application de la thérapie psychomotrice. In: Richard J, Rubio L (eds) La thérapie psychomotrice. Masson, Paris, pp 151–166

Meador KG, Davis CD (1996) Psychotherapy. In: Busse EW, Blazer DG (eds) Textbook of geriatric psychiatry. American Psychiatric Press, Washington, pp 395–412

Rufini J, Gaillard M (eds) (1996) Pratique psychogériatrique. La genèse d'une équipe multidisciplinaire. L'Harmattan, Paris

Verdeau-Pailles J (1995) Musicothérapie. In: Richard J, Rubio L (eds) La thérapie psychomotrice. Masson, Paris, pp 117–125

Wilkinson DG (1994) Electroconvulsive therapy (ECT). In: Copeland JRM, Abou-Saleh MT, Blazer DG (eds) Principles and practice of geriatric psychiatry. Wiley, New York, pp 569–574

Kapitel 12
Psychiatrische Aspekte des Lebensendes

Th. Fuchs und H. Lauter

1 Einleitung

Psychiatrie des Lebensendes als mangelhaft entwickeltes Teilgebiet

Die Psychiatrie des Lebensendes ist ein noch mangelhaft entwickelter Zweig von Forschung und Praxis des Fachs. Dies steht in Kontrast zur Häufigkeit nicht nur psychologischer Probleme, sondern auch behandlungsbedürftiger psychischer Störungen in den letzten Stadien des Lebens. Tödlich erkrankte und sterbende Patienten stehen selten in psychiatrischer Behandlung, und die Mehrzahl der Psychiater hat weniger Erfahrung mit fachspezifischen Behandlungsproblemen als viele Palliativmediziner.

Konsiliarpsychiatrische Betreuung

Am ehesten werden Psychiater im Rahmen der klinischen Konsiliartätigkeit mit Fragen der medikamentösen oder psychotherapeutischen Betreuung Sterbender konfrontiert. Meist beschränkt sich dies jedoch auf Einzelfälle; so wurde in einer amerikanischen Untersuchung der psychiatrische Konsiliardienst nur bei 1,9% der Krebspatienten auf internistischen und chirurgischen Abteilungen in Anspruch genommen (Levine et al. 1978). Noch überraschender ist die Tatsache, daß der psychiatrische Rat selbst dort nicht angefordert wird, wo es um ärztliche Entscheidungen über Suizidbeihilfe und Tötung auf Verlangen geht: Eine Umfrage unter niederländischen Psychiatern ergab, daß sie bei solchen Entscheidungen nur in 3% der Fälle konsiliarisch zugezogen werden (Groenewoud et al. 1997).

Zunehmende Bedeutung in der Zukunft

Verschiedene Tendenzen sprechen jedoch dafür, der Psychiatrie des Lebensendes künftig stärkeres Gewicht zu geben. Zum einen kommt in der Entwicklung der Thanatopsychologie, der Palliativmedizin und der Hospizbewegung ein steigendes Bewußtsein für die Bedeutung der letzten Lebensphase zum Ausdruck; dabei werden mehr und mehr Frage- und Problemstellungen sichtbar, die eine interdisziplinäre Kooperation von Onkologen, Palliativmedizinern, Psychiatern und Psychotherapeuten erfordern. Zum anderen stellt die Zunahme hirnorganisch bedingter, insbesondere dementieller Erkrankungen den Psychiater vor die Aufgabe, therapeutische und ethische Fragen der Behandlung auch in fortgeschrittenen Krankheitsstadien kompetent zu beantworten.

Diskussion um Sterbehilfe

Schließlich haben Probleme der Sterbehilfe und die v.a. international geführte neue Euthanasiediskussion längst das psychiatrische Fachgebiet erreicht; in verschiedenen Ländern wird die psychiatrische Expertise in vorgeschlagene oder schon bestehende Verfahrensregelungen zu aktiver Euthanasie oder assistiertem Suizid einbezogen (Fuchs u. Lauter 1997; Fuchs 1997; s. auch Kap. 18, Bd. 2). Auch angesichts dieser Entwicklungen erscheint es dringlicher denn je, sich den psychiatrischen Aspekten des Lebensendes zuzuwenden. Der folgende Beitrag handelt zunächst von der Auseinandersetzung des Menschen mit seinem Tod und mit tödlicher Krankheit, stellt dann die Aufgaben des Psychiaters in dieser Situation dar und gibt schließlich einen Ausblick auf menschliche Erfahrungen in unmittelbarer Nähe des Todes.

2 Die Bedeutung des Todes für die Psychiatrie

Bedeutung des Todes für das Leben

Der Tod liegt der Psychiatrie keineswegs so fern wie es den Anschein haben mag. Wenn der Psychiater auch kaum mit der medizinisch-biologischen Seite des Todes zu tun hat, so doch um so mehr mit seiner existenziellen Dimension. Jeder Augenblick des Lebens erhält ja durch den Horizont des Todes eine verborgene Ausrichtung und Qualifizierung; Leben enthält die Möglichkeit des Sterbens immer in sich. Psychisches Leiden ist nun gerade die Verfassung, in der dem Menschen die Möglichkeiten von Hoffnung oder Verzweiflung, Glück oder Scheitern, Sinn oder Vergeblichkeit seines Daseins mitten im Leben verstörend und erschütternd vor Augen treten. In vielen Gesprächen wird der für diese Dimension sensibilisierte Psychiater sehr bald spüren, daß es dem Patienten nicht allein um Behandlung einer Krankheit geht, sondern immer auch um das Gelingen des Lebens vor dem Horizont seiner letzten Grenze. Und noch im Suizid, der zentralen Erscheinungsform des Todes in der Psychiatrie, bestätigt der Patient den Tod als letztes Urteil über Wert und Gelingen seines Lebens, gerade indem er ihn selbst sucht.

Tod als Thema der Psychoanalyse

Die Thematik der Endlichkeit der Existenz prägt in sichtbarer oder eher latenter Form auch die zentralen neurotischen Konflikte. Nicht zufällig steht am Beginn der Psychoanalyse in Breuers und Freuds klassischen *Studien über Hysterie* (1895) eine Arbeit über Patientinnen (unter ihnen Anna O.), deren Symptomatik sich unmittelbar nach einem Todesfall oder Verlusterlebnis entwickelt hatte. Freud selbst betrachtete allerdings die Todesfurcht nicht als ursprüngliche Quelle der Angst, sondern versuchte sie ihrerseits auf die „Kastrationsangst" zurückzuführen. Vor allem Otto Rank und Melanie Klein stellten dieser Theorie das Konzept einer grundlegenden, bereits frühkindlichen Angst vor Auflösung, Selbstverlust und Vernichtung entgegen (Rank 1931; Klein 1948). Dennoch wurde die Problematik des Todesbewußtseins in der psychoanalytischen Tradition eher ausgeklammert.

Todesangst und neurotische Erkrankungen

Erst in neuerer Zeit hat J.E. Meyer (1979) dargestellt, inwiefern der Todesangst eine maßgebliche Bedeutung für die Genese vieler neurotischer Erkrankungen zukommt. Der Verlauf solcher „thanatophober Neurosen" wie Herzphobie, Panikstörung, Hypochondrie oder Zwangsneurose ist dadurch gekennzeichnet, daß sich die anfänglich manifeste, elementare Todesangst zunehmend hinter vordergründigeren, greifbareren Ängsten oder psychosomatischen Beschwerden verbirgt. Roth (1959) fand bei der Hälfte der Patienten mit Angst- und Depersonalisationsstörung Todeserfahrungen oder bedrohliche Krankheiten in der unmittelbaren Vorgeschichte. Zum gleichen Resultat kam Skoog (1965) bei der Mehrzahl von ernsthaften Zwangsneurosen; Straus (1960) und von Gebsattel (1954) sahen in der Angst des Zwangskranken vor Verfall, Krankheit, Fäulnis und Schmutz eine latente Todesangst, die der Patient durch Rituale und Zwangsgedanken zu bannen versucht. Auch Personen, die einer extremen Streßsituation ausgesetzt waren und an einer posttraumatischen Belastungsstörung leiden, sind oft lebenslang durch das Bewußtsein der Todesnähe geprägt („death imprint"; Lifton 1979). Schließlich tritt bei vielen Holocaust-Opfern gegen Ende des Lebens ein Zusammenbruch bisher verfügbarer Bewältigungs- und Abwehrmechanismen ein, der mit einer Verschlimmerung des seelischen Verfolgungsleidens verbunden ist (Lauter et al. 1999).

Bedeutung des Todesbewußtseins für die Psychopathologie

Die Bedeutung des Todesbewußtseins für die Psychopathologie ist v.a. von der existenziellen Psychotherapie herausgestellt worden, so neuerlich von Yalom (1989, S. 179): „Der Versuch, der Todesangst zu entkommen, liegt im Kern des neurotischen Konflikts". Yalom sieht zwei für die neurotische Entwicklung zentrale Formen der Abwehr gegen die Todesangst (ebd., S. 143 ff.): den Glauben an den „letzten Retter", eine Person oder mythische Figur, deren Macht und Gegenwart vor dem Tod bewahren kann, wenn es gelingt, mit ihr zu verschmelzen; und den narzißtischen Glauben an die eigene Besonderheit und Unverletzlichkeit, der im Streben nach Unabhängigkeit und Autonomie zum Ausdruck kommt. Der Zusammenbruch dieser Abwehrformen in Lebenskrisen oder unmittelbarer Todesnähe äußert sich in vielfältigen psychopathologischen Symptomen, gibt aber dem Patienten zugleich die Chance, sich mit entsprechender therapeutischer Hilfe der Einsamkeit des Todes zu stellen und an dieser Auseinandersetzung zu reifen (ebd., S. 243 ff.).

3 Das nahende Lebensende: Phasen der Auseinandersetzung mit tödlicher Krankheit

Veränderung der Zeitperspektive

Mit der Diagnose einer voraussichtlich tödlichen Krankheit verwandelt sich das allgemeine Bewußtsein der Sterblichkeit schlagartig in die unmittelbare Nähe des eigenen Todes. Damit verändert sich die Zeitperspektive des Lebens radikal. Die Vergangenheit, die man bisher immer noch „hinter sich" lassen konnte, erhält auf einmal den Charakter des faktischen Ergebnisses: Am Verlauf des Lebens ist nichts mehr grundlegend zu ändern; eine Bilanzierung drängt sich auf. Die Zukunft hingegen teilt sich in zwei Teile: die verbleibende kurze Zeit, die nun unter den Druck gerät, ihr noch das Möglichste an Leben abzugewinnen; und die antizipierte weitere Zukunft „ohne mich", und mit ihr die Frage nach dem, was von meinem Leben bleibt, nach der Spur, die ich hinterlasse, oder der Weise, in der ich fortlebe.

Existentielle Beunruhigung

Dieser existenziellen Beunruhigung und Bedrängnis steht der heutige Mensch vielfach ungeschützer gegenüber als dies früher der Fall war. Mit den Zweifeln an überlieferten Jenseitsvorstellungen hat sich der Zeitraum verkleinert, auf den wir unser Leben projektieren können - obgleich sich die mittlere Lebenserwartung ausgedehnt hat. Das Leben erscheint als „letzte Gelegenheit" (Gronemeyer 1993), und was wir innerhalb seiner Grenzen erreicht oder eben nicht erreicht haben, erhält den Charakter des Endgültigen und Unwiderruflichen.

Populärwissenschaftliche und autobiographische Literatur

Die ungeheure Fülle von thanatopsychologischer, populärwissenschaftlicher und autobiographischer Literatur zum Thema in den letzten beiden Jahrzehnten legt Zeugnis ab von dem intensiven Versuch, die letzte Phase des Lebens gleichwohl zu bewältigen oder ihr zumindest den Schrecken zu nehmen. Nicht zuletzt haben die Arbeiten von E. Kübler-

Ross (1974), persönliche Erfahrungsberichte wie die von Peter Noll (1984), Maxie Wander (1980) und Simone de Beauvoir (1986) sowie die entmythologisierende Darstellung des biologischen und klinischen Sterbevorgangs durch S.B. Nuland (1994) zu einer realistischen Auseinandersetzung mit der Thematik beigetragen. Das von Kübler-Ross beschriebene „Phasenmodell" hat inzwischen einer differenzierteren Sichtweise des Sterbens den Weg geebnet, das als individuell sehr unterschiedlicher, von Persönlichkeit, Lebensgeschichte und mitmenschlicher Umgebung des Kranken bestimmter Prozeß gesehen wird. Die folgende Beschreibung gibt typische Einstellungen und Stadien in diesem Prozeß wieder, die sich zu einer jeweils individuellen Gestalt des Lebensendes verbinden.

3.1 Anfängliche Reaktionen

Tiefgreifende Erschütterung

Abwehrprozesse

Die Diagnose einer tödlichen Erkrankung wird meist wie ein (Todes-)-*Urteil*, ein „Richtspruch" erfahren; die unmittelbare Reaktion ist in der Regel durch tiefgreifende Erschütterung bis hin zu einem Vernichtungsgefühl, durch massive Angst und Unruhe charakterisiert. Häufig folgen dieser ersten Reaktion Abwehrprozesse wie das intensive Bemühen, einen Ausweg zu finden, die Krankheit zu bagatellisieren oder zu verleugnen. Meist vergehen mindestens einige Wochen, bis wieder ein labiles Gleichgewicht erreicht ist. Der Patient kann es vermeiden, über die Krankheit zu sprechen oder nachzudenken, wobei er sich ihrer aber bewußt bleibt; er kann die Krankheit partiell verleugnen, indem er ihre fatale Prognose ignoriert; er kann sie auch weitgehend oder gänzlich aus seinem Bewußtsein verdrängen - was häufig bereits eine verspätete Diagnosestellung zur Folge hatte. Der Wechsel zwischen Vermeidung, partieller oder völliger Verleugnung und Akzeptanz ist in jeder Krankheitsphase möglich, was es der Umgebung des Kranken oft nicht leicht macht.

Bedeutung der Aufklärung des Patienten

Während früher die Diagnose und Prognose einer tödlichen Krankheit häufig verschwiegen oder nur den Angehörigen mitgeteilt wurden, sind heute offene, wenn auch behutsame und wiederholte Gespräche mit dem Patienten üblich, damit er nicht durch widersprüchliche Aussagen oder „wissendes Schweigen" der Umgebung verunsichert und geängstigt wird. Ein Verschweigen der Diagnose beraubt den Patienten zudem der Möglichkeit, die ihm verbleibende Lebenszeit sinnvoll zu gestalten, den Abschied von den Angehörigen und vom eigenen Leben bewußt zu vollziehen, ungelöste Konflikte zu bearbeiten und womöglich eine für ihn noch einmal entscheidende Vertiefung und Reifung zu erfahren. Ebenso falsch wäre allerdings eine radikale und sofortige Aufklärung über eine ungünstige Diagnose; in allen Phasen einer unheilbaren Erkrankung besteht noch ein gewisses Maß an Hoffnung, die, auch wenn sie noch so unbegründet erscheinen mag, dem Patienten nie gänzlich genommen werden darf. Zudem ist zu berücksichtigen, daß bei Männern über 60 Jahren unmittelbar nach Mitteilung der Diagnose eine erhöhte Suizidgefahr besteht (Fox et al. 1982).

3.2 Auflehnung – Angst – Depression

Wut und Auflehnung

Zu den emotionalen Reaktionen des Patienten im weiteren Verlauf gehören zunächst Gefühle der Kränkung und Verletzung über die Ungerechtigkeit eines „unverdienten" Todesurteils, der Enttäuschung über das Schicksal, der Wut und Auflehnung gegen Gott oder die Welt. Groll, Bitterkeit und Neid auf die Gesunden, die weiterleben dürfen, können sich in Unmut, Gereiztheit oder auch latenter Feindseligkeit gegenüber der Umgebung äußern. Solchen auch unberechtigt scheinenden Gefühlsäußerungen nach Möglichkeit mit einer verstehenden und akzeptierenden Haltung zu begegnen, ist für Angehörige und Therapeuten gleichermaßen wichtig. Sie können dadurch verhindern, daß Patienten in eine unfruchtbare Trotzhaltung geraten, die ihnen am Ende das Sterben äußerst erschwert.

Angst

Angst begleitet nahezu alle Phasen des Sterbens; doch tritt sie in sehr verschiedenen Formen auf, die zu erkennen und zu benennen für die therapeutische Intervention wesentlich ist:

Angst vor Krankheitssymptomen

- Die meisten Schwerkranken fürchten v. a. Schmerzen, Qualen, Atemnot oder auch Entstellungen durch operative Eingriffe. Die Angst richtet sich also auf den drohenden Verlust der körperlichen Integrität, der mit dem weiteren Krankheitsverlauf assoziiert wird; bedingt durch mangelnde Information und Vermeidung entsprechender Aufklärung trägt sie häufig katastrophisierenden Charakter.

Angst vor Isolation

- Die Anonymität und Abgesondertheit des Sterbens in der Klinik führt zur (häufig berechtigten) Angst vor sozialer Ausschließung und Vereinsamung; dazu kann die mißtrauische Furcht treten, von Angehörigen oder Ärzten nicht wahrhaftig behandelt oder entmündigt zu werden. Meist aktualisieren sich darin bereits länger bestehende Beziehungs- und Vertrauensstörungen.

Angst vor Autonomieverlust

- Schwere Krankheit bedeutet Angewiesensein auf andere, Abhängigkeit und oft Hilflosigkeit. Der Verlust an Kontrolle und Souveränität wird vom Patienten als Bedrohung und Entwürdigung wahrgenommen; der Gedanke, daß die eigene Würde auch durch die Anerkennung und teilnehmende Fürsorge der anderen getragen wird, ist oft schwer zu akzeptieren. Empfindungen der Peinlichkeit und Scham können sich dann bis zu dem Gefühl steigern, den anderen nur noch zur Last zu fallen, so daß sie insgeheim „ein rasches Ende" wünschen könnten. In gesteigerter Form wird die Angst vor Autonomieverlust zur Angst vor dem Erlöschen der geistigen Existenz, vor bewußtlosem oder dementem Hindämmern. Gerade die Zunahme von Demenzerkrankungen aufgrund gestiegener Lebenserwartung hat diese Angst heute stark in den Vordergrund treten lassen.

Todesangst

- In ihrer vitalen oder „blinden" Form findet sich Todesangst wohl bei allen höher entwickelten Lebewesen. Beim Menschen erhält sie jedoch antizipatorische Komponenten: Angst vor Verlust und endgültiger Trennung von den Nächsten; Angst, keine Erfahrungen mehr machen zu können, nicht mehr am Geschehen der Welt teilzunehmen; schließlich die elementare Ich-Angst vor dem puren Vergehen ins Nichts, vor dem Verlöschen oder „Aufhören zu sein", die heute an die Stelle der früheren, religiös motivierten Bestrafungs- oder Höllenängste getreten ist.

Dazu tritt im retrospektiven Blick die Angst, die das „Nicht-Wiedergutzumachende“ auslöst, verbunden mit Gefühlen von Schuld, Reue und Verzweiflung angesichts verlorener Möglichkeiten, unerfüllter Wünsche und versäumter Bereiche der eigenen Existenz. So befragte Hinton (1975) 60 Patienten mit fortgeschrittenem Krebsleiden nach ihrem Gefühl der Befriedigung und Erfüllung im Leben und fand, daß ihre Angst vor dem Sterben um so größer war, je geringer sie ihre Lebenszufriedenheit einschätzten.

Depressionen

Ebenso wie Ängste können auch Depressionen in allen Phasen des Lebensendes auftreten. Seelische Ursachen ergeben sich aus den bereits genannten Belastungen: Isolation und Vereinsamung, Schuld- und Wertlosigkeitsgefühle, negative Lebensbilanzierung, enttäuschte Hoffnungen auf Besserung oder Heilung, anhaltende Schmerzen oder andere körperliche Qualen, die als unkontrollierbar empfunden werden, geben vielfältige Anlässe zu depressiver Verarbeitung. Darüber hinaus erleben Krebskranke den Tumor nicht nur als bedrohlichen und zerstörerischen Feind, sondern oft als ein Objekt im eigenen Inneren, das den Charakter des Bösen und Unwerten hat; übertragen auf die eigene Person führt dies dazu, daß die Krankheit als Strafe für Schuld oder Verfehlung erlebt wird. Auslöser für depressive Einbrüche sind v.a. Rezidive oder auch operativ verstümmelnde Eingriffe (Mastektomie, Kolostomie, Amputation etc.), die die bislang noch aufrechterhaltenen Bewältigungsmöglichkeiten überfordern.

3.3 Bewältigen und Akzeptieren

Bewältigungsstrategien

Mit der Mitteilung der Diagnose setzen verschiedene Bewältigungsstrategien ein, mit denen sich der Patient – soweit er sie nicht verleugnet – an seine neue Lage anzupassen sucht („coping“). Zunächst wird er alles unternehmen, um den Todeszeitpunkt hinauszuschieben und durch neue Informationen, schul- oder paramedizinische Behandlungsverfahren den Krankheitsverlauf zu beeinflussen. Langfristig wirksamer sind aber innere Umdeutungs- und Umbewertungsprozesse, die die Situation unter einen veränderten Blickwinkel stellen. Dazu gehört die Betonung des gegenwärtigen Augenblicks, die Intensivierung des Lebensgefühls und der Beziehungen durch das Bewußtsein des „letzten Mals“, die Suche nach den Möglichkeiten, die das Leben noch bietet, die Neugewichtung von Prioritäten und entsprechende Veränderung der Lebensführung. Häufig besteht das Bedürfnis, sich mit der eigenen Lebensgeschichte auseinanderzusetzen, im Rahmen der Lebensbilanz im eigenen Leben und Sterben einen Sinn zu finden („life review“; Butler 1963). Viele Patienten ziehen tiefe Befriedigung aus der Regelung der „unerledigten Geschäfte“, der letzten Aussprache mit Angehörigen und Freunden oder aus der Erfüllung eines lang gehegten Wunsches. Auch das Abschiednehmen, die antizipatorische Trauer über den Verlust alles dessen, was einem lieb und wert gewesen ist, gehört zur Bewältigung der letzten Lebensphase.

Akzeptanz vs. Resignation

Allerdings kommt die von Kübler-Ross (1974) quasi normativ beschriebene Phase des Akzeptierens selten wirklich zum Abschluß und darf auch nicht als Forderung an den Patienten herangetragen werden. Häufiger wird der Tod als unvermeidliches Ende eher resignierend hingenommen. Nach einer niederländischen Untersuchung an 191 terminal Kranken konnte nur etwa ein Drittel das Sterben akzeptieren; ein Viertel gab das Leben eher resigniert auf, ein weiteres Viertel blieb bis zum Schluß in einer kämpferischen oder verleugnenden Haltung. Dabei zeigten Frauen eine deutlich höhere Fähigkeit zum Akzeptieren des Sterbens als Männer (Bruning u. Hesselink 1986, zit. nach Munnichs 1989).

3.4 Terminale Phase

Verlegung des Patienten

Im Zusammenbruch der Abwehrkräfte, in generalisierten Organfunktionsstörungen, im Versagen der Therapie und Übergang zu palliativer Behandlung zeigt sich die letzte Phase der Krankheit an, für den Patienten oft an der Verlegung in ein Einzelzimmer, in ein Hospiz oder nach Hause erkennbar. Das zunehmende Erlahmen des Widerstandes und Lebenswillens führt in einen Zustand der Ermattung, Resignation und stillen Traurigkeit. Bei beeinträchtigter Wahrnehmung und Artikulation ist häufig keine intensivere gedankliche oder kommunikative Auseinandersetzung mehr möglich. Oft beschränken sich die Lebensäußerungen auf kurze Wortwechsel oder Kleinigkeiten des täglichen Ablaufs. Dennoch ist der Kontakt über Berührung und Stimme möglich, zumal wenn sich zuvor schon ein vertrautes Verhältnis zum Sterbebegleiter entwickelt hat. In der Agonie ist das Bewußtsein zeitweise getrübt und die Realität verblaßt zusehends. In der erwähnten niederländischen Untersuchung starben 45% der Patienten dösig, schlafend oder komatös, 27% in ruhiger Hinnahme, 21% jedoch unruhig, ängstlich oder beklommen (Bruning u. Hesselink 1986, zit. nach Munnichs 1989).

Letzte Lebensäußerungen

4 Aufgaben und Probleme psychiatrischer Behandlung

Prävalenz psychischer Störungen

Untersuchungen belegen eine hohe Prävalenz psychischer Störungen bei Schwerkranken. In einer multizentrischen Studie an 215 Karzinompatienten stellten Derogatis et al. (1983) in 47% der Fälle psychiatrische Diagnosen nach DSM-III: 32% der Patienten zeigten ängstlich-depressive Reaktionen, 6% ausgeprägte depressive Störungen, 4% organische Psychosyndrome, 3% Persönlichkeitsstörungen und 2% schwere Angstsyndrome. Aufgrund verschiedener anderer Studien ist davon auszugehen, daß die Inzidenz ernsthafter depressiver Verstimmungen bei Krebspatienten in einer Größenordnung von 25% liegt und die Prävalenz im späteren Krankheitsverlauf auf bis zu drei Viertel der Fälle ansteigt (Plumb u. Holland 1977; Bukberg et al. 1984; Massie u. Holland 1990). Die Prävalenzraten für delirante Syndrome in der Terminalphase liegen bei Krebspatienten zwischen 40% und 85% (Massie et al. 1983). Noch häufiger sind psychiatrische Komplikationen im Verlauf der Aids-Erkrankung (Tross u. Hirsch 1988).

4.1 Angst

Verschiedene Motive für ängstliche Syndrome bei Schwerkranken wurden bereits genannt. Solche Ängste können sich als diffuse innere Unruhe, Reizbarkeit, Aggressivität oder in körperlichen Beschwerden äußern. Aber auch hinter einer nach außen hin betont „gefaßten" und angepaßten Haltung verbirgt sich oft eine latente Verzweiflung, die durch ein krampfhaftes Bemühen um Normalität überdeckt wird. Seelisch motivierte Ängste nehmen andererseits selten das Ausmaß erethischer Unruhe, Agitiertheit und Panik an; bei solchen Symptomen ist an organisch bedingte Angstsyndrome zu denken, insbesondere an ein beginnendes Delir, arterielle Hypoxie, Dyspnoe aufgrund von Lungenmetastasen oder Embolien, schließlich an eine beginnende Entzugssymptomatik bei Benzodiazepin- oder Opiatmedikation. Eine genaue internistische und neurologische Abklärung kann zur Differentialdiagnose erforderlich sein.

Seelisch motivierte Ängste

Organisch bedingte Angstsyndrome

Eine pharmakologische Therapie ist besonders bei organischer Genese der Angst indiziert, kann aber auch begleitend zu psychotherapeutischen Interventionen eingesetzt werden. Wegen des Kumulationsrisikos bei dem verminderten Metabolismus Schwerkranker sind eher kurzwirksame Benzodiazepine wie Lorazepam, Alprazolam oder Diazepam zu empfehlen, sollten aber in Mehrfachdosen verabreicht werden, um eine kontinuierliche Wirkung sicherzustellen. Als längerwirksames Derivat hat sich Clonazepam bei Patienten mit zusätzlichen Krampfanfällen oder neuropathischen Schmerzen bewährt (Breitbart u. Passik 1993). Bei unzureichender Wirkung der Benzodiazepine oder bei Gefahr der Atemdepression kommen auch niederpotente Neuroleptika in Betracht, bei Panikstörungen trizyklische Antidepressiva wie Imipramin oder die neueren Serotoninantagonisten.

Pharmakologische Therapie

Die Psychotherapie ängstlicher ebenso wie depressiver Syndrome wird der Situation entsprechend vorwiegend supportiv, auf Selbstwertstärkung und vorübergehende Krisenintervention ausgerichtet sein. Der Therapeut wird dabei vor hohe Anforderungen bezüglich seiner Lebenserfahrung und Auseinandersetzung mit eigenen Ängsten gestellt. Er kann den Patienten ermutigen, Angst und andere bedrohliche Affekte zu verbalisieren, der Trauer über bevorstehende Trennungen Ausdruck zu verleihen, die durch Scham oder Mißtrauen gesetzten Barrieren zu seinen Mitmenschen zu überwinden. Eigene Erfahrungen mit Sterbenden, aber auch mit literarischen Darstellungen wie Tolstojs *Tod des Iwan Iljitsch* können dem Therapeuten helfen, bei dem Patienten die oben erwähnten Umdeutungsprozesse angesichts des Todes anzuregen.

Psychotherapie

Einen wesentlichen Ansatzpunkt bietet auch die Lebensgeschichte des Patienten, besonders im Sinne einer „life review therapy" mit Hervorhebung des Erreichten und Gemeisterten oder Korrektur einer negativen Lebensbilanz (Fuchs 1992a). Wenn zu stark angstbesetzte Themen im Gespräch schwer zugänglich sind, können nonverbale Verfahren wie Mal- und Kunsttherapie wertvolle Ausdrucksmittel darstellen (Dreifuss u. Meerwein 1984). Als direkte Verfahren der Angstreduktion kommen schließlich v.a. Relaxationstechniken, geführte Imagination oder Hypnose in Betracht.

Life review therapy

Lebensverlängernde Wirkung psychotherapeutischer Maßnahmen

Alle diese psychotherapeutischen Interventionen verbessern nicht nur das seelische Befinden des Patienten in der letzten Lebensphase, sondern verlängern u. U. auch die Lebensdauer: So konnten Spiegel et al. (1989) eine deutlich erhöhte Überlebenszeit von Patientinnen mit Brustkrebs nachweisen, die an einer supportiven Gruppentherapie teilnahmen.

4.2 Depression

Depressive Störungen treten in der letzten Lebensphase häufig auf, sind aber nicht leicht zu diagnostizieren. Schwerere Depressionen äußern sich häufig als apathisches Erschöpfungssyndrom, das aber ebenso wie die sonst typischen Vitalsymptome (Appetit- oder Gewichtsverlust, Schlafstörungen) nur schwer von den Manifestationen der körperlichen Grundkrankheit abzugrenzen ist. Andererseits sind Phasen der Trauer, Niedergeschlagenheit und Angst wie beschrieben normale Begleiterscheinungen des Sterbens.

Apathisches Erschöpfungssyndrom

Psychische Symptome

Als wesentlich für die Diagnose einer durch die körperliche Grundkrankheit maskierten Depression erweisen sich vor diesem Hintergrund v. a. bestimmte psychische Symptome wie durchgängige Hoffnungslosigkeit, Negativismus, übermäßige Schuldgefühle mit Strafideen, Wertlosigkeit und v. a. Suizidgedanken, die nahezu immer mit einer behandelbaren Depression verknüpft sind (s. unten). Differentialdiagnostisch sind schließlich auch Nebenwirkungen von Chemotherapien (z. B. Vincristin, Steroide, Interferon) und anderen Medikamenten, endokrine Störungen oder paraneoplastische Syndrome als mögliche Ursachen zu berücksichtigen (s. auch Kap. 17 und 18, Bd. 4).

Medikamentöse Therapie

Selbst wenn die Depression nicht immer von den körperlichen Krankheitserscheinungen oder den unerwünschten Nebenwirkungen somatischer Therapieverfahren abgrenzbar ist, sollte bei allen mittelgradig und schwer ausgeprägten Depressionen eine medikamentöse Therapie erfolgen; die Vorstellung, daß Depression eine normale Reaktion auf Krebs sei, darf eine solche Behandlung nicht verhindern, zumal die Wirksamkeit von Antidepressiva bei Karzinompatienten gut dokumentiert ist (Popkin et al. 1985; Massie u. Holland 1990). Dabei haben sich meist niedrigere Dosen (25–125 mg) als ausreichend wirksam erwiesen, während sonst aufgrund der geringen Metabolisierungsrate toxische Effekte zu gewärtigen sind. Trizyklika und Serotoninantagonisten (*cave* Nausea und Unruhe!) kommen gleichermaßen zum Einsatz; Trazodon oder Trimipramin haben sich zudem als sedierend-analgetisch wirksame Mittel bewährt.

4.3 Schmerzzustände

Anhaltende bzw. nicht ausreichend kontrollierte Schmerzzustände gehören zu den größten Belastungen schwerkranker Menschen. Ihre Häufigkeit bei Krebspatienten liegt bei 30%, in der Terminalphase bei 60–90%. Krebspatienten mit anhaltenden Schmerzzuständen haben zudem doppelt so häufig wie schmerzfreie Patienten psychiatrische Komplikationen, zumeist depressive Syndrome (Derogatis 1983). In solchen Fällen

Psychiatrische Komplikationen bei Schmerzzuständen

sind häufig sedierende Antidepressiva und Anxiolytika indiziert, die zudem eine zu frühe Opiaterhöhung vermeiden helfen (Kocher 1984).

Schmerzwahrnehmung

Der seelisch bedingte Anteil an der Schmerzwahrnehmung kann durch psychotherapeutische Interventionen, durch Entspannungs-, Imaginations- und Hypnosetechniken beeinflußt werden, so daß einer zu starken Medikamentenfixierung des Patienten vorgebeugt werden kann.

4.4 Organische Psychosyndrome

Krebs

Von hospitalisierten Krebspatienten weisen 15–20% organisch bedingte psychische Störungen auf (Levine et al. 1978); zu den häufigsten gehören Delir, Demenz, organisch bedingte affektive Störungen, Halluzinosen und Persönlichkeitsveränderungen. Metabolische Störungen wie Hyperkalzämien oder Hypothyreose, toxische Effekte von Medikamenten (Steroide, Opiate, Chemotherapeutika), Bestrahlungsfolgen oder ZNS-Metastasen gerade in Endstadien von Malignomkrankheiten gehen oft mit organischen Psychosyndromen einher, verbunden mit kognitiven Beeinträchtigungen oder akuter Angst, halluzinatorischen und paranoiden Zustandsbildern.

Aids

Beim Aids-Demenzkomplex, der in zwei Dritteln der Fälle im Krankheitsverlauf eintritt, kommt es zu einer Kombination von Gedächtnisstörungen, Verlangsamung, motorischen Störungen und Depressionen oder Psychosen. Psychopathologische Veränderungen in der Agonie bestehen schließlich in der Minderung von Antrieb, Vigilanz und Aufmerksamkeit, Verwirrtheit, ängstlicher, vegetativ getönter Unruhe und vielfältigen exogenen Reaktionstypen (Bonhoeffer).

Behandlung

Zur psychiatrischen Behandlung sind v.a. Neuroleptika geeignet; bei erheblicher Agitiertheit empfiehlt sich die parenterale Gabe von Haloperidol (0,5–2 mg) mit stündlicher Wiederholung bis zur Symptomreduzierung und Umstellung auf orale Verabreichung. Zudem sollten die Orientierungsmöglichkeiten des Patienten durch eine gut strukturierte, persönlich gestaltete Umgebung, Kontinuität der Betreuungspersonen, häufige Kontakte mit Angehörigen und behutsame Korrektur von Fehldeutungen verbessert werden.

4.5 Suizidalität und Sterbewunsch

Euthanasiediskussion

Der Wunsch tödlich erkrankter Patienten nach einer vorzeitigen Lebensbeendigung ist eines der gravierendsten Probleme, mit denen der Psychiater konfrontiert wird, und beschäftigt in der gegenwärtigen Euthanasiediskussion auch die Öffentlichkeit. Im allgemeinen sind Todeswünsche oder Suizidgedanken alter und höchstaltriger Menschen selten und nahezu ausnahmslos Anzeichen einer psychiatrisch diagnostizierbaren Krankheit; trotz zahlreicher Belastungen und Verluste äußert die überwiegende Mehrzahl von ihnen angesichts des nahenden Lebensendes keinen Lebensüberdruß (Linden u. Barnow 1997).

Studien zu Todeswünschen Schwerkranker

Über die Häufigkeit und Motive von Todeswünschen bei Schwerkranken gibt es allerdings kaum Untersuchungen an repräsentativen Stichproben. Brown et al. (1986) befragten 44 Patienten mit terminalem Karzinom in einer Palliativstation; alle 10 Patienten, die den Wunsch nach einem vorzeitigen Tod angaben, litten unter einer klinischen Depression. Chochinov et al. (1995) untersuchten 200 Patienten mit fortgeschrittenem Krebsleiden in einer Palliativklinik; knapp die Hälfte (45%) gab an, kurzzeitige und vorübergehende Todeswünsche zu empfinden, bei 17 Patienten (8,5%) war der Todeswunsch ernsthaft und länger anhaltend. Diese klagten auch deutlich mehr über Schmerzen und über mangelnde familiäre Unterstützung; 10 von ihnen litten unter einer klinischen Depression. In einer Befragung von 155 onkologischen Patienten fanden schließlich Emanuel et al. (1996), daß mehr als ein Viertel (27%) bereits ernsthaft daran gedacht hatten, ihren Arzt um Euthanasie oder Suizidbeihilfe zu ersuchen; 12% hatten dieses Thema auch mit ihrem Arzt besprochen, wobei diese auch signifikant häufiger depressiv waren.

Häufigkeit des Todesverlangens

Hinweise auf die Häufigkeit des Todesverlangens ergeben sich auch aus den Suizidziffern: Bei Karzinompatienten v.a. in fortgeschrittenen Krankheitsstadien ist die Selbstmordrate erheblich höher als in der gleichaltrigen Gesamtbevölkerung (Farberow et al. 1971; Luohivuori u. Hakama 1979). Risikofaktoren sind vorbestehende Persönlichkeitsstörungen, Alkoholmißbrauch, soziale Isolation, Depression und unzureichend behandelte Schmerzen (Breitbart 1990). Deutlich erhöhte Suizidraten werden auch bei Aids-Kranken beobachtet (Marzuk et al. 1985; Coté et al. 1992).

Von den 2,7% der jährlichen Todesfälle in den Niederlanden, die aufgrund einer aktiven Tötung auf Verlangen oder durch ärztlich assistierten Suizid erfolgten, entfielen über drei Viertel auf fortgeschrittene Krebserkrankungen. Dabei gaben die Patienten weniger körperliche Schmerzen als die Gefühle von Sinnlosigkeit, Abhängigkeit und Würdelosigkeit als Motiv für ihren Todeswunsch an (van der Maas et al. 1996; Fuchs 1997).

Motive

Unter den vielfältigen Motiven, die den Todeswünschen schwerkranker und sterbender Patienten zugrunde liegen, spielen nach den vorliegenden Erfahrungen Depressionen und Ängste, Mangel an familiärer Unterstützung und Geborgenheit, Gefühle der Würde- und Sinnlosigkeit des eigenen Leidens und unzureichend kontrollierte Schmerzzustände die wichtigste Rolle. Oft ist der Todeswunsch ein Ausdruck des Bedürfnisses nach Zuwendung und Wertschätzung, ein Hilfsappell an andere Menschen oder ein Protest gegen unerträgliches Leiden. Schließlich kann eine Störung der Kommunikation mit dem Arzt, dem Pflegeteam oder den Angehörigen den Wunsch nach der „erlösenden Spritze" motivieren, durch den der Patient fälschlich seine Umgebung zu entlasten glaubt.

Fluktuation von Sterbewünschen

Die hohe Fluktuation der Sterbewünsche (Chochinov et al. 1995), ihre vielschichtigen Motive und ihre Abhängigkeit von gelingender Kommunikation mit der Umgebung zeigen, daß scheinbar einfache Lösungen wie der Ruf nach Selbstbestimmung und rascher Leidensbeendigung durch aktive Euthanasie der Komplexität der Situation Sterbender kaum gerecht werden können. Nicht alle, aber doch viele todeswillige Patienten weisen eine psychiatrische Störung auf, die erkannt und behandelt werden muß.

Einstellung des Kranken

Außerdem belegen die Erfahrungen auf Palliativstationen und in Sterbehospizen, daß adäquate medizinische Betreuung, kompetente Schmerzbehandlung und mitmenschlicher Rückhalt die Einstellung des Kranken zu seinem Leiden und Sterben in hohem Maße beeinflussen. Dabei ist es zweifellos wichtig, mit dem Patienten offen und ohne kritische Haltung über seine Todeswünsche zu sprechen; oft erfährt er bereits dadurch eine bedeutende Erleichterung. Darüber hinaus kann es sinnvoll sein, Angehörige behutsam auf die Not des Patienten aufmerksam zu machen. Der Arzt wird aber immer nur dann glaubwürdig sein und den Patienten auch durch Zeiten der Hoffnungslosigkeit begleiten können, wenn er sich selbst über seine Haltung zur vorzeitigen Lebensbeendigung Rechenschaft abgelegt hat.

4.6 Unterlassung lebensverlängernder medizinischer Maßnahmen

Passive Sterbehilfe

Zu den psychiatrischen Problemen des Lebensendes gehört auch die Frage, ob auf lebensverlängernde medizinische Maßnahmen verzichtet werden sollte, wenn eine tödliche Krankheit die Lebensfunktionen bereits schwerwiegend beeinträchtigt hat und der Tod des Patienten nicht mehr abzuwenden ist („passive Sterbehilfe"). Der beständige Wunsch eines Kranken nach Abbruch oder Unterlassung ärztlicher Behandlungsmaßnahmen muß vom Arzt beachtet werden; dieser sollte allerdings prüfen, ob ein solcher Entschluß unter Fremdbeeinflussung, äußerem Druck oder auch infolge einer Depression zustande gekommen ist.

Einwilligungsfähigkeit des Patienten

Die Hinzuziehung eines Psychiaters wird dann erforderlich, wenn an der Einwilligungsfähigkeit des Patienten Zweifel bestehen und der Behandlungsverzicht für ihn mit schwerwiegenden Risiken oder Nachteilen verbunden wäre. Besonders bei fortgeschrittenen Demenzzuständen kann sich die Frage stellen, ob lebensverlängernde Maßnahmen auch dann noch fortgesetzt werden sollen, wenn Gesundheit und Wohlbefinden des Betroffenen durch eine Zweiterkrankung beeinträchtigt werden oder sein Überleben von künstlicher Nahrungs- und Flüssigkeitszufuhr abhängt (Karger u. Haupt 1997). Solche Entscheidungen können erleichtert werden, wenn der Kranke zu einem früheren Zeitpunkt bei noch erhaltener Willensfähigkeit den eindeutigen Wunsch vorgebracht hat, im Falle einer schweren unheilbaren Krankheit auf lebensrettende Maßnahmen zu verzichten, bzw. wenn dies von glaubwürdigen Angehörigen bezeugt wird. Selbst dann bleibt allerdings zu fragen, inwieweit die früheren Willensäußerungen den inzwischen möglicherweise veränderten Wünschen und Bedürfnissen des Kranken noch entsprechen, und ob sie auf die von ihm nicht genau vorhersehbare gegenwärtige Situation anwendbar sind.

Vertretung der Interessen des Patienten

Wenn die Einstellungen und Präferenzen des Betroffenen nicht bekannt sind, müssen Arzt, Angehörige oder der gesetzliche Betreuer versuchen, die Interessen des Patienten in bestmöglicher Weise wahrzunehmen. Die ethischen Grundsätze, die hierbei zu berücksichtigen sind, werden kontrovers diskutiert (Beleites 1998). Wie man sich im konkreten Einzelfall entscheidet, hängt u. a. davon ab, ob die in Aussicht genommene medizinische Intervention – von der Gabe von Antibiotika oder Infusionen, der Anlegung einer Gastrostomie bis zur Dialyse und chirurgischen Eingriffen – eine hinreichende Aussicht auf palliative Leidensminderung bietet oder aber in erster Linie der Lebensverlängerung dient und möglicherweise sogar mit zusätzlichen, iatrogenen Beschwerden verbunden ist. Sicher sollte man bei solchen Entscheidungen auch auf alle Äußerungen der Körpersprache achten, mit denen ein dementer Patient seine Mißbefindlichkeit zum Ausdruck bringen kann.

Besonderer Schutz demenzkranker Patienten

Andererseits darf aber nicht von vorneherein davon ausgegangen werden, daß die Lebensqualität eines Dementen in fortgeschrittenen Krankheitsstadien negativ zu bewerten ist, um so mehr als wir über die Erlebniswelt dementer Patienten wenig wissen. Gerade angesichts der gegenwärtigen Notwendigkeit zur Einsparung von Gesundheits- und Pflegekosten bedürfen demenzkranke Patienten des besonderen Schutzes. Der Verzicht auf künstliche Ernährung oder auf ärztliche Interventionen kann in bestimmten Fällen ethisch gerechtfertigt sein, darf aber niemals zur Routine werden, da solche Maßnahmen einen wichtigen Symbolgehalt aufweisen, den Respekt vor dem durch die Krankheit überschatteten, aber in seiner Gegenwart dennoch erfahrbaren Selbst des Patienten bezeugen und eine Barriere gegen die menschliche Neigung bilden, schwache, machtlose Personen zu vernachlässigen und aus der Gesellschaft auszuschließen.

4.7 Die Umgebung des Sterbenden

Unterstützung der Familienangehörigen und professionellen Betreuer

Ein weiterer wichtiger Aspekt psychiatrischer Hilfe am Lebensende besteht in der Unterstützung der Familienangehörigen und professionellen Betreuer. Die Familie des Sterbenden ist durch dessen Krankheit meist schwerwiegenden Belastungen ausgesetzt. Die emotionale und pflegerische Betreuung des Betroffenen, die damit verbundenen Einschränkungen und finanziellen Belastungen, die Ungewißheit über den Krankheitsverlauf und die Trauer über die bevorstehende endgültige Trennung führen oft zu einem ständigen Konflikt zwischen Hoffnung und Verzweiflung und schließlich zu einer Erschöpfung des vorhandenen Hilfspotentials. Dazu kommt noch die Unsicherheit, inwieweit man mit dem Kranken offen über den Ernst der Situation sprechen und bewußt voneinander Abschied nehmen darf, ob man dabei nicht von der eigenen Trauer überwältigt wird oder den noch erhaltenen Lebenswillen des Kranken untergräbt.

Hilflosigkeit und Depressivität

Solche Konflikte und die Abwehr von Gefühlen der Hilflosigkeit und Depressivität führen in manchen Fällen zu einem inneren Rückzug der Angehörigen von dem Sterbenden, der von ihm bemerkt wird und seine Todeswünsche verstärkt. Nach einer Untersuchung von Krant u. Johnson (1977/78) an nahen Familienangehörigen von 75 todkranken Patienten hatte nur jeder fünfte Angehörige mit dem Patienten über die Möglichkeit des Sterbens gesprochen. Bei einer Befragung betroffener Paare (Hinton 1981) gaben zwei Drittel an, nur teilweise oder gar nicht miteinander über den bevorstehenden Tod des Partners zu sprechen. Selbst manche Ärzte reagieren auf den sich verschlechternden Gesundheitszustand des Patienten und ihre therapeutische Ohnmacht mit einem unbewußten Rückzugsverhalten.

Verhaltensänderung bei Personal und Angehörigen

Eine Untersuchung von Schulz u. Aderman (1976) ergab, daß sich mit dem Feststehen einer infausten Prognose das Verhalten von Personal und Angehörigen deutlich verändert (verkürzte Visiten, weniger verbale Kommunikation, weniger Kontakte). Der pflegerische Umgang wird erschwert durch bestimmte Bewältigungsstile, charakterliche Eigenarten oder Persönlichkeitsstörungen schwerkranker Menschen, die oft zu einem verstärkten Kontrollbedürfnis aus Furcht vor Abhängigkeit, zu Mißtrauen oder innerem Rückzug führen.

Bedeutung des Psychiaters

Der Psychiater kann derartige interpersonale Konflikte erkennen und durch den Kontakt mit Betreuungspersonen, durch genaue ärztliche Informationen und durch seinen Rat hinsichtlich des bestmöglichen Umgangsstils dazu beitragen, daß das für den Sterbenden notwendige emotionale Hilfssystem des sozialen Umfelds erhalten und verstärkt wird. Er übernimmt so eine wichtige Vermittlerrolle, die v.a. der Förderung des Dialogs zwischen all denen dient, die am Sterben des Patienten teilhaben. Darüber hinaus kann er Angehörige ermutigen, sich über Belastendes und Ungeklärtes mit dem Patienten auszusprechen, und sie zu antizipatorischer Trauer motivieren. Das Verdrängen des bevorstehenden Todes kann die spätere Verlustbewältigung erschweren oder mißlingen lassen. Zu solchen pathologischen Trauerreaktionen neigen v.a. Angehörige mit ambivalenter oder nicht emanzipierter Bindung an den Sterbenden. Dies gilt es gerade vor dem Hintergrund eines hohen Risikos von Morbidität und Mortalität bei Verwitweten (insbesondere bei Männern) im Jahr nach dem Tod des Partners zu berücksichtigen, um rechtzeitig psychotherapeutische Hilfen in Gang zu bringen.

4.8 Hospize

Ziele der Hospizbewegung

Die Hospizbewegung entstand Ende der 60er Jahre in England aus dem Bestreben heraus, der Anonymisierung des Sterbens in der Gesellschaft entgegenzuwirken. Sie will Räume der Geborgenheit schaffen, um Sterbende auf ihrem letzten Weg medizinisch, psychologisch und seelsorgerlich zu begleiten, so wie die mittelalterlichen Hospize Pilgern und Reisenden Herberge gaben. Cicely Saunders gründete 1967 das „St. Christopher's Hospice" in London; in Deutschland wurde 1985 das erste Hospiz eröffnet. Inzwischen gibt es hierzulande etwa 30 stationäre Hospize und ebenso viele Palliativstationen, etwa 270 ambulante Betreuungsdienste und mehr als 180 Initiativen mit etwa 10000 ehrenamtlichen Helfern (Saunders 1993; Student 1994).

Linderung physischer und psychischer Leidenszustände

In Hospizen werden Patienten mit einer nicht mehr abzuwendenden tödlichen Erkrankung unter veränderter Zielsetzung behandelt, die auch eine andere ärztliche Einstellung erfordert. Im Vordergrund steht die Linderung physischer und psychischer Leidenszustände; dabei werden auch neue Verfahren der medikamentösen, körper- und psychotherapeutischen Schmerzbehandlung erprobt und weiterentwickelt. Mit dem Prinzip der rechtzeitigen, häufig auch schon vor dem Auftreten von Schmerzen einsetzenden Analgetikatherapie in Verbindung mit Akupunktur-, Hypnose- und anderen Verfahren lassen sich in den allermeisten Fällen Schmerzzustände erfolgreich behandeln, ohne daß der Patient dadurch benommen oder betäubt wird.

Betreuung in häuslicher Umgebung nach stationärer Behandlung

Dabei ist der Grundgedanke der Hospizbewegung die enge Verbindung vorübergehender stationärer Behandlung zur optimalen Einstellung v.a. der Schmerztherapie mit der baldmöglichen Betreuung in der häuslichen Umgebung, die in Koordination von speziell ausgebildeten Pflegern, Laienhelfern und Angehörigen erfolgt. Ein Hospiz ist demnach kein „Sterbehaus", sondern eine zur Gemeinde hin offene und auf ambulante Betreuung orientierte Einrichtung. Evaluationsstudien ergaben positive Ergebnisse zur subjektiven und objektiven Lebensqualität der Patienten (Greer et al. 1986; Morris et al. 1986). Hier liegen zweifellos noch weitgehend ungenutzte Möglichkeiten einer Medizin des Lebensendes.

5 Erfahrungen in Todesnähe

Die Darstellung psychiatrischer Aspekte des Lebensendes soll abschließend durch einen Blick auf die sog. „Nahtodeserlebnisse" ergänzt werden, die nicht nur von psychiatrischem Interesse, sondern für viele sterbende Menschen von großer persönlicher Bedeutung sind.

Berichte von Nahtoderlebnissen

Bereits Ende des vergangenen Jahrhunderts wurden Erfahrungen von Menschen bekannt, die angesichts lebensbedrohlicher äußerer Situationen, v.a. beim Sturz in den Bergen, Zustände innerer Entfremdung und Gefühllosigkeit erlebten, die heute meist unter die Begriffen der Depersonalisation und Dissoziation eingeordnet werden. Noyes u. Kletti (1976a, b) haben über 200 solcher Berichte von Unfallopfern in todesnahen Situationen gesammelt und dabei folgende wesentliche Komponenten der Erfahrung herausgearbeitet:

Erfahrungskomponenten

1. Verlangsamung des Zeitablaufs bis hin zum Stillstand der subjektiven Zeit;
2. im Kontrast dazu ein erheblich beschleunigter Gedankenablauf;
3. plötzliche innere Ruhe, Schmerz- und Angstfreiheit, verbunden mit dem Gefühl der Unbeteiligtheit und Unwirklichkeit;
4. Entfremdung vom eigenen Körper und
5. ein rasch ablaufendes inneres Panorama von Lebenserinnerungen.

Grundmuster menschlicher Erfahrung in Todesnähe

Die eigentlichen, mit außerkörperlichen Zuständen verbundenen Nahtodeserlebnisse wurden zunächst durch die Darstellung Moodys (1975), später v.a. durch die Forschungsergebnisse Rings (1980) einer breiteren Öffentlichkeit bekannt. Nach verschiedenen vorliegenden Studien haben etwa 30–40% der Menschen, die nach einem Herzstillstand reanimiert wurden, im Koma lagen, einen lebensbedrohlichen Unfall erlitten oder einen schweren Suizidversuch unternahmen, dabei vergleichbare, außergewöhnliche Wahrnehmungen und Erfahrungen gemacht (Ring 1980; Ring u. Franklin 1981; Greyson u. Stevenson 1980; Sabom 1983; Übersicht bei Roberts u. Owen 1988). In den Untersuchungen zeigte sich kein Zusammenhang mit demographischen und sozialen Merkmalen der Betroffenen wie Alter, Geschlecht, Herkunft, Ausbildung, Beruf, Religion oder Glaubensinhalten, auch nicht mit etwaigem Vorwissen um Sterbeerlebnisse. Möglicherweise handelt es sich daher um ein von individueller Orientierung und Sozialisation unabhängiges, gemeinsames Grundmuster menschlicher Erfahrung in äußerster Todesnähe (Fuchs 1997).

Typischer Verlauf

Das Erlebnis beginnt typischerweise mit einem Gefühl des Friedens, des Wohlbehagens und der Schmerzfreiheit, das sich zu einem ekstatischen Glücksempfinden steigern kann. Nahezu übergangslos erlebt sich der Betroffene außerhalb seines Körpers schwebend und nimmt ohne affektive Beteiligung wahr, was um ihn herum geschieht. Bemerkenswert ist eine tiefgreifende Verlangsamung des Zeitablaufs, die sich oft bis zu einem „Ewigkeitsgefühl" steigert. Diese außerkörperliche Erfahrung geht nun bei einem Großteil der Betroffenen in ein Tunnel- oder Dunkelheitserlebnis über, gefolgt schließlich von der Begegnung mit einer personhaften Lichterscheinung oder auch von einer zeitrafferartigen Sequenz autobiographischer Erinnerungsbilder („Lebenspanorama"). Sehr häufig messen die Betroffenen dieser Erfahrung im nachhinein eine besondere, religiöse oder spirituelle Bedeutung zu; es kommt zu grundlegenden Neugewichtungen der Lebensprioritäten bis hin zu anhaltenden Persönlichkeitsveränderungen.

Mögliche Erklärungen
– neurophysiologische

Mögliche Erklärungen dieser Phänomene lassen sich in neurophysiologische, psychodynamische und transpersonale Ansätze einteilen. Wesentliche Komponenten der Nahtodeserlebnisse treten bei toxisch oder funktionell veränderten Hirnzuständen auf, etwa bei Temporallappenepilepsien, unter Einwirkung von Narkotika wie Ketamin oder von Halluzinogenen wie Meskalin, LSD und Phencyclidin. Darauf beruhen Theorien über eine Störung und Aktivierung des limbischen Systems im Temporalhirn aufgrund von terminaler Hypoxie oder Hyperkapnie, verbunden mit einer körpereigenen Endorphinproduktion (Rodin 1980; Carr 1982).

– psychodynamische

Psychodynamische Erklärungsansätze basieren auf dem Modell einer Bewußtseinsdissoziation in ein teilnehmendes und ein beobachtendes Ich, verbunden mit einer regressiven Abwehr der Todesbedrohung durch halluzinatorische Wunscherfüllung (Ehrenwald 1974; Noyes u. Kletti 1976b).

– transpersonale

Transpersonale Interpretationen sehen in den Nahtodeserlebnissen eine Form „veränderter Bewußtseinszustände", die einer interkulturell gemeinsamen, archetypischen seelischen Matrix angehören und sich in religiösen, visionären und mystischen Erlebnissen zu allen Zeiten manifestiert haben (Grosso 1983).

Auch wenn gegenwärtig keine der Theorien eine schlüssige, alle Komponenten der Nahtodeserfahrungen einbeziehende Erklärung bieten kann, bleibt die Bedeutung dieser Erfahrungen ungemindert. Sie beinhalten eine tiefgreifende Verwandlung der räumlichen, zeitlichen und emotionalen Erlebnisformen eines Menschen und können nachhaltige Auswirkungen auf seine Persönlichkeit entfalten. Damit zeigen sie auf eindrucksvolle Weise, welche zentrale und letztlich auch therapeutische Bedeutung der Tod für das menschliche Leben hat.

6 Literatur

Beauvoir S de (1986) Ein sanfter Tod. Rowohlt, Reinbek Hamburg

Beleites E (1998) Wegweiser für ärztliches Handeln. Grundsätze der Bundesärztekammer zur ärztlichen Sterbebegleitung. Dtsch Ärzteblatt 95:1851–1853

Breitbart W (1990) Suicide in cancer patients. Oncology 1:49–53

*Breitbart W, Passik SD (1993) Psychiatric aspects of palliative care. In: Doyle D, McDonald N (eds) Oxford textbook of palliative medicine. Oxford Medical Publications, Oxford, pp 609–626

Breuer J, Freud S (1895) Studien über Hysterie. Deuticke, Leipzig Wien

Brown JH, Henteleff P, Barakat S, Rowe CJ (1986) Is it normal for terminally ill patients to desire death? Am J Psychiatry 143:208–211

Bruning H, Hesselink J (1986) Omgaan met sterven, samen leven, samen sterven. Zon Uitgeverij, Leiden

Bukberg J, Penman D, Holland JC (1984) Depression in hospitalized cancer patients. Psychosom Med 46:199–212

Butler RN (1963) The life review. An interpretation of reminiscence in the aged. Psychiatry 26:65–76

Carr D (1982) Pathophysiology of stress-induced limbic lobe dysfunction: A hypothesis for NDEs. Anabiosis 2:75–90

*Chochinov HM, Wilson KG, Enns M et al. (1995) Desire for death in the terminally ill. Am J Psychiatry 152:1185–1191

Coté TR, Biggar RJ, Dannenberg Al (1992) Risk of suicide among patients with AIDS. JAMA 268:2060–2068

Derogatis LR, Morrow GR, Fetting J et al. (1983) The prevalence of psychiatric disorders among cancer patients. JAMA 249:751–757

Dreifuss E, Meerwein F (1984) Die Psychotherapie Sterbender – der Beitrag der Psychoanalyse. In: Spiegel-Rösing I, Petzold H (Hrsg) Die Begleitung Sterbender. Junfermann, Paderborn, S 259–277

Ehrenwald J (1974) Out-of-the-body-experiences and the denial of death. J Nerv Ment Dis 159:227–233

Emanuel EJ, Fairclough DL, Daniels ER, Clarridge BR (1996) Euthanasia and physician-assisted suicide: attitudes and experiences of oncology patients, oncologists, and the public. Lancet 347:1805–1810

Farberow NL, Ganzler S, Cuter F, Reynolds D (1971) An eight year survey of hospital suicides. Suicide and Life-threatening Behavior 1:194–201

Fox BH, Stanek EJ, Boyd SC, Flannery JT (1982) Suicide rates among cancer patients in Connecticut. J Chronic Dis 35:89–100

Fuchs T (1992a) Erinnerungstherapie im Alter. Psychother Psychosom Med Psychol 42:295–370

Fuchs T (1992b) Außerkörperliche Erfahrungen bei Reanimation. Fundamenta Psychiat 10:100–107

*Fuchs T (1997) Euthanasie und Suizidbeihilfe. Das Beispiel der Niederlande und die Ethik des Tötens. In: Spaemann R, Fuchs T (Hrsg) Töten oder sterben lassen? Herder, Freiburg, S 31–107

Fuchs T, Lauter H (1997) Der Fall Chabot: Assistierter Suizid aus psychiatrischer Sicht. Nervenarzt 68:878–83

Gebsattel V von (1954) Die Welt des Zwangskranken. In: Gebsattel V von (Hrsg) Prolegomena einer medizinischen Anthropologie. Springer, Berlin Göttingen Heidelberg, S 74–127

Greer DS, Mor V, Morris JN et al. (1986) An alternative in terminal care: Results of the National Hospice Study. J Chron Dis 39:9–26

Greyson B, Stevenson I (1980) The phenomenology of near-death experiences. Am J Psychiatry 137:1193–1196

Groenewoud JH, Maas PJ van der, Wal G van der et al. (1997) Physician-assisted death in psychiatric practice in the Netherlands. N Engl J Med 336:1795–1801

Gronemeyer M (1993) Das Leben als letzte Gelegenheit. Wissenschaftliche Buchgesellschaft, Darmstadt

Grosso M (1983) Jung, parapsychology, and the near-death experience: Toward a transpersonal paradigm. Anabiosis 3:3–38

Hinton JM (1975) The influence of previous personality on reactions to having terminal cancer. Omega 6:95–111

Hinton JM (1981) Sharing or withholding of dying between husband and wife. J Psychosom Med 25:337–343

Karger A, Haupt M (1997) Sterbehilfe bei Demenz. Ethische Überlegungen zwischen Paternalismus und Autonomie. Nervenarzt 68:907–913

Klein M (1948) A contribution to the theory of anxiety and guilt. Int J Psychoanal 29:114–123

Kocher R (1984) The use of psychotropic drugs in the treatment of cancer pain. In: Zimmermann M, Drings P, Wagner C (eds) Pain in the cancer patient. Springer, Berlin Heidelberg New York Tokio, pp 118–126

Krant MJ, Johnston L (1977/78) Family members' perceptions of communications in late stage cancer. Int J Psychiatr Med 8:203–216

*Kübler-Ross E (1974) Interviews mit Sterbenden. Kreuz, Stuttgart

Levine PM, Silberfarb PM, Lipowski ZJ (1978) Mental disorders in cancer patients. Cancer 42:1385–1391

Lauter H, Zacher D, Fuchs T (1999) Biographie und Lebensschicksal. In: Folkerts H, Schonauer K, Tölle R (Hrsg) Dimensionen der Psychiatrie. Thieme, Stuttgart New York, S 19–24

*Lifton RJ (1979) The broken connections: on death and the continuity of life. Simon & Schuster, New York

Linden M, Barnow S (1998) The wish to die in very old persons near the end of life: A psychiatric problem? Results from the Berlin Aging study (BASE). Int Psychogeriatr 9:291–307

Luohivuori KA, Hakama M (1979) Risk of suicide among cancer patients. Am J Epidemiol 109:59–65

*Maas PJ van der, Wal G an der, Haverkate I et al. (1996) Euthanasia, physician-assisted suicide, and other medical practices involving the end of life in the Netherlands, 1990–1995. New Engl J Med 335:1699–1705

Massie MJ, Holland J (1990) Depression and the cancer patient. J Clin Psychiatry 51:12–17

Massie MJ, Holland J, Glass E (1983) Delirium in terminally ill cancer patients. Am J Psychiatry 140:104–1050

Marzuk PM, Tierney H, Tardiff K et al. (1988) Increased risk of suicide in persons with AIDS. JAMA 259:1333–1337

*Meyer JE (1979) Todesangst und das Todesbewußtsein der Gegenwart. Springer, Berlin Heidelberg New York

Moody RA (1975) Life after Life. Mockingbird, Georgia [Dt.: Ders. (1977) Leben nach dem Tod. Rowohlt, Reinbek]

Morris JN, Suissa S, Sherwood S et al. (1986) Last days: a study of the quality of life of terminally ill cancer patients. J Chron Dis 39:47–62

Munnichs JMA (1989) Sterben und Tod. In: Platt D (Hrsg) Handbuch der Gerontologie, Bd. 5: Neurologie, Psychiatrie. Fischer, Stuttgart New York, S 461–471

*Noll P (1984) Diktate über Sterben und Tod. Pendo, Zürich

Nuland SB (1994) Wie wir sterben. Ein Ende in Würde? Kindler, München

Noyes R, Kletti R (1976a) Depersonalization in the face of life-threatening danger: a description. Psychiatry 39:19–27

Noyes R, Kletti R (1976b) Depersonalization in the face of life-threatening danger: an interpretation. Omega 7:103–114

Plumb MM, Holland J (1977) Comparative studies of psychological function in patients with advanced cancer. I. Self-reported depressive syndrome. Psychosom Med 39:264–276

Popkin MK, Callies AL, Mackenzie TB (1985) The outcome of antidepressant use in the medically ill. Arch Gen Psychiatry 42:1160–1163

Rank O (1931) Technik der Psychoanalyse III. Die Analyse des Analytikers. Deuticke, Leipzig Wien

Ring K (1980) Life at death: a scientific study of the near death experience. Coward, McCarn & Geoghegan, New York

Ring K, Franklin S (1981) Do suicide survivors report near-death experiences? Omega 12:191–208

*Roberts G, Owen J (1988) The near-death experience. Br J Psychiatry 153:606–617

Rodin EA (1980) The Reality of near-death experiences. A personal perspective. J Nerv Ment Dis 168:259–263

Roth M (1959) The phobic anxiety-depersonalization syndrome. J Neuropsychiatry 1:293–306

Sabom MB (1983) Erinnerung an den Tod: Eine medizinische Untersuchung. Kindler, München

Saunders C (1993) Hospiz und Begleitung im Schmerz. Herder, Freiburg

*Schulz R, Aderman S (1976) How the medical staff copes with dying patients: A critical review. Omega 7:11–21

Skoog G (1965) Onset of anankastic conditions. Acta Psychiatr Scand (Suppl 184)

Spiegel D, Bloom JR, Kramer HC, Gottheil E (1989) Effect of psychosocial treatment on survival of patients with metastatic breast cancer. Lancet ii:88–891

Straus E (1960) Ein Beitrag zur Pathologie der Zwangserscheinungen. In: Ders., Psychologie der menschlichen Welt. Springer, Berlin Göttingen Heidelberg, S 187–223

Student JC (1993) Das Hospiz-Buch, 3. Aufl. Lambertus, Freiburg

Tross S, Hirsch DA (1988) Psychological distress and neuropsychological complications of HIV infection and AIDS. Am Psychol 43:929–934

*Wander M (1980) Leben wär' eine prima Alternative. Luchterhand, Darmstadt

**Yalom ID (1989) Existentielle Psychotherapie. Edition Humanistische Psychologie, Köln

Soziokultureller Kontext

Kapitel 13

Psychiatrische Erkrankungen bei Frauen

I. F. Brockington und M. Lanczik

1 Psychiatrie der Menstruation

Die Wechselbeziehungen zwischen gynäkologischem und psychopathologischem Geschehen werden im Zusammenhang mit der Menstruation besonders deutlich. Veränderungen des Rhythmus bzw. Rythmusstörungen in der seelischen wie in der biologischen Sphäre können sich gegenseitig bedingen, wenn z. B. bei einer an Melancholie erkrankten Frau nicht nur die „zeitlich-rhythmischen Lebensbewegungen", wie es Pauleikhoff (1986) in Anlehnung an Tellenbach (1983) ausdrückt, sondern auch der Menstruationszyklus sozusagen aus dem Rhythmus geraten oder sogar die psychische Hemmung zur Hemmung der Menstruation bzw. zur Amenorrhoe führt. Der regelrechte Menstruationszyklus kann aber auch zu in gleichem Rhythmus auftretenden psychopathologischen Phänomenen führen, beispielsweise zu den vergleichsweise häufigen prämenstruell dysphorischen Syndromen, oder aber im Extremfall zu den eher seltenen Menstruationspsychosen.

Historische Aspekte

Daß psychische Erkrankungen in einem zeitlichen Zusammenhang mit bestimmten Phasen des Menstruationszyklus auftreten, gehört zu den frühesten Ansätzen biologisch-psychiatrischen Denkens. Hippokrates erklärte menstruationsabhängige Stimmungsveränderungen als Folge eines verhinderten Abflusses des Menstruationsblutes. Mit einer Dissertation von Georg Ernst Stahl aus dem Jahre 1702 werden im frühen 18. Jh. die menstruationsabhängigen psychischen Erkrankungen Gegenstand wissenschaftlicher Untersuchungen. Im 19. Jh. gingen die Psychiater davon aus, daß 10% aller organischen Psychosyndrome bei Frauen mit Menstruationsstörungen in einem ursächlichen Zusammenhang stehen (Splett 2000). Robert C. Frank war 1931 der erste, der einen direkten ätiopathogenetischen Zusammenhang zwischen Psychopathologie und ovariellen Hormonen postulierte. Collins et al. (1985) konnten aufgrund der simultanen Messung sämtlicher relevanter Zyklushormone und der Katecholamine im Plasma schließlich aufzeigen, daß depressive und ängstliche Verstimmungen hauptsächlich in der lutealen Phase auftreten. Dagegen wurde psychisches Wohlbefinden signifikant häufiger in der Follikelphase des Menstruationszyklus beobachtet.

1.1 Prämenstruelles dysphorisches Syndrom

Die am häufigsten berichtete psychopathologische Störung im zeitlichen Zusammenhang mit Konzentrationsveränderungen der Sexualhormone ist das sog. prämenstruelle dysphorische Syndrom, dessen Erforschung immer durch eine ungenügende Definition dieses Verstimmungszustandes beeinträchtigt war. 1987 fand diese Störung erstmals Eingang in ein psychiatrisches Klassifikationssystem, nämlich die 3. Auflage des *Diagnostic and Statistical Manual of Mental Disorders (DSM-III)*. In der revidierten 3. Auflage wurde es dann „late luteal dysphoric syndrome" genannt. In der 4. Auflage wird es schließlich klinisch zutreffend als prämenstruelles dysphorisches Syndrom bezeichnet (Spitzer et al. 1989).

1.1.1 Klinisches Bild

Traurige Verstimmung, Angst und Affektlabilität

Nach einer Aufstellung von Hamilton et al. (1984) sollen prämenstruell ungefähr 150 psychische und somatische Symptome auftreten. Vergleichsweise typisch und klinisch relevant ist aber ein Symptommuster, das gekennzeichnet ist durch traurige Verstimmung (56%), Angst (36%) und Affektlabilität (26%) (Freeman et al. 1985). Letztere drückt sich klinisch in plötzlich auftretenden Phasen von Weinerlichkeit und erhöhter Reizbarkeit (48%) aus, die zu vermehrten zwischenmenschlichen Konflikten in Partnerschaft und im Berufsleben der betroffenen Frauen führen können. Die oft berichteten depressiven Verstimmungen finden ihren Ausdruck in Selbstvorwürfen oder anderen Denkinhalten mit selbstabwertenden Tendenzen und einem Gefühl der Hoffnungslosigkeit, aus der dann als längerfristige Folge ein Rückzug aus sozialen Beziehungen resultiert. Das Interesse an normalen Aktivitäten wie z.B. Hobby und Beruf ist vermindert (Moos 1968a,b). Außerdem wird über ein subjektives Gefühl von Konzentrationsschwierigkeiten, eine schnellere Ermüdbarkeit und ein Spannungsgefühl geklagt.

Suizidales Verhalten

Suizidales Verhalten kann als sehr gravierende Komplikation der Störung hinzutreten. Die Inzidenz parasuizidalen Verhaltens ist bei denjenigen Frauen tatsächlich erhöht, die sich zusätzlich zum prämenstruellen dysphorischen Syndrom in einer unspezifischen Streßsituation befinden (Chaturvedi et al. 1995).

Appetitveränderungen

Prämenstruelle Appetitveränderungen drücken sich seltener in Form eines Appetitmangels wie bei der endogenen Depression, sondern eher in Form eines *Heißhungers* auf bestimmte Lebensmittel aus, wobei es eine deutliche Assoziation zwischen dem Ausmaß des Verstimmungszustandes und der Zunahme des Heißhungergefühles gibt (Dye et al. 1995). Allerdings werden Appetitsteigerungen in Abhängigkeit vom Menstruationszyklus auch bei Frauen ohne prämenstruelle Verstimmungen beobachtet.

Schlafstörungen

Die prämenstruell häufig auftretenden Schlafstörungen, können sich sowohl als Insomnien als auch als Hypersomnien äußern.

Körperliche Beschwerden

Hinzutreten oft eine Reihe körperlicher Beschwerden, wie Brust- und Kopfschmerzen (23%), Ödeme und Abdominalbeschwerden (Freeman et al. 1985). Letztere nehmen aber fast nie die Intensität des somatischen Beschwerdebildes wie bei der Dysmenorrhoe an. Allerdings leidet ein Teil der Frauen sowohl an einem psychopathologisch relevantem prämenstruellen Syndrom als auch an einer gynäkologisch relevanten Dysmenorrhoe, so daß in diesem Zusammenhang oft vereinfachend von einem *perimenstruellen Syndrom* gesprochen wird (Bancroft et al. 1993).

1.1.2 Diagnostik und Klassifikation

Bedeutung des Verlaufs für die Diagnose

Für die Diagnosestellung und die differentialtherapeutischen Erwägungen ist nicht die mehr oder weniger typische Symptomatik entscheidend, sondern vielmehr das Verlaufskriterium, gekennzeichnet durch das regelmäßige Auftreten der Symptomatik – mit unterschiedlichem Ausprägungsgrad – in der späten Lutealphase des Menstruationszyklus und deren Sistieren mit dem Einsetzen der Menstruation. In der Woche nach der Regelbutung tritt die Symptomatik nie auf. Einige Frauen zeigen atypischerweise auch um den Zeitpunkt der Ovulation eine qualitativ vergleichbare Symptomatik. Diese Frauen sind dann nur eine Woche des Menstruationszyklus psychisch beschwerdefrei.

Beieinträchtigung durch die Symptomatik

Für die meisten Frauen mit einem prämenstruellen dysphorischen Syndrom sind die psychopathologischen Veränderungen nicht so schwerwiegend, daß sie Auswirkungen auf das soziale Leben und die berufliche Leistungsfähigkeit haben. Die Diagnose eines prämenstruellen dysphorischen Syndroms wird deshalb nur dann gestellt, wenn die Symptomatik eine deutliche Beeinträchtigung in der sozialen und/oder beruflichen Leistungsfähigkeit bedingen und wenn sie während des vorangegangenen Jahres in der Mehrzahl der Menstruationszyklen aufgetreten ist. Allerdings gibt es bisher keine einheitlichen Richtlinien um den Schweregrad des prämenstruellen Syndroms festzustellen und damit inter- wie intraindividuelle Verlaufs- und Behandlungsstudien zu validieren (Hurt et al. 1992).

In der 4. Auflage des DSM wird neuerdings zwischen einem prämenstruellen Syndrom und einem prämenstruellen dysphorischen Syndrom differenziert, wobei der geringere Ausprägungsgrad und die niedrigere Frequenz der Exazerbationen das Unterscheidungsmerkmal für die erstgenannte Störung sein soll. Unseres Erachtens ist diese Dichotomie der Störung weder psychopathologisch, noch verlaufstypologisch und schon gar nicht ätiologisch valide definiert und sollte deswegen nicht angewandt werden.

Postpartales dysphorisches Syndrom

Auffallend ist, daß die psychopathologische Symptomatik der des sog. postpartalen „Blues" gleicht, weswegen wir für diese Störung den Terminus postpartales dysphorisches Syndrom inauguriert haben (Lanczik et al. 1992; Heidrich et al. 1994; Lanczik u. Brockington 1999).

Es spricht einiges dafür, daß es sich auch bei dem prämenstruell dysphorischen Syndrom um eine heterogene Störung handelt. So ist z.B. noch nicht geklärt, ob sich eher zu Depressionen, Dysphorien oder zu Angststörung neigende Subgruppen des prämenstruell dysphorischen Syndroms psychopathologisch differenzieren lassen.

Differentialdiagnostische Abgrenzung

Differentialdiagnostisch ist das prämenstruelle dysphorische Syndrom von der Dysmenorrhoe abzugrenzen, die klinisch in erster Linie durch Schmerzen und körperliches Unwohlsein statt durch ein psychopathologisches Symptommuster gekennzeichnet ist. Außerdem tritt die Dysmenorrhoe nicht prä- sondern perimenstruell auf.

– Dysthymie und endogene Depression

Von anderen affektiven Störungen, wie z. B. der Dysthymie oder der endogenen Depressionen, ist das prämenstruelle dysphorische Syndrom zunächst schon durch den Verlauf zu unterscheiden. Dysthymien und endogene Depressionen werden zwar ebenfalls in der späten Lutealphase gehäuft manifest, remittieren aber im Gegensatz zum prämenstruellen dysphorischen Syndrom mit dem Beginn der Menses nicht (Brockington et al. 1988; Endicott 1993). Dabei ist aber zu beachten, daß auch die affektive Symptomatik des prämenstruellen Syndroms den Schweregrad, aber eben nicht die Dauer, einer Phase einer endogenen Depression haben kann.

In seltenen Fällen kann die Differentialdiagnose zwischen Patientinnen mit einer affektiven Erkrankung mit Rapid cycling und solchen, die unter einem prämenstruellen Syndrom und gleichzeitig an einem oligoovulatorischen Zyklus leiden, schwierig sein. Nicht zuletzt an diesem Beispiel wird deutlich, daß sowohl sorgsame gynäkologische, als auch psychiatrische Untersuchungen der Patientinnen notwendig sind.

Anpassungsstörungen neigen ebenso wie andere affektiven Erkrankungen zu einer prämenstruellen Verschlechterung.

1.1.3 Verlauf und Prognose

Erstmanifestation

Die Erstmanifestation des prämenstruellen dysphorischen Syndroms kann zu jeder Zeit nach der Menarche stattfinden. Im Verlauf wird es nur durch die Schwangerschaft unterbrochen, während der sich diese Frauen seelisch ungewöhnlich gut fühlen, aber auch dazu neigen, kurz vor der ersten Menstruation post partum depressiv zu erkranken (O'Hara 1987).

Verlauf mit und ohne Behandlung

Wenn das prämenstruelle Syndrom unbehandelt bleibt, nimmt es im Verlauf an Intensität zu. Allerdings ist die Schwere der Symptomatik oft von Zyklus zu Zyklus unterschiedlich ausgeprägt. Das vulnerabelste Alter, ein prämenstruelles dysphorisches Syndrom zu entwickeln, liegt zwischen dem 25. und 35. Lebensjahr. Die Frauen, die eine Behandlung in Anspruch nehmen, sind zumeist zwischen 30 und 40 Jahre alt. Nach dem 45. Lebensjahr nehmen die Beschwerden meistens wieder ab und sistieren im allgemeinen nach der Menopause bzw. auch nach einer Hysterektomie (Casson et al. 1990; Freeman et al. 1995). Bäckström et al. (1981) konnten aber auch auf Fälle hinweisen, bei denen nach der Ovarektomie die Symptomatik persistierte.

1.1.4 Epidemiologie

Keine verläßlichen Angaben zur Prävalenz

Exakte Daten zur Prävalenz des prämenstruellen dysphorischen Syndroms sind noch nicht in ausreichendem Maße verfügbar. Das liegt u. a. daran, daß den verschiedenen Studien unterschiedliche Definitionen dieser affektiven Störung zugrundeliegen. Dennoch kann jetzt schon festgestellt werden, daß sie im Vergleich zu allen anderen psychischen Erkrankungen recht häufig auftritt.

Prämenstruell sollen 40–73% aller Frauen unter Verstimmungszuständen leiden, wobei allerdings bei der Mehrzahl der Betroffenen die periodisch auftretenden Verstimmungszustände nicht einen Schweregrad erreichen, der sie in ihrem Alltagsleben stark beeinträchtigt. Diese werden von vielen als eine für das Prämenstruum quasi „normale" Befindlichkeit angesehen. 28% aller Frauen fühlen sich aber doch so erheblich beeinträchtigt, daß sie sich bei ihrer Arbeit behindert fühlen, 5–8% suchen einen Arzt auf und 2,1% sind prämenstruell nicht arbeitsfähig (Wood et al. 1982; Andersch et al. 1986; Rohde et al. 1992).

1.1.5 Ätiologie

Biologische Faktoren

Die bisher angenommenen Ursachen des prämenstruellen dysphorischen Syndroms sind wahrscheinlich nicht einheitlich. Bancroft u. Rennie (1995) fanden eine positive Korrelation zwischen dem Ausmaß der menstruellen Blutung bzw. den prä- und perimenstruell auftretenden Schmerzen und prämenstruellen Verstimmungszuständen, wobei der Zusammenhang von Ursache und Wirkung im Unklaren bleibt und auch nicht zu eruieren war, ob es eine gemeinsame Ursache für beide pathologischen Phänomene gibt.

Östrogene

Es ist schon länger bekannt, daß Östrogene die Konzentration der zerebralen Neurotransmitter insgesamt erhöhen (Distler u. Graf 1986), in dem sie die Monoaminoxydase (MAO) inhibieren (Luine u. Rhodes 1983), und sie sollen aus diesem Grund eine antidepressive Potenz besitzen (Klaiber 1979). Östrogene wirken serotonerg (Sherwin 1990). Sie erhöhen die Zahl der zerebralen Serotoninrezeptoren und die Serotoninrezeptorensensitivität (Kow u. Pfaff 1985).

Progesteron

Auch für Progesteron sind im ZNS spezifische Rezeptore nachgewieen worden (Steiner 1987): Im Gegensatz zu den Östrogenen erhöht Progesteron die MAO-Aktivität (Luine et al. 1975). Durch seine Wirkung als Wiederaufnahmehemmer des Serotonins und durch seine ansonsten den Serotoninmetabolismus verlangsamende Wirkung erhöht es aber auch gleichzeitig die Serotoninaktivität und gilt deshalb ebenfalls als potentiell antidepressiv wirksam.

Theoretisch lassen diese Untersuchungen den Schluß zu, daß die höheren Konzentrationen der genannten Hormone in der Follikelphase des Menstruationszyklus verstärkt antidepressiv wirken (Biegon et al. 1983; Luine u. Rhodes 1983; Kow u. Pfaff 1985). In der späten Lutealphase mit den niedrigeren Hormonkonzentrationen hingegen fällt dieser protektive Faktor weg.

Kein unmittelbarer Zusammenhang mit Hormonkonzentrationsänderungen

Generell kann die zeitliche Koinzidenz mit dem Abfall der Hormonkonzentration prämenstruell aber nicht erklären, warum eine Frau an einem affektiven Syndrom leidet und eine andere nicht. So konnte bisher auch kein unmittelbarer Zusammenhang des Syndroms und den Konzentrationsveränderungen der steroidalen Geschlechtshormone nachgewiesen werden (Rubinow et al. 1988; Schmidt et al. 1991). Die Ergebnisse der verschiedenen Arbeitsgruppen sind inkonsistent: So wurden luteal sowohl erniedrigte Werte für Progesteron als auch erhöhte Östrogenspiegel bei prämenstruell dysphorischen Frauen gegenüber psychopathologisch unauffälligen, gefunden. Bäckström et al. (1983) und Rubinow et al. (1988) fanden hingegen bei diesen Patientinnen und gesunden Kontrollpersonen gleich hohe periphere Blutspiegel gonadaler Hormone (Übersicht bei Diane u. O'Keane 1991).

Diese Beobachtungen stimmen auch mit den Befunden von Schmidt et al. (1991) dahingehend überein, daß beim prämenstruellen dysphorischen Syndrom keine abnormen Konzentrationen an Steroidhormonen gefunden wurden und daß durch die Progesteronsubstitution induzierte Unterbrechung der späten Lutealphase die psychopathologische Symptomatik nicht günstig beeinflussen konnte. Nur Eriksson et al. (1992) fanden in der späten Lutealphase bei erkrankten Frauen höhere Progesteronwerte gegenüber einer psychisch gesunden Kontrollgruppe. Jedenfalls scheint es so zu sein, daß das prämenstruelle Syndrom nicht monokausal durch erhöhte Werte des einen oder erniedrigte Werte des anderen Steroids erklärt werden kann. Es gibt sogar Berichte darüber, daß die Symptomatik im Rhythmus der Menses nach Hysterektomie bei gleichzeitiger *Ovariektomie* persistierte (Bäckström et al. 1981), obwohl in den allermeisten Fällen die Symptomatik mit der *Menopause* bzw. nach medikamentöser oder chirurgischer Ovulationshemmung sistierte (Muse et al. 1984; Bancroft et al. 1987a; Casson et al. 1990).

Corpus-luteum-Insuffizienz

Bei einem Teil der Patientinnen mit einem prämenstruellen Syndrom liegt eine Corpus-luteum-Insuffizienz vor, die pathophysiologisch durch eine gestörte Follikelreifung und die unzureichende Sekretion der Corpus-luteum-Produkte Progesteron und Östradiol gekennzeichnet ist. Diese Störung, die also mit einer labilen Ovarialfunktion assoziiert ist, tritt im übrigen auch postpartal und prämenopausal gehäuft auf, d.h. in Phasen, die ebenfalls mit einer erhöhten Prävalenz für psychische Erkrankungen einhergehen.

Erniedrigter Melatoninspiegel

Es verdichten sich Hinweise darauf, daß auch chronobiologische Faktoren bei der Ätiopathogenese eine Rolle spielen. Patientinnen mit prämenstruellem dysphorischen Syndrom sollen einen erniedrigten Melatoninspiegel und ein verfrühtes Ende der Melatoninsekretion haben (Parry et al. 1990).

Thyreoidendokrinologie

Inwieweit die Thyreoidendokrinologie in die Ätiologie des prämenstruellen Syndroms, ähnlich wie bei den postpartal auftretenden psychischen Erkrankungen auch (Okano 1999), involviert ist, bleibt bis jetzt ebenso unklar. Es ist bisher lediglich bekannt, daß die Variabilität der Schilddrüsenhormonwerte bei Frauen mit prämenstruellem Syndrom höher ist (Roy-Byrne et al. 1987; Schmidt et al. 1993; Girdler et al. 1995), wie im übrigen auch bei Frauen mit postpartal auftretenden affektiven Syndromen (Pop et al. 1991).

Biographie, Psychodynamik und Persönlichkeit

Psychoanalytische Erklärungsversuche

Es gibt bisher keine relevanten Hinweise dafür, daß ein prämenstruelles Syndrom durch irgendwelche psychodynamischen Faktoren ausgelöst wird. Frühe psychoanalytische Erklärungsmodelle postulierten einen unterdrückten Konflikt im weiblichen Rollenverständnis, der mit Auftreten der Menses in der beschriebenen Symptomatik seinen Ausdruck findet. Dazu paßt aber nicht, daß die psychopathologisch relevante Symptomatik mit der Menstruation wieder abklingt. Außerdem wird diese Störung auch bei hysterektomierten Frauen mit erhaltener Ovarialfunktion beobachtet. Rohde et al. (1992) fanden auch keinen signifikanten Häufigkeitsunterschied zwischen fertilen und unfertilen Frauen. Außerdem korreliert in den allermeisten Untersuchungen kein spezifischer Persönlichkeitstypus und keine bestimmte Persönlichkeitsstörung mit dem prämenstruellen dysphorischen Syndrom, auch wenn etwa 10% aller betroffenen Frauen DSM-IV-Kriterien zur Diagnose irgendeiner Persönlichkeitsstörung erfüllen (Gise et al. 1990).

Neurotizismus

Ob bei Frauen mit prämenstruellem dysphorischen Syndrom allgemein ein erhöhter Neurotizismus-Score, wie von Keye u. Trunnell (1986), Hallman et al. (1987) und Chuong et al. (1988) gemessen wurde, von irgendeiner ätiologischen Relevanz ist, bleibt umstritten. Nach Schwarzer u. van der Ploeg (1987) ist ein solcher zumindest kein konstitutives Element der Störung und damit kausal unbedeutend, da nach Ansicht dieser Autoren Frauen mit und ohne erhöhten Score ein gleiches Symptommuster zeigen und sich auch ein vergleichbarer Ausprägungsgrad der Symptomatik bei beiden Gruppen eruieren läßt.

Soziobiographische Merkmale

Die von Appelt (1988) als mögliche Determinanten des Menstruationserlebens angeführten soziobiographischen Merkmale, wie Lebensalter, soziale Schicht, Schulbildung, Art der Berufstätigkeit und Geburtserfahrung, konnten in neueren Untersuchungen von Bergant et al. (im Druck) nicht bestätigt werden. Die in den letzten Jahren ermittelte Bedeutung des Ärgererlebens und des Ärgerausdrucks im Bedingungsgefüge verschiedener somatischer Erkrankungen führt direkt zu der Frage, inwieweit Ärgererleben und Affektausdruck gerade im psychoendokrinologisch vulnerablen Zeitraum des Prämenstruums eine Rolle spielen könnten. Aber entgegen einer häufig geäußerten gegenteiligen Meinung konnten Bergant et al. (im Druck) nachweisen, daß es keine signifikanten Unterschiede in der Ärgerbewältigung zwischen Frauen mit und ohne prämenstruelle Beschwerden gibt. Objektiv und subjektiv erhöhte Belastungsfaktoren, wie berufliche und private Doppelbelastungen, multiple Somatisierungstendenzen, negatives Erleben der Menarche und Einstellung zur Menstruation, sowie eine Neigung zu depressiven Verstimmungen scheinen dagegen nach den Ergebnissen von Bergant et al. (im Druck) zu den disponierenden Variablen zu zählen.

Belastungsfaktoren

Die zur Pathogenese des prämenstruellen dysphorischen Syndroms genannten Forschungsergebnisse scheinen zusammenfassend eher auf eine endokrin-biologisch verursachte Störung hinzuweisen, die vielleicht durch zusätzliche psychologisch nachvollziehbare Komponenten in der Ursachenkette mitgeprägt wird und dann auch eine supportive psychotherapeutische Begleitung der Patientin notwenig werden läßt.

Genetik

Bedeutung genetischer Faktoren

Siebzig Prozent aller Töchter von Patientinnen mit einem prämenstruellen dysphorischen Syndrom sollen auch unter dieser Symptomatik leiden, gegenüber einer Kontrollgruppe von 37%. Wenn ein Zwilling unter einem prämenstruellem Syndrom leidet, so ist der Anteil der ebenfalls betroffenen Zwillingsschwester gegenüber den übrigen Geschwistern erhöht. Die Konkordanzraten bei monozygoten Zwillingen soll 93%, bei dizygoten Zwillingen 44% gegenüber 31% der anderen Geschwister betragen. Der Unterschied zwischen dizygoten Zwillingen und den anderen Geschwistern ist aber nicht signifikant (Dalton et al. 1987). Diese Daten sollen zwar nicht überbewertet werden, da bei der genannten Untersuchung der Ausprägungsgrad des Syndroms nicht eruiert wurde. Sie weisen aber deutlich daraufhin, daß genetische Faktoren bei der Ätiopathogenese nicht unbedeutend sind (Condon 1993).

1.1.6 Komorbidität mit anderen psychiatrischen Erkrankungen

Uneinheitliche Ergebnisse zur Komorbidität mit anderen affektiven Störungen

Inwieweit eine Komorbidität mit affektiven Erkrankungen, z. B. mit endogenen Depressionen, besteht, wird z. Z. noch kontrovers diskutiert (de Jong et al. 1985; Warner et al. 1991). Bancroft u. Rennie (1995) mußten in einer prospektiv angelegten Untersuchung frühere, retrospektiv eruierte Zusammenhänge zwischen dem Auftreten von prämenstruellen Verstimmungszuständen und früheren Manifestationen endogener Depressionen mittlerweile revidieren. Die Befunde von Graze et al. (1990) und Pearlstein et al. (1990) sprechen dagegen für eine solche Komorbidität mit der endogenen Depression. Die Lebenszeitprävalenz für postpartale Depressionen soll für Frauen, die an einem prämenstruellen dysphorischen Syndrom leiden, doppelt so hoch sein (Pearlstein et al. 1988; O'Hara 1987). Hallman (1986) sieht im prämenstruellen Syndrom sogar eine atypische Verlaufsform der endogenen Depression.

Prämenstruelle Verschlechterung endogener Depressionen

Daß sich endogene Depressionen prämenstruell verschlechtern (Malikian et al. 1989) und sich Klinikeinweisungen und Suizidversuche prämenstruell häufen (Dalton 1959) ist jedem Kliniker bekannt. Ob es aber auch einen direkten, z. B. einen genetischen oder anderen ätiopathogenetischen Zusammenhang zwischen prämenstruellen dysphorischen Syndrom einerseits und der manisch-depressiven Erkrankung andererseits gibt, ist nicht geklärt. Darauf hinzuweisen scheinen die Untersuchungen von Harrison et al. (1985) und Freeman et al. (1990). Harrison et al. (1985) fanden eine erhöhte Prävalenz für endogene Depressionen bei Verwandten 1. Grades von Frauen, die an einem prämenstruellen dysphorischen Syndrom leiden, und Freeman et al. fanden eine positive psychiatrische Familienanamnese bei 45% und eine solche von 40% für Alkoholkrankheiten. Frauen mit prämenstruellem dysphorischen Syndrom zeigen eine signifikant erhöhte Prävalenz für affektive Erkrankungen, z. B. Freeman et al. (1990) 56%, Halbreich u. Endicott (1985) 60% und de Jong et al. (1985) 30% für affektive Erkrankungen und eine solche von 45% für psychiatrische Erkrankungen insgesamt.

1.1.7 Behandlung

Zur Therapie des prämenstruellen Syndroms werden nahezu 50 mehr oder weniger sinnvolle Behandlungsmethoden vorgeschlagen. Sie reichen von psychotherapeutischen über medikamentöse bis hin zu hormonellen und sogar chirurgischen Interventionen. Kontrollierte Therapiestudien sind allerdings noch rar, so daß mit Ausnahme der hormonellen und psychopharmakologischen über die Wirksamkeit der anderen Therapieform noch wenig gesagt werden kann.

Psychopharmakotherapie

Trizyklische Antidepressiva

Für die trizyklischen Antidepressiva liegen Therapiestudien zu dem in erster Linie serotonerg wirksamen Clomipramin und dem relativ spezifischen Noradrenalinwiederaufnahmehemmer Nortriptylin vor. Clomipramin wird von der Arbeitsgruppe um Eriksson et al. (1990) und Sundblad et al. (1992, 1993) schon in einer Dosierung von 25–75 mg/Tag als effektiv beschrieben. Nortriptylin soll zwischen 50–125 mg/Tag dosiert werden. Aber schon bei einer Dosierung von 10 mg/Tag werden Therapieerfolge berichtet (Harrison et al. 1989). Je nach Ausprägungsgrad der Symptomatik kann bei diesen trizyklischen Antidepressiva die Dosierung nach unten oder oben angepaßt werden, wobei offensichtlich niedrigere Dosierungen als bei den endogenen Depressionen ausreichend sind. Desipramin ist beim prämenstruellen dysphorischen Syndrom ebenfalls wirksam, den selektiven Serotoninwiederaufnahmehemmern aber unterlegen. In einer Untersuchung von Freeman et al. (1996a) wurde berichtet, daß das für die trizyklischen Antidepressiva typische Nebenwirkungsprofil des Desipramins von dieser Patientengruppe weniger toleriert werde als von Patientinnen, die an einer endogenen Depression leiden. Sonstige 5-HT_2-Agonisten – mit Ausnahme des Nefadozon (Freeman et al. 1994), das auch die Serotoninwiederaufnahme hemmt und dem eine gute, auch anxiolytische Wirkung zugesprochen wird – haben sich als weniger effektiv beim prämenstruellen dysphorischen Syndroms erwiesen (Eriksson et al. 1995; Freeman et al. 1996a).

Selektive Serotoninwiederaufnahmehemmer

Selektive Serotoninwiederaufnahmehemmer sollen bei 60–70% der Patientinnen mit prämenstruellem dysphorischen Syndrom effektiv sein (Steiner et al. 1995). Sie sind die Therapie der ersten Wahl (Barnhart et al. 1995). Ihre Wirksamkeit ist wissenschaftlich am besten belegt. Für Fluoxetin werden 20 mg/Tag als therapeutisch wirksam beschrieben (Rickels et al. 1990; Stone et al. 1990; Menkes et al. 1992; Wood et al. 1992; Su et al. 1997). Eine vergleichbare Wirkung wird dem Sertralin in einer Dosierung von 50–150 mg/Tag (Freeman et al. 1996a; Yonkers et al. 1996, 1997), sowie dem Paroxetin in einer Dosierung von 10–40 mg/Tag (Eriksson et al. 1995; Sundblad et al. 1997) zugeschrieben. Fluvoxamin führt in einer Dosierung von 100 mg/Tag zu einer signifikanten Reduktion der Symptomatik des prämenstruellen dysphorischen Syndroms (Freeman et al. 1996b).

– Sertralin

Der Vorteil von Sertralin bei der Behandlung des prämenstruellen dysphorischen Syndroms liegt möglicherweise darin, daß seine Halbwertszeit kürzer ist als beim Fluoxetin. Das erleichtert die zeitliche Begrenzung der Behandlung auf die späte Lutealphase des Menstruationszyklus, da sich die selektiven Serotoninwiederaufnahmehemmer im Gegensatz zu den trizyklischen Antidepressiva auch als therapeutisch effektiv erwiesen haben, wenn sie nur in der späten Lutealphase eingenommen werden.

– Fluoxetin

Nach einer neueren Untersuchung von Steiner et al. (1997) sind bei einer intermittierenden Behandlung mit Fluoxetin 75% der Patientinnen Responder. Das Auftreten von unerwünschten Wirkungen kann dadurch minimiert werden, die evtl. erst durch aktive Metaboliten, u. U. auch erst post menstruationem verursacht werden (Halbreich u. Smoller 1997; Lenzinger et al. 1997). Die intermittierende Therapie mit selektiven Serotoninwiederaufnahmehemmern, d.h. nur während der Lutealphase, ist der kontinuierlichen Einnahme, also während des ganzen Menstruationszyklus unterlegen (Sundblad et al. 1993), und das besonders hinsichtlich der somatischen Begleitsymptomatik (Brustschwellung, abdominelle Beschwerden).

Hinsichtlich des körperlichen Beschwerdebildes scheinen Noradrenalin- und Serotoninwiederaufnahmehemmer gleich gut zu wirken (Sundblad et al. 1992; Wood et al. 1992; Sundblad et al. 1993). Trizyklische Antidepressiva haben also durchaus auch weiterhin ihren Platz bei der medikamentösen Behandlung des prämenstruellen dysphorischen Syndroms.

– Nebenwirkungen

Bezüglich der Nebenwirkungen ist anzumerken, daß Patientinnen mit endogenen Depressionen und einem ungleich höheren Leidensdruck eher die Nebenwirkungen der Antidepressiva tolerieren als Patientinnen mit einem prämenstruellen dysphorischen Syndrom. Auch aus diesem Grund sind die selektiven Serotoninwiederaufnahmehemmer Mittel der ersten Wahl. Diese sind aber nicht nebenwirkungsfrei. Viele Patientinnen klagen über Schlafstörungen, die erst bei Einnahme der Medikation manifest werden. Sexuelle Störungen, die koinzident mit dem prämenstruellen dysphorischen Syndrom auftreten können, z. B. Libidoverlust und Anorgasmie, sind durch die selektiven Serotoninwiederaufnahmehemmer nicht nur schwer positiv zu beeinflussen, sondern können sich durch diese sogar verschlechtern oder erst induziert werden.

– Fenfluramin

Das Psychostimulanz bzw. der Serotoninagonist Fenfluramin soll in einer Dosierung von 2mal 15 mg täglich insbesondere das sog. „food-craving" mildern und gleichzeitig antidepressiv wirken. Es scheint aber hinsichtlich der sonstigen Symptomatik, z. B. Affektlabilität mit erhöhter Reizbarkeit, Weinerlichkeit usw., nicht die gleiche Wirksamkeit wie die anderen selektiven Serotoninwiederaufnahmehemmer zu besitzen (Brzeznski et al. 1990). Zudem ist es nicht in allen Ländern auf dem Markt bzw. wurde wieder vom Markt genommen.

Durch die Aufführung der oben genannten Antidepressiva darf nicht den Eindruck erwecken, daß hier nicht genannte Antidepressiva potentiell nicht auch wirksam sein könnten. Es liegen zu diesen jedoch bisher keine Studien zur Behandlung des prämenstruellen dysphorischen Syndroms vor.

MAOH

Zur Behandlung des prämenstruellen dysphorischen Syndroms mit Monoaminoxydasehemmern (MAOH) liegen, abgesehen von kasuistischen Mitteilungen über die beiden irreversiblen MAOH Phenelzin und Tranylcypromin erstaunlicherweise keine kontrollierten Studien vor. Zur Wirksamkeit des reversiblen MAOH Moclobemid beim prämenstruellen Syndrom ist in diesem Zusammenhang nichts bekannt.

Anxiolytika und Psychostimulanzien

Am längsten werden Benzodiazepine zur Behandlung des prämenstruellen dysphorischen Syndroms verordnet. Therapiestudien waren lange nur in unzureichender Zahl durchgeführt worden. Das hat sich erst mit der Einführung des sowohl anxiolytisch als auch antidepressiv gut wirksamen, atypischen Benzodiazepins Alprazolam geändert (Harrison et al. 1987). Die meisten Untersuchungen, wenn auch nicht alle (Schmidt et al. 1993), belegen eine Wirksamkeit von 4 mg/Tag bei einer Einnahme 6–14 Tage vor der Menstruation. Das Medikament sollte dann bei Einsetzen der Regelblutung täglich um 25%, d.h. also schrittweise reduziert werden, um einen Rebound-Effekt mit verstärkter Angst zu vermeiden.

– Alprazolam

In diesem Zusammenhang ist es interessant darauf hinzuweisen, daß Alprazolam bei Patientinnen, die auch in der Follikelphase unter Angststörungen und depressive Verstimmungszustände litten, weniger effektiv wirkte, als bei denjenigen, die ausschließlich in der späten Lutealphase des Menstruationszyklus erkrankten (Berger u. Presser 1994). Freeman et al. (1995) fanden sogar bei einer Dosierung von nur 4mal 0,25 mg/Tag noch einen größeren therapeutischen Effekt als bei einer hormonellen Behandlung mit Progesteron. Das Fehlen klinisch wirksamer Metaboliten erleichtert die Steuerbarkeit der Behandlung und deren zeitliche Begrenzung. Die Gefahr einer physischen Abhängigkeit scheint nach den vorliegenden Untersuchungsergebnissen bei Patientinnen mit einem prämenstruellen dysphorischen Syndrom bei intermittierender Anwendung gering zu sein (Smith et al. 1987; Harrison et al. 1990).

– Buspiron

Der partielle 5-HT_{1A}-Rezeptor-Agonist Buspiron, dem insbesondere bei längerfristiger Anwendung gute anxiolytische Eigenschaften nachgesagt wird, hat sich nach den Untersuchungen von Rickels et al. (1989) als wirksam gegen die dysphorische Komponente im engeren Sinne des Syndroms erwiesen. Auch beim Buspiron wird eine intermittierende Behandlung während 12 Tagen vor der Menstruation in einer Dosierung von 25 mg/Tag empfohlen (Rickels et al. 1989). Die kurze Halbwertszeit dieses Medikamentes lassen es ebenfalls gut steuern.

Der Vorteil der Behandlung mit Alprazolam und Buspiron gegenüber den meisten Antidepressiva liegt darin, daß sie sehr gut intermittierend einsetzbar sind (Freeman et al. 1995), auch wenn die selektiven Serotoninwiederaufnahmehemmer ansonsten eine bessere Wirksamkeit haben (Pearlstein et al. 1997).

Lithium

Eine Lithiumprophylaxe ist beim prämenstruellen dysphorischen Syndrom in den meisten Fällen nicht effektiv (Singer et al. 1974). Das könnte möglicherweise daran liegen, daß trotz gleichbleibender Dosierung der Lithiumspiegel in Abhängigkeit vom Menstruationszyklus verändert und gerade prämenstruell am niedrigsten ist. Vielleicht handelt es sich bei der Subgruppe von Responder um Patientinnen, die nicht an einem prämenstruellen Syndrom im engeren Sinne, sondern an einer prämenstruell rezidivierenden oder sich verschlechternden endogenen Depression bzw. Zyklothymie leiden (Sletten u. Gershon 1966; Singer et al. 1974; Steiner et al. 1980; de Leon-Jones et al. 1982). Ob es sich bei den an einem prämenstruell dysphorischen Syndrom erkrankten Lithiumrespondern evtl. um die Subgruppe mit positiver Familienanamnese hinsichtlich bipolar-affektiver Erkrankungen handelt, wie wir vermuten, ist bisher auch noch nicht wissenschaftlich geklärt (Lanczik 1995).

Hormonelle Behandlungsmethoden

Gestagen-Östrogen-Kombinationen

Bei der hormonellen Behandlung des prämenstruellen dysphorischen Syndroms widersprechen sich zum Teil kasuistische Berichte und kontrollierte wissenschaftliche Untersuchungen: Immer wieder wird über eine erfolgreiche Behandlung dieses Syndroms mit Progesteron berichtet. Die Suppression der Ovulation durch kontinuierliche Gabe von Gestagen-Östrogen-Kombinationen gilt z.Z. noch als die erfolgversprechenste hormonelle Behandlungsmethode, die Symptomatik abzumildern, wenn auch nicht ganz zu unterdrücken (Andersch u. Hahn 1981; Graham u. Sherwin 1987; Walker u. Bancroft 1990). Dies kann durch Kontrazeptiva geschehen, die die Ovulation bei erhaltener Menstruation unterdrükken oder durch perkutane Applikation von Östradiol 0,2 mg/Tag in anovulatorischen Dosierungen (Watson u. Studd 1990).

Nach Corney u. Stanton (1991) soll bei 31% der Patientinnen eine orale Kontrazeption insbesondere die körperliche Begleitsymptomatik lindern sowie das Konzentrationsvermögen verbessern, gegenüber 20% der Patientinnen, die unter der oralen Kontrazeption eine Verschlechterung der Befindlichkeit beklagen. Graham u. Sherwin (1992) bestätigen dies, indem sie darauf hinweisen, daß die oralen Kontrazeptiva eher einen günstigen Einfluß auf die somatische als auf die psychische Zielsymptomatik haben. Maddocks et al. (1986) sahen keinen therapeutischen Effekt durch eine alleinige Progesteronsubstitution; bzw. sogar eine Verschlechterung. Die alleinige Östrogensubstitution soll aber zu einer Verbesserung der psychischen Befindlichkeit geführt haben (Herzberg u. Coppen 1970; Winston 1973).

Gonadotropin-releasing-Hormon-Analoga

Anovulatorische Zyklen lassen sich auch durch eine Herabregulierung der hypophysären Sekretion der gonadotropen Hormone durch Gonadotropin-releasing-Hormon-(GnRH-)Analoga erreichen, die bei Dauergabe einen vollständigen Hypogonadismus bewirken. Begleitend ist dann eine Östradiol- und Progesterongabe notwendig. Abgesehen von unerwünschten vegetativen Begleiterscheinungen und Nebenwirkungen, die den erwünschten psychischen Effekt dieser Maßnahme in Frage stellen können, ist diese Therapieform u.E. bisher nur von theoretischen Interesse, unterstreicht aber die Bedeutung des Funktionskreises von Hypothalamus, Hypophysenvorderlappen und Ovar für die Genese des prämenstruellen dysphorischen Syndroms (Muse et al. 1984; Mortola et al. 1991; Hammarbäck u. Bäckström 1988).

In Ausnahmefällen und bei erwiesener Non-Response der GnRH-Analoga bei schwersterkrankten Patientinnen wird von zwei Autoren, sozusagen als ultima ratio, auch eine Hysterektomie mit beidseitiger Ovariektomie empfohlen (Casson et al. 1990; Casper u. Hearn 1990).

Psychotherapie

Therapie zwischenmenschlicher Belastungsfaktoren

Die Responserate auf supportive psychotherapeutische Maßnahmen soll angeblich mit der Responserate auf Placebos korrelieren. Die sich bei einem großen Teil der Patientinnen aus der offensichtlich pathophysiologisch zu erklärenden Störung ergebenden zwischenmenschlichen Belastungsfaktoren, insbesondere die Partnerschaft und auch das Sexualleben betreffende Konflikte, sind supportiven psychotherapeutischen Interventionen zugänglich, wobei die Gruppentherapie von einigen Autoren favorisiert wird (Walton u. Youngkin 1986). Das therapeutische Credo beim prämenstruellen dysphorischen Syndrom kann also nicht unbedingt heißen medikamentöse Behandlung statt Psychotherapie, sondern in vielen Fällen Psychopharmakotherapie in Kombination mit supportiver Psychotherapie.

Lichttherapie

Reduktion der Symptomatik

Die bei der Subgruppe der saisonal auftretenden endogenen Depressionen erfolgreich eingesetzte Lichttherapie soll auch beim prämenstruellen dysphorischen Syndrom zu einer Reduktion der Beschwerdesymptomatik führen (Parry et al. 1989; Parry et al. 1990; Parry et al. 1993).

Bedeutung der Psychopharmakotherapie

Zusammenfassend muß festgestellt werden, daß die Psychopharmakotherapie des prämenstruellen Syndroms allen anderen Therapieformen überlegen ist. Kombinationen mit hormonellen, psychotherapeutischen und anderen Behandlungsansätzen können adjuvant das Ergebnis der medikamentösen Therapie verbessern.

1.2 Menstruationspsychosen

Menstruationspsychosen sind gekennzeichnet durch
- einen akuten Beginn aus normaler psychischer Befindlichkeit heraus,
- kurze Dauer und Vollremission,
- ein psychotisches Syndrom mit Verwirrtheit, Wahn, Halluzinationen, Stupor mit Mutismus oder ein manisches Syndrom – einem psychopathologischem Bild also, das über ein prämenstruelles dysphorisches Syndrom oder eine depressive Verstimmung hinausgeht,
- ein Auftreten im Rhythmus des Menstruationszyklus.

Historische Aspekte

Die ersten klinischen Beschreibungen dieser Störungen werden aus dem 18. Jh. überliefert. Schon 1827 wurden menstruell auftretende affektive Störungen bei der psychiatrischen Begutachtung von Kindestötungen erwähnt (Hitzig 1827). 1902 schlug von Krafft-Ebing in seiner Monographie eine Klassifikation vor, die sich auf das Auftreten im zeitlichen Zusammenhang mit bestimmten Phasen des Menstruationszyklus begründete. Die gegenwärtig gebräuchliche ist eine Modifikation derselben, die sich auf den Beginn der Menstruation und das Stadium der Generationsvorgänge der betroffenen Frau bezieht.

Klassifikation nach dem Auftreten im Menstruationszyklus

Menstruationspsychosen lassen sich nach ihrem Auftreten zu bestimmten Zeiten des Menstruationszyklus klassifizieren. Dabei sind zu unterschieden:
- *Prämenstruelle Psychosen:* Diese Psychosen beginnen in der 2. Hälfte des Zyklus und remittieren häufig plötzlich wieder mit Beginn der Menstruation.
- *Catameniale Psychosen:* Exazerbation mit Beginn der Monatsblutung.

- *Paramenstruelle Psychosen:* Diese Psychosen treten zu unterschiedlichen Zeitpunkten, aber immer im zeitlichen Zusammenhang mit bestimmten Phasen des Menstruationszyklus auf. Ein typisches Beispiel wurde von Ewald (1922) mit 35 Exazerbationen und mit einem systematischen Wechsel von einem Generationsvorgang zum nächsten beschrieben, z. B. vom prämenstruellen Auftreten zum Auftreten in der Mitte des Zyklus.
- *Psychosen mit regelmäßigem Auftreten zur Mitte des Menstruationszyklus:* Diese Form ist vergleichsweise selten (Wollenberg 1891).
- *Epochale Menstruationspsychosen:* Mit diesem Terminus beschrieb von Krafft-Ebing bipolare Psychosen, die während des ganzen Zyklus hindurch andauern, aber zum Zeitpunkt der Menstruation von einem Pol zum anderen ihr klinisches Bild ändern.

Klassifikation nach dem Stadium der weiblichen Generationsvorgänge

Weiterhin lassen sich Menstruationspsychosen nach dem Stadium der weiblichen Generationsvorgänge klassifizieren:

- *Präpubertäre Fälle:* Die betroffenen Mädchen entwickeln noch vor der Menarche in einem 4wöchigem Abstand psychotische Episoden, die wie Menstruationspsychosen imponieren (Friedmann 1894; Schönthal 1892).
- *Beginn nach der Niederkunft:* Diese Psychosen werden in der Literatur zu den Puerperalpsychosen gerechnet und als das Phänomen des menstruellen Rückfalles beschrieben. Es handelt sich dabei um Menstruationspsychosen, die im Puerperium exazerbieren, ohne daß es sich um eine Puerperalpsychose im eigentlichen Sinne handelt.
- *Während einer Amenorrhoe:* In diesem Zusammenhang werden Menstruationspsychosen beschrieben, die auch in den Monaten auftreten, in denen keine Menstruationsblutung auftritt, und solche, die ausschließlich in diesem Rhythmus während einer Amenorrhoe manifest werden.
- *Menopause:* Es werden Fälle von Menstruationspsychosen diskutiert, die erst in der Menopause oder nach einer Ovarektomie auftraten.

Klinisches Bild

Menstruationspsychosen sind insgesamt selten, aber auch häufiger als allgemein angenommen. Es handelt sich dabei nicht um eine spezifische Krankheitseinheit. Die meisten typischen Fälle hatten menstruationsunabhängig Manifestationen einer bipolaren affektiven Erkrankung. Das klinische Bild ähnelt dem der Wochenbettpsychosen, psychopathologisch gekennzeichnet durch Manien, Stupor, Katatonien, schizodepressive bzw. zykloide Episoden. Die enge Beziehung zwischen diesen beiden Psychosetypen, die beide in einem zeitlichen Zusammenhang mit den weiblichen Reproduktionsvorgängen auftreten, wird u. a. auch anhand von 20 Fallbeispielen deutlich, bei denen zu unterschiedlichen Zeitpunkten sowohl Menstruations- als auch Puerperalpsychosen im Verlauf der Krankheitsgeschichte auftraten.

Ätiologie

Die Ursachen der Menstruationspsychosen sind unbekannt. Wesentliche endokrinologische Untersuchungen sind japanischer Provenienz. Die Arbeitsgruppe um Kitayama (1984) fand heraus, daß die meisten der untersuchten Patientinnen anovulatorische Zyklen hatten.

Behandlung

Zur Behandlung der Menstruationspsychosen werden Progesteron oder orale Kontrazeptiva propagiert, sie sind aber oft nicht effektiv. Eine Unterbindung der Menstruationsblutung mit Danazol oder Gonadorelin kann vesucht werden. Bei Patientinnen mit anovulatorischen Zyklen kann Clomiphen versucht werden, das den Menstruationszyklus normalisiert. Menstruationspsychosen provozieren unkonventionelle Behandlungsansätze. Allerdings sollte die Behandlung erst nach einer längeren Untersuchung mit täglichen Ratings erfolgen, bei denen der genaue Zeitpunkt der Exazerbation der psychopathologischen Störungen im zeitlichen Zusammenhang mit den weiblichen Generationsvorgängen eruiert werden muß.

2 Psychiatrische Aspekte der Kinderlosigkeit und des Endes der Reproduktionsfähigkeit

2.1 Infertilität

Problem der Infertilität

Der Wunsch nach Mutterschaft gehört zu den stärksten und ist einer der universellsten. Viele Frauen, die unfruchtbar sind, leiden sehr unter diesem Schicksal. Infertilität gehört für die Betroffenen zu den unglücklichsten Erfahrungen in ihrem Leben und der Kinderwunsch dominiert ihr Denken. Infertile Ehepartner machen sich aufgrund der Taktlosigkeiten anderer Selbstvorwürfe, die ihnen Abtreibungen, Verhütung und Geschlechtskrankheiten unterstellen, oder sie leiden einfach unter Schuldgefühlen wegen der Unfruchtbarkeit. Ein schwieriges, aber psychologisch verständliches Problem ist, daß die Betroffenen die Paare mit Kindern beneiden.

Psychische Reaktionen

Infertilität unterscheidet sich von anderen erlebnisrelevanten Belastungsfaktoren durch seine Dauer. Die psychischen Reaktionen entwickeln sich in Etappen über Jahre. Initial reagieren die Betroffenen mit Verdrängung und Ungläubigkeit, gefolgt von Verlegenheit, Verbitterung und gegenseitigen Schuldzuweisungen. Mit Aufnahme der Behandlung beginnt für die Patienten eine Periode der Hoffnung und des Optimismus. Während der ärztlichen Untersuchung kommt es nur unter großer Anstrengung zur Ejakulation. Die Untersuchung zum Ausschluß einer Azoospermie ist besonders streßerzeugend. Schließlich wird das Ergebnis entweder akzeptiert oder es kommt zur Resignation.

Künstliche Befruchtung

Die künstliche Befruchtung mit dem Samen des Ehemannes wird seit dem späten 18. Jh. durchgeführt, die mit Spendersamen seit 1884. Die psychologischen Effekte auf den Ehemann und die Ehe im allgemeinen bei letztgenannter Methode sind minimal. Ehemänner reagieren äußerst selten auf die Geburt des Kindes mit Eifersucht, jedoch häufiger als auf adoptierte Kinder. Der Beweis dafür, daß diese Vorgehensweise für die meisten Ehepaare vollkommen akzeptabel ist, wurde letztendlich durch die häufig Anwendung dieser Methode deutlich. Eines der Hauptprinzipien bei der Durchführung der Behandlung ist das der Diskretion und insbesondere die Versicherung, daß der Spender des Samens und das

Paar sich nie treffen werden und die Identität gegenseitig unbekannt bleibt.

In-vitro-Fertilisation

Die In-vitro-Fertilisation steht als Behandlungsmöglichkeit seit 1978 zur Verfügung. Die Erfolgsrate ist jedoch gering. Für viele Frauen besteht die Befriedigung lediglich darin, alles nur Mögliche versucht zu haben. Es ist dann leichter die Infertilität zu akzeptieren und den Blick auf eine Adoption zu lenken.

Leihmutterschaft

– Vorgehensweisen

Bei der Leihmutterschaft handelt es sich um eine weitere Neuerung mit potentiell erheblichen psychologischen Komplikationen. Dabei gibt es 2 Vorgehensweisen:

- Eine Frau verabredet mit einem Paar eine Befruchtung auf künstlichem oder natürlichem Wege mit dem Samen des Ehemannes und übergibt nach der Niederkunft das Kind an den genetischen Vater und die Adoptivmutter. Die Leihmutter stellt bei dieser Methode sozusagen als zusätzliche „Gattin" sowohl Uterus als auch die Oozyten zur Verfügung.
- Die Ehefrau ist die genetische Mutter und stellt die befruchtete Oozyte einer Leihmutter zur Gestation zur Verfügung. Diese seit 1989 mögliche Methode mit In-vitro-Fertilisation und Embryotransfer ist die einzige Methode für Frauen ohne funktionstüchtige Gebärmutter, aber funktionstüchtigen Ovarien, ein Kind zu bekommen, das auch genetisch ihr eigenes ist.

– medizinethische Probleme

Die Leihmutterschwangerschaften haben zu einer intensiven medizinethischen Debatte geführt. Von religiösen Einwendungen abgesehen, gilt die Besorgnis wegen der psychischen und physischen Konsequenzen der Frau, die die Schwangerschaft austrägt, die die Unannehmlichkeiten und Komplikationen der Schwangerschaft ertragen muß und die möglicherweise schon während der Schwangerschaft eine Beziehung mit dem Kind aufnimmt. Auch wenn sie mit dem infertilen Ehepaar befreundet oder verwandt ist, kann sie dennoch in eine seelische Zwangslage geraten. Daraus ergeben sich möglicherweise endlose Auseinandersetzungen über die Erziehungsberechtigung.

2.2 Scheinschwangerschaft

Differentialdiagnostische Abgrenzung

Wenn eine Frau glaubt, schwanger zu sein und auch Symptome und Zeichen einer Schwangerschaft entwickelt, spricht man von Scheinschwangerschaft. Die klassische Beschreibung dieses Syndroms stammt von Bivin u. Klinger aus dem Jahr 1937. Differentialdiagnostisch sind von der Scheinschwangerschaft folgende Syndrome abzugrenzen:

1. *Schwangerschaftswahn* (Vié u. Bobé 1932), bei dem keine körperlichen Zeichen einer Schwangerschaft zu eruieren sind. Dieser Wahn ist nicht selten und tritt bei verschiedensten Psychosen auf. Diese Frauen leiden oft auch an Halluzinationen. Ein Schwangerschaftswahn kann auch bei psychotischen Männern auftreten und zwar mit und ohne körperliche Zeichen einer Scheinschwangerschaft.
2. *Simulierte Schwangerschaft*, die aus sozialen, gewinnsüchtigen oder rechtlichen Gründen, z. B. um einer schweren Strafe zu entgehen,

vorgetäuscht wird. Ein berühmtes Beispiel ist Olympe de Gouges, die 1791 mit *The Rights of Women* eine der ersten feministischen Schriften veröffentlicht und die wegen der Simulation einer Schwangerschaft guillotiniert wurde.

Klinisches Bild

Das klinische Bild ist gekennzeichnet durch
- einen starken Glauben, schwanger zu sein, der normalerweise bis zu Scheinwehen nach 9 Monaten andauert und danach normalerweise abklingt,
- eine Amenorrhoe,
- Übelkeit am Morgen und absonderlichen Appetit, der bei Schwangeren häufiger als sonst zur Beobachtung kommt,
- vergrößerte Brüsten und Brustwarzen mit Einschießen von Kolostrum,
- Vergrößerung des Abdomens aufgrund von Kontraktionen der Muskulatur, Auftreiben des Bauches durch Blähungen, Fetteinlagerungen oder krankhaften Veränderungen, z.B. durch Aszites oder Fibrome, aber ohne daß dabei der Nabel verstreicht,
- die illusionäre Verkennungen, Kindsbewegungen zu verspüren, und
- eine Größenzunahme des Uterus wie bei einer Schwangerschaft in der 6. Woche.

Ätiologie

Die moderne diagnostische Methoden, wie der Ultraschall, haben die Häufigkeit dieser Störung zurückgehen lassen. Psychodynamisch wird die Störung durch einen starken Kinderwunsch besonders älterer Frauen erklärt. Auch eine schuldhaft verarbeitete Angst vor einer Schwangerschaft wird als Ursache vermutet. In einigen Fällen soll es zu gefährlichen Abtreibungsversuchen gekommen sein (von Neugebauer 1912; Percheval 1911).

Die Scheinschwangerschaft zeigt eindrucksvoll die Wirkung der Psyche auf den Körper durch hormonelle Sekretion. Das Phänomen wird auch bei Hunden, Rindern und Nagetieren beobachtet, solange das Corpus luteum funktionstüchtig bleibt. So können bei der Scheinschwangerschaft die Brustveränderungen, die Uterusvergrößerung und die Sekretion des Endometriums erklärt werden. Bei Menschen konnten diese Phänomene sogar im Rahmen chirurgischer Exploration nachgewiesen werden (Courrier et al. 1927; Reeb 1933). Das Weiterfunktionieren des Corpus luteum ist aber nicht die einzige Erklärung. Bei mindestens 30 Patientinnen wurden bei hormonellen Messungen anovulatorische Zyklen, Hyperprolaktinämien oder Hyperandrogenismus nachgewiesen.

Therapie

Die betroffenen Frauen benötigen eine psychotherapeutische Betreuung. Die Diagnosestellung alleine reicht nicht aus, da die Patientinnen dann nur den Arzt wechseln und wieder die gleiche Symptomatik zeigen oder sie entwickeln einen Rückfall. Im Rahmen der Psychotherapie müssen die zugrundeliegenden Konflikte exploriert werden, um der Patientin bei der Konfrontation mit der Tatsache, daß sie nicht schwanger ist, zu helfen. Bei einigen Patientinnen sind auch Antidepressiva hilfreich.

2.3 Sterilisation

Eine andauernde Schwangerschaftsverhütung kann durch verschiedene operative Methoden am Uterus und an den Eileitern erreicht werden. Keine dieser Methoden ist aber absolut zuverlässig. Die Versagerquote liegt bei 0,5%. Gleichzeitig steigt das Risiko für ektopische Schwangerschaften. Durch eine erneute Eileiteroperation und moderne mikrochirurgische Eingriffe können diese Sterilisationen wieder erfolgreich rückgängig gemacht werden. Sterilisationen dieser Art sind heutzutage weit verbreitet und werden bei jüngeren Frauen durchgeführt. Seit die Scheidungsraten ansteigen ist der Wunsch nach Revision ebenfalls häufiger.

Indikationen

Sterilisationen werden aus kontrazeptiver, medizinischer, eugenischer und psychiatrischer Indikation durchgeführt. Schwangerschaftsverhütung ist dabei die häufigste Indikation, und die Sterilisation ist hierfür eine weit verbreitete und auch die sicherste Methode. Medizinischen Gründe können Diabetes mellitus, Rhesusinkompatibilitäten, arterielle Hypertension und Nieren- und Herzerkrankungen sein. Sterilisationen aus eugenischen oder psychiatrischen Gründen sind selten. Die Sterilisation lernbehinderter Frauen war zu bestimmten Zeiten in bestimmten Ländern legalisiert. Dies führte zu einer noch anhaltenden und immer wichtiger werdenden Diskussion. Aufgrund der Schließung psychiatrischer Einrichtung und der größeren Toleranz gegenüber außerehelichem sexuellem Verkehr, ist auch das Risiko für ungeplante Schwangerschaften bei lernbehinderten Frauen mit allen sich daraus ergebenden Problemkreisen der Erbkrankheiten bis hin zu denen der Mutterschaft angestiegen. Dennoch ist bei den Betroffenen der Kinderwunsch sehr ausgeprägt, da gerade diese Frauen weniger dazu in der Lage sind, die Kinderlosigkeit anderweitig zu kompensieren.

Psychiatrische Störungen nach Sterilisationen

Einige ältere Untersuchungen berichten über eine hohe Rate an Depressionen nach einer Sterilisation. Neuere, prospektiv durchgeführte Studien konnten dies allerdings nicht bestätigen. Cooper et al. (1982) untersuchten in Oxford insgesamt 201 Frauen 4 Wochen vor einer Sterilisation durch Tubenligatur zur Schwangerschaftsverhütung. Von diesen konnten 190 Frauen 6 Monate später und 193 Frauen 18 Monate nach dem Eingriff nachuntersucht werden. Die Anzahl derjenigen mit psychiatrischen Erkrankungen fiel von 21 vor der Operation auf 9 Patientinnen 6 Monate später und stieg 18 Monate post operationem wieder auf 18 an. Es war demnach nicht überraschend, daß eine psychiatrische Anamnese vor dem Eingriff der Prädiktor für die Manifestation einer psychiatrischen Erkrankung nach der Sterilisation ist.

Unter Anleitung der Weltgesundheitsorganisation wurde eine Multicenterstudie durchgeführt, um die Effekte der Sterilisation in verschiedenen Kulturen zu untersuchen. Im Nottinghamer Untersuchungskollektiv deutete sich dabei ebenfalls statistisch ein Zusammenhang zwischen psychiatrischer Erkrankung in der Vorgeschichte und Sterilisation an (Bledin et al. 1984): 9 von 138 sterilisierten Frauen waren vor der Operation psychisch krank. Sechs Wochen danach konnten nur 3 neue psychische Erkrankungen eruiert werden und 4 mehr zum Zeitpunkt der Nachuntersuchung 6 Monate später, d.h. weniger als in der Kontrollgruppe.

Risikogruppen für psychiatrische Erkrankungen nach Sterilisation

Zu den Gruppen mit einem besonderen Risiko, nach einer Sterilisation psychisch zu erkranken, gehören:

- Frauen mit Kindern (Ekblad 1963)
- Jüngere Frauen
- Frauen, bei denen die Sterilisation im Zusammenhang mit einem Schwangerschaftsabbruch durchgeführt wurde. Diese barbarische Praxis dient in einigen Ländern auch der Bestrafung. Dabei bleibt es zweifelhaft, ob die Sterilisation der betroffenen Frauen zeitgleich mit der Abtreibung durchgeführt werden sollte, da die Frauen ansonsten unter großem Zeitdruck und unter großer Angst wegen der ungewollten Schwangerschaft eine Entscheidung von großer Tragweite fällen müßten
- Frauen, die unmittelbar nach der Niederkunft sterilisiert werden. Für diese Frauen ist es sehr oft schwierig, eine ausgewogene Entscheidung zu treffen, während sie kurz davor stehen, ein Kind zu gebären
- Frauen, die von einem Dritten zur Sterilisation gedrängt werden
- Frauen mit geistiger Behinderung
- Frauen, die aus medizinischer Indikation sterilisiert werden. Besonders quälend ist die Sterilisation offensichtlich für Frauen, bei denen die Tubenligatur wegen einer genetischen Störung, die erst durch eine Amniozentese diagnostiziert wurde, durchgeführt wird
- Patientinnen mit einer psychiatrischen Erkrankung. Psychiatrische Erkrankungen beeinträchtigen oft die Urteilsfähigkeit und die Entscheidung zur Sterilisation kann nach Genesung bedauert werden
- Frauen, die die Sterilisation im Zusammenhang mit einem Ehezwist anstreben. In den meisten Fällen, in denen die Sterilisation durchgeführt wurde, um die Ehe zu retten, ist das Vorhaben erfolglos geblieben
- Frauen mit religiös motivierten Skrupeln

Schwangerschaftsphobie

Verschiedene Autoren haben auf eine spezifische Gruppe von Frauen hingewiesen, die an einer Schwangerschaftsphobie, einer sog. Tokophobie leiden. Die meisten von ihnen profitierten seelisch von einer Sterilisation erheblich (Binder 1937; Hoppeler 1955).

2.4 Hysterektomie

Indikationen

Bei der Hysterektomie handelt es sich um eine sehr häufige Operation, die bei ungefähr 10% aller Frauen durchgeführt wird. Die häufigsten Indikationen sind Menorrhagien wegen Fibromen und verschiedene abdominelle und pelvine Schmerzsyndrome sowie Rückenschmerzen. Es ist nicht überraschend, daß der Verlust der Gebärmutter einhergeht mit psychischen Rückwirkungen auf die Identität als Frau. Besonders bei jüngeren Frauen kann der Verlust der Fertilität Quelle der Unzufriedenheit sein. Eine Hysterektomie wird von Fall zu Fall auch extrem schnell durchgeführt, um eine möglichst wirksame Sterilisierung zu erreichen und um ein nicht mehr funktionstüchtiges Organ zu entfernen, das zu einem späteren Zeipunkt potentiell maligne entarten könnte.

Psychische Auswirkungen

Vor 20 Jahren war die Annahme weitverbreitet, daß Hysterektomien Depressionen verursachen. Seitdem wurde diese Vermutung systematisch und gründlich widerlegt. Verschiedene prospektiv angelegte Untersuchungen haben nachweisen können, daß das seelische Wohlbefinden nach einer Gebärmutterentfernung sogar zunimmt (Gath et al. 1995; Martin et al. 1980). Die depressive Verstimmung nach einer Hysterektomie verstärkte sich nur bei den Frauen, bei denen diese als Mittel gegen ein psychosomatisches Beschwerdebild angewandt wurde. Von der Depression abgesehen, sollen Hysterektomien einen Effekt auf die Libido haben, aber auch das gehört eher zu den Mythen in der psychosomatischen Gynäkologie.

3 Psychiatrie der Schwangerschaft

3.1 Anpassung und Anpassungsstörungen

Veränderungen durch die Schwangerschaft

Die Psychopathologie der Schwangerschaft muß im Zusammenhang mit allen Anpassungsvorgängen gesehen werden, die jede Frau nach der Empfängnis durchmacht. Bei der Schwangerschaft handelt es sich nicht nur um einen rein biologischen, sondern auch um einen seelischen Adaptationsprozeß (Cohen 1988). Eine werdende Mutter muß nicht nur das Baby sicher austragen, sie muß auch mit allen Entbehrungen rechnen, die eine Mutterschaft von ihr fordert. Sie muß sicherstellen, daß das Baby in der Familie willkommen ist, eine emotionale Beziehung zu ihm aufbauen und die Geburt vorbereiten. Außerdem muß sie sich an die Veränderungen ihres physischen Erscheinungsbildes und an eine etwas veränderte Beziehung zum Kindsvater gewöhnen.

Ungeplante Schwangerschaften

Viele Schwangerschaften sind ungeplant und initial nicht willkommen. Viele Frauen reagieren auf die Schwangerschaft mit Kummer und Angst. Ein erst kürzlich untersuchte Zufallsstichprobe englischer Mütter zeigte auf, daß 44% der Schwangerschaften nicht geplant waren, einschließlich der 17%, die mit einer legalen Abtreibung beendet wurden. Die Angaben über die gewünschten Schwangerschaften schwanken dabei allerdings zwischen 80–84% bei verheirateten Frauen zwischen 25 und 29 Jahren mit einem höchstens 4 Jahre alten Kind und 26% bei unverheirateten Frauen (Cartwright 1988).

Planung und Akzeptanz

Die Planung einer Schwangerschaft einerseits und ihre Akzeptanz andererseits sind zwei verschiedene Dinge. Daß eine Schwangerschaft geplant wurde, bedeutet allerdings nicht notwendigerweise, daß sie auch akzeptiert wird; 6–12% der Frauen, die eine Schwangerschaft geplant haben, lehnen diese dann ab. Normalerweise ändert sich die Haltung zur Schwangerschaft in umgekehrter Richtung und oft kommt es zu einer schnellen Akzeptierung einer zunächst ungeplanten Schwangerschaft. Nur wenn die initiale Reaktion negativ war, ändert sich die Akzeptanz normalerweise erst allmählich. Bei einem kleineren Teil allerdings bleibt es bei der Ablehnung während der ganzen Schwangerschaft. Auch wenn es im Verlauf zu einer besseren Akzeptanz der Schwangerschaft kommt, so kann diese nur oberflächlich bleiben und zu einer Ambivalenz führen, die auch dann noch anhält, wenn das Kind schon geboren ist.

Auswirkungen auf soziale Beziehungen

Eine Schwangerschaft hat schwerwiegende Auswirkungen auf die Beziehung zum Kindsvater. Während der gesamten Gravidität ist dieser Aspekt von höchster Bedeutung für die Schwangere. Sie benötigt eine erhöhte Aufmerksamkeit und Fürsorge und ist gegenüber spürbaren Zurückweisungen bzw. Ablehnungen besonders empfindlich. Von vielen Frauen wird das Kind als Geschenk für den Ehemann begriffen. Die Schwangerschaft beeinflußt aber auch andere Beziehungen. Der Bedarf an Aufmerksamkeit und Zuwendung erweitert die Zahl der erfahrbaren Familienangehörigen und Freunde. Viele Frauen entwickeln eines besseren Kontakt sowohl zu ihrer eigenen, als auch zu der Familie des Partners. Die Veränderungen der eigenen Gestalt kann Kummer bereiten, andere sind stolz und genießen ihr Erscheinungsbild als Schwangere.

Körperliche Veränderungen

Schwangerschaft geht einher mit einer Reihe körperlicher Beschwerden und alles in allem gibt es viele Interaktionen zwischen physischen und psychischen Faktoren. Der absonderliche Appetit der Schwangeren, auch Pica genannt, ist häufig: 20% verspüren einen Appetit auf Ungenießbares. Eine Geophagie, d.h. das Essen von Erde und Staub, kann zur Eisenmangelanämie und zum Darmverschluß führen. Das Schwangerschaftserbrechen kann sogar eine Wernicke-Enzephalopathie verursachen (Dupouy u. Courtois 1930; Selitzky 1925). Eine Präeklampsie ist bei Erstgebärenden am häufigsten. Eine gefürchtete Komplikation ist die Eklampsie, in deren Folge sich auch Verwirrtheits- und manische Psychosen entwikkeln können (s. unten).

Verleugnung der Schwangerschaft

Daß eine Schwangerschaft als solche nicht bemerkt wird, ist im Frühstadium nicht selten, insbesondere bei denjenigen, die ungewollt oder zum ersten Mal schwanger wurden. In einigen wenigen Fällen bleibt die Schwangerschaft bis zur Niederkunft unentdeckt (Brezinka et al. 1994). Dabei muß differentialdiagnostisch unterschieden werden zwischen

- Frauen mit Fettleibigkeit oder Frauen in der Prämenopause, die die Schwangerschaft einfach nicht wahrnehmen,
- Frauen, die die Schwangerschaft verheimlichen wollen, und
- Frauen, die trotz aller Evidenz die Schwangerschaft einfach nicht wahrhaben wollen.

– prädisponierende Faktoren

Unter den psychosozialen Faktoren, die für diese Störung prädisponieren, ist die der Isolation die bedeutenste, weil niemand die Veränderungen im äußeren Erscheinungsbild wahrnimmt und darauf eingeht. Ein anderer Faktor ist das moralische Klima, das außerehelichen sexuellen Beziehungen entgegensteht. Niedrige Intelligenz kommt oft auch hinzu. Die psychologischen Mechanismen, die dem Eingeständnis einer Schwangerschaft entgegenstehen, schließen Verleugnung und Verdrängung mit ein. Manchmal kommt die Annahme dazu, daß das Baby abgestorben sei.

– Risiken der verspäteten Entdeckung

Die verspätete Entdeckung einer Schwangerschaft birgt potentiell ein etwas erhöhtes Suizidrisiko in sich. Außerdem besteht für diese Mütter ein erhöhtes Risiko für all die Geburtskomplikationen, die in der modernen Geburtshilfe so selten geworden sind. Auch für das Neugeborene besteht ein erhöhtes Gesundheitsrisiko zum Zeitpunkt der Geburt und auch das des Neonatizids (s. unten).

Vorgeburtliche Anpassung

Erst in letzter Zeit wurde man der Tatsache gewahr, daß die Mutter, wie später im Wochenbett auch, schon während der Gravidität zum ungeborenen Kind eine emotionale Bindung und Beziehung entwickelt (Arbeit 1975; Leifer 1977; Cranley 1981). Sie beginnt, sich vom Baby Vorstellungen zu machen, und spricht liebevoll zu ihm. Sie regt vielleicht sogar den Ehemann und die anderen Kinder an, mit ihm zu „spielen". Und sie beginnt, sich Vorstellungen darüber zu machen, wie es sein wird, wenn sie die Verantwortung für das Baby übernommen hat.

Dabei gibt es pathologische Entwicklungen auf verschiedenen Stufen. Bei manchen Müttern bleibt die Zuneigung sogar bis zum Geburtstermin minimal. Der Fetus wird als Eindringling erlebt, dessen Bewegungen die Mutter nur ärgern oder beeinträchtigen, ihren Schlaf stören oder sie sich krank fühlen lassen. Wenn die Haltung zur Schwangerschaft hartnäckig durch Ablehnung gekennzeichnet ist, können Therapeuten daraus auch auf eine negative Einstellung zum Kind selbst direkt schließen.

Mißhandlung des Fetus

Wenn die Schwangerschaft von einer Frau sehr stark abgelehnt wird, kann das dazuführen, daß sie versucht, dem Fetus Schaden zuzufügen. Dies geschieht besonders dann mit großer Entschiedenheit, wenn ein Abort herbeigeführt werden soll. Condon (1987), der dieses Phänomen beschrieben hat, hat im übrigen festgestellt, daß die Mißhandlung eines Fetus heute die gleiche Ungläubigkeit hervorruft, wie es die Kindesmißhandlungen bis in die 50er Jahre des 20. Jh. taten.

Aber es ist nicht nur die Mutter, die den Fetus potentiell traktiert. Häusliche Gewalt ist ein häufiges Phänomen und Mißhandlungen der Frau können sich während der Schwangerschaft steigern, wenn sich dann z.B. die Tritte und Schläge mehr gegen das Abdomen und weniger gegen das Gesicht richten. Die Hauptgründe dafür sind sexuelle Enttäuschung, mangelnde Bereitschaft, eine Vaterrolle zu übernehmen, Eifersucht, zunehmende Gereiztheit der Mutter und Suchterkrankungen des Mannes.

3.2 Psychische Erkrankungen während der Schwangerschaft

3.2.1 Angststörungen

Kritische Phasen

Für viele Mütter ist die Zeit der Schwangerschaft mit erheblichen Ängsten verbunden. Das 1. Trimenon ist möglicherweise mit der qualvollen Entscheidung verbunden, die Schwangerschaft fortzusetzen oder nicht. Bei Frauen mit Fehlgeburten in der Anamnese und jenen, denen schon ein Kleinkind verstorben war, erreichen die Befürchtungen ihren Gipfel zum Zeitpunkt des Endes der Frühschwangerschaft.

Themenbereiche

Im 3. Trimenon eskaliert die Angst und fokussiert inhaltlich 3 Themenbereiche:

- Geburtsangst,
- Angst vor fetalen Mißbildungen und
- Angst, die Rolle als Mutter nicht ausfüllen zu können.

Behandlung

Diese Ängste können normalerweise durch Gespräche und Unterstützung abgebaut werden, manchmal kann auch die vorsichtige, d.h. nur kurzfristige Anwendung von Anxiolytika mit kurzer Halbwertszeit hilfreich sein. Zum Ende der Schwangerschaft sind Benzodiazepine allerdings kontraindiziert, da sie, und das insbesondere bei Frühgeborenen, zu länger andauernden Intoxikationserscheinungen, z.B. dem sog. „Floppy-infant-Syndrom" führen können. Auch die Anwendung des Betablockers Propranolol sollte besser vermieden werden, weil danach beim Neugeborenen über intrauterine Wachstumsrückstände sowie kardiale und respiratorische Störungen berichtet wurde.

3.2.2 Depressionen

Häufigkeit und Verlauf

Obwohl depressive Störungen, sog. präpartale Depressionen, noch nicht dieselbe Aufmerksamkeit hervorgerufen haben wie die postpartalen Depressionen, so sind sie dennoch nicht weniger häufig (Cooper et al. 1988). Depressionen treten allgemein bei allen Frauen im reproduktionsfähigen Alter häufig auf, so daß ihre Auftretenshäufigkeit in der Schwangerschaft möglicherweise nicht über diese generelle Tendenz hinausgeht. Sie können sich zudem wiederholen: Insgesamt gibt es mindestens 10 Veröffentlichungen über Frauen mit 4-12 Krankheitsepisoden in aufeinanderfolgenden Schwangerschaften. Manche von ihnen remittierten prompt nach der Niederkunft. Außerdem scheint es einen Zusammenhang zwischen diesen präpartalen Depressionen und postpartalen Manien zu geben (Brockington 1996).

Suzid

Die Häufigkeit des Vorkommens von Suiziden während der Schwangerschaft ist wegen einer ungenauen Datenlage strittig, da nicht alle Suizide richterlich untersucht werden, bei nicht allen eine Autopsie erfolgt und auch nicht bei allen durchgeführten Autopsien der Uterus untersucht wird. Außerdem handelt es sich sowohl bei Suiziden als auch bei Schwangerschaften um Phänomene, die oft verschwiegen bzw. nicht als solche identifiziert werden.

Davon abgesehen scheint es einen Unterschied zwischen den Studienergebnissen zu geben, die zu Beginn, und denen, die zum Ende des 20. Jh. durchgeführt wurden. Im ersten Viertel des letzten Jahrhunderts wurde eine höhrere Frequenz festgestellt. Nach diesen Angaben waren 13% aller weiblichen Suizidenten schwanger - eine ziemlich große Anzahl, wobei sich der Gedanke aufdrängt, daß zu jener Zeit eine Schwangerschaft einen Risikofaktor darstellte, wenn diese illegitim war und als schmachvoll angesehen wurde. Neuere Untersuchungen haben niedrigere Raten ergeben. Dabei übertrifft die Studie von Weir (1984) alle anderen an Gründlichkeit. Weir hatte alle amtlichen Meldungen über 1696 Suizide in London zwischen 1943 und 1962 ausgewertet: 3,9% waren schwanger, wobei 40 von 66 Schwangerschaften außerehelich waren - eine 6mal so hohe Rate wie die übliche der unehelichen Geburten zu jener Zeit in London. Diese Daten machen deutlich, daß Probleme der Akzeptanz einer ungewollten Schwangerschaft auch noch zur Mitte des 20. Jh. Anlaß für einen Suizid waren.

Behandlung mit Psychopharmaka

Schwere präpartale Depressionen werden wegen der Angst vor den negativen Auswirkungen von Medikamenten auf den Fetus oftmals unbehandelt gelassen. Diese Sorge ist übertrieben. Bei keinem trizyklischen Antidepressivum sind teratogene oder andere negative Effekte auf das Wachstum des Feten bekannt geworden. Es gibt lediglich einige Falldarstellungen über Nebenwirkungen oder Entzugssymptome bei Neugeborenen, wie Herzfehler, epileptische Anfälle, Hypothermie, Laryngealspasmen und Urinretention, so daß eine antidepressive Medikation im letzten Trimenon vermieden wird. Das gleiche scheint auch für die selektiven Serotoninwiederaufnahmehemmer zu gelten, obwohl eine verallgemeinernde Aussage hier mit Ausnahme des Fluoxetin noch verfrüht ist.

Elektrokrampftherapie

Absolut sicher dagegen ist auf jeden Fall die Heilkrampf- bzw. Elektrokonvulsionsbehandlung während der Schwangerschaft, vorausgesetzt, daß die Mutter während der Gesamtzeit der nur kurz andauernden Anästhesie beatmet wird. Auch wegen der Gefahr eines Abortes sollte gerade bei Schwangeren vorher ein genetisch bedingtes Pseudocholesterinesterasedefizit ausgeschlossen werden.

3.2.3 Alkoholkrankheit und andere Suchterkrankungen

Alkoholkrankheit

Fetales Alkoholsyndrom

Eine Schwangerschaft kann sich günstig auf eine Alkoholkrankheit auswirken. Wenn aber ein stärkerer Alkoholgenuß während der Schwangerschaft fortgesetzt wird, hat dies schwerwiegende Auswirkungen auf den Fetus. Äthanol ist teratogen und verursacht das sog. fetale Alkoholsyndrom (Lemoine et al. 1968), das klinisch gekennzeichnet ist durch faziale Dysmorphien, insbesondere durch Hypoplasien der Maxilla. Die schwerwiegendste Wirkung stellt die intrauterine Wachstumsverzögerung dar (Ulleland 1972). Postnatal kann es zu einer Entzugssymptomatik beim Neugeborenen kommen. Als längerfristige Folgen treten Lernbehinderungen auf.

Cannabis

LSD
Phenylzyklidin

Cannabis gehört zu den häufiger von Schwangeren mißbräuchlich angewandten Suchtstoffen, hat aber möglicherweise keine schwereren negativen Auswirkungen auf den Feten. LSD dagegen hat wahrscheinlich mutagene Wirkungen. Phenylzyklidin führt zur Entzugssymptomatik.

Narkotika

Von Narkotika Abhängige haben wie Alkoholkranke auch, eine Vielzahl emotionaler und sozialer Probleme, und die meisten von ihnen treffen keine Vorbereitungen für die Zeit nach der Niederkunft. Die Neugeborenen leiden u. U. unter Mangelernährung, Geschlechtskrankheiten, Hepatitis, Endokarditis und Aids. Narkotika selbst sind nicht teratogen, aber ein großer Anteil der betroffenen Neugeborenen hat ein erniedrigtes Geburtsgewicht, teilweise durch die Frühgeburt, teilweise aber auch durch eine intrauterine Wachstumsverzögerung. Die meisten Babys entwickeln eine Entzugssymptomatik. Die Raten für Totgeburten und für den sog. plötzlichen Kindstod sind erhöht.

Entzug

Alle diese Mütter benötigen eine intensive sozialpsychiatrische Betreuung. Andere Drogen sollten schrittweise entzogen werden. Wenn man sich dazu entschieden hat, Heroin auszuschleichen, sollte das im 2. Trimenon unter gleichzeitiger Methadonsubstitution geschehen. Nach der Niederkunft sollte das Neugeborene für 14 Tage stationär weiterbeobachtet werden. Atemstörungen können mit Naloxon behandelt werden, epileptische Krampfanfälle und Entzugssymtome mit Diazepam.

Kokain

Möglicherweise ist Kokain teratogen und verursacht auch urogenitale Mißbildungen. Die Daten hierzu sind z. Z. noch widersprüchlich. Kardiovaskuläre Mißbildungen sind offensichtlich die häufigsten Auswirkungen. Kokain verursacht bei der Schwangeren uterine Vasokonstriktionen, die zu einer Abruptio plazentae führen können. Häufiger als bei anderen Suchterkrankungen während der Schwangerschaft führt ein Kokainmißbrauch zu intrauterinen Wachstumsrückständen und vorzeitigem Einsetzen der Wehentätigkeit. Die Neugeborenen leiden häufiger unter intrazerebralen Infarkten. Im Gegensatz zu anderen Suchterkankungen ist bei den sog. Kokainbabys die postnatale Entzugssymptomatik weniger gravierend. Die Gefahr eines plötzlichen Kindstodes ist dagegen für diese Neugeborenen ebenfalls erhöht.

3.2.4 Eßstörungen

Anorexia nervosa

Es liegt auf der Hand, daß zwischen einer Anorexia nervosa einerseits und einer Schwangerschaft andererseits aus psychischen und körperlichen Gründen ein gewisser Antagonismus besteht. Davon abgesehen genesen die meisten Frauen mit einer solchen Eßstörung während der Schwangerschaft auch wieder mit dem Einsetzen der ersten postpartalen Menstruation, wenn sie ungefähr 80% des Standardgewichtes erreicht haben. Es gibt eine ganze Reihe von Falldarstellungen und Langzeitstudien, aus denen hervorgeht, daß viele Frauen mit einer Anorexia nervosa in der Anamnese auf normalem Wege Kinder zur Welt bringen.

Der Effekt der Anorexia nervosa auf die Fertilität insgesamt wurde in einer über 12 Jahren andauernden dänischen Studie berechnet. Demnach liegt die durchschnittliche Zahl der Kinder mit 0,6 um ein Drittel niedriger gegenüber der Normalbevölkerung (Brinch et al. 1988). Eine Minderheit erkrankt erst während der Schwangerschaft. Wenn die Schwangere sich weiterhin mit der Nahrungsaufnahme restriktiv verhält, kann dies zu einer fetalen Mangelernährung und in deren Folge zu einem reduzierten abdominellen Körperumfang und einem erniedrigten Geburtsgewicht führen. Fallweise mußten die Kinder durch einen elektive Sectio caesarea gerettet werden. Wenn Mütter sich auch postpartal noch bewußt anorektisch verhalten, werden auch die Kinder durch dieses Eßverhalten negativ beeinflußt, mit der Folge eines Wachstumsrückstandes.

Bulimia nervosa

Eine Bulimia nervosa verbessert sich oft während der Schwangerschaft (Morgan et al. 1999). Der Druck auf den Magen, der vom sich vergrößernden Uterus ausgeht, verkompliziert die bulimische Erkrankung. Einige bulimische Mütter haben angegeben, daß die Freßsucht durch den Fetus behindert wurde. Ungefähr die Hälfte erkrankt aber nach der Niederkunft erneut. Bulimische Mütter zeigen oft auch ein eigenartiges mütterliches Verhalten, wenn sie sich nicht um das Kind kümmern, während sie sich überessen oder erbrechen, oder wenn sie Nahrungsmittel horten.

3.2.5 Selbstbeschädigung

Selbstschädigendes Verhalten kann sich bis in geburtshilfliches Gebiet erstrecken (Goodlin 1985; Jureidini 1993). Frauen können durch Manipulationen Blutungen verursachen, um eine Fehlgeburt, eine Placenta praevia oder postpartale Haemorrhagien zu provozieren. Auch kommt es vor, daß sie versuchen die Fruchtblase zu beschädigen, um eine Frühgeburt einzuleiten. Wieder andere wurden dabei ertappt, wie sie mit Instrumenten, z. B. einem Tachodynamometer, manipulierten. Zwei Patientinnen wurden dabei beobachtet, wie sie versuchten eine Blasenmole zu simulieren, indem sie Choriongonadotropin entnommenem Blut zusetzten.

3.2.6 Schwangerschaftspsychosen

Prävalenz

Mehrere Untersuchungen in Heil- und Pflegeanstalten in England haben ergeben, daß Psychosen während der Schwangerschaft seltener manifest werden als nach der Niederkunft. Diese Beobachtungen konnten durch 2 Übersichtsarbeiten bestätigt werden. Paffenbarger u. McCabe (1973) fanden in ihrer Studie über Patientinnen, die im US-Bundesstaat Ohio zur stationären Aufnahme kamen, eine Rate von insgesamt 0,7/1000 Patientinnen pro Jahr, verglichen mit 4,0/1000 für postpartale Psychosen und 3,6/1000 bei Frauen außerhalb der Schwangerschaft und des Wochenbettes. Kendell et al. (1987) hatten in Edinburgh Zugang zu Fallregistern, um die Daten aus der Geburtshilfe und die aus der Psychiatrie miteinander zu vergleichen. In ihren Studie über 54 087 Geburten eruierten sie eine Rate von 2,1 Psychosen pro Monat vor der Schwangerschaft, eine von 2,0 während der Schwangerschaft, 51 im 1. Monat post partum, 25 im 2. Monat post partum, 13 im 3. Monat und 4 im darauffolgenden. Daraus kann der Schluß gezogen werden, daß das Risiko für die Manifestation einer Psychose sich während der Schwangerschaft nicht verändert und wesentlich niedriger ist als nach der Niederkunft.

Effekte der Schwangerschaft auf verschiedene Psychosen

Schwangerschaften wirken sich möglicherweise nicht günstig auf den Verlauf von chronischen Wahnerkrankungen aus, haben aber einen positiven Effekt auf Menstruationspsychosen und möglicherweise auch auf bipolare Störungen und zykloide Psychosen. Trotzdem treten auch während der Schwangerschaft manische und zykloide Psychosen auf und manche gleichen in ihrem klinischen Bild den Puerperalpsychosen. Tatsächlich wurden auch solche Psychosen bei Schwangeren diagnostiziert, die eine positive Anamnese hinsichtlich Puerperalpsychosen hatten (Brockington 1996).

Behandlung

Insgesamt ist es unproblematisch, Neuroleptika während der Schwangerschaft zu verschreiben. Butyrophenon und offensichtlich auch Phenothiazin haben keine teratogene Potenz. Die häufigste Komplikation, die aber insgesamt selten ist, ist das Auftreten von Sedierung und extrapyramidal-motorischen Nebenwirkungen beim Neugeborenen. Lithium dagegen ist in dieser Hinsicht relativ gefährlich. Es kann kardiale Mißbildungen verursachen: In diesem Zusammenhang wurde über mindestens 12 Ebstein-Anomalien berichtet, einer ansonsten äußerst seltenen Störung.

Je näher der Entbindungstermin rückt, desto größer ist die Gefahr einer Lithiumintoxikation auch bei normaler Dosierung, da in der Spätschwangerschaft die renale Clearance sinkt. Insgesamt wurden aus der Literatur 5 Fälle bekannt, bei denen die Lithiumspiegel bei bis zu 5 mMol/l lagen mit der Folge von Koma und Krampfanfällen bei den Müttern. Die Neugeborenen leiden auch bei „normalen" Blutspiegeln unter Lethargie, muskulärer Hypotonie und anderen Nebenwirkungen. Carbamazepin ist ebenfalls mit einer hohen Rate kongenitaler Malformationen behaftet; beim Valproat ist die Gefahr der Entstehung einer Spina bifida sogar noch größer.

3.2.7 Liaisonpsychiatrie in der Geburtshilfe

Möglichkeiten der Liaisonpsychiatrie

Wegen der Komplexität der Zusammenhänge zwischen Schwangerschaft und psychischen Faktoren einerseits und der Häufigkeit von Angststörungen, Depressionen und anderen psychiatrischen Erkrankungen andererseits ist es sinnvoll, zwischen größeren geburtshilflichen und psychiatrischen Einrichtungen einen Liaisondienst einzurichten. Zusätzlich zur Diagnostik und Behandlung präpartal auftretender psychischer Erkrankungen, wie oben beschrieben, kann ein hohes Niveau der psychischen Betreuung in den geburtshilflichen Abteilungen dazu dienlich sein, die Schwangeren zu identifizieren, die für die Entwicklung einer postpartalen psychischen Erkrankung vulnerabel sind. Solange eine Überweisung zum Psychiater für viele Frauen stigmatisierend ist, sollten zudem psychiatrisch geschulte Hebammen eingestellt werden, die dann die schwereren Fälle oder Risikogruppen zum Psychiater überweisen.

3.2.8 Zur Psychopathologie unter der Niederkunft

Psychische Auswirkungen der Geburt

Die Geburt kann eine der schwersten Prüfungen im Leben eines Menschen sein und so würde es verwundern, wenn die mit ihr einhergehenden Torturen nicht auch zur Verzweiflung führen könnten. Diese psychischen Auswirkungen der Niederkunft sind in der älteren Fachliteratur ausführlich beschrieben worden. In unseren Tagen sind sie seltener geworden, aber sie kommen immer noch dort vor, wo die geburtshilflichen Möglichkeit einfach sind oder wenn die Schwangerschaft als solche abgelehnt wird. Sogar Autosectiones wurden in diesem Zusammenhang beschrieben. Mehrfach wurden vollendete Suizide unter der Geburt durch Fenstersturz, Ertränken, Erhängen oder Vergiftung mit Kohlenmonoxid veröffentlicht. Ebenso wurden psychomotorische Erregungszustände unter der Geburt beschrieben, die den Feten gefährden können und auch im Zusammenhang mit Neonatiziden gesehen werden müssen. Verwirrtheitszustände sind ebenfalls ausführlich dokumentiert worden, sie sind insgesamt aber selten (Sarrat 1911; Engelhard 1912; Kirchberg 1913).

3.3 Verlust des Kindes

Das Kind kann unter den verschiedensten Umständen verloren werden:
- durch Abtreibung auf Veranlassung der Schwangeren selbst,
- durch eine Fehlgeburt, z. B. aufgrund einer ektopen Schwangerschaft oder aus medizinischer Indikation in der späten Schwangerschaft,
- durch fetalen Tod in utero, Totgeburt, Tod des Neugeborenen unmittelbar nach der Geburt oder durch den sog. plötzlichen Kindstod,
- durch Verzicht auf das Kind im Rahmen eines Adoptionsverfahrens.

3.3.1 Schwangerschaftsabbruch

Abtreibungen werden durch die katholische Kirche und den Islam mißbilligt. Während des 20. Jh. und besonders in den letzten 30 Jahre wurde die Abtreibung aber allgemein liberalisiert.

Indikationen

Zu den Indikationen gehören:
- medizinische, um das Leben und die Gesundheit der Mutter zu retten,
- humanitäre, wenn die Schwangerschaft Resultat einer Vergewaltigung oder eines Inzests ist,
- genetische oder eugenische, wenn ein Risiko für kongenitale Mißbildungen besteht,
- psychiatrische, um z. B. einem Suizid vorzubeugen,
- soziale, wenn die Schwangerschaft verfrüht und die Familie zerrüttet ist und schädlich für das ungeborene Kind ist,
- die ganz allgemeinen Bedürfnisse der Frau; in einigen Ländern ist man der Auffassung, daß Frauen über Schwangerschaft und Mutterschaft völlig unabhängig entscheiden sollten.

Problematik der psychiatrischen Indikation

Über die Richtigkeit der psychiatrischen Indikation hat es eine intensive Diskussion gegeben. Diese hatte schließlich die Konsequenz, daß Abtreibungen aus psychiatrischer Indikation abgelehnt werden. Suizidandrohungen sind dann häufig, zu suizidalen Handlungen kommt es allerdings selten. Trotzdem gibt es keinen Zweifel darüber, daß eine ungewollte Schwangerschaft ein Grund für einen vollendeten Suizid sein kann. Eine Puerperalpsychose in der Vorgeschichte ist keine Indikation für einen Schwangerschaftsabbruch, weil Psychosen post abortionem genauso häufig auftreten. Es gibt aber diskussionswürdigere und schwerwiegendere puerperale Komplikationen, wie z. B. Störungen der Mutter-Kind-Beziehung, die nach ungewollten Schwangerschaften häufiger auftreten. Diese Probleme können aber durch die Freigabe des Kindes zur Adoption vermieden werden. Die psychischen Auswirkungen durch die Aufgabe des Kindes dürfen dann aber auch nicht vernachlässigt werden.

Psychische Auswirkungen des Schwangerschaftsabbruchs

Die seelischen Auswirkungen eines Schwangerschaftsabbruches sind gründlich untersucht worden. Auf die meisten Frauen, die freiwillig abtreiben, hat dieser sowohl kurz- als auch langfristig keine negativen Wirkungen. Die betroffene Frau ist im Gegenteil oft erleichtert, manchmal sogar euphorisch. Angst, depressive Verstimmung, Ärger, Schuldgefühle und Schamgefühle können danach abgebaut werden. Ein kleinerer

Teil macht sich Selbstvorwürfe und empfindet Trauer über den „Mord" an dem Baby; manche fühlen sich als Kriminelle, fürchten Strafe oder die Sterilisation als Vergeltung oder kongenitale Mißbildungen bei weiteren Schwangerschaften. Nur wenige entwickeln klinisch relevante Depressionen (Edelberg u. Galant 1925), die u. U. erst nach der nächsten Schwangerschaft manifest wird. Es ist erwiesen, daß manische oder zykloide Psychosen, genauso wie bei den Puerperalpsychosen auch, nach Abtreibungen auftreten (David 1985).

Minimierung negativer Auswirkungen

Um negative psychische Auswirkungen zu minimieren, ist ein umsichtiger Entscheidungsprozeß essentiell und eine gute Beratungstätigkeit von großer Bedeutung. Das größte Problem dabei ist die Einsamkeit und das Alleingelassenwerden. Viele Frauen informieren ihre Eltern nicht, und wenn sie es doch tun, müssen sie eine negative Reaktionen und unangenehmen Druck erdulden. Das Verhalten des Kindsvater ist schwierig. Es ist selbstverständlich, daß eine Frau ihre eigene Entscheidung treffen muß, sicher eine der schwierigsten, vor der sie je stehen wird, mit schwerwiegenden und längerfristigen Konsequenzen. Oft muß die Entscheidung schnell und in einer konfliktreichen und durch heftige Auseinandersetzungen geprägten Atmosphäre fallen. Prognostisch am günstigsten ist es für die Frau, wenn sie ihre Entscheidung mit Unterstützung und mit Respekt ihres Partners, der Eltern, der Freunde und des Beratenden treffen kann.

3.3.2 Fehlgeburt

Psychische Symptomatik

Fehlgeburten stellen ein häufiges Ereignis dar und betreffen ungefähr 40% aller Konzeptionen. Aber nur 10% der Fehlgeburten werden nach der Schwangerschaft durch die Amenorrhoe oder andere klinische Zeichen offensichtlich. Die gefühlsmäßigen Konsequenzen dürfen nicht bagatellisiert werden und sind vergleichbar mit den psychischen Folgeerscheinungen nach einem „fetalen Tod in utero" oder einem perinatalen Tod des Kindes. Sie sind zwar nicht so ausgeprägt, da die emotinale Bindung nach kurzer Zeit noch nicht so intensiv ist, aber dennoch handelt es sich um den Verlust eines wahrscheinlich sehnsüchtig erwarteten Kindes. Offensichtlich ist dabei das plötzliche und schmerzhafte Ereignis der Ausstoßung der Blutgerinnsel und des fetalen Gewebes selbst der seelisch beeinträchtigende Faktor.

Ein Teil der psychopathologisch relevanten Symptomatik ähnelt der einer posttraumatischen Belastungsstörung mit perseverierenden und sich aufdrängenden, sog. „flashbacks" und Alpträumen. Die Frauen leiden unter dem Gefühl versagt zu haben, sind erzürnt oder fühlen sich schuldig. Die Inzidenz für Depressionen ist bei Frauen nach Fehlgeburten um das 4fache höher als in der Normalbevölkerung (Friedman u. Gath 1989). Es ist dann auch mit depressiven Phasen zum Zeitpunkt des ursprünglich errechneten Geburtstermins oder zum Jahrestag der Fehlgeburt zu rechnen. Außerdem besteht ein erhöhtes Risiko für postpartal auftretende affektive Störungen nach einer normalen Niederkunft zu einem späteren Zeitpunkt.

Gesprächstherapie

Diesen Müttern mit Fehlgeburten zu helfen, ist nichts anderes als eine Variante der Trauerarbeit, während der der Kummer geteilt und die Traurigkeit sowie die Schuldgefühle und der Zorn gesprächstherapeutisch bearbeitet werden sollten. Psychiater, Psychologen und alle in der Nervenheilkunde professionell Tätigen sollten nie die seelischen Folgen eines Spontanabortes unterschätzen.

Spätabtreibungen aus medizinischer Indikation

Spätabtreibungen aus medizinischer Indikation sind, obwohl es sich dabei um einen geplanten Eingriff handelt, in ihren psychologischen Auswirkungen den Fehlgeburten und dem „fetalen Tod in utero" gleichzusetzen. Die Betroffenen sind in diesem Stadium hochschwanger. Diese Frauen erleben während der Untersuchungen starke Ängste und fordern ggf. ein besonders radikales chirurgisches Vorgehen. Depressionen sind danach häufig und die Trauerarbeit hält länger an (Iles u. Gath 1993; Lloyd u. Laurence 1985). Alle diese Frauen benötigen sowohl vor als auch nach dem Schwangerschaftsabbruch eine intensive psychologische Betreuung.

3.3.3 Fetaler Tod in utero, Totgeburt, Kindstod unter der Geburt und plötzlicher Kindstod

Spezifische psychische Auswirkungen je nach Todeszeitpunkt

Die psychischen Reaktionen nach diesen Ereignissen sind allgemein schwerwiegender als die nach einer Fehlgeburt und jede einzelne hat ihre spezifischen Charakteristika. Wenn der Fetus in der Spätschwangerschaft abstirbt, trägt die betroffene Frau einen Leichnam im Mutterleib und muß eine normale, aber dennoch für sie sinnlose Wehentätigkeit aushalten. Wenn das Baby unter der Geburt verstirbt ist der Verlust besonders plötzlich und besonders schockierend und geht mit einem starken Gefühl des „Nicht-wirklich-Seins" einher (Bruce 1962). Wenn das Kind im Wochenbett stirbt, machen die Eltern eine Periode großer Angst mit schwindenden Hoffnungen durch. Möglicherweise sind sie in den Entscheidungsprozeß zum Abstellen des Beatmungsgerätes mit einbezogen und werden unmittelbare Zeugen des Todes des Kindes.

Der spätere Tod des Kindes, z.B. beim sog. „plötzlichen Kindtod", dann nämlich, wenn sich die mütterlichen Gefühle schon voll entwickelt haben, stellt dann das erdenklich schlimmste Unglück dar. Er tritt ohne Vorwarnung auf und trifft völlig unvorbereitet. Hinzu kommt dann oft noch die zusätzlich belastende gerichtsmedizinische Untersuchung des Todesfalles (Cornwell et al. 1977; Smialek 1978).

Behandlungsprinzipien

Bei der Hilfe für die betroffenen Eltern sind folgende Prinzipien zu beachten:

– offenes Gespräch

- Das Gespräch muß offen und ehrlich erfolgen. Einerseits ist das Eingeständnis eines Fehlers sehr schwierig, andererseits sollten die Schuldgefühle der Eltern auch nicht weiter verstärkt werden, indem jegliche Verantwortlichkeit abgestritten wird. Gegenbeschuldigungen, Rechtsstreitigkeiten und querulatorische Verhaltensweisen sind aber nicht selten. Die Ärzte sollten ein solches Verhalten als normale Reaktion auffassen und sich nicht auf rechtfertigende Diskussionen einlassen. Wiederholte Untersuchungsgespräche sind angezeigt, da die

Eltern möglicherweise im Erstkontakt durch die Ereignisse noch zu niedergeschlagen sind, um dem Gespräch folgen zu können.

- Für die Mütter ist es oft hilfreich, wenn sie das tote Baby sehen und auch einmal halten können. Eine Photographie sollte gemacht und zusammen mit anderen Erinnerungsstücken aufbewahrt werden.

– Sehen des toten Kindes

- Nach Totgeburten ziehen die meisten Mütter das Alleinesein vor, so sollten sie z.B. in einem Einzelzimmer im Krankenhaus untergebracht werden und nicht zusammen mit Müttern, die ein gesundes Kind zur Welt gebracht haben. Die postpartale Untersuchung sollte in sehr vertraulicher Atmosphäre erfolgen.

– Unterbringung im Einzelzimmer

- Laktierende Frauen benötigen u.U. eine Behandlung mit einem Dopaminagonisten, wie z.B. Bromokriptin, oder sollten ihre Muttermilch an eine Milchbank abgeben können. Bei Insomnien können Hypnotika hilfreich sein. Der behandelnde Arzt sollte hier auf die mögliche Manifestation einer reaktiven Depression achten.

– pharmakologische Behandlung

- Die durch den schmerzlichen Verlust gezeichnete Mutter braucht in ihrem Kummer die Zuwendung durch einen einfühlsamen und empathischen Menschen, der die Zeit aufbringt, zuzuhören und zu begleiten. Diese Unterstützung kommt meistens vom Ehemann, der Familie und von Freunden. Wenn diese nicht in der Lage sind zu helfen, sind Fachkräfte, besonders Geistliche und Pflegekräfte gefordert. Ziel ist es, der Mutter dabei zu helfen, Trauerarbeit zu leisten und über den Verlust hinwegzukommen. Gerade bei den nach einem plötzlichen Kindstod folgenden polizeilichen, gerichtlichen und forensischen Untersuchungen ist eine Unterstützung notwendig. Selbsthilfegruppen und Hilfsorganisationen sind ebenfalls von unschätzbaren Wert.

– emotionale Zuwendung

- Alle Eltern wollen darüber informiert werden, warum das Baby starb. Eine einfache und verständliche Erklärung hilft dabei Ängste, falsche Annahmen und Schuldgefühle abzubauen. Eine Autopsie kann dabei hilfreich sein, aber die Eltern sollten auch darauf aufmerksam gemacht werden, daß sehr oft keine Erklärung gefunden werden kann. Autopsien nach plötzlichem Kindstod werden mittlerweile auf hohem Niveau durchgeführt. Der Pathologe spielt dabei ebenfalls eine bedeutende psychologische Rolle und sollte deswegen auch für das ärztliche Gespräch zur Verfügung stehen.

– Aufklärung über die Todesursache

- Eine Namensgebung für das tote Kind und eine feierliche Beerdigung sind meistens hilfreich. Das verstorbene Kind bleibt dann Teil der Familie und wächst in der Vorstellung der Eltern mit auf.

– Namensgebung für das tote Kind

- Es gibt keine feste Regeln dazu, wann man der Mutter zu einer erneuten Schwangerschaft raten soll. Das bleibt eine sehr persönliche Entscheidung. Man muß aber davon ausgehen, daß während der nächsten Schwangerschaft bzw. im Puerperium eine gesteigerte Ängstlichkeit auftritt.

– Berücksichtigung einer gesteigerten Ängstlichkeit bei erneuter Schwangerschaft

- Den trauernden Geschwistern wird geholfen, wenn das Familienleben so wenig wie möglich gestört wird. Trotzdem sollten die Eltern nicht zurückgehalten werden, ihre Gefühle zu zeigen. Sie sollten nicht verbergen, wie traurig sie sind und wie sehr sie das Kind vermissen. Sie sollten versuchen, mit dem Geschehenen tatsächlich abzuschließen, ohne es zu beschönigen. Auch ist es wichtig, den anderen Kindern deutlich zu machen, daß sie in keiner Weise irgendeine Schuld haben, nicht die Liebe ihrer Eltern verlieren werden und daß weder sie selbst noch die Eltern sich ebenso in irgendeiner Lebensgefahr befin-

– Hilfe für die trauernden Geschwister

den, um ihnen so etwaige Ängst zu nehmen. Kindern kann beim Trauern geholfen werden, wenn man ihnen die Bilder des verstorbenen Geschwisters zeigt, sie an der Beerdigung teilnehmen läßt und mit ihnen das Grab besucht.

3.3.4 Verzicht auf das Kind

Rückläufige Adoptionszahlen

Die Adoption stellt eine althergebrachten Brauch dar, der es möglich macht, Elternrechte von der biologischen auf eine andere Mutter zu übertragen. Sie ist die geeignetste Methode um einerseits die Sehnsucht nach Kindern zu erfüllen und um andererseits in geeigneter Weise mit einer unerwünschten Schwangerschaft umzugehen. In den letzten 20 Jahren haben aber auch hier größere soziale Veränderungen stattgefunden, die diesen Prozeß beeinflussen. Ungeachtet der ständig enorm steigenden Zahl außerehelicher Geburten, sinkt die Anzahl der Adoptionen stetig. Dies ist weder eine Wirkung der spektakulären Verbesserungen bei der Infertilitätsbehandlung und in Folge dessen eines möglicherweise geringeren Bedarfs, noch eine Folge der liberalisierten Abtreibungsgesetzgebung und der Folge, daß weniger Kinder für Adoptionen zur Verfügung stehen. Der Grund dafür ist eher darin zu sehen, daß alleinerziehende Frauen heute gesellschaftlich akzeptiert werden.

Psychische Probleme der biologischen Mutter

Der Verzicht auf das Kind kann eines der seelisch beeiträchtigendsten Ereignisse sein, nur vergleichbar mit der Trauer nach einem Kindsverlust, wie oben beschrieben, oder einer Scheidung, und kann zu einer schweren Depression führen (Rynearson 1982). Anstatt Verständnis und Unterstützung zu erfahren, werden die betroffenen Frauen oft alleine gelassen oder sogar regelrecht geächtet. Dabei heilt die Zeit nicht den Schmerz über das verlorene Kind. Die Empfindungen über den Verlust fluktuieren, wobei diese besonders an Geburtstagen oder nach Geburten anderer Kinder schmerzen. Die Frauen haben Phantasien über eine Wiedergutmachung und eine Wiedervereinigung mit dem verlorenen Kind.

Suche nach dem Kind

Und mit der Zeit kommt noch eine weitere Komponente hinzu, nämlich die, daß die Mutter das Gefühl hat, daß das mittlerweile erwachsene Kind versucht sie zu finden. Sie hat dann sogar oft noch die Hoffnung, daß dieser Fall, den sie nicht beeinflussen kann, tatsächlich eintritt. Adoptierte Kinder versuchen ihrerseits häufig ihre biologischen Eltern herauszufinden und auch bei den biologischen Eltern besteht der Wunsch, mit ihnen wieder vereinigt zu sein, was nicht zuletzt dadurch zum Ausdruck kommt, daß es immer mehr Organisationen für Eltern gibt, die ihr Kind weggegeben hatten und die ihnen dabei helfen sollen, es wieder aufzuspüren.

Möglichkeiten der Vermeidung psychischer Probleme

Um diese schweren und längerfristigen psychologischen Auswirkungen zu vermeiden, benötigt die Mutter, die auf das Kind nach der Geburt verzichten will, schon während der Schwangerschaft eine gründliche Betreuung und Beratung (Harvey 1977). Ziel ist es, daß die betroffene Frau mit Selbstachtung und Würde die Situation meistert. So sollte sie z. B. nach der Niederkunft dazu ermutigt werden, das Neugeborene zu sehen, zu halten und auch zu stillen, was erfahrungsgemäß die Trauerarbeit erleichtert. Auch sollten dabei Fotografien gemacht werden. Diese Mütter sollten aber nicht mit den Müttern zusammen untergebracht werden, die das Kind beabsichtigen zu übernehmen.

Psychosoziale Betreuung

Nach Übergabe des Kindes sollte die psychosoziale Betreuung mindestens für weitere 6 Monate fortgesetzt werden. Möglicherweise wünscht die betroffene Frau auch mit einer Selbsthilfegruppe in Kontakt zu treten. Adoptiveltern sollten auch Geschenke oder andere Zeichen der Liebe von der biologischen Mutter für das Kind annehmen, und Informationen über das Gedeihen des Kindes sollten ihr nicht vorenthalten werden. Manche biologische Mutter wünscht auch, Informationen über sich selbst anbieten zu dürfen, so daß das Kind weiß, das es sich bei ihr um eine normale, gesellschaftlich respektierte Frau handelt.

Offene Adoption

Eine Neuerung stellt die Praxis der sog. offenen Adoption dar, in der sich beide Elternpaare treffen. Bei der sog. fortgesetzt offenen Adoption bleibt dieser Kontakt während des gesamten Aufwachsens des Kindes bestehen.

4 Psychiatrie des Puerperiums

4.1 Das normale Puerperium

Hochstimmung

Für viele oder sogar die meisten Mütter ist der Geburtsvorgang ein herausragendes Ereignis, das mit größter Freude und Hochstimmung verbunden ist. Manche sind so freudig erregt, daß sie keinen Schlaf mehr finden. Sie erleben ein Gefühl des Friedens, der Erfüllung und der perfekten Unterstützung, um die folgenden Anstrengungen durchzustehen. Bei länger andauernden euphorischen Reaktionen, die 1 Woche oder länger anhalten, kann es sich u.U. um eine leichte Form einer puerperalen Manie handeln, die oft in eine Depression übergehen kann.

Anforderungen

Gerade niedergekommene Frauen werden mit einer Reihe von Anforderungen konfrontiert:

- Körperliche Erschöpfung und schmerzhafte Folgen der Verletzungen am Beckenboden
- Stillen, das viele Vorteile hat, aber manchmal initial mit Schwierigkeiten verbunden ist
- Schlaflosigkeit: Der Schlafentzug ist die Ursache für Gereiztheit und einer erhöhten Nervosität
- Postpartale Dysphorie: Ungefähr die Hälfte der Wöchnerinnen erlebt eine kurze, normalerweise nicht länger als ein paar Stunden andauernde Periode der erhöhten Reizbarkeit, die in aller Regel zwischen dem 3. und 5. Tag post partum manifest wird. Die Mütter sind gegenüber kleineren Zurückweisungen sehr empfindlich und selbst überrascht und verwirrt über ihre ansonsten ihnen nicht eigene Weinerlichkeit
- Wiederherstellung der normalen Körperfigur und Attraktivität, was durch Gewichtszunahme und Striae erschwert wird

- Verringerung der Libido: Die Episiotomie und Verletzungen der Vagina sind öfters Ursache einer Dyspareunie. Nichtsdestoweniger werden nach 1–3 Monaten auch die Beziehungen auf sexuellem Gebiet wiederhergestellt, wenn auch mit reduzierter Frequenz und einer erst später wiederkehrenden Orgasmusfähigkeit. Aus diesen und anderen Gründen, z. B. Eifersucht, kann die Ehe unter Spannung geraten
- Wegfall sozialer Beziehungen, einschließlich des Verlustes des Arbeitsplatzes, an Einkommen und Freizeit, die örtliche Angebundenheit an die Wohnung und Langeweile

Erhöhte Häufigkeit psychischer Störungen

Vor dem Hintergrund dieser innerhalb nur kurzer Zeit stattfindenden biologischen, sozialen und emotionalen Veränderungen ist es nicht überraschend, daß im Puerperium eine ganze Reihe verschiedener psychiatrischer Störungen auftreten können. Tatsächlich sind psychische Erkrankungen im Puerperium häufiger und vielschichtiger als in anderen Lebensabschnitten. Diese psychiatrischen Störungen lassen sich in 4 Gruppen aufteilen: die Psychosen, Störungen der Mutter-Kind-Beziehung, verschiedene Angst-, Zwangs- und andere streßbedingte „neurotische" Störungsbilder und Depressionen.

4.2 Postpartale Psychosen

Klassifikation

Eine Reihe verschiedener Psychosen kann im Wochenbett ihren Beginn nehmen. Hierzu gehört eine Gruppe von Psychosen, die unmittelbar nach der Niederkunft auftreten, und zwar:

- idiopathische Verwirrtheitszustände, ähnlich denen unter der Geburt,
- Entkräftung bis zum Stupor (Tott 1844),
- Delirium tremens,
- posteklamptisches Delir, gewöhnlich ein organisches Psychosyndrom, das mit einer schweren Amnesie einhergeht (Kutzinski 1909; Olshausen 1891), teilweise auch mit manischen Zügen
- infektionsbedingtes Delir (sog. Kindbettfieber)

Weiterhin zählen hierzu

- psychogene Psychosen, z. B. die Verwirrtheit einer Eifersüchtigen, die als psychologisch verständliche Reaktion auf eine sich verändernden Partnerschaft und das Ruhen der sexuellen Beziehungen aufgefaßt werden kann, [solche psychogenen Psychosen wurden auch schon bei Vätern und Adoptivmüttern gesehen (Trixler u. Jádi 1981)] sowie
- manische, zykloide oder depressive Psychosen.

Akut auftretende zykloide Psychosen

Der Begriff Puerperalpsychose (synomym: puerperales Irresein oder Puerperalmanie) bezieht sich gewöhlich auf die letzte Gruppe. Die erste Beschreibung stammt von dem deutschen Geburtshelfer Osiander (1797). Seit Fürstners Beschreibung des „halluzinatorischen Irreseins der Wöchnerin" (Fürstner 1875) geht man davon aus, daß die akut auftretenden zykloiden Psychosen (Amentia) typisch für das Puerperium sind.

Klinisches Bild

Puerperalpsychosen treten akut auf und erreichen sehr schnell einen hohen Ausprägungsgrad. Der Manifestationszeitpunkt liegt gewöhnlich zwischen dem 2. und 4. Tag nach der Niederkunft. Dabei gibt es kein spezifisches Symptommuster, Syndrom oder einen typischen Verlauf; eine enge Beziehung zur manisch-depressiven Erkrankung (bipolaren Störung) ist dagegen evident:

– Beziehung zu bipolaren affektiven Störungen

- Ungefähr 35% aller Puerperalpsychosen erfüllen die Kriterien zur Diagnose einer manischen oder schizomanischen Störung (Brockington 1996).
- Die Bipolarität der Erkrankung wird entweder schon im Verlauf der Krankheitsepisode selbst oder erst während Remanifestationen erkannt.
- Die Manifestationsrate ist mit 20% bei Patientinnen mit einer positiven Anamnese hinsichtlich nichtpuerperaler Manifestationen einer manischen Psychose besonders hoch (Bratfos u. Haug 1966; Kendell et al. 1987; Reich u. Winokur 1970).
- Oft besteht eine positive Familienanamnese hinsichtlich manisch-depressiver Erkrankungen.

– Kennzeichen der manischen Phase

Die manische Phase ist zum Teil von einem hohen Schweregrad und imponiert oft mit einem schizomanischen klinischen Bild. Die Wahninhalte zeigen das ganze Spektrum krankhafter Ideenbildung und Wahrnehmungsstörungen: verbale Halluzinationen, Gedankeneingebung, Echophänomene, Gedankenausbreitung, ein Gefühl des Beeinflußtwerdens auf dem Gebiet des Fühlens, Wollens und Strebens, verbunden mit einem Gefühl des Gelenktwerdens und der Besessenheit. Auch katatone Bilder sind häufig. Die Patientinnen zeigen eine offensichtliche Verwirrtheit oder sind in einem traumähnlichen Zustand. Gelegentlich tritt diese Störung in ihrer, wie von Marcé (1858) beschriebenen reinen Form eines „transitorischen intellektuellen Schwächezustandes" auf.

Behandlung

– Psychopharmaka

Vor den heute angewandten moderneren Therapiemethoden lag die mittlere Krankheitsdauer bei 6 Monaten, seit dem Einsatz der Elektrokonvulsionsbehandlung und der neuroleptischen Medikation konnte diese auf ein paar Wochen gesenkt werden. Die Therapie mit Neuroleptika sollte wegen des Auftretens von extrapyramidal-motorischen Nebenwirkungen und der Gefahr des „malignen neuroleptischen Syndroms" behutsam erfolgen. Seit der Zusammenhang mit der manisch-depressiven Erkrankung offensichtlich ist, kommt auch Lithium zunehmend zum Einsatz. Entsprechende Untersuchungen weisen zudem darauf hin, daß Lithium bei Patientinnen mit erhöhtem Risiko für postpartale Psychosen auch prophylaktisch wirksam ist (Stewart et al. 1991). Möglicherweise hat Lithium negative Effekte auf Neugeborene, die gestillt werden, allerdings gibt es nur eine diesbezügliche Falldarstellung. Elektrokonvulsionsbehandlung ist sowohl bei manischen, als auch bei depressiven Puerperalpsychosen sehr gut und schnell wirksam.

– Elektrokonvulsionstherapie

Wo die Behandlung durchgeführt wird ist strittig. Eine stationäre Aufnahme hat nicht zu vernachlässigende Effekte. Besonders im 19. Jh. haben besorgte Kliniker darauf gedrängt, daß die Erkrankung im häuslichen Milieu behandelt wird, wo die Patientin ihre Rolle als Ehefrau, Hausfrau und Mutter wahrnehmen und ihre Beziehung zum Kind aufrechterhalten kann. Wenn eine stationäre Behandlung unumgänglich ist, ist es vorteilhaft, Mutter und Kind gemeinsam aufzunehmen.

Ätiologie

Ungefähr 1 von 1000 Geburten führt zu einer stationären Aufnahme in einer psychiatrischen Klinik (Kendell et al. 1987; Terp u. Mortensen 1998). Die diesbezüglichen Daten sind weltweit die gleichen. Dabei gibt es keinen Zusammenhang zwischen Zwillingsgeburten, Stillen, alleinerziehenden Müttern oder Totgeburten einerseits und der Manifestation einer Puerperalpsychose andererseits. Manifestationen sind auch bei niedrigem Gestationsalter (22–28 Monaten) eruiert worden.

-Problemfelder

Puerperalpsychosen gehören zu einer Gruppe von pathobiologisch begründbaren Gehirnerkrankungen, die mit einer starken Heredität einhergehen. Die betroffenen Patientinnen tragen die genetische Disposition für die Exazerbation dieser Psychosen ein Leben lang in sich. Folglich kann die Frage nach ihrer Verursachung in 3 Problemfelder aufgeteilt werden:

1. Wie ist die Krankheitsneigung zu erklären?
2. Was determiniert die klinische Polarität der Erkrankung – also ob eine Manie, Depression oder eine zykloide Psychose manifest wird, bzw. den Wechsel von einem zum anderen Pol?
3. Welches sind die Faktoren, die eine Krankheitsepisode auslösen?

Die ersten beiden Fragen sind hier nicht weiter hilfreich, lenken aber den Blick auf die Grundsatzproblematik bei der Erklärung der bipolaren Störungen. Die 3. Frage ist weiterführend, da hier die Untersuchungen der Erkrankungen, die mit den weiblichen Reproduktionsvorgängen einhergehen, einen Beitrag zur Erforschung der Ursachen der Puerperalpsychosen leisten können. Die klinische Erfahrung zeigt jedoch, daß nicht eine, sondern mehrere mit der Schwangerschaft im Zusammenhang stehende Auslöser eine Rolle spielen (Brockington 1996):

– auslösende Faktoren

- Abtreibung,
- die Schwangerschaft selbst, besonders das 3. Trimenon,
- das frühe Puerperium, besonders die ersten 10 Tage,
- die postpartale Menstruation,
- die Menstruation allgemein (s. Abschn. 1.2),
- die allgemeinen postpartalen Umstellungsvorgänge.

Diese Faktoren können zu der Liste anderer biologischer Faktoren, die eine bipolare Störung auslösen, hinzugefügt werden, einschließlich der chirurgischen Operationen, der Behandlung mit Kortikosteroiden und saisonal auftretenden klimatischen Veränderungen. Anhand von Fallbeispielen kann belegt werden, daß alle diese Faktoren im Verlauf der lebenslangen Krankengeschichte bipolarer Patientinnen Krankheitsphasen auslösen können (Esquirol 1818).

– Bedeutung der Steroid- und anderer Hormone

Die Tatsache, daß es einen Zusammenhang zwischen den Puerperalpsychosen und der Menstruation gibt, beweist, daß bei der Krankheitsentstehung auch die Steroidhormone eine Rolle spielen. Kortisol, Östrogene und Progesteron sind strukturchemisch miteinander verwandt. Östrogene haben eine Wirkung auf das Neurotransmittersystem, z. B. auf die dopaminergen, noradrenergen, adrenergen, serotonergen und die cholinergen Rezeptoren des zentralen Nervensystems (ZNS). Auch Progesteron wirkt auf die biogenen Amine des ZNS. Der Stoffwechsel anderer Hormone wird durch die Schwangerschaft ebenfalls stark beeinflußt, z. B.

der der gonadotropen Hormone, des Prolaktins, des Oxytozin, des Neurophysin, des thyreotropen Hormones, der kortikotropen Hormone und Kortikosteroide, des Renins, des Angiotensins und des laktogenen Hormons der Plazenta.

Es ist noch zu früh darüber eine Aussage zu treffen, welches Hormon und welcher Rezeptor letztendlich in die Pathogenese der Puerperalpsychosen verwickelt ist. Neurowissenschaftliche Untersuchungen dieser Psychosen befinden sich noch im Anfangsstadium, wobei anzumerken ist, daß es sich um eine Form einer Psychose handelt, deren Manifestationszeitpunkt innerhalb eines kurzen Zeitraumes liegt und vorhersehbar ist, so daß Studien zur Aufklärung der Pathogenese eigentlich machbar sind.

4.3 Störungen der Mutter-Kind-Beziehung

Bedeutung der Mutter-Kind-Beziehung

So wie die sich steigernde Beziehung zu dem Feten während der Schwangerschaft einen psychologisch wichtigen Vorgang darstellt, so handelt es sich auch bei der wachsenden Mutter-Kind-Beziehung um eine Entwicklung von vitaler Bedeuung. Umgangssprachlich wird diese Beziehung im Englischen auch „bonding" genannt. Bei der Mutter-Kind-Beziehung einerseits und bei der Kind-Mutter-Beziehung andererseits handelt es sich um zwei verschiedene Vorgänge. Die Anhänglichkeit des Kleinkindes entwickelt sich etwas später, nämlich erst nach 7–8 Monaten. Die Mutter-Kind-Beziehung besteht im wesentlichen aus Gefühlen, die durch das Antlitz, die Stimme, das Anfühlen und das Erinnern geweckt werden und ihren Ausdruck in liebevollen und beschützenden Verhalten findet. Seine immense Kraft zeigt sich in dem aufopfernden Verhalten und dem Trennungsschmerz. Die Muttergefühle machen es möglich, daß ihre Aufmerksamkeit nie endet und daß sie die erschöpfenden Anstrengungen der Ernährung des Neugeborenen durchhält.

Entwicklung der Mutter-Kind-Beziehung

Dabei gibt es keine sog. „kritische Periode" in der Entwicklung dieser mütterlichen Gefühle und keinen besonderen Trick beim Erstkontakt mit dem Neugeborenen. Eine enge räumliche Nähe von Anfang an (z.B. durch das sog. Rooming-in) ermöglicht die Entwicklung von Vertrauen in die eigenen mütterlichen Fähigkeiten.

Bedeutung für die Entwicklung des Kindes

Bei der Entwicklung dieser mütterlichen Gefühle spielt das Kleinkind selbst eine wichtige Rolle. Schon im Mutterleib ist sein Hörvermögen sehr gut ausgebildet (Peiper 1924). Innerhalb des 1. Monats nach der Geburt kann es die einzelnen Stimmen voneinander unterscheiden. Zwischen der 6. und der 12. Woche an reagiert es bevorzugt auf bestimmte Ansprache oder Lieder (Bühler et al. 1927). Bereits von Geburt an ist es in der Lage, auf menschliche Gesichter zu reagieren. Nach 36 Stunden kann es schon einen Gesichtsausdruck nachahmen und nach 3 Wochen ist es darin schon erfolgreicher als die Umgebung. Der Augenkontakt stellt dabei das Bindeglied für diese Interaktionen dar (Robson 1967), und das gegenseitige visuelle Fixieren wird eine für beide Seiten mit Ausdauer betriebene Aktivität.

Das Lachen des Kleinkindes ist dafür ein weiterer Katalysator und nach ungefähr 6 Wochen ist es ein Bindeglied zum Gesicht der Mutter und diese wird viel Zeit dafür aufbringen, es auszulösen. Videostudien haben gezeigt, wie das Kleinkind noch bevor es beginnt zu plappern, schon zu einem Dialog beitragen kann. Schon in einem frühen Stadium ihrer Beziehung lernen Mutter und Kind sich gegenseitig zu stimulieren und gegenseitig aufzufordern, miteinander umzugehen.

Zeitpunkt der Auslösung mütterlicher Reaktionen

Manchmal werden diese mütterlichen Reaktionen unmittelbar nach der Niederkunft ausgelöst, wobei die Beziehung schon zum Feten wesentlich ist. Oft aber kommt es zu einer Verzögerung, die die Mutter beunruhigen kann. In den ersten 3–4 Wochen fühlen sich viele eingeengt, erschöpft und unsicher, und sie erleben das Neugeborene als fremd und distanziert. Diese Phase wird gewöhnlich beendet, wenn das Baby anfängt zu lachen und nach der Mutter zu schauen. Danach steigert sich das Muttergefühl enorm bis etwa zum 3. postpartalen Monat, wenn Mütter dann ein schlechtes Gewissen entwickeln, wenn sie ihr Kind einmal alleine lassen.

Störungen der Mutter-Kind-Beziehung

Unter dem Begriff einer gestörten Mutter-Kind-Beziehung ist ein ganzes Spektrum verschiedener klinischer Störungen zu verstehen. Diese Störungen sind bei Müttern, die psychiatrische Hilfe suchen, häufig. Sie treten allgemein bei 22% der überwiesenen Patientinnen mit postpartal auftretenden psychischen Erkrankungen und zu 29% bei denjenigen mit postpartalen Depressionen auf (Brockington 1996). Störungen der Mutter-Kind-Beziehung werden sowohl von Allgemeinmedizinern, als auch von Psychiatern nur selten erkannt. Dabei handelt es sich um sehr spezifisch mit den Geburtsvorgängen assoziierte Störungen, die einen wichtigen Teil der peripartalen psychiatrischen Betreuung in Anspruch nehmen sollten. Sie haben, eher als die ansonsten unkomplizierte Depression alleine, langfristige negative Auswirkungen auf Verhalten, Stimmung und kognitive Entwicklung des Kindes.

– leichte Form

Bei der leichtesten Form fehlt nur die mütterliche Reaktion auf das Kleinkind. Die Mütter beklagen eine Gefühlskälte gegenüber dem Kind, fühlen sich ihm entfremdet und das Baby scheint nicht ihr eigenes „Fleisch und Blut“ zu sein. Das Verhalten variiert: Manche suchen nur Beruhigung und Rat von ihren eigenen Müttern oder ihnen vertrauten Personen, andere aber versuchen, ihre Gefühle zu verbergen. Das Schamgefühl der betroffenen Frauen ist der Hauptgrund dafür, daß die krankheitsbedingten Störungen in der Mutter-Kind-Beziehung selten in der klinischen Praxis gesehen und diagnostiziert werden. Dieses Versäumnis ist schon alleine deswegen bedauerlich, da die Behandlung einfach ist und oft schon ein aufklärendes Gespräch zur Beruhigung genügt.

– schwere Formen

Bei schwereren Formen steht die Ablehnung oder sogar Feindseligkeit gegenüber dem Kind im Vordergrund des klinischen Bildes (Oppenheim 1919), die entweder verborgen bleibt oder offen zutage tritt. Die Mütter versuchen dann ihre eigenen Mütter oder andere Verwandte dazu zu überreden, das Kind zu übernehmen, oder wollen es in Pflege oder zur Adoption freigeben. Manche versuchen dem Kind zu entkommen und verlassen, manchmal zum wiederholten Mal, stundenlang das Haus. Am schwersten ist die Ablehnung dann, wenn sich die Ablehnung in geheimen Wünschen manifestiert, daß das Kind ganz verschwindet, indem es z. B. entführt wird oder einfach stirbt. Die Ablehnung des Kindes ist oft mit Wut gegen dasselbe verbunden und erhöht die Gefahr der Mißhandlung des Kindes.

Ätiologie

Wenn man nach den Ursachen sucht, scheint es so zu sein, daß unerwünschte Schwangerschaften ein ätiologischer Faktor sind. Unglückliche Ereignisse unter der Geburt, z. B. der Tod eines Zwillings, frühere Totgeburten oder eine unangenehme und schmerzhafte Niederkunft. Es ist offensichtlich, daß auch soziale Faktoren bezüglich des Kindes von Bedeutung sind. Kranke Kinder oder solche mit verzögerter sozialer Kontaktaufnahme, z. B. behinderte Kinder oder Frühgeburten, können einen Risikofaktor darstellen. Andauerndes Schreien, Schlafprobleme, Schwierigkeiten bei der Ernährung, Erbrechen oder ein etwas schwierigeres Temperament können eine Mutter sehr beanspruchen. Eine postpartale Depression kann der primäre Auslöser sein. Tatsächlich kann während einer depressiven Phase eine schon bestehende Beziehung zum Kind unterbrochen werden. In anderen Fällen aber ist die Beziehungsstörung das erste Symptom und scheint schwerer als die depressive Verstimmung selbst zu sein.

Diagnoseerhebung

Bei der Erhebung der Diagnose ist eine Exploration normalerweise ausreichend. Eine stationäre Beobachtung erbringt wertvolle Hinweise, zu denen jedes Mitglied eines multidisziplinären Teams beitragen kann. Die entscheidenden Einschätzungen des mütterlichen Verhaltens machen z. B. in England in aller Regel die psychiatrischen Pflegekräfte, die Schicht für Schicht die besonderen Ereignisse, die Äußerungen der Mutter über das Kind, ihre Kompetenz und Fähigkeiten, ihre liebevolle Zuneigung zum Kind und ihre Reaktionen auf Schwierigkeiten für die Krankenakten dokumentieren. Für eine ausreichende Beurteilung ist eine 24stündige Beobachtung von unschätzbarem Wert.

Problematik der Behandlung

Die Störung der Mutter-Kind-Beziehung ist nur schwer erfolgreich zu behandeln. Die Depressionen sind, ob Ursache oder Folge dieser Störung, oft schwer. Die Mütter erleiden so schon starke Schuldgefühle und werden wegen ihres Verhaltens trotzdem noch kritisiert. Die familiären Beziehungen verschlechtern sich gleichzeitig und führen zu lang andauernden und unversöhnlichen Konflikten. Bei einer professionellen Behandlung kann man bezüglich der Prognose optimistisch sein.

Behandlungsprinzipien

Folgende Prinzipien sind dabei zu beachten:

- Wenn Feindseligkeit und Ablehnung im Vordergrund stehen, muß zunächst entschieden werden, ob eine Behandlung überhaupt versucht werden kann. Für das Kind besteht grundsätzlich keine Notwendigkeit unbedingt durch die biologische Mutter großgezogen zu werden. Der Mutter muß die freie Entscheidung überlassen werden, und es ist gefährlich, sie in der ausweglosen Situation einer unerwünschten Schwangerschaft zu lassen. Gleichzeitig hat aber auch der Vater bestimmte Rechte. Die Entscheidung, auf das Kind zu verzichten, muß offen eingestanden und mit beiden Partnern ausdiskutiert werden.
- Eine antidepressive Behandlung in Form einer Psychotherapie, einer Medikation oder sogar einer Elektrokonvulsionsbehandlung ist hilfreich (Brockington 1996).

Selbsthilfegruppen

- Das spezifische Element der Behandlung ist, direkt an den zweiseitigen Beziehungen zu arbeiten. Dabei ist es ein Behandlungsfehler, wenn Mutter und Kind getrennt werden. Das würde durch ein Vermeidungsverhalten die Probleme zusätzlich nur verschlimmern. Wenn es irgendwelche Hinweise auf Mißhandlungen gibt oder die Mutter durch aggressive Impulse gequält wird, darf sie mit dem Kind nie alleine gelassen werden. Dann muß sie von für sie verdrießlichen Belastungen bei der Versorgung des Kindes entlastet werden. Wenn das Baby ruhig und zufrieden ist und sich auch die Mutter wohl fühlt, sollte sie dazu ermutigt und ihr dabei geholfen werden, mit dem Kind zu interagieren, z.B. zärtlich zu ihm zu sein, sich mit ihm zu unterhalten, zu spielen und es zum Lächeln oder gar Lachen zu bringen. Das wesentliche Ziel der Behandlung ist es deshalb, Umstände zu schaffen, in denen Mutter und Kind aneinander Freude haben können. Die Teilnahme an einer sog. Spieltherapie und die sog. Babymassage ist besonders wichtig. Wieder genesene Mütter in Selbsthilfegruppen, die denjenigen, die noch erkrankt sind, Hoffnung geben können, sind dabei von unschätzbarem Wert.

Mutter-Kind-Station

Die Behandlung kann in unterschiedlichen Einrichtungen stattfinden:

- Eine Behandlung zu Hause kann erfolgreich sein, vorausgesetzt daß genügend Unterstützung vorhanden ist, um der Mutter die nächtliche Versorgung und besonders anstrengende Verpflichtungen abzunehmen.
- Bei einer tagesklinischen Behandlung sollten sowohl Einzelgesprächs- als auch Gruppentherapie und andere spezifische Therapieformen angeboten werden.
- Für die sehr schweren Verlaufsformen und therapieresistenten Fälle ist die Behandlung auf einer sog. Mutter-Kind-Station die beste Lösung.

4.4 Angst- und Zwangsstörungen und streßabhängige psychische Reaktionen

Posttraumatische Belastungsstörung

Nach einer langen, schweren und äußerst schmerzhaften Wehentätigkeit erleiden manche Frauen immer wiederkehrende und sich aufdrängende bildhafte Erinnerungen an den Geburtsvorgang, ähnlich denen, die im Krieg oder bei Naturkatastrophen fürchterliche Erlebnisse hatten (Bydlowsi u. Raoul-Duval 1978). Wenn diese Frauen wieder schwanger werden, kann diese Symptomatik besonders im 3. Trimenon mit fürchterlichen Alpträumen und Schlaflosigkeit wiederkehren. Möglicherweise entwickeln sie dann eine sekundäre Tokophobie mit einem Vermeidungsverhalten in bezug auf Geburten. Diese Störung kann gesprächstherapeutisch und durch kognitiv-verhaltenstherapeutische Maßnahmen behandelt werden.

Querulatorische Reaktionen

Eine andere psychopathologisch relevante Reaktion auf die Erfahrung einer traumatisierenden Wehentätigkeit ist das pathologische Querulieren. Diese Frauen beklagen sich bitterlich über ihre Niederkunft, besonders über die inhumane Geburtshilfe unserer Tage und die Erniedrigungen, die sie erleiden mußten, an ihren intimsten Körperteilen durch die involvierenden Vorgänge unter der Geburt. Diese Störung kann ebenfalls psychotherapeutisch behandelt werden, indem die Mutter von ihren Beschwerden abgelenkt und ihre Aufmerksamkeit auf die für das Kind notwendigen Aktivitäten gelenkt wird.

Puerperale Panik

Manche Mütter sind im frühen Puerperium durch starke Angst völlig außer Gefecht gesetzt und überwältigt durch die Sorge, daß sie nicht in der Lage sein werden, mit ihrem hilflosen Kind zurechtzukommen (De Armond 1954). Angst und Aufgeregtheit, die bei diesen Frauen in extremer Weise zutage treten, sind nur eine gesteigerte Form der Empfindungen von vielen Frauen, besonders von Erstgebärenden, wenn ihnen zum ersten Mal ihre neue Verantwortung bewußt wird. Diese Störung kann oft durch Familienmitglieder und ohne Konsultation eines professionelle Helfer gelindert werden. Alle diese Schwierigkeiten können eigentlich vermieden werden, wenn die eigene Mutter der betroffenen Mutter oder andere Mitglieder der weiteren Familie in erreichbarer Nähe sind.

Übertriebene Angst um die Gesundheit und Sicherheit des Kindes

Bei einigen Frauen kann die Mutterschaft zu einem andauernden Zustand der starken Anspannung führen, wie er von Moll (1920) unter dem Begriff der Maternitätsneurose beschrieben wurde. Die Mutter ist ängstlich über die kleinste Aufgabe, die mit einem gewissen Risiko verbunden sein kann, z. B. über das Baden, und übertrieben sensitiv gegenüber nur kleinsten Krankheitszeichen. Diese Symptomatik tritt besonders bei den Müttern auf, deren Kinder nach Jahren einer Infertilitätsbehandlung oder wiederholten Fehlgeburten auf die Welt kamen. Bei manchen ist das überfürsorgliche Verhalten in bezug auf die kindliche Gesundheit dem sog. Briquet-Syndrome sehr ähnlich. Ein anderer Grund für übertriebene Angst im Puerperium ist die Angst vor dem plötzlichen Kindstod (Weightman et al. 1999). Diese Mütter sind schlaflos, weil sie wach bleiben, um die Atmung des Kindes zu hören, kontrollieren sie 20- bis 30mal jede Nacht oder wecken das Baby, um sich zu vergewissern, daß es noch lebt. Das Resultat ist eine sehr starke Anspannung und ein ausgeprägter Erschöpfungszustand.

Durch das Gespräch über diese Ängste und Hinweise auf die Seltenheit des plötzlichen Kindstodes und die kindliche Widerstandskraft gegen eine Asphyxie, kann manchen Müttern geholfen werden. Auch sollten Hinweise gegeben werden, wie man am besten die Atmung des Kindes überwachen kann. Der Circulus vitiosus von Schlaflosigkeit und Hypervigilanz kann unterbrochen werden, indem ab und zu Angehörige oder Freunde die Aufsicht übernehmen, so daß die Mutter auch mit Unterstützung von sedierenden Medikamenten schlafen kann.

Phobisches Vermeidungsverhalten gegenüber dem Kind

Mütter, die unter einer exzessiven Angst leiden, entwickeln unabhängig davon, welche Ursachen dieser Angst zugrunde liegen, eine Phobie gegenüber ihrem Kind und werden sogar unfähig, sich ihm überhaupt noch zu nähern (Sved-Williams 1992). Die gleiche Störung tritt auch bei Müttern mit Zwangsstörungen auf, die sich aufdrängende Gedanken an einen Kindesmord haben. Die Behandlung ist die gleiche wie bei anderen postpartal auftretenden Angsterkrankungen. Diese Mütter müssen u. a. mit antidepressiv wirkenden und sedierenden Medikamenten behandelt werden, im Mittelpunkt der Behandlung stehen aber verhaltenstherapeutische Maßnahmen mit einer gestuften Desensibilisierung.

Zwangsstörungen, das Kind zu verletzen

Zwangsstörungen zeigen sich im Puerperium durch außerordentliche Gedanken, Vorstellungen und Impulse, das Kind zu verletzen. Diese Mütter fühlen sich mit ihren Kindern alleine gelassen und können u.U. außergewöhnliche Vorkehrungen treffen, um zu vermeiden, daß sie das Kind angreifen. Postpartal auftretende Zwangsgedanken können auch den sexuellen Mißbrauch des Kindes zum Inhalt haben. Das aufklärende ärztliche Gespräch ist ein wichtiger Teil der Therapie, aber nur selten alleine erfolgreich. Aus diesem Grund müssen alle der betroffenen Frauen psychopharmakologisch behandelt werden, und zwar entweder mit Antidepressiva oder mit Neuroleptika. Des weiteren ist es auch wichtig, die Mutter davon abzuhalten, dem Kind aus dem Weg zu gehen, und sogar ganz im Gegenteil, sie dazu zu ermutigen, mit ihm Umgang zu haben, und gleichzeitig ihre mütterlichen Gefühle zu stärken bzw. sie ganz allgemein in allem zu ermutigen. Kognitiv-verhaltenstherapeutische Anstrengungen können dabei helfen, der irrationalen Impulse Herr zu werden.

4.5 Postpartale Depressionen

Historische Aspekte

Die puerperale Melancholie war eine der ersten postpartal auftretenden psychischen Erkrankungen, die bei Kaufmannsfrauen in Portugal (1551) und in Belgien (1608) identifiziert und publiziert wurden (de Castelo Branco 1551/1620; Castro 1617). Wenig später wurden Patientinnen mit bis zu 8 postpartalen Erkrankungen beschrieben. Als in den 50er Jahren des 20. Jh. das Interesse auch an den milderen Formen erwachte, stellte man fest, daß es sich um eine häufige Störung handelt. Eine gute Beschreibung der postpartalen Depression stammt von Gordon u. Gordon (1959) aus New Jersey. Sie sahen die ganze ihnen bis dahin veröffentlichte Literatur durch, untersuchten 100 gesunde Mütter, unternahmen eine kontrollierte Studie über die Ursachen, verfolgten die Verläufe und konnten nachweisen, daß psychosoziale Erklärungsmuster den psychoanalytischen Interpretationen überlegen sind. Seitdem wurde die Bezeichnung „postpartale Depression" ein geläufiger Begriff.

Problematik des Begriffs

Dabei muß man dieses diagnostische Konzept kritisch betrachten. Depressionen nach der Niederkunft sind anderen Depressionsformen sehr ähnlich und nur wenig häufiger als zu anderen Lebensabschnitten im Leben einer Frau im gebärfähigen Alter. Der Begriff postpartale Depression birgt die Gefahr in sich, daß bei wenig Überlegung das Trugbild einer homogenen Erkrankung mit einer spezifischen Verursachung entsteht. Die Ursachen für eine postpartale Depression sind vielfältig und ähneln in dieser Hinsicht den Ursachen bei Menschen aller Altersgruppen auftretenden Depressionen.

Ätiologie

Bei Müttern mit rezidivierenden postpartalen Depressionen, möchte man erwarten, daß spezifische Faktoren bei der Entstehung gefunden werden könnten. Es gibt aber keine konsistenten Hinweise darauf, daß ein Zusammenhang mit der Parität der Geburt, Geburtskomplikationen oder dem Stillen besteht. Dafür gibt es Hinweise auf einen Zusammenhang mit Kaiserschnitten, früheren Fehlgeburten, prämenstruellen Syndromen und der postpartalen Dysphorie. Auch ungewollte Schwangerschaften können eine prädiktive Wirkung für peripartal manifest werdende Depressionen haben. Es ist vorgeschlagen worden, daß die Lasten des Kindergroßziehens eher als das Kindergebären ein ätiologisch wirksamer Faktor sind. In der Zwillingsstudie von Malmquist u. Kaij (1971) und in der Suizidstudie von Høyer u. Lund (1993) wurde schließlich nachgewiesen, daß Frauen, die niedergekommen sind, ein niedrigeres Risiko haben.

Auswirkungen auf das Familienleben

Die Auswirkungen einer postpartalen Depression auf das Familienleben und auf das emotionale Klima, in dem die Kinder aufwachsen, sind ernst zu nehmen. Diese sind abhängig vom Schweregrad und der Dauer der mütterlichen Depression, und inwieweit es die Umgangsweise mit dem Kind beeinflußt. Ein aufwachsendes Kind braucht nicht nur Fürsorge, sondern auch emotionale Ansprache, Bestätigung, Aufmerksamkeit und Anregung. Dabei stellt die Mutter die primäre Bezugsperson dar. Ihre Stimmung bestimmt die Atmosphäre in der Welt des Kindes. Gerade noch sehr kleine Kinder leiden unter einem sozialen Fehlverhalten der Mutter. Längerfristig behindert ein Mangel an Kommunikation zwischen Mutter und Kind die Sprachentwicklung und die sozialen Fertigkeiten und bestimmt letztendlich durch den starken Einfluß der Sprache das Ausmaß der anderen Bildungsdefizite (Murray 1996). Dabei handelt es sich letztendlich aber nicht um allgemein und zwangsläufig auftretende Auswirkungen einer postpartalen Depression: Manche depressive Mutter wird durch den Umgang mit dem Kind gefühlsmäßig gestützt, und wieder andere sind warmherzig und anregend, und sie strengen sich ungeachtet ihres Kummers und ihrer Krankheitszeichen dabei sehr an (Pound et al. 1988).

Bedeutung der Diagnostik

Der Behandlung muß eine gründliche Diagnostik vorausgehen. Es sind viel mehr Mütter depressiv erkrankt, als zum Allgemeinmediziner ihren Weg finden. Die Gründe dafür, warum sie keine Hilfe suchen, ist nicht ausreichend aufgeklärt. Es kann vermutet werden, daß manche schnell wieder genesen, manche realisieren nicht die Krankheitswertigkeit ihrer Störung und wieder andere sind beschämt oder besorgt darüber, am Krankheitsgeschehen selbst schuld zu sein. Von der medizinischen Erstversorgung werden die meisten nicht erfaßt.

– Screening

Unter diesen Umständen ist der Einsatz von Screeninginstrumenten, wie z.B. die *Edinburgh Postnatal Depression Scale* (*EPDS*; Cox et al. 1987) mit einer hohen Sensitivität und Spezifität notwendig. Patientinnen, die durch ein solches Screeninginstrument oder durch die Selbsteinweisung erfaßt werden, müssen anschließend gründlich psychiatrisch untersucht werden. Dabei werden dann die Symptomatik exploriert und der Verlauf der Erkrankung, seine Entstehung im Kontext der lebensgeschichtlichen Aspekte der Mutter, ihrer Persönlichkeit und den anderen Umständen, insbesondere denen der Schwangerschaft, eruiert. Außerdem muß die Beziehung zum Ehegatten, zum Baby, den anderen Kindern und der Familie ihrer Herkunft exploriert und das Ausmaß von deren Unterstützung herausgefunden werden.

– psychiatrische Untersuchung

Die Diagnose der Depression ist dabei noch relativ leicht, vorausgesetzt, daß der Kliniker achtsam ist und mit dem potentiellen Auftreten solcher Störungen rechnet. Es ist aber genauso wichtig, die Vulnerabilitätsfaktoren und die einzelnen Elemente der postpartalen Depression zu identifizieren. Im englischen Gesundheitssystem, in dem ambulante und stationäre Versorgung weitgehend in einer Hand liegen, findet die Erstuntersuchung nach Möglichkeit zuhause statt. Dieses Vorgehen bietet sich zum einen deshalb an, weil es für Mütter schwierig ist, in die Praxis oder Klinik zu kommen, da sie durch die notwendige Versorgung des Kindes eingeschränkt sind. Eine Untersuchung in häuslichem Milieu bietet zudem die Möglichkeit, die Mutter in ihrer eigenen Umgebung zu erleben. Das bringt Vorteile mit sich, die man im Sprechzimmer nie erreichen kann.

4.6 Spezialeinrichtungen zur Versorgung von psychisch kranken Müttern

Anforderungen

Die Umrisse einer optimalen Einrichtung zeichnen sich langsam ab. Ihre Ziele sind es bei denjenigen, die vulnerabel dafür sind zu erkranken, den Krankheitsausbruch zu verhindern, eine möglichst frühzeitige und exakte Diagnose zu stellen und schnell und wirkungsvoll einzugreifen und dabei das Familienleben möglichst wenig zu unterbrechen. Dies erfordert:

– multidisziplinäres Behandlungsteam

- ein spezialisiertes, multidisziplinäres Behandlungsteam, das in der Lage ist, schwerste und bis dahin therapieresistente Erkrankungen zu behandeln, die Einrichtung weiterzuentwickeln, Neuerungen in der Behandlungsstrategie einzuführen, Ärzte, Pflegekräfte und andere an der Behandlung beteiligte Berufsgruppen aus- und fortzubilden und auf dem Gebiet der Ätiologie und Behandlung der parapartal auftretenden Erkrankung wissenschaftlich zu arbeiten;

– gemeindenaher Service

- einen gemeindenahen Service, der die Untersuchung und Behandlung ohne Unterbrechung des Familienlebens im häuslichen Milieu anbietet; Hausbesuche durch entsprechend ausgebildete Gemeindeschwestern stellen eine ideale Methode dar, um die Behandlung fortzusetzen;

– tagesklinische Behandlung

- eine tagesklinische Behandlung, die sehr hilfreich in der Unterstützung der Patientinnen ist und die Mütter in Kontakt bringt mit anderen Müttern mit ähnlichen Erkrankungen, wobei ebenfalls das Familienleben nur minimal beeinträchtigt wird; dabei können Gruppen- und Einzelgesprächstherapien und spezifische Behandlungsmethoden, wie z. B. eine sog. Spieltherapie, Babymassage, Angstbewältigungstherapie als auch Unterweisungen in den spezifischen mütterlichen Aufgaben, Beschäftigungstherapie und Psychodrama angeboten werden;

– stationäre und teilstationäre Behandlungseinrichtungen

- eine stationäre und eine teilstationäre Behandlungseinrichtung für Mütter und Kinder, einschließlich für Kinder, die dabei sind, das Laufen zu lernen; [Das Werk von Thomas F. Main für die gemeinsame Aufnahme von Mutter und Kind im Jahre 1949 war dafür bahnbrechend (Main 1958). Danach entwickelten sich über ganz Britannien verstreut Einrichtungen für die gemeinsame stationäre Aufnahme, und ebenso in Australien, Canada, Neuseeland, Frankreich, den

Niederlanden, Belgien, Norwegen und Israel. Zumeist handelt es sich um Abteilungen mit 8–10 Betten oder sogar Einrichtungen, in denen die ganze Familie, d.h. einschließlich des Vaters, aufgenommen werden kann. Seit 1997 gibt es diese spezialisierten Einrichtungen auch in Deutschland und der Schweiz, zunächst in Erlangen, und zwar von M. Lanczik nach Birminghamer Vorbild gegründet, und danach auch in Viersen, Heppenheim, Wiesloch, Dortmund, Wasserburg am Inn und Basel. Diese bieten eine größere Sicherheit und ein angemessenes Klima bei der Behandlung.];

- einen geburtshilflichen Liaisonservice, der in der Lage ist die psychiatrischen Erkrankungen zu erfassen und Vulnerabilitätsfaktoren schon während der Schwangerschaft zu erkennen;
- eine Zusammenarbeit mit anderen Einrichtungen, die Mütter unterstützen, besonders mit Sozialdiensten, Hebammen und Allgemeinmedizinern;
- ein Netzwerk von freiwilligen Hilfsorganisationen, die unabhängig arbeiten und auf eine gute Zusammenarbeit mit den professionellen Einrichtungen Wert legen;
- forensisch-psychiatrischen Sachverstand, um mit Kindesmißhandlungen, Infantiziden und Fragen der Erziehungsberechtigung von seelisch kranken Müttern professionell umgehen zu können.

– geburtshilflicher Liaisonservice

– Zusammenarbeit mit anderen Einrichtungen

– freiwillige Hilfsorganisationen

– forensisch-psychiatrischer Sachverstand

5 Psychiatrische Aspekte der Kindesmißhandlung und der Kindestötung

5.1 Kindesmißhandlung

Historische Aspekte

Grausamkeiten gegen Kinder sind ein schändliches Phänomen menschlichen Lebens, die nun endlich auch gesetzlich verboten wurden. Diese verwerflichen Mißhandlungen wehrloser Kinder sind allerdings erst in den letzten Jahrzehnten Gegenstand der Aufmerksamkeit in der Medizin und in der Öffentlichkeit geworden. Richtig wahrgenommen wurden sie zuerst durch französische Gerichtsmediziner und hier besonders durch Tardieu im Jahre 1860. Seine ausgezeichneten Einblicke wurden unglücklicherweise übersehen und so wurde es notwendig, daß die Kindesmißhandlung durch Hinweise aus der Pathologie und der pädiatrischen Radiologie wieder entdeckt wurde, besonders im Rahmen der klinischen Untersuchungen bilateraler Subduralhämatome, Netzhauteinblutungen und superiostaler Hämatome (Caffey 1946). 1955 machten schließlich Wooley u. Evans die entscheidende Beobachtung, daß sich bei Kindern, die aus ihrem Elternhaus genommen wurden, keine neuen Verletzungen zeigten. Diese Entdeckungen wurden 1962, d.h. 100 Jahre nach ihrer Erstbeschreibung durch Tardieu, von Kempe et al. publiziert.

Prävalenz

Ungefähr 6 von 1000 Neugeborenen werden schwer mißhandelt (Baldwin u. Oliver 1975), wobei die Rate in Risikogruppen wesentlich höher liegt, z.B. bei Frühgeborenen.

Arten des Kindesmißbrauchs

Die verschiedenen Arten des Kindesmißbrauches können eingeteilt werden in

- Verletzungen, die nicht von Unfällen herrühren,
- Vernachlässigung und
- sexuellen Mißbrauch (der hier nicht im Detail besprochen werden soll).

Verletzungen, die nicht von einem Unfall herrühren

Verletzungen, die nicht von einem Unfall herrühren stammen von
- Prügeln, die zu ausgedehnten subdermalen Hämatomen führen und auf das Ausmaß der Wut und Rage der bestrafenden Eltern hinweisen. Diese können zu Rhabdomyolysen, Fettembolien, viszeralen Verletzungen und zu hypovolämischen Schockzuständen führen
- Kopfverletzungen, die durch direkte Schläge oder durch Hin- und Herschwingen an den Beinen herrühren und zu schwereren Verletzungen führen, als sie durch ein einfaches Hinfallen entstehen könnten. Diese verursachen dann vielfältige und komplizierte Frakturen und Hirnverletzungen
- Frakturen durch Ziehen an den Extremitäten oder Pressen des Thorax, während das Kind geschüttelt wird. Dadurch werden die verschiedensten Verletzungen an den unterschiedlichsten Lokalisationen verursacht, die in unterschiedlichem Ausmaß wieder ausheilen. Diese Verletzungen sind oft multipel und schwerer als Frakturen, die aufgrund von Unfällen entstanden sind
- Schütteln. Man geht davon aus, daß auf diese Weise ohne direktes Trauma durch Rupturen intrakranieller Venen Subduralhämatome verursacht werden können. Auch Netzhauteinblutungen im Auge können so ausgelöst werden
- Biße, Verbrennungen und Verbrühungen, z. B. durch vorsätzliches Eintauchen des Kindes in kochendes Wasser
- Eingerissene Lippen, Rißwunden der Mundschleimhaut oder ein gerissenes Frenulum weisen auf einen ruppigen Gebrauch der Trinkflasche hin
- Ersticken, um das Schreien zu unterbinden. Ein kleiner Teil der als plötzlicher Kindstod interpretierten Fälle ist dadurch zu erklären (Emery 1989)
- Vergiftung mit Tabletten oder Tafelsalz. Eltern versuchen bei dem Kind die Flüssigkeitszufuhr zu unterbinden oder es durch übermäßige Zufuhr einer bestimmten Substanz zu vergiften
- Künstliche Hervorrufung von Krankheiten, z. B. Infektionen. Wiederholte Versuche das Kind zu ersticken, zu vergiften oder anderweitig Krankheiten zu provozieren werden unter dem Begriff stellvertretendes Münchausen-Syndrom („Münchausen's syndrome by proxy"; s. unten) zusammengefaßt (Meadow 1977)

Vernachlässigung

Zur Vernachlässigung gehören:
- Emotionale Vernachlässigung mit der Folge einer kindlichen Depression und Entwicklungsstörungen
- Absichtliches Verhungernlassen
- Absondern und Einsperren in eng begrenzten Räumlichkeiten

Gründe für Kindesmißhandlungen

Die Gründe für Kindesmißhandlung und Vernachlässigung können einen sozialen Hintergrund haben, am jugendlichen Alter der Mutter, in den ärmlichen Lebensumständen, mangelnder sozialer Unterstützung und in der Last einer zu groß gewordenen Familie liegen. Oft ist die

Anamnese hinsichtlich Kindesmißhandlung in der Familie der Mutter selbst positiv, so daß man von einem Teufelskreis familiärer Gewalt sprechen muß (Oliver 1993). Manchmal liegen diesem Verhalten auch psychische Erkrankungen zugrunde, wie z.B. eine Lernbehinderung, eine Depression, eine Abhängigkeitserkrankung oder ein ausgeprägter Schlafmangel, seltener dagegen sind Psychosen die Ursache. Häufig sind in diesem Zusammenhang auch Persönlichkeitsstörungen die Ursache, die ihren Ausdruck finden in einer explosiblen Reizbarkeit, Gefühllosigkeit und Grausamkeit. Aber auch Faktoren beim Kind sind bedeutsam, wenn es sich z.B. um eine Frühgeburt handelt, das Kind krank oder behindert ist oder ein schwieriges Temperament hat. Exzessives Schreien, Schlafstörungen, Durchfall oder Probleme beim Füttern können die Mutter an die Grenzen ihrer Belastbarkeit bringen.

Unmittelbare Ursachen von Mißhandlung und Vernachlässigung

Die meisten der genannten Gründe entfalten ihre Wirkung auf indirekte Weise. Die unmittelbaren Gründe sind dagegen in der Interaktion zwischen Mutter und Kind selbst zu suchen. Die Verletzungen des Kindes resultieren eher aus dem Zorn der Mutter bei krisenhaften Zuspitzungen ihrer momentanen Lebenssituation ganz allgemein, die Vernachlässigung eher aus der Abneigung oder dem Haß gegenüber dem Kind selbst. Die Ursachen des stellvertretenden Münchausen-Syndroms hingegen sind bisher ein Rätsel, resultieren aber möglicherweise aus einer Angst der Mutter und deren devianter Ausdrucksweise. Das Verhalten der Mutter ist abhängig von ihrem Verhältnis zum Kind, ihrer Selbstkontrolle, ihren Lebenserfahrungen und ihren Hilfsquellen in bezug auf ihre mütterlichen Fähigkeiten.

Behandlung

Die Behandlung beginnt schon mit der Untersuchung. Silverman (1953) einer der ersten, aber auch andere Vorreiter der Aufklärung dieser Geschehnisse (Ounsted 1974), gaben Richtlinien heraus, wie die Entstehungsgeschichte dieser Mißhandlung aufzuhellen sei. Das Untersuchungsgespräch sollte in einer angenehmen und ruhigen und nicht in einer ärgerlichen oder gar feindseligen Atmosphäre stattfinden. Es ist sicher auch weise sich zurückzuhalten, bis die Ergebnisse der physischen Untersuchung und die radiologischen Befunde beweiskräftig sind.

– Untersuchungsgespräch

Die Untersuchung des stellvertretenden Münchausen-Syndroms benötigt mehr Aufwand. Der Arzt sollte die Elternteile getrennt explorieren und darauf hinweisen, daß er sich sicher ist, daß die Verletzungen dem Kind durch einen Erwachsen beigebracht wurden und jedermann die Pflicht, hat eine Wiederholung zu verhindern. Er sollte sie auffordern „die ganze Geschichte" zu berichten. Dabei ist es hilfreich, jeden einzelnen Gewaltakt bis ins Detail zu besprechen. Er sollte auch nach den Ursachen für die Sorgen, Probleme, den Streß und die Spannungen fragen und sich auch nach dem Verhalten des Kindes und dessen Erziehung erkundigen. Der Arzt sollte den Eltern klarmachen, daß es durch entsprechende Provokationen bei allen Eltern dazu kommen kann, daß diese ihre Kinder schlagen. Das Ziel des ärztlichen Gespräches sollte es also durchaus sein, versuchen zu verstehen und nicht nur zurückzuschauen, sondern vielmehr vorwärts zu blicken und zu überlegen, welche Schritte dazu nötig sind, die Situation für alle Beteiligten zu verbessern.

– gesetzliche Meldepflicht

Obwohl es Unterschiede in der Gesetzgebung von Land zu Land gibt, ist es überall vorgeschrieben, sofort Anzeige zu erstatten und das Vormundschaftsgericht anzurufen. Meistens besteht eine entsprechende Meldepflicht. Die Untersuchung sollte durch ein emotional gefaßtes, sehr erfahrenes Team erfolgen, zu dem ein Arzt, ein Polizeibeamter und Sozialarbeiter gehören sollten. Die Positionen sollten gleich am Anfang in Gegenwart eines Zeugen klargemacht werden. Die Eltern werden zunächst zu vermeiden versuchen die Verletzungen zur Kenntnis zu nehmen und geben für diese nicht schlüssige Erklärungen. In umstrittenen Fällen wird es notwendig sein die Ehepartner getrennt zu befragen und ggf. weitere Verwandte hinzuzuziehen.

– Schutz des Kindes

Wenn die Diagnose steht, ist es die erste Aufgabe, das Kind zu schützen, da die Gefahr für Wiederholungstaten hoch ist und auch für die anderen Kinder ein erhöhtes Risiko besteht. Die Kinderklinik kann dabei für eine gewisse Zeit eine Zufluchtsstätte sein. Oft ist die Trennung von Kind und Eltern die einzige Möglichkeit zur Abhilfe. Wenn das Kind wieder nach Hause zurückkehrt ist, müssen seine Lebensbedingungen genau beobachtet werden. Eine Spielgruppe oder ein Kindergarten sind von unschätzbarem Wert, weil dann ein Teil der Versorgung abgenommen und es ermöglicht wird, eine weniger aufdringliche Supervision der gesundheitlichen Entwicklung des Kindes vorzunehmen.

– Hilfe für die Mütter

Familienzentren können ggf. ebenfalls eine vielseitige Unterstützung außerhalb des Wohnortes anbieten. „Beschütztes Wohnen" in von Sozialämtern und Hilfsorganisationen unterhaltenen Mutter-und-Kind-Heimen kann sowohl eine Zufluchtsstätte darstellen, als auch die Möglichkeit bieten, die Fähigkeiten zur Übernahme der mütterlichen Pflichten zu erlernen. Die Mütter benötigen dann praktischen Rat und längerfristig eine beschützende und nicht bestrafende Hilfe durch Sozialarbeiter, Heimleiter und Laienhelfer, die ihnen nicht nur helfen, sondern sie auch dabei beaufsichtigen, ihre Verantwortung wahrzunehmen. Es müssen Fristen gesetzt werden, und durch häufige Besuche muß sichergestellt werden, daß ein akzeptabler Standard erreicht wird. Kindesmißhandlungen geschehen in Krisensituationen. Deshalb ist es auch wichtig, daß ein Notruftelefon eingerichtet wird.

– psychotherapeutische Betreuung der Mutter

Die Mutter muß auch psychotherapeutisch betreut werden. Bei Kindesmißhandlungen handelt es sich um eine Störung, bei der die Psychotherapie nicht nur eine wichtige und unentbehrliche Rolle spielt, sondern tatsächlich die einzig wirksame Behandlungsmethode ist. Es ist wesentlich, daß der Beratende selbst nicht an der Überwachung der gesundheitlichen Entwicklung beteiligt ist, damit er bei seiner Tätigkeit seine ganze Aufmerksamkeit auf die Mutter richten kann. Diese Mütter haben ein starkes Gefühl, hilflos und minderwertig zu sein, und fühlen sich wertlos und abgewertet, was durch die Reaktionen der Gesellschaft ihnen gegenüber oft genug Bestätigung findet. Es handelt sich allgemein um sehr abhängige Persönlichkeiten. Bestrafungen oder ein Übermaß an Kritik sind kontraproduktiv. Laienhelfer, z. B. von einem Kinderschutzbund oder ähnliches, können ebenso hilfreich sein. Viele aber haben darüber berichtet, wie schwierig es sei, die Mütter überhaupt zu erreichen. Ihre Behandlung erfordert längerfristige Anstrengungen eines sehr erfahrenen Behandlungsteams, das aus einer Gruppe von Therapeuten besteht, die sich in ihren Aufgaben gegenseitig unterstützen und sich dabei auch des Widerstandes der Mutter immer voll bewußt sind.

- *Behandlung der Kinder*

Die Kinder benötigen ebenfalls eine Behandlung. Sie wurden nicht nur körperlich verletzt, sondern zeigen oft auch deutliche Zeichen der Angst. Schon Tardieu hatte 1860 geschrieben: „Man ist angesichts des Gesichtsaudruckes der Kinder, die Mißhandlungen und viele Entbehrungen erleiden mußten, schockiert. Ihre Gesichter drücken sehr viel Traurigkeit aus. Sie sind schüchtern und ängstlich. Manchmal wirken ihre Augen teilnahmslos, oft aber drücken sie brennende Sorge aus. Es ist erstaunlich, wie schnell sich ihre Physiognomie ändert, wenn sie erlöst werden und Schutz gefunden haben."

Ounsted et al. (1974) benutzten den Begriff der „frozen watchfulness", um die Hypovigilanz des Kindes zu beschreiben, das sich ruhig verhält, langsam in der Bewegung und der Reaktion ist, ein reduziertes Interesse an Menschen und Sachen zeigt und dabei gleichzeitig jeden Augenkontakt vermeidend nur in Extremsituationen anfängt zu weinen.

Andere Autoren beschrieben die depressiven Störungen dieser Kinder, von der schweren Apathie bis hin zum Stupor (Baldwin u. Oliver 1975). Ältere Kinder zeigen eine gewisse Oberflächlichkeit in ihren mitmenschlichen Beziehungen oder eine in das Gegenteil verkehrte Angst in Form einer übertriebenen Sorge um die Mutter, sozusagen: das Kind als Therapeut.

5.2 Infantizid

Der Bergiff Infantizid umfaßt das Töten von Neugeborenen und Kindern ohne Berücksichtigung näherer Umstände und wird grob unterteilt in den sog. Neonatizid, das Töten des Neugeborenen, und in den Filizid, den Mord an einem Kind.

5.2.1 Neonatizid

Die Beseitigung eines Neugeborenen (besonders weiblichen Geschlechts) war in vielen unterschiedlichen Gesellschaftsformen im Rahmen anerkannter Richtlinien, oder schlicht um „über etwas Gras wachsen zu lassen", durchaus üblich, nicht zuletzt auch, um das Bevölkerungswachstum zu kontrollieren. Ein davon zu unterscheidendes Phänomen ist das gesetzlose Töten von Neugeborenen, wobei eine verzweifelte Mutter, die ihre Schwangerschaft verschwiegen hat, das Kind sofort nach der Niederkunft tötet. Diese Taten stellten eines der Hauptprobleme der öffentlichen Gesundheitssysteme Europas im 19. Jh. dar. Im 20. Jh. nahm die Häufigkeit dramatisch ab (Wilkey et al. 1982). Die Möglichkeiten zur Schwangerschaftsverhütung und die zunehmende Liberalisierung der Gesetzgebung zur Abtreibung haben ihren Teil dazu ebenso beigetragen, wie die Entwicklung der Sozialarbeit und die damit verbundene Unterstützung für alleinstehende Mütter.

Gerichtsmedizinische Beweismöglichkeiten

Der Neonatizid stellt eine große Herausforderung für die Gerichtsmedizin dar. Die Tötung des Kindes kann anhand von 3 Befunden bewiesen werden:

1. Zeichen der erst kurzfristig erfolgten Geburt,
2. Hinweise darauf, daß das Kind nach der Geburt gelebt hat, weil es zumindest einmal geatmet hat,
3. die Umstände des Todes.

Tötungsarten

Tardieu (1868/1880) hat die Methoden der Tötung im einzelnen beschrieben und ihre Häufigkeit eingeschätzt. Danach ist Ersticken die häufigste Methode, gefolgt von Ertränken, Schädelverletzungen und Erwürgen. Das Kind zu verwunden, zu vergiften oder es durch Vernachlässigung zu Tode zu bringen, sind eher seltenere Methoden. Besonders als Stadtbewohnerin ist es für die Mütter ein größeres Problem, danach den Leichnam des Kindes zu verstecken.

Gründe für die Tat

Über die geistige Verfassung der Mütter, die ihre Kinder umbringen, ist nur wenig bekannt. Eine vorsätzliche Tötung des Neugeborenen, manchmal sogar vom Kindsvater angestiftet und unterstützt, ist wahrscheinlich selten. Die Gründe für die Tat sind zum aller größten Teil in der Tatsache einer heimlichen Schwangerschaft zu finden, die Jörg schon 1837 in seiner klassischen Monographie *Über die Zurechnungsfähigkeit der Schwangeren und Gebärenden* aufgehellt hat. Zumeist handelt es sich um unreife Mädchen, die zu passiv sind, um sich dem Geschlechtsverkehr zu widersetzen oder die Schwangerschaft dann auch abzubrechen (Gummersbach 1938). Alle diese Umstände tragen dazu bei, sie zur Tat zu zwingen, weil sie sich in der Folge als „Zielscheibe des Spottes einer verhöhnenden Welt" sehen, oder es geschieht einfach aus wirtschaftlichen Notwendigkeiten heraus. Gleichzeitig ist aber auch niemand erreichbar, der die Situation noch ändern könnte, weil es gefährlich sein kann, jemandens Rat einzuholen.

Situation der Betroffenen

Die Tendenz der angstbesetzten Realität zu entfliehen und sich auf ein reines Wunschdenken zurückzuziehen, hält während der Schwangerschaft noch für ein paar Wochen und Monate an. Sie hoffen dann auf eine Fehl- oder Totgeburt oder wünschen ihren eigenen Tod während der Wehen herbei. Die Geburt wird erwartet, wie wenn ein Wunder sie noch abwenden könnte. Aber zu guter Letzt sind sie gezwungen, im Geheimen und ohne die Unterstützung durch eine Hebamme eine quälende Niederkunft zu erleiden und dabei auch noch unmenschliche Anstrengungen zu machen, um auch nur die leisesten Geräusche eines Wehklagens zu unterdrücken. Niemand kann sich eine Vorstellung von den Depressionen, der Angst und Verzweiflung dieser Mädchen machen. Zum Schluß sind sie mit einem schreienden Baby konfrontiert. Darauf reagieren sie letztendlich nur noch mit dem Ziel, es zum Schweigen zu bringen, indem sie es dann ohne weitere Skrupel ganz bewußt töten. Die meisten dieser Mißhandlungen durch Ersticken und Ertränken geschehen also im Rahmen einer Panikreaktion. Bei einer Minderheit, die das Kind durch Kopfverletzungen oder Erstechen töten, ist eher ein Wutanfall oder eine starke Ablehnung bis hin zum Haß zu unterstellen.

Problem der gerichtlichen Rechtfertigung durch Geisteskrankheit

Es ist umstritten, ob in allen diesen Fällen im Rahmen der Verteidigung in einem gerichtlichen Verfahren immer eine Geisteskrankheit als Rechtfertigung angenommen werden kann. Möglicherweise handelt es sich bei den meisten Tötungen von Babys aber tatsächlich um Taten im Affekt, ausgelöst durch Angst, Verzweiflung oder Zorn. Die affektive Zuspitzung, die diese Frauen in ihrem Schmerz, ihrer Erschöpfung und ihrem Ausgeliefertsein erleben, strapaziert aber gleichzeitig den Begriff der Geisteskrankheit sehr. Außerdem wird der „Affektsturm" alleine aus forensischer Sicht nicht allgemein als Zeichen für eine Geisteskrankheit akzeptiert, da auch ein kognitiver Faktor gefordert wird. Die forensische Psychiatrie bestreitet jedenfalls nicht, daß durchaus eine Bewußtseinstrübung während der Wehentätigkeit auftreten kann, wenn auch selten. Diese kann in Form eines Verwirrtheitszustandes, einer Eklampsie, einer Synkope, z. B. durch einen starken Blutverlust oder Erschöpfung, ausgelöst werden und dann als Stupor imponieren. Liegt die Beweislast bei der Anklagevertretung, dann muß diese actus reus und mens rea beweisen, aber die Verteidigung die Geisteskrankheit nachweisen. Das Problem liegt dann oft darin, daß die Niederkunft ohne Zeugen war, weil die Diagnose eines Verwirrtheitszustandes oder einer Synkope es erfordert, daß diese sozusagen unter Augenzeugen geschehen. Einige Juristen haben aber mittlerweile ihre Sorge über mögliche Fehlurteile in diesem Zusammenhang zum Ausdruck gebracht und festgestellt, daß Mütter, die ihr Baby töteten, als ihr Bewußtsein getrübt war, doch häufiger als zunächst angenommen zu unrecht verurteilt wurden.

Psychische Auswirkungen

Wir wissen nur wenig über die psychischen Auswirkungen eines Neonatizides. Die Langzeitfolgen scheinen denen einer ungesetzlichen Abtreibung zu ähneln, aber die Schrecklichkeit der Tat hat sicher eine andere Dimension. Man kann davon ausgehen, daß diese Mütter in Folge eine posttraumatische Belastungsstörung oder eine Depression erleiden und daß sie ihr Leben lang ein fürchterliches Verbrechen bewältigen müssen.

5.2.2 Filizid

Psychische Störungen bei Kindestötungen

Eine Mutter kann aufgrund der unterschiedlichsten psychischen Störungen töten. Die Kindestötungen können eingeteilt werden in solche bei geistiger Gesundheit, im Rahmen einer Mißhandlung, einer Depression, einer Psychose oder eines tranceartigen Verwirrheitszustandes. Die meisten Kinder, die getötet werden, werden durch ihre Eltern umgebracht, und die meisten weiblichen Mörder töten ihre eigenen Kinder.

Motive

Es kommt vor, daß Kinder durch Eltern getötet werden, die geistig gesund sind. Ein ungewolltes Kind kann auch ohne affektiven Ausnahmezustand, sozusagen kaltblütig ermordet werden. Um einen anderen Fall handelt es sich, wenn eine geistig gesunde Mutter ihr an einer Behinderung leidendes Kind tötet, um es von seinem Leiden zu erlösen, was Perrussel (1923) als „Tötung aus Erbarmen" bezeichnet hat. Als „Medea-Komplex" werden die rachsüchtigen Taten bezeichnet, da Rachsucht zu den Motiven sowohl von Filiziden als auch von Neonatiziden zählen kann.

Filizid durch Mißhandlung

Kindesmißhandlung stellt eine vergleichsweise häufige Form des Filizides dar. Die Kinder werden getötet durch in der Erregung zugefügte Verletzungen oder durch übertriebene Züchtigung mit und ohne Tötungsabsicht. In der Queensland-Studie (Wilkey et al. 1982) konnte bei 18 von 49 Morden an Kindern nachgewiesen werden, daß die tödlichen Verletzungen nicht durch Unfälle verursacht wurden. In verschiedenen Übersichtsarbeiten zeigte sich eine Rate von 1 zu 100 000 Kindern. Aber die Todesrate von Kindern, die bereits mißhandelt wurden und zu ihren Familien zurückgekehrt sind, liegt wesentlich höher. Väter tragen dabei die Hauptschuld bei der Kindesmißhandlung im Zusammenhang mit Bestrafungen.

Ursachen

– Depressionen

Depressionen sind die häufigste Ursache für Filizide. Untersuchungen über verurteilte Mütter unterschätzen die Häufigkeit von Depressionen, weil viele Mütter die Tat nicht überleben. In Dänemark beispielsweise begingen 82 von 92 Eltern, die ihre Kinder vergifteten, Suizid (Harder 1967). Depressive töten im guten Glauben, so am besten den Interessen des Kindes zu dienen, durch wahnhafte Nächstenliebe oder Sterbehilfe (Liberizid). Oft töten Mütter auch Kinder, um ihnen das Unglück, ohne Mutter aufwachsen zu müssen, zu ersparen, wenn sie selbst Suizid begangen haben. Im Gegensatz zu Müttern, die Kinder nach einer unerwünschten Schwangerschaft töten, machen Mütter, die aufgrund ihrer Depression einen Filizid begangen haben, keinen Versuch die Tat zu verbergen. Es ist sogar typisch für diese, daß sie ihre Schuld eingestehen und eine Bestrafung selbst fordern.

Es kommt vor, daß Mütter auch mehrere Kinder töten. Im Gegensatz zu Männern, die Kinder getötet haben, greifen Frauen nur selten gleichzeitig ihren Ehemann bzw. Partner an. Tötungen der ganzen Familie durch Frauen sind selten. Auch Männer töten ihre Kinder in depressiver Verstimmung, wobei die Auslöschung der ganzen Familie dann häufiger zu sein scheinen. Suizide ganzer Familien waren hingegen eine eigenartige japanische Sitte. Komine (1938) machte die schwindelerregende Zahl von 4323 Fällen zwischen 1930 und 1938 ausfindig.

– wahnhafte Störungen

Kindestötungen während manischer oder zykloider Wochenbettpsychosen sind selten. Diese sind dann eher bei chronisch verlaufenden wahnhaften Störungen zu eruieren, besonders wenn das Kind in das Wahngebäude mit eingebunden ist oder imperative verbale Halluzinationen aufgetreten sind. Es gibt auch Hinweise darauf, daß es während Menstruationspsychosen zu Kindestötungen kommt. Fallweise kann ein Delirium tremens ursächlich sein. Postepileptische Verwirrtheitszustände oder epileptische Automatismen können in einer unmotivierten Kindestötungen enden. Das gleiche gilt für Somnambulismus.

6 Psychiatrische Aspekte der hormonellen Kontrazeption

Psychotrope Wirkungen der „Pille“

Die weitverbreitete, zu über 99% wirksame Kontrazeption durch die „Pille“, die neben einer Reihe somatisch günstiger Wirkungen auch somatische Nebenwirkungen hat, kann potentiell auch eine psychotrope

Wirkung haben, und zwar eine ebenfalls unerwünschte und möglicherweise aber auch eine erwünschte. Das bedeutet, daß der Arzt einerseits mit einem durch orale Kontrazeptiva ausgelösten Psychosyndromen konfrontiert werden kann, andererseits aber auch orale Kontrazeptiva bei psychischen Störungen, z. B. Verstimmungszuständen, zumindest potentiell, therapeutisch nützen kann.

Psychische Nebenwirkungen

Dreißig Prozent der Frauen, die eine orale Kontrazeption abbrechen, tun dies wegen „psychischer" Nebenwirkungen (Milsom et al. 1991), und tatsächlich lassen sich bei einem Drittel aller Frauen mit oraler Kontrazeption zumeist depressive Verstimmungszustände eruieren (Cullberg 1972; Clare 1985). Dabei ist das Risiko von psychischen Nebenwirkungen unter oralen Kontrazeptiva bei Frauen, die auch an einem prämenstruellen dysphorischen Syndrom leiden, signifikant erhöht (Hammarbäck u. Bäckström 1989). Es wird diskutiert, daß Frauen mit einem schweren prämenstruellen dysphorischen Syndrom eher mit Verstimmungszuständen auf orale Kontrazeptiva reagieren, während Frauen mit einem prämenstruell auftretenden „milden" Psychosyndrom eher mit einer Stimmungsverbesserung auf orale Kontrazeptiva reagieren (Bäckstöm et al. 1992).

Problem der Zuordnung psychischer Nebenwirkungen

Da es sich bei den meisten oralen Kontrazeptiva um Kombinationspräparate mit unterschiedlichen Anteilen von Androgenen, Östrogenen und Progesteron handelt, ist es im Einzelfall nur schwer zu beurteilen, welcher Anteil für die Auslösung einer psychischen Störung oder den möglichen „psychotherapeutischen" Effekt verantwortlich ist. Im Somatischen sind im Gegensatz dazu erwünschte und unerwünschte Wirkungen den einzelnen Komponenten dieser Präparate zuzuordnen.

Angststörungen und Depressionen in Zusammenhang mit der Einnahme oraler Kontrazeptiva

Eine Reihe, allerdings älterer Untersuchungen haben einen Zusammenhang zwischen der Einnahme oraler Kontrazeptiva (in damals noch höheren Dosierungen als heute üblich) und depressiven Verstimmungen und sogar Panikattacken (Wagner u. Berenson 1994) berichtet. Neuere kontrollierte Studien mit „Low-dose"-Kontrazeptiva verneinen einen solchen Zusammenhang. Allerdings sollen orale Kontrazeptiva bei entsprechend disponierten Frauen mit phasisch verlaufenden endogenen Depressionen und prämenstruellen dysphorischen Syndromen in der Vorgeschichte zu Remanifestationen der Störungen geführt haben (Kendler et al. 1988; Bancroft u. Sartorius 1990). Dieser Zusammenhang scheint beim prämenstruell dysphorischen Syndrom bzw. bei menstruell rezidivierenden Depressionen und triphasischen Präparaten evident zu sein (Bancroft et al. 1987; Bancroft u. Rennie 1993).

Inwieweit orale Kontrazeptiva leichtere, d.h. subklinische depressive Verstimmungen auslösen, bleibt umstritten (Parry u. Rush 1979; Kendler et al. 1988; Bancroft u. Sartorius 1990). Feststeht, daß sie allgemein sexuelles Interesse reduzieren und insbesondere Präparate mit einer hohen Progesteronaktivität (auch Depotpräparate) zu leichterer Erschöpfbarkeit und traurigen Verstimmungen führen und lethargisches Verhalten fördern können (Graham u. Sherman 1992; Westhoff et al. 1995).

Wie einer Reihe, allerdings nur anekdotischer Berichte in der Literatur zu entnehmen ist, können orale Kontrazeptiva, neben einer Verbesse-

Reduktion der psychischen Symptomatik des prämenstruellen dysphorischen Syndroms

rung der somatischen Befindlichkeit, z. B. hinsichtlich prämenstrueller Ödeme und Brustschmerzen, zu einer Reduktion der psychischen Symptomatik des prämenstruell dysphorischen Syndroms führen (Graham u. Sherman 1992). Prospektive Studien konnten hier allerdings keine konsistenten Befunde erheben.

Eine Vitamin-B6-Substitution, die einen durch orale Kontrazeptiva verursachten funktionellen Vitamin-B6-Mangel ausgleichen kann, soll auch helfen, milde depressive Verstimmungen zu bessern (Winston 1973).

Zusammenfassend ist festzustellen, daß im Zusammenhang von oralen Kontrazeptiva mit erwünschten bzw. unerwünschten psychischen Effekten sowohl psychopathologisch, als auch endokrinologisch noch erheblich Forschungsbedarf besteht.

7 Das perimenopausale dysphorische Syndrom und die depressiven Erkrankungen in der Perimenopause

Veränderungen des Hormonspiegels

Bei der Perimenopause handelt es sich um einen 5–7 Jahre vor der letzten Regelblutung, der Menopause, liegenden Lebensabschnitt, in dem die Ovarialfunktionen nachlassen und in dessen Folge die Plasmakonzentration der Östrogene, des Progesterons und der Androgene absinken. Mit dem zunehmenden Mangel dieser Hormone geht parallel eine Zunahme der Gonadotropinaktivität einher. Die Folge dieser hormonellen Veränderungen sind zunächst Zyklusstörungen, d. h., die Menses wird unregelmäßiger, seltener und sistiert schließlich. Der Beginn der Postmenopause ist endokrinologisch definiert durch einen Östrogenspiegel von weniger als 40 pcg/ml und eine Konzentration des follikelstimulierenden Hormons (FSH) von über 25 µ/ml. Die meisten Frauen leiden perimenopausal unter einer Vielzahl körperlicher Beschwerden, ein Teil zusätzlich unter psychiatrisch relevanten Verstimmungszuständen.

7.1 Klinisches Bild und Klassifikation

Ob endogene Depressionen, die perimenopausal auftreten, sich in ihrem psychopathologischen Bild von solchen, die außerhalb dieses Generationsvorganges auftreten, unterscheiden, ist umstritten (Winokur 1973; Schmidt et al. 1996). Kennzeichnend für affektive Erkrankungen in der Perimenopause ist, daß sie immer mit einer Reihe somatischer Symptome einhergehen.

Prägnanztypen der psychopathologisch relevanten Symptomatik – perimenopausales dysphorisches Syndrom

Hinsichtlich der psychopathologisch relevanten Symptomatik sind u. E. 2 Prägnanztypen zu unterscheiden: Der größte Teil der Patientinnen leidet unter einem sog. hyperästhetisch-emotionalen Schwächezustand, der klinisch nicht von der postpartalen Dysphorie bzw. dem „maternity blues" oder „postpartum blues" und vielen Zustandsbildern des prämenstruellen Syndroms zu unterscheiden ist. Gekennzeichnet ist dieses Syndrom durch Schlafstörungen (50%), Konzentrationsstörungen (53%), Affektlabilität (64%), erhöhte Reizbarkeit (70%), Angstzustände (67%), Weinerlichkeit (70%), traurige Verstimmung (61%), Interesselosigkeit (56%), leichte Erschöpfbarkeit (53%) (Schmidt u. Rubinow 1991; Schmidt et al. 1997) und auch nachlassende Libido (10–85%) (McCoy u. Davidson 1985; Cutler et al. 1987).

– perimenopausale Depression

Bei der zweiten Patientengruppe ist das affektive Syndrom durch eine schwere traurige Verstimmung mit Hoffnungslosigkeit, Lebensüberdruß bis hin zur Suizidalität, Antriebsarmut, Interesselosigkeit, Willens- und Denkhemmung, Selbstvorwürfen bis hin zu schwerem Schuldwahn und, wie bei der ersten Gruppe auch, durch Schlafstörungen gekennzeichnet. Diese Symptomatik unterscheidet sich in keiner Weise von endogenen Depressionen, die auch außerhalb des Perimenstruums manifest werden.

Ätiopathogenetische und verlaufstypologische Unterschiede der Prägnanztypen

Ganz offensichtlich sind diagnostisch 2 Prägnanztypen affektiver Störungen in der Perimenopause als solche zu identifizieren, die sich nicht nur klinisch, sondern auch ätiopathogenetisch und verlaufstypologisch unterscheiden. Bei dem ersten Prägnanztyp, wir sollten ihn das *perimenopausale dysphorische Syndrom* nennen, handelt es sich um eine unmittelbar endokrin verursachte Störung, während es sich bei der *perimenopausalen Depression* um eine Erst- oder Remanifestation einer endogenen Depression bei entsprechender genetischer Prädisposition handelt. Die hormonellen Umstellungsvorgänge in der Perimenopause stellen lediglich den Mechanismus für die Auslösung einer endogenen Depression dar. Die fehlende Unterscheidung dieser beiden Zustandsbilder erklärt zumindest zum Teil die in der Literatur sich widersprechenden epidemiologischen Daten zu dieser psychischen Störung.

Vasomotorische Störungen

Bei 80% aller Frauen in der Perimenopause treten vasomotorische Störungen wie Hitzewallungen und kalte Schweißausbrüche auf, die meistens nachts manifest werden und dadurch Schlafstörungen verursachen. Je schwerer dieses vasomotorisch bzw. hormonell verursachte Beschwerdebild ist, desto größer ist auch das Risiko, ein depressives, dysthymes oder dysphorisches Syndrom zu entwickeln. Bildet sich die somatische Symptomatik wieder zurück, nimmt auch die psychiatrisch relevante Symptomatik wieder ab.

Differentialdiagnostische Abgrenzung

Da viele Patientinnen in diesem Lebensabschnitt auch über Tachykardien, Schwindel und Atemlosigkeit klagen, darf die differentialdiagnostische Überlegung hinsichtlich einer Hyperthyreose oder einer Panikstörung nicht versäumt werden.

7.2 Ätiologie

Ätiologisch werden sowohl neuroendokrinologische als auch psychosoziale Faktoren verantwortlich gemacht.

Endokrinologische Aspekte

Baischer et al. (1995) konnten eine negative Korrelation zwischen dem *Hamilton-Depressions-Score* und den 17-β-Östradiol-Konzentrationen ermitteln. Huerta et al. (1995) fanden eine erhöhte FSH-Konzentration bei perimenopausal depressiv und ängstlich verstimmten Frauen. Daraus kann auch für die affektiven Störungen in der Perimenopause ein Östrogenentzugssymptom postuliert werden.

Bei Frauen über 40 Jahren mit einem affektiven Psychosyndrom vom depressiv-dysthymen-dyshorischen Spektrum und Angststörungen ist es zur Identifizierung perimenopausaler bzw. menopausaler Beschwerden demnach in jedem Fall sinnvoll, eine Messung der 17-β-Östradiol-Spiegel, der Schilddrüsenparameter und der FSH durchzuführen.

Psychosoziale Aspekte

Abgesehen von diesen neuroendokrinologischen Aspekten dürfen Aspekte psychosozialer Provenienz bei der Verursachung und Unterhaltung der Störung nicht vernachlässigt werden. Geschiedene, verwitwete oder getrenntlebende Frauen leiden perimenopausal eher unter einer affektiven Symptomatik als Frauen mit Partner (Avis u. McKinlay 1991). Frauen mit geringerer Schulbildung haben anscheinend ebenfalls ein erhöhtes Risiko für diese Störungen (O'Connor et al. 1994; Avis u. McKinlay 1995; Huerta et al. 1995). Dagegen ist der Tod der Eltern oder der Auszug der Kinder aus der häuslichen Gemeinschaft nicht mit einem erhöhten Risiko assoziiert (Kaufert et al. 1992).

Risikofaktoren

Frauen, die unter einem prämenstruellen dysphorischen Syndrom, einer endogenen Depression, postpartalen Verstimmungszuständen oder bei der Einnahme von Kontrazeptiva unter einem dysphorischen Syndrom litten, haben ein signifikant erhöhtes Risiko, perimenopausal erneut dysphorisch oder depressiv zu erkranken (Stewart u. Boydell 1993; Hay et al. 1994; Pearlstein 1995). Je länger die Perimenopause andauert, desto wahrscheinlicher ist die Ausbildung eines Verstimmungszustandes (Avis et al. 1994).

7.3 Epidemiologie

Ob die Perimenopause mit einem erhöhten Risiko für die Entwicklung depressiver Erkrankungen einhergeht, ist nach wie vor umstritten (Weissman et al. 1988). Kessler et al. (1993) berichten sogar über eine erniedrigte Prävalenz für depressive Syndrome vom Schweregrad einer endogenen Depression in dieser Altersgruppe. Unumstritten sind hingegen depressive Syndrome infolge einer Hysterektomie mit und ohne Ovariektomie (Kritz-Silverstein et al. 1993; Oldenhave et al. 1993).

7.4 Behandlung

Behandlungsstrategien

Zunächst ist zwischen depressiven Syndromen, die den Schweregrad einer endogenen Depression erreichen, und den eher dysphorischen Syndromen zu unterscheiden. Danach richten sich im wesentlichen auch unsere differentialtherapeutischen Empfehlungen. Grundsätzlich bieten sich für die Behandlung affektiver Syndrome in der Perimenopause 3 Behandlungsstrategien an:

1. eine medikamentös-antidepressive Therapie,
2. eine Hormonsubstitutionstherapie,
3. eine kombinierte, d.h. antidepressive und hormonelle Therapie.

Hormonelle Therapie

Eine Östrogenmonotherapie der perimenopausal manifest werdenden depressiven Syndrome, die die diagnostischen Kriterien für eine endogene Depression erfüllen, hat sich in kontrollierten Untersuchungen als nicht effektiv erwiesen (Schmidt et al. 1996).

Eine Östrogensubstitutionstherapie ist insbesondere bei den Patientinnen hilfreich, die zusätzlich zur psychischen auch eine somatische Symptomatik haben, die auf einen Hypoöstrogenismus hinweist, z. B. nächtliche Hitzewallungen und Schweißausbrüche. Patientinnen, die nach einer Hysterektomie und Ovariektomie, also aufgrund einer iatrogen induzierten Menopause, unter Verstimmungszuständen leiden, sollen sehr gut auf eine Östrogensubstitution ansprechen (Sherwin 1988). Angstzustände, die in der Perimenopause vasomotorischer Genese sein können, sprechen ebenfalls besser auf eine Hormonsubstitutionsbehandlung als auf Anxiolytika und Antidepressiva an.

Psychopharmakotherapie und ihr Einsatz in Kombination mit einer Hormonbehandlung

Bei Patientinnen mit perimenopausalen Remanifestationen einer endogenen Depression und perimenopausalen dysphorischen Syndromen ist eine thymoleptische Behandlung die Therapie der ersten Wahl.

Eine kombinierte Behandlung mit Thymoleptika und Hormonsubstitution ist insbesondere bei Patientinnen mit perimenopausaler Remanifestation einer endogenen Depression hilfreich, die unter einem, sich mit einer somatischen Symptomatik äußernden Östrogen- bzw. Progesteronentzugssyndrom leiden (Zweifel u. O'Brien 1997).

Die schon in der Perimenopause pathognomonisch gesteigerte Transpiration wird durch Antidepressiva verstärkt. Clonidin kann diesen Effekt wieder reduzieren (Feder 1995). Eine Steigerung der Libido läßt sich durch eine Androgen-(Testosteron-)Substitution erreichen (Sherwin et al. 1985; Stone u. Pearlstein 1994).

8 Literatur

Andersch B, Hahn L (1981) Premenstrual complaints. II. Influence of oral contraceptives. Acta Obstet Gynecol Scand 60:579–583

Andersch B, Wenderstram G, Hahn L, Öhman R (1986) Premenstrual complaints. I. Prevalence of premenstrual symptoms in a Swedish urban population. J Psychosom Obstet Gynaecol 5:39–49

Appelt H (1988) Ergebnisse psychoendokrinologischer Forschung in der Gynäkologie – Überblick und klinische Relevanz. In: Appelt H, Strauß B (Hrsg) Psychoendokrinologische Gynäkologie. Enke, Stuttgart, S 37–65

Arbeit SA (1975) A study of women during their first pregnancy. PhD thesis, Yale University

Avis NE, McKinlay SM (1991) A longitudinal analysis of women's attitudes towards menopause: results from the Massachusetts Women's Health Study. Maturitas 13:65–79

Avis NE, McKinlay SM (1995) The Massachusetts women's mental health study: an epidemiologic investigation of the menopause. JAMA 50:45–49

Avis NE, Brambilla D, McKinlay SM, Vass K (1994) A longitudinal analysis of the association between menopause and depression. Results from the Massachusetts Women's Mental Health Study. Ann Epidemiol 4:214–220

Bäckström T, Boyle H, Baird DT (1981) Persistence of symptoms of premenstrual tension in hysterectomized women. Br J Obstet Gynaecol 88:530–536

Bäckström T, Sanders T, Leask R, Davidson D, Warner B, Bancroft J (1983) Mood, sexuality, hormones and the menstrual cycle. II. Hormone levels and their relationship to the premenstrual syndrome. Psychosom Med 45:503–507

*Bäckström T, Linde BÅ, Cavalli-Björkman B (1992) Effects of oral contraceptives on mood: a randomized comparison of three phasic and monophasic preparations. Contraception 46:253–268

Baischer W, Koinig G, Hartmann B, Huber J, Langer G (1995) Hypothalamic-pituitary-gonadal axis in depressed premenopausal women: elevated blood testosterone concentrations compared to normal controls. Psychoneuroendocrinology 20:553–559

Baldwin JA, Oliver JE (1975) Epidemiology and family characteristics of severely-abused children. Br J Prev Soc Med 29:205–221

*Bancroft J, Rennie D (1993) The impact of oral contraceptives on the experience of premenstrual mood, clumsiness, food craving and other symptoms. J Psychosom Res 37:195–202

*Bancroft J, Rennie D (1995) Perimenstrual depression: its relationship to pain, bleeding, and previous history of depression. Psychosom Med 57:445–452

Bancroft J, Sartorius N (1990) The effects of oral contraceptives on well-being and sexuality. Oxford Rev Reprod Biol 12:57–92

Bancroft J, Bayle H, Warner P (1987a) The use of an LHRH agonist busenelin in the long-term management of premenstrual syndromes. Clin Endocrinol 27:171–172

Bancroft J, Sanders D, Warner P, Loudon N (1987b) The effects of oral contraceptives on mood and sexuality: a comparison of triphasic and combined preparations. J Psychosom Obstet Gynecol 7:1–8

*Bancroft J, Williamson L, Warner P, Rennie D, Smith K (1993) Perimenstrual complaints in women complaining PMS, menorrhagia, and dysmenorrhea: towards a dismantling of the premenstrual syndrome. Psychosom Med 55:133–145

Barnhart KT, Freeman EW, Sondheimer SJ (1995) A clinician's guide to the premenstrual syndrome. Med Clin North Am 79:1457–1472

Bergant A, Guggenberger G, Ulmer H, Richter R, Heim K, Dapunt O (in press) Ärger und prämenstruelles Syndrom. Psychother Psychosom Med Psychol

Berger CP, Presser B (1994) Alprazolam in the treatment of two subsamples of patients with late luteal phase dysphoric disorder: a double-blind, placebo-controlled crossover study. Obstet Gynecol 84:379–385

Biegon A, Reches A, Snyder L, McEwen BC (1983) Serotonergic and noradrenergic receptors in the rat brain: modulation by chronic exposure to ovarian hormones. Life Sci 32:2015–2021

Binder H (1937) Psychiatrische Untersuchungen über die Folgen der operativen Sterilisierung der Frau durch partielle Tubenresektion. Schweiz Arch Neurol Psychiatr 40:1–49, 249–276

Bivin GD, Klinger MP (1937) Pseudocyesis. Principia, Bloomington

Bledin KD, Cooper JE, MacKenzie S, Brice B (1984) Psychological sequelae of female sterilisation: short-term outcome in a prospective controlled study. Psychol Med 14:379–390

Bratfos O, Haug JO (1966) Puerperal mental disorders in manic-depressive females. Acta Psychiatr Scand 42:285–294

Brezinka C, Huter O, Biebl W, Kinzl J (1994) Denial of pregnancy. J Psychosom Obstet Gynaecol 15:1–8

Brinch M, Isager T, Tolstrup K (1988) Anorexia nervosa and motherhood: reproduction pattern and mothering behaviour of 50 women. Acta Psychiatr Scand 77:611–617

**Brockington IF (1996) Motherhood and mental health. Oxford Univ Press, Oxford

Brockington IF, Kelly A, Hall P, Deakin W (1988) Premenstrual relapse of puerperal psychosis. J Affect Disord 14:287–292

Bruce SJ (1962) Reactions of nurses and mothers to stillbirths. Nurs Outlook 10:88–91

Brzezinski AA, Wurtman JJ, Wurtman RJ, Gleason R, Greenfield J, Nader T (1990) D-Fenfluramine suppresses the increased calorie and carbohydrate intakes and improves the mood of women with premenstrual depression. Obstet Gynecol 76:296–301

Bühler C, Hetzer H, Tudor-Hart B (1927) Soziologische und psychologische Studien über das erste Lebensjahr. Quell Stud Jugendkd 5:107–124

Bydlowski M, Raoul-Duval A (1978) Un avatar psychique méconnu de la puerpéralité: la nevrose traumatique post-obstétricale. Perspect Psychiatr 4:321–328

Caffey J (1946) Multiple fractures in long bones of infants suffering from chronic subdural haematoma. Am J Roentgenol 56:163–173

Cartwright A (1988) Unintended pregnancies that lead to babies. Soc Sci Med 27:249–254

Casper RF, Hearn MT (1990) The effect of hysterectomy and bilateral oophorectomy in women with severe premenstrual syndrome. Am J Obstet Gynecol 162:99–101

Casson P, Hahn PM, Vugt DA van (1990) Lasting response to ovariectomy in severe intractable premenstrual syndrome. Am J Obstet Gynecol 162:99–101

Castro R à (1617) De Universa Mulierum Medicanovo et Antehac a Nemine Tentato Ordine. Hamburg, p 314
Chaturvedi SK, Chandra PS, Gururaj G, Pandian RD, Beena MB (1995) Suicidal ideas during premenstrual phase. J Affect Disord 34:193-199
Chuong CJ, Colligan RC, Coulam CB, Bergstrahl EJ (1988) The MMPI as an aid in evaluating patients with premenstrual syndrome. Psychosomatics 29:197-202
Clare AW (1985) Hormones, behaviour, and the menstrual cycle. J Psychosom Res 29:225-233
Cohen RL (1988) Psychiatric consultation in childbirth settings. Plenum, New York
Collins A, Eneroth P, Landgren BM (1985) Psychoneuroendocrine stress responses and mood as related to the menstrual cycle. Psychosom Med 47:512-527
Condon JT (1987) The battered foetus syndrome. J Nerv Ment Dis 175:722-725
Condon JT (1993) The premenstrual syndrome: a twin study. Br J Psychiatry 162:481-486
Cooper PJ, Gath D, Rose N, Fieldsent R (1982) Psychological sequelae to elective sterilisation: a prospective study. Br Med J 284:461-464
Cooper PJ, Campbell EA, Day A, Kennerley H, Bond A (1988) Nonpsychotic psychiatric disorder after childbirth. A prospective study of prevalence, incidence, course and nature. Br J Psychiatry 152:799-806
Corney RH, Stanton R (1991) A survey of 658 women who report symptoms of premenstrual syndrome. J Psychosom Res 35:471-482
Cornwell J, Nurcombe B, Stevens L (1977) Family response to loss of a child by sudden infant death syndrome. Med J Aust 1:656-658
Courrier D, Duboucher H, Pouget E (1927) Pseudo-grossesse créée par la persistance d'un corps jaune périodique. Mem Soc Biol 2:271-272
Cox JL, Holden JM, Sagovsky R (1987) Detection of postnatal depression: development of the 10-item Edinburgh Postnatal Depression Scale. Br J Psychiatry 150:782-786
Cranley M S (1981) Development of a tool for the measurement of maternal attachment during pregnancy. Nurs Res 30:281-284
Cullberg J (1972) Mood changes and menstrual symptoms with different gestagen/estrogen combinations. A double-blind comparison with placebo. Acta Psychiatr Scand 236(Suppl):1-45
Cutler WB, Garcia CR, McCoy NL (1987) Perimenopausal sexuality. Arch Sex Behav 16:225-235
Dalton K (1959) Menstruation and acute psychiatric illness. Br Med J 1:148-151
Dalton K (1987) Incidence of premenstrual syndrome in twins. Br Med J 1:148-151
David HP (1985) Post-abortion and post-partum psychiatric hospitalisation. CIBA Symp 115:150-164
De Armond M (1954) A type of post partum anxiety reaction. Dis Nerv System 15:26-29
Dinane TG, O'Keane V (1991) The premenstrual syndrome: a psychoneuroendocrine perspective. Clin Endocrinol Metab 5:143-165
Distler W, Graf M (1986) Neurochemische und endokrine Veränderungen in der Prä- und Postmenopause. Gynäkologie 19:202-209
Dupouy R, Courtois A (1930) Des psychoses gravidiques et en particulier de la psychopolynévrite: syndrome de Korsakoff. Encephale 25:284-301
Dye L, Warner P, Bancroft J (1995) Food craving during menstrual cycle and its relationship to stress, happiness of relationship and depression: a preliminary enquiry. J Affect Disord 34:157-164
Edelberg H, Galant S (1925) Über psychotische Zustände nach künstliche Abort (psychosis post abortum arteficialem). Z Gesamte Neurol Psychiatr 97:106-128
Ekblad M (1963) Social-psychiatric prognosis after sterilisation of women without children. Acta Psychiatr Scand 39:481-514
Emery JL (1989) Sudden infant death and suffocation. Br Med J 299:456
*Endicott J (1993) The menstrual cycle and mood disorders. J Affect Disord 29:193-200
Engelhard JLB (1912) Über Generationspsychosen und der Einflus des Gestationsperiode auf schon bestehende psychische und neurologische Krankheiten. Z Geburtshilfe Gynäkol 70:727-812
Eriksson E, Lisjo P, Sundblad C, Anderssen K, Andersch B, Modigh K (1990) Effect of clomipramine on premenstrual syndrome. Acta Psychiatr Scand 81:87-88
Eriksson E, Sundblad C, Lisjö P, Modigh K, Andersch B (1992) Serum levels of androgens are higher in women with premenstrual irritability and dysphoria than in controls. Psychoneuroendocrinology 17:195-204
Eriksson E, Hedberg MA, Andersch B, Sundblad C (1995) The serotonin reuptake inhibitor paroxetin is superior to the noradrenaline reuptake inhibitor maprotiline in the treatment of premenstrual syndrome. Neuropsychopharmacology 12:167-176
Esquirol JED (1818) Observations sur l'aliénation mentale à la suite de couches. J Gen Med Chir Pharm Françaises Étrangères (series 2) 1:148-164
Ewald G (1922) Bestrahlungsergebnis bei einer menstruell rezidierenden Psychose. Monatschr Psychiatr Neurol 52:6-21
Feder R (1995) Clonidine treatment of excessive sweating. J Clin Psychiatry 56:35
Frank RC (1931) The hormonal causes of premenstrual tension. Arch Neurol Psychiatry 26:1053-1057
Freeman EW, Sondheimer S, Weinbaum PJ, Rickels K (1985) Evaluating premenstrual symptoms in medical practice. Obstet Gynecol 65:500-505
Freeman EW, Rickels K, Sondheimer SJ, Polansky M (1990) Ineffectiveness of progesterone suppository treatment for premenstrual syndrome. JAMA 264:349-353
Freeman EW, Rickels K, Sondheimer SJ, Denis A, Pfeifer S, Weil S (1994) Nefazodone in the treatment of premenstrual syndrome: a preliminary study. J Clin Psychopharmacology 14:180-186
*Freeman EW, Rickels K, Schweizer E, Ting T (1995) Relationship between age and symptom severity among women seeking medical treatment for premenstrual symptoms. Psychol Med 25:309-315
Freeman EW, Rickels K, Sondheimer SJ, Wittmaack FM (1996a) Sertraline versus desipramine in the treatment of premenstrual syndrome: an open-label trial. J Clin Psychiatry 57:7-11
Freeman EW, Rickels K, Sondheimer SJ (1996b) Fluvoxamine for premenstrual dysphoric disorder: a pilot study. J Clin Psychiatry 57(Suppl 8):56-60
Friedman T, Gath D (1989) The psychiatric consequences of spontaneous abortion. Br J Psychiatry 155:810-813
Friedmann M (1894) Über die primordiale menstruelle Psychose (die menstruale Entwicklungspsychose). Munch Med Wochenschr 41:4-7, 27-31, 50-53, 69-71
Fürstner C (1875) Über Schwangerschafts- und Puerperalpsycho-

sen. Arch Psychiatr Nervenkr 5:505–543
Gath D, Rose N, Bond A, Day A, Garrod A, Hodges S (1995) Hysterectomy and psychiatric disorder: are the levels of psychiatric morbidity falling. Psychol Med 25:277–283
Girdler SS, Pedersen CA, Light KC (1995) Thyroid axis function during the menstrual cycle in women with premenstrual syndrome. Psychoneuroendocrinology 20:395–403
Gise LH, Lebovits AH, Paddison PL, Strain JJ (1990) Issues in the identification of premenstrual syndromes. J Nerv Ment Dis 178:228–234
Goodlin RC (1985) Pregnant women with Munchausen syndrome. Am J Obstet Gynecol 153:207–210
Gordon RE, Gordon KK (1959) Social factors in the prediction and treatment of emotional disorders of pregnancy. Am J Obstet Gynecol 77:1074–1083
Graham CA, Sherwin BB (1987) The relationship between retrospective premenstrual symptom reporting present oral contraceptive use. J Psychosom Res 31:45–53
Graham CA, Sherwin BB (1992) A prospective treatment study of premenstrual symptoms using triphasic oral contraceptive. J Psychosom Res 36:257–266
Graze KK, Nee J, Endicott J (1990) Premenstrual depression predicts future major depressive disorder. Acta Psychiatr Scand 81:201–205
Gummersbach H (1938) Die kriminalpsychologische Persönlichkeit der Kindesmörderinnen und ihre Wertung im gerichtsmedizinischen Gutachten. Wien Med Wochenschr 88:1151–1155
*Halbreich U, Endicott J (1985) Relationship of dysphoric premenstrual changes to depressive disorders. Acta Psychiatr Scand 71:331–338
Halbreich U, Smoller JW (1997) Intermittend luteal phase sertraline treatment of dysphoric premenstrual syndrome. J Clin Psychiatry 58:399–402
Hallman J (1986) The premenstrual syndrome: an equivalent of depression? Acta Psychiatr Scand 73:403–411
Hallman J, Orleland L, Edman G, Schalling D (1987) Thrombocyte monoamine oxidase activity and personality traits in women with severe premenstrual syndrome. Acta Psychiatr Scand 76:225–234
Hamilton JA, Parry B, Alagna S, Blumenthal S, Herz E (1984) Premenstrual mood changes: a guide to evaluation and treatment. Psychiatric Ann 14:426–435
Hammarbäck S, Bäckström T (1988) Induced anovulation as treatment of premenstrual tension syndrome: a double-blind cross-over study with GnRH-agonist versus placebo. Acta Obstet Gynecol Scand 67:159–166
Hammarbäck S, Bäckström T (1989) Demographic factors in subgroups of women seeking help for premenstrual syndrome. Acta Obst Gynecol Scand 68:247–254
Harder T (1967) The psychopathology of infanticide. Acta Psychiatr Scand 43:196–245
Harrison WM, Rabkin JG, Endicott J (1985) Psychiatric evaluation of premenstrual changes. Psychosomatics 26:789–792
Harrison WM, Endicott J, Rabkin JG, Nee J (1987) Treatment of premenstrual dysphoria with alprazolam and placebo. Psychopharm Bull 23:150–153
Harrison WM, Endicott J, Nee J (1989) Treatment of premenstrual depression with nortriptyline: a pilot study. J Clin Psychiatry 50:136–139
Harrison WM, Endicott J, Nee J (1990) Treatment of premenstrual dysphoria with alprazolam: a controlled study. Arch Gen Psychiatry 47:270–275
Harvey K (1977) Caring perceptively for the relinquishing mother. Am J Maternal Child Nurs Jan/Feb:24–28
*Hay AG, Bancroft J, Johnstone (1994) Affective symptoms in women attending a menopause clinic. Br J Psychiatry 164:513–516
Heidrich A, Schleyer M, Spingler H, Albert M, Knoche M, Fritze J, Lanczik M (1994) Postpartum blues: relationship between not-protein-bound steroid hormones in plasma and postpartum mood changes. J Affect Disord 30:93–98
Herzberg BN, Coppen A (1970) Changes in psychological symptoms in women taking oral contraceptives. Br J Psychiatry 116:161–164
Hitzig JE (1827) Mord in einem durch Eintreten des Monatsflusses herbeigeführten unfreien Zustande. Hitzigs Z Kriminalrechtspflege 6/12:237
Hoppeler PA (1955) Nachuntersuchungen von 100 auf Grund psychiatrischer Indikation ohne vorherige Interruptio graviditatis sterilisierten Frauen. Praxis 2:24–30, 3:46–50
Høyer G, Lund E (1993) Suicide among women related to number of children in marriage. Arch Gen Psychiatry 50:134–137
Huerta R, Mena A, Malacara JM, Diaz de Leon J (1995) Symptoms at perimenopausal period: its association with attitudes towards sexuality, life-style, family function, and FSH levels. Psychoneuroendocrinology 20:135–148
Hurt SW, Schnurr PP, Severino SK, Freeman EW, Gise LH, Rivera-Tovar A, Steege JF (1992) Late luteal phase dysphoric disorder in 670 women evaluated for premenstrual complaints. Am J Psychiatry 149:525–530
Iles S, Gath D (1993) Psychiatric outcome of termination of pregnancy for foetal abnormality. Psychol Med 23:407–413
*Jong R de, Rubinow D, Roy-Byrne P, Hoban MC, Grover GN, Post RM (1985) Premenstrual mood disorder and psychiatric illness. Am J Psychiatry 142:1359–1361
Jörg JCG (1837) Die Zurechnungsfähigkeit der Schwangern und Gebärenden. Gebhardt, Leipzig
Jureidini J (1993) Obstetric factitious disorder and Munchhausen syndrome by proxy. J Nerv Ment Dis 181:135–137
Kaufert PA, Gilbert P, Tate R (1992) The Manitobe Project: a reexamination of the link between menopause and depression. Maturitas 14:143–155
Kempe CH, Silverman FN, Steele BF, Droegemueller W, Silver HK (1962) The battered-child syndrome. JAMA 181:17–24
**Kendell RE, Chalmers JC, Platz C (1987) Epidemiology of puerperal psychoses. Br J Psychiatry 150:662–673
Kendler KS, Martin NS, Heath AC, Handelsman D, Eaves LJ (1988) A twin study of the psychiatric side effects of oral contraceptives. J Nerv Ment Dis 176:153–160
Kessler RC, McGonagle KA, Swartz M, Blazer DG, Nelson CB (1993) Sex and depression in the National Comorbidity Survey, I: Lifetime prevalence, chronicity and recurrence. J. Affect Disord 29:85–96
Keye WR, Trunnell EP (1986) A psychosocial model of premenstrual syndrome. Int J Fertil 31:259–262
Kirchberg P (1913) Psychische Störungen während der Geburt. Arch Psychiatr Nervenkr 52:1153–1163
Kitayama I, Yamaguchi T, Harada M, Okano T, Nomura J, Hatotani N (1984) Periodic psychoses and hypothalamo-pituitary function. Mie Med J 34:127–138
Klaiber EL, Broverman DM, Vogel W, Kobayashi Y (1979) Estrogen

therapy for severe persistent depressions in women. Arch Gen Psychiatry 36:550–554

Komine S (1938) Beobachtung über die Entstehung des Selbstmordes der Eltern mit Kindermord in Japan. Psychiatr Neurol Jpn 42:15–16 (dtsch. Zusammenfassung; vollständige Version in *kanji*, S 210–226)

Kow LM, Pfaff D (1985) Estrogen effects on neuronal responsiveness to electrical and neurotransmitter stimulation: an in vitro study on the ventromedial nucleus of the hypothalamus. Brain Res 347:1–10

Kritz-Silverstein D, Wingard D, Barrett-Connor E, Morton D (1993) Hysterectomy, oophorectomy and depression in older women. Abstracts of the 4th Annual Meeting of the North American Menopause Society, p 83

Kutzinski A (1909) Über eklamptische Psychosen. Charité Ann 33:216–260

Lanczik M (1995) Entstehungsbedingungen und Verlauf postpartal auftretender psychischer Erkrankungen und Störungen. Habilitationsschrift, Universität Würzburg

**Lanczik M, Brockington IF (1999) Das postpartale dysphorische Syndrom: Psychopathologie, Diagnostik, Ätiologie. Fortschr Neurol Psychiatr 67:60–67

Lanczik M, Spingler H, Heidrich A, Becker T, Kretzer B, Albert P, Fritze J (1992) Postpartum blues – depressive disease or pseudoneurasthenic syndrome. J Affect Disord 25:47–52

Leifer M (1977) Psychological changes accompanying pregnancy and motherhood. Genet Psychol Monogr 95:55–96

Lemoine P, Harousseau H, Borteyru J P, Menuet J C (1968) Les enfants de parents alcooliques: anomalies observées. Ouest Med 25:476–482

Lenzinger E, Diamant K, Vytiska-Binstorfer E, Kasper S (1997) Prämenstruelle dysphorische Störung (PMDS). Ein Überblick über Diagnose, Epidemiologie und Therapieansätze. Nervenarzt 68:708–718

Leon-Jones FA de, Val E, Herts C (1982) MHPG excretion and lithium treatment during premenstrual tension syndrome. Am J Psychiatry 139:950–952

Lloyd J, Laurence KM (1985) Sequelae and support after termination of pregnancy for foetal malformation. Br Med J 290:907–909

Luine VN, Rhodes JC (1983) Gonadal hormone regulation of MAO and other enzymes in hypothalamic areas. Neuroendocrinology 36:235–241

Luine VN, Khylchevskaya RI, McEwens B (1975) Effect of gonadal steroids on activities of monoamine oxidase and cholin acetylase in rat brain. Brain Res 86:293–306

Maddocks S, Hahn P, Möller F, Reid RL (1986) A double blind placebo-controlled trial of progesterone vaginal suppositories in the treatment of premenstrual syndrome. Am J Obstet Gynaecol 154:573–581

Main TF (1958) Mothers with children in a psychiatric hospital. Lancet ii:845–847

Malikian JE, Hurt S, Endicott J, Delaney JR (1989) Premenstrual dysphoric changes in depressed patients (Abstracts of the American Psychiatric Association, 142nd Annual Meeting, San Francisco, p 128)

Malmquist A, Kaij L (1971) Motherhood and childlessness in monozygotic twins. II. The influence of motherhood on health. Br J Psychiatry 118:22–28

Marcé LV (1858) Traité de la folie des femmes enceintes, des nouvelles accouchées et des nourrices. Baillière, Paris

Martin RL, Roberts WV, Clayton PJ (1980) Psychiatric status after hysterectomy. A one-year prospective follow-up. JAMA 244:350–353

McCoy NL, Davidson JM (1985) A longitudinal study of the effects of menopause on sexuality. Maturitas 7:203–209

Meadow R (1977) Munchhausen syndrome by proxy. The hinterland of child abuse. Lancet 2:343–345

Menkes DB, Taghavi E, Mason PA, Spears GFS, Howard RC (1992) Fluoxetine treatment of severe premenstrual syndrome. Br Med J 305:27–31

Milsom I, Sundell G, Andersch B (1991) A longitudinal study of contraception and pregnancy outcome in a representative sample of young Swedish women. Contraception 43:111–119

Moll L (1920) Die Maternitätsneurose. Wien Klin Wochenschr 33:160–162

Moos RH (1968 a) The development of menstrual distress questionnaire. Psychosom Med 30:853–867

Moos RH (1968 b) Typology of menstrual cycle symptoms. Am J Obstet Gynecol 103:390–402

Morgan JF, Lacey JH, Sedgwick PM (1999) Impact of pregnancy on bulimia nervosa. Br J Psychiatry 174:135–140

Mortola JF, Girton L, Fischer U (1991) Successful treatment of severe premenstrual syndrome by combined use of gonadotropin-releasing hormone agonist and estrogen/progestin. J Clin Endocrinol Metab 72:252A

**Murray L, Hipwell A, Hooper R (1996) The cognitive development of 5-year-old children of postnatally depressed mothers. J Child Psychol Psychiatry 37:927–935

Muse KN, Cetel NS, Futterman LA, Yen SSC (1984) The premenstrual syndrome: effects of „medical ovariectomy". N Engl J Med 311:1345–1349

O'Connor VM, del Mar CB, Sheehan M, Siskind V, Fox-Young S, Cragg (1994) Psycho-social factors contribute more symptom reporting by middle-aged women than hormonal status. Maturitas 16:63–69

O'Hara MW (1987) Postpartum „blues", depression, and psychosis: a review. J Psychosom Obstet Gynecol 7:205–277

Okano T (1999) Thyroid function and postpartum psychiatric disorders. Arch Womens Ment Health 1:157–165

Oldenhave A, Jaszman LJB, Everaerd WTAM, Haspels AA (1993) Hysterectomized women with ovarian conservation report more severe climacteric complaints than do normal climacteric women of similar age. Am J Obstet Gynecol 168:765–771

Oliver JE (1993) Intergenerational transmission of child abuse: rates, research and clinical implications. Am J Psychiatry 150:1315–1324

Olshausen R (1891) Beitrag zu den puerperalen Psychosen, speciell den nach Eklampsie auftretenden. Z Geburtshilfe Gynäkol 21:371–385

Oppenheim H (1919) Über Misopädie. Z Gesamte Neurol Psychiatrie 45:1–18

Osiander FB (1797) Neue Denkwürdigkeiten für Aerzte und Geburtshelfer. Rosenbusch, Göttingen

Ounsted C, Oppenheimer R, Lindsay J (1974) Aspects of bonding failure: the psychopathology and psychotherapeutic treatment of families of battered children. Dev Med Child Neurol 16:447–456

Paffenbarger RS Jr, McCabe LJ (1966) The effect of obstetric and perinatal events on risk of mental illness in women of childbearing age. Am J Public Health 56:400–407

*Parry BL, Rush AJ (1979) Oral contraceptives and depressive symptomatology: biologic mechanism. Compr Psychiatry 20:347–358

Parry BL, Berga SL, Mostofi N, Sependa PA, Kripke DF, Gillin JC (1989) Morning versus evening bright light treatment of late luteal dysphoric disorder. Am J Psychiatry 146:1215–1217
Parry BL, Berga SL, Kripke DF, Klauber MR, Laughlin GA, Yen SSC, Gillin JC (1990) Altered waveform of plasma nocturnal melatonin secretion in premenstrual depression. Arch Gen Psychiatry 47:1139–1146
Parry BL, Mahan AM, Mostofi N, Klauber MR, Lew GS, Gillin JC (1993) Light therapy of late luteal phase dysphoric disorder: an extended study. Am J Psychiatry 150:1417–1419
Pauleikhoff B (1986) Endogene Psychosen. Pressler, Hürtgenwald
*Pearlstein T (1995) Hormones and depression: what are the facts about premenstrual syndrome, menopause, and hormone replacement therapy? Am J Obstet Gynecol 173:646–653
Pearlstein TB, Thoft J, Rubinstein D (1988) Psychiatric diagnosis and luteal variation in PMS women. Montreal, Canada, New Research Abstracts, p 10
*Pearlstein TB, Frank E, Rivera-Tovar A, Thoft JS, Jacobs E, Mieczkowski TA (1990) Prevalence of axis I and axis II disorders in women with late luteal dysphoric disorder. J Affect Disord 20:129–134
Pearlstein TB, Stone AB, Lund SA, Scheft H, Zlotnick C, Brown WA (1997) Comparison of fluoxetine, bupropion, and placebo in the treatment of premenstrual dysphoric disorder. J Clin Psychopharmacol 17:261–266
Peiper A (1924) Sinnesempfindungen des Kindes vor seiner Geburt. Monatschr Kinderheilkd 29:236–241
Percheval A (1911) Des manoeuvres abortives chez les femmes qui ne sont pas enceintes. Thesis, Paris
Perrussel G (1923) L'homicide altruiste des mélancoliques et des persécutés. Thesis, Paris
Pop VJM, de Rooy HAM, Vader HL, van der Heide D, van Son M, Komproe ICH, Essed GGM, de Geus CA (1991) Postpartum thyroid dysfunction and depression in an unselected population. N Engl J Med 324:1815–1816
Pound A, Puckering C, Cox A, Mills M (1988) The impact of maternal depression on young children. Br J Psychother 4:240–252
Reeb M (1933) Aménorrhée avec symptômes de pseudo-grossesse due à un corps jaune persistant ou à des kystes lutéiniques. Bull Soc Obstet 22:244–245
Reich T, Winokur G (1970) Postpartum psychoses in patients with manic depressive disease. J Nerv Ment Dis 151:60–68
Rickels K, Freeman E, Sondheimer S (1989) Buspirone in treatment of premenstrual syndrome. Lancet i:777
Rickels K, Freeman EW, Sondheimer S, Albert J (1990) Fluoxetine in the treatment of premenstrual syndrome. Curr Ther Res 48:161–166
Robson KS (1967) The role of eye-to-eye contact in maternal-infant attachment. J Child Psychol Psychiatry 8:13–25
Rohde A, Marneros A, Fischer J, Diedrich K (1992) Häufigkeit und Art prämenstrueller Symptomatik unter dem Einfluß erlebter Infertilität: Eine vergleichende Studie. Geburtsh Frauenheilk 52:291–296
Roy-Byrne P, Rubinow DR, Hoban MC, Grover GN, Blank D (1987) TSH and prolactin responses to TRH in patients with premenstrual syndrome. Am J Psychiatry 144:480–484
*Rubinow DR, Hoban C, Grover GN, Galloway DS, Roy-Byrne PP, Andersen R, Merriam GR (1988) Changes in plasma hormones across the menstrual cycle in patients with menstrually related mood disorders and in control subjects. Am J Obstet Gynecol 158:5–11
Rynearson EK (1982) Relinquishment and its maternal complications: a preliminary study. Am J Psychiatry 139:338–340
Sarrat J (1911) De l'infanticide dans des rapports avec les psychoses transitories des femmes en couches. Thesis, Lyon
Schmidt PJ, Rubinow DR (1991) Menopause-related affective disorders: justification for further study. Am J Psychiatry 148:844–852
Schmidt PJ, Nieman LK, Grover GN, Muller KL, Merriam GR, Rubinow DR (1991) Lack of effect of induced menses on symptoms in women with premenstrual syndrome. N Engl J Med 324:1174–1179
Schmidt PJ, Grover GN, Roy-Byrne P, Rubinow DR (1993) Thyroid function in women with premenstrual syndrome. J Clin Endocrinol Metab 76:671–674
**Schmidt PJ, Roca A, Rubinow DR (1996) Psychiatric disorders during the peri-menopause. Baillieres Clin Psychiatry 2/4:701–711
Schmidt PJ, Roca CA, Bloch M, Rubinow DR (1997) The perimenopause and affective disorders. In: Berga SL (ed) Seminars in reproductive endocrinology. Thieme, New York, pp 297–299
Schönthal (1892) Beiträge zur Kenntnis der in frühem Lebensalter auftretenden Psychosen. Arch Psychiatr Nervenkrankh 23:816–833
Schwarzer R, van der Ploeg HM (1987) Emotionale Veränderungen während des Menstruationszyklus – das prämenstruelle Syndrom. Psychother Psychosom Med Psychol 37:237–243
Selitzky SA (1925) Cerebropathia et psychopathia toxica gravidarum. Zentralbl Gynäkol 37:2070–2073
Sherwin BB (1988) Affective changes with estrogen and androgen replacement therapy in surgically menopausal women. J Affect Disord 14:177–188
Sherwin BB (1990) Up-regulatory effect of estrogen on platelet 3H-imipramine binding sites in in surgically menopausal women. Biol Psychiatry 28:339–348
Sherwin BB, Gelfand MM, Brender W (1985) Androgen enhances sexual motivation in females: a prospective, crossover study of sex steroid administration in the surgical menopause. Psychosom Med 47:339–351
Silverman FN (1953) The roentgen manifestations of unrecognised skeletal trauma in infants. Am J Roentgenol 69:413–427
Singer K, Cheng R, Schou M (1974) A controlled evaluation of lithium in premenstrual tension syndrome. Br J Psychiatry 124:50–51
Sletten IW, Gershon S (1966) The premenstrual syndrome: a discussion of its pathophysiology and treatment with lithium ion. Compr Psychiatry 7:197–206
Smialek Z (1978) Observations on immediate reactions of families to sudden infant death. Pediatrics 62:160–165
Smith S, Rinehart JS, Ruddock VE, Schiff I (1987) Treatment of premenstrual syndrome with alprazolam: results of double-blind, placebo-controlled, randomized crossover clinical trial. Obstet Gynecol 70:37–43
Spitzer RL, Severino SK, Williams JBW, Parry BL (1989) Late luteal phase dysphoric disorder and DSM-III-R. Am J Psychiatry 146:892–897
Splett T (2000) Die wissenschaftliche Forschung zu den menstruationsabhängigen psychischen Erkrankungen in der deutschen Psychia-

trie bis 1945 unter besonderer Berücksichtigung der Arbeiten des Freiherrn Richard von Krafft-Ebings (unveröffentlicht)

Stahl GE (1702) De affectibus periodicis. Dissertation, Halle an der Saale

Steiner M (1987) The effects of gonadal hormones on brain and behaviour. Prog Neuropsychopharmacol Biol Psychiatr 11:115–119

Steiner M, Haskett RF, Osmun JN, Carroll BJ (1980) Treatment of premenstrual tension with lithium carbonate – a pilot study. Acta Psychiatr Scand 61:96–102

**Steiner M, Steinberg S, Stewart D, Carter D, Berger C, Reid R, Grover D, Streiner D (1995) Fluoxetine in the treatment of premenstrual dysphoria. Canadian Fluoxetin/Premenstrual Dysphoria Collaborative Study Group. N Engl J Med 332:1529–1534

*Steiner M, Korzewka M, Lamont J, Wilkins A (1997) Intermittent fluoxetine in the treatment of women with premenstrual dysphoria. Psychopharmacol Bull 33:771–774

Stewart DE, Boydell KM (1993) Psychological distress during menopause: association across the reproductive life cycle. Int J Psychiatry Med 23:157–162

*Stewart DE, Klompenhouwer JL, Kendell RE, Van Hulst AM (1991) Prophylactic lithium in puerperal psychosis. The experience of three centres. Br J Psychiatry 158:393–397

Stone AB, Pearlstein TB, Brown WA (1991) Fluoxetine in the treatment of late luteal dysphoric disorder. J Clin Psychiatry 52:290–293

Su T-P, Schmidt PJ, Danaceau M, Murphy DL, Rubinow DR (1997) Effect of menstrual cycle phase on neuroendocrine and behavioral responses to the serotonin agonist m-chlorophenylpiperazine in women with premenstrual syndrome and controls. J Clin Endocrinol Metab 82:1220–1228

Sundblad C, Modigh K, Andersch B, Eriksson E (1992) Clomipramine reduces premenstrual irritability and dysphoria: a placebo controlled study. Acta Psychiatr Scand 85:39–47

Sundblad C, Hedberg MA, Eriksson E (1993) Clomipramine administered during the late luteal phase reduces the symptoms of premenstrual syndromes: a placebo-controlled trial. Neuropsychopharmacology 9:133–145

Sundblad C, Wikander I, Andersch B, Eriksson E (1997) A naturalistic study of paroxetine in premenstrual syndrome: efficacy and side-effects during ten cycles of treatment. Eur Neuropsychopharmacol 7:201–206

Sved-Williams AE (1992) Phobic reactions of mothers to their own babies. Aust NZ J Psychiatry 26:631–638

Tardieu A (1860) Étude médico-légale sur les sévices et mauvais traitements exercés sur des enfants. Ann Hygiene 15:361–398

Tardieu A (1868/1880) Étude médico-légale sur l'infanticide. Baillière, Paris

Tellenbach H (1983) Melancholie. Problemgeschichte, Endogenität, Typologie, Pathogenese, Klinik, 4th edn. Springer, Berlin Heidelberg New York

Terp IM, Mortensen PB (1998) Postpartum psychoses: clinical diagnoses and relative risk of admission after parturition. Br J Psychiatry 172:521–526

Tott CA (1844) Fälle von melancholia attonita bei Neuentbundenen. Neue Z Geburtskd 17:187–190

Trixler M, Jádi F (1981) Adoptáció utáni 'post partum' pszichózisok. Orvosi Hetilap 122:3071–3074

Ulleland CN (1972) The offspring of alcoholic mothers. Ann NY Acad Sci 197:167–169

Vié J, Bobé J (1932) Les idées délirantes de grossesse. Étude sémiologique et pathogénique. Encephale 28:468–502

von Krafft-Ebing R (1902) Psychosis Menstrualis. Eine klinisch-forensische Studie. Enke, Stuttgart

von Neugebauer F (1912) Tentamen abortus provocandi deficiente graviditate. Zentralbl Gynäkol 36:100–104

Wagner KD, Berenson AB (1994) Norplant-associated major depression and panic disorder. J Clin Psychiatry 55:478–480

Walker A, Bancroft J (1990) Relationship between premenstrual symptoms and oral contraceptive use: a controlled study. Psychosom Med 52:86–96

Walton J, Youngkin E (1986) The effect of a support group on self-esteem of women with premenstrual syndrome. J Obstet Gynecol Neonatal Nurs 16:174–178

Warner P, Bancroft J, Dixson A, Hampson M (1991) The relationship between perimenstrual depressive mood and depressive illness. J Affect Disord 23:9–23

Watson NR, Studd JWW (1990) Use of estrogen in treatment of the premenstrual syndrome: a comparison of the routes of administration. Contemp Rev Obstet Gynaecol 2:117–123

Weightman J, Dalal BM, Brockington IF (1999) Pathological fear of cot death. Psychopathology 167:246–249

Weir JG (1984) Suicide during pregnancy in London 1943–1962. In: Kleiner GJ, Greston WM (eds) Suicide in pregnancy. Wright, Boston

Weissman MM, Leaf PJ, Tischler GL, Blazer DG, Karno M, Bruce ML, Florio LP (1988) Affective disorders in five United States communities. Psychol Med 18:141–153

Westhoff C, Wieland D, Tiezzi L (1995) Depression in users of depot-medroxyprogesterone acetate. Contraception 51:351–354

Wilkey I, Pearn J, Petrie G, Nixon J (1982) Neonaticide, infanticide and child homicide. Med Sci Law 22:31–34

Winokur G (1973) Depression in the menopause. Am J Psychiatry 130:92–93

Winston F (1973) Oral contraceptives, pyridoxin, and depression. Am J Psychiatry 130:1217–1221

Wollenberg R (1891) Drei Fälle von periodisch auftretender Geistesstörung. Charité Ann 16:427–476

Wood N, Most A, Dery GK (1982) Prevalence of premenstrual symptoms. Am J Public Health 72:1257

Wood SH, Mortola JF, Chan YF, Moossazadeh F, Yen SS (1992) Treatment of premenstrual syndrome with fluoxetine: a double-blind, placebo-controlled, crossover study. Obstet Gynecol 80:339–344

Woolley PV, Evans WA (1955) Significance of skeletal lesions in infants resembling those of traumatic origin. JAMA 158:539–543

Yonkers KA, Halbreich U, Freeman E, Brown C, Pearlstein T (1996) Sertraline in the treatment of premenstrual dysphoric disorder. Psychopharmacol Bull 32:41–46

*Yonkers KA, Halbreich U, Freeman E, Brown C, Endicott J, Frank E, Parry B, Pearlstein T, Severino S, Stout A, Stone A, Harrison W (1997) Symptomatic improvement of premenstrual dysphoric disorder with sertraline treatment. JAMA 278:983–988

Zweifel JE, O'Brien H (1997) A meta-analysis of the effect of hormone replacement therapy upon depressed mood. Psychoneuroendocrinology 22:189–212

KAPITEL 14

Kulturspezifische psychische Störungen

W. G. JILEK und L. JILEK-AALL

1 Einleitung

1.1 Kulturvergleichende Psychiatrie

Kraepelins vergleichende Psychiatrie

Zu Anfang des 20. Jh. verkündete Emil Kraepelin die Geburt einer neuen wissenschaftlichen Disziplin, die er vergleichende Psychiatrie nannte und deren Wichtigkeit für die allgemeine Psychopathologie wie auch für die Völkerpsychologie er voraussagte (Kraepelin 1904). Wir wissen heute, daß Kraepelin in seiner späteren Zeit der Rolle soziokultureller Faktoren in Entstehung, Manifestation und Verbreitung psychischen Krankseins besondere Bedeutung beimaß (Jilek 1995). Sein plötzliches Ableben 1926 hinderte Kraepelin an der endgültigen Formulierung des von ihm inaugurierten Wissenszweiges, der am besten als kulturvergleichende Psychiatrie charakterisiert wird, heute aber gemeinhin unter den Bezeichnungen transkulturelle Psychiatrie, „cross-cultural psychiatry" oder Ethnopsychiatrie bekannt ist.

Hauptanliegen kulturvergleichender Psychiatrie

Ganz im Sinne von Kraepelins Konzeption nennt H.B.M. Murphy in seinem grundlegenden Werk (Murphy 1982) als Hauptanliegen dieser Disziplin die Identifizierung, Verifizierung und Erklärung der bestehenden Verbindungen zwischen psychischen Störungen einerseits und unterschiedlichen psychosozialen Charakteristiken von Völkern und Kulturen andrerseits. Der Begriff Kultur umfaßt hier „die Ideen, Werte, Gebräuche und andere Verhaltensmuster welche eine Gruppe von Menschen in bewußter oder unbewußter Weise von einer Generation auf die andere überträgt" (Murphy 1982, S. 10).

1.2 Kulturrelativismus und Universalismus

Unterschiedliche Ansichten darüber, was psychopathologisch sei, erstrekken sich seit jeher über ein Kontinuum, das vom extremen Kulturrelativismus bis zum extremen Universalismus reicht. Radikaler psychiatrischer Universalismus behauptet, psychische Störungen seien überall in der Welt im wesentlichen gleichartig, für den radikalen Kulturrelativismus aber gilt die Devise: „on est fou par rapport à une société donnée" (Beguin 1952, S. 777). Die Debatte über Kulturrelativismus und Universalismus in bezug auf Psychopathologie wurde seit 1977 durch die Proklamierung einer sog. „neuen" transkulturellen Psychiatrie stimuliert, deren Proponenten die angeblich „alte" transkulturelle Psychiatrie beschuldigen, sie habe sich der biologisch-organisch orientierten Psychiatrie untertänigst dienstbar gemacht (Kleinman 1977, 1988; Littlewood 1990; Lewis-Fernandez u. Kleinman 1994).

Kulturrelativismus und „neue" transkulturelle Psychiatrie

Thesen der „neuen" transkulturellen Psychiatrie

Die Verfechter dieser sog. neuen transkulturellen Psychiatrie kritisieren an bekannten vergleichend-psychiatrischen Forschungsprojekten, auch an solchen der Weltgesundheitsorganisation (WHO), sie seien bereits im Entwurf so angelegt, daß im Kulturvergleich der psychopathologischen Phänomene eher Gleichartigkeit als Unterschiedlichkeit gefunden werde, um unter den Deckschichten kultureller Eigenarten einen postulierten biologischen Kern zu finden. Ein weiterer Fehler der alten transkulturellen Psychiatrie sei die Anwendung von westlichen psychiatrischen Kategorien in nichtwestlichen Kulturkreisen, was einen Kategorieirrtum darstelle.

Die sog. neue transkulturelle Psychiatrie betont demgegenüber die spezifische kulturelle Bedeutung psychopathologischer Phänomene, die stets im Kontext der betreffenden Kultur zu verstehen seien, weshalb im Bereich der Forschung ethnographische Methoden den epidemiologischen vorgezogen werden. Verlangt wird die besondere Berücksichtigung der indigenen Kausalvorstellungen und der auf dem Volksglauben basierenden Erklärungsmodelle; d.h., dem kulturimmanenten oder „emischen" Standpunkt wird gegenüber der kulturübergreifenden oder „etischen" Betrachtungsweise des wissenschaftlichen Beobachters eine Priorität eingeräumt (die in der amerikanischen Anthropologie üblichen Ausdrücke „emic" und „etic" wurden in vager Analogie dem „phonemic" und „phonetic" der Linguistik nachgebildet).

Gegenseitige Ergänzung kulturimmanenter und kulturübergreifender Gesichtspunkte

Für die kulturvergleichende psychiatrische Forschung ist es aber kaum von Nutzen, wenn solche scheinbare Widersprüche theoretisch hochgespielt werden; kulturimmanente und kulturübergreifende Gesichtspunkte bedürfen vielmehr der gegenseitigen Ergänzung (Pfeiffer 1994). Diese Tendenzen der sog. neuen transkulturellen Psychiatrie spiegeln den prononcierten Kulturrelativismus wieder, der in der angloamerikanischen Anthropologie im 20. Jh. zu großem Einfluß gelangte; während die französische Anthropologie, repräsentiert durch die Werke von Claude Lévi-Strauss, danach strebte, aus der kulturellen Vielfalt die grundlegenden und universalen Strukturen menschlicher Denkprozesse herauszuarbeiten.

Radikaler Kulturrelativismus

Einige radikale Kulturrelativisten charakterisieren psychiatrische Diagnosen als europäisch-amerikanische Volkskategorien und halten nichts von Versuchen, ein allgemein gültiges diagnostisches Klassifikationsschema zu entwerfen (Patel u. Winston 1994), oder definieren die moderne Psychiatrie als kulturell konstruiertes westliches Volkssystem (Gaines 1992). Die große Mehrheit der kulturvergleichend forschenden Psychiater lehnt die ideologische Position eines extremen Kulturrelativismus ab und erkennt an, daß die Pioniere der transkulturellen Psychiatrie stets bemüht waren, im Kulturvergleich Unterschiede der psychopathologischen Phänomene aufzudecken und diese durch soziokulturelle Faktoren zu erklären; ohne jedoch die universalen Elemente im menschlichen Verhalten zu übersehen, welche die individuellen und ethnisch-kulturellen Unterschiede transzendieren.

2 Kultureinfluß und Psychopathologie

Soziokulturelle Einflüsse

Soziokulturelle Faktoren beeinflußen, in verschiedenem Ausmaß, alle Aspekte psychischer Störungen – Entstehung, Erscheinungsbild, Verlauf und Vorkommen (Marsella 1988; Fabrega 1993). Dasselbe gilt für die normalen psychologischen Funktionen, auch für solche mit gesicherter neurophysiologischer Grundlage; wie z.B. die Farbwahrnehmung, von der wir heute wissen, daß das Spektrum von verschiedenen kulturell-linguistischen Gruppen ganz verschieden unterteilt wird (Berlin u. Kay 1969). Castillo (1997) resümiert neurobiologische Forschungsergebnisse von Relevanz für das Kulturerlernen und kommt zu dem Schluß, daß die soziokulturelle Umwelt des Individuums im Laufe seiner Enkulturation im neuralen Netzwerk des Gehirns physisch strukturiert wird.

Pathoplastische Wirkung soziokultureller Faktoren

– Beispiel: Schizophrenie

Eine pathoplastische, d.h. das Krankheitsbild formende Wirkung soziokultureller Faktoren wird wohl wegen der überaus großen Zahl eindeutiger Beispiele allgemein akzeptiert. Neuere Belege wurden erbracht durch die Ergebnisse der von der Weltgesundheitsorganisation (WHO) durchgeführten DOSMED-Projekte: Die relative Häufigkeit bestimmter Symptome zeigte deutliche Unterschiede zwischen Schizophreniekranken in hochentwickelten und in Entwicklungsländern (Sartorius et al. 1986; Jablensky et al. 1992); signifikante Unterschiede in schizophrenen Manifestationen ergaben sich auch beim Vergleich von Probanden in Agra, Indien, und Ibadan, Nigeria, wobei die lokalen Forscher befanden, der Inhalt der psychotischen Symptome identifiziere kritische Anliegen der betreffenden Kultur (Katz et al. 1988).

– Bedeutung der ethnisch-kulturellen Identität

Bei der Analyse psychiatrischer Symptombildung von Angehörigen dreier ethnischer Minderheiten in Britisch Kolumbien (Salish-Indianer, russische Doukhobortzi, niederdeutsche Mennoniten) erwiesen sich kulturelle Faktoren als wichtigste unterscheidende Kriteria, mehr als Geschlecht oder sozioökonomischer Status (Jilek-Aall et al. 1978). Der pathoplastische Einfluß ethnisch-kultureller Identität überwiegt auch die Einflüsse geographischer Proximität, historischer Beziehungen, ethnisch-linguistischer Verwandtschaft und religiöser Verbundenheit: Neuere vergleichend-psychiatrische Studien zeigen das Bestehen signifikanter Unterschiede in schizophrener Symptomatik zwischen Malta und Libyen (Maslowski 1986), Japan und China (Fujimori et al. 1987), Korea und China (Kim et al. 1993), Pakistan und Saudi Arabien (Ahmed u. Naeem 1984).

– Ergebnisse der WHO-Forschungsprojekte

Die in internationaler Zusammenarbeit unter Leitung der Weltgesundheitsorganisation (WHO Mental Health Division) durchgeführten globalen Forschungsprojekte IPSS (International Pilot Study of Schizophrenia) und DOSMED (Determinants of Outcome of Severe Mental Disorders) zeitigten ein für die kulturvergleichende Psychiatrie überaus wichtiges Ergebnis: Verlauf und Folgezustand schizophrener Psychosen war eindeutig und übereinstimmend günstiger in den Projektorten der nichtwestlichen Länder im Vergleich zu den Zentren der technologisch hochentwickelten westlichen Staaten (Jablensky et al. 1994). Kultureinfluß wurde als wichtige, aber noch nicht näher definierte Determinante dieses Ergebnisses angeführt (Jablensky et al. 1992).

– Verlaufsuntersuchungen

In diesem Zusammenhang scheinen Verlaufsuntersuchungen schizophrener Psychosen in Japan, Hong Kong und Singapur von Wichtigkeit, denn sie ergeben günstige Prognosen vergleichbar denen der Entwicklungsländer in den WHO-Projekten (Ogawa et al. 1987; Lee et al. 1991; Tsoi u. Wong 1991). Diese Forschungsresultate kommen von technologisch hochentwickelten Ländern, aber auch von Kulturen die immer noch sehr verschieden sind von jenen moderner westlicher Gesellschaften. Der kritische Unterschied in bezug auf Verlauf und Folgezustand von schizophrenen - und wahrscheinlich auch anderen psychischen Erkrankungen - scheint deshalb nicht zu liegen zwischen mehr oder weniger technologisch entwickelten Ländern, sondern zwischen modernen westlichen Gesellschaften und jenen nichtwestlichen Bevölkerungen, denen es gelang, wichtige Elemente ihrer traditionellen Kultur für die Mehrheit zu erhalten.

Pathogene Wirkungen soziokultureller Faktoren

Eine pathogene, d.h. krankheitverursachende Wirkung soziokultureller Faktoren ist zunächst nachweisbar bei psychopathologischen Zuständen organisch-toxischer Genese die durch soziokulturelle Faktoren bedingt ist (Jilek 1982). Hierher gehören z.B. neuropsychiatrische Störungen auf genetischer Basis, bedingt durch kulturtypische Förderung von Vetter-Basen-Heiraten oder perinatale Gehirnschädigung durch gewisse im Volksbrauch vorgeschriebene Praktiken während der Entbindung; besonders aber die Sanktionierung des Alkoholkonsums in Gesellschaften wie der westlichen, die unweigerlich zum Alkoholabusus einlädt, mit allgemein bekannten psychosozialen und psychiatrischen Folgen.

- Probleme der Verwestlichung

Die rapide und überwältigende Verwestlichung („Modernisierung“) kleiner Stammesgesellschaften ist von pathologischen psychosozialen Erscheinungen begleitet, wie Murphy (1961) schon 1959 in einer Übersicht damals vorhandener Information zeigen konnte. Seither bestätigten mehrere Forschungsergebnisse die pathogenen psychosozialen Effekte einer forcierten und rapiden Transformation von traditionell gewachsenen Gemeinschaften zur modernen Massengesellschaft. Die Folgen einer solchen soziologischen Umwälzung sind meist nicht eine allgemeine Akkulturation oder kulturelle Neuformung, sondern Marginalisation und Dekulturation weiter Bevölkerungsschichten, einhergehend mit einem kritischen Ausmaß von Alkohol- und Drogenmißbrauch und deren psychiatrischen Komplikationen, sowie von Jugendsuizid.

- anomische Depression

Solches Verhalten nach Kulturverlust ist oft eine Manifestation von anomischer Depression, basierend auf Anomie, Konfusion der kulturellen Identität und relativer Deprivation (Jilek 1974, 1981). Psychopathologische Folgeerscheinungen überstürzten Kulturwandels sind dokumentiert für indigene Bevölkerungen in Nordamerika (Jilek 1974; Jilek-Aall 1974, 1988; Kraus u. Buffler 1979; Hochkirchen u. Jilek 1985; Kirmayer 1994), Grönland (Thorslund 1990); und Ozeanien (Jilek 1987a; Rubinstein 1992; Hezel 1993). In Afrika zeigt sich bei ähnlichen gesellschaftlichen Veränderungen auch eine Zunahme der transitorischen Psychosen und psychoseähnlichen Zustände (s. unten).

3 Kulturspezifische Störungen oder kulturgebundene Syndrome

3.1 Begriffsentwicklung

Kulturelle Charakteristik psychischer Krankheiten

Kraepelin war überzeugt, daß die Charakeristika eines Volkes auch in psychischen Krankheiten zum Ausdruck kommen. Die 8. Auflage seines Lehrbuches (Kraepelin 1909, 1913) ist wohl die erste Gesamtdarstellung der Psychiatrie, in welcher Störungen erwähnt werden, die heute als „kulturgebundene Syndrome" bekannt sind, nämlich *Latah*, *Amok* und *Koro*, mit denen er während seiner Asienreise vertraut wurde (Jilek 1995). Er nahm aber nicht an, daß in anderen Kulturen ganz neue Arten psychischen Krankseins zu finden seien und betrachtete die erwähnten Zustände als Varianten allgemein bekannter Krankheitsbilder.

„Exotische" psychotische Syndrome

„Kulturgebundene reaktive Syndrome"

Im amerikanischen Handbuch der Psychiatrie wurden kulturgebundene Syndrome erstmals von Arieti u. Meth (1959) unter der Bezeichnung exotische psychotische Syndrome behandelt, hauptsächlich unter Verwendung eines Übersichtsreferates von Yap (1951). Pow Meng Yap war es auch, der den Begriff eines kulturgebundenen klinischen Zustandsbildes in die psychiatrische Literatur einführte; zunächst als „atypische kulturgebundene psychogene Psychosen" (Yap 1962), schließlich als „kulturgebundene reaktive Syndrome" (Yap 1967, 1969). In seiner Begriffsbestimmung, die auch heute noch als die klarste erscheint, definierte er kulturgebundene Syndrome als kulturgebunden nur in dem Sinn, daß ihre Symptommuster ungewöhnlich sind und in Form und Vorkommen von kulturellen Faktoren bestimmt werden (Yap 1974). Daß ein kulturgebundenes Syndrom nicht notwendigerweise „exotisch" sein muß, sondern auch unter den kulturellen Bedingungen der modernen westlichen Gesellschaft entstehen kann - z. B. Anorexia nervosa - stellte Yap (1969) als erster fest, wenn man von Devereux (1980) absieht, der die Schizophrenie als „ethnische Psychose des Okzidents" konstruierte.

Unterschiedliche Interpretation des Begriffs der kulturgebundenen Syndrome
- universalistische Interpretation

Der von Yap eingeführte Begriff stand in den 1980er und 90er Jahren im Brennpunkt der Debatte zwischen „Kulturrelativisten" und „Universalisten" in der transkulturellen Psychiatrie und wurde dementsprechend verschieden interpretiert. Als Beispiel einer universalistischen Interpretation wäre die von Simons (1985a) zu nennen. Er betrachtet kulturgebundene Syndrome als indigen definierte Volkskrankheiten die stark beeinflußt sind von den sozialen und kulturellen Realitäten der Gesellschaft, in denen sie vorkommen, womit aber die Relevanz biologischer Faktoren für die Bildung dieser Syndrome in keiner Weise widerlegt sei.

- kulturrelativistische Interpretation

In demselben einschlägigen Sammelwerk (Simons u. Hughes 1985) definiert Carr (1985) kulturgebundene Syndrome aus kulturrelativistischer Sicht als Ergebnis eines sozialen Lernprozesses, legitimiert als Krankheit innerhalb des indigenen Systems. Littlewood u. Lipsedge (1985) wollen den Begriff einschränken auf bestimmte lokal auftretende, zeitlich begrenzte und nicht biologisch bedingte Verhaltensmuster, für welche die Betroffenen nicht wie sonst üblich verantwortlich gemacht werden.

Dezidiert kulturrelativistische Interpretationen werden v.a. von nordamerikanischen Ethnologen angeboten. So erklärt z.B. Ritenbaugh (1982) kulturgebundene Syndrome als nur im spezifischen Kulturzusammenhang verständlich, wobei die indigene ätiologische Theorie zu berücksichtigen sei, welche die wesentliche Bedeutung und die Verhaltensnormen der Kultur symbolisiert; Diagnose und erfolgreiche Behandlung basiere auf kulturspezifischer Ideologie und Technologie.

– neutrale Begriffsbestimmung

Andere Forscher haben sich um eine mehr neutrale Begriffsbestimmung bemüht. Tseng u. McDermott (1981) sprechen von kulturbezogenen spezifischen psychiatrischen Zuständen, die in bestimmten Kulturgebieten nicht selten vorkommen, besondere und ungewöhnliche Charakteristiken besitzen und deren Manifestationen zu den betreffenden Kulturen in enger Beziehung stehen. Prince u. Tcheng-Laroche (1987) wollen indigene Erklärungsmodelle von der Definition fernhalten; sie sehen in kulturgebundenen Syndromen Gruppierungen klinischer Zeichen und Symptome, die wegen ihrer besonderen psychosozialen Charakteristik nur in einer begrenzten Anzahl von Kulturen auftreten.

Weniger umstrittene Bezeichnungen

In Anbetracht der oft ideologisch motivierten Kontroversen um diese Begriffsbestimmung schlagen manche Autoren weniger umstrittene Bezeichnungen vor wie volksdiagnostische Kategorien (Levine u. Gaw 1995) oder volkspsychiatrische Krankheiten (Hughes 1985a). Hughes (1985b) kompilierte eine lange Liste von 168 kulturgebundenen oder volkspsychiatrischen Syndromen, die ein Überangebot an lokal gebrauchten indigenen Benennungen allgemein auftretender Symptome enthält. H.B.M. Murphy (1982) behandelt in seinem grundlegenden Werk der vergleichenden Psychiatrie die bekannten kulturgebundenen Syndrome ohne diese unter solchem Titel zusammenzufassen. Inzwischen ist aber der von Yap geprägte Terminus durch das offizielle Diagnosenmanual der amerikanischen Psychiatrie DSM-IV (APA 1994) sozusagen sanktioniert worden.

3.2 Begriffsabgrenzung

ICD-10

– gemeinsame Wesenszüge kulturspezifischer Störungen

Im Annex 2 zur Forschungsausgabe der Internationalen Klassifikation der psychischen und Verhaltensstörungen ICD-10 (WHO 1993), wird von den kulturspezifischen Störungen richtig gesagt, sie haben 2 Wesenszüge gemeinsam:

1. sie sind nicht leicht in einer internationalen psychiatrischen Klassifikation unterzubringen;
2. sie sind zuerst in einer bestimmten Bevölkerungsgruppe oder Kulturregion beschrieben und dann mit dieser in engsten Zusammenhang gebracht worden.

Für diesen Anhang der ICD-10 wurden aus der Vielzahl kulturspezifischer Störungen 12 Beispiele von sehr unterschiedlicher Wichtigkeit ausgewählt und kurz referiert.

DSM-IV

Das amerikanische Diagnosenhandbuch DSM-IV (APA 1994) enthält ein Glossar der kulturgebundenen Syndrome mit 25 Eintragungen, von denen sich allerdings nur einige auf distinkte Syndrome beziehen. Man findet im DSM-IV-Glossar auch völlig unspezifische Ausdrücke wie *Locura*, das Wort der spanischen Umgangssprache für Wahnsinn oder Narrheit, oder *Mal de ojo*, spanisch für den „bösen Blick", dem von vielen traditionsbestimmten Bevölkerungen eine zauberische, allgemein krankheits- und unglückverursachende Wirkung zugeschrieben wird (Hauschild 1982). Die im gleichen Glossar angeführte *Zar*-Besessenheit ist nicht ein pathologisches Phänomen sondern ein Heilkult (Jilek 1993). Das DSM-IV-Glossar verzeichnet auch allgemeine krankhafte Zustände, die unter bestimmten Volksnamen regional bekannt sind.

Im vorliegenden Kapitel bezieht sich der Terminus kulturspezifische Störungen auf lokal bekannte spezifische Symptombildungen welche in plausibler Weise in Zusammenhang gebracht werden können mit den für eine bestimmte Bevölkerung typischen soziokulturellen Emphasen und Belastungen.

3.3 Versuche nosologischer Einordnung

Einteilung nach Yap

Angesichts des verwirrenden Angebots von diversen lokalen und regionalen Krankheitsnamen ist es nicht verwunderlich, daß frühzeitig versucht wurde, kulturgebundene Syndrome aufgrund der dem Untersucher als wesentlich erscheinenden Symptome in ein allgemein bekanntes Diagnosenschema einzuordnen. Yap offerierte gleichzeitig mit seinem neuen Terminus ein diagnostisches Klassifikationsschema der kulturgebundenen reaktiven Syndrome. Er teilte diese ein in 3 Hauptkategorien (Yap 1967, 1969): paranoide Syndrome, emotionale Syndrome, Syndrome mit Bewußtseinsstörung; weiterhin unterteilt in primäre Furchtreaktionen, Wutreaktionen, kulturspezifische Nosophobie und Trancedissoziation; später (Yap 1974) modifiziert zu Furchtreaktionen, Wutreaktionen und Reaktionen unter Benebelung der Sinne.

Probleme der nosologischen Klassifikation

Keine genaue Übereinstimmung von psychiatrischen Diagnosekategorien und indigenen Krankheitsbegriffen

Das erste englischsprachige Lehrbuch der transkulturellen Psychiatrie (Kiev 1972) brachte eine Einteilung der kulturgebundenen psychischen Störungen in Angstzustände, Zwangsneurosen, hysterische Störungen, Phobien, depressive Reaktionen und Dissoziationszustände. Bei aller Würdigung dieser Versuche, „Einheit in die Vielfalt [der kulturgebundenen Syndrome]" (Sartorius 1979, S. 732) zu bringen, muß man aber aus transkulturell-psychiatrischer Sicht zu dem Schluß kommen, daß eine klare Abstimmung der indigenen Volksterminologie mit einem psychiatrischen Diagnosenschema nicht möglich ist (Pfeiffer 1980, 1994; Littlewood u. Lipsedge 1985). Eine nosologische Klassifizierung ist weder wissenschaftlich noch klinisch befriedigend, da sich in den meisten kulturgebundenen Syndromen diagnosebestimmende Symptome überschneiden und die indigenen Krankheitsbegriffe mit überlieferten Bedeutungen und volksmedizinischen Interpretationen semantisch besetzt sind, welche Krankheitsverhalten und Umweltreaktion wesentlich mitbestimmen.

Aus diesem Grund wirkt es auch etwas artifiziell wenn Simons (1985) die kulturgebundenen Syndrome nach „Taxa" sortiert, für welche er gleiche oder ähnliche neurophysiologisch begründete Verhaltensmuster postuliert, denn für die meisten dieser Syndrome können neurophysiologische Muster nicht nachgewiesen werden. Von größerem heuristischen Wert und von klinischer Brauchbarkeit erscheint die Methode von Pfeiffer (1980, 1994), unter Berücksichtigung volksmedizinischer Interpretationen die kulturspezifischen Belastungszonen, Verhaltensformen und Bewältigungsstile aufzuzeigen.

In diesem Kapitel werden die kulturtypischen Emphasen und Streßsituationen angeführt, die beim betroffenen Individuum spezifische psychische Störungen auslösen können. Um den statistischen Anforderungen von Klinik und Forschung zu genügen, werden den lokalen Krankheitsbezeichnungen mögliche ICD-10-Klassifizierungen beigefügt. Wie aus dem oben Gesagten hervorgeht, ist eine genaue Übereinstimmung von psychiatrischen Diagnosekategorien und indigenen Krankheitsbegriffen nicht gegeben.

4 Volksidiome für allgemeine psychische Notlagen

Susto, Espanto **(ICD-10: F43; ?F45.1)**

Heterogene Symptomkombinationen gelten bei manchen Autoren als ein kulturgebundenes Syndrom, nur weil die gleiche weithin bekannte Volksdiagnose angewendet wird, obwohl die so bezeichneten Patienten unterschiedliche soziokulturelle Identität und Lebensweise aufweisen und ihre Beschwerden sehr verschieden sein können. Dies kann gezeigt werden am Beispiel von *Susto*, auch *Espanto*, *Espasmo* oder *Miedo* genannt, alles spanische Bezeichungen die schreckhaftes Erleben implizieren. Diesen Krankheitsbezeichnungen begegnet man bei spanischsprachigen Bevölkerungen der westlichen Hemisphäre nahezu überall, und zwar werden Leute in Stadt und Land, ohne Unterschied von Geschlecht, Alter, sozialer Klasse oder ethnischer - europäischer, indianischer oder afrikanischer - Herkunft so diagnostiziert (Rubel 1964; Rubel et al. 1985; Hollweg 1997).

Schreckhaftes Erleben

Verschiedenartige Beschwerden, die oft neurotischen und somatoformen Syndromen gleichen, aber auch eindeutig organische Krankheiten einschließen können (Sal y Rosas 1958; Tousignant 1979), erhalten die Volksdiagnose *Susto* oder ein Äquivalent unter folgenden Bedingungen:

Anwendung der Volksdiagnose

1. die Beschwerden werden von den Betroffenen mit einem schreckhaften Erlebnis in Zusammenhang gebracht, was meist einer Rationalisierung gleichkommt (O'Nell 1975);
2. es wird angenommen, daß dieses Schreckerlebnis zu einer Trennung der Seele vom Körper führt, entweder spontan oder durch Einwirkung chthonischer oder dämonischer Kräfte (Sal y Rosas 1958; Logan 1979; Tousignant 1979), was die Resistenz der Betroffenen gegen krankmachende Einflüsse entscheidend schwächt;
3. die Diagnose *Susto* oder eines Äquivalents wird von einem Volksheiler bestätigt; was aber nicht hindert, einen modernen Mediziner zur Behandlung der individuellen Symptome ebenfalls zu konsultieren.

Die volksätiologische Theorie des Seelenverlustes weist auf schamanische Vorstellungen paläolithischen Ursprungs hin, welche die Lateinamerikaner von der amerindianischen Urbevölkerung adoptierten – ein Beispiel von „umgekehrter Akkulturation". Die Verfasser begegneten den gleichen Vorstellungen bei Heilzeremonien nordamerikanischer Indianer und südostasiatischer Bergstämme (Jilek u. Jilek-Aall 1990 a, b).

Chronisch-dysphorische Verstimmung postmenopausaler Frauen

Nervios, Nerves **(ICD-10: F32.11; ?F48.0)**
Die psychosoziale Belastung von postmenopausalen Frauen durch Ehekonflikte, Familienprobleme, Vereinsamung, Erdulden von gefühlsmäßigen und materiellen Versagungen und Verlusten, kann in den verschiedensten Kulturen zu einer chronischen dysphorischen Verstimmung mit somatischen Manifestationen führen. Bei der hispanischen Bevölkerung in Karibik, Mittel- und Nordamerika, aber auch bei ländlichen angloamerikanischen Gruppen, wird diese Symptomatik gemäß veralteten schulmedizinischen Vorstellungen mit dem spanischen Ausdruck *Nervios* bzw. dem englischen *Nerves* bezeichnet (Low 1985; Nations et al. 1988).

Akute Reaktion auf traumatische emotionsgeladene Erlebnisse

Ataque de nervios **(ICD-10; F43; ?F44)**
Eine direkte akute Reaktion auf traumatische emotionsgeladene Erlebnisse von hispanischen Frauen im karibisch-zentralamerikanischen Raum und in Nordamerika ist bekannt als *Ataque de nervios* (Guarnaccia 1993; Guarnaccia et al. 1989; Oquendo 1994; Oquendo et al. 1992), ein anfallsartig auftretendes unkontrolliertes Verhalten von kurzer Dauer und meist günstiger Prognose, öfters ein Dissoziationszustand der einer *Grande ataque hystérique* ähnlich sein kann, in anderen Fällen auch einer Panikattacke (Liebowitz et al. 1994).

Reaktion auf fortdauernde Belastung

Hwa-byung **(ICD-10; F34.8)**
Auf fortdauernde Belastungen in Ehe, Familie und sozialer Lage, auf unerträglich empfundene Lebenssituationen können koreanische Frauen reiferen Alters in Korea und Nordamerika, wie auch Frauen anderer Kulturen, reagieren mit somatischen Beschwerden innerhalb einer ängstlich-depressiven Verstimmung, ähnlich *Nervios* oder *Nerves*, aber im koreanischen Fall mit betontem Ärgergefühl und öfters mit der Sensation einer – nicht existenten – Masse im Epigastrium. Dieses chronisch depressive Zustandsbild wird im Sinne der traditionellen chinesisch-koreanischen Medizin als *Hwa-byung*, „Feuerkrankheit", bezeichnet und von spezialisierten, meist weiblichen schamanischen Heilkundigen entsprechend behandelt (Lee 1977; Lin 1983; Lin et al. 1992; Min 1989; Min et al. 1990; Pang 1990).

Depressives Zustandsbild

5 Kulturtypische Reaktionen auf extreme Umweltbedingungen

Arktische Hysterie
„Arktische Hysterie" ist ein Sammelbegriff für verschiedene, manchmal mit dramatischen Manifestationen einhergehende Zustände, die bei der indigenen Bevölkerung arktischer und subarktischer Gebiete beobachtet und beschrieben wurden, zuerst von Forschungsreisenden, später von

Ethnologen, Medizinern und Psychiatern. Diese kurzdauernden Reaktionen werden ausgelöst durch eine streßvolle Situation, in welcher die Betroffenen unter dem Gefühl akuter Angst einen temporären Zustand dissoziierten Bewußtseins erleben. Die extremen klimatischen Bedingungen des arktischen Winters setzen die Bewohner dieser Gebiete körperlichen Entbehrungen und psychischen Belastungen aus, die den ökologischen Hintergrund für die Zustandsbilder der „arktischen Hysterie" abgeben (Novakovsky 1924).

Dissoziationsreaktionen auf die streßvollen Bedingungen der Arktis und Subarktis

Das Überleben der kleinen, auf engstem Raum zusammenlebenden Gruppe macht reibungslose Kooperation notwendig und fordert deshalb vom Einzelnen schon von früher Jugend an eine strikte Kontrolle aggressiver, kompetitiver und sexueller Impulse und Gefühle. In der traditionellen Eskimokultur boten schamanische Seancen, an der die gesamte Gruppe aktiv teilnahm, oftmals Gelegenheit für das indirekte Ausdrükken starker Emotionen in dissoziativen Bewußtseinszuständen; z.B. in langdauernden ekstatischen Trommelgesängen die zu *Pivdlerorneq* (Inuit, „Trommeltanzanfall") führten (Holtved 1967). Gleichzeitig erleichterten diese Praktiken das Auftreten von Dissoziationszuständen der sog. arktischen Hysterie in angsterregenden Situationen (Foulks 1972). Die bekanntesten Phänomene dieser Art sind *Pibloktoq* (Inuit, „verrückt") und *Kayak-svimmel* (dänisch, „Kayakschwindel").

Bedingungen des Zusammenlebens in der traditionellen Eskimokultur

Pibloktoq **(ICD-10: F44.7; F44.88)**

Anfälle vom *Pibloktoq*-Typ wurden unter Eskimogruppen in Grönland, Kanada, Alaska und Sibirien beobachtet und von mehreren Autoren in ziemlicher Übereinstimmung geschildert (Brill 1913; Czaplicka 1914; Gussow 1960; Wallace u. Ackermann 1960; Holtved 1967; Foulks 1972): Die betroffene Person, meist eine Eskimofrau jüngeren Alters, scheint ängstlich irritiert, zieht sich von der Interaktion der Gruppe zurück, beginnt zu singen oder imitiert Vogel- oder Tierlaute. Plötzlich verfällt sie in einen Zustand wilder Agitiertheit, reißt sich die Kleider vom Leib, stürzt laut schreiend hinaus in den Schnee oder auf das Eis, manchmal sogar ins eisige Wasser. In den meisten Fällen bleibt die Betroffene aber innerhalb eines gewissen Sicherheitsbereichs, so daß sie leicht gerettet werden kann. Gewalttätige Handlungen, gegen andere oder sich selbst gerichtet, sind selten. Das meist kurze Stadium motorischer Erregung endet mit Kollaps, manchmal auch konvulsiven Bewegungen; gefolgt von Tiefschlaf, aus dem die Betroffene erwacht ohne klare Erinnerung an das Geschehene und ohne jegliche Folgeerscheinungen.

Symptome

Der Anfall wurde in der traditionellen Kultur meist der Besessenheit durch einen bösen Geist zugeschrieben. Neben der obengenannten Kombination ökologischer und psychosozialer Faktoren hat man für *Pibloktoq*-artige Zustände auch die Hypothese einer Verursachung durch mangelhafte und einseitige Ernährung vorgebracht, die zu Defizit an Kalzium und Vitamin D_3 oder Überschuß an Vitamin A führe (Wallace 1960; Landy 1985). In den letzten Jahrzehnten erfolgte im Zuge rapider Verwestlichung eine „Überschwemmung" der kleinen Stammesgesellschaften im arktisch-subarktischen und pazifischen Raum mit importierten alkoholischen Getränken (Jilek 1987a).

Hypothesen zu Ursachen

Alkoholeinfluß

Unter dem Einfluß von Alkohol hat sich bei der indigenen Bevölkerung im nördlichen Nordamerika das Erscheinungsbild von streßbedingten Reaktionen verändert; die traditionellen Manifestationen der „arktischen Hysterie" werden unter Akkulturationseinfluß heute durch das weit gefährlichere Ausagieren im Rausch ersetzt, doch kann man auch darin noch bestimmte traditionelle Verhaltensmuster erkennen (Foulks 1985).

Kayak-svimmel, Kayakangst (ICD-10: F41.0)

Bei der traditionellen Robbenjagd wird der Eskimo oft stundenlang in eine Situation sozialer Isolierung und sensorischer Deprivation versetzt, wenn er unbewegt in seinem Kayak sitzend, von der eintönigen Einsamkeit der arktischen See umgeben auf das Auftauchen einer Robbe harren muß. Etwa 10% der Robbenjäger erleben in einer solchen Situation einen Anfall von *Kayak-svimmel* (Meldorf 1900; Bertelsen 1940; Gussow 1963, 1970).

Symptome

Anfälle von Kayakangst werden eingeleitet durch Schwindel, Benommenheit und dem Gefühl von Gleichgewichtsstörung. Eine von unten aufsteigende Kälteempfindung läßt den Jäger fürchten, der Kayak laufe voll Wasser; ihn ergreift zunehmende Angst mit Zittern und Schweißausbruch, sie kann sich steigern zu einer Panikattacke mit Bewegungsunfähigkeit und illusionärer Wahrnehmungstäuschung. Trifft rechtzeitig Hilfe ein, kann der Betroffene selbst oder mit Unterstützung das Ufer erreichen. Anfälle von Kayakangst werden von vegetativen Beschwerden gefolgt und können wiederholt und intensiver auftreten bis der Betroffene auf die Kayakjagd verzichtet. Mit der weitgehenden Aufgabe der traditionellen Lebensweise der Eskimo ist Kayakangst heute selten geworden.

Windigo, Witiko, Witigo
(ICD 10: F32, in der heutigen indigenen Bedeutung)

Auf die sog. „*Windigo*-Psychose" der nördlichen Algonkin-Stämme Kanadas, insbesondere der Ojibwa und Cree, wird hier eingegangen, da sie unter verschiedenen diagnostischen Etiketten in nahezu allen Abhandlungen über kulturspezifische Störungen erwähnt wird, seit Linton (1956) das „kannibalistische Irresein" als Beispiel einer sog. primitiven Psychose anführte. Charakteristisch geschildert als zwanghaft-impulsives mörderisches Verlangen nach Menschenfleisch infolge wahnhafter Besessenheit durch, oder Verwandlung in ein mythisches kannibalistisches Ungeheuer (*Windigo*), war das *Windigo*-Phänomen lange Zeit ein beliebtes Thema für psychodynamisch interessierte amerikanische Anthropologen (Hallowell 1934; Landes 1938; Linton 1956; Parker 1960; Hay 1971).

Symptome

Mythologischer und historischer Hintergrund

Den ökologischen und historischen Hintergrund der indianischen Mythen vom *Windigo*, dem im Winter auftretenden kannibalistischen Monster mit Skelett und Herz aus Eis, bilden die winterlichen Hungerperioden, die im Extremfall zum allgemein verabscheuten Notkannibalismus geführt haben mögen. In neuerer Zeit wurde *Windigo*-Verhalten als symptomatisch für klassische Depression (Kiev 1972) angesehen; für einen melancholischen Wahn, dessen Inhalt von der Stammesmythologie und vom Überlebenskampf im subarktischen Klima abgeleitet ist (Shore u. Manson 1981). Der Ausdruck *Windigo* wird heute bei den nördlichen Ojibwa gebraucht, um allgemein einen Zustand von Kummer, schwerer Sorge oder Hoffnungslosigkeit auszudrücken (Marano 1982).

Teicher (1960) geht in seiner Darstellung der Literatur über die *Windigo*-Mythen und Phänomene im aborigenen Nordamerika bis ins 17. Jh. zurück und identifiziert aufgrund der meist anekdotischen Berichte 70 Fälle von „*Windigo*-Psychose". Eine kritische Nachprüfung dieser Berichte (Honigmann 1967; Marano 1982) konnte keinen einzigen Fall einer kannibalistischen Kompulsion bestätigen; neben vereinzeltem früheren Vorkommen von Notkannibalismus waren manche der als *Windigo* verdächtigten die Opfer einer epidemischen Hexenfurcht, welche in der Zeit des ersten traumatischen Kulturwandels nach dem europäischen Eindringen einige nordkanadische Indianerstämme ergriff (Honigmann 1947; Marano 1982). Heute ist das *Windigo*-Phänomen hauptsächlich von historischem Interesse.

„Windigo-Psychose"

6 Psychische Störungen als Ausdruck von kulturtypischer Emphase und kulturtypischer oder akkulturativer Streßsituation

6.1 Akkulturative Streßsituation: Studieren im kulturfremden Milieu

***Brain fag* (ICD-10: F43.2; F48.0)**

Psychische Belastungen und Krisen durch Anforderungen akademischen Lernens, insbesondere im Umfeld von Prüfungen, sind in westlichen und ostasiatischen Kulturen häufig anzutreffen, trotz der Jahrhunderte alten literarischen Traditionen und der allgemeinen Vertrautheit mit einem Schulsystem, das auf Lesen und Schreiben basiert und von formalen, kompetitiven Examen geprägt ist. Eine ungleich größere Belastung stellen solche akademische Anforderungen für Schüler und Studierende in Entwicklungsländern dar, die oft in rapider „Modernisierung" in einer Generation von der vorindustriellen kommunalistischen Stammesgesellschaft mit oralen Traditionen und kooperativ-praktischem Initiationslernen, übergegangen sind auf ein vom Westen importiertes individualistisch-kompetitives Bildungssystem mit Emphase auf theoretischem Buchwissen. Das so erlernte Wissen hat oft keinen Bezug zum täglichen Leben der älteren Generation, die aber von den Jüngeren mit größtem Nachdruck akademische Erfolge und sozioökonomischen Aufstieg in der neuen Gesellschaft erwartet, was wiederum die psychische Belastung der Studierenden verstärkt.

Belastungssituation für Studierende aus Entwicklungsländern

Diese Situation ist besonders typisch für afrikanische Studierende unter Akkulturationsdruck und ist oft verbunden mit der Entwicklung eines Symptomenkomplexes welcher seit seiner ersten Beschreibung und späteren Abgrenzung durch Prince (1959, 1960, 1985, 1989) unter der von nigerianischen Studenten geprägten Bezeichnung *Brain fag* („Gehirnerschöpfung") bekannt ist.

Das klinische Bild ist charakterisiert durch

Klinisches Bild

1. unangenehme Empfindungen im Kopf und am Körper, besonders Hitzegefühl, Brennen und Krabbeln;
2. Augen- und Sichtbeschwerden, besonders unklares, verschwommenes Sehen und Tränenfluß beim Lesen;

3. Unvermögen, sich auf Text und Vortrag zu konzentrieren und diese zu verstehen;
4. Merkfähigkeits- und Gedächtnisstörungen;
5. Müdigkeit und Schwächegefühl tagsüber bei häufiger Störung des Nachtschlafs.

Englische Sprachkenntnisse können vorübergehend reduziert sein (Boroffka u. Marinho 1963). Die intellektuelle Begabung der Betroffenen ist aber nicht unterdurchschnittlich, eher im Gegenteil, was von mehreren Beobachtern erwähnt und in einer Kontrolluntersuchung (Morakinyo 1985) bestätigt wurde. Eine interkurrente organische Erkrankung der betroffenen Studierenden kann als Ursache schon aufgrund der hohen Prävalenz des Syndroms ausgeschlossen werden; bei Fragebogenerhebungen unter nigerianischen Oberschülern und Hochschulstudenten klagten 50–70% über die typischen Symptome (Prince 1962; Jegede 1983).

Auftreten in verschiedenen afrikanischen Ländern

Das *Brain-fag*-Syndrom wurde auch bei Schülern und Studierenden anderer afrikanischer Länder beschrieben, so in Uganda (German u. Arya 1969), Côte d'Ivoire (Lehmann 1972), Liberia (Wintrob 1973), Tansania (Harris 1981), Malawi (Peltzer 1987, 1995), Swasiland (Guinness 1992), wobei die relative Häufigkeit des Syndroms bestätigt wurde sowie die Aspekte, welche *Brain fag* von den im Westen durch Studienstreß verursachten Angstzuständen und depressiven Reaktionen unterscheiden, und zwar:

Unterschiede zu allgemein vorkommenden Reaktionen auf Studienstreß

1. die durch bloße Leseanstrengung verursachten Beschwerden;
2. die körperlichen Sensationen brennender Hitze und des Krabbelns, welches oft wie von Insekten auf oder wie von Würmern unter der Haut empfunden wird.

Merkmale des Krankseins in afrikanischen Kulturen

Hierbei ist zu erwähnen, daß diese Symptome in Afrika zur landläufigen Vorstellung vom Kranksein gehören. Würmer oder Reptilien in Kopf und Körper werden in afrikanischen Volkstheorien oft als Krankheitsursache angegeben, sowohl bei stereotypisierten psychophysiologischen Beschwerden (Makanjuola 1987) wie auch bei eindeutig organischen Zuständen, z. B. bei epileptischen Anfällen (Orley 1970; Jilek-Aall 1979). Im tropischen Afrika sind Infestationen mit Parasiten ganz allgemein; bei Wurmbefall werden diese durch Fieber aktiviert, rufen Hautirritationen hervor und treten durch Körperöffnungen wie Nase und Mund (Askariden) oder Konjunktiva (Filarien) aus.

6.2 Kulturtypische Streßsituation: Furcht vor magischer Verfolgung

Bouffée-délirante-artige Reaktionen (ICD-10: F23)

Bouffée délirante, ein von Magnan (1893) in die französische Psychiatrie eingeführter Terminus, wurde von französischschreibenden Klinikern in Afrika (Aubin 1939; Vyncke 1957; Rainaut 1958; Salles 1961; Collomb 1965) und in der Karibik (Bustamante 1969 a, b; Constant 1972) angewandt auf akute aber vorübergehende psychotische oder psychoseähnliche Reaktionen, ausgelöst durch ein furchterregendes Erlebnis im Zusammenhang mit dem kulturell akzeptierten Glauben an Zauberei und Hexerei und allzeit möglicher magischer Verfolgung oder Vergeltung.

Symptomatik der Bouffée délirante

Die Symptomatik besteht aus intensiver Angst, traumhafter Verworrenheit, unsystematisierten paranoiden Wahnideen, öfters Gesichts- und Gehörhalluzinationen, meist begleitet von emotionsgeladenem dramatischem, manchmal gefährlichem Agieren. Vollständige Remission erfolgt in relativ kurzer Zeit, entweder spontan oder nach medikamentöser oder herbalmedizinischer Sedierung. Das Erlebnis wird meist versiegelt durch Amnesie oder Verleugnung des Geschehenen für welches man aber in traditionsbestimmten Kulturen von seinesgleichen nicht verantwortlich gemacht wird. In einer kleinen Zahl von Fällen kann es unter gleichen Bedingungen zur Wiederholung kommen.

Entsprechende Reaktionen im englischsprachigen Afrika

Der *Bouffée délirante* entsprechende Reaktionen sind aus dem englischsprachigen Afrika unter verschiedenen diagnostischen Bezeichnungen bekannt, die akute paranoide Reaktionen designieren. Lambo (1960) beschrieb einen bei Furcht vor Behexung häufig vorkommenden, akuten und erregten Angstzustand mit somatopsychischen Wahnideen und Aggressionstendenz, einem hysterischen Dämmerzustand ähnlich, unter dem Namen *Frenzied anxiety* und setzte diese Reaktion einer *Bouffée délirante* gleich; vgl. die Übersicht transitorischer Psychosen bei Afrikanern von Jilek und Jilek-Aall (1970). Im letzten Jahrzehnt wurde über solche psychotische Reaktionen aus Simbabwe (Stevens 1987), Swasiland (Guinness 1992) und Ägypten (Okasha et al. 1993) berichtet. Wie von mehreren Autoren betont wird, haben die meisten Fälle von *Bouffée délirante* keine organische oder infektiöse Ursache.

Ähnliche Reaktionen in anderen Weltteilen

Vorübergehende psychotische oder psychoseähnliche Reaktionen ausgelöst durch akute Angst vor magischer Einwirkung sind aber keineswegs ein für afrikanische Kulturen spezifisches Phänomen, sie wurden nicht selten in anderen Weltteilen beobachtet; z.B. in Indonesien (Pfeiffer 1994), Tonga (Jilek 1988), sowie auch bei südeuropäischen Gastarbeitern (Labhardt 1963; Risso u. Böker 1964). In Manifestation und Verlauf erinnern *Bouffée-délirante*-artige Zustände an 2 Krankheitsbilder des 19. Jh.: die transitorische Amentia der Wiener Schule (Meynert 1889) und die von Morel (1860) in Paris zuerst beschriebene *Folie hystérique*, die „hysterische Psychose"; ein diagnostisches Konzept das in den 60er Jahren von amerikanischen Autoren wiederbelebt wurde und zwar speziell in bezug auf vorübergehende psychotische Reaktionen in nichtwestlichen Kulturen (Hollender u. Hirsch 1964; Langness 1967; Hirsch u. Hollender 1969).

Bedeutung für die transkulturelle Psychiatrie

Die besondere Bedeutung der *Bouffée-délirante*-artigen Zustände für die transkulturelle Psychiatrie liegt in dem besonders häufigen Vorkommen dieser Störungen in bisher traditionsbestimmten indigenen Gesellschaften, die sich in rapider modernisierender Transformation befinden und das Individuum dem Statusverlust und der Rollenkonfusion aussetzen. Dies wurde schon von Collomb (1965) festgestellt, von späteren Autoren wiederholt und neuerdings auch durch eingehende Analysen in Swasiland bestätigt (Guinness 1992). Den unter Akkulturationsdruck stehenden Betroffenen in verschiedenen Ländern ist gemeinsam, daß sie im traditionsbestimmten prämodernen Weltbild noch insoweit verhaftet sind, als sie magische Bedrohung durch Zauberei und Hexerei als real ansehen; während ihnen die schützenden und kompensierenden Ressourcen ihrer alten Kultur fehlen.

6.3 Kulturtypische Emphase: Fortpflanzung und Fruchtbarkeit

Koro, Suo-yang (ICD-10: F48.8)

„Genitalienschwund"-Syndrom

Im „Genitalienschwund"-Syndrom *Koro* glaubten psychoanalytische Autoren, die ödipale Kastrationsangst in realer Existenz gefunden zu haben (Kobler 1948; Devereux 1954). Yap (1965) erhob *Suo-yang* bzw. *Koro*, das er als eine Depersonalisation betrachtete, zum Paradebeispiel der von ihm geprägten Begriffsklasse der kulturgebundenen Syndrome. Unter den vielen kulturgebundenen Syndromen ist *Koro* bzw. *Suo-yang* das einzige, welches in Massenepidemien aufgetreten ist, und zwar mehrmals. Aus diesen Gründen beschäftigen wir uns hier eingehender mit diesem Phänomen.

Von vegetativen Erscheinungen begleiteter Angstzustand

Das malaiische Wort *Koro* wird heute allgemein verwendet für einen akuten, von vegetativen Erscheinungen begleiteten Angstzustand, in welchem der Betroffene glaubt, Schrumpfen und Verschwinden seines Penis wahrzunehmen, während die Betroffene das Schrumpfen ihrer Brüste und/oder Labien zu fühlen vermeint; wobei nicht nur angenommen wird, daß dies zu Impotenz bzw. Sterilität führt, sondern auch, daß die vollständige Retraktion der äußeren Genitalien den sicheren Tod zur Folge hat. Daraus erklärt sich die in Asien bei den oft panikartigen *Koro*-Anfällen übliche volksmedizinische „lebensrettende" Notfallbehandlung, den Penis manuell oder mittels besonderer Instrumente festzuhalten (s. Abb. in van Wulfften Palthe 1934).

„Penisschrumpfung"

Die Bezeichnung *Lasa koro*, „Penisschrumpfung", tauchte erstmals 1874 in Matthes' Wörterbuch der buginesischen Sprache in Sulawesi auf. Indonesische Kollegen informierten die Verfasser, daß in Sulawesi das Kopfeinziehen der Schildkröte (malaiisch: *Kuro*) mit dem *Koro*-Syndrom in Zusammenhang gebracht wird. Die westliche Medizin wurde bereits um die Jahrhundertwende auf dieses Syndrom aufmerksam durch wissenschaftliche Berichte holländischer Ärzte im heutigen Indonesien (Blonk 1895; van Brero 1897b; Voustman 1897), dem folgten in den 30er Jahren ethnomedizinische Analysen (van Wullften Palthe 1934, 1935, 1936; Slot 1935; Mulder 1935).

Yin-Yang-Gleichgewicht

Inzwischen war durch das Interesse an der klassischen chinesischen Medizintheorie im Westen auch *Suo-yang* bekannt geworden, was konkret „Schrumpfen des Penis", i. allg. „Reduktion des männlichen Prinzips *Yang*" bedeutet. Das dadurch bewirkte Überhandnehmen des weiblichen Prinzips *Yin* stört das gesundheits- und lebenserhaltende *Yin-Yang*-Gleichgewicht des Organismus. Mangel an *Yang* und Übermaß an *Yin* führt zu „Kälte" und verlangt nach den vitalisierenden Remedien der traditionellen chinesischen Heilkunst, weshalb *Suo-yang* eine Indikation für *Yang*-stärkende Mittel darstellt (Rin 1965). *Suo-yang* wird bereits erwähnt im „Kanon der Inneren Medizin" des Gelben Kaisers Huang Di, kompiliert ca. 600–400 v. Chr., welches Werk die *Yin-Yang*-Theorie expliziert (Tseng 1973). Eine genaue Beschreibung des *Suo-yang* Syndroms vom Standpunkt der chinesischen Medizin aus bietet die von Bao 1834 zusammengestellte „Neue Sammlung von wertvollen Heilmitteln" (Gwee 1968).

Kein spezifisch chinesisches Syndrom

Die von chinesischen Psychiatern in Taiwan (Rin 1965), Singapur (Gwee 1963) und Hong Kong (Yap 1965) untersuchten Einzelfälle waren meist selbstunsichere Männer jüngeren Alters, deren Angstanfälle vom *Koro*-Typ im Zusammenhang mit akuten oder chronischen Sexualproblemen auftraten, in einigen Fällen auch im Rahmen einer paranoiden oder depressiven Psychose. Yap versuchte zu zeigen, daß die auf der traditionellen chinesischen Medizintheorie beruhende Volksauffassung von *Suo-yang* bei anfälligen Personen des chinesischen Kulturkreises die *Koro*-Symptome unter gewissen Bedingungen verursacht; er nahm an, daß das Syndrom an die chinesische Kultur gebunden sei und durch chinesische Emigration nach Indonesien exportiert wurde. Dieses Argument übersieht, daß *Koro* nicht nur in Sulawesi und Kalimantan bei islamischen, christlichen und animistischen Völkerschaften seit langem endemisch ist, sondern auch bei Bevölkerungen ohne jeden chinesischen Kultureinfluß, wie aborigenen Stämmen der Insel Flores (El Fakharani 1980) und im Inneren von Mindanao, Philippinen (Edwards 1985); ganz abgesehen vom epidemischen Auftreten in nichtchinesischen Kulturen.

Koro-ähnliche Wahnideen in westlichen Kulturen

Schon Kraepelin (1913) erwähnte das Vorkommen von *Koro*-ähnlichen Wahnideen bei manisch-depressiven Kranken in Deutschland. Mit dem wachsendenden Interesse europäischer und amerikanischer Kliniker an transkulturell-psychiatrischer Literatur mehren sich die Berichte über einzelne *Koro*-ähnliche Fälle in westlichen Ländern (Edwards 1970; Dow u. Silver 1973; Ang u. Weller 1984; Berrios u. Morley 1984; Smyth u. Dean 1992; Adeniran u. Jones 1994). Was diese *Koro*-ähnlichen Fälle bei westlichen Patienten vom kulturtypischen *Koro* oder *Suo-yang* in Asien unterscheidet ist einmal, daß deren *Koro*-Symptome Teil einer weiteren neurotischen, psychotischen oder toxischen Störung sind; v.a. aber, daß die Patienten die Vorstellung vom Genitalschwund selbst entwickeln und diese nicht von ihrer soziokulturellen Gruppe geteilt wird, d.h., daß es sich hierbei um eine autistische und nicht um eine kulturspezifische Idee handelt. Diese schon vor Jahren festgestellten differentialdiagnostischen Merkmale (Jilek u. Jilek-Aall 1985) wurden später für eine DSM-IV-Klassifizierung vorgeschlagen (Bernstein u. Gaw 1990).

Koro-ähnliche Zustände in Afrika

In Afrika sind *Koro*-ähnliche Zustände v.a. aus Nigeria bekannt, in denen die Betroffenen – meistens Männer – überzeugt waren, ihrer Genitalien auf magische Weise beraubt worden zu sein und zwar typisch durch Fremde, denen sie zufällig auf dem Markt begegneten, meist Angehörige eines anderen Volksstammes, dem man allgemein Mißtrauen entgegenbringt. Wenn auch der „Genitalienraub" bei Inspektion nicht bestätigt werden konnte, hielten sich viele so Betroffene doch durch magische Kräfte in ihrer Sexualfunktion und Fortpflanzungsfähigkeit geschädigt (Ilechukwu 1988). In Nigeria ist es neben sporadischen Fällen von *Koro*-ähnlichen Zuständen (Ifabumuyi u. Rwegellera 1979) auch zu kleineren Epidemien von „magischem Genitalraub" gekommen. Diese wurden angefacht von Gerüchten und Medienberichten, daß gewissenlose Politiker oder Financiers den magischen Diebstahl von Genitalien organisieren um sich der diesem Körperteil gemäß kultureller Überlieferung innewohnenden Kräfte zu magischer Mehrung von Macht oder Reichtum zu bedienen (Ilechukwu 1992).

Moderne Europäer, denen solche Vorstellungen bizarr erscheinen, seien daran erinnert, daß die landläufige Meinung im Europa des späten Mittelalters annahm, ein Mann sei jederzeit in Gefahr, seine Virilität und auch sein *Membrum virile* durch magische Anschläge der Hexen zu verlieren. Die gelehrten Dominikaner Jakob Sprenger und Heinrich Cramer alias Institor (1487) widmeten ein ganzes Kapitel ihres „Hexenhammers" dieser damals von jüngeren Männern nicht selten vorgebrachten Klage.

Koro-Epidemien

Das typische *Koro-* bzw. *Suo-yang*-Syndrom im Sinne einer subjektiven Wahrnehmung von Schrumpfung oder Schwinden der Genitalien oder Brüste mit damit verbundener Todesangst ist schon mehrfach und an verschiedenen Orten epidemisch aufgetreten. Der erste europäische Bericht einer *Koro*-Epidemie in China stammt von einem französischen Arzt, der diese 1907 unter jungen Studenten in Szetschuan beobachtete; eine „asiatische Psychose" die sowohl individuell als kollektiv auftreten könne, von kurzer Dauer sei aber mit der „für einen Chinesen furchtbaren" Furcht der Fortpflanzungsunfähigkeit verbunden sei (Legendre 1908). Der Hauptschauplatz von *Koro*-Epidemien in China ist im Süden der Provinz Guangdong (Leizhou u. Hainan), wo das Massenauftreten von *Suo-yang* bereits für 1865 belegt ist; in diesem Jahrhundert für 1948, 1955, 1966 und 1974 – alles Jahre besonderer politischer Spannung und sozioökonomischer Turbulenz in China.

China

Psychiatrische Untersuchung einer Epidemie

Die letzte große Epidemie 1984/85 wurde psychiatrisch eingehend untersucht (Jilek 1986; Tseng et al. 1988, 1992); sie betraf mehrere tausend Menschen mit typischen *Suo-yang*-Anfällen, mehrheitlich halbwüchsige und junge Männer, aber auch Mädchen und junge Frauen. Die Verfasser hatten Gelegenheit, das Gebiet in der Endphase der Epidemie zu besuchen und mit Hilfe chinesischer Kollegen Betroffene sowie deren Angehörige und Heiler zu interviewen (Jilek 1986).

– Symptome

Allgemein bei den Betroffenen war das Gefühl des Schrumpfens und der Retraktion von Genitalien oder Brüsten und die damit verbundene Todesangst mit entsprechenden psychomotorischen und autonom-vegetativen Begleiterscheinungen. Trotz jahrzehntelanger marxistischer Indoktrination herrschte der traditionelle Glaube vor, daß Besessenheit durch weibliche Fuchsgeister den Genitalienschwund verursacht. Fuchsgeister, die sich in „femmes fatales" verwandeln, sind ein klassisches Thema der chinesischen Literatur; der Fuchs vereint symbolisch die dunkle Domäne des *Yin* mit der hellen Welt des *Yang* (Buber 1946).

– traditionelle Behandlung

Die traditionelle Behandlung der *Suo-yang*-Opfer bestand im Festhalten der „schrumpfenden" Organe und in exorzistischen Handlungen, wobei besonders das „Herausschlagen" der Fuchsgeister aus dem Körper geübt wurde; als vorbeugende Schutzmaßnahme galten Abbildungen des klassischen Dämonenvertreibers Zhong Kui, manchmal auch des mit ihm identifizierten Mao-ze Dong.

Singapur

In Singapur wurde die männliche chinesische Bevölkerung 1967 von einer *Koro*-Epidemie heimgesucht, die ungefähr 500 Personen betraf. Da die Symptome dem klassischen *Suo-yang*-Muster folgten, kamen die Untersucher (Koro Study Team 1969; Ngui 1969) zu dem Schluß, daß Indoktrinierung mit der traditionellen chinesischen Medizintheorie von *Suo-yang* ein wesentlicher Kausalfaktor gewesen sei, obwohl nur ein Viertel der Befallenen vorher davon Kenntnis hatten. Tatsächlich wurde die Epidemie ausgelöst durch Gerüchte, die Krankheit sei verursacht durch absichtlich verseuchtes Schweinefleisch. Die Epidemie entfaltete sich während einer historischen Periode intensiven politischen und ethnischen Konflikts zwischen den islamischen Malaiien, die kein Schweinefleisch essen, und den schweinefleischessenden Chinesen, die sich wegen des Abzugs der britischen Besatzung von den Malaiien bedroht fühlten (Murphy 1982).

Thailand

Bei der *Koro*-Epidemie in Thailand 1976 konnte keiner der psychiatrischen Beobachter (Jilek u. Jilek-Aall 1977a,b; Suwanlert u. Coates 1979) chinesischen Kultureinfluß finden. Diese Epidemie typischer *Koro*-Anfälle begann in an Vietnam grenzenden Provinzen, griff auf andere Landesteile über und erfaßte schließlich mindestens 2000 Personen, zumeist einfache Landleute, etwa ein Drittel davon Frauen und Kinder; alles Thai, nicht ein einziger Angehöriger der chinesischen Minderheit. In einer Zeit allgemeiner Furcht vor aggressiven Aktionen des damals siegreichen kommunistischen Vietnam verdächtigte man vielerorts die Vietnamesen, mittels Massenvergiftung von Lebensmitteln, Getränken und Tabak einen heimtückischen Anschlag auf die Fortpflanzungskraft des Thaivolkes auszuüben. Die rasche Ausbreitung der Epidemie wurde durch sensationelle Reportagen der Massenmedien gefördert und nur durch eine energische Aufklärungsaktion thailändischer Kollegen beendet.

Indien

Aus Indien sind vereinzelt sporadische Fälle von Psychosen mit *Koro*-Symptomatik bekannt (Shukla u. Misra 1981; Chowdhury 1992). Im Sommer 1982 erregte das „Genitalienschwundsyndrom“ höchstes Aufsehen in Indien durch sein rasches epidemisches Auftreten in Assam, West Bengal und Meghalaya. Der Zustand lief lokal unter der assamesischen Bezeichnung *Jhinjhini bimari*, „Prickelkrankheit“, da ein Prickelgefühl über dem gesamten Körper den *Koro*-Symptomen voranging. Befallen wurden über 1000 Menschen verschiedener ethnischer, religiöser und sozialer Herkunft - Hindus aller Kasten, Islamiten und Animisten, jedoch keine Person chinesischer Abstammung oder unter chinesischem Kultureinfluß. Von indischen Investigatoren wurden mehrere hundert Fälle untersucht und als klassisches *Koro*-Syndrom identifiziert (Dutta et al. 1982; Nandi et al. 1983; Chakraborty 1984; Sachdev 1985). Die Betroffenen waren mehrheitlich junge Männer, auch Halbwüchsige, der Frauenanteil wurde auf etwa ein Viertel geschätzt.

West Bengal

Im Jahr 1985 kam es nochmals zu einer massiven *Koro*-Epidemie in West Bengal (Chowdhuri et al. 1988; Chowdhuri 1991) und zwar in der nördlichen Region des Staates dessen ethnische und religiöse Vielfalt durch ständige Einwanderungsschübe noch verstärkt wird. Unter den Betroffenen waren Hindus indischer und nepalesischer Herkunft, Muslime, sowie Angehörige von Bergstämmen. In allen Gruppen waren auch Frauen vertreten, die erstmals in einer Sonderstudie untersucht wurden (Chowdhuri 1994) und die hauptsächlich über Retraktion der Brustwarzen und Verflachung der Brüste klagten. Die *Koro*-Epidemien in Indien kamen zu einer Zeit sozialer und interethnischer Hochspannung in den betroffenen Regionen, ausgelöst durch kollektive Ängste der ländlichen Bevölkerung, von landhungrigen Einwanderern überflutet zu werden (Chakraborty 1990).

Koro-Syndrom als Ausdruck individueller oder kollektiver Ängste

Abschließend ist über das *Koro-* bzw. *Suo-yang*-Syndrom zu sagen, daß es weder als Paradigma pathogener kultureller Indoktrination noch als manifestes Beispiel eines ödipalen Kastrationskomplexes dienen kann. Vielmehr ist das Syndrom Ausdruck individueller oder kollektiver Ängste, ausgelöst durch eine angenommene Bedrohung der Fortpflanzungsfähigkeit in Kulturen in welchen diese den Wert einer jüngeren Person entscheidend mitbestimmt.

Shen-k'uei, Dhat, Jiryan, Sukra prameha (ICD-10: F48.8; ?F45.34)

„Spermaverlust"-Syndrom

Das „Spermaverlust"-Syndrom, wird in der traditionellen chinesischen Medizin *Shen-k'uei*, „vitale Nierenschwäche", genannt (Tseng 1973; Wen u. Wang 1981); in der ayurvedischen Medizin wird es mit aus dem Sanskrit abgeleiteten Bezeichnungen versehen: in Indien *Dhat* (Wig 1960) oder *Jiryan* (Carstairs 1956), in Sri Lanka *Sukra prameha* (Obeyesekere 1976). Das „Spermaverlust"-Syndrom ist auf dem indischen Subkontinent weit verbreitet, aber erst in neuerer Zeit Gegenstand wissenschaftlicher Untersuchungen (Malhotra u. Wig 1975; Chadda u. Ahuja 1990; Bhatia u. Malik 1991; Paris 1992; Chadda 1995). Das Syndrom steht durch die Befürchtungen um Virilität und Fortpflanzungsvermögen der unter angeblichem Spermaverlust Leidenden in enger Beziehung zu *Koro* bzw. *Suo-yang*, mit dem es auch gemeinsam auftreten kann (Edwards 1983; Bhatia et al. 1992).

Symptome

Die Patienten, meist junge Männer, klagen über allgemeinen Kräfteverfall, Energieverlust, Erschöpfungsgefühl, sexuelle Funktionsstörungen, vage Körperbeschwerden, Konzentrationsschwäche, aber auch ängstlich-dysphorische Verstimmung. Sie führen diese Symptome zurück auf Verlust von Sperma im Urin oder durch nächtliche Pollutionen. Trotz der hypochondrischen Qualität der Klagen ist die Angst der Patienten vor Verlust von Sperma ernstzunehmen, da dieses sowohl im indischen wie im chinesischen Kulturkreis als kostbares Lebenselixir gilt, das der Organismus mühsam aus dem Blut und das Blut aus der Nahrung heraus destillieren muß. Nach ayurvedischer Überlieferung ist Sperma das wertvollste der 7 *Dhatu* oder essentiellen konstituierenden Körpersubstanzen.

Westliche Parallelen

Man kann bezüglich der angeblichen Folgen von Spermaverlust viele westliche Parallelen aufzeigen, von der griechisch-römischen Medizinphilosophie bis zu schulmedizinischen Theorien des 18. und 19. Jh. (Bottero 1991; Raguram et al. 1994). Auch heute wird tatsächliche Spermatorrhoe sicher überall zu Besorgnis Anlaß geben, doch handelt es sich beim *Dhat*-Syndrom und dessen Äquivalenten um die Furcht, sein lebensspendendes Elixir zu verlieren in einer Gesellschaft, die auf männliche Zeugungskraft allerhöchsten Wert legt.

6.4 Kulturtypische Emphase: In zwischenmenschlichen Beziehungen auf den anderen angenehm wirken

Taijin kyôfu (ICD-10:F40.1)

Sozialphobie, Anthropophobie

Für *Taijin kyôfu* verwendet die westliche Psychiatrie die Bezeichnungen Anthropophobie oder Sozialphobie (*Phobie sociale*; Janet 1903). Zwischen der westlichen Sozialphobie und *Taijin kyôfu* bestehen gewisse Gemeinsamkeiten, besonders bezüglich der Angstsymptomatik, welche durch bestimmte tatsächliche oder antizipierte Kontaktsituationen ausgelöst wird. Die japanische Konzeption der Sozialphobie ist aber verschieden von der westlichen, wie im Folgenden gezeigt werden soll.

Unterschiede der japanischen im Vergleich zur westlichen Sozialphobie

Das von Morita (1921) als Untertyp des „konstitutionellen nervösen Temperaments" (*Shinkeishitsu*) beschriebene *Taijin kyôfu* ist keineswegs eine allgemeine Angst vor Kontakt mit Menschen, vielmehr handelt es sich hier „um eine Angst vor dem anderen, dem Gegenüber, um Furcht vor einer bestimmten zwischenmenschlichen Situation" (Kimura 1995, S. 135). Ganz in diesem Sinn wählt Kasahara (1987) den Terminus *Phobia of interpersonal relations* und weist nach, daß die intensive Angst auslösende zwischenmenschliche Situation jene ist, in welcher der andere weder vollständig fremd noch intim vertraut ist, sondern eine einigermaßen bekannte Person.

Taijin kyôfu als Gruppe phobischer Angstzustände

Taijin kyôfu ist kein einheitliches Krankheitsbild, sondern eine Gruppe strukturell ähnlicher phobischer Angstzustände (Kimura 1972, 1995; Yamashita 1993):

- die Furcht, man werde vor dem anderen erröten (Erythrophobie);
- die Furcht, der andere werde durch Anblicken inkommodiert, weshalb jeglicher Augenkontakt vermieden wird (Eigenblickphobie);
- die Furcht des Betroffenen, seine angeblich ekelhaften Körpergerüche stören den anderen (Eigengeruchsphobie);
- die Furcht, man habe ein unangenehm auffallendes Antlitz oder einen dem anderen anstößigen körperlichen Defekt (Dysmorphophobie);
- die Furcht, man werde zittern oder die Miene verziehen, etc.

Schwere Unterscheidbarkeit der Phobien von Wahnideen

Da die Betroffenen von ihren in Wirklichkeit nicht vorhandenen Mängeln zunächst überzeugt sind, lassen sich diese Phobien manchmal schwer von Wahnideen unterscheiden, die auch als zeitweilige Teilsymptome einer schizophrenen Geistesstörung auftreten können. Für die Diagnose von *Taijin kyôfu* ist deshalb das Vorhandensein anderer psychotischer Symptome auszuschließen und die Mitweltbezogenheit der Anthropophoben ist vom schizophrenen Beziehungswahn grundsätzlich zu unterscheiden.

Merkmale der japanischen Anthrophobie

Die japanische Anthropophobie ist eine Furcht, sich selbst vorzustellen (Iwai 1982). In schweren Fällen bestehen die Betroffenen darauf, daß der vermeintliche körperliche Defekt durch chirurgische Eingriffe korrigiert wird (Aoki 1981). Soweit eine gewisse Einsicht besteht, glauben an *Taijin kyôfu* Leidende, es handle sich um ein persönliches Unvermögen, zwischenmenschliche Beziehungen zu meistern, eine „Nervenschwäche" wie in Moritas *Shinkeishitsu*-Konzept vorgegeben; sie suchen dann Hilfe in einer der Kliniken, die Morita-Therapie – oft mit Erfolg – praktizieren.

Neurosenlehre Moritas

Über die von Morita entworfene Neurosenlehre und die darauf basierende Morita-Psychotherapie existiert eine umfangreiche japanische Fachliteratur, worüber einige zusammenfassende Übersichten informieren (Suzuki u. Takemura 1966; Kondo 1976; Kitanishi 1990; Goddard 1991).

Prävalenz

Nach verschiedenen Statistiken sind Sozialphobien in Japan häufiger als in westlichen Ländern; ihr Anteil an neurotischen Patienten japanischer Universitätspolikliniken liegt zwischen 6% und 19%, in Privatkliniken ist er viel höher (Kitanishi u. Tseng 1988; Takahashi 1989). Die Mehrheit der *Taijin-kyôfu*-Patienten waren früher immer männliche Adoleszenten oder junge Männer. In den letzten Jahrzehnten hat aber der Anteil von weiblichen und älteren Patienten zugenommen ebenso wie die Anzahl schwerer Fälle, besonders Eigengeruchsphobie und Eigenblickphobie. Von mehreren japanischen Autoren werden diese Veränderungen in Symptomprävalenz und Verteilung zurückgeführt auf den soziokulturellen Wandel im Zuge der industriellen Expansion, der die zwischenmenschlichen Beziehungen durch Betonung des aggressiven Wettbewerbsprinzips negativ beeinflußt (Russell 1989).

Obwohl *Taijin kyôfu* Parallelen mit der in Nordamerika diagnostizierten *Social phobia* (DSM-IV: 300.23) aufweist, besteht zumindest ein wichtiger Unterschied: Der japanische *Taijin-kyôfu*-Patient fürchtet, die zwischenmenschliche Begegnung wirke auf den anderen störend oder beleidigend, während der amerikanische *Social-phobia*-Patient fürchtet, daß eine solche Begegnung für ihn selbst erniedrigend oder peinlich sei; d. h., bei sehr ähnlicher Symptomatik ist die phobische Angst in Ostasien allozentrisch, in Amerika egozentrisch als Ausdruck kulturspezifischer Eigenart (Chang 1997).

In ihren klinischen Analysen von *Taijin kyôfu* bringen mehrere Autoren ethnographische Belege für den spezifisch japanischen Kulturhintergrund dieser Angstzustände (Kasahara 1974; Kimura 1995; Takahashi 1989; Kirmayer 1991; Yamashita 1993). Tatsächlich wird schon in der von Lady Murasaki Shikibu 1001–1015 verfaßten Genji-Saga (Murasaki 1970) von einem jungen Mädchen berichtet, daß *Taijin-kyôfu*-ähnliche Symptome zeigte, wie auch von der großen Bedeutung, die körperlichem Wohlgeruch allgemein beigemessen wurde.

Bedürfnis nach Amae

Doi analysiert in seinem Werk (Doi 1982) das japanische Bedürfnis nach *Amae*, dem zutraulich-aufdringlichen Vertrauensgefühl des Kindes gegenüber den Eltern, und den Wunsch, *Amae* in zwischenmenschlichen Beziehungen mit signifikanten anderen zu erfahren; er führt die hier diskutierten phobischen Angstzustände auf Frustration des *Amae*-Bedürfnisses zurück. Kimura kommt in seiner semantisch-phänomenologischen Diskussion der von ihm so genannten japanischen Sozialphobien zu dem Schluß, daß das Selbst dieser Patienten ausschließlich in dem von den anderen Menschen wahrgenommenen Selbst besteht. Er bringt das häufige Vorkommen der Sozialphobien in Japan in Zusammenhang damit, daß „bei den Japanern das Selbst den Grund seines Bestehens nicht innerhalb seiner selbst hat" und „in den Strukturen japanischen Ich-Bewußtseins die Frage, wer man ist, nicht im eigenen Inneren entschieden wird" (Kimura 1995, S. 137).

Vorkommen außerhalb Japans

Kirmayer (1991) betont, *Taijin kyôfu* beruhe nicht nur auf spezifisch japanischen Annahmen über das Selbst, sondern auch auf den kulturellen Normen und Regeln sozialen Verhaltens. Seine Feststellung, daß es *Taijin kyôfu* ohne das Medium der japanischen Kultur nicht geben würde, scheint aber überspitzt angesichts des relativ häufigen Vorkommens von typischen *Taijin-kyôfu*-Symptomen in Korea, besonders bei jüngeren Personen beiderlei Geschlechts (Lee 1987; Lee et al. 1994). Die charakteristischen Merkmale in Korea sind dieselben wie in Japan und auch die allozentrische Orientierung der Angst gleicht dem japanischen Typus. Die ersten aus China berichteten Fälle von Sozialphobie zeigen anders als die typischen japanischen und koreanischen Beispiele eine egozentrische Einstellung, wie bei nordamerikanischer *Social phobia* (Yu u. Prince 1991).

Neuere vergleichend-psychiatrische Untersuchungen an Studierenden in Japan, Süd-Korea und der Volksrepublik China beweisen, daß *Taijin kyôfu*-artige Ängste in zwischenmenschlichen Situationen bei japanischen und koreanischen Studierenden weitaus häufiger gefunden werden als bei chinesischen Studenten, deren ängstliche Besorgnis auch andere Inhalte hat (Kitanishi et al. 1995). Trotz des gemeinsamen buddhistischen und konfuzianischen Erbes scheinen die *Taijin-kyôfu*-Anthropophobien in Japan und Korea nach Art und Frequenz verschieden von Sozialphobien in China zu sein; vielleicht wegen der andersartigen historisch-politischen Entwicklung Chinas.

6.5 Kulturtypische Emphase: Dissoziationsbereitschaft und Imitationslernen

Latah-artige Reaktionen (ICD-10: F48.88)

Die eigentümlichen *Latah*-artigen Reaktionen werden in diesem Kapitel ausführlich behandelt wegen ihrer besonderen Bedeutung für die Psychopathologie (Bewertung gleicher Symptomatik als normalpsychologisches Ausnahmeverhalten, phylogenetischen Mechanismus, hirnorganische, psychotische oder neurotische Störung) und wegen der zentralen Rolle, die *Latah* – wie auch *Koro* – in der Auseinandersetzung um eine kulturrelativistische oder biopsychologische Orientierung der transkulturellen Psychiatrie einnimmt.

Symptome

Der voll ausgebildete *Latah*-Symptomenkomplex besteht aus folgenden Verhaltensweisen:

1. abnorme Schreckreaktion bei starker allgemeiner Schreckempfindlichkeit; wobei die individuelle und kulturspezifische Art des taktilen, akustischen und/oder visuellen Stimulus und der Status der provozierenden Person eine Rolle spielt. Durch die Schreckreaktion wird die
2. typische hypnoide Bewußtseinsveränderung oder Dissoziation ausgelöst, diese kann jedoch auch durch Faszination oder andere affektive Reize eingeleitet werden. Dabei kommt es zu einer
3. Dekomposition der Sprache – Ausstoßen ungeformter Laute oder unartikulierter Worte; impulsives, reiterierendes Aussprechen sexueller Ausdrücke (Koprolalie, besser: Pornolalie), manchmal abgekürzt oder

euphemistisch abgewandelt, gelegentlich aber in obszönes und aggressives Schimpfen übergehend.
4. Echosymptome: Echopraxie und Echomimie, Imitation von Bewegungen und Spiegeln der Mimik der auslösenden Person; Echolalie, exaktes Wiederholen von Anrede- und Begrüßungsformeln, auch von Worten und Sätzen in Sprachen, die den Betroffenen unbekannt sind; manchmal Nachahmen von Geräuschen. Bei fortgeschrittener hypnoider Bewußtseinsveränderung kann
5. Befehlsautomatie auftreten, was oft Anlaß zur Belustigung auf Kosten der hilflosen *Latah*-Betroffenen ist; in einzelnen Fällen zeigt sich auch eine
6. kataleptische Erstarrung.

Verbreitungsgebiete

Die Verbreitungsgebiete der ausgeprägten *Latah*-Reaktion sind:
1. In Südostasien der malaiisch-indonesische Kulturkreis (van Brero 1895; Ellis 1897; Gimlette 1897; Abraham 1912; van Loon 1927; Yap 1952; Pfeiffer 1968, 1994; Geertz 1968; Kenny 1978; Winzeler 1995; Simons 1996), einschließlich der Dayaks auf Sarawak und der Rungus auf Sabah (Chiu et al. 1972; Doolittle 1991; Winzeler 1991) sowie Thailand (Suwanlert 1972), Burma-Myanmar (Still 1940; Yap 1974) und die Philippinen (Musgrave u. Sison 1910; Simons 1996).
2. Im nördlichen Eurasien: Ainu auf Hokkaido und Sakhalin (Sakaki 1905; Uchimura 1935; Winiarz und Wielawski 1936; Ohnuki-Tierney 1980); Mongolen (Aberle 1952), aborigene Völkerschaften in Sibirien (Hammond 1884; Jochelson 1908, 1910; Czaplicka 1914; Shirokogoroff 1935).

In neuester Zeit wurden *Latah*-artige Reaktionen von Minevitsch 1993 bei den Burjaten im Baikalgebiet beobachtet, sowie von Korolenko 1996 während religiöser Zeremonien der „Kirche Christi" in Novosibirsk (persönliche Mitteilung, Professor C. Korolenko, 1997). In der Vergangenheit sind *Latah*-artige Reaktionen, sog. Lappen-Panik, bei den Sami und Skolt-Lappen in Nordrußland und Nordskandinavien beschrieben worden (Collinder 1949).

Bezeichnungen in verschiedenen Kulturen

Kulturen mit endemischer *Latah*-Reaktion haben dafür spezifische indigene Bezeichnungen: bei malaiischen Völkern *Latah*, „nervös, kitzlig"; von Sanskrit *Lata*, „Narr"; bei den Thai *Bahtschi*, „kitzel-verrückt"; bei Burmesen *Yaun*, *Young-dah-te*, „kitzlig"; bei Filipinos *Mali-mali*, bei den Ainu auf Hokkaido und Sakhalin *Imu*, „erschrecken". In Sibirien kommen *Latah*-artige Reaktionen (russisch: *Miryachit*) vor bei den Tungusen (*Olon*), Jukaghir (*Irkunji*) und Koryaken (*Meryak*).

In den *Latah*-Zonen Nordeurasien und Südostasien treten *Latah*-artige Reaktionen meist nur bei Frauen auf. Die erwähnten Völker Nordeurasiens und Südostasiens standen nicht in historischem Kontakt, sind gesellschaftlich verschieden organisiert und zeigen keine sprachliche Verwandtschaft. Was sie aber gemeinsam haben, ist eine kulturelle Emphase der Dissoziationsbereitschaft, von Jugend auf geübt in religiösen, sozialen und therapeutischen Zeremonien, schamanischen Seancen oder Tranceritualen. Ebenso betont wird in diesen Kulturen das Lernen durch Imitation, oft auch durch Identifikation mit dem Vorbild, und das Situationsmeistern durch Nachahmen einer überlegen agierenden Person. Murphy (1976) nannte unter den Faktoren, die in der malaiischen Kultur zur Ausbildung von *Latah*-Reaktionen beitragen können v.a. dissoziations- und suggestibilitätsfördernde Erziehungspraktiken; diese erzielen ein schnelles aber mechanisches Erlernen von Verhaltensweisen und Fähigkeiten durch passiv-submissives Befolgen der Unterweisung.

Ähnliches schreibt Geertz (1968) über javanische Kindererziehung. In Java erleben manche Frauen einige Zeit vor ihrer ersten *Latah*-Reaktion einen „Initialtraum" sexuellen Inhalts (van Loon 1927; Pfeiffer 1968). Dieser Traum ist kulturell stereotypisiert und wird im Volksglauben als ätiologische Erklärung für *Latah* angeführt, wie auch die Einwirkung von Geistern und vage Vorstellungen von Seelenverlust. Im malaiisch-indonesischen Kulturkreis gilt *Latah* mehr als persönliche Eigenschaft denn als Krankheit und wird gewöhnlich nicht als Indikation für traditionelle Heilbehandlung angesehen. Indessen ergibt eine genaue Anamnese oft, daß das erste Auftreten von *Latah* in eine Zeit besonderer psychischer Belastung fiel und/oder mit einer depressiven Reaktion verbunden war (Pfeiffer 1994).

Vorkommen von Latah-ähnlichen Reaktionen außerhalb der Latah-Zonen

Das Vorkommen von *Latah*-ähnlichen Reaktionen außerhalb der *Latah*-Zonen Nordeurasien und Südostasien ist für folgende Länder und Völker belegt: Südafrika bei Bantus (Gilmour 1902); Eritrea und Jemen bei jemenitischen Arabern (Infurna 1928; Sarnelli 1934), Libyen bei Senussi (Natoli 1937), Süd- und West-Sahara bei verschiedenen ethnischen Gruppen (Repond 1940). Außer bei den südafrikanischen Fällen handelt es sich um männliche Angehörige des arabisch-islamischen Kulturkreises, bei denen das *Latah*-Syndrom nur teilweise ausgebildet ist mit Schreck- und Echosymptomen, während Koprolalie und Befehlsautomatie fehlen. In der Tat ist die Schreckreaktion seit den Untersuchungen von Landis u. Hunt (1939) und späteren humanethologischen Studien als universalmenschliches Reaktionsmuster ausgewiesen.

Imitationsverhalten

Ebenso allgemein scheint Imitationsverhalten indigener Bevölkerungen, die mit Europäern erstmalig in engeren Kontakt kommen und von dem ihnen unvertrauten Benehmen der Fremden überrascht werden, in Trance fallen und ohne jedes Anzeichen von Psychopathologie ausgeprägte und lange anhaltende Echopraxie und Echolalie zeigen können. Dies berichtete bereits Darwin (1840/1955) über die Feuerland-Indianer; in neuerer Zeit Gajdusek (1970) über den ersten Kontakt mit indigenen Gruppen in Südamerika und Melanesien; Jilek-Aall (1979) über ihre Begegnung mit Bantu-Frauen in einem entlegenen Buschdorf in Tanganyika. Echosymptome und zwanghafte Imitation werden bei fast allen *Latah*-artigen Fällen beobachtet; nicht umsonst werden in der französischen Psychiatrie *Latah*-Reaktionen als *Névroses d'imitation* gekennzeichnet.

Das allgemeine Vorkommen von Schreckreaktion, Imitationsverhalten und Dissoziationsvermögen veranlaßte Simons (1980, 1985b) *Latah* als *Startle matching taxon* oder *Startle matching syndrome* (Simons 1996) zu bezeichnen und als kulturspezifische Ausnutzung eines allen Menschen und anderen Säugetieren gemeinsamen neurophysiologischen Potentials zu definieren.

Latah-ähnliche Symptome bei Europäern

Sporadisches Auftreten von *Latah*-ähnlichen Symptomen bei Europäern wird gelegentlich in den alten Berichten aus Sibirien erwähnt und betraf russische Siedler, die enge Beziehungen zu aborigenen *Miryachit*-Betroffenen unterhielten. Aus Südostasien, wo sich in der Kolonialepoche Europäer gelegentlich mit *Latah*-Anfällen ihres Dienstpersonals belustigten, sind keine europäischen *Latah*-Fälle bekannt. Ein europäischer Anthropologe, der 1990 in eine malaiische Familie mit 37 *Latah*-Fällen einheiratete und diese „Familiengewohnheit" ständig erlebt, ist bislang immun geblieben (Bartholomew 1994). Eine holländische Frau in den Niederlanden jedoch zeigte *Latah*-Symptome, allerdings ohne Imitationsverhalten; sie hatte nie Kontakt mit der malaiisch-indonesischen Kultur (Jenner 1990).

Jumping-Syndrom

Das bekannteste euroamerikanische Beispiel einer *Latah*-ähnlichen Reaktion ist das sog. *Jumping*-Syndrom (etwa: „vor Schreck aufspringen") unter der ländlichen frankophonen Bevölkerung in gewissen Gegenden von Maine, New Hampshire und Québec. Das *Jumping*-Syndrom wurde bereits im 19. Jh. in Sitzungen der Amerikanischen Neurologischen Gesellschaft von Beard (1878, 1880) geschildert als ein durch plötzliches Erschrecken ausgelöster kurzdauernder Trancezustand, in dem der Betroffene aufspringt, jeden Gegenstand in seiner Hand fallen läßt, wegwirft oder damit blindlings zuschlägt, vorgesprochene Worte und Sätze auch in ihm unbekannten Sprachen wiederholt und jede unsinnige oder gefährliche Anordnung ausführt. Das *Jumping*-Syndrom betrifft meist männliche Waldarbeiter frankokanadischer Abstammung, beginnt bereits in früher Kindheit und zeigt familiäre Häufung. Wie bei den oben erwähnten arabisch-islamischen Fällen kommt Pornolalie bei den katholischen *Jumpers* nicht vor. Auch in neuerer Zeit wurden sporadische Fälle von *Jumping* beschrieben (Stevens 1964, 1965; Kunkle 1967).

Latah und Tourette-Syndrom

Obwohl Beard (1878) betonte, daß es sich um einen psychischen Trancezustand, nicht um eine neurologische Krankheit handle, zitierte Gilles de la Tourette (1884) in einer „revue critique" Beards Vorträge über *Jumping* zusammen mit Berichten von O'Brien (1883, 1884) über *Latah* und von Hammond (1884) über *Miryachit* und definierte diese Zustände als exotische Varianten des von Charcot nach ihm benannten Syndroms. Die Ähnlichkeit des Tourette-Syndroms (einer autosomal dominanten neurologischen Krankheit, charakterisiert durch multiple motorische und vokale Tics sowie Koprolalie und komplexe psychische Symptome) mit den *Latah*-artigen Reaktionen wurde auch später immer wieder hervorgehoben (Mazur 1953). In neuester Zeit wird versucht, sie durch die Hypothese gleicher neurophysiologisch-neurochemischer Mechanismen zu erklären (Howard u. Ford 1992).

Indessen spricht schon die unterschiedliche geographische Verteilung und Geschlechtsprävalenz gegen eine Zusammengehörigkeit von *Latah* und Tourette-Syndrom. Ganz ähnlich wie Gilles de la Tourette interpretierten die frühen ärztlichen Berichterstatter die *Latah*-artigen Reaktionen als neurologische oder neuropsychiatrische Krankheiten hereditärer Art, etwa Petit-mal-Epilepsie (Ellis 1897) oder „provocierte imitatorische impulsive Myospasie" (van Brero 1895), oder als hypnotisch-reflektorisches Phänomen (Gimlette 1897).

Hypnotische und Latah-Zustände

Die Ähnlichkeit von hypnotischen und *Latah*-Zuständen schien durch die Hypnoseexperimente von Fletcher (1908) erwiesen, in denen bei einer *Latah*-Kranken wesensfremde aggressive Handlungen ausgelöst wurden. Auch das sibirische *Miryachit* wurde zunächst als organische Nervenkrankheit angesehen (Hammond 1884) und von Militärärzten der Zarenarmee bei indigenen Rekruten entsprechend beurteilt [vgl. den ursprünglich von einem Dr. Kaschin berichteten Disziplinarfall bei den Trans-Baikal-Kosaken, welche die Befehle und Flüche ihres Obersten mit lautstarker Echolalie ständig wiederholten (Czaplicka 1914)]. Der bekannte russische Neurologe Tokarsky (1890) allerdings diagnostizierte *Meryachenie* als nichtorganischen Zustand.

Latah-Reaktionen und Hysterie

Kraepelin (1904) fühlte sich auf seiner Asienreise durch *Latah* an Beobachtungen bei „Hysterischen" erinnert. Auch von späteren Autoren wurden *Latah*-Reaktionen als dem hysterischen Formenkreis zugehörig betrachtet, aber psychodynamisch interpretiert und mit der Repression sexueller Impulse in Zusammenhang gebracht (Galloway 1922; van Loon 1927; Murphy 1976, 1982).

Latah als Furchtneurose

In seiner umfassenden Abhandlung charakterisierte Yap (1952) *Latah* im wesentlichen als eine Furchtneurose, hysteriform nur im Sinne der biologischen Konzeption Kretschmers. Kretschmer (1958, S. 20–24) explizierte seine „formelhafte hypobulische Reaktion" am Beispiel des *Imu*-Syndroms der Ainufrauen auf Hokkaido (Uchimura 1956), bei denen ein kulturtypischer Schlüsselreiz, eine Schlange oder nur das Wort Schlange, die *Latah*-artige „uralte phylogenetische Instinktreaktion" auslöst.

Historische Entwicklung

In Kontrast zu diesen phylogenetisch-biologisch begründeten Erklärungen des *Latah*-Phänomens versuchte Murphy (1973) in einer vergleichend-historischen Studie nachzuweisen, daß *Latah* erst in der Mitte des 19. Jh. z.Z. der Konsolidierung des europäischen Kolonialsystems im malaiisch-indonesischen Raum auftrat und sich schnell in den unter direktem europäischen Einfluß stehenden Bevölkerungen ausbreitete. In neuerer Zeit habe sich das *Latah*-Phänomen von den Zentren auf entlegene Gebiete verlagert, die früher vorkommenden männlichen Fälle verschwanden und die Intensität der Anfälle nahm ab. Murphy betrachtet deshalb *Latah* nicht als Ausdruck malaiischer Kulturtradition, sondern als transitorisches Produkt der Interaktion zwischen dieser Tradition und modernisierenden Einflüssen.

Soziologische Faktoren im Auftreten von Latah-Verhalten

In seinem Hauptwerk weitete Murphy (1982) diese soziologische Hypothese auf die aborigenen Sibirier und auf die frankophonen *Jumpers* in Maine sowie auf *Latah*-Verhalten i. allg. aus Ein schnelles Zunehmen von *Latah*-Verhalten sei immer dann zu verzeichnen, wenn relativ machtlose und arme Völkerschaften in Kontakt kommen mit mächtigeren und wohlhabenderen Gruppen und versuchen, sich die Vorteile der letzteren anzueignen, indem sie die so augenscheinlich Überlegenen imitieren und deren Befehle zunächst ohne Verstehen befolgen. Wenn dann in späterer Zeit erkannt wird, daß automatisches Gehorchen und Imitationslernen weniger einbringt als ein Verstehen der dem Modell zugrundeliegenden Prinzipien, ändert sich die Lernmethode und *Latah*-Verhalten wird seltener.

Bedeutung für Theorie und Klinik der transkulturellen Psychiatrie

Während der letzten 2 Jahrzehnte standen die *Latah*-artigen Reaktionen im Mittelpunkt der Diskussion um die Priorität von universal-biopsychologischen oder kulturspezifischen Faktoren bei psychiatrischen Syndromen im allgemeinen und bei sog. kulturgebundenen Syndromen im besonderen. Die Debatte wurde für die Kulturrelativisten hauptsächlich geführt von Kenny (1978, 1983, 1990), für die biopsychologischen Universalisten von Simons (1980, 1983, 1985b, 1996). Pfeiffer (1994) anerkennt die Bedeutung sowohl des allgemein biopsychologischen und des kulturimmanenten Gesichtspunktes; er hält aber den Prioritätsstreit für unfruchtbar und plädiert für die Berücksichtigung der persönlichen und familiären Situation des Einzelfalles.

6.6 Kulturtypische Emphase: Dissoziationsbereitschaft und männliche Konfliktlösung durch aggressive Entladung

Amok-artige Reaktionen (ICD-10: ?F68.8)

Heute ist das Wort *Amok* in lokalen Abwandlungen in den Wörterbüchern aller Weltsprachen zu finden und wird allgemein gebraucht für eine Episode von scheinbar unprovoziertem, wahllos aggressivem homizidalem Verhalten, das schließlich mit Suizid oder völliger Erschöpfung und eingeschränkter Erinnerung an das Ereignis endet. In dieser Weise wird *Amok* auch im Annex 2 der ICD-10 als kulturspezifische Störung definiert. Im amerikanischen DSM-IV-Glossar ist *Amok* als kulturgebundenes Syndrom verzeichnet; ursprünglich wurde die Klassifikation kulturspezifische explosive Verhaltensstörung vorgeschlagen (Gaw u. Bernstein 1992).

Bedeutungswandel des Begriffs Amok

Das Wort *Amok* stammt von der portugiesischen Version *Amuco* einer in den Hindustaaten Indiens gebräuchlichen Bezeichnung für Krieger, die ähnlich den *Morituri* im antiken Rom gelobten, den Feind mit Todesverachtung anzugreifen und zu vernichten. Malaiische und javanische Krieger übernahmen den indischen Begriff und das den Gegner einschüchternde Kriegsgeschrei „*Amok*! *Amok*!" (Shaw 1972). Die Heldentaten der *Amok*-Krieger werden in volkstümlichen Sagen wie dem malaiischen Epos Hikayat Hang Tuah (dt. Übersetzung: Overbeck 1986) verherrlicht, in dem aber auch schon individuelle Amokläufer glorifiziert werden, die Schande oder erlittene Schmähungen durch einen mit dem traditionellen Kris (malaiischer Dolch) begangenen Massenmord heroisch verklären, wobei sie selbst schließlich den Tod suchen und finden (Pfeiffer 1994).

Bedeutungswandel des Begriffs Berserker

Einen ähnlichen Bedeutungswandel wie *Amok* erlebte das in den altnordischen Sagas belegte Wort *Berserkr*, „in Bärenfell gekleideter Krieger". Es bezeichnete ursprünglich die im Dienste skandinavischer Fürsten des Mittelalters stehenden Haudegen, welche sich in Ekstase versetzten, um mit übermenschlicher Stärke wütend zu kämpfen. Manche trugen auch Wolfsfelle und wurden *Ulfhednar*, „Wolfshäupter", später „Werwölfe" genannt; die schamanische Vorstellung von wilder Tierbesessenheit durch Anlegen des Bären- oder Wolfsfelles spielt hier eine Rolle. Neben heroischen Kerntruppen von skandinavischen Berserker-Kriegern, die übrigens auch von byzantinischen Kaisern in Sold genommen wurden, berichten die altnordischen Sagas auch von individuellen *Berserksgangr*, ekstatischen Anfällen von Berserkerwut in denen der Berserker wahllos mörderisch raste (Weiser 1927; Laiblin 1965). Das moderne Englisch verwendet den Ausdruck „to go berserk" ganz allgemein für aggressives Toben.

Amoklaufen gegen „Ungläubige"

Im malaiisch-indonesischen Kulturkreis wurde mit der Einführung des Islam im 14. Jh. das Amoklaufen gegen die „Ungläubigen" zu einem Akt religiösen Fanatismus und der so gefundene Tod wurde im Gegensatz zu dem einem Muslim verbotenen Selbstmord als Allah wohlgefällig betrachtet. Diese Tradition erhielt sich in den sog. „Aceh-Morden" an Holländern, ausgeübt von islamischen Fanatikern unter den Aceh auf Sumatra bis gegen Ende der Kolonialzeit (Pfeiffer 1994), sowie in dem *Amok*-ähnlichen indirekten Suizidritual (*Juramentado*) der islamischen Moros in den südlichen Philippinen im 19. Jh. (Ewing 1955).

Amok als sozialer Protest

Eine andere individuelle Motivation *Amok*-artigen Verhaltens in der malaiisch-indonesischen Tradition war sozialer Protest; so suchten z. B. versklavte Schuldner bereits im 15. Jh. einen ehrenvollen Tod durch wahllose Mordattacken (Murphy 1973). Die kulturell sanktionierte Drohung eines Amoklaufs bei Zufügung grober Ungerechtigkeit hielt den Machtmißbrauch von Herrschern und Reichen in gewissen Schranken (Gullick 1958). Vom 17. bis zum 19. Jh. erlangte *Amok* durch europäische Berichterstatter großes Aufsehen im Westen und wurde mit der malaiisch-indonesichen Kultur identifiziert, besonders da kein geringerer als Captain Cook aus Java über die „vorherrschende Praxis" des Amoklaufs schrieb (Teoh 1972) und ein exilierter Javaner in Kapstadt 1786 *Amok* lief (Prince 1991).

Amok als durch Drogen verursachte Geistesstörung

Vielfach wurde angenommen, es handle sich bei *Amok* um eine durch Opium oder andere Drogen verursachte Geistesstörung (Pfeiffer 1994). Dies wurde in der Mitte des vorigen Jahrhunderts auch von Ärzten behauptet, neben somatischen Ursachen wie Magen-Darm-Krankheiten, fieberhaften Delirien oder Demenz (Murphy 1973). Später wurden zunehmend psychiatrische Diagnosen angeführt: Melancholie und andere Geistesstörungen (Swettenham 1889) oder „larvierte Epilepsie" (Ellis 1893), ohne das Fehlen weiblicher Fälle zu erklären. Van Brero (1897 a) konzedierte die Möglichkeit einer transitorischen Geisteskrankheit mit nachfolgender Amnesie oder der Behauptung, in den *Amok*-Opfern Tiere oder Teufel gesehen zu haben; er warnte jedoch davor, eine Tat nur deshalb irrsinnig zu nennen, weil man sie nur Geisteskranken zutraut.

Diagnostische Kriterien

Gimlette (1901) betonte 4 diagnostische Kriterien, die noch heute als gültig angesehen werden:

1. prodromales depressives Brüten über zugefügte oder imaginierte Unbill;
2. explosiver homizidaler Ausbruch;
3. persistierende homizidale Handlungen ohne ersichtliches Motiv;
4. Behauptung einer Amnesie für das Geschehene.

Symptomatisches Amok

Van Loon (1927) kam nochmals auf die alte These vom infektiösen Delirium zurück, wobei jedoch die „besondere psychische Natur" der Malaiien – d.h. pathoplastische Faktoren – die Symptomatik ganz anders als in Europa gestalte und i. allg. das Auftreten von Verwirrungszuständen begünstige. Ein Jahrzehnt später fand Amir (1939) bei den meisten hospitalisierten Fällen keine infektiösen Krankheiten vor, sondern chronische hirnorganische oder schizophrene Prozesse. Van Wullften-Palthe (1933), der Informationen über Amokläufer unter der Landbevölkerung von Java und Sumatra sammelte, sah in *Amok* einen Dämmerzustand mit plötzlichen unmotivierten und ungerichteten Gewalttaten, der auch bei sonst Normalen eintreten kann, wenn der emotionale Stimulus stark genug ist. In den 1960er Jahren zeigten die wenigen in West-Malaysia hospitalisierten *Amok*-Fälle alle schizophrene Symptome (Teoh 1972). Auf Sarawak, Ost-Malaysia, untersuchten Schmidt et al. (1977) 24 Amokläufer, neben Malaiien auch Dayaks und andere Aborigene, die unabhängig von *Amok* sämtlich psychiatrisch diagnostizierbar waren als organische Psychosyndrome, endogene Psychosen oder neurotische Störungen.

Bedeutungs- und Funktionswandel des Amok-Verhaltens

Murphy (1973) dokumentierte den Wandel in Bedeutung und Funktion des *Amok*-Verhaltens im malaiisch-indonesischen Kulturraum vom glorifizierten kriegerischen Ethos zum sanktionierten Mittel gesellschaftlicher Kontrolle und sozialen Protests, das nach Etablierung des europäischen Kolonialsystems und der neuzeitlichen Justiz strafbar und unzweckmäßig wurde. Das *Amok*-Verhalten wandelte sich dann von einem bewußt motivierten Akt zu einer dissoziativen Reaktion; und in neuerer Zeit tritt *Amok*-Verhalten im malaiischen Kulturkreis eher als Episode im Verlauf einer chronischen psychischen Störung auf. Nach dem Zweiten Weltkrieg kam *Amok* auf der malaiischen Halbinsel bei Chinesen ebenso wie bei Malaiien vor (Teoh 1972).

Amok als dissoziativer Ausnahmezustand Stadien

Pfeiffer (1994, S. 135) charakterisiert *Amok* in Indonesien als dissoziativen Ausnahmezustand und unterscheidet folgende Stadien:

1. dysphorisch-neurasthenisches Vorstadium im Zusammenhang mit Milieuschwierigkeiten, chronischen Erkrankungen, Verlust der sozialen Ordnung oder Verminderung des persönlichen Ansehens;
2. Auslösung durch einen manchmal banalen Vorfall, der zur Dekompensation des bestehenden Spannungszustands führt;
3. meditatives Grübeln, Verschiebung der Bewußtseinslage und Veränderung der visuellen Wahrnehmung – die Außenwelt verfinstert sich (*Mata gelap*, „Auge dunkel") oder färbt sich rot, der Betroffene fühlt sich von bedrohlichen Gestalten umringt, empfindet Angst oder Wut;
4. er wird plötzlich von einem Bewegungssturm ergriffen, der Amoklauf beginnt und führt zu wahlloser Aggressivität, Tötung und Zerstörung um
5. mit Suizid oder Selbstverstümmelung zu enden; bei Überleben endet der Anfall in Tiefschlaf oder Stupor, gefolgt von depressiver Verstimmung. Für die *Amok*-Taten wird Amnesie behauptet.

Yap (1951) plädierte für die Abgrenzung des „wahren *Amok*" der Malaiien von anderen paranoid-homizidalen Reaktionen; später klassifizierte er *Amok* unter seinen kulturgebundenen reaktiven Syndromen als Bewußtseinstrübung und Wutreaktion (Yap 1967, 1974).

Kulturrelativistische Position: Amok „spezifisch malaiisch"

Eine eindeutig kuturrelativistische Position nimmt Carr (1985) ein. Er führt aus, wie die Hauptcharakteristiken des traditionellen malaiischen Begriffsystems, die sich auf Vorstellungen von Wert, Status und Gesundheit beziehen, zum *Amok*-Phänomen beitragen und schließt daraus, daß eine signifikante Prävalenz von *Amok* nur in einer Bevölkerung mit malaiischen Vorstellungen und Verhaltensnormen gefunden werden kann. Schon früher hatten Carr u. Tan (1976) aufgrund von 21 hospitalisierten Fällen von „wahrem *Amok*" in Malaysia festgestellt, daß *Amok* keine Krankheit per se sei, sondern eine durch mannigfache Faktoren ausgelöste, in der malaiischen Kultur vorgegebene Gewalttätigkeit, traditionell sanktioniert als ein unter bestimmten Bedingungen angemessenes Verhalten.

Amok in anderen Ethnien

Dem widerspricht allerdings, daß die Amokläufer meist marginale Gestalten und keine typischen Vertreter malaiisch-indonesischer Kultur sind, auch daß *Amok* in den heute noch traditionsorientierten Gegenden äußerst selten ist (Pfeiffer 1994). Ebenso widerspricht der These vom spezifisch malaiischen Charakter der *Amok*-Reaktion die mit zahlreichen Beispielen belegte Tatsache, daß das oben beschriebene *Amok*-Syndrom gar nicht selten bei nichtmalaiischen Bevölkerungen vorkommt. Unter den von Pfeiffer (1994, S. 137) ausreichend dokumentierten Fällen aus Indonesien befindet sich nur ein Malaie; allerdings kann man wohl die nichtmalaiischen Ethnien Indonesiens als unter malaiischem Kultureinfluß stehend betrachten.

Philippinen, Laos

Das mag mit Einschränkungen auch für die Philippinen gelten, wo 1946–1956 25 Soldaten festgenommen wurden wegen *Amok*-Handlungen, begangen mit Feuerwaffen (Zaguirre 1957). Diese Fälle haben in psychosozialer Hinsicht große Ähnlichkeit mit dem „Handgranaten-*Amok*" in Laos während des Indochinakrieges 1959–1970. Westermeyer (1972, 1985) berichtete über 18 Fälle von *Amok*-Anschlägen jugendlicher Soldaten in Laos, die in jäher Zornreaktion nach persönlichem Verlusterlebnis oder Prestigeeinbuße eine Handgranate in eine Menschenmenge ihres Standortes warfen. Im Durchschnitt tötete jeder 10 völlig unbeteiligte Leute; die Mehrzahl der Täter hatte Alkohol getrunken und die Hälfte verübte gleichzeitig Selbstmord.

In seinem Versuch einer transkulturell-epidemiologischen Analyse folgert Westermeyer (1973), daß *Amok*-Homizid periodisch ab- und zunimmt, letzteres besonders in Zeiten von internen bewaffneten Konflikten und rapiden gesellschaftlichen Veränderungen; *Amok*-Verhalten kann von einer ethnischen Gruppe der benachbarten „übermittelt" werden. Es wird typisch manifestiert von der heimatlichen Ordnung entfremdeten, relativ ungebildeten jungen Männern. Analoge *Amok*-artige Anfälle beschrieb Aubin (1939) bei senegalesischen Soldaten in Westafrika als *État de fureur*, Carothers (1947) in Kenya als *Frenzied anxiety*.

Afrika

Papua-Neuguinea

Sir Burton-Bradley hat in seiner langjährigen psychiatrischen Tätigkeit in Papua-Neuguinea oft Gelegenheit gehabt, als Gutachter überlebende Amokläufer zu untersuchen und Zeugen von mehrfachen Homiziden zu interviewen. Seine detailierte Beschreibung des *Amok*-Verhaltens von Probanden ganz verschiedener, zum Teil auf steinzeitlichem Entwicklungsniveau stehender ethnolinguistischer Gruppen, stimmen - mit Ausnahme der visuellen Symptome - ganz mit den klassischen Beschreibungen aus Malaysia und Indonesien überein (Burton-Bradley 1968, 1975, 1989).

Pseudo-Amok

Davon abzugrenzen ist Pseudo-*Amok*, das in der Bevölkerung des Hochlandes von Papua-Neuguinea weit verbreitet war. Das einen echten *Amok*-Anfall mimende Rasen mit dramatisch drohendem, aber nicht mörderischen Verhalten erinnert an theatralisches Imponiergehabe und ist bei verschiedenen Stämmen beschrieben und unterschiedlich interpretiert worden als akute hysterische Psychose (Rodrigue 1963; Langness 1965), „Wilder-Mann-Verhalten" (Newman 1964) oder Besessenheitszustand (Koch 1968). Pseudo-*Amok* wurde auch - gemäß indigener Überlieferung - dem Genuß angeblich halluzinogener Pilze zugeschrieben (Reay 1960, 1965), was allerdings die bekannten Mykologen Heim und Wasson bald widerlegten (Reay 1977). Pseudo-*Amok* in Neuguinea hat auch eine individuell kathartische und kollektiv unterhaltende Funktion (Clarke 1973), wobei die weibliche Beteiligung von aufgeputzten „Amokläuferinnen" bei solchen Vorführungen (Aufenanger 1973) einen beinahe parodisierenden Kontrast bietet zu dem in Neuguinea und anderswo in der Welt ganz überwiegend männlichen mörderischen *Amok*-Verhalten.

Amok als nicht kulturgebundenes Syndrom

In einer historischen Studie kam Kon (1994) zu dem Ergebnis, daß *Amok* kein kulturgebundenes Syndrom ist. Es ist sicher nicht mehr möglich, von *Amok* als einem spezifisch malaiisch-indonesischen Phänomen zu sprechen in Anbetracht der sich in den letzten Jahrzehnten ständig mehrenden Berichte aus dem westlichen Kulturbereich über *Amok*-Verhalten von Männern europäischer Abstammung. In seiner vergleichenden Analyse solcher Fälle folgert Arboleda-Florez (1979), daß typisches *Amok*-Verhalten überall unter Bedingungen raschen gesellschaftlichen Wandels bei Individuen mit sozialen Entfremdungsgefühlen und gleichzeitigem Bedürfnis nach anmaßender Selbstbehauptung auftreten kann.

Bedeutung der Massenmedien

In diesem Zusammenhang ist auf den von Massenmedien propagierten westlichen Zeitgeist hinzuweisen, der zur Popularisierung und insgeheimen Bewunderung von *Machos* wie Rambo und anderen Killertypen beiträgt (Tan 1989). Ebenfalls zu beobachten ist eine Zunahme dissoziativer Bewußtseinsveränderungen in Nordamerika und weit verbreiteter Gebrauch psychoaktiver Substanzen. Dies ist von prognostischer Relevanz, denn gefährliches *Amok*-Verhalten ist im wesentlichen bestimmt durch unkontrollierte Dissoziationsbereitschaft und Tendenz zu enthemmter Gewalttätigkeit.

6.7 Kulturtypische Emphase: Weibliches Schlanksein

Anorexia nervosa (ICD-10: F50.0)

Unterscheidung von religiös oder politisch motiviertem Fasten

Unmittelbar nach der Formulierung seines Konzepts der kulturgebundenen reaktiven Syndrome schlug Yap (1969) vor, *Anorexia nervosa* als ein westliches kulturgebundenes Syndrom zu betrachten. Freilich ist religiös motiviertes Fasten seit jeher in vielen Kulturen legitimiert, besonders im jüdisch-christlichen und im hinduistisch-buddhistischen Bereich, und sollte nicht als psychopathologisch interpretiert werden (Banks 1992), ebensowenig wie das durch zahlreiche Beispiele (Mahatma Gandhi) belegte Fasten zur Durchsetzung politischer oder sozialer Ziele. Nahrungsverweigerung aus unerfüllter Liebessehnsucht ist bereits aus der griechischen Kultur des 4. Jh. v. Chr. bekannt und bietet der Weltliteratur ein klassisches Thema, wie im persischen Epos von Leila und Majnun (Pfeiffer 1994). Fastenkuren aus therapeutischen oder allgemein gesundheitsfördernden Gründen sind mannigfach von Schulmedizin und „alternativer" Heilkunde empfohlen worden.

Magersucht: Historische Entwicklung

Das im vorigen Jahrhundert bei den Töchtern der westlichen Bourgoisie erstmals auftretende, heute als *Anorexia nervosa* oder Magersucht bekannte Phänomen der Nahrungsverweigerung hatte weder mit religiösen oder politischen und auch nicht mit romantischen Motiven zu tun. Dieses Krankheitsbild wurde zuerst in Nordamerika von Chipley (1859) erwähnt unter dem Namen *Sitomania*, „Abscheu vor Essen" (Vandereycken u. Lowenkopf 1990). Es wurde dann in Europa von Gull (1874) als *Anorexia nervosa* und von Lasègue (1873) als *Anorexie hystérique* im wesentlichen mit der heute jedem Kliniker geläufigen Symptomatologie beschrieben.

Psychosoziale Bedingtheit des Syndroms

Beeindruckend ist die Einsicht dieser Pioniere der Psychiatrie in die psychosoziale Bedingtheit des Syndroms, im Gegensatz zu einigen späteren Autoren welche eine organisch-endokrine Kausalität postulierten und gelegentlich Folgen mit Ursachen verwechselten. Über die faszinierende Geschichte des *Anorexia-nervosa*-Phänomens orientiert ausführlich Brumberg (1988) und zusammenfassend DiNicola (1990 a). Die Analyse der vorhandenen epidemiologischen Daten läßt die ausschlaggebende Rolle soziokultureller Faktoren bei der Genese dieses Phänomens erkennen (Garner u. Garfinkel 1980; Prince 1985; DiNicola 1990 b; Gordon 1990; Diedrichsen 1991; Garner 1991; Iancu et al. 1994; Pfeiffer 1994; Toro et al. 1994; Weiss 1995).

Anorexia nervosa als Krankheit der Moderne

Aufgrund dieser Daten ist *Anorexia nervosa* ausgewiesen als eine Krankheit der Moderne, ohne bioorganische Ursachen; vorwiegend junge weibliche Angehörige relativ gutsituierter Familien, die unter der Einwirkung modischer Leitbilder stehen, betreffend. *Anorexia nervosa* kommt hauptsächlich und mit ständig steigender Inzidenz im westlichen Kulturbereich vor, in neuester Zeit aber auch unter Mädchen der Oberschicht nichtwestlicher Kulturen, die modernen westlichen Einflüssen in starkem Maße ausgesetzt sind. Die Entwicklung der *Anorexia nervosa* (und der mit ihr in manchen Fällen verbundenen Kehrseite: *Bulimia*) zu einer „sozialen Epidemie" (Gordon 1990) unter weiblichen Adoleszenten der westlichen Welt wurde ermöglicht durch die ökonomischen und soziologischen Folgen der Vollindustrialisierung und der modernen Konsumgesellschaft, die neben relativer Ausweitung materiellen Wohlstands auch zur Nuklearisierung der Familie mit zunehmenden intrafamiliären Konflikten führte.

Verbreitung in Europa

In Europa nahmen während der allgemeinen Hungerjahre der Kriegs- und Nachkriegszeit die *Anorexia-nervosa*-Fälle drastisch ab; zahlreiche chronisch anorektische Patientinnen gaben ihre Symptome auf. In der heutigen Konsumgesellschaft aber dominiert in paradoxem Kontrast zum enormen Eßwarenangebot und -verbrauch das von der Mode kreierte weibliche Schönheitsideal extremer Schlankheit. Mit der Hebung des allgemeinen Lebensstandards und unter dem Einfluß der visuellen Massenmedien breitete sich *Anorexia nervosa* von der Ober- und Mittelschicht auf die Arbeiterklasse aus und vom westlichen und nördlichen auf das südliche Europa, wobei das Schwinden der traditionellen Familienbeziehungen eine wichtige Rolle spielte (Selvini-Palazzoli 1985).

Zunahme der Inzidenz in Nordamerika

Nordamerika sah in den letzten Jahrzehnten ebenfalls ein bemerkenswertes Ansteigen der Inzidenz von *Anorexia nervosa*, die sich in einigen Regionen seit 1960 verdoppelt oder verdreifacht hat. Nachweisbar erfolgte eine dramatische Vermehrung dieses Krankheitsbildes, als die Massenmedien den modischen Idealtyp der dünnen, infantilisierten weiblichen Körperform propagierten (Garner u. Garfinkel 1980; Jones et al. 1980; Garner 1991; Lucas et al. 1991). Kurioserweise zeigten die von den amerikanischen Ärzten benutzten Gewichtstabellen seit 1960 ebenfalls eine mit der Zeit fortschreitende Verminderung weiblicher „Normalgewichte", so daß man eine Anpassung des vermeintlich kulturfreien biomedizinischen Standards an populäre Trends in der modernen westlichen Gesellschaft konstatieren kann (Ritenbaugh 1982). In Spanien, wo moderner westlicher Lebenstil erst in den 1980er Jahren von der breiten Masse angenommen wurde, ist derselbe pathogene Effekt der von der Medienreklame propagierten Schlankheitsmode heute ebenfalls festzustellen (Toro et al. 1994; Caballero 1995).

Industrielle Vermarktung

Gleichzeitig mit der durch zahllose Publikationen und Kuren profitierenden Diät- und Schlankmachungsindustrie hat sich in der westlichen Welt eine medizinische und paramedizinische „eating disorder industry" (Shorter 1994) aufgetan, die ebenfalls dafür sorgt, das hohe Öffentlichkeitsprofil dieser – im doppelten Sinn – Modekrankheit aufrecht zu erhalten. In vielen traditionellen Kulturen Asiens, Ozeaniens und Afrikas, wie auch im Europa der ferneren Vergangenheit, wurde ganz allgemein Gesundheit, hoher gesellschaftlicher Rang und bei jüngeren Frauen auch Attraktivität, mit einem mehr adipösen Ernährungszustand identifiziert.

Verbreitung in der nichtwestlichen Bevölkerung

Seit den 1980er Jahren liegen mehrere Berichte über *Anorexia-nervosa*-Fälle in nichtwestlichen Bevölkerungen vor (DiNicola 1990b; Davis u. Yager 1992; Lee 1996), so aus Japan, Hong Kong, Taiwan, Singapur, China, Indien, Malaysia (chinesische und indische Volksgruppe), sogar aus Nigeria. Mit Ausnahme von Japan (Mizushima u. Ishii 1983; Suematsu et al. 1985) ist die klassische *Anorexia nervosa* in nichtwestlichen Ländern immer noch ein im Vergleich zu Europa und Nordamerika seltenes Krankheitsbild, vorwiegend auftretend bei weiblichen Studierenden der Großstädte; im Unterschied zu symptomatischer Anorexie im Verlauf einer körperlichen Erkrankung oder Depression (Nigeria: Ebigbo u. Okunna 1986/87).

Bei manchen der nichtwestlichen Fälle fehlt wahrscheinlich das spezifisch westliche Symptom der Furcht vor Fettleibigkeit und der zwanghaften Vorstellung, fett zu sein, welches schon um 1880 von Charcot in Paris erkannt wurde (Habermas 1991). Die Mehrzahl der chinesischen *Anorexia-nervosa*-Patientinnen in Hong Kong z. B. zeigten bis vor Kurzem keine solche „Fettphobie". Die Zunahme dieses diagnostischen Kriteriums ist jedoch unter dem Einfluß fortschreitender Verwestlichung sicher zu erwarten (Lee et al. 1993); Umfragen bei Studentinnen in Hong Kong beweisen bereits einen Bruch mit traditionellen chinesischen Schönheitsidealen zugunsten der modernen Schlankheitsmode (Lee 1993).

Syndrom des Kulturwandels

Die Verbreitung der *Anorexia nervosa* unter jungen weiblichen Angehörigen aller Klassen der westlichen Gesellschaft und das Auftauchen dieses pathologischen Phänomens in nichtwestlichen Bevölkerungsgruppen unter Verwestlichungseinfluß, wie auch sein häufiges Auftreten bei jungen weiblichen Immigranten unter westlichem Akkulturationsdruck, ist vereinbar mit der Charakterisierung von *Anorexia nervosa* als „Syndrom des Kulturwandels" (DiNicola 1985). Dieses Syndrom ist zu verstehen als individuelle Reaktion auf eine für die moderne westliche Kultur typische Forderung nach weiblichem Schlanksein, die seit dem vorigen Jahrhundert von der wohlhabenden Oberklasse ausgehend alle sozialen Schichten des Westens und jetzt auch nichtwestliche Kulturen ergriffen hat.

7 Kulturgerechte Diagnosestellung: Abgrenzung kulturspezifischer Störungen von kultureigenen institutionalisierten Ausnahmezuständen

Im vorausgehenden Text wurden kulturspezifische psychische Störungen als Ausdruck von kulturtypischen Emphasen oder als Ergebnis von Streßsituationen, die in einer Kultur oder im Kulturwandel auftreten können, dargestellt.

Abgrenzung von in der jeweiligen Kultur institutionalisierten Ausnahmezuständen

Für die Klinik ist es wichtig, diese kulturspezifischen Störungen abzugrenzen von Ausnahmezuständen, die in der betreffenden Kultur institutionalisiert sind. Für eine solche Differentialdiagnose sollte der Kliniker gewisse allgemeine Voraussetzungen transkultureller psychiatrischer Untersuchung besitzen (Tseng u. Streltzer 1997), insbesondere Sensibilität für kulturelle Eigenarten, Verständnis für die Kultur und Religion des Patienten und Kenntnis kultureller Variationen in der Psychopathologie.

Merkmale kulturspezifischer Störungen

Von den in nichtwestlichen Gesellschaften vorkommenden kulturspezifischen Störungen kann man allgemein sagen, daß sie

1. nicht im rituellen Rahmen erscheinen;
2. von indigenen Heilkundigen als abnorm oder krankhaft erkannt und oft erfolgreich behandelt werden können, da sich traditionelle Praktiken bei den von psychosozialen Faktoren wesentlich mitbedingten Reaktionen in vielen Fällen als therapeutisch effektiv erwiesen haben (Jilek 1993).

Veränderte Wachbewußtseinszustände

Veränderte Wachbewußtseinszustände („altered states of consciousness") sind dissoziative Phänomene, die sich auch bei einigen kulturspezifischen psychischen Störungen zeigen. In andersartiger Form sind veränderte Wachbewußtseinszustände als nichtpathologische Dissoziationen in traditionsbestimmten Kulturen institutionalisiert und als akzeptables Verhalten an kulturell definierte rituelle Bedingungen geknüpft, unter denen sie induziert und manifestiert werden. Veränderte Wachbewußtseinszustände gehen einher mit charakteristischen Veränderungen von Aufmerksamkeit, Sinneswahrnehmung, Affektivität und Zeiterlebnis, wie auch mit Hypersuggestibilität und kulturell oder religiös konditionierten Gefühlen (Ludwig 1966). In diesen Bewußtseinszuständen wird das Alltagsgefühl der persönlichen Identität als spezifisch gewandelt erlebt oder als ersetzt durch eine andere Wesenheit.

– charakteristische Veränderungen

In den religiösen Systemen traditionsorientierter Kulturen gelten solche veränderte Wachbewußtseinszustände als außergewöhnliche Modalitäten, in denen das betreffende Individuum

– Merkmale

1. glaubt in speziellem Kontakt zu sein mit einem wahrgenommenen Wesen verschiedener Provenienz, identifziert als göttlich oder dämonisch, als Geist eines Verstorbenen, Schutzgeist aus der Tierwelt etc. oder
2. glaubt besessen zu sein von einem übernatürlichen Wesen, dessen Kraft durch das besessene Individuum agiert; die Handlungen Besessener implizieren somit keine persönliche Verantwortung und werden durch Amnesie versiegelt.

Diese 2 grundlegenden Varianten veränderter Wachbewußtseinszustände wurden von Bourguignon (1973) designiert als (1) Trance und (2) Besessenheitstrance und wurden in verschiedenen Kulturen nachgewiesen. Die Unterschiede zwischen diesen Zuständen sind kulturell definiert, nicht psychologisch oder neurophysiologisch begründet.

Religiöse Ekstase und dämonische Besessenheit

Im traditionellen Christentum sind glaubenskonforme Trancezustände als religiöse Ekstase und Offenbarungserlebnis sanktioniert gemäß der zeitbedingten Präferenz der jeweiligen Kirche, heute nicht selten im Rahmen charismatischer Bewegungen und fundamentalistischer Glaubensgemeinschaften. Bei den religiösen Exerzitien, die ekstatischen Erlebnissen oft vorangehen, kann man neben Suggestion auch somatopsychische Faktoren erkennen, die allgemein der Induktion veränderter Wachbewußtseinszustände dienen, wie etwa Fasten, Dehydratation, Nachtwachen, sensorische Deprivation oder monotone akustische Stimulierung. In jüdisch-christlicher Überlieferung ist der Ausdruck Besessenheit für Besessenheit durch dämonische Entitäten reserviert und wird auch heute von manchen ekklesiastischen Autoritäten diagnostiziert und exorzistisch behandelt (Lhermitte 1963; Rodewyk 1963; van Dam 1970).

Tancerituale und Besessenheitskulte

– Einübung

In vielen nichtwestlichen Kulturen sind Tancerituale und Besessenheitskulte institutionalisiert, denn Besessenheit kann sich in Kulturen, die nicht von christlichen Traditionen beeinflußt sind, auch auf eine positiv bewertete Wesenheit beziehen. Ritualisierte Trance- und Besessenheitszustände werden aus religiösen und/oder therapeutischen Motiven im zeremoniellen Rahmen erlernt und geübt. Dies geschieht z. B. in amerindianischen Initiationsriten, in denen bei motivierten Kandidaten veränderte Wachbewußtseinszustände ohne Drogeneinwirkung durch direkte und indirekte Suggestion, rhythmische akustische und kinetische Stimulation alternierend mit sensorischer Deprivation, Schlafentzug, Fasten, Dehydratation, Hyperventilation und anderen Induktionsmethoden erzeugt werden (Jilek 1987b).

– Funktionen

Viele der in nichtwestlichen Kulturen praktizierten kollektiven Trance- und Besessenheitskulte haben nachweisbare psychohygienische, therapeutische und sozial integrative Funktionen. Zur globalen Übersicht dieser ritualisierten Gruppentherapien sei verwiesen auf Jilek (1993, 1994). Als Beispiele seien hier genannt: der *Zar*-Kult, eine rituelle Therapie für weibliche Patienten mit affektiven und psychosomatischen Beschwerden in Nordostafrika und im Nahen Osten; eine ähnliche Funktion hat der weibliche Besessenheitskult *Zebola* im Kongogebiet. Westafrikanische Trance- und Besessenheitsrituale wie *Orisa*, *Rab* oder *Lup* haben historische Beziehungen zu den afrokaribischen Kulten (*Vodun*, *Santeria*, *Shango*) und zur brasilianischen *Umbanda*, der z.Z. zahlenmäßig größten religiösen Gruppentherapie, welche afrikanische Traditionen, westlichen Spiritismus und amerindianische Kulturelemente synkretistisch vereint. Die indonesischen Tancerituale und die ekstatischen Selbstprüfungen des hinduistischen *Taipusam* haben in gleicher Weise religiöse und psychohygienische Bedeutung; ebenso wie die wiederbelebten Kulttanzrituale nordamerikanischer Indianer.

Eurozentrische und positivistische Fehlschlüsse

Durch pathologisierende Etikettierung institutionalisierter und ritualisierter Zustände in nichtwestlichen Kulturen riskieren westliche oder westlich ausgebildete Beobachter einen eurozentrischen Irrtum zu begehen, wenn Verhaltensnormen und traditionelle Erklärungsmodelle der betreffenden Kultur nicht in Betracht gezogen werden. Ein positivistischer Irrtum wird begangen, wenn man Vorstellungen und Verhalten als irrational und abnormal betrachtet, weil diese sich nicht in den Rahmen der logisch-experimentellen Wissenschaft einfügen. Ritualisierte Trance- und Besessenheitszustände, ebenso wie andere religiöse Akte, sind v.a. „Manifestationen von Sentimenten" (Pareto 1935) und meist nicht Indizien von Psychopathologie.

8 Literatur

Aberle DF (1952) „Arctic hysteria" and latah in Mongolia. Trans New York Acad Sci 14:291–297

Abraham JJ (1912) Latah and amok. BMJ 24:439–439

Adeniran RA, Jones JR (1994) Koro: culture-bound disorder or universal symptom? Br J Psychiatry 164:559–561

Ahmed H, Naeem S (1984) First rank symptoms and diagnosis of schizophrenia in developing countries. Psychopathology 17:275–279

Amir M (1939) Over eenige gevallen van amok uit Noord-Sumatra. Geneeskundig Tijdschrift voor Nederlandsch-Indie 79:2786–2798

Ang PC, Weller MPI (1984) Koro and psychosis. Br J Psychiatry 145:335

Aoki M (1981) Jusho taijin kyôfu. In: Iida S, Iwai H, Yoshimatsu K (eds) Taijin kyôfu. Yuhikaku, Tokyo, pp 35–40

APA (1994) Diagnostic and statistical manual of mental disorders, 4th edn. APA, Washington

Arboleda-Florez J (1979) Amok. Bull Am Acad Psychiatry Law 7:286–295

Arieti S, Meth JM (1959) Rare, unclassifiable, collective and exotic psychotic syndromes. In: Arieti S (ed) American handbook of psychiatry, vol 1. Basic Books, New York, pp 546–563

Aubin H (1939) Introduction à l'étude de la psychiatrie chez les noirs. Ann Méd Psychol 97:1–29, 181–213

Aufenanger H (1973) Krankheiten und Heilmittel im Bismarck Gebirge und am Wahgi-Fluß im Hochland von Neu-Guinea. Ethnomedizin 2:329–360

Banks CG (1992) ‚Culture' in culture-bound syndromes: the case of anorexia nervosa. Soc Sci Med 34:867–884

Bartholomew RE (1994) Disease, disorder or deception? Latah as habit in a Malay extended family. J Nerv Ment Dis 182:331–341

Beard GM (1878) Report to the American Neurological Association. J Nerv Ment Dis 5:526

Beard GM (1880) Experiments with the „jumpers" or „jumping Frenchmen" of Maine. J Nerv Ment Dis 7:487–490

Beguin A (1952) Qui est fou? Esprit 20:777–788

Berlin B, Kay P (1969) Basic color terms: their universality and evolution. University of California Press, Berkeley

Bernstein RL, Gaw AC (1990) Koro: proposed classification for DSM-IV. Am J Psychiatry 147:1670–1674

Berrios GE, Morley SJ (1984) Koro-like symptom in a non-Chinese subject. Br J Psychiatry 145:331–334

Bertelsen A (1940) Grønlandsk medicinsk statistik og nosografi. Meddelelser om Grønland, Bd. 117, Nr. 3. Reitzel, København, pp 176–190.

Bhatia MS, Malik SC (1991) Dhat syndrome – a useful diagnostic entity in Indian culture. Br J Psychiatry 159:691–695

Bhatia MS, Thakur KN, Chadda RK, Shome S (1992) Koro in dhat syndrome. Indian J Soc Psychiatry 8:74–75

Blonk JC (1895) Koro. Geneeskundig Tijdschrift voor Nederlandsch-Indie 35:150–168

Boroffka A, Marinho AA (1963) Psychoneurotic symptoms in urbanized Nigerians. Transcult Psychiatr Res Rev Newslett 15:44–46

Bottero A (1991) Consumption by semen loss in India and elsewhere. Cult Med Psychiatry 15:303–320

*Bourguignon E (1973) Introduction: a framework for the comparative study of altered states of consciousness. In: Bourguignon E (ed) Religion, altered states of consciousness, and social change. Ohio State Univ Press, Columbus, pp 3–35

Brero PCJ van (1895) Über das sog. Latah, eine in Niederländisch-Ostindien vorkommende Neurose. Allg Z Psychiatr Psych Gerichtl Med 51:939–948

Brero PCJ van (1897a) Einiges über die Geisteskrankheiten der Bevölkerung des malaiischen Archipels. Allg Z Psychiatr Psych Gerichtl Med 53:25–78

Brero PCJ van (1897b) Koro, eine eigenthümliche Zwangsvorstellung. Allg Z Psychiatr Psych Gerichtl Med 53:569–573

Brill AA (1913) Piblokto or hysteria among Peary's Eskimos. J Nerv Ment Dis 40:514–520

Brumberg JJ (1988) Fasting girls: the emergence of anorexia nervosa as a modern disease. Harvard Univ Press, Cambridge/MA

Buber M (1946) Introduction. In: Quong R (ed) Chinese ghost and love stories, a selection from the Liao Chai stories by Pu Sung-Ling. Pantheon, New York, pp 9–13

Burton-Bradley BG (1968) The amok syndrome in Papua and New Guinea. Med J Aust 1:252–256

Burton-Bradley BG (1975) Stone age crisis: a psychiatric appraisal. Vanderbilt Univ Press, Nashville

Burton-Bradley BG (1989) Das Amok-Syndrom in Papua und Neu Guinea. Curare 12:177–182

Bustamante JA (1969a) El bouffée délirante en nuestro medio. Psiquiatr Transcultural (Habana) 3:5–20

Bustamante JA (1969b) La réaction psychotique aigue, la transculturation, le sous-développement et les changements sociaux. Psychopathol Afr 5:223–233

Caballero L (1995) Anorexia nerviosa como trastorno etnico. Psico 1:5–7

Carothers JC (1947) A study of mental derangement in Africans, and an attempt to explain its peculiarities more especially in relation to the African attitude to life. J Ment Sci 93:548–597

Carr JE (1985) Ethno-behaviorism and the culture-bound syndromes: the case of amok. In: Simons RC, Hughes CC (eds) The culture-bound syndromes. Reidel, Dordrecht, pp 199–223

Carr JE, Tan EK (1976) In search of the true amok: amok as viewed within the Malay culture. Am J Psychiatry 133:1295–1299

Carstairs GM (1956) Hinjra and jiryan. Br J Med Psychol 29:128–138

Castillo RJ (1997) Culture and mental illness: a client-centered approach. Brooks Cole, Pacific Grove/CA

Chadda RK (1995) Dhat syndrome: is it a distinct clinical entity? Acta Psychiatr Scand 91:136–139

*Chadda RK, Ahuja N (1990) Dhat syndrome, a sex neurosis of the Indian subcontinent. Br J Psychiatry 156:577–579

Chakraborty A (1984) An epidemic of koro in West Bengal, India. Transcult Psychiatr Res Rev 21:59–61

Chakraborty A (1990) Identity, land and sex. In: Stefanis CN, Soldatos CR, Rabavilas AD (eds) Psychiatry: a world perspective, vol 4. Elsevier, Amsterdam, pp. 222–226

Chang SC (1997) Social anxiety (phobia) and East Asian culture. Depress Anxiety 5: 115–120

Chipley WS (1859) Sitomania: its causes and treatment. Am J Insanity 16:1–42

Chiu TL, Tong JE, Schmidt KE (1972) A clinical and survey study of latah in Sarawak, Malaysia. Psychol Med 2:155–165
Chowdhury AN (1991) Medico-cultural cognition of koro epidemic: an ethnographic study. J Indian Anthropol Soc 26:155-170
Chowdhury AN (1992) Koro in schizophrenia with a case report from industrial setup. Industrial Psychiatry J (India) 5:47–59
Chowdhury AN (1994) Koro in females: an analysis of 48 cases. Transcult Psychiatr Res Rev 31:369–380
Chowdhury AN, Pal P, Chatterjee A, Roy M, Das Chowdhury BB (1988) Analysis of North Bengal koro epidemic with three year follow up. Indian J Psychiatry 30:69–72
Clarke WC (1973) Temporal madness as theatre: wild-man behaviour in New Guinea. Oceania 43:198–214
*Collomb H (1965) Bouffées délirantes en psychiatrie africaine. Psychopathol Afr 1:167–239
Collinder B (1949) The Lapps. Princeton Univ Press, Princeton
Constant J (1972) Les bouffées délirantes en Guadeloupe. Psychopathol Afr 8:169–199
Czaplicka MA (1914) Aboriginal Siberia - a study in social anthropology. Clarendon, Oxford.
Dam WC van (1970) Dämonen und Besessene. Pattloch, Aschaffenburg
Darwin C (1840/1955) The voyage of the Beagle. Dutton, New York
Davis C, Yager J (1992) Transcultural aspects of eating disorders: a critical literature review. Cult Med Psychiatry 16:377-394
Devereux G (1954) Primitive genital mutilations in a neurotic's dream. J Am Psychoanal Assoc 2:484–493
Devereux G (1980) Basic problems of ethnopsychiatry. University of Chicago Press, Chicago London
Diedrichsen I (1991) Gesellschaftliche Entstehungsbedingungen bei psychogenen Eßstörungen. MMG 16:229–237
DiNicola VF (1985) Family therapy and transcultural psychiatry: an emerging synthesis, part II: portability and culture change. Transcult Psychiatr Res Rev 22:151–180
*DiNicola VF (1990a) Anorexia multiforme: self-starvation in historical and cultural context, part I: self-starvation as a historical chameleon. Transcult Psychiatr Res Rev 27:165–196
*DiNicola VF (1990b) Anorexia multiforme: self-starvation in historical and cultural context, part II: anorexia nervosa as a culture-reactive syndrome. Transcult Psychiatr Res Rev 27:245–286
Doi T (1982) Amae, Freiheit in Geborgenheit. Gerhards, Frankfurt am Main
Doolittle AA (1991) Latah behavior by females among the Rungus of Sabah. In: Sutlive V (ed) Female and male in Borneo: contributions and challenges to gender studies. Borneo Research Council, Williamsburg/VA (Borneo Research Council Monograph Series, vol I, pp 121–152)
Dow TW, Silver D (1973) A drug induced koro syndrome. J Fla Med Assoc 60:32–33
Dutta D, Phookan HR, Das PD (1982) The koro epidemic in lower Assam. Indian J Psychiatry 24:370–374
Ebigbo PO, Okunna EN (1986//87) Anorexia nervosa resulting from family rejection. Psychopathol Afr 21:171-183
Edwards JG (1970) The koro pattern of depersonalization in an American schizophrenic patient. Am J Psychiatry 126:1171-1173
Edwards JW (1983) Semen anxiety in South Asian cultures; cultural and transcultural significance. Med Anthropol 7:51–67
Edwards JW (1985) Indigenous koro, a genital retraction syndrome of insular south-east Asia. In: Simons RC, Hughes CC (eds) The culture-bound syndromes. Reidel, Dordrecht, pp 169–191
Ehrstrom M (1951) Medical investigations in north Greenland 1948–1949, II. Acta Med Scand 140:254–264
El Fakharani M (1980) Koro - ein Syndrom im Kulturwandel? Beobachtungen auf der ostindonesischen Insel Flores. Curare 3:241–244
Ellis WG (1893) The amok of the Malays. J Ment Sci 39:325–338
Ellis WG (1897) Latah, a mental malady of the Malays. J Ment Sci 43:32–40
Ewing JF (1955) Juramentado: institutionalized suicide among the Moros of the Philippines. Anthropol Q 28:148–155
Fabrega H (1993) A cultural analysis of human behavioral breakdowns: an approach to the ontology and epistemology of psychiatric phenomena. Cult Med Psychiatry 17:99–132
Fletcher W (1908) Latah and crime. Lancet 2:254–255
*Foulks EF (1972) The arctic hysterias of the north Alaskan Eskimo. American Anthropological Association, Washington DC (Anthropological Studies no 10)
Foulks EF (1985) The transformation of arctic hysteria. In: Simons RC, Hughes CC (eds) The culture-bound syndromes. Reidel, Dordrecht, pp 307–324
Fujimori H, Zhan-Pei Z, Kizaki Y, Zheng-Ji C (1987) Wahn und Gesellschaft in Japan und China in transkulturell-psychiatrischer Sicht. Fortschr Neurol Psychiatr 55:323–334
Gaines AD (1992) Ethnopsychiatry: the cultural construction of psychiatries. In: Gaines AD (ed) Ethnopsychiatry. State Univ of New York Press, Albany, pp 3–49
Gajdusek DC (1970) Physiological and psychological characteristics of stone age man. Engineer Sci 33:26-33, 56–62
Galloway DJ (1922) A contribution to the study of „latah". J Straits Branch R Asia Soc 85:140–150
Garner DM (1991) Soziokulturelle Aspekte bei Eßstörungen. In: Jacobi C, Paul T (Hrsg) Bulimia und Anorexia nervosa: Ursachen und Therapie. Springer, Berlin Heidelberg New York Tokio, S 11–23
Garner DM, Garfinkel PE (1980) Socio-cultural factors in the development of anorexia nervosa. Psychol Med 10:647–656
Gaw AC, Bernstein RL (1992) Classification of amok in DSM-IV. Hosp Community Psychiatry 43:789–793
Geertz H (1968) Latah in Java: a theoretical paradox. Indonesia 5:93–104
German GA, Arya OP (1969) Psychiatric morbidity amongst a Uganda student population. Br J Psychiatry 115:1323–1329
Gilles de la Tourette G (1884) Jumping, latah, myriachit. Arch Neurol 8:68–74
Gilmour A (1902) „Latah" among South African natives. Scott Med J 10:18–19
Gimlette JD (1897) Remarks on the etiology, symptoms and treatment of latah. BMJ 21:455–457
Gimlette JD (1901) Notes on a case of amok. J Trop Med Hyg 4:195–199
Goddard K (1991) Morita therapy: a literature review. Transcult Psychiatr Res Rev 28:93–115
*Gordon RA (1990) Anorexia and bulemia anatomy of a social epidemic. Basil Blackwell, Cambridge
Guarnaccia PJ (1993) Ataques de nervios in Puerto Rico: culture-bound syndrome or popular illness? Med Anthropol 15:157–170

Guarnaccia PJ, DeLaCancela V, Carrillo E (1989) The multiple meanings of ataques de nervios in the Latino community. Med Anthropol 11:47–62
Guinness EA (1992) Patterns of mental illness in the early stages of urbanization. Br J Psychiatry 160(Suppl 16):12–72
Gull W (1874) Anorexia nervosa (apepsia hysterica, anorexia hysterica). Trans Clin Soc Lond 7:22–28
Gullick JM (1958) Indigenous political systems of western Malaya. Humanities, London (London University – London School of Economics and Political Science Monographs on Social Anthropology, no 17)
Gussow Z (1960) Pibloktoq (hysteria) among the polar Eskimo: an ethnopsychiatric study. In: Muensterberger W, Axelrod S(eds) The psychoanalytic study of society, vol. 1. International Universities Press, New York, pp 218–235
Gussow Z (1963) A preliminary report of kayak-angst among the Eskimo of West Greenland. Int J Soc Psychiatry 9:18–26
Gussow Z (1970) Some responses of West Greenland Eskimo to a naturalistic situation of perceptual deprivation. Inter-Nord Int J Arctic Nordic Stud 11:227-262
Gwee AL (1963) Koro – a cultural disease. Singapore Med J 4:119–122
Gwee AL (1968) Koro – its origin and nature as a disease entity. Singapore Med J 9:3–6
Habermas H (1991) The role of psychiatric and medical traditions in the discovery and description of anorexia nervosa in France, Germany and Italy, 1873–1918. J Nerv Ment Dis 170:360–366
Hallowell AI (1934) Culture and mental disorder. J Abnorm Soc Psychol 29:1–9
Hammond WA (1884) Miryachit, a newly described disease of the nervous system. N Y Med J 39:191–192
Harris B (1981) A case of brain fag in East Africa. Br J Psychiatry 138:162–163
Hauschild T (1982) Der böse Blick. Mensch und Leben, Berlin
Hay TH (1971) The windigo psychosis: psychodynamic, cultural and social factors in aberrant behavior. Am Anthropol 73:1–19
Hezel FX (1993) Psychosis in Micronesia: an epidemiological survey. Transcult Psychiatr Res Rev 30:66–71
Hirsch SJ, Hollender MH (1969) Hysterical psychosis: clarification of the concept. Am J Psychiatry 125:909–915
Hochkirchen BH, Jilek WG (1985) Psychosocial dimensions of suicide and parasuicide in Amerindians of the Pacific Northwest. J Operation Psychiatry 16:24–28
Hollender MH, Hirsch SJ (1964) Hysterical psychosis. Am J Psychiatry 120:1066–1074
Hollweg MG (1997) Main culture bound syndromes in Bolivia. Curare 20:23–28
Holtved E (1967) Contributions to polar Eskimo ethnography. Meddelelser om Grønland Bd. 182, Nr. 2. Reitzel, København
Honigmann JJ (1947) Witch-fear in post-contact Kaska society. Am Anthropol 49:222–243
Honigmann JJ (1967) Personality in culture. Harper & Row, New York
Howard R, Ford R (1992) From the jumping Frenchmen of Maine to post-traumatic stress disorder: the startle response in neuropsychiatry. Psychol Med 22:695–707
Hughes CC (1985a) Culture-bound or construct-bound? In: Simons RC, Hughes CC (eds) The culture-bound syndromes. Reidel, Dordrecht, pp 3–24
Hughes CC (1985b) Glossary of ‚culture-bound‘ or folk psychiatric syndromes. In: Simons RC, Hughes CC (eds) The culture-bound syndromes. Reidel, Dordrecht, pp 469–505
Iancu I, Spivak B, Ratzoni G, Apter A, Weizman A (1994) The sociocultural theory in the development of anorexia nervosa. Psychopathology 27:29–36
Ifabumuyi OI, Rwegellera GGC (1979) Koro in a Nigerian male patient. Afr J Psychiatry 5:103–105
Ilechukwu STC (1988) Koro-like syndromes in Nigeria. Transcult Psychiatr Res Rev 25:310–314
Ilechukwu STC (1992) Magical penis loss in Nigeria: report of a recent epidemic of a koro-like syndrome. Transcult Psychiatr Res Rev 29:91–108
Infurna G (1928) Un piccolo foculaio di latah in Eritrea. Arch Ital Sci Med Colonial 8:560–562
Institor H, Sprenger J (1487) Malleus maleficarum. Straßburg [Dt.: Schmidt JWR (1923) Der Hexenhammer. Barsdorf, Berlin Leipzig]
Iwai H (1982) Yugamerareta kyōzō: Nihonjin no taijin kyôfu. Asahi Shuppansha, Tokyo
*Jablensky A, Sartorius N, Ernberg G et al. (1992) Schizophrenia: manifestations, incidence and course in different countries – a World Health Organization ten country study. Cambridge Univ Press, Cambridge (Psychol Med Monogr Suppl 20)
Jablensky A, Sartorius N, Cooper JE, Anker M, Korten A, Bertelsen A (1994) Culture and schizophrenia. Br J Psychiatry 165:434–436
Janet P (1903) Les obsessions et la psychasthénie, tome I. Alcan, Paris
Jegede RO (1983) Psychiatric illness in African students: „brain fag“ syndrome revisited. Can J Psychiatry 28:188–192
Jenner JA (1990) Latah as coping: a case study offering a new paradox to solve the old one. Int J Soc Psychiatry 36:194–199
Jilek WG (1974) Salish Indian mental health and culture change. Holt Rinehart Winston, Toronto
Jilek WG (1981) Anomic depression, alcoholism, and a culture-congenial Indian response. J Stud Alcohol Suppl 9:159–170
Jilek WG (1982) Culture – „pathoplastic“ or „pathogenic“? – a key question of comparative psychiatry. Curare 5:57–68
*Jilek WG (1986) Epidemics of „genital shrinking“ (koro): historical review and report of a recent outbreak in South China. Curare 9:269–282
Jilek WG (1987a) The impact of alcohol on small-scale societies in the circum-Pacific region. Curare 10:151–168
Jilek WG (1987b) Veränderte Wachbewußtseinszustände in Heiltanzritualen nordamerikanischer Indianer. In: Dittrich A, Scharfetter C (Hrsg) Ethnopsychotherapie. Enke, Stuttgart, S 135–149
Jilek WG (1988) Mental health, ethnopsychiatry and traditional medicine in the Kingdom of Tonga. Curare 11:161–176
*Jilek WG (1993) Traditional medicine relevant to psychiatry. In: Sartorius N, De Girolamo G, Andrews G, German GA (eds) Treatment of mental disorders. WHO/ American Psychiatric Press, Washington DC, pp 341–390
Jilek WG (1994) Modified states of consciousness: their role in ethnopsychiatry. Transcult Psychiatry Newslett (WPA) 12:5–8
Jilek WG (1995) Emil Kraepelin and comparative sociocultural psychiatry. Eur Arch Psychiatry Clin Neurosci 245:231–238
**Jilek WG, Jilek-Aall L (1970) Transient psychoses in Africans. Psychiatr Clin 3:337–364
Jilek WG, Jilek-Aall L (1977a) Massenhysterie mit Koro-Symptoma-

tik in Thailand. Schweiz Arch Neurol Psychiatr 120:257–259
Jilek WG, Jilek-Aall L (1977b) A koro epidemic in Thailand. Transcult Psychiatr Res Rev 14:57–59
*Jilek WG, Jilek-Aall (1985) The metamorphosis of „culture-bound" syndromes. Soc Sci Med 21:205–210
Jilek WG, Jilek-Aall L (1990a) Schamanische Symbolik in den wiederbelebten Zeremonien der Salish-Indianer der Nordwestküste. Mitteil Berl Gesellschaft Anthropol Ethnol Urgeschich 11:21–37
Jilek WG, Jilek-Aall L (1990b) The mental health relevance of traditional medicine and shamanism in refugee camps of northern Thailand. Curare 13:217–224
Jilek-Aall L (1974) Psychosocial aspects of drinking among Coast Salish Indians. Can Psychiatr Assoc J 19:357–361
Jilek-Aall L (1979) Call mama doctor - African notes of a young woman doctor. Hancock House, Saanichton Seattle
Jilek-Aall L (1988) Suicidal behaviour among youth: a cross-cultural comparison. Transcult Psychiatr Res Rev 25:87–105
Jilek-Aall L, Jilek WG, Flynn F (1978) Sex role, culture and psychopathology: a comparative study of three ethnic groups in western Canada. J Psychol Anthropology 1:473–488
Jochelson W (1908) The Koryak. In: Boas F (ed) The Jesup North Pacific expedition, vol VI, part 2. Brill, Leiden New York (Memoirs of the American Museum of Natural History)
Jochelson W (1910) The Yukaghir and the Yukaghirized Tungus. In: Boas F (ed) The Jesup North Pacific expedition, vol IX, part 1. Brill, Leiden New York (Memoirs of the American Museum of Natural History)
Jones DJ, Fox JMM, Babigan HM, Hutton HE (1980) Epidemiology of anorexia nervosa in Monroe County, New York. Psychosom Med 42:551–558
Kasahara Y (1974) Fear of eye-to-eye confrontation among neurotic patients in Japan. In: Lebra TS, Lebra WP (eds) Japanese culture and behavior. University Press of Hawaii, Honolulu, pp 396–406
Kasahara Y (1987) Social phobia in Japan. In: Social phobia in Japan and Korea. Proceedings of the first cultural psychiatry symposium between Japan and Korea. East Asian Academy of Cultural Psychiatry, Seoul, pp 3–14
Katz MM, Marsella A, Dube KC et al. (1988) On the expression of psychosis in different cultures: schizophrenia in an Indian and in an Nigerian community. Cult Med Psychiatry 12:331–355
Kenny MG (1978) Latah: the symbolism of a putative mental disorder. Cult Med Psychiatry 2:209–231
Kenny MG (1983) Paradox lost: the latah problem revisited. J Nerv Ment Dis 171:159–167
Kenny MG (1990) Latah, the logic of fear. In: Karim WJ (ed) The emotions of culture: a Malay perspective. Oxford Univ Press, Singapore, pp 123–141
Kiev A (1972) Transcultural psychiatry. Free Press, New York
Kim K-I, Li D, Jiang Z, Cui X, Lin L, Kang JJ, Park KK, Chung EK, Kim CK (1993) Schizophrenic delusions among Koreans, Korean-Chinese and Chinese: a transcultural study. Int J Soc Psychiatry 39:190–199
Kimura B (1972) Struktur des Selbstbewußtseins beim Japaner im Spiegel der sog. „Anthropophobien". In: Erhardt HE (Hrsg) Perspektiven der heutigen Psychiatrie. Gerhards, Frankfurt am Main, S 322–326
*Kimura B (1995) Zwischen Mensch und Mensch: Strukturen japanischer Subjektivität. Wissenschaftliche Buchgesellschaft, Darmstadt
*Kirmayer LJ (1991) The place of culture in psychiatric nosology: taijin kyofusho and DSM-III-R. J Nerv Ment Dis 179:19-28
Kirmayer LJ (1994) Suicide among Canadian aboriginal peoples. Transcult Psychiatr Res Rev 31:3–58
Kitanishi K (1990) Morita therapy from a transcultural psychiatric view. J Morita Ther 1:190–194
Kitanishi K, Tseng W-S (1988) Social phobia among Japanese: clinical, family and cultural exploration (Paper presented at 4th Scientific Meeting, Pacific Rim College of Psychiatry, December 5, 1988, Hong Kong) (Abstracted in: Transcult Psychiatr Res Rev (1989), 26:144–146)
Kitanishi K, Miyake Y, Kim KI, Liu X (1995) A comparative study of taijin kyofusho (TKS) tendencies among college students in Japan, Korea, and the People's Republic of China. Jikeikai Med J 42:231–243
Kleinman AM (1977) Depression, somatization, and the ‚new cross-cultural psychiatry'. Soc Sci Med 11:3–10
*Kleinman AM (1988) Rethinking psychiatry. Free Press & Collier Macmillan, New York London
Kobler F (1948) Description of an acute castration fear based on superstition. Psychoanal Rev 35:285–289
Koch K-F (1968) On „possession" behaviour in New Guinea. J Polynesian Soc 77:135–146
Kon Y (1994) Amok. Br J Psychiatry 165:685–689
Kondo K (1976) The origin of Morita therapy. In: Lebra WP (ed) Culture-bound syndromes, ethnopsychiatry, and alternate therapies. University Press of Hawaii, Honolulu, pp 250–258
Koro Study Team (1969) The koro „epidemic" in Singapore. Singapore Med J 10:234–242
*Kraepelin E (1904) Vergleichende Psychiatrie. Centralbl Nervenheilk Psychiatr 27:433–437
Kraepelin E (1909) Psychiatrie – Ein Lehrbuch für Studierende und Ärzte, Bd 1, 8. Aufl. Barth, Leipzig
Kraepelin E (1913) Psychiatrie – Ein Lehrbuch für Studierende und Ärzte, Bd 3, 8. Aufl. Barth, Leipzig
Kretschmer E (1958) Hysterie, Reflex und Instinkt, 6. Aufl. Thieme, Stuttgart
Kraus RF, Buffler PA (1979) Sociocultural stress and the American native in Alaska: an analysis of changing patterns of psychiatric illness and alcohol abuse among Alaska natives. Cult Med Psychiatry 3:111–151
Kunkle CE (1967) The „jumpers" of Maine: a reappraisal. Arch Intern Med 119:355–358
Labhardt F (1963) Die schizophrenieähnlichen Emotionspsychosen. Springer, Berlin Göttingen Heidelberg
Laiblin W (1965) Ekstatische Männerbünde. In: Bitter W (Hrsg) Massenwahn in Geschichte und Gegenwart. Klett, Stuttgart, S 118–132
Lambo TA (1960) Further neuropsychiatric observations in Nigeria. BMJ 2:1696–1704
Landes R (1938) The abnormal among the Ojibwa Indians. J Abnorm Soc Psychol 33:14–33
Landis C, Hunt WA (1939) The startle pattern. Farrar Rinehart, New York
Landy D (1985) Pibloktoq (hysteria) and Inuit nutrition: possible implication of hypervitaminosis A. Soc Sci Med 21:173–185

Langness LL (1965) Hysterical psychosis in the New Guinea highlands: a Bena Bena example. Psychiatry 28:258–277
Langness LL (1967) Hysterical psychosis: the cross-cultural evidence. Am J Psychiatry 124:143–152
Lasègue C (1873) De l'anorexie hystérique. Arch Générale Médecine 1 (avril):385–403
Lee PWH, Lieh Mak F, Yu KK, Spinks JA (1991) Pattern of outcome in schizophrenia in Hong Kong. Acta Psychiatr Scand 84:346–352
Lee S (1993) How abnormal is the desire for slimness? A survey of eating attitudes and behaviour among Chinese undergraduates in Hong Kong. Psychol Med 23:437–440
Lee S (1996) Reconsidering the status of anorexia nervosa as a western culture-bound syndrome. Soc Sci Med 42:21–34
Lee S, Ho TP, Hsu LKG (1993) Fat phobic and non-fat phobic anorexia nervosa: a comparative study of 70 Chinese patients in Hong Kong. Psychol Med 23:999–1017
Lee SH (1977) A study of „hwa-byung" (anger syndrome). J Korea Gen Hosp Seoul 1:63–69
Lee SH (1987) Social phobia in Korea. In: East Asian Academy of Cultural Psychiatry (ed) Social phobia in Japan and Korea. Seoul National University, Seoul (Proceedings of the first cultural psychiatry symposium between Japan and Korea, pp 24–52)
Lee SH, Shin YC, Oh KS (1994) A clinical study of social phobia for 10 years. J Korean Neuropsychiatr Assoc 33:305–312
Legendre J (1908) Une curieuse épidémie. Ann Méd Colonial 2:280
Lehmann JP (1972) Le vecu corporel et ses interpretations en pathologie africaine, a propos des inhibitions corporelles en milieu scolaire. Rev Méd Psychosom 14:43–67
Levine RE, Gaw AC (1995) Culture-bound syndromes. Psychiatr Clin N Am 18:523–536
Lewis-Fernandez R, Kleinman AM (1994) Culture, personality and psychopathology. J Abnorm Psychol 103:67–71
Lhermitte J (1963) Diabolical possession, true and false. Burns Oates, London
Liebowitz MR, Salman E, Jusino CM et al. (1994) Ataque de nervios and panic disorder. Am J Psychiatry 151:871–875
Lin K-M (1983) Hwa-byung: a Korean culture-bound syndrome? Am J Psychiatry 140:105–107
Lin K-M, Lau JKC, Yamamoto J, Zheng Y-P, Kim H-S, Cho K-H, Nakasaki G (1992) Hwa-byung: a community study of Korean Americans. J Nerv Ment Dis 180:386–391
Linton R (1956) Culture and mental disorders. Thomas, Springfield
Littlewood R (1990) From categories to contexts: a decade of the ‚new cross-cultural psychiatry'. Br J Psychiatry 156:308-327
*Littlewood R, Lipsedge M (1985) Culture-bound syndromes. In: Granville-Grossman K (ed) Recent advances in clinical psychiatry. Churchill Livingstone, Edinburgh, pp 105–142
Logan MH (1979) Variations regarding susto causality among the Cakchiquel of Guatemala. Cult Med Psychiatry 3:153–166
Loon FHG van (1927) Amok and lattah. J Abnorm Soc Psychol 21:434–444
Low SM (1985) Culturally interpreted symptoms or culture-bound syndromes: a cross-cultural review of nerves. Soc Sci Med 21:187–196
Lucas AR, Beard CM, O'Fallon WM, Leonard TK (1991) 50-year trends in the incidence of anorexia nervosa in Rochester Minnesota: a population-based study. Am J Psychiatry 148:917–922
*Ludwig AM (1966) Altered states of consciousness. Arch Gen Psychiatry 15:225–234
Magnan V (1893) Leçons cliniques sur les maladies mentales, 2ème édn. Bataille, Paris.
Makanjuola ROA (1987) „Ode ori": a culture-bound disorder with prominent somatic features in Yoruba Nigerian patients. Acta Psychiatr Scand 75:231–236
Malhotra HK, Wig NN (1975) Dhat syndrome: a culture-bound sex neurosis of the orient. Arch Sex Behav 4:519–528
Marano L (1982) Windigo-psychosis: the anatomy of an emic-etic confusion. Curr Anthropol 23:385–412
Marsella AJ (1988) Cross-cultural research on severe mental disorders: issues and findings. Acta Psychiatr Scand Suppl 344:7–22
Maslowski J (1986) Pathoplastic influences on symptoms of schizophrenia: a comparative study in Libya and Malta. Acta Psychiatr Scand 73:618–623
Mazur WP (1953) Gilles de la Tourette's Syndrome. Can Med Assoc J 69:520–522
Meldorf G (1900) Om Kajaksvimmelheden: Grønland og dens forhold til brugen af nydelsesmidler. Bibliotek for Laeger (Kopenhagen) 1:524–539
Meynert T (1889) Amentia, die Verwirrtheit. Jahrbuch Psychiatr (Wien) 9:1–112
Min SK (1989) A study of the concept of hwabyung. J. Korean Neuropsychiatr Assoc 28:604–616
Min SK, Namkoong K, Lee HY (1990) An epidemiological study on hwabyung. J Korean Neuropsychiatr Assoc 29:867–874
Mizushima N, Ishii Y (1983) The epidemiology of anorexia nervosa in junior and senior high school students in Ishikawa Prefecture. Jpn J Psychosom Med 23:311–319
Morakinyo O (1985) The brain-fag syndrome in Nigeria: cognitive deficits in an illness associated with study. Br J Psychiatry 146:209–210
Morel BA (1860) Traité des maladies mentales. Masson, Paris
Morita S (1921) Shinkeishitsu no hontai to ryōhō Hakuyo-sha, Tokyo
Mulder JGA (1935) Over koro. Geneeskundig Tijdschrift voor Nederlandsch-Indie 75:837–838
Murasaki S (1970) The tale of Genji. Tuttle, Rutland/VT Tokyo.
Murphy HBM (1961) Social change and mental health. In: Milbank Memorial Fund (ed) Causes of mental disorders: a review of epidemiological knowledge 1959. Milbank Memorial Fund, New York, pp 280–329
*Murphy HBM (1973) History and the evolution of syndromes: the striking case of latah and amok. In: Hammer M, Salzinger K, Sutton S (eds) Psychopathology: contributions from the biological, behavioral and social sciences. Wiley, New York, pp 33–55
Murphy HBM (1976) Notes for a theory on latah. In: Lebra WP (ed) Culture-bound syndromes, ethnopsychiatry, and alternate therapies. University Press of Hawaii, Honolulu, pp 3–21
**Murphy HBM (1982) Comparative psychiatry. Springer, Berlin Heidelberg New York
Musgrave WE, Sison AG (1910) Malimali, a mimic psychosis in the Philippine islands. Philippine J Sci, Sect B: Med Sci 5:335–339
Nandi DN, Banerjee G, Saha H, Boral GC (1983) Epidemic koro in West Bengal, India. Int J Soc Psychiatry 29:265–268
Nations MK, Camino LA, Walker FB (1988) ‚Nerves': folk idiom for an-

xiety and depression? Soc Sci Med 26:1245–1259
Natoli A (1937) Casi di „latah“ riscontrati fra indigeni a Bengasi. Giornale Italiano di Clinica Tropicale 1:20–24
Newman PL (1964) „Wild man“ behavior in a New Guinea highlands community. Am Anthropologist 66:1–19
Ngui PW (1969) The koro epidemic in Singapore. Aust N Z J Psychiatry 3:263–266
Novakovsky S (1924) Arctic or Siberian hysteria as a reflex of the geographic environment. Ecology 5:113–127
O'Brien HA (1883) Latah. J Straits Branch R Asiatic Soc 11:143–153
O'Brien HA (1884) Latah. J Straits Branch R Asiatic Soc 12:283–284
Obeyesekere G (1976) The impact of ayurvedic ideas on the culture and the individual in Ceylon. In: Leslie C (ed) Asian medical systems: a comparative study. University of California Press, Berkeley, pp 201–226
Ogawa K, Miya M, Watarai A, Nakazawa KM, Yuasa S, Utena H (1987) A long-term follow-up study of schizophrenia in Japan with special reference to the course of social adjustment. Br J Psychiatry 151:758–765
Ohnuki-Tierney E (1980) Shamans and imu: among two Ainu groups. Ethos 8:204–228
Okasha A, Seif El Dawla A, Khalil AH, Saad A (1993) Presentation of acute psychosis in an Egyptian sample: a transcultural comparison. Compr Psychiatry 34:4–9
O'Nell CW (1975) An investigation of reported „fright“ as a factor in the etiology of susto, „magical fright“. Ethos 3:41–63
Oquendo M (1994) Differential diagnosis of ataque de nervios. Am J Orthopsychiatry 65:60–65
Oquendo M, Horwath E, Martinez A (1992) Ataques de nervios: proposed diagnostic criteria for a culture specific syndrome. Cult Med Psychiatry 16:367–376
Orley JH (1970) Culture and mental illness – a study from Uganda. East African Publishing House, Nairobi
Overbeck H (1986) Die Geschichte von Hang Tuah. Beck, München
Pang KYC (1990) Hwabyung: the construction of a Korean popular illness among Korean elderly immigrant women in the United States. Cult Med Psychiatry 14:495–512
Pareto V (1935) The mind and society, vol. 1: Non-logical conduct. Harcourt Brace, New York
*Paris J (1992) Dhat: the semen loss anxiety syndrome. Transcult Psychiatr Res Rev 29:109–118
Parker S (1960) The witiko psychosis in the context of Ojibwa personality and culture. Am Anthropol 62:603–623
Patel V, Winston M (1994) ‚Universality of mental illness‘ revisited: assumptions, artefacts, and new directions. Br J Psychiatry 165:437–440
Peltzer K (1987) Some contributions of traditional healing practices towards psychosocial health care in Malawi. Fachbuchhandlung für Psychologie, Eschborn Frankfurt am Main
Peltzer K (1995) Psychology and health in African cultures. IKO, Frankfurt am Main
Pfeiffer WM (1968) Neuere Untersuchungsergebnisse bei Latah. Transcult Psychiatr Res Rev 5:34–38
*Pfeiffer WM (1980) Kulturgebundene Syndrome. In: Pfeiffer WM, Schoene W (Hrsg) Psychopathologie im Kulturvergleich. Enke, Stuttgart, S 156–170
**Pfeiffer WM (1994) Transkulturelle Psychiatrie, 2. Aufl. Thieme, Stuttgart New York
Prince R (1959) Report from Nigeria. Rev Newslett Transcult Res Ment Health Problems 6:40–41
Prince R (1960) The „brain fag“ syndrome in Nigerian students. J Ment Sci 106:559–570
Prince R (1962) Functional symptoms associated with study in Nigerian students. West Afr Med J 11:198–206
*Prince R (1985) The concept of culture-bound syndromes: anorexia nervosa and brain-fag. Soc Sci Med 21:197–203
Prince R (1989) The brain-fag syndrome. In: Peltzer K, Ebigbo PO (eds) Text book of clinical psychology in Africa. University of Nigeria, Enugu, pp 276–287
*Prince R (1991) Amok then and now. Transcult Psychiatr Res Rev 28:219–229
Prince R, Tcheng-Laroche F (1987) Culture-bound syndromes and international disease classifications. Cult Med Psychiatry 11:3–19
Rainaut J (1958) Un aspect des psychoses transitoires en milieu africain: la bouffée aigue confusionelle et anxieuse. In: CSA (Scientific Council for Africa South of the Sahara) (ed) Mental disorders and mental health in Africa south of the sahara (CCTA/CSA-WFMH-WHO Meeting of Specialists on Mental Health, Bukavu, pp 193–214)
Raguram R, Jadhav S, Weiss M (1994) Historical perspectives on dhat syndrome. J Nat Inst Ment Health Neurosci (India) 12:117–124
Reay M (1960) „Mushroom madness“ in the New Guinea highlands. Oceania 31:137–139
Reay M (1965) Mushrooms and collective hysteria. Aust Territor 5:18–28
Reay M (1977) Ritual madness observed: a discarded pattern of fate in Papua New Guinea. J Pacific Hist 12:55–79
Repond A (1940) Le lattah: une psycho-névrose exotique. Ann Méd Psychol 98:311–324
Rin H (1965) A study of the aetiology of koro in respect to the Chinese concept of illness. Int J Soc Psychiatry 11:7–13
*Risso M, Böker W (1964) Verhexungswahn. Karger, Basel New York (Bibliotheca Psychiatrica et Neurologica 124)
Ritenbaugh C (1982) Obesity as a culture-bound syndrome. Cult Med Psychiatry 6:347–361
Rodewyk A (1963) Die dämonische Besessenheit in der Sicht des Rituale Romanum. Pattloch, Aschaffenburg
Rodrigue RB (1963) A report on a widespread psychological disorder called lulu seen among the Huli linguistic group in Papua. Oceania 33:274–279
Rubel AJ (1964) The epidemiology of a folk illness: susto in hispanic America. Ethnology 3:268–283
Rubel AJ, O'Nell CW, Collado R (1985) The folk illness called susto. In: Simons RC, Hughes CC (eds) The culture-bound syndromes. Reidel, Dordrecht, pp 333–350
Rubinstein DH (1992) Suicidal behaviour in Micronesia. In: Peng KL, Tseng W-S (eds) Suicidal behaviour in the Asia-Pacific region. Singapore Univ Press, Singapore, pp 199–230
Russell JG (1989) Anxiety disorders in Japan: a review of the Japanese literature on shinkeishitsu and taijin kyofusho. Cult Med Psychiatry 13:391–403
Sachdev PS (1985) Koro epidemic in north-east India. Aust N Z J Psychiatry 19:433–438
Sakaki J (1905) Imubacco. Mitteilungen der medizinischen Fakultät der kaiserlich-japanischen Universität Tokyo 6:147–201

Sal y Rosas F (1958) El mito del jani o susto de la medicina indigena del Peru. Rev Sanidad de Policia (Lima) 19:167–210
Salles P (1961) Aspects pratiques des psychoses aigues transitoires chez le noir d'Afrique centrale. Méd Trop 21:1–10
Sarnelli T (1934) Primi casi di „latah" osservati nell'alto Yemen, Arabia S. O. Arch Ital Sci Med Colonial 15:750–759
*Sartorius N (1979) Crosscultural psychiatry. In: Kisker KP (Hrsg) Psychiatrie der Gegenwart, Bd. 1: Grundlagen und Methoden der Psychiatrie, Teil 1. Springer, Berlin Heidelberg New York, pp 711–737
Sartorius N, Jablensky A, Korten A, Ernberg G, Anker M, Cooper JE, Day R (1986) Early manifestations and first-contact incidence of schizophrenia in different cultures. Psychol Med 16:909–928
Schmidt K, Hill L, Guthrie G (1977) Running amok. Int J Soc Psychiatry 23:264–275
Selvini Palazzoli M (1985) Anorexia nervosa; a syndrome of the affluent society. Transcult Psychiatr Res Rev 22:199–205
Shaw W (1972) Amuk. Fed Museums J (Malaysia) 17:1–30
Shirokogoroff SM (1935) The psychomental complex of the Tungus. Kegan Paul Trench Trubner, London
Shore JH, Manson SM (1981) Crosscultural studies of depression among American Indians and Alaska natives. White Cloud J 2:5–12
Shorter E (1994) From the mind into the body: the cultural origins of psychosomatic symptoms. Free Press, New York
Shukla GD, Mishra DN (1981) Korolike syndrome: a case report. Indian J Psychiatry 23:96–97
Simons RC (1980) The resolution of the latah paradox. J Nerv Ment Dis 168:195–206
Simons RC (1983) Latah II – problems with a purely symbolic interpretation. J Nerv Ment Dis 171:168–181
Simons RC (1985a) Sorting the culture-bound syndromes. In: Simons RC, Hughes CC (eds) The culture-bound syndromes. Reidel, Dordrecht, pp 25–38
Simons RC (1985b) Introduction: the startle matching taxon. In: Simons RC, Hughes CC (eds) The culture-bound syndromes. Reidel, Dordrecht, pp 41–42
*Simons RC (1996) Boo! Culture, experience, and the startle reflex. Oxford Univ Press, New York Oxford
**Simons RC, Hughes CC (eds) (1985) The culture-bound syndromes. Reidel, Dordrecht
Slot JA (1935) Koro in Zuid-Celebes. Geneeskundig Tijdschrift voor Nederlandsch-Indie 75:811–820
Smyth MG, Dean C (1992) Capgras and koro. Br J Psychiatry 161:121–123
Stevens H (1964) Jumping Frenchmen of Maine. Trans Am Neurol Assoc 89:65–67
Stevens H (1965) Jumping Frenchmen of Maine. Arch Neurol 12:311–314
Stevens J (1987) Brief psychoses: do they contribute to the good prognosis and equal prevalence of schizophrenia in developing countries? Br J Psychiatry 151:393–396
Still RML (1940) Remarks on the aetiology and symptoms of young-dah-the with a report of four cases and its medico-legal significance. Indian Med Gazette z:88–91
Suematsu H, Ishikawa H, Kuboki T, Ito T (1985) Statistical studies on anorexia nervosa in Japan: detailed clinical data on 1,011 patients. Psychother Psychosom 43:96–103
Suwanlert S (1972) Psychiatric study of bahtsche (latah). J Psychiatr Assoc Thailand 17:380–398
Suwanlert S, Coates D (1979) Epidemic koro in Thailand – clinical and social aspects. Transcult Psychiatr Res Rev 16:64–66
Suzuki T, Takemura S (1966) Morita-Therapie – eine für Japan eigentümliche Psychotherapie und ihre sozial-psychiatrische Bedeutung. Z Psychother Med Psychol 16/5:161–172
Swettenham FA (1889) The real Malay. John Lane & Bodley Head, London
Takahashi T (1989) Social phobia syndrome in Japan. Compr Psychiatry 30:45–52
Tan ES (1989) Amok – its world-wide occurence. Transcult Psychiatr Res Rev 26:137–140
Teicher MI (1960) Windigo psychosis, a study of a relationship between belief and behavior among the Indians of northeastern Canada. American Ethnological Society, University of Washington, Seattle
Teoh JI (1972) The changing psychopathology of amok. Psychiatry 35:345–351
Thorslund J (1990) Inuit suicides in Greenland. Arctic Med Res 49:25–33
Tokarsky A (1890) „Merjatschenie". Neurol Centralbl 9:662–663
Toro J, Salamero M, Martinez E (1994) Assessment of sociocultural influences on the aesthetic body shape model in anorexia nervosa. Acta Psychiatr Scand 89:147–151
Tousignant M (1979) Espanto: a dialogue with the gods. Cult Med Psychiatry 3:347–361
Tseng WS (1973) The development of psychiatric concepts in traditional Chinese medicine. Arch Gen Psychiatry 29:569–575
Tseng WS, McDermott JF (1981) Culture, mind and therapy. Brunner & Mazel, New York.
*Tseng WS, Mo KM, Hsu J, Li LS, Ou LW, Chen GQ, Jiang DW (1988) A sociocultural study of koro epidemics in Guangdong, China. Am J Psychiatry 145:1538–1543
Tseng WS, Mo KM, Li LS, Chen GQ, Ou LW, Zheng HB (1992) Koro epidemics in Guangdong, China. J Nerv Ment Dis 180:117–123
*Tseng WS, Streltzer J (1997) Integration and conclusions. In: Tseng WS, Streltzer J (eds) Culture and psychopathology. Brunner Mazel, New York, pp 241–252
Tsoi WF, Wong KE (1991) A 15 year follow up study of Chinese schizophrenic patients. Acta Psychiatr Scand 84:217–220
Uchimura Y (1935) „Imu"; a malady of the Ainu. Lancet i:1272–1273
Uchimura Y (1956) Imu, eine psychoreaktive Erscheinung der Ainu-Frauen. Nervenarzt 27:535–540
Vandereycken W, Lowenkopf EL (1990) Anorexia nervosa in 19th century America. J Nerv Ment Dis 178:531–535
Voustman AH (1897) „Koro" in de westerafdeeling van Borneo. Geneeskundig Tijdschrift voor Nederlandsch-Indie 37:499–505
Vyncke JC (1957) Psychoses et névroses en Afrique centrale. Académie royale des sciences coloniales, Classe des sciences naturelles et médicales, Bruxelles
Wallace AFC (1972) Mental illness, biology, and culture. In: Hsu FLK (ed) Psychological anthropology, rev edn. Shenkman, Cambridge/MA, pp 363–402
Wallace AFC, Ackerman RE (1960) An interdisciplinary approach to mental disorder among the polar Eskimo of northwest Greenland. Anthropologica 11:1–12
Weiser L (1927) Altgermanische Jünglingsweihen und Männerbünde. Konkordia, Bühl

*Weiss MG (1995) Eating disorders and disordered eating in different cultures. Psychiatr Clin North Am 18:537–553

Wen JK, Wang CL (1981) Shen-k'uei syndrome: a culture-specific sexual neurosis in Taiwan. In: Kleinman A, Lin TY (eds) Normal and abnormal behavior in Chinese culture. Reidel, Dordrecht, pp 357–369

Westermeyer J (1972) A comparison of amok and other homicide in Laos. Am J Psychiatry 129:703–709

Westermeyer J (1973) On the epidemicity of amok violence. Arch Gen Psychiatry 28:873–876

Westermeyer J (1985) Sudden mass assault with grenade: an epidemic amok form from Laos. In: Simons RC, Hughes CC (eds) The culture bound syndromes. Reidel, Dordrecht, pp 225–235

WHO (1993) The ICD-10 international classification of mental and behavioural disorders – Diagnostic criteria for research. WHO, Geneva

Wig NN (1960) Problems of mental health in India. J Clin Soc Psychiatry (India) 17:48–53

Winiarz W, Wielawski J (1936) Imu – a psychoneurosis occuring among Ainus. Psychoanal Rev 23:181–186

Wintrob RM (1973) The cultural dynamics of student anxiety: a report from Liberia. Psychopathol Afr 9:267–294

Winzeler RL (1991) Latah in Sarawak, with special reference to the Iban. In: Sutlive VH (ed) Female and male in Borneo: contributions and challenges to gender studies. Borneo Research Council, Willamsburg/VA (Borneo Research Council Monograph Series vol. I, pp 317–333)

*Winzeler RL (1995) Latah in Southeast Asia: the history and ethnography of a culture-bound syndrome. Cambridge Univ Press, Cambridge

Wulfften Palthe PM van (1933) Amok. Nederlandsch Tijdschrift voor Geneeskunde 77:983–991

Wulfften Palthe PM van (1934) Koro – een eigenaardige angstneurose. Geneeskundig Tijdschrift voor Nederlandsch-Indie 74:1713–1720

Wulfften Palthe PM van (1935) Koro – eine merkwürdige Angsthysterie. Int Z Psychoanal 21:249–257

Wulfften Palthe PM van (1936) Psychiatry and neurology in the tropics. In: DeLangen C, Lichtenstein A (eds) A clinical textbook of tropical medicine. Kolff, Batavia, pp 525–547

Yamashita I (1993) Taijin kyofu or delusional social phobia. Hokkaido Univ Press, Sapporo

Yap PM (1951) Mental diseases peculiar to certain cultures: a survey of comparative psychiatry. J Ment Sc 97:313–327

Yap PM (1952) The latah reaction: its pathodynamics and nosological position. J Ment Sci 98:515–564

Yap PM (1962) Words and things in comparative psychiatry, with special reference to the exotic psychoses. Acta Psychiatr Scand 38:163–169

Yap PM (1965) Koro – a culture-bound depersonalization syndrome. Br J Psychiatry 3:43–50

*Yap PM (1967) Classification of the culture-bound reactive syndromes. Aust N Z J Psychiatry 1:172–179

Yap PM (1969) The culture-bound reactive syndromes. In: Caudill W, Lin TY (eds) Mental health research in Asia and the Pacific. East-West Center Press, Honolulu, pp 33–53

*Yap PM (1974) Comparative psychiatry: a theoretical framework. University of Toronto Press, Toronto

Yu Z, Prince R (1991) Social phobias in China. Transcult Psychiatr Res Rev 28:240–246

Zaguirre JC (1957) Amuck. J Philippine Fed Priv Med Pract 6:1138–1149

KAPITEL 15

Psychiatrie in Entwicklungsländern

N. SARTORIUS

Übersetzung: A. Michel

1 Einführung

Kriterien für die Einstufung als Entwicklungsland

Ob ein Land als Entwicklungsland eingestuft wird, hängt von einer Reihe von Kriterien ab. Einige dieser Kriterien scheinen eindeutig: i. allg. haben die betreffenden Länder ein geringes Pro-Kopf-Einkommen, ihre Kommunikationssysteme sind unzureichend (was wiederum einen effizienten Transport von Menschen, Gütern und Information verhindert), die Gesundheitsindikatoren zeugen von einer unnötig hohen Sterblichkeitsrate (z. B. als Folge einer hohen Kindersterblichkeit), die Krankenzahlen sind hoch und der Bildungsstand der Bevölkerung als Ganzes ist niedrig. Treffen all diese und eine Reihe anderer, ähnlicher Anzeichen zu, ist man sich schnell einig darüber, daß dieses Land in seiner Entwicklung zurückliegt, oder – falls die meisten dieser Indikatoren zeigen, daß sich das Land in einer sehr schwierigen Situation befindet – man entscheidet, daß es in die Kategorie der „am wenigsten entwickelten Länder" gehört. Momentan befinden sich etwa 40 Länder in dieser letzten Kategorie. Die Bevölkerungszahlen dort sind jedoch relativ gering und zusammengenommen stellen sie nur einen bescheidenen Anteil der Weltbevölkerung und der Menschen in den Entwicklungsländern dar.

– am wenigsten entwickelte Länder

– sich schnell entwickelnde und Entwicklungsländer

Die übrigen Länder außerhalb Europas, der Vereinigten Staaten, Kanadas, Australiens, Neuseelands und Japans lassen sich weniger leicht in eine Kategorie einordnen und von den Vereinten Nationen stammte kürzlich der Vorschlag, diese Gruppe in 2 Kategorien aufzuspalten (sich schnell entwickelnde Länder und Entwicklungsländer) und für die osteuropäischen Länder, ebenso wie für die Mitgliedsstaaten der Gemeinschaft unabhängiger Staaten, eine separate Gruppe zu schaffen, da diese Länder besondere Merkmale haben, die sie vom Rest der Europäischen Staaten unterschieden.

Problematik der Einteilung in Enwicklungs- und entwickelte Länder

Diese scheinbar bequeme Einteilung der Welt in Entwicklungsländer und entwickelte Länder hält einer näheren Betrachtung jedoch nicht stand.[1]

1. Es gibt in vielen sog. entwickelten Ländern Gebiete (oder Bevölkerungsgruppen), die in jeder Hinsicht den Entwicklungsländern ähnlich sind.
2. In den meisten Entwicklungsländern gibt es heutzutage Gebiete (oder Bevölkerungsgruppen), die einen hohen Lebensstandard erreicht haben und daher mit dem Durchschnitt in den entwickelten Ländern durchaus mithalten können.
3. Einige Entwicklungsländer hinken der Entwicklung auf manchen Gebieten hinterher (z. B. Gesundheitsstandards), während sie, was andere Kriterien betrifft (z. B. das Pro-Kopf-Einkommen) mit den entwikkelten Ländern mithalten können bzw. einige von diesen Ländern sogar übertreffen.

[1] So gab es zu verschiedenen Zeiten Vorschläge, wie diese beiden Ländergruppen unterschieden werden könnten: Dritte-Welt-Länder, nicht industrialisierte Länder oder die Länder der südlichen Hemisphäre. Keine dieser Bezeichnungen ist überzeugender als die anderen. In diesem Kapitel werden daher die einfachsten Begriffe – Entwicklungsländer und entwickelte Länder – verwendet, trotz ihrer Ungenauigkeit.

4. Länder wandeln sich kontinuierlich, und was heute als entwickeltes Land bezeichnet wird, kann schon morgen in vielerlei Hinsicht als Entwicklungsland gelten, und umgekehrt.
5. Die wirtschaftliche Entwicklung ist nicht unbedingt das ultimative Ziel menschlicher Existenz, und würde die Welt in nichtökonomische Kriterien eingeteilt (z. B. in Toleranz, Nichtangriff und menschliche Interdependenz), wäre eine Neueinteilung in die Kategorien Entwicklungsländer und entwickelte Länder unumgänglich.

Notwendigkeit der Betrachtung einzelner Ländergruppen

Im Hinblick darauf erscheint es klüger, die Einteilung der Welt in eine kleine Anzahl streng abgegrenzter Kategorien zu vermeiden und sich stattdessen der Betrachtung kleinerer Ländergruppen zuzuwenden (oder sogar Gruppen mit nur einem Land), unter Berücksichtigung der Tatsache, daß jede Nation ihre eigenen kulturellen, wirtschaftlichen, intellektuellen und emotionalen Traditionen hat, sowie Eigenschaften, die sie in einem erheblichen Ausmaß einzigartig machen. Es ist möglich und wünschenswerter, Länder mit einer Anzahl relevanter Kriterien zu beschreiben, auch wenn dies aufwendiger ist, was Zeit und Raum betrifft. Wo eine Gruppierung notwendig wird, sollte dabei berücksichtigt werden, daß es zahlreiche Unterschiede zwischen den Ländern einer Gruppe gibt und daß die meisten Länder der Welt ein Mosaik darstellen aus entwikkelten und sich entwickelnden Regionen, modernen und traditionellen Teilen, und daß sie sich aus noblen und weniger noblen Komponenten zusammensetzen. Wie stark die einzelnen Teile vertreten sind, hängt von der Zeit und dem jeweiligen Land ab.

Unterschiede innerhalb der einzelnen Länder

Die Medizin und die Naturwissenschaften spiegeln die oben genannte Situation wider. Sogar in sehr armen Ländern gibt es Institutionen, die exzellente Forschungsarbeit leisten und hervorragenden Service bieten (z. B. das Institut für Psychiatrie in Mexico City). Dagegen gibt es in der entwickelten Welt Gebiete, in denen die Gesundheitsversorgung mangelhaft ist (z. B. in Slums oder abgelegenen Regionen), eine Situation, die durch die Tatsache verschlimmert wird, daß genügend Geld zur Verfügung steht, und daß ein Mangel an öffentlichen Geldern für die zu beobachtenden Szenen nicht verantwortlich gemacht werden kann.

Die Unterschiede innerhalb der Länder selbst und den Ländern untereinander sind ein Grund, warum es illusorisch ist anzunehmen, eine umfassende Beschreibung von Programmen zur psychischen Gesundheit in den Entwicklungsländern könne in einem einzigen Kapitel erfolgen. Andere Gründe, die eine detaillierte und fundierte Beschreibung erschweren, sind einmal die Datenknappheit, die von professionell durchgeführten Studien zur Situation der psychischen Gesundheit in vielen Entwicklungsländern herrührt und zum anderen die Geschwindigkeit, mit der sich soziokulturelle, wirtschaftliche und andere Veränderungen in den meisten Ländern vollziehen.

2 Probleme

Problemgruppen

Vier Gruppen von Problemen machen der Psychiatrie in den Entwicklungsländern zu schaffen:
1. der geringe Stellenwert, den die Einzelnen und die Gesellschaft der psychischen Gesundheit dort beimessen,
2. die hohe Anzahl psychischer und neurologischer Erkrankungen,
3. die Mißachtung psychosozialer Aspekte verschiedener Gesundheits- und Entwicklungsprojekte und
4. der chronische Mangel an Ressourcen.

2.1 Niedriger Stellenwert psychischer Gesundheit

Bedeutung des Stellenwerts psychischer Gesundheit

Der Stellenwert, den der Einzelne und die Gesellschaft der psychischen Gesundheit und der normalen Funktion der Psyche beimessen, ist von entscheidender Bedeutung für die Entwicklung von Programmen zur psychischen Gesundheit. Dort, wo die psychische Gesundheit auf der Werteskala lediglich einen niedrigen Stellenwert einnimmt, ist es schwierig, wenn nicht gar unmöglich, solche Programme zu initiieren oder aufrechtzuerhalten.

Auswirkungen eines geringen gesellschaftlichen Stellenwerts

Der niedrige Stellenwert psychischer Gesundheit spiegelt sich zum einen wider in der geringen Bedeutung, die den Aktivitäten, die sich mit ihr befassen, innerhalb allgemeiner Gesundheitsprogramme beigemessen wird, zum anderen in der Schwierigkeit, die besten Doktoranden für die Psychiatrie zu gewinnen, sowie in der, wenn überhaupt, nur schwachen Beteiligung der Bevölkerung an Aktivitäten und Kampagnen zur psychischen Gesundheit und schließlich in der andauernden Mißachtung der Gelegenheiten, die Programme zur psychischen Gesundheit zu verbessern.

Auswirkungen eines geringen persönlichen Stellenwerts

Auf persönlicher Ebene zeigt sich der niedrige Stellenwert darin, daß die Menschen ihre psychische Gesundheit und Verfassung leichtfertig aufs Spiel setzen, indem sie Drogen nehmen, keine Maßnahmen ergreifen, um die psychische Gesundheit ihrer Kinder zu schützen oder zu verbessern, sowie in einer Vielzahl anderer Verhaltensweisen. In den meisten Entwicklungsländern wird die psychische Gesundheit nicht als vollkommen wertlos angesehen. Sie wird nur als weniger wertvoll betrachtet als viele andere Dinge und Errungenschaften - von materiellem Wohlstand bis hin zur sexuellen Attraktivität. Die Länder sind in dieser Beziehung nicht monolithisch, doch obwohl Bevölkerungsgruppen sich in ihrer Wertschätzung psychischer Gesundheit voneinander unterscheiden, rangiert die psychische Gesundheit und ein erfülltes geistiges Leben nur für die wenigsten auf der Skala ganz oben.

Problematik eines vagen Konzeptes psychischer Gesundheit

Dafür kann es eine Vielzahl von Gründen geben, von denen möglicherweise einer in der vagen Definition von psychischer Gesundheit und psychischer Erkrankung zu suchen ist. Obwohl die psychische Gesundheit bestenfalls eine Komponente der Gesundheit darstellt (die andere gleichermaßen nicht unabhängige Komponente ist die physische Gesundheit), wird der Begriff dazu verwendet, den Zustand des Sichwohlfühlens zu beschreiben, die Abwesenheit von psychischer Erkrankung, die normale Funktion der Psyche, Gleichmut, Coping-Fähigkeit und seelisches Gleichgewicht. Das vage Konzept erschwert die Suche nach Unterstützung dafür, es als ein Ziel in Gesundheitsprogramme aufzunehmen und macht Erziehungsprogramme, die psychische Gesundheit fördern sollen, unscharf in ihrer Definition. Dies führt wiederum dazu, daß die psychische Gesundheit auf der Werteskala noch tiefer nach unten rutscht. Die Tatsache, daß der Begriff nicht eng umrissen ist, erlaubt es verschiedenen anderen Disziplinen - von der Theologie bis hin zur Marketingforschung - und unterschiedlichen Organisationen, Definitionen psychischer Gesundheit zu erstellen und zu verbreiten, die lediglich eigenen Zwecken dienen. Weite Teile der Bevölkerung akzeptieren die eine oder andere dieser Definitionen (oder erschaffen eigene dazu). Dies alles vermindert oder beseitigt den Druck auf das Gesundheitswesen, etwas für die psychische Gesundheit zu tun.

Problem der Unsicherheit über die Grenzen psychischer Erkrankung

Ein weiterer Grund für die niedrige Einstufung psychischer Gesundheit auf der Werteskala ist die Unsicherheit über die Grenzen psychischer Erkrankung. In den Industrieländern sind die Grenzen zwischen psychischer Erkrankung und Simulation, Besessenheit, Faulheit, Persönlichkeitsveränderungen, künstlerischer Kreativität, ideologischer Originalität und einer Vielzahl anderer Verhaltensformen und Geisteszustände um einiges klarer, und zwar als Folge der Anstrengungen der Medizin und dem Druck der Krankenversicherungen auf die Ärzte, zwischen einer Erkrankung (für deren Behandlung die Krankenkasse bezahlen muß) und einem Zustand, der als nicht krankhaft bezeichnet wird (und für deren Behandlung die Krankenversicherung demnach nicht bezahlen muß) zu unterscheiden.

In den Entwicklungsländern ist keiner dieser beiden Mechanismen am Werk. Die Mitarbeiter im psychiatrischen Gesundheitswesen sind oft nicht sehr zahlreich und tendieren häufig dazu, sich an Krankheitskategorien zu orientieren, die aufgrund der Erfahrungen in anderen Ländern erstellt wurden. Falls diese nicht passen, werden vage, allgemeine Begriffe („psychotischer Zustand") verwendet. Krankenversicherungssysteme decken lediglich einen Bruchteil der Bevölkerung ab und legen keinen großen Wert auf exakte Definitionen.

Soziokulturell bedingte unterschiedliche Häufigkeit psychischer Erkrankungen

Während an der weiten Verbreitung und der Ähnlichkeit solch schwerwiegender psychischer Störungen wie z. B. der Schizophrenie bei ihrem Auftreten kein Zweifel besteht, gibt es andere Störungen, deren Häufigkeit und Verbreitung, je nach soziokulturellen Gegebenheiten, unterschiedlich ist. Die meisten dieser Erkrankungen lassen sich in die Kategorien der wichtigen Klassifikationen psychischer Störungen einordnen (z. B. die *International Classification of Diseases;* ICD), es gibt jedoch andere, bei denen dies nicht möglich ist, und die Menschen, die unter einer solchen Störung leiden, suchen Hilfe sowohl bei traditionellen Heilkundigen als auch bei modernen Ärzten.

Problem eines unklaren Fokus der Psychiatrie

Diese Unterschiede bei der Häufigkeit und die sog. kulturspezifischen Störungen tragen zum Image psychischer Erkrankungen in dem Umfeld bei, in dem sie auftreten. Sie können die Auffassung bekräftigen, daß die Psychiatrie ein Zweig der Medizin mit unklarem Fokus ist und daß es sich bei den Krankheiten, die sie behandeln soll, nicht um wirkliche Erkrankungen handelt (es gibt keine kulturspezifischen Formen von kardiovaskulären Erkrankungen und bei diesen „echten", nicht übertragbaren Krankheiten wird davon ausgegangen, daß sie überall in der gleichen Weise auf die gleiche Behandlung ansprechen). Daher gelten Psychiater eher als geistige Ratgeber (oder traditionelle Heiler) denn als richtige Ärzte.

Kulturspezifische Konzepte psychischer Störungen

Kulturspezifische Unterschiede bei der Beschreibung von Erkrankungen und die Fülle von einflußreichen, traditionellen praktischen Ärzten, die ihre eigenen Begriffe und Erklärungen einbringen, machen die Grenzen und Konzepte psychischer Störungen nur noch verschwommener. Dies ist zugleich gut und schlecht: Es ist gut, weil diese verschwommenen Grenzen in vielen Fällen die Wahrscheinlichkeit einer Zurückweisung und einer Stigmatisierung aufgrund einer psychischen Erkrankung verringern, und es ist schlecht, weil es Menschen mit erkennbaren und behandelbaren psychischen Erkrankungen gibt, die keine Hilfe bei den geeigneten Stellen suchen, auch wenn sich der Patient und die Familie diese Hilfe finanziell leisten könnten.

Krankheit als unausweichlicher Teil des Menschseins

Es steht zur Diskussion, ob es in einigen besonders benachteiligten Gebieten für die Bevölkerung besser wäre, manche der Krankheiten, unter denen sie leiden, auch weiterhin als einen unausweichlichen Teil des Menschseins anzusehen, anstatt diese als Erkrankungen zu bezeichnen, deren Behandlung möglich wäre, wenn nur die Regierung für ein besseres Gesundheitswesen sorgen oder ihnen genug Geld zur Verfügung stellen würde, um sich eine bessere Versorgung leisten zu können. Die Grenzen dieser Argumentation liegen jedoch gefährlich nahe an einer gänzlich unethischen Position, bei der Ignoranz als Verbündeter in dem Versuch angesehen wird, die Wahrscheinlichkeit eines Aufstandes gering zu halten und anstehende Veränderungen in der herrschenden sozialökonomischen Ordnung aufzuschieben. Dies ist speziell dort der Fall, wo eine aktive Beteiligung der Bevölkerung (unabhängig vom Zustand des Gesundheitswesens in dem jeweiligen Land) das Auftreten von Krankheiten verhindern könnte oder die Probleme derjenigen verringern könnte, die bereits erkrankt sind. Die Psychiatrie bietet ein exzellentes Beispiel für ein Betätigungsfeld, auf dem viel geleistet werden könnte, sogar unter ärmlichen Bedingungen und in einem mangelhaften Gesundheitswesen. Es ist um so beklagenswerter, daß dies so selten geschieht.

Fehlen geeigneter Methoden für die pharmakologische Behandlung

Ein weiterer Grund für den geringen Stellenwert psychischer Gesundheit ist wahrscheinlich die Tatsache, daß es lange Zeit keine wirksamen Methoden für die medikamentöse Behandlung psychischer Störungen gab. Während der Rest der Medizin einen Sieg nach dem anderen errang und revolutionäre Fortschritte in der Praxis erzielte, arbeitete man in der Psychiatrie weiterhin mit einer Reihe von Behandlungsmethoden, die keine überzeugenden Ergebnisse erbrachten. Einige der verwendeten Methoden erschienen logisch vor dem Hintergrund der begrenzten Kenntnisse der psychischen Funktionen, während andere innovativ waren. Wieder andere bewegten sich näher an der Volksheilkunde und religiösen Riten als an der Medizin. Der Eindruck, daß die Psychiatrie keine solide wissenschaftliche Basis besitzt und daß sie ineffizient ist, (und aus diesem Grund keinerlei Unterstützung verdient, außer bei dem Unterdrücken von sozial inakzeptablem Verhalten aufgrund von psychischen Störungen und Behinderungen) hat sich in zahlreichen Ländern festgesetzt. In den Entwicklungsländern jedoch hat dieses Image der Psychiatrie im Angesicht der stetig wachsenden Anforderungen der leistungsstarken medizinischen Disziplinen und den schwindenden Ressourcen, die dem Gesundheitswesen zur Verfügung stehen, dazu geführt, daß die Psychiatrie immer mehr an Stellenwert verliert. Fehlende Unterstützung hat den Verfall von psychiatrischen Versorgungseinrichtungen nach sich gezogen, die Qualität der psychiatrischen Ausbildung hat sich verschlechtert und die Attraktivität anderer Disziplinen, die für Studenten medizinischer Berufe lukrativer und interessanter sind, ist gewachsen.

2.2 Häufigkeit psychischer Störungen

Annahme geringerer Häufigkeiten in den Entwicklungsländern

Die Auffassung, daß psychische Störungen in Entwicklungsländern seltener auftreten als in der industrialisierten Welt, war bis vor kurzem unter Psychiatern und anderen Medizinern weit verbreitet. Verschiedene Gründe wurden für diesen Umstand angegeben, u. a. das scheinbar geruhsamere Leben in den Entwicklungsländern, die Abwesenheit solcher Streßfaktoren, wie sie in den durchorganisierten Industriestaaten üblich sind, stabile und solide Familienverhältnisse, gesunde Luft und eine Ernährung ohne künstliche Zusätze. Bei bestimmten psychischen Störungen wurde dies durch physiologische Unterschiede erklärt: Carothers (1947, 1953) z.B. glaubte, daß Afrikaner nicht von Depressionen befallen werden könnten, da sie kleinere Stirnlappen haben als die weiße Bevölkerung. Einige dieser Überzeugungen basierten auf Vorurteilen und der vorherrschenden sozialen Ordnung.

Einfluß der politischen Situation auf die Feststellung von Häufigkeiten

Prince (1967) untersuchte Publikationen über die Häufigkeit von Depressionen in afrikanischen Ländern und fand heraus, daß bis in die frühen 60er Jahre nur sehr wenige Artikel darüber berichteten, daß afrikanische Patienten genauso häufig unter Depressionen litten wie die Menschen anderswo - die Mehrheit der Artikel beschrieb genau das Gegenteil. In späteren Jahren, nachdem die afrikanischen Länder ihre Unabhängigkeit erlangt hatten, änderten sich die Ergebnisse. Depressionen wurden nun bei Afrikanern genauso häufig diagnostiziert wie bei Menschen im Rest der Welt. Prince und andere schrieben dies der veränderten Sichtweise der Ärzte gegenüber ihren Patienten zu (sowie der veränderten Sichtweise der Patienten gegenüber sich selbst), bevor und nachdem sie politisch unabhängig geworden waren. Die Begriffe, die vorher nur bei der Diagnose von erkrankten Kolonialoffizieren oder Bürgern der Kolonialmächte verwendet wurden, waren nun auf alle anwendbar.

Kein Einfluß der industriellen Entwicklungsstufe auf die Häufigkeit

Nach und nach verlor der Mythos von der unterschiedlichen Häufigkeit psychischer Störungen zwischen den entwickelten und den Entwicklungsländern an Kraft. Es stellte sich heraus und man gab zu, daß Streßfaktoren unter allen kulturellen Gegebenheiten existieren, in Dörfern genauso wie in Städten und daß psychische Störungen häufig auftreten, unabhängig von der industriellen Entwicklungsstufe (z. B. Leighton et al. 1963; Sethi et al. 1972). Die von der Weltgesundheitsorganisation (WHO) durchgeführten Untersuchungen – die Internationale Pilotstudie zur Schizophrenie (WHO 1975 b), die Studie der Determinanten von schweren psychischen Störungen (Jablensky et al. 1992), die Studien zu Depressionen in verschiedenen Ländern (Sartorius 1983) – sie alle schienen darauf hinzudeuten, daß die unterschiedliche Häufigkeit psychischer Störungen, wo immer davon berichtet wird, wahrscheinlich eher auf methodologische Gründe zurückzuführen ist als auf einen tatsächlichen Unterschied.

Unterschiede beim Auftreten psychischer Störungen

Obwohl sich die Länder bei der Inzidenz psychischer Störungen nicht voneinander unterscheiden, käme die Tatsache, daß es tatsächlich Unterschiede in der Häufigkeit psychischer Störungen gibt, nicht überraschend. Diese Unterschiede könnten ihren Ursprung haben in den geringeren Überlebenschancen psychisch Kranker in den Entwicklungsländern oder von anderen Faktoren abhängen, wie z. B. der besseren Prognose psychischer Erkrankungen in den Entwicklungsländern als in den entwickelten Ländern (WHO 1979), eine Tatsache, die mehrfach berichtet wurde. Manche dieser epidemiologischen Studien zu schweren psychischen Störungen in den Entwicklungsländern erbrachten eine geringere Häufigkeit (z. B. Cooper u. Sartorius 1996). Dabei ist jedoch zu beachten, daß die Unterschiede zwischen den Untersuchungsergebnissen der entwickelten Länder und denen der Entwicklungsländer in ihrem Ausmaß oft den Verschiedenheiten der Ergebnisse ähneln, die sich zwischen den Untersuchungen in demselben (entwickelten) Land ergeben haben.

Mehr Ähnlichkeiten als Unterschiede bei der Ausprägung psychischer Störungen

Die Unterschiede bei den klinischen Krankheitsbildern, wie z. B. bei der Schizophrenie, wurden ebenso beschrieben wie kulturspezifische Störungen (s. Kap. 14 in diesem Band), aber im großen und ganzen scheinen die Unterschiede zwischen psychischen Störungen in unterschiedlichen Kulturen weniger ausgeprägt als die Ähnlichkeiten, besonders dort, wo es um schwere Formen psychischer Erkrankungen geht. Die Gründe für die festgestellten Unterschiede bei Alkohol- und Drogenmißbrauch (z. B. in islamischen und nichtislamischen Ländern) sind sehr wahrscheinlich unabhängig von der wirtschaftlichen Entwicklungsstufe des Landes.

Armut als wesentlicher Einflußfaktor auf Form und Verlauf

Im allgemeinen läßt sich sagen, daß die Armut und ihre Konsequenzen (d. h. ein niedrigerer Bildungsstand) die Form und den Verlauf psychischer Störungen beeinflussen und daß es Unterschiede geben wird, weil die Anzahl armer Menschen in den Entwicklungsländern höher ist als in der entwickelten Welt.

Erkrankungen als Folge von Hirnschädigungen

Das wacklige Fundament, auf dem der Mythos des „glücklichen Wilden" aufgebaut wurde – d. h. das seltenere Auftreten von psychischen Störungen in Entwicklungsländern – gerät umso mehr ins Wanken, wenn man bei der Beurteilung der Lasten, die psychische und neurologische Erkrankungen für die Entwicklungsländer darstellen, auch die Erkrankungen mit berücksichtigt, die als Folge von frühen oder späteren Hirnschädigungen auftreten und für die eine schlechte perinatale Versorgung, häufig vorkommende Infektionen, Unterernährung und unzureichende Stimulation verantwortlich sind. Geistige Zurückgebliebenheit aufgrund von Jodmangel z. B. kommt in manchen Regionen der Entwicklungsländer noch relativ häufig vor. Erkrankungen wie z.B. kurze, akute psychotische Zustände aufgrund hohen Fiebers und geistige Behinderung aufgrund zerebraler Malaria und Enzephalitis treten ebenfalls häufiger in Entwicklungsländern auf, werden oft jedoch nicht angezeigt.

Weite Verbreitung gemäßigter kognitiver Behinderungen in Entwicklungsländern

Gemäßigte Formen kognitiver Behinderungen sind wahrscheinlich in den Entwicklungsländern verbreiteter, in denen die Kontrolle und die Korrektur sensorischer Mängel, wie z.B. schlechtes Sehvermögen, nur sporadisch oder gar nicht existiert (s. Kap. 8, Bd. 2). Das allzu häufige gemeinsame Auftreten psychischer und physischer Krankheiten läßt die wahre Anzahl von psychisch Erkrankten leider immer noch im Dunkeln, da die Tendenz vorherrscht, nur eine Erkrankung pro Kontakt anzuzeigen (normalerweise die physische) und die Sterblichkeitsrate psychisch Kranker aufgrund der koexistenten physischen Erkrankungen und Unterernährung höher ist.

Problem der Trennung der Psychiatrie von der Neurologie

Die Trennung der Psychiatrie von der Neurologie, die in vielen Ländern über die letzten 4 Jahrzehnte hinweg stattgefunden hat, war, so sinnvoll sie in mancher Hinsicht auch gewesen sein mag, auch schädlich für die Beurteilung des Stellenwerts der Psychiatrie (und der Neurologie) in den Entwicklungsländern und für die Festsetzung des Stellenwerts, der den Programmen zur psychischen Gesundheit zukommen sollte. Die Auffassung, daß die Betätigungsfelder der Psychiatrie im Bereich der funktionellen Psychosen wie z.B. der Schizophrenie, der manisch depressiven Erkrankungen und anderer neurotischer Zustände angesiedelt sind, während zahlreiche unterschiedliche Schädigungen des zentralen Nervensystems (unabhängig von einem Vorhandensein psychiatrischer Symptome), geistige Zurückgebliebenheit, Lernschwierigkeiten und Verhaltensstörungen in den Bereich der Neurologen und anderer Spezialisten fallen (die es oft in den Entwicklungsländern gar nicht gibt), hat in den Augen der Gesundheitsbehörden die Bedeutung psychischer Gesundheit und neurologischer Erkrankungen sinken lassen und den Stellenwert verringert, den diese Störungen erhalten hätten, wenn sie in einer Gruppe zusammengefaßt worden wären.

– Verringerung des Stellenwerts psychischer Gesundheit und neurologischer Erkrankungen

Eine zweite, subtilere negative Auswirkung der Trennung zwischen Neurologie und Psychiatrie bestand darin, daß der Psychiatrie das Image verlorenging, das ihr durch die Behandlung psychischer Störungen aufgrund solcher organischer Hirnschädigungen zugekommen wäre und was die Prävention dieser Störungen nicht zum obligatorischen Teil von Programmen zur psychischen Gesundheit werden ließ. Eine dritte Auswirkung bezieht sich auf das Image der Psychiatrie, die als Disziplin dargestellt wird, die sich mit Zuständen ohne pathologische Substrate befaßt und der man daher nicht den gleichen Respekt (oder die gleichen Ressourcen) zubilligen muß wie anderen medizinischen Disziplinen.

– Imageverlust der Psychiatrie

Unerwartetet hohe Prävalenz psychischer Erkrankungen bei Hilfesuchenden

Für viele Entscheidungsträger im Gesundheitswesen der Entwicklungsländer kam die Tatsache, daß psychische Erkrankungen im allgemeinen Gesundheitswesen häufig auftreten, überraschend. Die Auffassung, daß die Behandlung von übertragbaren Krankheiten und der Folgen von Traumata im Gesundheitswesen so stark überwiegen würden, daß psychische Störungen bei den Hilfesuchenden nur einen Bruchteil ausmachten, hat sich als falsch herausgestellt. Eine Untersuchung nach der anderen kam zu dem Ergebnis, daß 10–20% derjenigen, die eine allgemein-medizinische Einrichtung in einem Entwicklungsland aufsuchten, verschieden stark ausgeprägte psychische Probleme hatten. Im ländlichen Senegal z.B. hatten 17% der 545 untersuchten Kinder und 16% der 933 Erwachsenen solche Probleme, obwohl diese nicht unbedingt von den Mitarbeitern der medizinischen Einrichtungen als solche erkannt wurden. In anderen afrikanischen Ländern war die Situation ähnlich (s. z.B. German 1987; Ndetei u. Muhangi 1979).

Aus anderen Entwicklungsländern wird Ähnliches berichtet. In Südindien schätzten Allgemeinmediziner, daß 10% ihrer Patienten sie hauptsächlich wegen psychischer Probleme aufsuchten (Gautam et al. 1980) und eine multizentrische Studie der WHO bestätigte diese Ergebnisse ebenfalls (Sartorius u. Harding 1983; Harding et al. 1983a,b), ebenso wie eine Reihe weiterer Untersuchungen (Sartorius et al. 1990). Spätere Studien haben gezeigt, daß die Situation heutzutage ähnlich ist und daß psychische Erkrankungen einen großen Teil der Lasten ausmachen, die das allgemeine Gesundheitswesen zu tragen hat (Üstün u. Sartorius 1995).

Zunahme der Häufigkeit

Dies ist leider noch nicht alles. Es gibt Grund zu der Annahme, daß die Häufigkeit psychischer Störungen weiter zunehmen wird. Die Hauptgründe dafür liegen in den demographischen Veränderungen und der höheren Lebenserwartung. Je mehr Menschen das 20. Lebensjahr überschreiten, desto größer wird die Gruppe mit einem höheren Risiko, an Schizophrenie zu erkranken. Ähnlich sieht es dort aus, wo Menschen das Alter erreichen, in dem das Risiko von Depressionen wächst und damit die Häufigkeit von Depressionen in der Bevölkerung der Entwicklungsländer. Ein hohes Lebensalter begünstigt das Auftreten von Demenz etc. Es kann natürlich sein, daß bessere Lebensbedingungen und eine bessere Gesundheitsversorgung die Anzahl vermeidbarer neurologischer und psychiatrischer Erkrankungen aufgrund früher Traumata, Unterernährung und anderer Mißstände verringert, mit denen die Entwicklungsländer heutzutage zu kämpfen haben. Es ist jedoch schwer vorherzusagen, was schneller geschehen wird: die Abnahme der Häufigkeit psychischer und neurologischer Störungen, die durch Hirnschädigungen entstehen, aufgrund besserer Gesundheitsdienste oder ihre Zunahme aufgrund verbesserter Überlebenschancen der Allgemeinbevölkerung.

– demographische Veränderungen und höhere Lebenserwartung

– Verbesserung der Überlebenschancen chronisch Kranker

Ein weiterer Grund für eine voraussichtlich zunehmende Häufigkeit psychischer Störungen liegt in der Verbesserung der Überlebenschancen von chronisch Erkrankten, die oft eine zusätzliche psychische Erkrankung, wie z.B. eine Depression, entwickeln. Das Diktum, nach dem alle unsere Erfolge auf dem Gebiet der besseren medizinischen Versorgung und der Rettung von Menschenleben mit einem gleichzeitigen Anstieg des Risikos für andere Krankheiten und Probleme bezahlt wird (Gruenberg 1977), wird in Zukunft so wahr sein wie damals, als es zum ersten Mal aufgestellt wurde. Die höhere Lebenserwartung von Menschen mit psychischen Störungen wird die gleichen Auswirkungen auf einen Anstieg der Häufigkeit dieser Störungen haben, selbst wenn ihre Inzidenz gleich bleibt oder sogar leicht abnimmt.

- Zunahme von Unglücken und Katastrophen

Ob die fortschreitende Umweltverschmutzung, die in den Entwicklungsländern mit der Industrialisierung einhergeht, neuropsychiatrische Konsequenzen haben und damit einen Anstieg psychischer Störungen auslösen wird, ist schwer vorauszusagen. Wahrscheinlicher ist jedoch, daß vom Menschen selbst herbeigeführte Unfälle und Katastrophen in den Entwicklungsländern häufiger auftreten und so die Anzahl der Menschen mit psychischen Störungen steigt (s. Kap. 17 in diesem Band). Dies wird verdeutlicht durch die Tatsache, daß von den nahezu 3 Mio. Menschen, die in den Jahren zwischen 1967–1991 von Unglücken und Katastrophen betroffen waren, mehr als 95% in den Entwicklungsländern Asiens und Afrikas lebten (Desjarlais et al. 1995).

- schwer kontrollierbare übertragbare Erkrankungen

Obwohl die Wahrscheinlichkeit besteht, daß einige der übertragbaren Krankheiten, die oft von psychischen Störungen begleitet werden, mit der Verbesserung der Gesundheitsversorgung und einer guten Gesundheitserziehung an Bedeutung verlieren, treten möglicherweise andere Krankheiten auf, die sich auf die psychische Gesundheit auswirken, und ihre Kontrolle könnte sich auf Jahre hinaus als schwierig erweisen. Falls dies geschieht, werden die Entwicklungsländer darunter mehr zu leiden haben als die Länder der entwickelten Welt, da sie nicht die Möglichkeit haben, ohne weiteres auf zusätzliche Ressourcen zurückzugreifen, um den neu entstandenen Gefahren zu begegnen.

- Aids

Ein gutes Beispiel dafür ist die Infektion mit dem „human immunodeficiency virus“ (HIV). Falls die momentanen Einschätzungen, was die Häufigkeit psychischer Erkrankungen in Verbindung mit der HIV-Infektion und der erworbenen Immunschwächekrankheit Aids betrifft, korrekt sind, wird es in Afrika innerhalb von 2 Jahrzehnten mehr Menschen mit einer auf Aids zurückzuführenden Demenz geben als Krankenhausbetten zur Verfügung stehen für die stationäre Patientenversorgung auf dem ganzen Kontinent. Zahlreiche entwickelte Länder haben die Ausbreitung von Aids nahezu unter Kontrolle, in den Entwicklungsländern jedoch ist die Krankheit immer noch auf dem Vormarsch.[2] Am Beispiel von Aids liegen die psychischen Erkrankungen nicht nur in der Demenz, die im Spätstadium der Krankheit auftritt, sondern auch in den frühen Reaktionen auf die Infektion (Maj et al. 1993; s. auch Kap. 6, Bd. 4) sowie in den zusätzlichen Problemen, die Waisenkinder und zerbrochene Familien mit sich bringen.

Psychische Belastungen durch kollektive und individuelle Gewalt

Ein weiterer Beitrag zu der Belastung durch psychische Störungen in den Entwicklungsländern sind die Auswirkungen von Gewalt in kollektivem Maßstab (z. B. Kriege, Massenkrawalle, zivile Streitigkeiten) und auf persönlicher Ebene (z. B. Verbrechen) auf die psychische Gesundheit, letztere ist häufig in Städten anzutreffen. Beide Formen von Gewalt treten unvergleichlich häufiger in Entwickungsländern auf und haben in den letzten Jahren epidemische Ausmaße erreicht. Obwohl es sich bei Suizid nicht unbedingt um eine psychische Erkrankung handelt, ist es wichtig festzuhalten, daß die Suizidrate in einigen Entwicklungsländern

[2] Ein kürzlich erschienener Bericht, der die Ergebnisse der jährlichen Studie in der Republik Südafrika zusammenfaßt, beziffert die Anzahl der neuen HIV-Infektionen auf 50 000 Fälle monatlich.

höher ist als in den meisten entwickelten Ländern. Sri Lanka z.B. hatte in den frühen 90er Jahren die zweithöchste Suizidrate und die Suizidrate bei Frauen in der ländlichen Bevölkerung Chinas ist eine der höchsten der Welt (Desjarlais et al. 1995).

2.3 Mißachtung psychosozialer Aspekte in Programmen zur Gesundheit und anderen Entwicklungsprogrammen

Restriktive Definition der Psychiatrie

Ein drittes Hindernis für die Entwicklung von Programmen zur psychischen Gesundheit in Entwicklungsländern ist die restriktive Definition von Psychiatrie als einer Disziplin, deren Kompetenz und Aufgabe sich lediglich oder hauptsächlich in der Behandlung psychisch Schwerstkranker erschöpft. Da die Psychiater selbst oft dieser Definition anhängen und es sich bei ihnen schließlich um die Personen handelt, die diese Programme durchführen sollen, werden sie sich ebenfalls auf die Schwerstkranken und Behinderten (und ihre stationäre Behandlung) konzentrieren. Die Ausbildung von Medizinstudenten, d.h. zukünftigen Entscheidungsträgern im Gesundheitswesen, fördert dasselbe Image der Psychiatrie und erschwert daher Veränderungen hin zu einer etwas aufgeklärteren Sichtweise psychischer Gesundheit und der Psychiatrie auf Jahre hinaus.

Beschränkung auf die Behandlung Schwerstkranker

Die Beschränkung von Programmen zur psychischen Gesundheit auf Aktivitäten, die sich mit den schwersten Formen psychischer Störungen auseinandersetzen, schwächt zudem die Bedeutung und die Relevanz dieser Programme. So definiert, befassen sie sich lediglich mit einem geringen Teil der Bevölkerung und ihre Auswirkung auf die Verbesserung der Gesundheit der Menschen ist gering. Werden sie dagegen mit menschlichem Verhalten in Verbindung gebracht, ist es nur logisch, daß sie eine Position im Zentrum der öffentlichen Gesundheitsförderung einnehmen und folglich bedeutend mehr Unterstützung und Gewicht erhalten.[3]

Zurückhaltung von Psychiatern bei der Entwicklung von Präventionsprogrammen

Psychiater sind oft sehr zögernd, wenn es darum geht, Verantwortung für die Entwicklung breit angelegter Programme zur psychischen Gesundheit zu übernehmen, die eine Prävention psychischer Störungen beinhalten sowie die Förderung psychischer Gesundheit und die Erstellung von Beiträgen zum Ziel haben, die die Psychiatrie und andere Verhaltenswissenschaften zur Lösung psychosozialer Probleme sowie zur Behandlung und Rehabilitation von psychisch Kranken und behinderten Menschen leisten können. Die fachärztliche psychiatrische Ausbildung bereitet die Psychiater nicht auf diese Vielzahl von Aufgaben vor und selten zeigen sie die Bereitschaft, ihre ganze Zeit der Entwicklung solcher Programme zu widmen. Sie sind ebenso zurückhaltend, wenn Mitglieder anderer Professionen (z.B. Psychologen) sie durchführen. Als Konsequenz dessen sind in den meisten Entwicklungsländern die Programme zur psychischen Gesundheit eng gefaßt, und die für ihre Durchführung Verantwortlichen stimmen einer Ausdehnung auf die weiter oben genannten Gebiete entweder nur sehr zögernd zu oder sie sehen

[3] Die negativen Auswirkungen der Trennung von Psychiatrie und Neurologie am organischen Ende des oben beschriebenen Spektrums sind für diese Überlegungen ebenfalls von Bedeutung.

sich beim Versuch, ausreichend Unterstützung für die Umsetzung ihrer Programme zu finden, großen Schwierigkeiten ausgesetzt.

Rolle und Aufgaben des Psychiaters in Entwicklungsländern

Und dennoch ist es logisch, daß sich die Rolle von Psychiatern in den meisten Entwicklungsländern von der ihrer Kollegen in den Industriestaaten unterscheiden sollte. In einem Land wie Äthiopien kommt ein Psychiater auf 5 Mio. Menschen, und selbst wenn diese Person ihre ganze Zeit damit verbringen würde, sich um psychisch Kranke zu kümmern, könnte sie nur einen winzigen Bruchteil der Kranken in diesem Land behandeln. Die Initiierung und der Aufbau von Programmen zur psychischen Gesundheit unter Einbeziehung einer Vielzahl von professionellen und nichtprofessionellen Helfern könnte einen unschätzbar größeren Nutzen bei derselben Investition von Zeit und Energie erbringen. Es steht zur Diskussion, ob dies wirklich die Aufgabe der Psychiater ist; als Gegenargument könnte jedoch angeführt werden, daß die Identität und die Aufgaben einer Fachkraft sich aus dem Kontext ergeben und aus dem Umfeld, in dem sie ihren Beruf ausübt, und daß somit die Rolle eines Psychiaters in einem Entwicklungsland eine andere ist. Hohe Funktionäre in Entwicklungsländern erkennen die Notwendigkeit, Programme zu entwickeln, die sich mit psychosozialen Aspekten von Gesundheit und Entwicklung befassen, und sie wären u. U. bereit, diese Programme zu unterstützen, wenn sich nur ausreichend qualifizierte Fachkräfte fänden, die ihre Zeit und Energie in die Entwicklung solcher Programme steckten.

Auswirkungen der Programme

Diese breit angelegten Programme zur psychischen Gesundheit haben 2 wichtige Auswirkungen. Da wäre zum einen die Tatsache, daß diese Programme an Bedeutung gewinnen würden, da sie sich mit Problemen befassen, die für die Gesundheit von entscheidender Bedeutung sind, wie z.B. die Förderung eines gesunden Lebenstils, und zweitens, daß eine fachärztliche Ausbildung in der Psychiatrie einen Abschnitt beinhalten würde, der sich von der momentanen Zusammensetzung der fachärztlichen Ausbildung, wie sie in den meisten entwickelten und Entwicklungsländern üblich ist (s. Kap. 19, Bd. 2), fundamental unterscheidet. Die Neuorientierung der fachärztlichen Ausbildung in der Psychiatrie zum Zweck der Ausbildung einer ausreichenden Anzahl von Leitern nationaler und regionaler Programme zur psychischen Gesundheit in Entwicklungsländern heißt nicht, daß der Bedarf an Psychiatern, deren Interesse hauptsächlich der klinischen Psychiatrie gilt, schwindet. Der Investition in die Ausbildung jedoch würde unterschiedliches Gewicht beigemessen, um der Entwicklung von Programmen zur psychischen Entwicklung und dem Ausbau von Einrichtungen für Menschen, die psychisch krank sind, Rechnung zu tragen.

Argumente der WHO für breit angelegte Programme

Die WHO hat zur Verbreitung der Ansicht beigetragen, daß die Programme zur psychischen Gesundheit umfassend und breit angelegt sein müssen, wenn sie als wichtiger Bestandteil des öffentlichen Gesundheitswesens angesehen werden wollen (Sartorius 1978; WHO 1981, 1992a). Die hierzu angeführten Argumente bezogen sich auf die Einsicht,

1. daß viele Probleme der psychischen Gesundheit nur gelöst werden können, wenn der Gesundheitssektor als ganzes daran beteiligt ist,
2. daß zahlreiche Probleme des öffentlichen Gesundheitswesens schneller gelöst werden könnten, wenn die in Programmen zur psychischen

Gesundheit entwickelten Technologien (z.B. Änderung der Einstellung, Humanisierung der Medizin) in der allgemeinen Gesundheitsversorgung Verwendung fänden und
3. daß Gesundheitsprogramme keinen Beitrag zur Entwicklung der sozioökonomischen Gesamtsituation leisten können, wenn sie die Komponente der psychischen Gesundheit außer acht lassen.

Solche breit angelegten Programme zur psychischen Gesundheit, wie sie die WHO empfiehlt, gibt es bereits in einer Reihe von Entwicklungsländern, sie gehören jedoch noch immer nicht zu den von allen akzeptierten Standardprogrammen.

2.4 Ressourcenknappheit

Der vierte Hauptgrund für die langsame Entwicklung von Programmen zur psychischen Gesundheit in den Entwicklungsländern ist in dem chronischen Mangel an Ressourcen zu finden. Die jährlichen Ausgaben für Gesundheit in einigen der am schwächsten entwickelten Länder betragen ein paar Dollar, tausendmal weniger als in den Industriestaaten. Diese Knappheit betrifft die meisten Ressourcen, die für diese Gesundheitsprogramme notwendig sind, qualifizierte Arbeitskräfte, Einrichtungen, Medikamente, Laboratorien und Transportmittel. Die Gehälter sind, sofern sie überhaupt gezahlt werden, so niedrig, daß sich die Mitarbeiter nach anderen Einkommensquellen umschauen müssen, sie gehen ins Ausland, eröffnen eine private Praxis oder nehmen eine andere Beschäftigung an, die oft überraschend wenig mit ihrem Beruf zu tun hat. Die Knappheit der Ressourcen geht oft einher mit einer fast vollständigen Vernachlässigung des Personals im Gesundheitswesen, was wiederum dazu führt, daß sich dieses ausgebrannt fühlt. Das gilt zunehmend als Hauptgrund für den Verfall der Gesundheitsversorgung in den Entwicklungsländern.

Knappheit aller notwendiger Ressourcen

Veraltete psychiatrische Kliniken

Stationäre Einrichtungen (völlig veraltete psychiatrische Kliniken) machen noch immer den Großteil der Ressourcen in den Programmen zur psychischen Gesundheit aus. Diese Institutionen, die sich gewöhnlich in einem entsetzlichen Zustand befinden, stellen für das Land lediglich eine unzureichende Anzahl von Betten zur Verfügung. In vielen afrikanischen Ländern bewegt sich die Anzahl von Betten für die Psychiatrie in der Größenordnung von 0,5–5 pro 100 000 Menschen. In Asien liegt die Anzahl von Betten in der Psychiatrie etwas höher, sie ist aber immer noch gering im Vergleich zu reicheren Ländern (z.B. in Vietnam 0,78/100 000, in China 0,73/100 000 und auf den Philippinen 1,13/100 000). In den reicheren Entwicklungsländern ist die Situation etwas besser. Doch sogar dort führt das niedrige Ansehen, das die Psychiatrie in den Augen der Entscheidungsträger hat, zu einem Mißverhältnis bei der Zuteilung von Ressourcen für die psychiatrische Gesundheitsversorgung und für andere Aktivitäten zur psychischen Gesundheit.

Geringe Bettenzahl

Geringe Anzahl von Psychiatern, Psychologen und Pflegepersonal

Die Anzahl der Psychiater variiert zwischen 1:5 000 000 in Äthiopien (Alem 1997) und 1:200 000 in Korea (Shinfuku 1993), sie sind jedoch ungleichmäßig verteilt und die meisten von ihnen praktizieren in Städten.

Die Anzahl von Krankenschwestern und -pflegern in der Psychiatrie ist ebenfalls niedrig, obwohl die Situation hier gegenüber den entwickelten Ländern nicht so große Unterschiede aufweist. Sozialarbeiter in der Psychiatrie sind selten. Psychologen sind weiter verbreitet und haben es oft schwer, in psychiatrischen Einrichtungen Arbeit zu finden, wo traditionsgemäß keine Stellen für Psychologen vorgesehen sind. In Lateinamerika ist die Anzahl der Psychologen besonders hoch, und viele von ihnen möchten eine private Praxis eröffnen oder in Sektoren arbeiten, die nichts mit dem Gesundheitswesen zu tun haben.

Knappe Gelder für die Behandlung

Gelder für die Behandlung psychisch Kranker sind knapp und ihre Verfügbarkeit nicht regelmäßig. Ressourcen zum Unterhalt stationärer Einrichtungen, der Ernährung und Kleidung der Patienten und anderer Bedürfnisse sind oft nicht verfügbar. Für die Bevölkerung in den Entwicklungsländern sind die Wege zu den Gesundheitszentren oft weit und ein reibungsloser Transport ist von entscheidender Bedeutung, doch Fahrzeuge sind selten und es gibt kein Geld für Treibstoff, Wartung und Ersatzteile. Die Mittel sind zwischen den psychiatrischen Einrichtungen und anderen medizinischen Einrichtungen ungerecht verteilt, und der niedrige Stellenwert von Programmen zur psychischen Gesundheit spiegelt sich in vielerlei Hinsicht wider, wenn es um die Verteilung des Budgets, neue Stellen, Stipendien, Mittel für Bibliotheken und andere Materialien geht. Die ungerechte Verteilung der Ressourcen hat nicht nur Auswirkungen auf die Versorgung der Patienten. Sie wirkt sich ebenfalls negativ auf die Moral der Mitarbeiter psychiatrischer Einrichtungen aus. Viele verlassen ihre Arbeitsplätze und diejenigen, die neu eingestellt werden können, gehören oft nicht zu den Besten.

Ungerechte Mittelverteilung

Gesetzgebung

Ein Indikator für die Situation von Programmen zur psychischen Gesundheit ist die Gesetzgebung. Eine dazu kürzlich durchgeführte Studie in 45 Ländern zeigte, daß es in 12 Ländern keine spezielle Gesetzgebung zur psychischen Gesundheit gab und daß die Einweisung von Patienten, ihre Behandlung und andere Aspekte, die psychiatrische Einrichtungen betreffen, durch ein informelles System geregelt wurden. Eine Reihe dieser Länder gehörte in die Kategorie der Entwicklungsländer. Dieselbe Untersuchung erbrachte, daß die Gesetze zur psychischen Gesundheit in den ärmeren Ländern nicht so oft aktualisiert werden wie die Gesetze in reicheren Ländern. In einer anderen Analyse zeigte die Untersuchung, daß in einer Reihe von Ländern die Gesetzgebung zur psychischen Gesundheit nicht mit einer Politik der Integration von psychisch Kranken in die Gemeinschaft kompatibel war. Alle 6 Länder, die dieser Kategorie angehörten, waren Entwicklungsländer (s. Kap. 15, Bd. 2).

3 Lösungsvorschläge

Die oben angesprochenen Schwierigkeiten haben die Einführung von Programmen zur psychischen Gesundheit in den Entwicklungsländern nicht verhindert. Oftmals wurden sie für eine einzelne Person, die in hohem Maße Energie und Charisma besaß, maßgeschneidert. Es gibt jedoch auch Programme, die sich ohne solche Persönlichkeiten entwickelt haben.

Obwohl keines der Entwicklungsländer umfassende Programme zur psychischen Gesundheit eingeführt, konsequent weitergeführt und ausgewertet hat, haben viele Länder progressive Programme übernommen und sind dabei, sie umzusetzen. Die Bestandteile dieser Programme sind weiter unten beschrieben.

3.1 Förderung des Stellenwerts psychischer Gesundheit

Notwendigkeit einer Werteveränderung

Die Förderung der psychischen Gesundheit kann am ehesten als ein Prozeß gesehen werden, in dessen Verlauf die psychische Gesundheit auf der Werteskala des Einzelnen und der Gesellschaft weiter oben angesiedelt wird (Sartorius 1992, 1998). Die Förderung psychischer Gesundheit sollte daher nicht mit der Verbesserung des psychischen Gesundheitszustands der Bevölkerung gleichgesetzt werden. Eine Verbesserung wird durch Programme zur Prävention und Behandlung psychischer Störungen erreicht sowie durch verschiedene andere Maßnahmen, wie z. B. bessere Ernährung. Die Plazierung psychischer Gesundheit weit oben auf der Werteskala ist jedoch für die Verbesserung der psychischen Gesundheit von Bedeutung, da dies die Motivation schafft, präventive und heilende Maßnahmen zu ergreifen, die zu einer verbesserten psychischen Gesundheit und Funktion führen.

Möglichkeiten der Werteveränderung

Da die Förderung der psychischen Gesundheit ein Prozeß ist, in dessen Verlauf sich Werte ändern, kann sie nicht ausschließlich Aufgabe der Einrichtungen zur psychiatrischen Gesundheitsversorgung sein oder der Einrichtungen des Gesundheitswesens generell. Werte werden bei der Kindererziehung vermittelt, zu Hause und in der Schule, durch die Medien, durch Beispiele, Modelle und auf vielen anderen Wegen. Programme zur psychischen Gesundheit in den Entwicklungsländern sollten die Förderung psychischer Gesundheit (in diesem Sinne) als ihre oberste Priorität ansehen, da ihre erfolgreiche höhere Einstufung auf der Werteskala entscheidend ist für alle anderen Aktivitäten auf diesem Gebiet. Die Aktionen zur Förderung bedürfen zahlreicher Verknüpfungen und Allianzen mit denen, die in diesem Prozeß eine Rolle spielen. Die Konsequenz daraus ist, daß Programme zur psychischen Gesundheit eine Zusammenarbeit mit Gruppen in Betracht ziehen müssen, mit denen sie vorher keinen Kontakt hatten.

Bedeutung der Teilnahme von Psychiatern bei der Entwicklung von Programmen

Psychiater sind gewöhnlich nicht mit den Programmen zur Förderung der psychischen Gesundheit betraut. Es ist jedoch wichtig, daß sie daran teilnehmen und sie befürworten, da ihr Erfolg bei der Entwicklung von Programmen zur Pflege und Rehabilitation psychisch Kranker hilfreich sein könnte. Manchmal können sie auch Initiator sein. In Pakistan z. B. ist die Abteilung für Psychiatrie der Universität Islamabad die treibende Kraft hinter einem Programm zur Förderung der psychischen Gesundheit in Schulen (Mubbashar 1999). Bei anderen Gelegenheiten wurden die Aktivitäten zur Förderung der psychischen Gesundheit mit eingebettet in Programme zur allgemeinen Gesundheitsförderung und der Entwicklung des Gemeinwesens (Badura u. Kickbusch 1991; Trent 1992).

3.2 Primäre Prävention psychischer Störungen

Bericht des Generaldirektors der WHO

Die primäre Prävention psychischer Störungen wurde lange als unmöglich angesehen. Als der Generaldirektor der WHO die Ergebnisse einer Untersuchung über die Möglichkeiten der Prävention psychischer, neurologischer und psychosozialer Störungen (WHO 1986) während der 39. Weltgesundheitstagung bekannt gab, waren sowohl die versammelten Minister als auch die Spitzenfunktionäre im Gesundheitswesen erstaunt und erfreut. Eine Resolution wurde verabschiedet, in der die Länder zum Handeln aufgefordert wurden und der Generaldirektor wurde beauftragt, die Länder durch die Ausarbeitung geeigneter Handlungsrichtlinien zu unterstützen.

Bedeutung der Mitarbeiter im psychiatrischen Gesundheitswesen

Die meisten der im Bericht des Generaldirektors der WHO vorgestellten Maßnahmen sind von anderen Sektoren außerhalb des Gesundheitswesens zu ergreifen, andere wiederum müssen vom Gesundheitssektor selbst durchgeführt werden, jedoch nicht von den psychiatrischen Einrichtungen (z.B. die Verbesserung der perinatalen Versorgung) und nur sehr wenige liegen in der Verantwortung der Mitarbeiter im psychiatrischen Gesundheitswesen. Letztere spielen jedoch eine zentrale Rolle in der Herbeiführung präventiver Maßnahmen. Zunächst einmal ist es ihre Aufgabe, Fürsprecher für Präventivprogramme zu sein. Zweitens sollen sie den Einrichtungen der allgemeinen Gesundheitsversorgung und den anderen sozialen Einrichtungen kontinuierlich Anregungen geben, das Nötige zu tun, und drittens die Auswirkungen der getroffenen Maßnahmen überwachen.

Möglichkeiten zur primären Prävention psychischer Störungen wurden bereits weiter oben beschrieben, eine detailliertere Beschreibung findet sich in dem Kapitel von Eisenberg (s. Kap. 8, Bd. 2). Im allgemeinen sollte betont werden, daß in den Entwicklungsländern die Möglichkeiten für die primäre Prävention psychischer Störungen (z.B. aufgrund einer frühen Schädigung des zentralen Nervensystems) besonders zahlreich sind, normalerweise jedoch vernachlässigt werden (Sartorius u. Henderson 1992).

3.3 Behandlung psychischer Störungen

Geringe Behandlungsrate

Unter Verwendung von Daten aus der Publikation *The Global Burden of Disease* (Murray u. Lopez 1996), kam M. Phillips (persönliche Mitteilung) kürzlich zu dem Schluß, daß von 80% der Menschen mit Depressionen in den Entwicklungsländern lediglich 5% behandelt werden. Die Situation ist wahrscheinlich ähnlich für andere psychische Krankheiten. Der Bericht von Murray und Lopez sowie eine Reihe anderer Arbeiten haben der Forderung nach der Einführung von Komponenten der psychischen Gesundheit in die primäre Gesundheitsversorgung neue Nahrung gegeben, eine Empfehlung, die auch von der WHO und zahlreichen weiteren Institutionen stammt (WHO 1975a, 1990).

Verbesserungen in einigen Ländern und Regionen

Es gibt eine Reihe von Beispielen für Länder oder Regionen, in denen die psychiatrische Gesundheitsversorgung durch die allgemeine und die primäre Gesundheitsversorgung gewährleistet wird (Murthy 1996; WHO 1984, 1990). Die Resultate lohnen im großen und ganzen dieses Vorgehen. Es hat sich eine wachsende Abdeckung der Versorgung von psychisch schwer Erkrankten gezeigt und eine steigende Befriedigung der Mitarbeiter im Gesundheitswesen, die für die Behandlung von psychischen Krankheiten ausgebildet wurden. In einigen Entwicklungsländern, wie z. B. Thailand und Uganda, wurde die Behandlung psychischer Störungen und die Förderung psychischer Gesundheit in die nationalen Versorgungspläne mit aufgenommen und erhielt dort sogar Priorität. Eine große Anzahl von Handbüchern wurde erstellt, die es Allgemeinmedizinern und den Mitarbeitern in der primären Gesundheitsversorgung ermöglichen sollen, mit psychischen Erkrankungen umzugehen, und sie haben in Fortbildungsprogrammen zahlreicher Länder Verwendung gefunden (WHO 1992b).

PHC-Version der ICD-10

Die WHO hat sogar die 10. überarbeitete Auflage der ICD (ICD-10) zusammengestellt, eine Klassifikation für die Verwendung in der primären Gesundheitsversorgung [ICD-10 PHC („Primary Health Care"]. Dieses Dokument dient dazu, die Aufzeichnungen über psychische Erkrankungen in den Einrichtungen der primären Gesundheitsversorgung zu erleichtern. In der PHC-Version der ICD-10 wurde die Anzahl der Kategorien drastisch reduziert, lediglich 22 Kategorien gegenüber mehr als 600 Kategorien (Übersicht 1), und in einigen noch stärker vereinfachten Versionen finden sich nur 9 Kategorien. Sie wurden ausgesucht auf der Grundlage der Häufigkeit der gestellten Diagnosen in der primären Ge-

– Reduzierung der Kategorien

Übersicht 1. Kategorien zur psychischen Gesundheit nach ICD-10 (ICD-10 PHC) in der primären Gesundheitsversorgung

F00	Demenz
F05	Delirium
F10	Alkoholmißbrauch
F11	Drogenmißbrauch
F17.1	Tabakmißbrauch
F20	chronische psychotische Störungen
F23	akute psychotische Störungen
F31	bipolare Störungen
F32	Depression
F40	Phobien
F41.0	Panikanfälle
F41.1	allgemeine Angstzustände
F41.2	Angstzustände gemischt mit Depression
F43	Anpassungsstörungen
F44	dissoziative Störungen
F45	unerklärte somatische Beschwerden
F48.0	Neurasthenie
F50	Eßstörungen
F51	Schlafstörungen
F52	sexuelle Störungen
F70	geistige Behinderung
F90	hyperkinetische Störung
F91	Verhaltensstörung
F98.0	Enuresis

sundheitsversorgung, wobei nur solche Kategorien mit einbezogen wurden, die von den Mitarbeitern der primären Gesundheitsversorgung mit möglichst wenigen Instruktionen verwendet werden können (und für die es eine Behandlungsmöglichkeit gibt). Oft werden keine Klassifikationen verwendet.

– spezifische Instruktionen

Um die ICD-10 PHC noch attraktiver zu machen und für ihre Verbreitung zu sorgen, hat die WHO, in Zusammenarbeit mit Nicht-Regierungsorganisationen (z.B. den Organisationen, in denen die Allgemeinmediziner und Psychiater vertreten sind), ebenfalls spezifische Instruktionen erstellt, wie Erkrankungen erkannt und klassifiziert und anschließend behandelt werden können. Die Klassifikation wurde in den späten 80er Jahren zusammengestellt und in einer Reihe von Ländern für eine Testreihe ausgegeben. Ihre endgültige Form bekam sie, als die Ergebnisse dieser Testreihe vorlagen und 1996 veröffentlicht wurden (WHO 1996).

Befürchtungen von Psychiatern

Die Einführung von Komponenten psychischer Gesundheit in die primäre Gesundheitsversorgung hat bei den Psychiatern nicht immer volle Unterstützung gefunden. Einige fürchteten, daß die Behandlung psychischer Erkrankungen im allgemeinen Gesundheitswesen ungünstige Auswirkungen auf den Patienten haben könnte, andere hatten die Befürchtung, daß die Übertragung der Verantwortung die Anzahl ihrer eigenen Patienten verringern könnte. Keine dieser beiden Befürchtungen hat sich als berechtigt erwiesen. Allgemeinmediziner und die Mitarbeiter im primären Gesundheitswesen können einen Großteil der Patienten effektiv behandeln, besonders dann, wenn sie die Möglichkeit zur Überweisung haben und wenn die Mitarbeiter im allgemeinen Gesundheitswesen eine kurze, praktische Fortbildung erhalten.

Positive Wirkung auf die Psychiatrie

Um die Betreuung psychischer Krankheiten in der Allgemeinpraxis möglich zu machen, müssen in den Entwicklungsländern andere Bedürfnisse ebenfalls befriedigt werden, einschließlich der Gewährleistung einer regelmäßigen Versorgung mit psychotropen Medikamenten und der Möglichkeit, Mediziner in abgelegene Gebiete zu transportieren und Patienten zu überweisen. Sowohl in den Entwicklungsländern als auch in den entwickelten Ländern könnte die Einführung von Konzepten zur primären Gesundheitsversorgung einen positiven Effekt auf die Psychiatrie haben, ihre Bedeutung im Rahmen des öffentlichen Gesundheitswesens stärken (Sartorius 1997) und die Leistungsfähigkeit verbessern.

Bedeutung der Mitarbeiter der primären Gesundheitsversorgung in den Entwicklungsländern

In der entwickelten Welt bleibt die Behandlung psychischer Störungen im Rahmen des allgemeinen Gesundheitswesens bis zu einem gewissen Grad den Betroffenen selbst überlassen, den Patienten, ihren Familien, den Allgemeinmedizinern und den Psychiatern. In den Entwicklungsländern ist dies nicht der Fall. Wird die psychiatrische Gesundheitsversorgung nicht durch die Mitarbeiter des allgemeinen und primären Gesundheitswesens gewährleistet, besteht für weite Teile der Bevölkerung überhaupt keine Versorgung.

Nachlassende Möglichkeit der Integration von Behinderten in ihre Familien

Die Behandlung psychischer Störungen, speziell derer, die voraussichtlich eine bleibende Behinderung nach sich ziehen, muß mit einem Rehabilitierungsprozeß verknüpft werden. In den Entwicklungsländern befindet sich nur ein geringer Anteil der psychisch Schwerstkranken in stationärer Behandlung in psychiatrischen Krankenhäusern, von denen viele noch aus der Kolonialzeit stammen. Viele der Patienten, die von ihren Familien nicht verstoßen wurden (z.B. weil die Familie sich ihren Unterhalt nicht leisten oder ihr sozial inakzeptables Verhalten nicht länger tolerieren konnte), lebten normalerweise bei ihren Familien und wurden teilweise in das Leben der Familie und der Gemeinschaft integriert. Die Familie hat daher im Leben der Patienten eine zentrale Rolle gespielt, während und nach der Erkrankung. Gegenwärtige Urbanisierungsprozesse und die Verkleinerung haben die Fähigkeit der Familie verringert, eine Versorgung ihrer erkrankten Mitglieder über einen längeren Zeitraum hinweg aufrecht zu erhalten. Momentan haben die meisten Entwicklungsländer noch keine Antwort gefunden auf die Herausforderung einer solchen Versorgung, die sich aus einer schwindenden Fähigkeit vieler Familien ergibt, ihren Angehörigen zu helfen.

Umgang mit psychisch Kranken

Das Leben derer, die psychisch schwer erkrankt sind, ist in allen Ländern schwierig. In den Entwicklungsländern ist die Situation dieselbe oder noch schwieriger. Während die Familien und die Gemeinschaften, in denen psychisch Kranke leben, am Anfang der Krankheit noch Verständnis und Mitgefühl zeigen (es sei denn, das Verhalten der Kranken ist äußerst störend, bringt der Familie oder der Gemeinschaft Schande oder gefährdet das Leben anderer), ist ihre Fähigkeit, sich um die Kranken zu kümmern normalerweise bald erschöpft. Manchmal werden psychisch schwer Erkrankte aus ihrer gewohnten Umgebung verstoßen und werden zu obdachlosen Psychotikern. Manchmal werden sie viele Jahre lang in irgendeinem dunklen Winkel des Hauses versteckt. Oft sterben sie einen frühzeitigen Tod aufgrund der größeren Gesundheitsrisiken, denen sie ausgesetzt sind, ihrer geringeren Fähigkeit, zurechtzukommen oder medizinische Hilfe zu verlangen und zu erhalten. Die Einführung psychiatrischer Dienste, in Zusammenarbeit mit und durch die allgemeine Gesundheitsversorgung ist daher lebensrettend. Darüber hinaus bringt es psychisch Kranken Erleichterung und Unterstützung.

4 Schlußfolgerungen

Armut als wichtigster Einflußfaktor

Die Formen der häufigsten psychischen Störungen sind in den Entwicklungsländern und den entwickelten Ländern ähnlich. Es gibt kulturspezifische Ausprägungen psychischer Erkrankungen, diese stellen jedoch nur einen geringen Anteil aller psychischen Kranheiten dar. Die größten Unterschiede zwischen der entwickelten und der sich entwickelnden Welt resultieren aus der Armut und der vielfältigen Art und Weise, wie sie die Menschen dort, die Gesundheitsversorgung und die Krankheiten beeinflußt.

Notwendigkeit der Entwicklung von Programmen

Die Armut hat ebenfalls Einfluß auf die Chancen, wie den Erkrankten dort mit medizinischem Wissen geholfen werden kann. Dennoch ist die Entwicklung von Programmen zur psychischen Gesundheit möglich und, speziell in armen Ländern, höchst wünschenswert. Gleichzeitig ist jedoch die Einsicht wichtig, daß die Zurückhaltung der mit der psychiatrischen Gesundheitsversorgung befaßten Berufsgruppen, sich zu verändern und eine Neudefinition ihrer Rolle zu akzeptieren, oft ein bedeutendes Hindernis auf dem Weg der Einführung und Verbesserung der psychiatrischen Gesundheitsversorgung darstellt.

Programme zur psychischen Gesundheit als integraler Bestandteil allgemeiner Gesundheitsprogramme

Die Programme zur psychischen Gesundheit müssen zum integralen Bestandteil allgemeiner Gesundheitsprogramme werden, welche wiederum untrennbar mit der sozialökonomischen Entwicklung verbunden sein müssen. Dies heißt jedoch nicht, daß eine Veränderung auf dem Gebiet der Gesundheit oder der psychischen Gesundheit nur stattfinden kann, wenn die Entwicklungsländer zu der industrialisierten Welt aufschließen. Es gibt heute viel zu tun für die psychische Gesundheit in den Entwicklungsländern und zu wenig wird unternommen. In dieser Hinsicht hat die Psychiatrie in den entwickelten Ländern eine wichtige und oft vernachlässigte Aufgabe.

Notwendigkeit der Einbeziehung von Länderunterschieden in die Facharztausbildung

Viele Psychiater aus Entwicklungsländern erhalten ihre Ausbildung in den Industriestaaten und ein großer Teil der Technologie und der neuen Erkenntnisse stammt aus dieser Umgebung. Es wäre extrem hilfreich, wenn die Unterschiede zwischen den einzelnen Ländern in die fachärztliche Ausbildung überall auf der ganzen Welt mit einbezogen würden. Dies wäre eine Möglichkeit, Informationen auszutauschen über die verschiedenen Arten der Organisation von Einrichtungen und der Gesundheitsversorgung. Es sollten jedoch auch alle anderen Gelegenheiten und Möglichkeiten ausgeschöpft werden, daß Länder in verschiedenen Entwicklungsstadien ihre Erfahrungen austauschen und mit Bedacht bei der Ausbildung von medizinischen Fachkräften für die Psychiatrie und der Entwicklung entsprechender und sinnvoller Programme zur psychischen Gesundheit einsetzen können.

5 Literatur

Alem A (1997) Mental health in rural Ethiopia. University of Umea, Umea

Badura B, Kickbusch I (1991) Health promotion research. WHO, Copenhagen (regional publications)

Carothers JC (1947). A study of mental derangement in Africans and an attempt to explain its peculiarities, more especially in relation to the African attitude to life. J Ment Sci 93:548–596

Carothers JC (1953) The African mind in health and disease. WHO, Geneva (WHO monograph series no 17)

Cooper JE, Sartorius N (eds) (1996) Mental disorders in China. Gaskell, London

Desjarlais R, Eisenberg L, Good B, Kleinman A (eds) (1995) World mental health: problems and priorities in low-income countries. Oxford Univ Press, Oxford

Gautam S, Kapur RI, Shamasundar C (1980) Psychiatric morbidity and referral in general practice – a survey of general practitioners in Bangalore City. Indian J Psychiatry 22:295–297

German GAG (1987) The extent of mental health problems in Africa today. An update of epidemiological knowledge. Br J Psychiatry 151:435–439

Gruenberg EM (1977) The failures of success. Milbank Memorial Fund Q 55:3–24

Harding TW, Climent CE, Diop M et al. (1983a) The WHO Collaborative Study on Strategies for Extending Mental Health Care. II. The development of new research methods. Am J Psychiatry 140:1474–1480

Harding TW, D'Arrigo Busnello E, Climent CE et al. (1983b) The WHO Collaborative Study on Strategies for Extending Mental Health Care. III. Evaluative design and illustrative results. Am J Psychiatry 140:1481–1485

*Jablensky A, Sartorius N, Ernberg G et al. (1992) Schizophrenia: manifestations, incidence and course in different cultures. A World Health Organization Ten Countries Study. Psychol Med Monogr Suppl 20:1–97

Leighton AH, Lambo TA, Hughes CG, Leighton DC, Murphy JM, Cornell BM (1963) Psychiatric disorders among the Yoruba. Cornell Univ Press, New York

Maj M, Starace F, Sartorius N (1993) Mental disorders in HIV-1 infection and AIDS. Hogrefe & Huber, Seattle (WHO expert series of biological psychiatry, vol V)

Mubbashar MH (1999) Mental health services in rural Pakistan. In: Tansella M, Thornicroft G (eds) Common mental disorders in primary mental health care. Routledge, London

Murray CJL, Lopez AD (1996) The global burden of disease. Published by the Harvard School of Public Health on behalf of the WHO and the World Bank. Harvard Univ Press, Cambridge/MA

Murthy RS (1996) Economics of mental health care in developing countries. In: Lieh Mak F, Nadelson CC (eds) International review of psychiatry. American Psychiatric Press, Washington, pp 43–56

Ndetei DM, Muhangi J (1979) The prevalence and clinical presentation of psychiatric illness in a rural setting in Kenya. Br J Psychiatry 135:269–272

Prince R (1967) The changing picture of depressive syndromes in Africa: is it fact or diagnostic fashion? Can J Afr Studies 1/2:177–192

Sartorius N (1973) Culture and epidemiology of depression. Psychiatr Neurol Neuro Chir 76:479

Sartorius N (1978) The new mental health programme of WHO. Interdiscipl Sci Rev 3:202–206

Sartorius N (1992) The promotion of mental health: meaning and tasks. In: Trent DR (ed) Promotion of mental health, vol 1. Avebury, Aldershot, pp 17–23

*Sartorius N (1997) Psychiatry in the framework of primary health care: a threat or a boost to psychiatry? Am J Psychiatry 154(Suppl):67–72

Sartorius N (1998) Universal strategies for the prevention of mental illness and the promotion of mental health. In: Jenkins R, Üstün TB (eds) Preventing mental illness. Wiley, Chichester

Sartorius N, Harding TW (1983) The WHO Collaborative Study on Strategies for Extending Mental Health Care. I. The genesis of the study. Am J Psychiatry 140:1470–1473

Sartorius N, Henderson AS (1992) The neglect of prevention in psychiatry. Aust NZ J Psychiatry 26/4:550–553

Sartorius N, Davidian H, Ernberg G et al. (eds) (1983) Depressive disorders in different cultures. WHO, Geneva

**Sartorius N, Goldberg D, de Girolamo G, Costa e Silva J, Lecrubier Y, Wittchen HU (eds) (1990) Psychological disorders in general medical settings. Hogrefe Huber, Seattle

Kritische Ereignisse

KAPITEL 16

Psychiatrische Probleme aufgrund extremer Umweltbedingungen

V. KRASNOV, V. LEBEDEV und E. WEST

Übersetzung M. Reiss

1 Einleitung

Neue psychiatrische Phänomene

Setzt man Menschen extremen Umweltbedingungen aus und läßt sie mit diesen zurechtkommen, so ergeben sich daraus eine Reihe neu beschriebener psychiatrischer Phänomene, auf die unsere Seele und unser Körper weder phylogenetisch noch ontogenetisch vorbereitet sind. In dem Maße, wie wir weitere Fortschritte dabei erzielen, in widrigen Umwelten wie in Arktis und Antarktis, auf den Höhen der Berge und in den Tiefen des Ozeans und des Weltalls zurechtzukommen, machen wir bei der erzwungenen Anpassung an diese veränderten extremen Bedingungen neue Entdeckungen über das menschliche Verhalten und die Seele.

Neue Herausforderungen und neue Erkrankungen

Wir stellen den Körper und die Seele des Menschen durch eine Reihe von beruflichen Aktivitäten unter ungünstigen Bedingungen, die die menschliche Psychophysiologie im Endeffekt einer Belastung aussetzen, vor immer neue Herausforderungen. So erfordern manche beruflichen Aktivitäten, daß wir in Situationen emotionaler und kognitiver Belastung ein Höchstmaß an visueller und akustischer Präzision aufrechterhalten. Es ist bekannt, daß psychologische und physiologische Faktoren eine unmittelbare Auswirkung auf die gesamte Leistungsfähigkeit eines Individuums haben. Im folgenden werden wir einige Beispiele dazu aufführen.

Desynchronose

Desynchronose ist eine Schlafstörung, die auf Veränderungen des gewohnten zirkadianen Rhythmus zurückzuführen ist. Man beobachtet sie bei Schichtarbeitern und bei Teilnehmern an übermäßig langen Expeditionen. Diese Probanden zeigen häufig emotionale Anspannung sowie ausgeprägte körperliche und emotionale Ermüdung. In ähnlicher Weise führt ausgedehntes Arbeiten unter den Bedingungen der Polarnacht gewöhnlich nicht nur zu psychischer Belastung, sondern auch zu einer Störung der normalen neurovegetativen Funktionen des Körpers.

Lange Reisen

Ermüdend langes Reisen und die Arbeit in Unterseebooten machen auch einen speziellen Plan für die künstliche Beleuchtung erforderlich, um den Seeleuten das Arbeiten zu ermöglichen.

Arbeit in Kraftwerken und im All

Es gibt weitere Umweltstressoren, die wir mit Störungen im Ablauf der normalen Körperfunktionen in Verbindung bringen. Dazu gehört chronische Exposition gegenüber Vibrationen, Lärm und elektromagnetischer Strahlung in Kraftwerken. Zum andern erfordern Arbeiten und Reisen im Weltall die Anpassung an die Schwerelosigkeit, auf die die Menschen durch die Evolution auf der Erde eindeutig nicht vorbereitet sind.

2 Psychische Gesundheitsprobleme

Gruppenprozesse in sehr kleinen Teams

Ist man vereinzelt einer dieser extremen Umgebungen ausgesetzt, so muß das nicht notwendigerweise eine psychische Störung hervorrufen. Die vereinte Wirkung widriger Umwelteinflüsse stellt uns jedoch in der psychiatrischen Phänomenologie, Diagnose und Behandlung vor neue

Fragen. Eine derartige Frage ist das Problem der psychischen Verträglichkeit unter den Mitgliedern sehr kleiner Teams, die unter Schichtbedingungen arbeiten und während sehr langer Missionen unter Aufgabe der Intimsphäre isoliert von der gewohnten sozialen Umgebung und Unterstützung an Weltraumflügen teilnehmen.

Latente interpersonelle Konflikte

Wir sehen uns weiterhin auch Problemen bei der Personalauswahl für solche Missionen ausgesetzt, wenn wir uns der Methoden der Psychologie bedienen, die entwickelt wurden, um menschliches Verhalten unter Bedingungen anzugehen, die uns vertrauter sind. Es gibt beispielsweise nur wenig Befunde über latente interpersonelle Konflikte unter den Mitgliedern von Kleingruppen aus Forschungsreisenden, die den Kontakt miteinander vermeiden, wenn sie nach Hause zurückgekehrt sind (Lebedev 1989).

Doppelgängerillusion

Akustische, visuelle und taktile Halluzinationen

Erwähnenswert ist ein weiteres bekanntes Phänomen, das im Kontext der Isolierung von der Umwelt und extremer Belastungen beobachtet werden kann. Ähnlich wie bei der Doppelgängerillusion vergegenwärtigt man sich möglicherweise sein Ebenbild, erlebt andere akustische, visuelle und taktile Halluzinationen und hat ein verzerrtes Bild von der Realität. Solche kurzen und vorübergehenden Zustände sind vollständig reversibel und scheinen mit dem Anpassungsversuch an die extreme Situation zusammenzuhängen, bei dem Realitätsüberprüfung und Funktionsfähigkeit erhalten bleiben und das Individuum rasch in einen symptomfreien Zustand zurückkehrt.

Wirkungen auf große Gruppen von Menschen

Extreme Umweltbedingungen können sich auch auf große Gruppen von Menschen auswirken. Die ökologische Psychiatrie befaßt sich mit den Beziehungen zwischen den physikalischen, chemischen und anderen Umweltgiften einerseits und der seelischen Gesundheit großer Gruppen von Menschen andererseits. Im Unterschied zur Anpassung des Individuums an extreme Bedingungen reagiert eine größere Gruppe komplexer auf ökologische Stressoren; und die zahlreichen biopsychosozialen und kulturellen pathogenen Faktoren sind miteinander verwoben.

3 Ökologische Psychiatrie

Definition der ökologischen Psychiatrie

Das neue Fachgebiet der ökologischen Psychiatrie entwickelt sich mit dem in jüngster Vergangenheit aufkommenden Bedarf an Anwendungen in der Klinik und in der Forschung weiter. Die künftigen Entwicklungsbereiche der ökologischen Psychiatrie zeichnen sich jedoch noch nicht klar ab und werden in Zukunft zusätzlicher Forschungsanstrengungen bedürfen. Insgesamt kann man die ökologische Psychiatrie als ein Gebiet komplexer wissenschaftlicher Erforschung der seelischen Gesundheit und Krankheit im Bereich anthropogen hervorgebrachter oder natürlich auftretender ungewöhnlicher Umweltbedingungen definieren (Krasnov 1993a, 1995).

Folgen sensorischer und psychosozialer Isolierung

Zu den besonders interessanten Gebieten gehören Gesundheitsprobleme, die mit den unterschiedlichen Wirkungen der psychologischen und sozialen Umwelt auf seelische Gesundheit und Krankheit zusammenhängen. Von vorrangiger Bedeutung ist daher die seelische Gesundheit von Einzelpersonen, die unter Bedingungen sensorischer und psychosozialer Isolierung arbeiten und bei denen der zirkadiane Rhythmus in ungewöhnlichen geoklimatischen Situationen zwangsläufig durcheinander gerät. Von besonderem Interesse ist dabei das Forschungsgebiet, in dem die Anpassungsreaktion des einzelnen innerhalb einer Kleingruppe während einer längeren Isolierungsphase untersucht wird (s. oben).

Die epidemiologische Dimension

Die epidemiologische Dimension beschäftigt sich mit den speziellen Merkmalen und Varianten der seelischen Gesundheit und der Psychosomatik, wie sie sich ergeben, wenn man in einem neuen großen technologischen und industriellen Komplex wohnt und arbeitet. Hier kann es um neu besiedelte Gebiete im fernen Norden Rußlands oder Kanadas gehen, wo sich schon immer dort ansässige und erst seit kurzem dort wohnhafte Bevölkerungsschichten in ihrem sozialen und physischen Anpassungsstil signifikant voneinander unterscheiden (Korolenko et al. 1991; Semke 1992; Krasnov 1995).

Opfer von Krieg, Folter, Haft und Gewalt

Ebenfalls von Bedeutung ist es, die klinischen und wissenschaftlichen Anstrengungen fortzusetzen, die sich mit den Problemen von Flüchtlingen, vertriebenen Bevölkerungsteilen wie auch von Opfern des Krieges, der Folter, der Gewalt und Gefängnishaft überall auf der Welt beschäftigen.

Erforschung der Folgen großer Umweltkatastrophen

Schließlich wird sich die ökologische Psychiatrie weiter für die Erforschung der unmittelbaren und zeitlich versetzten Folgen großer Umweltkatastrophen einsetzen, seien sie nun vom Menschen und von der Natur hervorgerufen. So hat die Katastrophe von Tschernobyl in einschneidender Weise die Entwicklung eines Umweltbewußtseins in der russischen Medizin gefördert. Dem Gift der Tschernobyl-Toxine waren Millionen von Menschen ausgesetzt; und diese Toxine stellen immer noch eine schwerwiegende Gesundheitsgefahr dar. Die Folgen der Katastrophe lenkten die Aufmerksamkeit auf weitere, zuvor ignorierte große technische Unfälle und katastrophale Umwelten. Eben wegen der unmittelbaren und spezifischen Konsequenzen von Tschernobyl mußte das Fachgebiet der Psychiatrie seine herkömmliche enge Nosographie einer Neubewertung unterziehen und nach neuen Ansätzen zur Diagnose, Begutachtung, Behandlung und Rehabilitation der Opfer suchen (Krasnov et al. 1993a,b, 1995; Krasnov et al. 1995; Viinamäki et al. 1995; Nyagu u. Loganovsky 1997; Havenaar et al. 1997). Möglicherweise kann dies das Gebiet gemeinsamer Forschungsanstrengungen betrieblicher und ökologischer Spezialisten innerhalb der Psychiatrie werden.

Methodologie der ökologischen Psychiatrie

Doch die Methodologie der ökologischen Psychiatrie ist noch weitgehend unentwickelt. Es liegt auf der Hand, daß ein Ansatz erforderlich sein wird, der sich sowohl mit biopsychosozialen als auch interkulturellen Systemen beschäftigt, um die Rolle von Umweltfaktoren im sozialen Funktionszusammenhang der menschlichen Gesundheit zu untersuchen. Die künftigen Bereiche der Methodenentwicklung werden sich höchstwahrscheinlich aus den psychobiosozialen Reaktionen des Individuums und der Gruppe in unterschiedlichen negativen und positiven Umwelten ergeben. Es müssen aber auch neue Methoden einer angemessenen psychiatrischen Rehabilitation bedacht werden.

Pathogene Arbeitsbedingungen

In den letzten Jahren sind eine Reihe von Veröffentlichungen erschienen, die sich mit psychosomatischen und nichtpsychotischen seelischen Störungen beschäftigen, wie sie sich immer häufiger in vielen gefährlichen industriellen Kontexten entwickeln (Simon et al. 1990; Krasnov 1991, 1995; Andresen et al. 1993). Dazu gehören Störungen des Schlaf-Wach-Rhythmus, schwerwiegende emotionale und kognitive Belastungen, Wahrnehmungsstörungen und ähnliche Zustände. Die betroffenen Mitarbeiter findet man unter Fluglotsen, Seeleuten auf Unterseebooten, in der Raumfahrt Beschäftigten und unter Astronauten (Weybrew 1963; Tenfiord 1966; Hauty u. Adams 1966; Serxner 1968; Offeriend u. Roos 1969; Berry 1970; Bennet 1972; Lindsley 1972; Takla et al. 1944). Die heutige wissenschaftliche Literatur zu diesem Thema scheint diese Zustände in dieselbe Kategorie wie andere psychogene neurotische Störungen einzuordnen. Eine derartige Klassifikation ist allem Anschein nach zumindest teilweise ungerechtfertigt.

Reaktive seelische Phänomene

Im Unterschied zu neurotischen Zuständen bleibt bei den Anpassungsphänomenen anscheinend eine gesunde Arbeitsmotivation erhalten, und es zeigt sich keine fehlangepaßte interpersonelle Symptomatologie. Es liegt auf der Hand, daß unter den extremen Bedingungen ungewöhnliche, kurze reaktive psychologische Phänomene auftreten können. Jedoch scheinen sich diese Erlebnisse aus dem Anpassungsprozeß an die extreme Bedingung zu ergeben; sie führen nicht zwangsläufig zu bestimmten Problemen, und sie sind nicht arbeitsbeeinträchtigend. In der momentan vorhandenen (vorwiegend nicht fachlichen) Literatur findet sich eine Reihe lebhafter Beschreibungen solcher interpersoneller Anpassungsprobleme und latenter Konflikte während lange andauernder Polarexpeditionen und anderer Reisen unter sozialer Isolierung (Byrd 1932; Slocum 1956; Law u. Bechervaise 1957; Bombard 1958; Heyerdahl 1959; Muflin u. Connery 1959; Serxner 1968; Leonov u. Lebedev 1971; Gunderson 1973; Rivoher et al. 1988; Sandal et al. 1996).

Asthenische, affektive und neurovegetative Symptome bei sensorischer und sozialer Isolierung

Inzwischen weiß man, daß gelegentliche interpersonelle Probleme und Konflikte anscheinend mit asthenischen, affektiven und neurovegetativen Zuständen zusammenhängen, die sich leicht unter andauernder Belastung und bei vollständiger oder partieller Isolierung entwickeln. Diese asthenischen neurovegetativen Symptome umfassen häufig progressiv zunehmende Ermüdbarkeit, Reizbarkeit, Schlafstörungen, Dysphorie, Angst, Schwindel, Kopfschmerzen, Tachykardie, unangenehme somatische Empfindungen, vegetovaskuläre Instabilität, Hyperästhesie und verstärkte Vigilanz. Die oben genannten Probleme sind hochgradig unspezifisch und treten gewöhnlich bei kleinen Expeditionsgruppen auf, aber auch in langen Zeiten der Isolierung und der sensorischen Deprivation. Bestehen die extremen Bedingungen für eine längere Zeit unablässig weiter, entwickeln sich in der Regel auch echte psychiatrische Störungen, wie dies von einer Reihe Autoren dokumentiert wird (Ritter 1900; Byrd 1932; Slocum 1956; Bombard 1858; Burns u. Kimura 1963; Lebedev 1989; Cooper 1993).

Depersonalisierung und Derealisation

Oft kann man unterschiedliche sensorische und Wahrnehmungsstörungen, Täuschungen, spezielle Phänomene der Depersonalisierung und der Derealisation unter besonders außergewöhnlichen Umweltbedingungen beobachten. Depersonalisierung und Derealisation scheinen unter experimentellen Bedingungen v.a. durch Desynchronose, Schlafentzug, lange Isolierung und Monotonie hervorgerufen zu werden. Im Unterschied zu bekannten psychiatrischen Zuständen sind diese Phänomene vorübergehend, situationsspezifisch und ohne Einfluß auf das Gefühl, Kontrolle über die eigene Person zu haben.

Auswirkungen der Schwerelosigkeit

So ist Depersonalisierung beispielsweise unter den Bedingungen der Schwerelosigkeit eine verbreitete Erfahrung. Propriorezeption und das Gefühl für die eigene Position im Raum werden ausgeschaltet, da die gewohnten Hinweisreize auf Schwerkraft nicht mehr verfügbar sind. Unter diesen Bedingungen setzt der Anpassungsprozeß voraus, daß ein Astronaut sich vollständig auf die visuelle Wahrnehmung verläßt, um seine Position im Raum einzuschätzen. Zu einer ähnlichen Anpassung kann es auch während eines Weltraumspazierganges außerhalb des Raumschiffs kommen, wo die Raumorientierung durch eine „schwebende" Erde, das nahegelegene Raumschiff, die Sonne und die Sterne unterstützt wird (Leonov u. Lebedev 1971). Dennoch sind Depersonalisierung und Derealisation im Raum Erfahrungen, bei denen die Realitätsverankerung vollständig erhalten bleibt und die nicht mit dem subjektiven Gefühl einhergehen, krank zu sein.

Experimente zur sensorischen und kognitiven Deprivation sowie zur sozialen Isolierung

Auch hat man zahlreiche experimentelle Designs eingesetzt, um sensorische und kognitive Deprivation und Isolierung zu untersuchen. Die Studien sind im Labor und im Weltraum unter Schwerelosigkeit durchgeführt worden. Zu den häufigen Befunden gehören Asthenie, somatoforme Zustände, kurze und vorübergehende illusionäre Verkennungen, Halluzinationen und kognitive Fehler. Gleichzeitig blieb die Realitätsüberprüfung intakt und ermöglichte die erforderlichen Korrekturen bei der Ausführung spezieller Aufgaben und bei der Beurteilung einer ungewöhnlichen Situation (Heron et al. 1956; Burns u. Kimura 1963; Sharpe 1969; Leonov u. Lebedev 1971; Daniel u. Vining 1983; Lebedev 1989).

„Sensorischer Hunger"

Ähnlich geartete psychologische Phänomene sind im einzelnen in der Literatur über sensorische Deprivation zusammengefaßt (Bexton et al. 1954; Heron et al. 1956; Davis et al. 1960; Mendelson et al. 1961). Sensorische Deprivation und Monotonie scheinen das Bedürfnis des Menschen nach äußeren Reizen und emotionsgeladenen Reaktionen, auch als „sensorischer Hunger" bekannt, anzuregen. Von daher werden Wahrnehmung und geistige Vorstellungen immer lebhafter, aber sie haben keinen Einfluß auf die Fähigkeit des Menschen, sie von Abbildern realer Objekte zu unterscheiden. Diese Art kompensatorischer Einbildungskraft hängt untrennbar mit der Anpassungsaktivität des Körpers und der Seele zusammen.

Bedürfnis nach sozialem Kontakt

Je länger die Zeit der Einsamkeit und der Isolierung dauert, desto größer wird das Bedürfnis nach sozialem Kontakt. Die psychischen Phänomene in Verbindung mit diesem sozialen Bedürfnis können sich so manifestieren, daß man unbelebten Objekten eine persönliche Bedeutung zuschreibt, man laut mit sich selbst oder mit dem eigenen Tagebuch redet und man auf innere Reize reagiert. Unter Einsamkeit und Isolation stellt ein Mensch sich manchmal seinen Doppelgänger vor und kommuniziert mit ihm. Eine klare Unterscheidung zwischen Realität und Phantasie wird stets beibehalten. Zusätzlich zu einem solchen Pseudoautismus bringen andauernde Einsamkeit und Isolation seltsame Muster überbewerteter Vorstellungen von Erfindungsgabe, politischer Umgestaltung, religiöser und philosophischer Kontemplation über die Welt und den Sinn der Existenz hervor. Die Ideation dieser Art geht vollständig zurück und kehrt nicht wieder, wenn die Isolierung aufgehoben wird und man ins normale Leben zurückkehrt.

Pseudoautismus

Gleichzeitig kann es unter monotonen und isolierten Bedingungen mancher auszehrenden und ermüdenden industriellen Arbeitsumgebung zu einem vergleichbaren Anpassungsmechanismus kommen. Abgesehen von einigen durch Befunde belegten beruflichen Gefährdungsfaktoren weiß man nicht viel über diesen Gegenstandsbereich (Burns u. Kimura 1963; Serxner 1968; Lindsley 1972; Sandal et al. 1996). Obwohl man für die meisten physischen und chemischen Arbeitsumgebungen sanitäre und hygienische Standards entwickelt hat, unterlassen es die meisten Forscher, die komplexe Interaktion zwischen beruflichen Gefährdungsfaktoren und ihrem kumulativen Effekt auf eine einzelne Person und ihre Anpassungsfähigkeit zu untersuchen. Darüber hinaus gibt es bereits einige gefährliche berufliche Kontexte in unsicheren ökologischen Umgebungen. Solche Arbeitsbedingungen bestehen z. B. in verschiedenen Gebieten der Ölindustrie, in Bergwerken und in der Schwerindustrie nördlich des Polarkreises, in Nordrußland und Sibirien. Von daher sind wir mit einem komplexen Forschungsproblem konfrontiert, nämlich das vielfältige Zusammenspiel zahlreicher Variablen in der Psychohygiene der Industriearbeit zu entwirren.

Auszehrende und ermüdende Arbeitsumgebungen

Diese Variablen sind technologische Faktoren, die industrielle Umgebung, die emotionalen und kognitiven Reaktionen des Individuums und der Gruppe wie auch der gesamte ökologische Hintergrund. Für die moderne Medizin ist die Anpassung des Menschen an bestimmte spezifische Bedingungen der beruflichen Tätigkeit zu einem aktuellen Problem geworden. Häufige, lang andauernde geographische und militärische Expeditionen, die Erkundung des Weltalls und die Luftfahrt, an den Nerven zehrende Schichtarbeit auf Unterseebooten und ähnliche Arbeitsumgebungen erfordern in zunehmendem Maße, daß Menschen in einer künstlichen zeitlich-räumlichen Umgebung und in Isolation vielschichtige Aufgaben ausführen. Unter derartigen Bedingungen wird die Wahrnehmung von Raum und Zeit durch komplexe Hochtechnologie reguliert; doch von den Menschen erwartet man, daß sie ihre Leistungen bei höchster Konzentration, Aufmerksamkeit und Wachheit erbringen. Raumwahrnehmung und Informationen, die mit Tätigkeiten in Raum und Zeit zusammenhängen, beruhen auf Instrumententafeln und gehen nicht auf die normalen Wahrnehmungssignale zurück.

Anpassung des Menschen an komplexe berufliche Tätigkeiten

Die Handhabung moderner Maschinen wie Flugzeuge und Schiffe wird durch indirekte Messungen mit Hilfe von Instrumenten ermöglicht. Häufig stimmen die subjektive Wahrnehmung des Individuums und die In-

Über Instrumente vermittelte Raum- und Zeitwahrnehmung

formationen, die von den technischen Geräten geliefert werden, nicht überein. Beispielsweise kann ein Objekt durch das Bullauge eines Schiffs oder Raumschiffs weit entfernt erscheinen, es befindet sich jedoch nach Information der Bordinstrumente in viel größerer Nähe. Kürzlich aufgetretene Fehler beim Ankoppeln bewohnter Weltraummodule an ein Versorgungsraumschiff und Unfälle beim Wiederauftanken von Flugzeugen während des Fluges sind Beispiele für solche Fehler.

4 Dynamik vorklinischer und klinischer Anpassungsreaktionen

Seelische Störungen entwickeln sich bisweilen als Folge der Arbeit unter extremen Bedingungen. Diese Störungen sind typischerweise auf asthenische Syndrome beschränkt und gehen mit emotionaler Labilität, neurovegetativen Störungen sowie unangemessen aggressivem und demonstrativem Verhalten einher. Neuere Forschungsanstrengungen haben uns in die Lage versetzt, einige gemeinsame Merkmale psychiatrisch faßbarer Folgen nach der Konfrontation mit extremen Bedingungen herauszuarbeiten und zu beschreiben.

Gemeinsame Merkmale psychiatrisch faßbarer Folgen extremer Bedingungen

Psychische Folgen langer Seefahrten

Unsere frühen Arbeiten haben sich mit seelischen Störungen bei den Besatzungen von Marineschiffen auf lang dauernden, sich selbst versorgenden Missionen beschäftigt (Kokhanov u. Krasnov 1986). Zu den Faktoren, die dabei einbezogen wurden, gehörten Vibrationen, Lärm, exzessive Feuchtigkeit, Temperaturwechsel, Desynchronose, übermäßige kognitive Beanspruchungen von Seh- und Hörsinn sowie alltägliche Unbequemlichkeiten wie die Isolierung von der Familie, Informationsmangel und ein eingeschränkter Kreis persönlicher und beruflicher Kontakte. Die Phase des Arbeitens und der Beobachtung dauerte bis zu 6 Monate. Alle 149 in die Untersuchung einbezogenen Personen waren Männer im Alter zwischen 20 und 46 Jahren. Es wurde ein standardisiertes strukturiertes Interview eingesetzt, um die Veränderungen des seelischen Zustands zu erfassen und zu überwachen. Die klinischen Befunde wurden quantifiziert, indem eine speziell dazu entwickelte psychiatrische Symptomerfassungsliste eingesetzt wurde; sie enthielt 60 klinische Krankheitseinheiten, zu denen asthenische, affektive und neurovegetative Symptome und Anzeichen gehörten. Auch Veränderungen der Vitalfunktionen und des orthostatischen Blutdrucks wurden überwacht.

– allmähliche Entwicklung affektiver und neurovegetativer Symptome

Die Untersuchung ermöglichte uns, die im Laufe der Zeit auftretenden Veränderungen des seelischen Zustands zu verstehen und bestimmte Verhaltensmuster aufzudecken, die mit der allmählichen Entwicklung affektiver und neurovegetativer Symptome zusammenhingen. Es wurde offensichtlich, daß sich einige Symptome wie etwa Asthenie und depressive Verstimmung schließlich zu stabilen klinischen Zuständen entwickelten. Während des ersten Monats der Arbeit auf dem Schiff zeigten 39 Männer (25%) episodisch auftretende Störungen, Asthenie und neurovegetative Anzeichen. Diese Befunde kamen nur im Kontext eines strukturierten Interviews zum Vorschein und hatten keinen Einfluß auf das beobachtete Verhalten und die Arbeitsproduktivität. Am Ende der Untersuchung nach 6 Monaten zeigten 76 Personen (51%) ähnliche Symptome mit Asthenie und leichter Depression. Vorübergehende anfängliche dysphorische Reaktionen sind in diesen Zahlen nicht enthalten, weil derartige Reaktionen eindeutig auf die zu Beginn auftretende Anpassung an eine neue Arbeitsroutine und an eine neue soziale Umgebung zurückzuführen sind.

– Symptome bei asthenischen Störungen

Die asthenischen Störungen ließen sich durch eine allmähliche Zunahme der psychischen und kognitiven Leistungsverschlechterung, von Reizbarkeit, Hyperästhesie und Schlafstörungen charakterisieren. Letztere waren auf anfängliche Schlaflosigkeit, unzureichende Schlaftiefe und häufiges Aufwachen begrenzt. Später zeigten sich Schlafstörungen durch Hypersomnie und Dysphorie beim Aufwachen. Das Ende des Arbeitstages war typischerweise durch schlechte Stimmung und dysphorische Reaktionen gegenüber anderen gekennzeichnet. Die Probanden berichteten über körperliche und emotionale Müdigkeit, Kopfschmerzen, exzessives Schwitzen, Tachykardie, Tremor und Dyspnoe. Die vegetativen Befunde gingen mit anhaltenden Schmerzen, Parästhesien und allgemeinem körperlichen Unwohlsein einher, das von hypochondrischer und phobischer Ideation begleitet war.

– Entwicklung depressiver Störungen

Während der letzten beiden Monate der Beobachtung fügten sich die Befunde stärker ins Bild der Entwicklung depressiver Störungen in komplexer Verbindung mit Asthenie. Es wurde eine allgemeine Verringerung der Aktivität während des Tages und v. a. am Morgen vermerkt, einer Zeit, in der ein Großteil der Probanden Schwierigkeiten hatte, die meisten Aktivitäten zu beginnen. Psychomotorische Hemmung, eine Verlangsamung und Verarmung der Sprache wurden in zunehmendem Maße erkennbar. Bei der Untersuchung des kognitiven geistigen Zustands kam es zu merklichen Problemen bei Aufmerksamkeits- und Gedächtnisaufgaben.

– emotionale Instabilität, intrapunitive Gefühle und Introversion

Die Entwicklung emotionaler Probleme verlief nach einem vorhersagbaren Muster von anfänglicher Spannung und Reizbarkeit hin zu offener Apathie und sozialem Rückzug, der aber anscheinend keinen Einfluß auf die arbeitsbezogenen Tätigkeiten hatte. Die Apathie nahm durch zunehmende Anzeichen von Depression und Introversion kompliziertere Formen an. Die emotionale Instabilität war durch intrapunitive Gefühle und durch Introversion gekennzeichnet. Wenn gelegentlich die Dysphorie nach außen zum Ausdruck kam, ging sie mit Selbstkritik und einem Gefühl des Bedauerns einher. Es wurde auch eine Neigung zu niedrigem Selbstwertgefühl aufgedeckt. Somatoforme Symptome wurden eindeutig in der Brust, oberhalb des Magens und im Kopfbereich lokalisiert und blieben stabil. Es kam auch zu frühmorgendlichem Erwachen.

– Erhaltung der Arbeitsfähigkeit

Somit wurde ein Komplex depressiver Anzeichen und Symptome beobachtet, der sich nach einem speziellen Muster entwickelte. Anfängliche gelegentliche asthenische und neurovegetative Symptome gingen zugunsten von Dysphorie und Apathie und am Ende zugunsten einer depressiven Störung zurück.

– Multifaktorielle Bedingtheit der Störungen

Der klinische Charakter der Störungen, wie man sie bei lang andauernden Seefahrten beobachten kann, scheint wahrhaft multifaktoriell bedingt zu sein; dabei kommt psychosozialen und körperlichen Härtefallstressoren bei der Herausbildung der Symptome die gleiche Bedeutung zu. Dies läßt sich aus der Phänomenologie der depressiven Störungen ersehen, zu der sowohl psychische als auch biologische Manifestationen gehören, wie etwa Hyperästhesie und dysphorische Stimmung, Gedächtnis- und Aufmerksamkeitsprobleme und somatische Beschwerden, die gewöhnlich zu einem komplexen beobachtbaren Muster miteinander verwoben sind. Gleichzeitig ähneln die oben erwähnten depressiven Störungen in bemerkenswerter Weise der neurotischen Depression und endogenen Depressionen mit einer organischen Grundlage. Täglich wiederkehrende Stimmungsschwankungen mit frühmorgendlicher Dysphorie, dysphorischem Affekt, somatoformen Merkmalen und neurovegetativen Anzeichen, wie man sie bei Seeleuten nach 6 Monaten beobachten kann, sind unspezifische Symptome einer Depression, die höchstwahrscheinlich mit grundlegenden physiologischen und chronobiologischen Störungen zusammenhängen.

– keine Beeinträchtigung arbeitsbezogner Aufgaben

Es ist wichtig, darauf hinzuweisen, daß die Fähigkeit der Probanden, arbeitsbezogene Aufgaben auszuführen, relativ unbeeinträchtigt blieb und daß die Depression es den Betroffenen in keiner Weise schwerer machte, Routinetätigkeiten nachzugehen, bei denen keine selbständigen Entscheidungen zu treffen waren. Trotz des offenkundigen Motivationsrückgangs führten die meisten Probanden weiterhin ihre Arbeit wie befohlen aus. Dies geht höchstwahrscheinlich auf eine angeborene hohe Motivation zurück, die inneren Ressourcen eines Individuums aufrechtzuerhalten. Auch gingen die meisten Symptome nach einer Rekonvaleszenzzeit von 6 Monaten vollständig zurück. Gefolgt von einer kurzen euphorischen Phase und der Flucht in asthenische Phänomene ließ die depressive Stimmung nach.

– Vitalfunktionen

Die Vitalfunktionen entsprachen dem zunehmenden sympathischen Tonus während der Zeit der anfänglichen Asthenie und dem parasympathischen Tonus des Vagus während der depressiven Störung in der letzten Phase. Die Herzfrequenz lag entsprechend bei $78 \pm 2{,}1$ und $63 \pm 1{,}8$ ($p<0{,}001$).

Pathologische Symptomatik beim Personal eines großen Flughafens

Weitere wichtige Untersuchungen sind im Bereich der Umwelteinflüsse auf den seelischen Zustand des Menschen durchgeführt worden. Dementsprechend untersuchten 1991 Krasnov und seine Kollegen die Veränderungen des seelischen Zustands beim Personal eines großen Flughafens. Um die Prävalenz psychiatrischer Störungen zu bestimmen, wurden in dieser Studie 402 Personen mit Hilfe eines anonymen Fragebogens untersucht. Stabile und sich wiederholende asthenische und psychovegetative Störungen wurden bei 207 Probanden diagnostiziert (51,5%). Verbreitete Symptome waren Kopfschmerzen, Reizbarkeit, Konzentrations- und Aufmerksamkeitsprobleme, Überbeanspruchungen der Augen, Schläfrigkeit tagsüber, zunehmende Wetterfühligkeit, episodisch auftretende Tachykardie, Veränderungen des arteriellen Blutdrucks und Brustschmerzen.

Diese Befunde deuten nicht notwendigerweise auf voneinander getrennte klinische Krankheitseinheiten hin, scheinen jedoch die Folge von beruflicher Belastung und psychophysiologischer Anpassung zu sein. Die meisten interviewten Probanden gaben keinen Konflikt innerhalb der Familie an, hatten eine positive Einstellung zu ihrer Arbeit und dem Arbeitsplatz und waren keinen weiteren offensichtlich belastenden Faktoren im Leben ausgesetzt. Gleichzeitig war bei den Fluglotsen, die im Vergleich zur übrigen Gruppe stärker mit chronischem Lärm und Desynchronose konfrontiert sind, die Prävalenz der Hauptsymptome anscheinend wesentlich höher.

Symptomatik bei den „Liquidatoren" von Tschernobyl

Ein weiteres Beispiel für eine verschleppte und anhaltende seelische Störung ist das psychische und psychosomatische Syndrom im Zusammenhang mit einer spezifischen Umweltexposition bei den Mitarbeitern des Rettungsteams, das sich daran beteiligte, die Folgen der Katastrophe von Tschernobyl zu beseitigen (Krasnov 1993a,b). In dieser Situation rief die extreme psychische Belastung in Kombination mit exogenen Toxinen ein seltsames klinisches Syndrom hervor. Das Syndrom der sog. „Liquidatoren" ist durch seine Symptomheterogenität und seine multiplen Pathoätiologien gekennzeichnet; am Ende vermischten sich im klinischen Bild Asthenie, somatoforme Symptome, Dysthymie und kognitive Dysfunktion zusammen mit vegetativen Dysregulationen, psychosomatischen Störungen (z.B. Gastritis, Magengeschwür, asthmatische Bronchitis, Arthritis, arterielle Hypertonie) in Verbindung mit vegetativ-vaskulären Dysregulationen (von arterieller Hypotonie bis Hypertonie) und nicht selten auch zusammen mit psychosomatischen Störungen (kardiovaskulären, gastrointestinalen, respiratorischen, muskulären, metabolischen) und nichtspezifischen enzephalopathischen Störungen.

Dieses Syndrom entwickelte sich noch Jahre nach der Katastrophe und äußert sich meist durch nichtpsychotische Symptome, aber es zeigte sich eine Tendenz, ein psychoorganisches Syndrom zu entwickeln. Eine primäre Strahlenkrankheit wird ausgeschlossen, da die meisten nur einer relativ niedrigen Strahlendosis ausgesetzt waren (0,1–0,3 Gy), wohingegen sich eine Strahlenkrankheit bei kurzzeitiger Bestrahlung in Dosen über 1 Gy ausbildet. Nichtsdestotrotz dürfen wir, denkt man an die generell schädlichen Effekte (z.B. aggressive Bestandteile des Dekontaminationsmittels, Temperaturschwankungen beim Graben eines Tunnels unter dem zerstörten Reaktor, Desynchronose, psychischer Streß), die Rolle von niedrigen und wenigen Bestrahlungsdosen und die damit verbundenen Syndrome nicht außer acht lassen.

5 Schlußfolgerungen

Pseudopathologische Anpassungsmechanismen und echte psychiatrische Störungen

Abschließend läßt sich feststellen, daß psychiatrische Phänomene, wie sie sich unter extremen Umweltbedingungen entwickeln, entweder normative pseudopathologische Anpassungsmechanismen sein können oder echte psychiatrische Störungen mit komplizierten langfristigen biopsychosozialen Folgen. Zu den pseudopathologischen normativen Anpassungsmechanismen können sensorische Verzerrungen gehören, die Personifizierung unbelebter Objekte, lebhafte geistige Bilder, Täuschungen und sogar visuelle Halluzinationen des Doppelgängers der eigenen Person, wobei die Realitätsüberprüfung immer vollständig erhalten bleibt. Solche Phänomene scheinen eine adaptive Rolle bei der Anpassung eines Individuums an extreme Bedingungen zu spielen und klingen gewöhnlich unter normalen Bedingungen wieder ab. Das Training von Astronauten in Rußland vor dem Weltraumflug zeigt, daß das Vorhandensein solcher Phänomene in der Trainingsphase gewöhnlich ein guter Prädiktor für eine rasche Anpassung an reale Einsatzbedingungen ist.

Anpassungsstörungen, akute Belastungsreaktionen, posttraumatische Belastungsstörungen

Andererseits können sich unter ungewöhnlich harten Umweltbedingungen wirklich psychiatrische Störungen entwickeln. Nach ICD-10 und DSM-IV handelt es sich bei derartigen Störungen in der Regel um Anpassungsstörungen, akute Belastungsreaktionen und posttraumatische Belastungsstörungen. Die neuen komplexen polymorphen Störungen multipler Ätiologie wie etwa das Syndrom bei den „Liquidatoren" von Tschernobyl bedürfen noch einer förmlichen Klassifikation (Krasnov 1995).

6 Literatur

APA (1995) Diagnostic and statistical manual of mental disorders, 4th edn (DSM-IV). International version with ICD-10 codes. APA, Washington DC

Andresen B, Stark FM, Gross J (eds) (1993) Psychiatrie und Zivilisation. Humanistische Psychologie, Cologne

Bennet G (1972) Pilot incapacitation. Flight Intern 102:569–771

Berry CA (1970) Summary of medical experience in the Apollo VII through II spaceflights. Aerospace Med 5:500–519

Bexton WN, Heron W, Scott TH (1954) Effects of decreased variation in the sensory environment. Can J Psychol 8:70–76

Bombard A (1958) Naufrage volontaire. Edition de Paris, Paris

Burns NM, Kimura D (1963) Isolation and sensory deprivation. In: Burns NM et al. (eds) Unusual environments and human behavior. Physiological and psychological problems of man in space. Macmillan, London, pp 167–192

Byrd RE (1932) Alone. Putnam, London

Cooper B (1993) Single spies and batallions: the clinical epidemiology of mental disorders. Psychol Med 23/4:891–907

Daniel TC, Vining J (1983) Methodological issues in the assessment of landscape quality. In: Altman I, Wohlwill JF (eds) Human behaviour and environment. Advances in theory and research. 6. Behaviour and the natural environment. Plenum, New York

Davis JM, McCourt WE, Solomon P (1960) The effect of visual stimulation on hallucination and other mental experiences during sensory deprivation. Am J Psychiatry 20:889–892

Gunderson EK (1973) Psychological studies in Antarctica. In: Edholm OG, Gunderson EK (eds) Polar human biology. Heinemann, London, pp 352–361

Hauty GT, Adams T (1966) Phase shifts of the human circadian system and performance deficit during the periods of transition. Aerospace Med 37:668–674

Havenaar J, Rumyantzeva G, Brink W van den et al. (1997) Long-term mental health effects of the Chernobyl disaster: an epidemiologic survey in two former Soviet regions. Am J Psychiatry 154/10:1605–1607

Heron W, Doane BK, Scott TH (1956) Visual disturbances after prolonged perceptual isolation. Can J Psychol 10:13–18

Heyerdahl T (1959) The Kon-Tiki expedition. Alien & Unwin, London

Kokhanov V, Krasnov V (1986) The course of neuropsychic disorders developing in conditions of occupational activity (in Russisch). Zhurn Nevropat Psychiatr 86:1681–1684

Korolenko C, Segal B, Donskikh T (1991) Ecological psychiatry. The need for the formation of a new direction in science (in Russisch). In: Piven B (ed) Ecological psychiatry. Altai Medical Institute, Barnaul, pp 4–12

Krasnov V (1991) Role of factors of industrial environment in development of some neuropsychiatric disorders (in Russisch). In: Piven B (ed) Ecological psychiatry. Altai Medical Institute, Barnaul, pp 13–17

Krasnov V (1995) Ecological psychiatry (in russisch). In: Krasnov V, Gurovitch I (eds) Proceedings of the XII congress of Russian psychiatry. Russian Society of Psychiatrists, Moscow, pp 158–160

Krasnov V, Yurkin M, Voitsekh V et al. (1993a) Mental disturbances in liquidators of the aftermath of the Chernobyl disaster (in russisch). Soc Clin Psychiatry 3/1:5–10

Krasnov V, Petrenko B, Voitsekh V et al. (1993b) Mental disturbances in liquidators of the aftermath of the Chernobyl disaster. 2. Clinical-pathogenetic and pathoplastic relationships (in Russisch). Soc Clin Psychiatry 3/4:6–20

Krasnov V, Yurkin M, Petrenko B et al. (1995) Mental disorders in the participants cleaning up the consequences of the Chernobyl nuclear power plant accident: structure, pathogenesis and approaches to therapy. In: Nyagu A (ed) Mental health consequences of the Chernobyl disaster: current state and future prospects. Proceedings of the international conference in Kiev. Association of Physicians of Chernobyl, Kiev, pp 102–103

Law P, Bechervaise J (1957) Australia's Antarctic outposts. Oxford Univ Press, Melbourne

Lebedev V (1989) Personality in extreme conditions (in Russisch). Politizdat, Moscow

Leonov AA, Lebedev VI (1971) Space and perception by the cosmonaut. Mir, Moscow

Lindsley DB (1972) Human factors in long-duration space flight. National Academy of Sciences, Washington

Mendelson JH, Kubazansky P (1961) Physiological and psychological aspects of sensory deprivation. In: Solomon P (ed) Sensory deprivation. Harvard Univ Press, Harvard, pp 91–113

Mullin CS, Connery JM (1959) Psychological study at an Antarctic IGJ station. US Armed Forces Med J 19:290–296

Nyagu A, Loganovsky K (1997) Neuropsychiatric effects of ionizing radiation. Chernobylinterinform, Kiev

Offerlend A, Roos B (1969) The human factor. Shipwrecks and other accidents to ships. Br J Prev Soc Med 14:49–54

Ritter C (1900) A woman in the polar night. Century, New York

Rivolier J, Goldsmith R, Lugg D, Taylor A (eds) (1988) Man in Antarctic. The scientific work of the international biomedical expedition on the Antarctic. Taylor & Francis, London

Sandal GM, Vaernes R, Bergan T (1996) Psychological reactions during polar expedition and isolation in hyperbar chambers. Aviat Space Environ Med 67/3:227–233

Semke V (1992) Ecological psychiatry: the present and the future (in Russisch). Soc Clin Psychiatry 2/3:5–13

Serxner JL (1968) An experience in submarine psychiatry. Am J Psychiatry 1:25–30

Sharpe M (1969) Living in space. Astronaut and his environment. Doubleday, New York

Simon GE, Katon WS, Sparks PJ (1990) Allergic to life: psychological factors in environmental illness. Am J Psychiatry 7:901–906

Slocum J (1956) Sailing alone around the world. Dover, New York

Takla NK, Koffman R, Bailey DA (1994) Combat stress, combat fatigue and psychiatric disability in aircrew. Aviat Space Environ Med 65/9:858–865

Tenfiord OW (1966) Mental diseases among Norwegian seamen. Bull Inst Marit Trop Med Gdynia 17:373–382

Viinamäki H, Kumpusalo E, Myllykangas M et al. (1995) The Chernobyl accident and mental well-being – a population study. Acta Psychiatr Scand 91:396–401

Weybrew BB (1963) Psychological problems of prolonged marine submergence. In: Burns N, Chambers R, Hendler E (eds) Unusual environments and human behavior. Free Press of Glencoe, Collier-Maemill, London, pp 87–125

WHO (1993) The ICD-10 classification of mental and behavioural disorders, diagnostic criteria for research. WHO, Geneva

Kapitel 17

Psychiatrische Probleme infolge von Naturkatastrophen und von Menschen ausgelösten Katastrophen

E. J. Bromet

Übersetzung M. Reiss

1 Einleitung

Kurz- oder langfristige Auswirkungen von Katastrophen

Extreme Ereignisse wie Naturkatastrophen oder von Menschen ausgelöste Katastrophen haben oft kurz- oder langfristige psychische Auswirkungen, die das Ausmaß der traumatischen medizinisch bedingten Morbidität und Mortalität bei weitem übersteigen. Lechat (1979) definierte Katastrophen auch tatsächlich als einen „Bruch, der die Anpassungsfähigkeit der betroffenen Gemeinschaft übersteigt" (ebd., S. 11).

Untersuchungen zu verschiedenen Arten von Katastrophen

Seit dem Zweiten Weltkrieg hat man mit einer ganzen Reihe von Studien versucht, die emotionalen Konsequenzen einer Vielzahl von Naturkatastrophen, wie etwa Hurrikans, Tornados, Überschwemmungen, Vulkanausbrüchen und Erdbeben, ebenso wie technischer und vom Menschen erzeugter Katastrophen zu erfassen, so bei den Unfällen in den Kernkraftwerken von Three Mile Island in den USA und Tschernobyl in der Ukraine (Bromet u. Dew 1995; Havenaar et al. 1996; Raphael 1986; Weisæth 1993), beim Nazi-Holocaust (Robinson et al. 1994) und beim Massaker von Kambodscha (Kinzie et al. 1989).

Epidemiologische Studien

Untersuchungen, die darauf abzielten, die Prävalenz psychischer Beeinträchtigungen oder Störungen in Stichproben zu beschreiben, die mit Katastrophen konfrontiert waren, kann man am ehesten als im wesentlichen epidemiologische Studien charakterisieren. In diesem Beitrag stellen sie einen Spezialfall des klassischen Kohortenparadigmas dar, weil sie sich auf Inzidenz- bzw. Prävalenzraten und Risikofaktoren konzentrieren, die mit dem Ausbruch der Störung und der kurz- oder langfristigen Behinderung in Zusammenhang stehen.

Methodische Mängel früherer Untersuchungen

Vor 1980 beruhten die Auffassungen über die Auswirkungen von Katastrophen vorwiegend auf Fallbeschreibungen oder auf Daten aus Erhebungen an nichtrepräsentativen und/oder kleinen Stichproben. Die untersuchten Gruppen waren typischerweise Stichproben, die leicht zugänglich waren, wie etwa Katastrophenopfer, die Schadensersatz beantragten, verletzte Personen, Kläger vor Gericht oder Freiwillige. Derartige Untersuchungen wurden oft dahingehend kritisiert, daß sie auf niedrigen Ausschöpfungsquoten basierten, ohne Kontrollgruppen standardisierte Erhebungsverfahren durchgeführt würden und nicht von einem theoretischen Bezugsrahmen ausgingen, an dem sich Planung, Erfassung und Auswertung der Daten hätten orientieren können.

Neue Methodologie mit Einführung des DSM-III

Einsatz standardisierter und subklinischer Erhebungsverfahren

Mit der Veröffentlichung der 3. Ausgabe des *Diagnostic and Statistical Manual* (DSM-III, APA 1980) begann die psychiatrische Epidemiologie eine neue Methodologie zur Erfassung seelischer Störungen und Symptomkomplexe anzuwenden; die Katastrophenforschung folgte schon bald ihrem Beispiel. Damit kam es zum weitverbreiteten Einsatz standardisierter diagnostischer Erhebungsverfahren und vergleichbarer Verfahren für inapparente Zustände in der Katastrophenforschung; zu diesem Instrumentar gehörte beispielsweise das *Diagnostic Interview Schedule* (*DIS*; Robins et al. 1981), der *General Health Questionnaire* (Goldberg 1972), die *Symptom Checklist-90* (Derogatis 1977) und die *Impact of Events Scale* (Horowitz 1990). Für viele dieser Erhebungsverfahren verfügen wir über normative Daten von Bevölkerungsstichproben.

Einführung operationaler Kriterien für die posttraumatische Belastungsstörung

Darüber hinaus fing man durch die Einführung operationaler Kriterien für die posttraumatische Belastungsstörung (PTSD) und strukturierter Interviewleitfäden damit an, das Auftreten und die Persistenz einer posttraumatischen Belastungsstörung bzw. ihrer Symptomatik in der von der Katastrophe betroffenen Stichprobe zu untersuchen und die Ergebnisse mit denen aus anderen Stichproben zu vergleichen. Auch der Repräsentativität der Stichproben sowie einer umfassenden Palette von Risikofaktoren und Schutzmechanismen wurde mehr Aufmerksamkeit gewidmet.

Querschnittstudien

Mit einigen bemerkenswerten Ausnahmen wie etwa dem Kernkraftwerk in Three Mile Island (Dew u. Bromet 1993) und der Überschwemmung am Buffalo Creek (Green et al. 1990; Green et al. 1994) besteht jedoch die Mehrheit der Untersuchungen nach Katastrophen aus Querschnittstudien, bei denen die Anpassung zu einem einzigen, oft willkürlichen Zeitpunkt innerhalb von 1 Monat bis 3 Jahren nach der Katastrophe erfaßt wird. Wir verstehen von daher die Entwicklung der Symptome im Verlauf der Zeit und die umfassenden langfristigen Auswirkungen der Naturkatastrophen sowie der vom Menschen hervorgerufenen Katastrophen nur in begrenztem Maße.

Natürliche Experimente

Obwohl epidemiologische Untersuchungspläne sich an eine strengere Methodologie halten, um eine Erklärung für die Belastungen in der gesamten Bevölkerung der Gegend zu finden, stehen den meisten Studien keine Ausgangsdaten für die Zeit vor dem Ereignis zur Verfügung. Ausnahmen stellen „natürliche Experimente" dar. Zu solchen Ausnahmen kam es in Situationen, in denen eine Stichprobe aus irgendeinem anderen Grund vor dem Eintritt der Katastrophe untersucht wurde und die Forscher in der Lage waren, eine prospektive Verlaufsstudie durchzuführen, um die Prädiktoren für die Anpassung nach der Katastrophe ausfindig zu machen.

Beispiel: Überschwemmungen in Puerto Rico

Beispielsweise wurden 1984 in Puerto Rico Daten für eine psychiatrisch-epidemiologische Studie gesammelt (Canino et al. 1987), die nach dem Vorbild der ECA-Studie (Epidemiologic Catchment Area) durchgeführt wurde (Robins u. Regier 1991). 1985 überschütteten sintflutartige Regenfälle die Insel, verursachten großflächige Schlammlawinen, hinterließen 180 Tote, zwangen 4000 Menschen, in Schutzunterkünften zu leben, und führten bei 19 000 Menschen zu schwerwiegenden Schäden an Hab und Gut. 1987 untersuchten die Forscher erneut eine Gruppe von Menschen, die die Katastrophe überlebt hatte (n=77), und eine Kontrollgruppe (n=298) mit Hilfe der spanischen Version des *Disaster Supplement* (*DIS*; Robin u. Smith 1983). Die Ergebnisse zeigten nach einer Adjustierung der Daten im Hinblick auf demographische Variablen und vorher vorhandene Symptome, daß depressive, somatische und Symptome einer posttraumatischen Belastungsstörung nach der Katastrophe signifikant, wenn auch nur leicht, zugenommen hatten (Bravo et al. 1990; Canino et al. 1990; Escobar et al. 1992).

Beispiel: Erdbeben in Italien

Zu einem in methodologischer Hinsicht anderen Beispiel kam es im Zusammenhang mit dem großen Erdbeben in Italien. Als sich das Erdbeben ereignete, waren Trevisan et al. (1992) gerade dabei, nach 5 Jahren eine Nachuntersuchung von Arbeitern durchzuführen, die an einer wissenschaftlichen Studie über die Risikofaktoren für koronare Herzerkrankungen teilgenommen hatten. Verglichen mit den Arbeitern, deren Daten vor dem Erdbeben vollständig ausgewertet worden waren, hatten die nachuntersuchten Probanden eine signifikant erhöhte Herzfrequenz, einen höheren Cholesterinspiegel im Serum und mehr Triglyzeride. Diese erhöhten Werte fand man jedoch bei der nächsten Nachuntersuchung 7 Jahre später nicht mehr.

Schwierigkeiten bei der Interpretation der Ergebnisse

Wegen der Einzigartigkeit jeder Katastrophe und wegen der unterschiedlichen Methodologie, die bei jeder einzelnen Studie zum Einsatz kommt, ist es nicht leicht, die Befunde ungeachtet der Unterschiedlichkeit der jeweiligen Katastrophenereignisse auf einen einheitlichen Nenner zu bringen. Darüber hinaus enthalten die Methodologien zahlreiche Fehlerquellen, die den möglichen Schlußfolgerungen bezogen auf die Symptome und Verhaltensweisen Grenzen setzen.

Methodologische Fehlerquellen

Zu diesen Fehlerquellen zählen die selektive Mortalität (nur Überlebende können in die Untersuchung einbezogen werden), Schwierigkeiten bei der Gewinnung einer repräsentativen Stichprobe, wenn die Katastrophenopfer über das Land verstreut sind und anschließend umgesiedelt werden, das Problem, die Bevölkerung für eine Kooperation zu gewinnen, wenn sie unter Belastungen zu leiden hat und/oder sich über verspätete oder unangemessene Hilfsprogramme ärgert (Frederick 1980), sowie Gedächtnisfehler oder eine fehlerhafte Erinnerung. Einen Interviewerbias findet man auch in Untersuchungen nach Katastrophen, wenn die Interviewer selbst in den betroffenen Gebieten wohnen. Schließlich kann es bei der Auswertung der Daten und der Interpretation der Befunde zu systematischen Fehlern unbewußter oder beabsichtigter Art kommen. Denn entweder sind die Wissenschaftler davon beeinflußt, wie sie selbst mit der lebensbedrohlichen Situation fertig wurden, oder das Untersuchungsergebnis ist durch Auflagen von seiten der Forschungsförderungsinstanzen nicht in vollem Umfang verwertbar.

Quellen der Variabilität in der Katastrophenforschung

Die Quellen der Variabilität lassen sich dabei wie folgt zusammenfassen:

1. Charakteristische Merkmale der Katastrophe
   - Natürlich versus vom Menschen herbeigeführt
   - Plötzlichkeit des Auftretens
   - Dauer der Wirkung
   - Ausmaß des Schadens
   - Anzahl der Toten
   - Evakuierung
   - Umsiedlung
   - Möglichkeit der Wiederholung
   - Reaktion von Hilfsorganisationen
   - soziokultureller Kontext
2. Methodologische Fragen
   - Unterschiede in der Stichprobe (Allgemeinbevölkerung, Kläger vor Gericht, Hilfesuchende)
   - niedrige Antwortraten
   - Interviewerfehler
   - Erinnerungsfehler
   - zeitliche Planung der Erhebungen

- Auswahl der Meßinstrumente
- Querschnitt vs. Längsschnitt.

Psychische Probleme bei Erwachsenen und Kindern

In diesem Beitrag werden die Befunde der epidemiologischen Forschung über die Auswirkungen im Bereich der seelischen Gesundheit besonders hervorgehoben, und es wird meist auf Untersuchungen Bezug genommen, die systematische Stichprobenziehungs- und Erhebungsverfahren einsetzen. Es werden 3 Themenbereiche erörtert: psychische Probleme bei Erwachsenen und Kindern; Risikofaktoren für einen ungünstigen Krankheitsverlauf bei Katastrophenopfern; Einflüsse persönlichkeitsbezogener, situativer, katastrophenbedingter und therapeutischer Art, die sich günstig auf die Folgeerscheinungen solcher Extremereignisse auswirken können. Wie in einem zuvor verfaßten Überblicksartikel (Bromet u. Dew 1995) mißt dieser Beitrag Untersuchungen an repräsentativen Stichproben von 50 oder mehr Überlebenden ein größeres Gewicht bei, weil multivariate Datenauswertungen bei solchen Stichproben statistisch reliabler sind. Obwohl sich dieser Überblick auf Untersuchungen beschränkt, die in englischer Sprache veröffentlicht wurden, ereigneten sich die Katastrophen auf der ganzen Welt.

2 Häufigkeiten und Erscheinungsformen psychischer Erkrankungen

Durchschnittliche Häufigkeit

Große Variation der Werte

Die detaillierteste und statistisch genaueste Analyse der Prävalenz psychologischer Morbidität nach einer Katastrophe wurde von Rubonis u. Bickman (1991) durchgeführt; in einer Metaanalyse haben sie 52 Studien über die seelische Gesundheit nach Naturkatastrophen und vom Menschen ausgelösten Katastrophen ausgewertet. Sie berechneten, daß der durchschnittliche Zuwachs an Morbidität 17% betrug. In ähnlicher Weise schätzte Weisæth (1993), daß die über Einjahresprävalenz psychologischer Morbidität in der Zeit nach einer Katastrophe etwa bei 20% lag. Er merkte jedoch an, daß der Anteil bis auf 50% anwachsen könne. Wenn man alle Katastrophen als gleichwertig ansieht, so verschleiern die Durchschnittswerte eigentlich die Erkrankungsraten bei Überlebenden lang andauernder intensiver Katastrophen wie etwa beim Bus-Kidnapping von Chowchilla (Terr 1983) und dem Nazi-Holocaust, die nahezu einen Wert von 100% erreichten.

Mangel an Daten aus den Ländern der dritten Welt

Die Zahl von 20% in den Übersichtsartikeln, die vor 1995 veröffentlicht wurden, gibt Ergebnisse von Untersuchungen wieder, die in Nordamerika und in Europa durchgeführt wurden (Bromet u. Dew 1995). Zu den schlimmsten Katastrophen auf der Erde kommt es jedoch eigentlich meist in Entwicklungsländern (Lima et al. 1990b; Weisæth 1993) und in der früheren Sowjetunion. Neuere Untersuchungen, die nach diesen Überblicksartikeln publiziert wurden, deuten darauf hin, daß die durchschnittliche Krankheitsrate möglicherweise beträchtlich höher liegt. Beispielsweise waren die Prozentsätze für psychiatrische Morbidität, die in neueren Studien über Naturkatastrophen in Sri Lanka, Kolumbien und Indien berichtet wurden, jeweils 75%, 55% und 59% (Sharan et al. 1996).

Gründe für Variation der Krankheitsarten

Der genaue Prozentsatz der Beeinträchtigung oder Störung hängt weitgehend von den folgenden Faktoren ab: Art und Ausmaß der Katastrophe, aus den verwendeten Meßinstrumenten, Merkmale der untersuchten Population und Zeitpunkt der Datenerhebung. Dieses Problem wird durch vier Untersuchungen an den Überlebenden eines Erdbebens anschaulich illustriert.

Merkmale der untersuchten Bevölkerungsstichprobe

In der ersten Studie legte de la Fuente (1990) Opfern, die in Mexiko nach dem Erdbeben von 1985 in Schutzräumen untergebracht waren, einen Fragebogen vor, der den Kriterien des DSM-III für die posttraumatische Belastungsstörung entsprach. Die Prozentsätze für Männer (n=163) lagen bei 18%, bei 9% für eine Angststörung und bei 7% für Depression; die Prozentsätze für Frauen (n=395) betrugen je nach Störung 38%, 24% und 16%. In einer zweiten Studie bestimmten Wood et al. (1992) 1985 nach dem Erdbeben in der Bucht von San Francisco die Prozentsätze für Alpträume unter den Studenten der Stanford University und der San Jose State University; dazu baten die Forscher die Studenten, dies in den ersten 3 Wochen nach dem Erdbeben jeden Morgen schriftlich festzuhalten. 40% berichteten über einen oder mehrere Alpträume verglichen mit 5% bei einer Kontrollgruppe in Arizona.

Bei einer dritten Studie führten Maj et al. (1989) Erhebungen unter Überlebenden in 3 italienischen Gemeinden durch, die nach einem Erdbeben wegen körperlicher Gesundheitsprobleme ihren Allgemeinarzt aufgesucht hatten. Sie verwendeten ein zweistufiges Erhebungsverfahren, bei dem den Probanden in der ersten Phase die italienische Version des *General Health Questionnaire* mit 30 Items (Goldberg 1972) vorgelegt wurde, während in der 2. Phase aufgrund einer psychiatrischen Untersuchung die *Comprehensive Psychopathological Rating Scale* sowie die ICD-9 zur Anwendung kam. Die berichteten Prävalenzraten für eine psychiatrische Störung (meistens Neurosen) lagen in den 3 Gemeinden zwischen 41,9% und 54,4%. Die letzte Studie schließlich beschäftigte sich mit den Auswirkungen des Erdbebens, das 1988 in Armenien stattfand. Bei 582 Personen, die 3–6 Monate nach dem Erdbeben wegen psychischer Störungen um eine Behandlung gebeten hatten, wurde eine psychiatrische Beurteilung vorgenommen. Auf der Grundlage der (revidierten) DSM-III-R-Kriterien wurden 74% als PTSD und 22% als depressiv gestört diagnostiziert.

Methodischer Vergleich der Studien

Wenngleich alle 4 Studien sich auf die Opfer schwerer Erdbeben konzentrierten, unterschieden sie sich erheblich hinsichtlich der Stichprobengröße, des sozioökonomischen und soziokulturellen Kontextes bei jedem Ereignis, der Untersuchungsplanung (einstufig versus zweistufig, Arten von Stichproben, Zeitpunkt der Datenerhebung) und hinsichtlich der Meßverfahren (Art der Symptome, Vorgehen bei der Datenerhebung). Obwohl die Prozentsätze für psychologische Morbidität über alle Studien hinweg eindeutig erhöht waren, so ist es doch bei Untersuchungen mit einer so starken Methodenvielfalt schwierig, die Ergebnisse mit einem präzisen numerischen Wert zusammenzufassen oder sie wenigstens einem vernünftigen Wertebereich zuzuordnen.

Die nach einer Naturkatastrophe am häufigsten berichteten Symptome bei Erwachsenen sind somatische Beschwerden, Depression, Angst und posttraumatische Belastungssymptome, vor allem in Form von intensiver Symptomatik oder Vermeidungsverhalten. Das Cluster derartiger Symptome wird manchmal als „Katastrophensyndrom" bezeichnet. Escobar et al. (1992) verwendeten zur Beschreibung solcher Symptome den Begriff „katastrophenreaktives psychopathologisches Repertoire" (S. 966). Man nimmt an, daß die Symptome nicht Ausdruck eingehender, voneinander unabhängiger Störungen sind (Deering et al. 1996), sondern eher „komplexe somatische, kognitive, affektive und verhaltensmäßige Auswirkungen eines psychologischen Traumas" darstellen (van der Kolk et al. 1996, S. 90).

Katastrophensyndrom: psychosomatische Beschwerden, Depression, Angst, posttraumatische Belastungssymptome Symptome

Eine signifikante Zunahme dieser Symptomcluster wird in Untersuchungen an Überlebenden von Erdbeben berichtet (z. B. Cardena u. Spiegel 1993; Carr et al. 1997; de la Fuente 1990; Freedy et al. 1994; Goenjian 1993; Goenjian et al. 1994; Karanci u. Rustemli 1995; Maj et al. 1989; Murphy 1988; Nolen-Hoeksema u. Morrow 1991; Sharan et al. 1996; Wood et al. 1992), von Überflutungen (z. B. Cook u. Bickman 1990; Kaniasty u. Norris 1993; Ollendick u. Hoffmann 1982), Hurrikans (Norris u. Uhl 1993), Vulkanausbrüchen (Shore et al. 1986a, b), Schlammlawinen (Canino et al. 1990; Escobar et al. 1992), Wirbelstürmen und Tornados (Madakasira u. O'Brien 1987; Milne 1977a; Parker 1977; Patrick u. Patrick 1981; Penick et al. 1976) sowie nach Massenvergiftungen mit Nahrungsmitteln epidemischen Ausmaßes (z. B. toxisches Rapsöl; Lopez-Ibor et al. 1985). Symptome gleicher Art wie auch aggressives Verhalten und Enuresis wurden auch bei Kindern beobachtet, die Überflutungen (Durkin et al. 1993), Hurrikans (z. B. Garrison et al. 1995; Hardin et al. 1994; Lonigan et al. 1994; Shannon et al. 1994), Wirbelstürmen und Tornados (Bloch et al. 1956; Milne 1977b), einem Buschfeuer (McFarlane et al. 1987) oder einem Schneesturm (Burke et al. 1982; nur Mädchen bei Burke et al. 1986) ausgesetzt waren.

Symptome bei Naturkatastrophen

Die gleichen psychischen Folgeerscheinungen treten auch nach technischen Katastrophen auf (Bromet 1989). Eine der frühesten Beschreibungen des posttraumatischen Belastungssyndroms bei einer zivilen Stichprobe war Liftons (1967) detaillierter Bericht über die Überlebenden von Hiroshima; Grundlage war eine Reihe ausführlicher Interviews, die er 1962 in Japan durchführte. Strenggenommen steht die Generalisierbarkeit der Befunde wegen des unstrukturierten Formats der Interviews und der einseitigen Auswahl der Stichprobe noch in Frage; es handelte sich ja um Überlebende einer nicht näher bestimmten Population, die auch bereit waren, längere Zeit über sehr persönliche Dinge mit einem psychoanalytisch ausgerichteten amerikanischen Psychiater zu sprechen. Trotzdem wurden Liftons Beschreibungen seelischer Abstumpfung („numbing" – ursprünglich als psychologisches Sich-Verschließen bezeichnet) zum differentialdiagnostisch entscheidenden Symptom für die Klassifikation der posttraumatischen Belastungsstörung in den heutigen nosologischen Systemen. Mit Abstumpfung war der Gefühlsverlust als Auswirkung extremer Qualen gemeint, die sich daraus ergaben, daß die Betreffenden Massentod und Massensterben miterlebt hatten und nicht imstande gewesen waren, auf die Hilferufe anderer Katastrophenopfer zu reagieren.

Symptome bei technischen Katastrophen

Besonderheiten bei technischen Katastrophen

Zwei Befunde aus dem Bereich der psychiatrischen Streßforschung sprechen dafür, daß sich die seelischen Folgezustände bei technischen Katastrophen und anderen durch menschliche Gewalt hervorgerufenen Extrembelastungen offenbar von den psychischen Auswirkungen von Naturkatastrophen unterscheiden: der chronische Verlauf bei seelischen Gesundheitsproblemen und die Angst, sich durch die Konfrontation mit dem Ereignis eine Krankheit zuzuziehen. Hinsichtlich der lange andauernden Auswirkungen zeigen langfristig angelegte Folgestudien an Überlebenden nationalsozialistischer Konzentrationslager hartnäckige psychiatrische und somatische Symptome, die trotz einer angemessenen Rollenfunktion im Beruf und in der Familie über die Lebensspanne hinweg anhielten (Robinson et al. 1994). Auch Ereignisse vergleichsweise geringerer Tragweite wie der Unfall von Three Mile Island und der Bruch des Staudamms am Buffalo Creek (Green et al. 1990) führten zu langfristigen Folgewirkungen.

– Nachhaltigkeit von Symptomen

Beispielsweise unternahmen Baum u. Fleming (1993) über 6 Jahre hinweg eine Längsschnittbefragung an einer sorgfältig ausgewählten Stichprobe aus einem Umkreis von 8 km um das Kernkraftwerk von Three Mile Island in Zentralpennsylvania. Zur Vergleichsgruppe gehörten Bewohner, die in der Nähe eines weiteren Kernreaktors, nahe einem Kohlekraftwerk oder mehr als 8 km von einem beliebigen Kraftwerk entfernt lebten. Die Gruppe von Three Mile Island hatte signifikant höhere Häufigkeiten in bezug auf eine sehr breite Vielfalt von Symptomen einschließlich somatischer Beschwerden, Angst, Depression, Übererregbarkeit, zwanghaft wiederkehrender Gedanken an den Unfall, Vermeidung von Erinnerungen daran, erhöhtem Blutdruck und einem erhöhten Spiegel von Noradrenalin, Adrenalin und Kortisol im Urin. Ähnlich fand Bromet in ihrer Studie an Müttern kleiner Kinder, die im Umkreis von 16 km um Three Mile Island herum wohnten, daß Depressions- und Angstsymptome bis zu 10 Jahre nach dem Unfall ständig in deutlichem Umfang vorhanden waren, wobei 35% der Frauen über die Beobachtungszeit hinweg ein konsistent hohes Niveau an Besorgtheit aufwiesen (Dew u. Bromet 1993).

– Angst vor zukünftiger Krankheit

Darüber hinaus führen technische Unfälle, v.a. jene, die mit radioaktiver Strahlung einhergehen (Slovic 1991), zu einem weiteren lange anhaltenden Symptom: der Angst, Krebs oder eine Strahlenkrankheit zu bekommen. Diese Angst wird verstärkt, wenn Krebs und andere unter den Überlebenden auftretende Krankheiten zu Recht oder zu Unrecht darauf zurückgeführt werden, daß man der Strahlung ausgesetzt war. Beispielsweise zeigten Misao und seine Kollegen (1961), daß das Angstniveau davor, eine „A-Bomben"-Krankheit zu bekommen, bei 2 großen Stichproben von Überlebenden aus Nagasaki 75% höher war als in der Kontrollgruppe. Interessanterweise hat man den hartnäckigen Ängsten vor einer Strahlenkrankheit bei den von dem Reaktorunglück in Tschernobyl Betroffenen das herabsetzende Etikett „Radiophobie" zugewiesen (Ginsburg u. Reiss 1961).

Zusammenfassend kann man sagen, daß 20% einer exponierten Population Symptome von Angst, Depression, Somatisierung und/oder einer posttraumatischen Belastungsstörung aufweisen und daß diese Symptome in einigen Fällen jahrelang persistieren. Die Variationsbreite der Prozentsätze psychischer Erkrankungen im Zusammenhang mit der Katastrophe liegt bei 20–50%. Im nächsten Abschnitt werden Risikofaktoren beschrieben, die mit der Person und der Katastrophe in Zusammenhang stehen.

3 Risikofaktoren

Faktoren aus der Zeit vor, während und nach der Katastrophe

Drei Arten von Faktoren beeinflussen die Anpassung nach einer Naturkatastrophe oder einer vom Menschen hervorgerufenen Katastrophe (Davidson u. Foa 1993; Freedy et al. 1993) (Tabelle 1):

- Faktoren aus der Zeit vor der Katastrophe einschließlich des Geschlechts, der psychiatrischen Vorgeschichte und früheren traumatisierenden Ereignissen,
- Faktoren, die während der Katastrophe wirkten, wie etwa Ausmaß der Exponiertheit gegenüber Schrecken und Tod sowie die kognitive Bewertung der Eingriffsmöglichkeiten, und
- Erfahrungen aus der Zeit nach der Katastrophe, die während des Genesungsprozesses gemacht wurden, einschließlich regulärer und informeller Hilfsangebote.

Variablen aus der Zeit vor der Katastrophe bei Erwachsenen

Was die Variablen aus der Zeit vor der Katastrophe angeht, haben eine ganze Reihe von Untersuchungen gezeigt, daß Frauen höhere Raten von psychischen Erkrankungen nach Katastrophenereignissen aufweisen als Männer. Beispielsweise berichteten Shore et al. (1986b) nach dem Vulkanausbruch von Mount St. Helens (in den nordwestlichen USA), daß die Häufigkeit für das Auftreten einer generalisierten Angst, einer schweren Depression und/oder einer posttraumatischen Belastungsstörung 1 Jahr danach bei den betroffenen Frauen (20,9%) ungefähr 2mal so hoch war wie bei den betroffenen Männern (11,1%). Garrison et al. (1990) fanden auch während der ersten Monate nach dem Hurrikan Andrew (in den südöstlichen USA) größere Häufigkeiten von PTSD bei weiblichen Jugendlichen als bei Jungen (9,2% versus 2,9%).

Höhere Morbidität bei Frauen als bei Männern

Tabelle 1. Psychiatrische Risikofaktoren

Zeitpunkt	Risikofaktor
Vor der Katastrophe	Weibliches Geschlecht Psychiatrische Krankheitsgeschichte Frühere traumatische Erfahrungen
Während der Katastrophe	Schwere der Exponiertheit Tod einer nahestehenden Person oder eines engen Freundes Körperliche Bedrohung Subjektiver Kontrollverlust
Nach der Katastrophe	Praktische Unterstützung Emotionale Unterstützung Intervention durch Fachleute

Es sollte jedoch betont werden, daß nicht konsistent über alle Katastrophenstudien hinweg Geschlechtsunterschiede berichtet werden (Gibbs 1989), obwohl in der epidemiologischen Forschung posttraumatische Belastungsstörung, Depression und Angst bei Frauen häufiger sind als bei Männern (z.B. Gruen 1993; Kessler et al. 1994; Kessler et al. 1995). In einem gewissen Ausmaß können Geschlechtsunterschiede in Katastrophenstudien auch von der Art der Erhebungsinstrumente abhängen. Während Frauen mehr dazu neigen, affektive und Angstsymptome anzugeben, kommen bei Männern häufiger Probleme und Störungen in Verbindung mit Suchtmitteln vor (Kessler et al. 1994). In Katastrophenstudien wird oft nicht auf Probleme der Substanzabhängigkeit Bezug genommen, obwohl die Komorbidität von PTSD und Suchtmittelmißbrauch bei Männern wohlbekannt ist. Wenn man dies berücksichtigt, gewinnt man einen klaren Blick dafür, wie Männer und Frauen auf Katastrophen reagieren.

Abhängigkeit der Geschlechtsunterschiede von der Art der Erhebungsinstrumente

Frühere psychische Erkrankungen als Risikofaktor

Frühere psychische Erkrankungen oder der seelische Gesundheitszustand vor Ausbruch der Katastrophe sind für die Forschung über Katastrophen und für Verlaufsuntersuchungen anderer Art gut belegte Risikofaktoren und stellen in den meisten Belastungsmodellen entscheidende Vulnerabilitätsfaktoren dar (Bromet u. Dew 1995; Bromet u. Schulberg 1987; Solomon 1992; Gruen 1993; Rabkin 1993). So untersuchten z.B. Nolen-Hoeksema u. Morrow (1991) 10 Tage und 7 Wochen nach dem Erdbeben in der Bucht von San Francisco depressive und posttraumatische Belastungssymptome bei Studenten der Stanford University. Ein Teil der Stichprobe hatte 2 Wochen vor dem Erdbeben eine ähnliche Reihe von Fragebögen ausgefüllt. Die Symptome vor dem Ereignis erwiesen sich als die besten Prädiktoren für die Symptomatik nach dem Ereignis.

Risikofaktoren für posttraumatische Belastungsstörungen

In unseren Untersuchungen bei Three Mile Island war eine Depression und/oder eine Angststörung vor dem Unfall auf der Grundlage von Interviews mit der *Schedule for Affective Disorders and Schizophrenia-Lifetime (SADS-L)* und den Research Diagnostic Criteria (RDC) der wichtigste Prädiktor für Depression und Angststörungen im Jahr nach dem Unfall. Bei der Verlaufsuntersuchung an den Opfern eines Feuers in einer Farbenfabrik konnte Weisæth den Nachweis erbringen, daß eine akute posttraumatische Belastungsstörung mit der ursprünglichen Intensität der Feuergefährdung zusammenhing, daß jedoch das Ergebnis vier Jahre später stärker von der psychischen Gesundheit vor der Gefährdung abhängig war. Entsprechend fand McFarlane (1988) bei einer großen Gruppe von Feuerwehrleuten in Australien, die er nach einem schweren Buschfeuer untersuchte, einen signifikanten Zusammenhang zwischen dem Vorhandensein einer früheren psychiatrischen Störung und einer chronischen posttraumatischen Belastungsstörung. Schließlich ergaben auch Untersuchungen über posttraumatische Belastungsstörungen in der Allgemeinbevölkerung, daß das Vorhandensein von seelischen Krankheiten in der Vorgeschichte einen Risikofaktor darstellt (Breslau et al. 1991; Bromet et al. 1998; Davidson et al. 1991).

Frühere Konfrontation mit traumatischen Lebensereignissen als Risikofaktor

Zu einer weiteren wichtigen Gruppe prädisponierender Risikofaktoren gehören frühere Konfrontationen mit traumatischen Lebensereignissen sowie ein dauerhaft hohes Belastungsniveau zum Zeitpunkt der Katastrophe. Diesbezügliche Befunde zeigen, daß Personen mit einem vorher bestehenden Trauma anfälliger für die Auswirkungen einer Naturkatastrophe oder einer vom Menschen herbeigeführten Katastrophe sind (Carr et al. 1997). Tatsächlich wird in Untersuchungen über posttraumatische Belastungsstörungen in der Allgemeinbevölkerung einhellig darüber berichtet, daß vorherige traumatische Erlebnisse mit erhöhten Häufigkeiten einer posttraumatischen Belastungsstörung im Anschluß an eine weitere extreme Streßerfahrung einhergehen (Breslau et al. 1991; Bromet et al. 1998; Davidson et al. 1991).

Akute Stressoren und weiter anhaltende Belastung

Epidemiologische Untersuchungen haben allgemein gezeigt, daß das Zusammentreffen eines akuten Stressors mit einer fortdauernder Belastung die Gefahr ungünstiger seelischer Folgeerscheinungen erhöht (Turner et al. 1995). Allerdings wird auch erörtert, ob frühere Traumen als Risikofaktor oder als protektiver Faktor zu werten sind (Theorie der Immunisierung gegen Belastungen). Das Gros der bisherigen Befunde deutet darauf hin, daß die vorherige Exposition einen Vulnerabilitätsfaktor darstellt.

Variablen aus der Zeit vor der Katastrophe bei Kindern

Alter des Kindes als Risikofaktor

Weit weniger weiß man, wie sich Risikofaktoren aus der Zeit vor der Katastrophe auf die psychische Morbidität bei Kindern auswirken (March u. Amaya-Jackson 1993). Kürzlich erschienene Übersichtsartikel über die verfügbaren Befunde sprechen dafür, daß die psychischen Folgeschäden mit dem Alter des Kindes und mit den seelischen und körperlichen Gesundheitsproblemen des Kindes oder seiner Eltern vor dem Ereignis zunehmen (Aptekar u. Boore 1990; Saylor 1993; Vogel u. Vernberg 1993), obwohl die Resultate nicht völlig konsistent sind. Beispielsweise fanden Lonigan et al. (1994) in einer Studie an amerikanischen Kindern, die dem Hurrikan Hugo in den südöstlichen USA ausgesetzt waren, daß kleinere Kinder eher als ältere dazu neigten, einer posttraumatischen Belastungsstörung ähnliche Reaktionen zu entwickeln. Im Gegensatz dazu konnten March et al. (1997) nicht bestätigen, daß Alter ein Risikofaktor für eine posttraumatische Symptomatik nach einem Fabrikbrand in derselben Region war.

Reaktion der Mutter als Risikofaktor und als Prädiktor

Man hat auch die Hypothese aufgestellt, daß die Reaktion der Mutter auf eine Katastrophe nicht nur ein wichtiger Risikofaktor für das Kind ist (Bloch et al. 1956), sondern daß dies bei manchen Ereignissen ein besserer Prädiktor für posttraumatische Phänomene bei kleinen Kindern sein kann als die direkte Konfrontation mit dem Streßerlebnis. Das Ausmaß, in dem sich die direkte Exponiertheit des Kindes oder die elterliche Reaktion als Prädiktoren der psychischen Reaktion eignen, kann vom Alter der Kinder und dem Grad der Betroffenheit durch die Katastrophe abhängen.

Nähe zum Zentrum des Geschehens als Risikofaktor

Beispielsweise war in einer Untersuchung von Pynoos et al. (1987) an Kindern einer Grundschule in der Gegend von Los Angeles, die einem todbringenden Heckenschützenangriff auf ihrem Spielplatz ausgesetzt waren, die Nähe zur Gewalt der wichtigste Prädiktor für die Art und die Anzahl der posttraumatischen Belastungssymptome. In einer später durchgeführten Untersuchung zeigten Pynoos et al. (1993) einen ähnlichen Zusammenhang zwischen der Nähe zum Epizentrum des Erdbebens und der Schwere der posttraumatischen Belastungsreaktionen bei Kindern.

Dosis-Reaktions-Effekt

March et al. (1997) wiesen einen eindeutigen Dosis-Reaktions-Effekt nach, wobei die stärksten posttraumatischen Belastungssymptome bei Kindern berichtet wurden, die Zeugen eines Fabrikbrandes waren und bei denen ein Verwandter oder Freund verletzt oder getötet worden war; die Belastung damit stärker als bei denen, die (nur) einen Verwandten oder Freund hatten, der verletzt oder getötet wurde, und denen, die (nur) Zeuge des Ereignisses waren. Das niedrigste Belastungsniveau hatten diejenigen, die keinem dieser Faktoren ausgesetzt waren.

Andererseits ergab sich aus zahlreichen weiteren Katastrophenuntersuchungen (Vogel u. Vernberg 1993), daß die Reaktion der Mutter der bedeutsamere Faktor war; dies fand sich auch bei unseren eigenen Arbeiten mit sehr kleinen Kindern (Cornely u. Bromet 1986) und mit Schulkindern (Bromet et al. 1984) bei Three Mile Island sowie bei einer Untersuchung von Laor et al. (1997) an Vorschulkindern nach dem Angriff mit Scud-Raketen auf Tel Aviv. Sowohl das Alter der Stichprobe als auch die Eigenart des Ereignisses üben also offensichtlich einen Einfluß auf die Befunde über Risikofaktoren bei Kindern aus.

Katastrophenerfahrung als Risikofaktor

Schwere der Gefährdung

Wenden wir uns den charakteristischen Merkmalen der Katastrophe selbst zu, dann ist die Schwere der Gefährdung der primäre Risikofaktor für die Entwicklung psychiatrischer Morbidität nach einer Katastrophe (Bromet u. Schulberg 1987; Green 1994). Diese Intensität hängt von folgenden Faktoren ab: der Schwere der Zerstörung (unmittelbar wahrgenommen oder vorweggenommen, wie es beim Unfall in einem Kernkraftwerk der Fall ist), den Stressoren, denen man während der Evakuierung und/oder Umsiedlung ausgesetzt ist (Milne 1977a), dem plötzlichen Tod eines Menschen, dem man sehr nahestand, einer schweren körperlichen Schädigung, der kognitiven Bewertung des Kontrollverlusts sowie der Vorhersagbarkeit und dem subjektiven Bedrohungsgefühl bzw. der Sorge vor ähnlichen Ereignissen in der Zukunft (Freedy et al. 1993; Green 1994).

Dieses Muster wird durch Befunde aus einer Untersuchung an Überlebenden eines Eisenbahnunfalls in England veranschaulicht; hier zeigte sich, daß diejenigen, die eingeschlossen waren, Zeugen beim Sterben gewesen waren oder der Meinung waren, sich in Todesgefahr befunden zu haben, mehr posttraumatische Belastungssymptome erlebten als andere Überlebende (Selley et al. 1997). Je schwerwiegender die Exponiertheit, desto wahrscheinlicher ist i. allg. die seelische Beeinträchtigung nach einem derartigen Ereignis.

Tod von Angehörigen und Freunden

Der vielleicht stärkste und nachhaltigste Stressor, der unmittelbar nach einer Katastrophe auftreten kann, ist der verfrühte Tod von Angehörigen und nahen Freunden. Kohn u. Levav (1990) bemerkten dazu, daß Trauer unter diesen Bedingungen vielleicht durch andere Aspekte eines persönlichen Chaos erschwert wird, mit dem Katastrophenopfer fertig werden müssen. Wie schon erwähnt ist Liftons (1967) Beschreibung der Überlebenden von Hiroshima wohl die plastischste und ergreifendste Darstellung, wie Überlebende mit Tod und Sterben fertig werden. Insbesondere schildert er den Gefühlsverlust, den die Überlebenden bei den extremen Qualen erlebten, als sie Zeugen von Massentod und -sterben wurden und nicht imstande waren, auf Hilferufe zu reagieren; hier handelt es sich um ein Phänomen, das man als psychische Abstumpfung bezeichnet.

Dieses Phänomen und andere von Lifton beschriebene Kardinalsymptome wurden auch bei anderen Katastrophenopfern beobachtet und, wie bereits oben erwähnt, als differentialdiagnostisch relevante Symptome für die Klassifikation der posttraumatischen Belastungsstörungen im DSM-III herangezogen. Die Begriffe des intensiven und vermeidenden Denkens werden auch in der *Impact of Events Scale* (z.B. Horowitz 1990) operationalisiert, die in der Katastrophenforschung häufig eingesetzt wird, um Aspekte des Katastrophensyndroms zu erfassen.

Risikofaktoren aus der Zeit nach der Katastrophe

Soziale Unterstützung durch andere

In der Erholungsphase nach einer Katastrophe sind tatsächliche und wahrgenommene Unterstützung durch andere von besonderer Bedeutung für Folgewirkungen auf die seelische Gesundheit (Fleming et al. 1982). In der Belastungsforschung wird v.a. aufgrund von Untersuchungen über individuelle Erfahrungen mit kritischen Lebensereignissen die Theorie formuliert, daß die soziale Unterstützung dazu dienen sollte, die negativen Auswirkungen von Belastungen (in diesem Fall aber einer Katastrophe) auf die seelische Gesundheit zu kompensieren. Soziale Unterstützung kann jedoch auch als ein Aspekt der für die Gesundung erforderlichen Umweltverhältnisse (z.B. Green 1995) angesehen oder als dynamische Variable betrachtet werden, die selbst wiederum durch eine Katastrophe beeinflußt wird (Kaniasty u. Norris 1993).

Inkonsistente Befunde zur sozialen Unterstützung

Interessanterweise wird in vielen Studien soziale Unterstützung als Trait-Merkmal (also als eine prädisponierende Variable) behandelt, das vermutlich über die Zeit hinweg stabil ist (Gibbs 1989). Zur begrifflichen Verwirrung trägt auch die Tatsache bei, daß die Befunde über die genaue Rolle der sozialen Unterstützung in der Katastrophenforschung (aber auch in der Forschung über kritische Lebensereignisse) inkonsistent sind. Einige wenige Untersucher haben also berichtet, daß soziale Unterstützung manche Aspekte der Morbidität nach der Katastrophe ausglich (z.B. Cook u. Bickman 1990; Fleming et al. 1982), während in anderen Studien statt Kompensationseffekten eher direkte Auswirkungen gefunden wurden (z.B. Bromet et al. 1982; Murphy 1988). Zudem waren selbst in der gleichen Untersuchung die Befunde in bezug auf soziale Unterstützung in unterschiedlichen demographisch definierten Risikogruppen uneinheitlich.

Beispielsweise fanden Palinka et al. (1992) bei einer Studie über die Ölverschmutzung nach dem Sinken der Exxon Valdez in Alaska, daß die wahrgenommene Unterstützung durch die Familie zwar bei Amerikanern europäischer Abstammung, nicht jedoch bei der Urbevölkerung von Alaska die Auswirkungen des Ereignisses auf depressive Symptome ausglich (erfaßt durch die Depressionsskala des Center for Epidemiologic Studies; Radloff 1977). Entsprechend berichteten Salomon et al. (1987), daß die Unterstützung durch den Ehepartner die mit der Katastrophe zusammenhängenden Symptome bei den Männern verringerte, die dem Ereignis ausgesetzt waren, nicht jedoch bei den Frauen. Bei unseren eigenen Untersuchungen über das Reaktorunglück auf der Three Mile Island ergab sich kein Anhaltspunkt für die kompensatorische Rolle sozialer Unterstützung in der Gruppe betroffener Mütter, wohl aber bei Kindern im Schulalter (Bromet et al. 1984).

Bedeutung der Unterstützung in der Krise

Das Verständnis für die Wirkung unterschiedlicher Aspekte der sozialen Unterstützung bei verschiedenen demographischen Gruppen ist angesichts der potentiellen Rolle dieses Faktors bei der Linderung der schädlichen Auswirkungen technischer Katastrophen sehr wichtig. In zunehmendem Maße gibt es Belege dafür, daß die „Krisenhilfe“ (z. B. Menschen, die zuhören und sowohl praktische als auch emotionale Unterstützung anbieten) Aspekte der psychischen Erholung nach Katastrophen positiv beeinflußt. Sowohl naturalistische Folgeuntersuchungen an Opfern von Katastrophen als auch klinische Studien an traumatisierten Patienten belegen den therapeutischen Wert der Unterstützung in der Krise. Die Theorie besagt, daß das wiederholte Gespräch über die traumatischen Erinnerungen die damit verbundenen Gefühle von Furcht und Angst verringert. Im Einklang mit dieser Auffassung zeigten Dalgleisch et al. (1996) folgendes: Je größer die Unterstützung in der Krise nach dem Sinken der Fähre The Herald of Free Enterprise war, desto weniger Vermeidungssymptome ließen sich in einer Folgeuntersuchung 6 Jahre später vorhersagen.

Folgen der provisorischen Unterbringung und Umsiedlung

Eine weitere Folge vieler Katastrophen ist der Bau vorübergehender Schutzräume. Weit weniger weiß man über den Einfluß provisorischer Siedlungen auf die seelische Gesundheit, obwohl viele Katastrophen in der letzten Zeit dazu geführt haben, daß man große Gruppen von Flüchtlingen in Lagern ohne angemessene sanitäre Einrichtungen und Ernährung, ohne einen ausreichend großen persönlichen Bereich oder unter Sicherheitsmängeln internierte (Bromet 1996; Jackson 1991). Außerdem waren die Überlebenden von Hiroshima und Nagasaki sowie diejenigen, die aus dem Gebiet um Tschernobyl evakuiert wurden, sowohl durch die Mitarbeiter der Gesundheitsdienste als auch durch die anderen Mitglieder der Gemeinschaft einem sozialen Stigma ausgesetzt. Dieser Aspekt der Erfahrungen nach einer Katastrophe ist noch nicht adäquat untersucht und erörtert worden, obwohl die vorhandenen Daten einiger internierter Bevölkerungsgruppen darauf hindeuten, daß die Häufigkeit posttraumatischer Belastungsstörungen aufgrund dieser Erfahrung erheblich sein könnte (Bromet 1996).

4 Schlußfolgerungen

Fortschritte der psychiatrischen Katastrophenforschung

Dieser Überblick über die Literatur macht deutlich, daß psychiatrische Folgewirkungen bei einem großen Teil der betroffenen Bevölkerungsgruppen auftreten und daß diese klinischen Symptome längere Zeit anhalten können. Während einige Forscher die Ansicht vertraten, daß die psychischen Auswirkungen von Katastrophen zu vernachlässigen seien (Perry u. Lindell 1978; Quarantelli 1985) oder kurzlebig sind (z. B. Milne

1977b), zeigt die Mehrzahl der Untersuchungen, die seit der Einführung des DSM-III durchgeführt wurden, daß Katastrophen v.a. während der ersten Jahre eine beträchtliche Morbidität hervorrufen (z.B. McFarlane 1993; Rubonis u. Bickman 1991). Darüber hinaus nahm in einigen Fällen, wie etwa bei lang anhaltender Verfolgung oder bei Strahlenbelastung, das Morbiditätsniveau entweder nicht ab, oder es nahm sogar im Laufe der Zeit zu (Chamberlin 1980; Lima et al. 1990a; McFarlane et al. 1987). Logue et al. (1981a,b) klagten vor 15 Jahren darüber, daß nur wenige empirische Katastrophenuntersuchungen vom Methodeninventar der Epidemiologie Gebrauch machten. Wie wir gesehen haben, hat es in der Planung psychiatrischer Katastrophenforschung beträchtliche Fortschritte gegeben, und das hohe Morbiditätsniveau wurde an einer ganzen Anzahl der von Katastrophen betroffenen Bevölkerungsgruppen bestätigt.

Mangel an Längsschnittuntersuchungen

Leider besteht ein Mangel an Katastrophenuntersuchungen mit Längsschnittdesign oder ausgedehnten langfristigen Nachuntersuchungen. Während man daher Gruppen mit einem hohen Risiko, die kurzfristig Hilfe brauchen, leicht identifizieren kann, wissen wir immer noch wenig über den Zusammenhang zwischen kurzfristiger und langfristiger Anpassung. Insbesondere wissen wir nicht viel über die Entwicklung von posttraumatischen Symptomen und Syndromen, die unmittelbar mit der Katastrophe in Zusammenhang stehen, und von Risikofaktoren, die bei Männern und Frauen unterschiedlichen Alters und unterschiedlichen sozioökonomischen bzw. nationalen Hintergrunds nicht zu Beginn, sondern erst im weiteren Verlauf dieser Störungen auftreten. Umgekehrt ist es unbedingt erforderlich, daß wir mehr über die Variablen erfahren, die nach Katastrophen gesundheitsförderlich sind und die gegen negative Folgen im Bereich der seelischen Gesundheit schützen. Ein solches Wissen könnte dann für die Konzipierung potentiell erfolgreicher Interventionen genutzt werden.

Interventionsstrategien

Nach Katastrophen sind verschiedene Arten von Interventionsstrategien eingesetzt worden. Dazu gehören Information der Öffentlichkeit, Ausbildungsmaßnahmen in der Kommune, Krisenberatung, ambulante Versorgung des einzelnen und der Familien sowie Beratung zu Fragen der Genesung (Lebedun u. Wilson 1989). Wenn es zu Katastrophen kommt, stellt die Division of Mental Health der World Health Organization Trainingsmaterialien und professionelle Dienstleistungen zur Verfügung; dabei wird das Ziel verfolgt, die Hilfe zur Selbsthilfe zu fördern, damit die Katastrophenopfer langfristig ihre unmittelbaren Bedürfnisse ohne fremde Unterstützung befriedigen können (WHO 1992). Es sind auch noch weitere spezielle Materialien von seiten internationaler Organisationen verfügbar (s. Danieli et al. 1996 zu den anderen verfügbaren Ressourcen).

Weitere Formen des Katastrophenmanagements

Die Rolle der Fachleute für seelische Gesundheit in Programmen für das Katastrophenmanagement umfaßt traditionelle und nichttraditionelle Aspekte. Sie reichen von der Unterstützung bei der Ausbildung der Öffentlichkeit und Medienarbeit bis zur Förderung einheimischer Unterstützungsnetzwerke, bei denen Familienmitgliedern, die einen ihnen nahestehenden Menschen verloren haben, geholfen wird und eine Zusammenarbeit mit dem Roten Kreuz und anderen Hilfsorganisationen erfolgt, um psychologische erste Hilfe zu leisten (Green u. Lindy 1994). Zusätzlich werden neue Formen psychologischer und pharmakotherapeutischer Behandlungen entwickelt und an Überlebenden traumatischer Situationen getestet (Brady 1977).

Besondere Herausforderungen an die Planung klinischer Interventionen

Die komplexe Eigenart von Katastrophen stellt jedoch eine Herausforderung für die Planung klinischer Interventionen dar. So können bei Katastrophen mehrere Faktoren wirksam werden, die gleichzeitig nebeneinander einen Effekt haben; dazu gehören körperliche Erschöpfung und körperliche Erkrankung, Umsiedlung, mangelnde Verfügbarkeit grundlegender Ressourcen sowie durch Katastrophen hervorgerufene psychische Erkrankungen (z. B. Komorbidität von posttraumatischem Belastungssyndrom, Depression, Angst, Suchtmittelmißbrauch und Somatisierung in Verbindung mit dem chronischen Verlauf dieser Störungen).

Offene Fragen

Zur Zeit werden eine Reihe von Fragen wissenschaftlich untersucht. Sollten z. B. symptomspezifische Behandlungen sequentiell oder simultan erfolgen? Sollte die Verabreichung von Arzneimitteln von Anfang an mit einer kognitiv-verhaltenstherapeutischen Behandlung kombiniert werden, oder sollte sie je nach Bedarf hinzukommen? Wie wirksam sind die unterschiedlichen therapeutischen Verfahren für Kinder – beispielsweise Desensibilisierung, pharmakologische Interventionen, Einzelpsychotherapie, Familientherapie (Vernberg u. Vogel 1993)? Auf der Grundlage retrospektiver Daten aus dem *National Comorbidity Survey* (Kessler et al. 1995) wird aber jedenfalls deutlich, daß eine Intervention durch Fachleute die Symptomdauer um ungefähr 2 Jahre verringern kann.

Prinzipien zur Behandlung psychiatrischer Opfer

Schließlich verlangt die Prävention eines psychologischen Traumas, wie Vernberg u. Vogel (1993) anmerken, von seiten der Mitarbeiter des Gesundheitssystems rasche und angemessene Reaktionen auf die Krise. In den USA hat das Militär vier Prinzipien zur Behandlung psychiatrischer Opfer aufgestellt:

1. Sofortiges Einsetzen (frühe Intervention),
2. höher gesteckte Erwartungen (die Einstellung, daß der Patient schon bald zum Dienst zurückkehren wird),
3. Einfachheit (im Hinblick auf die Behandlungsformen) und
4. zentrale Lage (der Einrichtungen).

Frühe Intervention, höher gesteckte Erwartungen, Einfachheit, zentrale Lage der Behandlungseinrichtung

Einige konzeptionell ähnliche, wichtige neuere Ansätze zur Verhinderung des Auftretens einer posttraumatischen Belastungsstörung werden bei Vergewaltigungsopfern überprüft; man sagt den Betroffenen, welche Symptome sie erwarten können, bringt ihnen Entspannungstechniken bei, führt sie gleich durch die traumatische Erfahrung und gibt ihnen Hausaufgaben (Foa 1997) (siehe hierzu Sand J, Kapitel 20). Vorläufige Ergebnisse deuten darauf hin, daß diese Kombination aus unkomplizierten Techniken die Wahrscheinlichkeit für das Auftreten der posttraumatischen Belastungssymptome in wirksamer Weise verringern kann. Sollte sich diese Art von Intervention als erfolgreich erweisen, wird sie in vielen Katastrophensituationen einen erheblichen Nutzen haben. Obwohl es schwierig, wenn nicht gar unmöglich ist, alle psychiatrischen Folgen, die nach Katastrophen auftreten, zu verhindern, sollte es unser Ziel sein, die Prävalenz und Schwere der Morbidität sowie die langfristig negativen Auswirkungen zu reduzieren.

5 Literatur

APA (1980) Diagnostic and statistical manual of mental disorders, 3rd edn. American Psychiatric Press, Washington DC

Aptekar L, Boore JA (1990) The emotional effects of disaster on children: a review of the literature. Int J Ment Health 19:77–90

Baum A, Fleming I (1993) Implications of psychological research on stress and technological accidents. Am Psychol 48:665–672

Bloch DA, Silber E, Perry SE (1956) Some factors in the emotional reaction of children to disaster. Am J Psychiatry 113:416–422

Brady KT (1997) Posttraumatic stress disorder and comorbidity: recognizing the many faces of PTSD. J Clin Psychiatry 58 [Suppl 9]:12–15

Bravo M, Rubio-Stipec M, Canino GJ, Woodbury MA, Ribera JC (1990) The psychological sequelae of disaster stress prospectively and retrospectively evaluated. Am J Comm Psychol 18:661–680

Breslau N, Davis GC, Andreski P, Peterson E (1991) Traumatic events and posttraumatic stress disorder in an urban population of young adults. Arch Gen Psychiatry 48:216–222

Bromet EJ (1989) The nature and effects of technological failures. In: Gist R, Lubin B (eds) Psychosocial aspects of disasters. Wiley, New York, pp 120–139

Bromet EJ (1996) Impact of trauma. Curr Opin Psychiatry 9:153–157

Bromet EJ, Dew MA (1995) Review of psychiatric epidemiologic research on disasters. Epidemiol Rev 17:113–119

Bromet EJ, Schulberg HC (1987) Epidemiologic findings from disaster research. In: Hales R, Frances A (eds) American Psychiatric Association annual review, vol 6. American Psychiatric Press, Washington DC, pp 676–689

Bromet EJ, Parkinson D, Schulberg H, Dunn L, Gondek P (1982) Mental health of residents near the Three Mile Island reactor: a comparative study of selected groups. J Prev Psychiatry 1:225–276

Bromet EJ, Hough L, Connell M (1984) Mental health of children near the Three Mile Island reactor. J Prev Psychiatry 2:275–301

Bromet EJ, Sonnega A, Kessler RC (1998) Risk factors for DSM-III-R posttraumatic stress disorder: findings from the National Comorbidity Survey. Am J Epidemiol 147:353–361

Burke JD, Borus JF, Burns BJ, Millstein KH, Beasley MC (1982) Changes in children's behavior after a natural disaster. Am J Psychiatry 139:1010–1040

Burke JD, Moccia P, Borus JF, Burns BJ (1986) Emotional distress in fifth-grade children ten months after a natural disaster. J Am Acad Child Psychiatry 25:536–541

Canino G, Bird H, Shrout PR et al. (1987) The prevalence of specific psychiatric disorders in Puerto Rico. Arch Gen Psychiatry 44:727–735

Canino G, Bravo M, Rubio-Stipec M, Woodbury M (1990) The impact of disaster on mental health: prospective and retrospective analyses. Int J Ment Health 19:51–69

Cardena E, Spiegel D (1993) Dissociative reactions to the San Francisco Bay area earthquake of 1989. Am J Psychiatry 150:474–478

Carr VJ, Lewin TJ, Webster RA, Kenardy JA (1997) A synthesis of the findings from the Quake Impact Study: a two-year investigation of the psychosocial sequelae of the 1989 Newcastle earthquake. Soc Psychiatry Psychiatr Epidemiol 32:123–136

Chamberlin BC (1980) MAYO seminars in psychiatry: the psychological aftermath of disaster. J Clin Psychiatry 41:238–244

Cook JD, Bickman L (1990) Social support and psychological symptomatology following a disaster. J Trauma Stress 3:541–555

Cornely P, Bromet E (1986) Prevalence of behavior problems in three-year-old children living near Three Mile Island: a comparative analysis. J Child Psychol Psychiatry 27:489–499

Dalgleish T, Joseph S, Thrasher S, Tranah T, Yule W (1996) Crisis support following the Herald of Free-Enterprise disaster: a longitudinal perspective. J Trauma Stress 9:833–845

Danieli Y, Rodley NS, Weisæth L (1996) International responses to traumatic stress. Baywood, Amityville

Davidson JRT, Foa EB (1993) Epilogue. In: Davidson JRT, Foa EB (eds) Posttraumatic stress disorder: DSM IV and beyond. American Psychiatric Press, Washington DC, pp 229–235

Davidson JRT, Hughes D, Blazer DG, George L (1991) Posttraumatic stress disorder in the community: an epidemiological study. Psychol Med 21:713–721

Deering CG, Glover SG, Ready D, Eddleman HC, Alarcon D (1996) Unique patterns of comorbidity in posttraumatic stress disorder from different sources of trauma. Compr Psychiatry 37:336–346

de la Fuente R (1990) The mental health consequences of the 1985 earthquakes in Mexico. Int J Ment Health 19:21–29

Derogatis LR (1977) The SCL-90 manual I: scoring, administration, and procedures for the SCL-90. Clinical Psychometric Research, Baltimore

Dew MA, Bromet EJ (1993) Predictors of temporal patterns of psychiatric distress during 10 years following the nuclear accident at Three Mile Island. Soc Psychiatry Psychiatr Epidemiol 28:49–55

Durkin MS, Khan N, Davidson LL, Zaman SS, Stein ZA (1993) The effects of a natural disaster on child behavior: evidence for posttraumatic stress. Am J Public Health 83:1549–1553

Escobar JI, Canino G, Rubio-Stipec M, Bravo M (1992) Somatic symptoms after a natural disaster: a prospective study. Am J Psychiatry 149:965–967

Fleming R, Baum A, Gisriel MM, Gatchel RJ (1982) Mediating influences of social support on stress at Three Mile Island. J Hum Stress 8:14–22

Foa EB (1997) Trauma and women: course, predictors, and treatment. J Clin Psychiatry 58 (Suppl 9):25–28

Frederick CJ (1980) Effects of natural vs. human-induced violence upon victims. Eval Change (special issue):71–75

Freedy JR, Kilpatrick DG, Resnick HS (1993) Natural disasters and mental health: theory, assessment, and intervention. J Soc Behav Pers 8:49–103

Freedy JR, Saladin ME, Kilpatrick DG, Resnick HS, Saunders BE (1994) Understanding acute psychological distress following natural disaster. J Trauma Stress 7:257–273

Garrison CZ, Bryant ES, Addy CL, Spurrier PG, Freedy JR, Kilpatrick DG (1995) Posttraumatic stress disorder in adolescents after Hurricane Andrew. J Am Acad Child Adolesc Psychiatry 34:1193–1201

Gibbs MS (1989) Factors in the victim that mediate between disaster and psychopathology: a review. J Trauma Stress 2:489–514

Ginzburg H, Reis E (1991) Consequences of the nuclear power plant accident at Chernobyl. Public Health Rep 106:32–40

Goenjian AK (1993) A mental health relief programme in Armenia after the 1988 earthquake. Br J Psychiatry 163:230–239

Goenjian AK, Najarian LM, Pynoos RS, Steinberg AM, Manoukian G, Tavosian A, Fairbanks LA (1994) Posttraumatic stress disorder in elderly and younger adults after the 1988 earthquake in Armenia. Am J Psychiatry 151:895–901

Goldberg DP (1972) The detection of psychiatric illness by questionnaire. Oxford Univ Press, London

Green BL (1994) Psychosocial research in traumatic stress: an update. J Trauma Stress 7:341–362

Green BL (1995) Long-term consequences of disasters. In: Hobfoll SE, de Vries MW (eds) Extreme stress and communities: impact and intervention. Kluwer, Dordrecht, pp 307–324

Green BL, Lindy JD (1994) Post-traumatic stress disorder in victims of disasters. Psychiatr Clin North Am 17:301–309

Green BL, Lindy JD, Grace M, Gleser GC, Leonard AC, Korol M, Winget C (1990) Buffalo Creek survivors in the second decade: stability of stress symptoms. Am J Orthopsychiatry 60:43–54

Green BL, Grace MC, Vary MG, Kramer TL, Gleser GC, Leonard AC (1994) Children of disaster in the second decade: a 17-year follow-up of Buffalo Creek survivors. J Am Acad Child Adolesc Psychiatry 33:71–79

Gruen RJ (1993) Stress and depression: toward the development of integrative models. In: Goldberger L, Breznitz S (eds) Handbook of stress, 2nd edn. Free Press, New York, pp 550–569

Hardin SB, Weinrich M, Weinrich S, Hardin TL, Garrison C (1994) Psychological distress of adolescents exposed to Hurricane Hugo. J Trauma Stress 7:427–440

Havenaar JM, Van Den Brink W, Van Den Bout J, Kasyanenko AP, Poelijoe NW, Wohlfarth T, Meijler-Iljina LI (1996) Mental health problems in the Gomel region (Belarus): an analysis of risk factors in an area affected by the Chernobyl disaster. Psychol Med 26:845–855

Horowitz M (1990) Post-traumatic stress disorders: psychosocial aspects of the diagnosis. Int J Ment Health 19:21–36

Jackson G (1991) Psychological effects of disaster. Trop Doct Suppl 1:61–62

Kaniasty K, Norris FH (1993) A test of the social support deterioration model in the context of natural disaster. J Pers Soc Psychol 64:395–408

Karanci AN, Rustemli A (1995) Psychological consequences of the 1992 Erzincan (Turkey) earthquake. Disasters 19:8–18

Kessler RC, McGonagle KA, Zhao S et al. (1994) Lifetime and 12-month prevalence of DSM-III-R psychiatric disorders in the United States: results from the National Comorbidity survey. Arch Gen Psychiatry 51:8–19

Kessler RC, Sonnega A, Bromet E, Nelson C (1995) Posttraumatic stress disorder in the National Comorbidity Survey. Arch Gen Psychiatry 52:1048–1060

Kinzie JD, Sack W, Angell R, Clarke G, Ben R (1989) A three-year follow-up of Cambodian young people traumatized as children. J Am Acad Child Adolesc Psychiatry 28:501–504

Kohn R, Levav I (1990) Bereavement in disaster: an overview of the research. Int J Ment Health 19:61–76

Kolk BA van der, Pelcovitz D, Roth S, Mandel FS, McFarlane A, Herman J (1996) Dissociation, somatization, and affect dysregulation: the complexity of adaptation to trauma. Am J Psychiatry 153 (Suppl):83–93

Laor N, Wolmer L, Mayes LC, Gershon A, Weizman R, Cohen DJ (1997) Israeli preschool children under Scuds: a 30-month follow-up. J Am Acad Child Adolesc Psychiatry 36:349–356

Lebedun M, Wilson KE (1989) Planning and integrating disaster response. In: Gist R, Lubin B (eds) Psychosocial aspects of disaster. Wiley, New York, pp 268–279

Lechat MF (1979) Disasters and public health. Bull World Health Org 57:11–17

Lifton RJ (1967) Death in life: survivors of Hiroshima. Random House, New York

Lima BR, Pai S, Lozano J, Santacruz H (1990a) The stability of emotional symptoms among disaster victims in a developing country. J Trauma Stress 3:497–505

Lima BR, Santacruz H, Lozano J, Chavez H, Samaniego N, Pompei MS, Pai S (1990b) Disasters and mental health: experience in Colombia and Ecuador and its relevance for primary care in mental health in Latin America. Int J Ment Health 19:3–20

Logue JN, Hansen H, Struening E (1981a) Some indications of the long-term effects of a natural disaster. Public Health Rep 96:67–79

Logue JN, Melick ME, Hanson H (1981b) Research issues and directions in the epidemiology of health effects of disasters. Epidemiol Rev 3:140–162

Lonigan CJ, Shannon MP, Taylor CM, Finch AJ, Sallee FR (1994) Children exposed to disaster: risk factors for the development of post-traumatic symptomatology. J Am Acad Child Adolesc Psychiatry 33:94–105

Lopez-Ibor JJ, Soria J, Canas F, Rodriguez-Gamazo M (1985) Psychopathological aspects of the toxic oil syndrome catastrophe. Am J Psychiatry 147:352–365

Madakasira S, O'Brien KF (1987) Acute post-traumatic stress disorder in victims of a natural disaster. J Nerv Ment Dis 175:286–290

Maj M, Starace F, Crepet P, Lobrace S, Veltro F, De Marco F, Kemali D (1989) Prevalence of psychiatric disorders among subjects exposed to a natural disaster. Acta Psychiatr Scand 79:544–549

March JS, Amaya-Jackson L (1993) Post-traumatic stress disorder in children and adolescents. PTSD Res Q 4:1–3

March JS, Amaya-Jackson L, Terry R, Costanzo P (1997) Posttraumatic symptomatology in children and adolescents after an industrial fire. J Am Acad Child Adolesc Psychiatry 36:1080–1088

McFarlane AC (1988) The aetiology of post-traumatic stress disorders following a natural disaster. Br J Psychiatry 152:116–121

McFarlane AC (1993) PTSD: synthesis of research and clinical studies. In: Wilson JP, Raphael B (eds) International handbook of traumatic stress syndromes. Plenum, New York, pp 421–429

McFarlane AC, Policansky SK, Irwin C (1987) A longitudinal study of the psychological morbidity in children due to a natural disaster. Psychol Med 17:727–738

Milne G (1977a) Cyclone Tracy. I. Some consequences of the evacuation for adult victims. Aust Psychol 12:39–54

Milne G (1977b) Cyclone Tracy. II. The effects on Darwin children. Aust Psychol 12:55–62

Misao T, Hattori K, Shirakawa M et al. (1961) Characteristics of abnormalities observed in atom-bombed survivors. J Rad Res 2:85–97
Murphy SA (1988) Mediating effects of intrapersonal and social support on mental health 1 and 3 years after a natural disaster. J Trauma Stress 1:155–172
Nolen-Hoeksema S, Morrow J (1991) A prospective study of depression and posttraumatic stress symptoms after a natural disaster: the 1989 Loma Prieta earthquake. J Pers Soc Psychol 61:115–121
Norris FH, Uhl GA (1993) Chronic stress as a mediator of acute stress: the case of Hurricane Hugo. J Appl Soc Psychol 23:1263–1284
Ollendick DG, Hoffmann M (1982) Assessment of psychological reactions in disaster victims. J Community Psychol 10:157–167
Palinkas LA, Russell J, Downs M, Peterson JS (1992) Ethnic differences in stress, coping, and depressive symptoms after the Exxon Valdez oil spill. J Nerv Ment Dis 180:287–295
Parker G (1977) Cyclone Tracy and Darwin evacuees: on the restoration of the species. Br J Psychiatry 130:548–555
Patrick V, Patrick WK (1981) Cyclone '78 in Sri Lanka – the mental health trail. Br J Psychiatry 138:210–216
Penick EC, Powell BJ, Sieck WA (1976) Mental health problems and natural disaster: tornado victims. J Community Psychol 4:64–67
Perry RW, Lindell MK (1978) The psychological consequences of natural disaster: a review of research on American communities. Mass Emergencies 3:105–115
Pynoos RS, Frederick C, Nader K et al. (1987) Life threat and posttraumatic stress in school age children. Arch Gen Psychiatry 44:1057–1063
Pynoos RS, Goenjian A, Tashjian M et al. (1993) Post-traumatic stress reactions in children after the 1988 Armenian earthquake. Br J Psychiatry 163:239–247
Quarantelli EL (1985) An assessment of conflicting views on mental health: the consequences of traumatic events. In: Figley CR (ed) Trauma and its wake. Brunner/Mazel, New York, pp 173–215
Rabkin J (1993) Stress and psychiatric disorders. In: Goldberger L, Breznitz S (eds) Handbook of stress, 2nd edn. Free Press, New York, pp 477–495
Radloff LS (1977) The CES-D scale: a self-report depression scale for research in the general population. J Appl Psychol Meas 1:385–401
Raphael B (1986) When disaster strikes. Basic, New York
Robins LN, Regier D (1991) Psychiatric disorders in America: the Epidemiologic Catchment Area Study. Free Press, New York
Robins LN, Smith E (1983) The Diagnostic Interview Schedule Disaster Supplement. Washington Univ School of Medicine, St. Louis
Robins LN, Helzer JE, Croughan J, Ratcliff KS (1981) National Institute of Mental Health Diagnostic Interview Schedule: its history, characteristics, and validity. Arch Gen Psychiatry 38:381–389
Robinson S, Rapaport-Bar-Sever M, Rapaport J (1994) The present state of people who survived the holocaust as children. Acta Psychiatr Scand 89:242–245
Rubonis A, Bickman L (1991) Psychological impairment in the wake of disaster: the disaster-psychopathology relationship. Psychol Bull 109:384–399
Saylor C (ed) (1993) Children and disasters. Plenum, New York
Selley C, King E, Peveler R, Osola K, Martin N, Thompson C (1997) Post-traumatic stress disorder symptoms and the Clapham rail accident. Br J Psychiatry 171:478–482
Shannon MP, Lonigan CJ, Finch AJ, Taylor CM (1994) Children exposed to disaster. I. Epidemiology of post-traumatic symptoms and symptom profiles. J Am Acad Child Adolesc Psychiatry 33:80–93
Sharan P, Chaudhary G, Kavathekar SA, Saxena S (1996) Preliminary report of psychiatric disorders in survivors of a severe earthquake. Am J Psychiatry 153:556–558
Shore JH, Tatum EL, Vollmer WM (1986a) Evaluation of mental health effects of disaster, Mount St. Helens eruption. Am J Public Health 76 (Suppl):76–83
Shore JH, Tatum EL, Vollmer WM (1986b) Psychiatric reactions to disaster: the Mount St. Helens experience. Am J Psychiatry 143:590–595
Slovik P (1991) Perception of risk from radiation. In: Ricks RC, Berger ME, O'Hara FM (eds) The medical basis for radiation preparedness. III. The psychological perspective. Elsevier, New York, pp 211–227
Solomon SD (1992) Mental health effects of natural and human-made disasters. PTSD Res Q 3:1–7
Solomon SD, Smith EM, Robins L, Fischbach R (1987) Social involvement as a mediator of disaster-induced stress. J Appl Soc Psychol 17:1092–1112
Terr L (1983) Chowchilla revisited: the effects of psychic trauma four years after a school-bus kidnapping. Am J Psychiatry 140:1543–1550
Trevisan M, Jossa F, Farinaro E, Krogh V, Panico S, Giumetti D, Mancini M (1992) Earthquake and coronary heart disease risk factors: a longitudinal study. Am J Epidemiol 135:632–637
Turner RJ, Wheaton B, Lloyd DA (1995) The epidemiology of social stress. Am Soc Rev 60:104–125
Vernberg EM, Vogel JM (1993) Children's psychological responses to disasters, part 2. J Clin Child Psychol 22:485–498
Vogel J, Vernberg EM (1993) Children's psychological responses to disasters, part 1. J Clin Child Psychol 22:464–484
Weisæth L (1989) The stressors and the post-traumatic stress syndrome after an industrial disaster. Acta Psychiatrica Scand Suppl 355/80:25–37
Weisæth L (1993) Disasters: psychological and psychiatric aspects. In: Goldberger L, Breznitz S (eds) Handbook of stress, 2nd edn. Free Press, New York, pp 591–616
WHO (1992) Psychosocial consequences of disasters – prevention and management. WHO/FHE/MNH/93.1. WHO, Geneva
Wood JM, Bootzin RR, Rosenhan D, Nolen-Hoeksema S, Jourden F (1992) Effects of the 1989 San Francisco earthquake on frequency and content of nightmares. J Abnorm Psychol 101:219–224

Kapitel 18

Psychiatrische Probleme im Zusammenhang mit Verfolgung und Flüchtlingsstatus

J. de Jong

Übersetzung: M. Basten

1 Die Entwicklung eines diagnostischen Konzepts zur Erfassung der Auswirkungen von Verfolgung

Klinische Symptombilder von psychischer Belastung nach traumatischen Erfahrungen sind schon lange vor der 1980 erfolgten Aufnahme der posttraumatischen Belastungsstörung (PTSD) in das DSM-III (APA 1980) beschrieben worden. Während der beiden Weltkriege wurden beispielsweise die Begriffe „shell shock" und „combat fatigue" verwendet – Formulierungen, die auf eine mutmaßliche organische Grundlage für traumabezogene psychische Symptome abstellten. Kardiner (1941) fiel auf, daß an „traumatischen Neurosen" leidende Opfer eine dauerhafte Vigilanz für und Empfindlichkeit gegenüber Bedrohung entwickeln und konstatierte, daß der Kern der Neurose aus einer Physioneurose besteht. Er stellte weiterhin fest, daß das „pathologische traumatische Syndrom" aus einer veränderten Vorstellung des Selbst in Beziehung zur Welt besteht, gekennzeichnet durch eine Fixierung auf das Trauma und ein atypisches Traumerleben in Verbindung mit einer chronischen Reizbarkeit, Schreckreaktionen und explosiven aggressiven Reaktionen. Ein zentraler Punkt war für Kardiner – ähnlich wie für Janet und Freud – die Tatsache, daß „die Person so handelt, als ob die ursprüngliche traumatische Situation immer noch bestünde, und zu Schutzmechanismen greift, die in der ursprünglichen Situation nicht wirksam waren. Dies bedeutet letztlich, daß sich ihr Konzept von der Außenwelt und ihr Konzept von sich selbst dauerhaft verändert haben" (Van der Kolk et al. 1996).

Traumatische Neurosen

Gruppentherapie

Nach dem Zweiten Weltkrieg versuchten viele Psychiater in den USA und in Großbritannien, Kardiners Erkenntnisse auf dem Kriegsschauplatz anzuwenden. Sie kamen auf die Idee, Gruppengespräche („debriefing") einzusetzen, und machten auch Gebrauch von den Möglichkeiten der Gruppentherapie und der therapeutischen Gemeinschaft. In Kriegen, ebenso wie bei Katastrophen – das wurde den im Bereich der psychischen Gesundheit Tätigen klar –, ist nicht die Einzelperson, sondern die Gruppe die entscheidende Größe, die es zu untersuchen und zu behandeln gilt (Van der Kolk et al. 1996).

Langzeiteffekte

Die Langzeiteffekte des Erlebens von traumatischen Ereignissen wurden nach dem Zweiten Weltkrieg bei Überlebenden des Holocaust und von japanischen Konzentrationslagern untersucht. Es entstanden Konzepte wie das „concentration camp syndrome" oder „KZ-Syndrom", die nicht nur die unter posttraumatischer Belastungsstörung aufgeführten Symptome, sondern auch Persönlichkeitsveränderungen – die wir heute andauernde Persönlichkeitsänderung nach Extrembelastung (ICD-10) oder komplexe posttraumatische Belastungsstörung (DSM-IV, Anhang) nennen – umfaßten. Die Untersuchungen an Opfern von Konzentrationslagern zeigten, daß extreme traumatische Erlebnisse schwerwiegende biologische, psychologische, soziale und existentielle Auswirkungen hatten, darunter auch eine verringerte Fähigkeit, später auftretende psychologische sowie biologische Streßbelastungen zu bewältigen.

Posttraumatische Belastungsstörung als Zusammenfassung verschiedener Syndrome

Zu den weiteren für diese Störung verwendeten diagnostischen Kategorien zählen „Anpassungsstörungen" und „pathologische" Trauerreaktionen. Im Laufe der Entwicklung des DSM-III führte eine Reihe von Expertentreffen schließlich zur Aufnahme der posttraumatischen Belastungsstörung in das DSM-III (APA 1980). All die verschiedenen Syndrome, wie das „Marinesoldatensyndrom" („war sailor syndrome"), die „Schützengrabenfüße" („trench foot"), das „Vergewaltigungstraumasyndrom" („rape trauma syndrome"), das „Mißhandelte-Frauen-Syndrom" („battered women syndrome"), das „Vietnam-Veteranen-Syndrom" („Vietnam veterans syndrome") und das „Mißbrauchtes-Kind-Syndrom" („abused child syndrome"), wurden unter der neuen Diagnose zusammengefaßt.

Konzeptualisierung der Diagnose einer posttraumatischen Belastungsstörung

Im Vergleich zur Konzeptualisierung anderer psychischer Störungen scheint diejenige der posttraumatischen Belastungsstörung einen Fortschritt darzustellen, da hier eine direkte Verbindung zwischen einer bekannten Ursache (einem traumatischen Ereignis) und einem resultierenden Syndrom angenommen wird. Die posttraumatische Belastungsstörung ist daher - zumindest theoretisch - eine ideale Diagnose: Sie geht über die Ebene einer phänomenologischen Beschreibung von Symptomen hinaus. Sie hat im übrigen dem Gebiet der posttraumatischen Belastungsforschung und -behandlung zu einem raschen Fortschritt verholfen. Auf der anderen Seite hindert uns die Interpretation von Trauma als einer Störung daran, das Wesen von Massentraumatisierungen und Streßbelastungen, die eine ganze Gemeinde oder Region betreffen, zu verstehen. Wir sollten daher unsere Aufmerksamkeit weg von den krankmachenden und störungsauslösenden Aspekten auf die Merkmale einer normalen Verarbeitung traumatischer Ereignisse hin verlagern und dabei auch Aspekte berücksichtigen, die die Möglichkeit einer persönlichen Weiterentwicklung beinhalten (Tedeschi et al. 1998).

1.1 Langfristige Auswirkungen von Verfolgung

Merkmale der Traumatisierung

Krystal (1988) untersuchte die Langzeitfolgen einer massiven Traumatisierung bei Opfern von Konzentrationslagern. Er vertrat die Auffassung, daß die zentrale Erfahrung von Traumatisierung darin besteht, „aufzugeben" und Tod und Vernichtung als unausweichlich hinzunehmen. Er stellte weiter fest, daß die Traumareaktion von einem Zustand von übermäßiger Wachsamkeit und Angst zu einer sich ausweitenden Blockade von Emotionen und zu einer Verhaltenshemmung fortschreitet. Seiner Ansicht nach führen traumatische Erfahrungen zu einer „Entdifferenzierung von Affekten". Traumatisierte Patienten gelangen an einen Punkt, an dem sie emotionale Reaktionen lediglich als somatische Zustände erfahren, ohne die Bedeutung dessen, was sie fühlen, interpretieren zu können. Sie werden anfällig für undifferenzierte Gefühlsausbrüche und psychosomatische Reaktionen. Viele der ursprünglichen Studien zu den Auswirkungen des Zweiten Weltkrieges wurden von Forschern durchgeführt, die selbst am Krieg teilgenommen oder Konzentrationslager überlebt hatten (s. Dohrenwend 1998).

Einschränkungen der Untersuchungen zum Holocaust

Lomranz (1995) kam in einer Übersicht über die vorliegenden Forschungsarbeiten zum Holocaust zu folgenden Schlußfolgerungen. Für die meisten Studien gilt die Einschränkung, daß sie

1. in eine psychoanalytische oder psychodynamische theoretische Grundauffassung eingebettet sind,
2. sich überwiegend auf intrapsychische Dimensionen beschränken,
3. selten empirisch ausgerichtet sind,
4. extrem kleine Stichprobengrößen aufweisen oder aus klinischen Einzelfallbeschreibungen bestehen,
5. die Bedeutung des Stichprobenauswahlverfahrens vernachlässigen,
6. nur Patienten untersuchen,
7. die genaue Art des Traumas (Konzentrationslager oder Versticktsein etc.) nicht spezifizieren bzw. die Traumadefinition ausweiten,
8. keine Vergleiche mit Kontrollgruppen beinhalten oder
9. sich hauptsächlich auf Themen konzentrieren, die mit Unzulänglichkeiten bzw. Schwächen oder symptomatologischen und psychopathologischen Aspekten zu tun haben.

Unterschiedliche Ergebnisse verschiedener Studien zu Folgen des Holocaust

Lomranz weist darauf hin, daß empirische Studien jüngeren Datums die bemerkenswerten adaptiven Fähigkeiten von Überlebenden unterstrichen haben; wenn überhaupt, traten nur geringfügige Unterschiede zu Kontrollgruppen zutage, die über keine traumatischen Erfahrungen verfügten. Seiner Ansicht nach zeigen diese Studien, daß Überlebende sich wohlfühlen, ihre Arbeit, Partnerschaft und Familie als befriedigend und ihre sozialen Beziehungen als bedeutsam erleben. In bezug auf manche Aspekte der Anpassung und des Wohlbefindens weisen Überlebende zuweilen sogar bessere Werte auf als Stichproben ohne Holocaust-Erlebnisse. Die Untersuchungen mit positiven Ergebnissen, die von Lomranz zitiert werden, stammen aus den 80er Jahren. Andere, etwas später erschienene Studien sind pessimistischer: Sie bestätigen den klinischen Eindruck, daß Überlebende des Zweiten Weltkrieges damit rechnen müssen, in späteren Lebensphasen einen verspäteten Beginn oder eine Verschlimmerung einer posttraumatischen Symptomatik zu erleben – manchmal nach Jahrzehnten, während derer sie ein adäquates Bewältigungsverhalten gezeigt haben. Dies betrifft Überlebende der Verfolgung durch die Nazis, Kriegsveteranen, frühere Mitglieder von Widerstandsbewegungen und Seeleute, die während des Krieges Dienst taten.

Große Variationsbreite des Einsetzens der Belastungsstörung

Op den Velde et al. (1993) untersuchten beispielsweise frühere Mitglieder der holländischen Widerstandsbewegung im Zweiten Weltkrieg und kamen zu dem Ergebnis, daß der Zeitpunkt des Einsetzens der ersten Symptome der posttraumatischen Belastungsstörung stark variierte. In 31,7% der Fälle kam es unmittelbar oder beinahe unmittelbar nach dem Krieg zum ersten Auftreten von mit einer posttraumatischen Belastungsstörung in Verbindung stehenden Symptomen. In 50% der Fälle trat die posttraumatische Belastungsstörung erst über 20 Jahre nach Kriegsende erstmals zutage. Hovens (1994) fand heraus, daß 45 Jahre nach dem Krieg 56% dieser (männlichen) holländischen Widerstandskämpfer dem *Structural Clinical Interview for DSM-III-R (SCID)* zufolge eine aktuelle posttraumatische Belastungsstörung aufwiesen. Nur 4% der untersuchten Personen waren symptomfrei. Es zeigte sich, daß Veteranen mit posttraumatischer Belastungsstörung länger in der Widerstandsbewegung mitgearbeitet hatten und länger inhaftiert gewesen waren. Dies weist darauf hin, daß die tatsächliche Dauer der belastenden Erfahrung möglicherweise einen wesentlichen Einflußfaktor für das Auftreten einer posttraumatischen Belastungsstörung bildete.

Tennant et al. (1993) zeigten in einer kontrollierten Follow-up-Studie mit früheren australischen Soldaten, die in japanischer Kriegsgefangenschaft gewesen waren, daß bei dieser Probandengruppe im Alter zwischen 46 und 66 Jahren ein signifikanter Anstieg psychiatrischer Erkrankungen zu verzeichnen war. Ein ähnlicher Trend wurde in einer Reihe anderer Studien (vgl. Aarts u. Op den Velde 1996) beobachtet.

1.2 Generationsüberschreitende Traumatisierung

Spätfolgen des Zweiten Weltkrieges

Bis auf den heutigen Tag sind Spätfolgen des Zweiten Weltkrieges zu erkennen, sowohl bei Patienten als auch in Kunst und Literatur, die sich auf diese Zeit beziehen. Überlebende von Konzentrationslagern, Widerstandskämpfer, Kriegsveteranen und zivile Opfer haben in vielen Fällen mit den anhaltenden Folgen von Gewalt und Mißbrauch, die der Krieg über sie brachte, zu kämpfen. Man könnte erwarten, daß diese Opfer und Überlebenden den Bedürfnissen und Wünschen ihrer nach dem Zweiten Weltkrieg geborenen Kinder - der sog. 2. Generation - nicht in ausreichender Weise nachkommen konnten. Zahlreiche Beobachtungen in der klinischen Praxis haben die Vermutung gestützt, daß einige der Auswirkungen der Verfolgung von den Eltern auf die Kinder übertragen worden sind. Man kann davon ausgehen, daß die von den Überlebenden erlittene Traumatisierung - mit ihren ausgedehnten psychopathologischen und psychosozialen Folgen, wie z.B. den Verlust von Familienangehörigen (oft von Ehepartnern und Kindern), den häufigen eiligen Eheschließungen nach der Befreiung oder den durch die Neuansiedlung an einem anderen Ort entstehenden Problemen - u.a. dazu führte, daß ihre Fähigkeit, die Elternrolle in angemessener Form auszufüllen, beeinträchtigt wurde (Levav 1998).

Zentrale Aspekte klinischer Studien

Eine Reihe klinischer Studien, in denen der Einfluß des Krieges auf Überlebende untersucht wurde, ist unter den folgenden 3 Gesichtspunkten zusammengefaßt worden (Van der Velden u. Kleber 1997):

- unausgewogene Interaktionen zwischen Eltern und Kind

1. *Unausgewogene Interaktion zwischen Eltern und Kind.* Diese unausgewogene Interaktion äußerte sich auf verschiedene Weise. Zum einen kam es zu Schwierigkeiten bei der Trennung und der Individuation. Die Eltern hatten während des Krieges so viele Trennungen und Verlusterlebnisse erfahren, daß sie sich durch die Vorstellung, daß ihr Kind sich zu einem unabhängigen, autonomen Individuum entwickelte, bedroht fühlten. Sie hatten das Gefühl, als ob sie ihr Kind verlieren würden. Die Unfähigkeit, das Bedürfnis des Kindes nach Unabhängigkeit zu ertragen, könnte zu einer „ängstlichen Bindung" zwischen Elternteil und Kind führen (Bowlby 1981). Diese „ängstliche Bindung" kann sich in Form von Schwierigkeiten bei kurzfristigen Trennungen (z.B. einer kurzen Urlaubsreise, dem Besuchen von anderen Kindern zum Spielen) oder als überbehütendes und übermäßig emotional beteiligtes Verhalten (Russel 1980) äußern. Zum zweiten war ein Fehlen emotionaler Unterstützung

zu beobachten. Die Eltern waren oft durch ihre Kriegserinnerungen so stark in Anspruch genommen, daß sie für die emotionalen Bedürfnisse ihrer Kinder nicht mehr sensibel sein konnten oder ihnen keine Liebe und Unterstützung entgegenzubringen vermochten. Zum dritten kam es zu einer Parentifizierung. Die Erinnerungen und sich aufdrängenden Gedanken an den Krieg machten die Eltern psychisch anfällig. Kinder können emotionale Belastung und Vulnerabilität bei ihren Eltern, selbst wenn sie nicht offen zutage treten, sehr gut wahrnehmen. Als Folge davon kann es dazu kommen, daß sich Kinder für das Wohlergehen ihrer Eltern verantwortlich fühlen, was zu einer Umkehr der familiären Rollen führen kann. Der Elternteil begibt sich in die abhängige Rolle, und das Kind übernimmt die unterstützende und fürsorgende Rolle und wird parentifiziert (Sigal et al. 1973).

- Kontrolle von Emotionen

2. *Die Kontrolle von Emotionen, insbesondere Aggression.* Für die Überlebenden der Konzentrationslager des Zweiten Weltkrieges war es oft schwierig, mit Gefühlen wie Wut und Feindseligkeit umzugehen. Gewalt war im Lager allgegenwärtig, doch gleichzeitig mußte ein Gefangener seine Gefühle mit äußerster Sorgfalt kontrollieren, um zu überleben. Angesichts dieses Hintergrunds kann Aggression im Nachkriegsleben zu einer problematischen Emotion werden. Ärger und Aggression zeigen sich daher oft als Extreme, an den beiden Polen eines Kontinuums. Entweder werden sie stark unterdrückt, was manchmal wiederum zu regelrechten Wutausbrüchen führt, oder sie äußern sich sehr häufig.

- Erörterung von Kriegserfahrungen in der Familie

3. *Das emotional belastete Thema Krieg in der Familie.* In vielen Fällen suchen Eltern mit belastenden Kriegserfahrungen die Erörterung ihrer Kriegserinnerungen mit ihren Kindern zu vermeiden. Ihr Widerwillen dagegen kann durch den Wunsch motiviert sein, ihre Kinder vor den Schrecken und Abscheulichkeiten des Krieges zu bewahren. Paradoxerweise kann dieser Versuch einen entgegengesetzten Effekt haben. Das Kind wagt es nicht, Fragen zu stellen, und versucht, die entsprechenden Lücken mit seiner eigenen Vorstellungskraft zu schließen. Das Schweigen in bezug auf Kriegserinnerungen wird als Familiengeheimnis oder als Verschwörung des Schweigens (Danieli 1985) bezeichnet.

Problematik des Konzepts einer generationsübergreifenden Traumatisierung

Das Konzept einer generationsüberschreitenden Traumatisierung ist umstritten. Kinder von Opfern, die die Symptomatik ihrer Eltern miterleben, ohne selbst Opfer von Gewalt, Verfolgung oder Krieg zu sein, können – ähnlich wie ihre Eltern – die charakteristischen traumatischen Belastungssymptome erleben: sich aufdrängende Gedanken, Übererregbarkeit und Wiedererleben. Elterliche Umgehensweisen mit dieser Erfahrung haben auf die Reaktion des Kindes einen wesentlichen Einfluß; zuweilen sind sie sogar allein für die Reaktion des Kindes auf das traumatische Erlebnis verantwortlich. Traumatisierung hat eindeutig eine ansteckende Wirkung (Steinberg 1995). Dennoch können die Widerstandsfähigkeit des Kindes und zur Verfügung stehende Unterstützungsmöglichkeiten die Folgen mildern.

In einer Untersuchung über die Langzeitfolgen des Vietnam-Krieges stellten Kulka et al. (1991) fest, daß Kinder von Kriegsteilnehmern, die an einer posttraumatischen Belastungsstörung litten, signifikant mehr Verhaltensprobleme aufwiesen als Kinder von Kriegsteilnehmern ohne posttraumatische Belastungsstörung. Dieses Ergebnis könnte zur Klärung der Frage beitragen, warum Transmission von posttraumatischer Belastung auf Kinder stattfinden kann, denen eigene traumatische Erfahrungen erspart blieben.

Generationsübergreifende Folgen von Gefangenschaft

Bei einer Untersuchung an Kindern von amerikanischen Kriegsgefangenen des Vietnam-Krieges fanden McCubbin et al. (1977) Hinweise für generationsüberschreitende Folgen der Gefangenschaft. Die langfristigen Auswirkungen der Gefangenschaft beeinträchtigten die Eltern-Kind-Beziehungen und das allgemeine Anpassungsniveau der Kinder, was sich beispielsweise an dysfunktionalen Symptomen und an schlechteren Schulleistungen der Kinder zeigte. Eine Längsschnittanalyse von 42 Familien erbrachte mehrere Faktoren, die für diese Folgen verantwortlich waren:

Verursachende Faktoren

1. der Schweregrad der während der Gefangenschaft erlittenen seelischen Qualen,
2. der Schweregrad von erlittenem körperlichen Mißbrauch,
3. die Qualität der Beziehung der Ehefrau zu ihren Eltern und
4. der Grad der Einbeziehung der Ehefrau in die alltäglichen Aktivitäten des ehemaligen Kriegsgefangenen.

Die Beteiligung des Vaters an der Vorbereitung der Familie auf die Trennung erwies sich als ein positiver Faktor für die weiteren Familienbeziehungen.

Untersuchungen bei Kindern von Überlebenden des Holocaust

Kinder von Überlebenden des Holocaust sind eine Gruppe, bei der indirekte Folgen von Gewalt für die Kinder ausführlich untersucht worden sind. Rakoff et al. (1965) stellten beispielsweise fest, daß Kinder von Überlebenden des Holocaust aufgrund der traumatischen Erlebnisse ihrer Eltern mit negativen Folgen zu kämpfen hatten. Mooren u. Kleber (1996) führten 2 Untersuchungen durch, eine an Kindern von jüdischen Überlebenden des Zweiten Weltkrieges und eine andere an Kindern, deren Eltern im Zweiten Weltkrieg die japanischen Lager im früheren holländischen Indonesien überlebt hatten. Diese Untersuchungen konnten die Ergebnisse früherer Studien, in denen keine signifikanten Unterschiede zwischen Kindern von Überlebenden und einer Vergleichsgruppe von Kindern von Personen ohne entsprechende Erlebnisse gefunden wurden, nicht bestätigen. Die Ergebnisse von Mooren u. Kleber (1996) zeigten, daß es bei der 2. Generation im Vergleich zu den untersuchten Kontrollgruppen einige wenige Unterschiede in bezug auf Gesundheitsparameter und elterliche Erziehungsstile gab. Die Probleme der 2. Generation standen in Zusammenhang mit dem infolge der Kriegserlebnisse gestörten Bewältigungsverhalten der Eltern. Diese Ergebnisse stehen im Einklang mit denen einer in Israel durchgeführten Doppelblindstudie (Brom et al. 1994). Beide Untersuchungen ergaben einen kleinen, aber signifikanten Unterschied zwischen den Kindern von Überlebenden des Holocaust und ihren Altersgenossen.

Problem der spezifischen Sozialisierung der Kinder von Überlebenden

Durch diese und andere empirische Studien (Solkoff 1992) wurde deutlich, daß bei Kindern von Überlebenden des Krieges einige Langzeitfolgen des Krieges zu beobachten sind. Im Gegensatz zu Beobachtungen in klinischen Settings haben allerdings in der Allgemeinbevölkerung durchgeführte Studien keine Hinweise dafür erbracht, daß Kinder von Überlebenden der Konzentrationslager mehr psychopathologische Auffälligkeiten zeigen als Kontrollpersonen (Levav 1998). Es scheint jedoch, daß das Konzept einer generationsüberschreitenden Traumatisierung ziemlich irreführend ist (Figley u. Kleber 1995). Die Kinder von Überlebenden der Konzentrationslager haben selbst keine traumatischen Erfahrungen gemacht. Ihre Erziehung ist es, die durch die Kriegserinnerungen und die Schuld- und Verlustgefühle ihrer Eltern beeinträchtigt wird. Die Störungen, unter denen die Kinder von Überlebenden des Krieges leiden, sind weniger auf die Transmission von traumatischen Erfahrungen als vielmehr auf eine spezifische Sozialisierung zurückzuführen.

Für im klinischen Bereich Tätige – sowohl in der westlichen Welt wie auch in Ländern mit niedrigem Volkseinkommen, in denen durch menschliches Versagen oder die Natur verursachte Katastrophen noch sehr viel häufiger sind – sind diese Untersuchungen in mancherlei Hinsicht von Bedeutung. Als Kliniker sieht man sich mit der schwierigen Aufgabe konfrontiert, die persönliche Geschichte des Patienten im einzelnen zurückzuverfolgen, um herauszufinden, ob und in welcher Weise die Kriegserfahrungen der Eltern einen Einfluß auf das Leben des Patienten genommen haben.

1.3 Kulturen der Furcht

Staatlich gesteuerte Erzeugung von Furcht

Die staatlich gesteuerte Erzeugung von Furcht hat einige Forscher dazu veranlaßt, von „Kulturen der Furcht" („cultures of fear") oder einer „verstörten Bevölkerung" („frightened populations") zu sprechen (Corradi et al. 1992). Bei der chilenischen Bevölkerung haben Salimovich et al. (1992) 3 Kernmerkmale einer anhaltenden Furcht ausgemacht: ein Gefühl persönlicher Anfälligkeit und Vulnerabilität bzw. ein Gefühl von Ohnmacht, sensorische Wahrnehmungen, die an einen permanenten Alarmzustand erinnern, und die fehlende Möglichkeit, die subjektive Erfahrung auf ihren Realitätsgehalt zu überprüfen. Kulturen der Furcht werden nicht nur von lateinamerikanischen Staaten, sondern auch von paramilitärischen Verbänden und Polizeikräften z. B. im früheren Jugoslawien, in den kaukasischen Republiken oder in Sri Lanka oder auch von rivalisierenden Gruppierungen beispielsweise in Mosambik, Uganda, Liberia oder Sierra Leone erzeugt (Jeyaraja Tambiah 1992; Wilson 1992; Allen 1991).

Syndrom andauernder psychischer Traumatisierung

Während eines Krieges und im Anschluß daran können sich „Kulturen der Furcht" mit den chronischen Folgen von Kriegstraumata und mit den täglichen Streßbelastungen des Lebens in einem vom Krieg verwüsteten Gebiet, in einem Flüchtlingslager oder in einer repressiven Umgebung vermischen. Dies führt zu einem Syndrom andauernder psychischer Traumatisierung, das Ähnlichkeiten mit der komplexen posttraumatischen Belastungsstörung oder der andauernden Persönlichkeitsänderung nach Extrembelastung aufweist. Diese auf das Individuum bezogenen Diagnosen weisen eine bemerkenswerte Ähnlichkeit zu den oben aufgeführten Kernmerkmalen der „Kulturen der Furcht" auf. Über die Folgen dieses Zusammenwirkens verschiedener Streßbelastungen wissen wir wenig; auf der Ebene des einzelnen Individuums liegen hierzu kaum empirische Daten vor (Shrestha et al. 1998).

Gesellschaftliche Folgen fortdauernder traumatischer Belastung

Auf gesellschaftlicher Ebene liegt es nahe, eine Verbindung zwischen dieser fortdauernden traumatischen Belastung und dem wiederholten Auftreten von Gewalt als einer vorübergehend wirksamen, langfristig aber ungünstigen gemeinschaftlichen Bewältigungsstrategie zu ziehen, etwa im Nahen Osten, dem südlichen Afrika, in Algerien, Lateinamerika oder der früheren Sowjetunion. Weiter ließe sich vermuten, daß die Gewalt beispielsweise in Israel und Palästina oder in den südafrikanischen Townships zu einem gewissen Grad die Reaktion einer rebellischen jüngeren Generation widerspiegelt, die nicht mehr bereit ist, die Erniedrigung und den in ihren Augen fehlenden Widerstand der älteren Generation länger zu ertragen. Das allgemein herrschende Mißtrauen und die weitverbreitete Furcht durchdringen die ganze Gesellschaft, was ungünstige Folgen für Strukturen gegenseitiger Unterstützung, für das Engagement des einzelnen, für das Vertrauen in die Justiz und für den Glauben an Demokratisierung und Menschenrechte hat.

2 Flüchtlinge und Vertriebene

2.1 Größenordnung und geographische Verteilung des Problems

Entwicklung der Flüchtlingszahlen

Die Flüchtlingszahlen haben in den letzten Jahrzehnten enorm zugenommen. 1960 gab es weltweit schätzungsweise 1,4 Mio. Flüchtlinge. 1978 betrug die Zahl der Flüchtlinge, die Schutz und (internationale) Hilfe suchten, 4,6 Mio. Grant (1979) schätzte die Gesamtzahl der Flüchtlinge im Jahre 1979 weltweit auf 13 Mio., und Cohon (1981) und Westermeyer (1989) erwähnen eine Gesamtzahl von 16 Mio. Flüchtlingen im Jahre 1981. Anfang 1993 berichtete das Flüchtlingshochkommissariat der Vereinten Nationen (UNHCR) von einer Gesamtzahl von 18,2 Mio. Flüchtlingen und schätzte gleichzeitig die Zahl der landesintern vertriebenen Menschen (Flüchtlinge innerhalb der eigenen Landesgrenzen) auf mindestens 24 Mio. (Long 1992; UNHCR 1993). Das Flüchtlingskomitee der Vereinigten Staaten (USCR 1992) erwähnt eine aktuelle Schätzung von 20 Mio. Flüchtlingen gemäß der aus dem Jahre 1951 stammenden UN-Konvention über den Flüchtlingsstatus und von 20 Mio. landesintern vertriebenen Menschen.

Folgen der Bevölkerungsverschiebungen

Viele dieser Flüchtlinge sind völlig mittellose Menschen aus Entwicklungsländern, die an einem anderen Ort innerhalb ihres eigenen Landes oder in einem anderen, ähnlich armen Land Zuflucht gesucht haben. Diese Bevölkerungsverschiebungen können die Stabilität des Gastlandes gefährden, regionale Spannungen verschlimmern und zu einer beschleunigten Umweltzerstörung führen. Allein für Mosambik wurde beispielsweise die Zahl der landesintern vertriebenen Menschen auf 4 Mio. und die Zahl der Flüchtlinge auf mehr als 1 Mio. (bei einer Gesamtbevölkerung von 14 Mio.) geschätzt. Mittlerweile ist die Bereitschaft von Ländern, die traditionell Flüchtlingen Asyl gewährt haben, neue, große Flüchtlingswellen aufzunehmen, mehr und mehr gesunken (Desjarlais et al. 1995).

Die Gesamtzahl von Flüchtlingen steigt immer noch an, da die Zahl der Menschen, die Zuflucht suchen, schneller wächst als die Zahl der Flücht-

Vertriebene im eigenen Land

linge, deren Not durch Rückführung in ihr Heimatland oder Umsiedlung behoben wird. Auf jeden offiziell definierten Flüchtling kommen zudem noch mehrere innerhalb ihres Landes vertriebene Personen, die in nicht geringerem Umfang psychosoziale Traumatisierung erfahren und – obwohl sie möglicherweise formell nicht registriert sind – in ähnlicher Weise anfällig für psychische Störungen sind wie Flüchtlinge. Untersuchungen über den weiteren Verbleib entwurzelter Bevölkerungsgruppen stützen die Vermutung, daß solche Gruppen möglicherweise in der Vergangenheit Flüchtlinge waren, gegenwärtig gerade rückgeführt worden sind und in Zukunft zu Vertriebenen in ihrem eigenen Land werden. Mehr als 70 Mio. Menschen weltweit haben ihre Heimatländer verlassen, in erster Linie, um woanders Arbeit zu finden. Mindestens 10 Mio. sind wegen einer Verschlechterung der ökologischen Bedingungen, Bodenerosion oder einer Aushöhlung der agrar- und wasserwirtschaftlichen Ressourcen geflohen (Desjarlais et al. 1995).

Regionale Verteilung des Flüchtlingsproblems

Die regionale Verteilung des Flüchtlingsproblems ist alles andere als gleichmäßig. Nach Leopold u. Harrel-Bond (1994) beherbergt Afrika etwa 30% aller Flüchtlinge und vielleicht die Hälfte der innerhalb ihrer Landesgrenzen Vertriebenen. In Europa befinden sich etwa 3,75%, in Nordamerika etwa 10,25% (einschließlich einer geschätzten Zahl von 2 Mio. Flüchtlingen aus dem früheren Jugoslawien) und im Nahen Osten und in Südasien etwa 50% aller Flüchtlinge. Diese Zahlen schwanken natürlich aufgrund der wechselhaften internationalen und innerstaatlichen Beziehungen, wie beispielsweise jüngst in Burundi, im Kongo, in Ruanda, Sri Lanka, Äthiopien und Eritrea. In Afrika tragen 12 Länder allein 70% der Flüchtlingslast. Alle 16 afrikanischen Länder in der Kategorie der am wenigsten entwickelten Länder sind vom Flüchtlingsproblem betroffen.

Kosten

Westliche Länder geben für weniger als 1 Mio. in diesem Teil der Welt befindliche Flüchtlinge zwischen 5 und 7 Mrd. US-Dollar aus, während das UNHCR lediglich 340 Mio. US-Dollar für die 17–19 Mio. Flüchtlinge in den übrigen Teilen der Welt zur Verfügung hat (Harrel-Bond 1991).

Auswirkungen von Kriegen und Naturkatastrophen in Entwicklungsländern

Sowohl Kriege als auch Naturkatastrophen haben in Ländern mit geringem Volkseinkommen ganz andere Auswirkungen. Im Zeitraum zwischen 1967 und 1991 wurden im Durchschnitt jedes Jahr 117 Mio. Menschen in den Entwicklungsländern von Katastrophen heimgesucht, während in den Industriestaaten etwa 700 000 Menschen von solchen Ereignissen betroffen waren (ein eindrucksvolles Verhältnis von 166:1). In bezug auf die Schwere der Auswirkungen sind Kriege die älteste und wichtigste Form von von Menschen verursachter Gewalt. Seit dem Zweiten Weltkrieg haben 127 Kriege mit 21,8 Mio. kriegsbezogenen Toten stattgefunden. Nach Schätzungen des Roten Kreuzes ist diese Zahl doppelt so hoch anzusetzen, d. h. man käme auf etwa 40 Mio. Tote seit dem Zweiten Weltkrieg. Bis auf 2 haben sämtliche 127 Kriege in Entwicklungsländern stattgefunden (McFarlane u. de Girolamo 1996).

2.2 Psychosoziale Folgen und Auswirkungen auf die psychische Gesundheit

Ursachen von Vertreibung

Vertreibung und Flüchtlingsstatus sind oft Folgen von Umweltzerstörung, Gewalt, Entmenschlichung und Folter. Wie bereits geschildert, gilt dies besonders für Länder mit geringem Volkseinkommen, in denen die Kombination von anhaltenden bewaffneten Auseinandersetzungen geringer Intensität mit der tödlichen Durchschlagskraft moderner Waffen einen der Hauptgründe für die Vertreibung einer großen Anzahl von Menschen, insbesondere von Frauen und Kindern, darstellt. Die Militarisierung dieser Länder, die zuweilen selbst heute noch als Schauplatz für Konflikte zwischen den Supermächten dienen, ist eine Hauptursache für unser heutiges globales Flüchtlingsproblem (Jablensky et al. 1994).

Einflußfaktoren auf psychische Folgen

Alle Aspekte des Flüchtlingsschicksals fordern ihren seelischen und körperlichen Tribut: die Ereignisse, die zur Vertreibung führen (Krieg, Verfolgung, Hunger, Katastrophen, Tod), der Prozeß der Vertreibung selbst (der damit verbundene Umbruch, lange Fußwanderungen unter hoher physischer und psychischer Belastung) und die - oft temporäre - Unterbringung in einem Flüchtlingslager (Beschwerlichkeiten, Unsicherheit, Schikanen). Die resultierenden kurz- und langfristigen Folgen für die psychische Gesundheit sowie die psychosozialen Auswirkungen sind zahlreich und vielfältig.

2.3 Risikofaktoren und psychische Störungen

Spezifische Risikofaktoren

Jablensky et al. (1994) diskutieren eine Reihe von noch spezifischeren Risikofaktoren, die bei der Entwicklung von psychischen Störungen bei Flüchtlingen eine Rolle spielen. Dazu gehören eine Marginalisierung, die zu einem Verlust an Selbstvertrauen und Selbstwert führt; sozioökonomische Not, die Armut, Entbehrungen und Arbeitslosigkeit nach sich zieht; schlechte körperliche Gesundheit aufgrund unzureichender sanitärer Bedingungen, Mangelernährung oder beengter Wohnverhältnisse; Kopfverletzungen und andere körperliche Verletzungen; Zusammenbruch sozialer Netzwerke, gefolgt von Anomie, Isolierung und Entfremdung, und psychische Traumatisierung durch Folter, Tod, Verlusterlebnisse und Furcht.

Dämpfende Faktoren

Sartorius (1994) führt mehrere Faktoren auf, die die Wirkung einiger dieser Risikofaktoren dämpfen können: Gelegenheit, den Zusammenhalt zu stärken (versus absichtliche Vereinzelung), Kontinuität der Lebensperspektive (versus Vernachlässigung der Lebensperspektive), Förderung von persönlicher Initiative (versus Bestrafung einer solchen), klare Zukunftsperspektive (versus ungewisse Zukunft), Arbeitsmöglichkeiten (versus obligatorische oder unnötige Arbeit), Fördern von sozialen Netzwerken (versus Fehlen sozialer Netzwerke), Verhaltensregeln (versus zufällige Regeln) und das Setzen von Lebenszielen (versus Lebensstil, bei dem über den nächsten Tag nicht hinaus gedacht wird).

Allgemeine Folgen einer Traumatisierung

Die allgemeinen Folgen einer Traumatisierung sind vielfältig, doch lassen sie sich durch eine Kombination der folgenden Symptome kennzeichnen: Gefühl einer extremen Vulnerabilität, Hilflosigkeit oder Verzweiflung; intensive Erregung bis hin zur Panik und negative Gefühle; ein Gefühl, taub, ausgelaugt oder wie gelähmt zu sein, und ein verändertes Bewußtseinsgefühl, das Empfindungen von Derealisation und Depersonalisation (auch Dissoziation genannt) einschließt (Litz u. Roemer 1996).

Spezifische psychische Störungen bei Flüchtlingen

Im einzelnen gehören zu den psychischen Störungen, die bei Flüchtlingen festgestellt wurden und die auf die von ihnen erlebten Umstände zurückzuführen sind, die posttraumatische Belastungsstörung (Friedman u. Jaranson 1994), depressive Störungen (Silver u. Iacono 1984; Westermeyer 1986), Substanzmißbrauch (Keehn 1980; Peak et al. 1981; Westermeyer 1985), Panikstörung, generalisierte Angststörung, Phobien, antisoziale Persönlichkeitsstörung und andere Persönlichkeitsstörungen, Psychose (Yesavage 1983), Entwicklungsstörungen des Kindesalters, organisches Psychosyndrom (insbesondere bei Gewaltopfern) und damit verbundene medizinische und soziale Probleme (Corcoran 1982).

2.4 Erkrankungsraten bei Erwachsenen

Im Zentrum des öffentlichen und wissenschaftlichen Interesses steht z. Z. die posttraumatische Belastungsstörung. Allerdings liegen nur wenige epidemiologische Schätzungen der Gesamtprävalenz posttraumatischer Belastungsstörungen (unabhängig von der auslösenden Ursache) in der Allgemeinbevölkerung und insbesondere in den Teilen der Welt vor, in denen Kriege am häufigsten sind.

Lebenszeitprävalenz für eine posttraumatische Belastungsstörung

Die Epidemiological-Catchment-Area-Studie erbrachte eine Lebenszeitprävalenzrate für eine posttraumatische Belastungsstörung von 0,5% für Männer und 1,3% für Frauen. Die Zahl der Personen, die nach einem traumatischen Ereignis Symptome erkennen ließen, war deutlich höher: 15% bei Männern und 16% bei Frauen, wobei im Durchschnitt 2,4 Symptome auftraten (Helzer et al. 1987).

Untersuchungen an Veteranen des Vietnam-Krieges

Eine Reihe von Studien hat die Prävalenz von posttraumatischen Belastungsstörungen unter Veteranen des Vietnam-Krieges untersucht. Die Nationale Wiederanpassungsuntersuchung der Vietnam-Veteranen (National Vietnam Veterans Readjustment Study; NVRRS) stellt wohl die am besten validierte epidemiologische Studie der Prävalenz von posttraumatischen Belastungsstörungen bei Vietnam-Kriegsveteranen in der Gesamtbevölkerung dar. Die aktuellen Prävalenzraten (zu einem Zeitpunkt 6 Monate vor der Untersuchung) betrugen 15,2% für Männer und 8,5% für Frauen. Lebenszeitprävalenzraten für eine posttraumatische Belastungsstörung beliefen sich auf 30,6% für Männer und 26,9% für Frauen (Kulka et al. 1991). Eine Untersuchung an über 2000 eineiigen Zwillingspaaren erbrachte eine Prävalenzrate für eine posttraumatische Belastungsstörung von fast 17% für Zwillinge, die in Südostasien eingesetzt waren, verglichen mit einer Prävalenzrate von 5% für Zwillinge, die ihren Militärdienst nicht in Asien abgeleistet hatten (Goldberg et al. 1990).

Untersuchung von Kriegsveteranen in Serbien

Kaličanin et al. (1993) untersuchten zwischen 1991 und 1993 384 Kriegsveteranen in 21 psychiatrischen Einrichtungen in Serbien. Die häufigsten Diagnosen bei den Kriegsteilnehmern waren Anpassungsstörung (34%)

und posttraumatische Belastungsstörung (27%). Bei Flüchtlingen waren die am häufigsten vergebenen Diagnosen Anpassungsstörung (27%), Angst und depressive Reaktion gemischt (25%) und Vorübergehende akute psychotische Störung in Verbindung mit akuter Belastung (40%). Die häufigsten mit dieser Problematik verbundenen Stressoren bei den Flüchtlingen waren Trennung von engen Bezugspersonen (15%), Verlust von Hab und Gut (15%) und die Kombination mehrerer Stressoren (45%).

Psychiatrische Störungen in Verbindung mit Krieg und anderen traumatischen Erlebnissen

Rundell et al. (1990) stellten eine Übersicht über alle kontrollierten Untersuchungen über psychiatrische Störungen in Verbindung mit Krieg und anderen traumatischen Erlebnissen zusammen. Sie führen 4 Studien über gleichzeitig bestehende psychiatrische Störungen bei Kriegsveteranen mit posttraumatischer Belastungsstörung auf. Zusätzliche psychiatrische Diagnosen waren Alkoholmißbrauch oder -abhängigkeit (41–80% von Patienten mit posttraumatischer Belastungsstörung), Depression (8–72%) und Störungen in Zusammenhang mit Drogenmißbrauch (16–50%). Antisoziale Persönlichkeitsstörung wurde bei 3–40% diagnostiziert, Sozialphobie bei bis zu 50% und bipolare Störung bei 10–25%.

Epidemiologische Studien an Kriegsgefangenen

In einer später erschienenen Studie geben de Girolamo u. McFarlane (1996) einen Überblick über die Epidemiologie der posttraumatischen Belastungsstörung. Zwei Gruppen von Studien in ihrer Übersicht beziehen sich auf die Auswirkungen von Verfolgung. Die erste besteht aus einer Gruppe von 10 Studien über Kriegsgefangene und andere Häftlinge, und zwar i. allg. politische Gefangene. Diese Untersuchungen wurden in den USA, in Deutschland, der Türkei, Australien und Frankreich durchgeführt. In allen diesen Studien variierte die Rate zwischen 50 und 70%; manchmal lag sie sogar darüber. Es gab Patienten, bei denen die Symptome einer posttraumatischen Belastungsstörung erstmals Jahrzehnte nach Ende ihrer Gefangenschaft auftraten; viele andere litten noch Jahrzehnte nach der Haft und nach dem erstmaligen Auftreten der Störung an den Symptomen. Einige Studien fanden einen Zusammenhang zwischen dem Auftreten und dem Schweregrad der posttraumatischen Belastungsstörung und der Dauer der Inhaftierung und den Haftbedingungen, wobei letztere in erster Linie durch den erlittenen prozentualen Gewichtsverlust bzw. dadurch eingeschätzt wurden, ob die Person gefoltert wurde oder nicht.

Epidemiologische Studien an Flüchtlingen

Die zweite Gruppe von Untersuchungen in ihrer Übersicht besteht aus 12 Studien, in denen der Prozentsatz posttraumatischer Belastungsstörungen bei Stichproben von Flüchtlingen erhoben wurde. Neun dieser 12 Untersuchungen beruhten auf Stichproben von umgesiedelten Flüchtlingen, in erster Linie aus Südostasien. Betrachtet man einige dieser Studien genauer, ergibt sich folgendes Bild. Bei in den USA und Kanada neu angesiedelten Flüchtlingen aus Südostasien lassen sich hohe Prozentzahlen von psychiatrischen Erkrankungen feststellen. Nach Westermeyer (1988) erfüllten bei einer 10-Jahres-Nachuntersuchung in den USA 44% von erwachsenen Hmong die Kriterien für eine Achse-I-Störung (13%) oder chronische Anpassungsprobleme und zusätzliche depressive Symptome (31%).

Mollica et al. (1987) untersuchten kambodschanische, hmongsche, laotische und vietnamesische Psychiatriepatienten in den USA und stellten fest, daß 50% dieser Patienten an posttraumatischer Belastungsstörung litten. Mit Ausnahme eines Patienten erfüllten alle Patienten neben den Kriterien für die Diagnose einer posttraumatischen Belastungsstörung auch die Kriterien für eine weitere psychiatrische Diagnose – meist für eine schwere affektive Störung. Patienten mit posttraumatischer Belastungsstörung hatten doppelt so viele traumatische Ereignisse erlebt wie Patienten mit anderen psychiatrischen Diagnosen. Die aus ihrem Heimatland geflüchteten Patienten hatten im Durchschnitt 10 traumatische Erfahrungen, wie das Fehlen von Nahrungsmitteln, Wasser oder einer Behausung, Inhaftierung, Kriegsverletzung, sexuellen Mißbrauch oder das Miterleben von Mord oder Tod, gemacht. Sie hatten weiterhin im Mittel 1,6 Folterungen miterlebt. Ähnliche Daten finden sich bei Kinzie u. Mason (1983) und Nguyen (1984). Eine Untersuchung an somalischen Flüchtlingen in Europa zeigte, daß 38% dieser Flüchtlinge an einer posttraumatischen Belastungsstörung litten und weitere 60% zum Teil die Kriterien für eine posttraumatische Belastungsstörung erfüllten (Roodenrijs et al. 1998).

Untersuchungen von Kriegsopfern und Flüchtlingen in den betroffenen Gebieten

Die übrigen 3 Studien sind die einzigen Untersuchungen, bei denen Kriegsopfer oder Flüchtlinge in den betroffenen Gebieten selbst (in Ländern mit geringem Volkseinkommen) untersucht wurden. Mollica et al. (1993) untersuchten 993 kambodschanische Flüchtlinge an der Grenze zwischen Thailand und Kambodscha. Mehr als 85% dieser Menschen berichteten, daß sie während der Herrschaft der Roten Khmer (1975–1979) ohne Nahrung, Wasser, Unterkunft und medizinische Versorgung auskommen mußten, einer Gehirnwäsche unterzogen wurden und Zwangsarbeit leisten mußten; 54% gaben an, daß während dieser Zeit ein Mitglied ihrer Familie oder eine befreundete Person ermordet wurde, und 17% berichteten, daß sie sexuell mißbraucht oder vergewaltigt worden waren. Während der Zeit im Flüchtlingslager (1980–1990) verringerten sich diese Zahlen zu einem gewissen Grad; allerdings nahmen nur Angaben über Mord, Kopfverletzungen und sexuellen Mißbrauch bzw. Vergewaltigung für diese Zeitspanne bis auf 5% der Befragten ab. 25% dieser Personen erfüllten die Kriterien für eine Depression und 15% für eine posttraumatische Belastungsstörung.

Summerfield u. Toser (1991) führten eine Untersuchung in Nicaragua durch. Da sie sich nur auf eine kleine, nicht systematisch ausgewählte Stichprobe stützten und einen Fragebogen *(General Health Questionnaire)* verwendeten, der für Nicaragua nicht validiert worden war, lassen sich kaum schlüssige Erkenntnisse aus ihrer Studie ziehen. Ramsay et al. (1993) betrachteten eine Stichprobe von Folteropfern, die in Großbritannien Asyl gefunden hatten. Das heißt also, daß nur eine der drei erwähnten, validen epidemiologischen Untersuchungen – nämlich diejenige von Mollica et al. (1993) – in einem Land mit geringem Volkseinkommen selbst durchgeführt wurde. El Sarraj et al. (1996) fanden bei 550 Folteropfern in Gaza Prävalenzraten für eine posttraumatische Belastungsstörung von 20% und mehr. Shresta et al. (1998) untersuchten 526 bhutanische Folteropfer und eine parallelisierte Kontrollgruppe in Nepal. Die Diagnose einer posttraumatischen Belastungsstörung war in der Gruppe der Gefolterten signifikant häufiger (14%) als in der nicht gefolterten Gruppe (3%). Unter den gefolterten Flüchtlingen wiesen signifikant mehr Personen hohe Ängstlichkeits- (43 versus 34%) und hohe Depressivitätswerte (25 versus 14%) auf.

Aus Afrika liegen einige deskriptive Studien vor, in denen psychische und psychosoziale Probleme bei verschiedenen Stichproben, wie Flüchtlingen und Vertriebenen, erhoben wurden. Bis zum jetzigen Zeitpunkt ist allerdings noch keine valide epidemiologische Untersuchung veröffentlicht worden.

Hoher Prozentsatz posttraumatischer Belastungsstörungen

Aufgrund der vorliegenden Studien läßt sich der Schluß ziehen, daß der Prozentsatz von Personen mit einer posttraumatischen Belastungsstörung unter Opfern von Kriegen und Verfolgung i. allg. bei 50% und mehr liegt; oft liegen auch zusätzliche psychiatrische Erkrankungen vor. Diese Menschen sind meist äußerst problematischen Bedingungen ausgesetzt gewesen (z.B. Hunger, Folter, Miterleben von Totschlag und Mord) und stellen eine hoch traumatisierte Personengruppe dar.

2.5 Traumatische Erlebnisse und ihre Folgen für Kinder, Jugendliche und Familien

Besondere Gefährdung von Frauen, Kindern und alten Menschen

Viele Millionen Kinder sind Opfer von Verfolgung oder Katastrophen, müssen flüchten oder werden vertrieben, werden als Soldaten mißbraucht oder werden zu Kriegsversehrten. Von der oben erwähnten Zahl von 43 Mio. Flüchtlingen und Vertriebenen in aller Welt sind 70–80% Mütter und Kinder (Forbes Martin 1992). Das Anwachsen der Flüchtlingszahlen, das wir erleben – sowohl in armen wie auch in reichen Ländern –, führt zu einer sich fortsetzenden Kette von zerbrochenen Familien und sozialen Bezugssystemen. Nach den Erkenntnissen der Forschung sind Frauen, Kinder und alte Menschen in besonderem Maße gefährdet (Desjarlais et al. 1995). Allerdings sind nach unserer eigenen Erfahrung mit beispielsweise lhotsampanischen Flüchtlingen aus Bhutan in Nepal, sudanesischen Flüchtlingen im Norden von Uganda oder Flüchtlingen in den Lagern rund um Addis Abeba Männer mindestens ebenso schwer betroffen wie Frauen: Bauern ebenso wie Büroangestellten ist meist die Möglichkeit genommen, ihrem Beruf nachzugehen, was ihre soziale Identität gefährdet. Frauen dagegen erfüllen weiterhin eine soziale Rolle: sie ziehen ihre Kinder auf, kommen ihren Haushaltspflichten nach oder betreiben Kleinhandel. Diese Vielzahl von Aufgaben wiederum – in Verbindung mit dem Gefühl der Verantwortung für ihre untätigen Ehemänner sowie der Gefahr, vergewaltigt zu werden – macht Frauen zu einer gefährdeten Gruppe.

Besondere Rolle der Frauen

Verantwortung der älteren Generation

Die überlebenden Mitglieder der älteren Generation tragen häufig große Verantwortung für die Übertragung kultureller Werte auf die junge Generation. Oft findet diese Wertevermittlung im Rahmen von Initiationsriten statt, deren Durchführung im Flüchtlingslager aufgrund hoher Kosten, der langen Dauer der Riten oder von der Lagerverwaltung auferlegter Vorschriften in Frage gestellt sein kann.

Besondere Notlage von Kindern

Die Notlage der Kinder wird durch ihre Abhängigkeit von den Eltern und ihre physische und psychische Vulnerabilität verschärft. Unter (Nach-)Kriegsbedingungen leiden viele Eltern selbst unter psychischen oder psychosozialen Problemen, die wiederum Folgen für ihre Kinder haben. Wenn beide Eltern nicht mehr da sind, weil sie verschleppt oder getötet wurden - wie es beispielsweise in Ruanda häufig vorkam -, sind die Kinder vielfach auf sich allein gestellt. Die Sterblichkeit unter Flüchtlingen und Vertriebenen innerhalb der eigenen Landesgrenzen steigt mitunter auf das 50fache der ursprünglichen Sterblichkeitsrate. Die meisten dieser Todesfälle betreffen kleine Kinder. In Zeiten von Flucht und Vertreibung kann die Mortalitätsrate für diese Gruppe das 60fache der üblichen Rate betragen (Toole u. Waldman 1993). 63% der Todesfälle bei geflüchteten Kurden im Nordirak betrafen den Anteil von 17% dieser Gruppe im Alter von weniger als 5 Jahren (Yip u. Sharp 1993).

- hohe Mortalitätsrate

- Entwicklungsrückstand

Darüber hinaus laufen Kinder insbesondere Gefahr, in einen Entwicklungsrückstand zu geraten, aggressive und antisoziale Verhaltensauffälligkeiten (häufig im Zusammenhang mit Substanzmißbrauch) und epileptische Erkrankungen zu entwickeln (Westermeyer 1989; Desjarlais et al. 1995). Zu einem Entwicklungsrückstand kommt es, wenn eine Reihe von normalen Entwicklungspunkten verpaßt wird, so daß sich ein noch gravierenderer kumulativer Effekt ergibt. Dieser Zustand ist das Ergebnis einer unzureichenden Zufuhr von Stoffen und von Stimuli, die für Körper und Geist unverzichtbar sind: Proteine, Kalorien und Mikronährstoffe, perzeptuelle und kognitive Stimuli und soziale Beziehungen und Interaktionen. Ein Entwicklungsrückstand äußert sich auf 3 verschiedene Weisen: körperlich (Größe und Gewicht bleiben weit hinter den Altersnormen zurück), im schulischen Umfeld (als Lernversagen und verlangsamte geistige Entwicklung) und auf der Verhaltensebene als soziale Devianz oder als psychiatrische Erkrankung.

- Benachteiligung bereits während der Schwangerschaft

Die Benachteiligung, der arme Kinder unterliegen - insbesondere, wenn sie von Menschenhand verursachten Katastrophen ausgesetzt sind -, beginnt bereits während der Schwangerschaft. Mangelernährung und schlechte medizinische Versorgung der Mutter während der Schwangerschaft erhöhen die Wahrscheinlichkeit negativer Folgen für das Kind. Kinder, die nach einer komplizierten Schwangerschaft auf die Welt kommen und unter ungünstigen sozialen Bedingungen aufwachsen, weisen langfristig beobachtbare kognitive Entwicklungsdefizite auf (Desjarlais et al. 1995). Diese Kinder haben außerdem ein höheres Risiko, im späteren Leben an Schizophrenie zu erkranken; Kinder mit Pellagra weisen ein höheres Risiko auf, im Erwachsenenalter eine Demenz zu entwickeln.

Notwendigkeit der Unterstützung von Kindern

Kinder brauchen die Unterstützung einer Familie, und sie müssen in Gemeinschaften aufwachsen, statt in Waisenhäusern oder Flüchtlingslagern zu leben. Die Kriege in Mosambik, Simbabwe, Eritrea, Ruanda, im Kongo und im Sudan haben zur Verwaisung oder Entwurzelung von Tausenden von Kindern, die Zeugen dieser blutigen Auseinandersetzungen waren, geführt. Eine der obersten Prioritäten ist die Familienzusammenführung. Üblicherweise sucht man dies mit Hilfe von Fotografien oder Radiobotschaften zu erreichen.

Konkrete Unterstützungsmaßnahmen

In einem Flüchtlingslager im Norden Kenias hatte der Verfasser Gelegenheit, ein eindrucksvolles Verfahren zur Unterstützung sudanesischer Kinder kennenzulernen. Diese Gruppe von fast 10 000 Kindern war fast 5 Jahre lang vor einer erzwungenen Rekrutierung entweder durch die nordsudanesische Armee oder durch eine der Guerillabewegungen des Südsudans geflohen. Jede Parzelle des Flüchtlingslagers war mit einem großen Schild gekennzeichnet, auf dem der Name einer südsudanesischen Stadt stand, so daß die Kinder versuchen konnten, Familienangehörige wiederzufinden. Kinder, die keine Familienangehörigen gefunden hatten, lebten unter der Aufsicht eines Erwachsenen, der für diese Aufgabe ein geringes Tagegeld erhielt. Jeweils 50 Kinder, die in 10 kreisförmig angeordneten Hütten lebten, kochten ihre eigenen Mahlzeiten, besuchten die Schule und unternahmen unter Aufsicht ihres Mentors Freizeitaktivitäten. Solche Lösungsansätze sind gegenüber Waisenhäusern, die oft mit den besten Absichten, aber fragwürdigen Ergebnissen eingerichtet werden, vorzuziehen. Kinder in Waisenhäusern in Mosambik machen oft einen zurückgezogenen, apathischen, regredierten und furchtsamen Eindruck. Waisenhäuser für Mädchen sind in der Vergangenheit oft zu Brutstätten für Prostitution geworden, während aus Waisenhäusern für Jungen oftmals Banden hervorgingen.

Problem der aktiven Einbeziehung von Kindern in Konflikte

Kinder werden nicht nur leicht zu Leidtragenden von Gewalt, sie werden auch aktiv in Konflikte hineingezogen. Im Laufe der Formulierung der Erklärung der Kinderrechte sprach sich eine Reihe von Industrie- und Entwicklungsländern gegen eine Erhöhung des Mindestteilnahmealters an einem Krieg auf 16 Jahre aus. In mehreren afrikanischen, lateinamerikanischen und asiatischen Ländern werden Kinder in eine militärische Ausbildung und in den Militärdienst gepreßt. Viele Jungen werden gezwungen, Dienst als Träger zu tun oder in einer (Rebellen-)Armee zu dienen, während junge Mädchen gezwungen werden, die Rolle eines Dienstmädchens zu übernehmen, oder als „Partnerinnen" von Soldaten fortgesetzt vergewaltigt werden. Dies war in Mosambik ein weitverbreitetes Schicksal und ist es für Kinder und Jugendliche im Norden von Uganda heute noch, wenn sie von der „Widerstandsarmee Gottes" oder einer der Rebellenbewegungen entführt werden. Gehorsamsverweigerung, sei es als Weigerung, Befehle auszuführen, oder als Versuch zu desertieren, kann die sofortige Exekution nach sich ziehen.

Von der RENAMO-Bewegung wurden viele Kinder gezwungen, Vater oder Mutter oder einen Bewohner ihres eigenen Dorfes umzubringen, damit es ihnen unmöglich gemacht wurde, in ihr Heimatdorf zurückzukehren, und um sie auf diese Weise zu gefügigen Kriegswerkzeugen zu machen (Minter 1989; Geffray 1990; Vines 1991). Diese und andere Greueltaten, wie das Abschneiden von Körperteilen in Mosambik, kommen den von der „Widerstandsarmee Gottes" oder der „Bewegung des Heiligen Geistes" in Uganda oder dem Regime der Roten Khmer in Kambodscha verübten Grausamkeiten sehr nahe.

Folgen von Gewalt im alltäglichen Leben

Gewalt kann zu einer alles beherrschenden Lebensweise werden; sie kann sich bis in alltägliche Lebensgewohnheiten hinein ausbreiten. Dabei hat sie einerseits einen direkten Einfluß auf tatsächliche Verhaltensweisen innerhalb einer Gemeinschaft und sie bewirkt andererseits auch eine Veränderung des moralischen Empfindens, das solche Verhaltensweisen bewertet.

Reaktionen auf Gewalt und traumatische Erlebnisse bei Kindern – im Vorschulalter

Als Folge von Gewalt und traumatischen Erlebnissen können Kinder entweder Symptome eines stillen Rückzugs oder von Hyperaktivität, begleitet von gewalttätigem Verhalten, zeigen. Oftmals kommt es zu einer Regression auf frühere Entwicklungsstufen. Bei Kindern im Vorschulalter können häufiges oder ununterbrochenes Weinen, pathologisches Verhalten in Zusammenhang mit Anklammern, Bettnässen und Einkoten, Daumen- und Fingerlutschen, häufigen Alpträumen und nächtlichem Erschrecken sowie ungewöhnliche Furchtreaktionen in bezug auf tatsächliche oder vorgestellte Objekte zu beobachten sein.

– im Grundschulalter

Kinder im Grundschulalter zeigen ähnliche Verhaltensweisen und sind erkennbar unglücklich, nervös, unruhig, reizbar und ängstlich. Bei ihnen können selbststimulierende Verhaltensweisen wie Jaktationen oder das Schlagen des Kopfes gegen die Wand auftreten. Darüber hinaus sind häufig Essensverweigerung und körperliche Beschwerden mit psychosomatischem Hintergrund (Kopfschmerzen, Schwindel, Bauchschmerzen) zu beobachten. Diese Kinder können auch Verhaltensweisen zeigen, die normalerweise nur bei viel jüngeren Kindern auftreten, wie anhaltenden Mutismus und nächtliche Inkontinenz oder anklammerndes Verhalten. Oft haben sie spezifische Ängste, beispielsweise davor, in einem Raum allein gelassen zu werden, oder vor Situationen, die sie an traumatische Erlebnisse erinnern. Solche Reaktionen können einige Tage oder einige Wochen lang auftreten, oder sie können über Monate oder Jahre hinweg anhalten. Viele dieser Kinder werden Opfer eines fortgesetzten Belastungstraumas. Ein solches Trauma kann zu Persönlichkeitsstörungen führen und sogar, wie bereits erwähnt, Folgen für die zukünftigen eigenen Kinder haben.

Kriegsbezogene Ängste von Kindern

– ugandische Flüchtlingskinder

Kriegsbezogene Ängste dringen in das gesamte Seelenleben von Kindern ein, die dem Kriegsgeschehen ausgesetzt sind. Eine Untersuchung an 3- bis 9jährigen Kindern im Libanon ergab, daß bei 96% der Kinder Krieg das Hauptgesprächsthema war und sich 80% aller Spiele und 80% aller Zeichnungen um das Thema Krieg drehten (Abu-Nasr 1985). Die Zeichnungen ugandischer Flüchtlingskinder dokumentieren, daß ihre Erfahrungen von Gewalt, Hunger und Tod sie nicht loslassen. Die Zeichnungen zeigen Soldaten, die ihre Mütter erschießen, Säuglinge, die verbluten, Enthauptungen, Hunde, die von menschlichen Leichen fressen, Menschen, die mit hervorstehenden Rippenknochen und geschwollenen Bäuchen im Wald kauern. Eine Nachuntersuchung nach einem Jahr zeigte, daß die Kinder immer noch solche Zeichnungen produzierten (Harrel-Bond 1986). In einer Untersuchung an Flüchtlingskindern in Mosambik zeigte sich, daß 77% dieser Kinder gesehen hatten, wie jemand umgebracht wurde, und daß 51% körperlich mißhandelt oder gefoltert worden waren. 64% dieser Kinder waren verschleppt worden, und von dieser Gruppe waren 75% gezwungen worden, als Träger zu dienen, und 28% waren an der Waffe ausgebildet worden (Boothby et al. 1991).

– sudanesische Flüchtlingskinder

Sudanesische Flüchtlingskinder in Norduganda litten signifikant stärker unter dem Krieg als die ugandischen Kinder in derselben Region: 94%

ihrer Familien hatten ihr gesamtes Hab und Gut verloren, 81% der Kinder hatten einen Familienangehörigen verloren, 92% hatten nicht genügend Wasser und Nahrungsmittel zu ihrer Verfügung, 62% waren beim Auftreten einer Krankheit ohne medizinische Versorgung, 28% der Kinder waren gefoltert worden und 25% hatten den Kontakt mit ihrer Familie verloren oder waren verschleppt worden. Im Vergleich zu den ugandischen Kindern berichteten die sudanesischen Kinder signifikant mehr posttraumatische Belastungssymptome, wie Schlafstörungen, Nervosität, traumatische Erinnerungen, problematische Verhaltensweisen sowie depressive Symptome und psychosomatische Beschwerden. Ungeachtet dieser erlittenen Not ist das Leiden dieser Kinder noch nicht vorüber, da die Bedingungen in diesen, wie in vielen anderen, Flüchtlingslagern extrem schwierig sind. Die sudanesischen Kinder sehen sich erheblich mehr alltäglichen Belastungen ausgesetzt als die ugandischen Kinder. Dies liegt v.a. an der in den Lagern herrschenden Armut. Die Flüchtlingskinder berichten über das Fehlen von Nahrungsmitteln, über Mangel an Kleidern und Unterrichtsmaterial, über schlechte sanitäre Verhältnisse und unzureichende medizinische Versorgung. Darüber hinaus müssen sie Haushaltspflichten übernehmen, v.a. weil ihre Mütter einen Großteil ihrer Zeit damit verbringen, Wasser und Brennholz herbeizuschaffen (Paardekooper et al. 1999).

Untersuchungen zu politischer Gewalt in Südafrika

Straker et al. (1992) führten eine 3-Jahres-Nachuntersuchung an 60 Jugendlichen in Südafrika durch. Sie wollten herausfinden, inwieweit sich Erfahrungen mit politischer Gewalt und gewaltsamem Verhalten in diesem Kontext auf das Verhalten in anderen Situationen übertragen. Alle untersuchten Jugendlichen waren von Polizisten mißhandelt worden. Trotz der ungünstigen Verhältnisse, aus denen sie stammten, und trotz ihrer Militanz und ihrer Bereitschaft, Gewalt zur Erreichung politischer Ziele einzusetzen, sahen sie Gewalt nicht als Selbstzweck an. Nur eine Minderheit betrachtete Gewalt als Mittel, um persönliche Vorteile zu erlangen oder Rache zu üben.

Dawes (1990) untersuchte Frauen und Kinder, die in Südafrika in Unruhen und Krawalle geraten waren. 52% der unverheirateten und 69% der verheirateten Frauen sowie 9% der Kinder litten unter einer posttraumatischen Belastungsstörung, wobei die entsprechenden Symptome am häufigsten bei Kindern zu beobachten waren, deren Mütter eine posttraumatische Belastungsstörung aufwiesen. Macksoud (1992) untersuchte 220 Kinder im Alter zwischen 6 und 16 Jahren im Großraum Beirut. 83% von ihnen hatten Granatenbeschuß und 63% Kampfhandlungen erlebt, 60% hatten kriegsbedingt umziehen müssen, 55% hatten Phasen von Hunger erlebt, 53% berichteten, daß ihr Haus bombardiert worden war, 11% hatten erlebt, wie ein Mitglied ihrer Familie oder näheren Verwandtschaft oder jemand anders umgebracht worden war, und 9% hatten eine panische Reaktion bei einem Mitglied ihrer Familie oder der näheren Verwandtschaft miterlebt. Die Forscherin stellte fest, daß die Zahl der erlebten traumatischen Ereignisse zwischen 0 und 20 variierte; der Durchschnitt betrug 5,75.

Auswirkungen des Golf-Krieges im Irak

Dyregrof u. Raundalen (1993) kamen in einer Studie über die Auswirkungen des Golf-Krieges im Irak zu dem Ergebnis, daß 90% der untersuchten Kinder durchschnittlich 4 Freunde verloren hatten. Pynoos u. Nader (1993) stellten fest, daß von 51 untersuchten kuwaitischen Kindern im Alter zwischen 8 und 21 Jahren 86% eine oder mehrere Personen kannten, die gefangengenommen worden waren, 76% Personen kannten, die verletzt worden waren, 65% verletzte oder tote Menschen gesehen hatten und 31% über schwerwiegende, 40% über mittelschwere und 29% über leichte posttraumatische Reaktionen berichteten, während 4% der Kinder keine Reaktionen dieser Art schilderten.

Angstsymptome bei palästinensischen Kindern

Punamäki (1982) stellte fest, daß bei 35% einer Stichprobe palästinensischer Kinder Angstsymptome vorlagen und bei 22% Rückzugsverhalten, bei 27% Schlafstörungen und bei 92% Alpträume auftraten; 80% der Kinder hatten Angst, daß die israelische Armee ihr Haus angreifen würde. In einer späteren Studie fand sie heraus, daß ein starkes politisch-ideologisches Engagement bei Kindern im Alter zwischen 10 und 16 Jahren einen dämpfenden Effekt auf Angst, Unsicherheit und Depression hatte (Punamäki 1996). Je stärker die Mutter sozial eingebunden ist, je mehr sie aktiv politisch und ideologisch (oder religiös) engagiert ist, desto besser ist ihre psychische Gesundheit und die ihrer Kinder (Punamäki 1989).

Auswirkungen von Gewalt bei palästinensischen Kindern

Baker (1990) erforschte die Auswirkungen von Gewalt bei einer Stichprobe von 796 palästinensischen Kindern. 80% von ihnen prügelten sich, 25% zeigten destruktives Verhalten, ein Drittel litt an Kopfschmerzen und ein Drittel an Schlafstörungen, 12% berichteten über Nägelkauen und 43% gaben an, sich depressiv zu fühlen. Qouta et al. (1995) untersuchten palästinensische Kinder im Alter von 11–12 Jahren und stellten fest, daß die Konzentrations-, Aufmerksamkeits- und Gedächtnisprobleme, unter denen sie litten, um so größer waren, je mehr traumatische Erfahrungen sie gemacht hatten und je intensiver sie sich an der Intifada beteiligt hatten.

Auswirkungen von Gewalt bei israelischen Kindern

Rosenbaum u. Ronen (1992) untersuchten 277 israelische Kinder, um die Folgen von Gewalt zu erforschen. Sie stellten fest, daß ein großer Teil der Kinder über Angst (insbesondere abends) berichtete, die in den ersten Wochen sehr intensiv war, in der 5. Woche aber anfing abzunehmen. Mädchen waren ängstlicher als Jungen, und es gab Übereinstimmungen zwischen der Gefahrwahrnehmung der Kinder und der Eltern. Solomon (1994) verglich israelische Kinder in einem Gebiet, das eine hohe Wahrscheinlichkeit für Granatenbeschuß aufwies, mit Kindern in einem Gebiet mit geringer Granateneinschlaggefahr. Kinder aus dem unter Beschuß liegenden Gebiet berichteten über mehr Bewältigungsverhalten als Kinder in einem nicht beschossenen Gebiet. Kinder, die sich sehr mit der Bedrohung beschäftigten, berichteten eine höhere Streßbelastung als Kinder, die die Beschäftigung mit diesem Thema zu vermeiden suchten.

Kriegseinflüsse auf angolanische Jugendliche

In einer Studie über die psychologischen Folgen bei angolanischen Jugendlichen 6 Monate nach dem Krieg von 1993 untersuchte Ventura (1997) 3 Gruppen von Jugendlichen, die in unterschiedlichem Ausmaß Kriegseinflüssen ausgesetzt waren. Die Ergebnisse zeigen, daß die Prävalenz posttraumatischer Belastungsstörungen (und der Umfang der berichteten Symptomatik) bei einer Gruppe von Flüchtlingen (90%) am höchsten war, gefolgt von einer Gruppe von Jugendlichen, die nicht geflohen waren und weiter in Lubango lebten (82%), und einer Gruppe von Angolanern, die zum Zeitpunkt der Untersuchung schon über ein Jahr in Portugal lebten (22%). Es gab einen Zusammenhang zwischen einer intensiveren Kriegserfahrung und einem höheren Grad an Angst, Depression, Anpassungs- und Verhaltensstörungen bzw. einer geringeren intellektuellen Leistungsfähigkeit und einem negativeren Selbstbild.

Untersuchungen von Flüchtlingskindern in den Aufnahmeländern

Die Tatsache, daß es – anders als bei Erwachsenen – so viele Studien über Kinder gibt, die in den betroffenen Gebieten selbst untersucht wurden, verdient Anerkennung. Im Gegensatz zur Forschung im Erwachsenenbereich gibt es allerdings nur wenige Studien, in denen Kinder und Jugendliche untersucht wurden, die als Flüchtlinge Aufnahme in einem anderen Land fanden. Kinzie et al. (1986, 1998) fanden bei kambodschanischen Jugendlichen, die in ihrer Heimat Kriegsereignisse miterlebt hatten und nun in den USA lebten, eine Prävalenzrate für eine posttraumatische Belastungsstörung von 50%. Sie stellten weiterhin fest, daß bei diesen Flüchtlingen, die als Kinder traumatische Erfahrungen gemacht hatten, die Prävalenz von posttraumatischer Belastungsstörung und Depression noch Jahre nach der erstmaligen Diagnose fortbestand. Arroyo u. Eth (1985) fanden heraus, daß ein Drittel einer Gruppe von 30 mittelamerikanischen Flüchtlingskindern (im Alter von 17 Jahren oder jünger) die Kriterien für eine posttraumatische Belastungsstörung erfüllte. Und Mghir et al. (1995) stellten fest, daß 34% einer in den USA untersuchten Stichprobe von 38 afghanischen Flüchtlingen im Jugend- oder jungen Erwachsenenalter die Kriterien für Major-Depression, posttraumatische Belastungsstörung oder für beide Diagnosen erfüllten.

Psychosoziale Auswirkungen von Kriegen auf Kinder und Jugendliche

Mahjoub (1995) gibt eine Übersicht über den aktuellen Wissensstand im Hinblick auf psychosoziale Auswirkungen von Kriegen auf Kinder und Jugendliche.

1. Kinder scheinen aus folgenden Gründen weniger unter Kriegen zu leiden als Erwachsene: Kinder vergessen leichter, sie sind weniger beunruhigt durch das Erlebte und zu jung, um die Grausamkeiten zu verstehen, und sie haben die Zukunft, die sie von der Vergangenheit ablenken kann.
2. Neben den bisher untersuchten kurz- und mittelfristigen Auswirkungen von Kriegen auf Kinder verdienen die langfristigen Folgen besondere Beachtung.
3. Das traumatische Syndrom bei Kindern ist bislang noch nicht zufriedenstellend definiert. Ein Grund dafür ist, daß das Vorhandensein von Symptomen davon abhängt, auf welche Weise sie erhoben werden (ob beispielsweise die Mütter anstelle der Kinder nach Anzeichen für Angst und Depression gefragt werden).
4. Bestimmte Altersgruppen sind weniger anfällig als andere (z.B. bis zum Alter von 2–3 Jahren und während der Latenzphase); Unterschiede zwischen Jungen und Mädchen im Hinblick auf die Symptomatik sind praktisch nicht vorhanden.
5. Die von den Kindern erlebte Belastung unterliegt dem modifizierenden Einfluß der Umwelt; in den britischen Studien nach dem Zweiten Weltkrieg, ebenso wie in den Untersuchungen beispielsweise im Kib-

buz oder bei Palästinensern, ist insbesondere die Bedeutung der Familie deutlich geworden.

2.6 Die Reaktion der Hilfsorganisationen

Materielle Ausrichtung der Programme

Der Standpunkt von bilateralen oder multilateralen Hilfsorganisationen in bezug auf die psychiatrische und psychologische Versorgung von Flüchtlingen ist häufig ambivalent. Die meisten Flüchtlingsprogramme sind materiell und logistisch auf den akuten Notfall ausgerichtet: sie stellen in erster Linie Lebensmittel und Notunterkünfte zur Verfügung. Dem psychologischen Befinden von Flüchtlingen (unter Berücksichtigung des kulturellen Kontextes) ist bislang wenig Beachtung geschenkt worden. Flüchtlinge sind oft zu seelenlosen Individuen ohne psychisches Erleben reduziert worden, deren einzige anerkannte Bedürfnisse materieller und körperlicher Art sind.

Kaum Berücksichtigung psychosozialer Probleme

Diese Einstellung beruht zum Teil auf dem Empfinden, daß das Ausmaß der von Flüchtlingen erlebten Traumatisierung derart groß ist, daß ihre Schwierigkeiten zu umfangreich sind, um sie bewältigen zu können. Aus diesem Grund haben bis vor kurzem nur wenige Hilfs- und Entwicklungshilfeorganisationen psychosoziale Probleme auf ihrer Tagesordnung gehabt. Ohne dies zu beabsichtigen, haben sie damit zu einer „Verschwörung des Schweigens und des Leugnens", wie sie beispielsweise in der Literatur über die Zeit nach dem Holocaust beschrieben worden ist, beigetragen. Oft wird die Auffassung vertreten, daß es unmöglich sei, etwas Substantielles oder Sinnvolles zu tun. Dies führt zu einer Vermeidung von Themen, die individuelles psychologisches Leid und die damit verbundenen ökonomischen Folgen betreffen. Zugleich scheint diese Reaktion der (westlichen) Hilfsorganisationen eine Wiederholung ihres eigenen Bewältigungsverhaltens in der Nachkriegszeit zu sein.

In Diskussionen des Verfassers mit Afrikanern aus unterschiedlichen sozioökonomischen Verhältnissen zeigte sich, daß die Themen in Zusammenhang mit individueller oder kollektiver Trauer und dem Verlust von nahen Bezugspersonen in Afrika sehr viel bedeutsamer sind als in der westlichen Welt, und zwar sowohl im Hinblick auf persönliche als auch in bezug auf ökonomische Folgen. Asiaten scheinen in dieser Beziehung eine Mittelstellung einzunehmen.

Problem der Entstehung eines Abhängigkeitssyndroms

Die wachsende Anzahl von Flüchtlingspopulationen hat eine fortschreitende Beeinträchtigung des natürlichen Soziallebens von Gemeinschaften oder Familien in den Flüchtlingslagern, die leicht zu „totalen Institutionen" im Goffmanschen Sinne werden, zur Folge. Es können gelernte Hilflosigkeit und ein „Abhängigkeitssyndrom" entstehen (von Buchwald 1994). Dies ist in Lagern, in denen dieselbe Art von autoritärem Regime herrscht, besonders wahrscheinlich. Die Abhängigkeit wird womöglich durch die internationalen Hilfsorganisationen, die Flüchtlinge als hilflose und vulnerable Menschen ansehen, ohne die Möglichkeit in Betracht zu ziehen, daß ihr Überleben auf der Anwendung erfinderischer Bewältigungsstrategien und einem guten Teil Unverwüstlichkeit beruht, noch gefördert.

3 Interventionen für Überlebende von Verfolgung

3.1 Relevante Aspekte bei der Auswahl von Interventionen für Erwachsene und Kinder

In einer rationalen Welt sollte die Bereitstellung von Behandlungsmöglichkeiten für Erwachsene wie auch für Kinder auf Erwägungen zur allgemeinen psychiatrischen Versorgung der Bevölkerung beruhen. Die Identifizierung von Behandlungsprioritäten in einer Gesellschaft, die mit den massiven Auswirkungen von von Menschen verursachter Gewalt zu kämpfen hat, sollte im Idealfall anhand der im folgenden aufgeführten Kriterien erfolgen (und damit zu den weiter unten erörterten Behandlungsansätzen führen).

Prävalenz

Das erste Kriterium ist die Prävalenz des Problems, möglichst erfaßt mit Hilfe einer kulturangepaßten epidemiologischen Erhebung. Eine solche Untersuchung ist wichtig, um Individuen, die eine Störung entwickelt haben, wenn sie traumatischen Erlebnissen ausgesetzt waren, von Personen zu unterscheiden, bei denen dies nicht der Fall war. Die Epidemiologie ist auch für die Bereitstellung von Behandlungsmöglichkeiten von Bedeutung, da sie Prävalenzschätzungen für die betroffenen Personengruppen zur Verfügung stellt. Epidemiologische Untersuchungen können darüber hinaus auch Informationen über chronische Symptome infolge von Traumatisierungen 2. Ordnung oder über fortgesetzte traumatische Belastungen sowie über Arbeitsunfähigkeit und Invalidität erbringen. Wenn man für eine sekundäre und tertiäre Prävention eintritt, ist die Frage der Chronizität ein zentraler Punkt.

Kulturangepaßte epidemiologische Erhebung der Prävalenz

Wie bereits erwähnt, liegen bisher nur 3 epidemiologische Studien vor, die in Ländern mit geringem Volkseinkommen durchgeführt wurden, in denen Gewalt alltäglich ist. Da sich vermutlich weniger als 10% der traumatisierten Population in Behandlung begeben, ist das Ausmaß und die genaue Art der psychosozialen und psychischen Probleme, die von Hilfsorganisationen behandelt werden müssen, schwer einzuschätzen. Schließlich kann epidemiologische Forschung – wenn beispielsweise der Einfluß soziodemographischer und ökonomischer Variablen, von Geschlecht und Bewältigungsstilen sowie von sozialen Netzwerken, von struktureller und funktionaler sozialer Unterstützung untersucht wird – Informationen über Risikofaktoren und protektive Faktoren liefern. Eine Modifizierung dieser Faktoren ist ein wichtiges Ziel eines effektiven Behandlungs- und Präventionsprogramms – zumindest solange man die primäre Prävention in Form einer Abschaffung von Kriegen als unrealistische Möglichkeit ansieht.

Erfassung von Risikofaktoren

Idealerweise sollte eine epidemiologische Erhebung eine Untersuchung von hilfesuchendem Verhalten einschließen. Die meisten Untersuchungen über traumatische Belastungen beschränken sich auf Personengruppen, die sich in Behandlung befinden. Um aber den dynamischen Prozeß einer Bewältigung von traumatischen Erlebnissen verstehen zu können, darf man nicht nur diejenigen betrachten, die sich in Behandlung begeben. Dies ist in von Krieg betroffenen Gebieten, in denen „Behand-

Erhebung von hilfesuchendem Verhalten

lungsmöglichkeiten" im in der westlichen Welt üblichen Sinne oft nicht zur Verfügung stehen, um so wichtiger.

Anders formuliert, um kurative und präventive Interventionsmethoden zu entwickeln, benötigen wir Informationen sowohl über die Prävalenz von psychischen Störungen als auch darüber, wie diese Störungen über ein bestimmtes Gebiet verteilt sind. Die Untersuchung von hilfesuchendem Verhalten liefert Informationen über die einheimischen und über die allopathischen Behandlungsmöglichkeiten, die Menschen auf der Suche nach Hilfe und Unterstützung in Anspruch nehmen oder, umgekehrt, die sie nicht nutzen.

Bedeutung für die betroffene Gemeinschaft

Weiterhin sind Hinweise dafür zu suchen, daß die betroffene Gemeinschaft selbst das Problem als ein solches ansieht. Unter Nachkriegsbedingungen ist diese Frage mitunter schwer einzuschätzen. Es kann sein, daß die Opfer grundlegende menschliche Bedürfnisse wie Obdach, Wasser oder Nahrung eine beträchtliche Zeit lang entbehren mußten. Möglicherweise sind sie gewohnt oder sogar darauf konditioniert, (nicht-)staatliche Organisationen um materielle Hilfe zu bitten. Sie sind u. U. auch so an die Auswirkungen traumatischer Belastungen gewöhnt, daß es zu einer Verzerrung der Normen der Gruppe in bezug auf Begriffe wie Normalität oder Devianz gekommen ist.

Mögliche Verzerrung der Normen der Gruppe

Beispielsweise gaben in einer Zielgruppendiskussion in einem von Krieg heimgesuchten Gebiet in Ostafrika die Mütter an, daß der Krieg keine Auswirkungen auf ihre Kinder gehabt habe. Da die Ergebnisse wenig plausibel erschienen, wurden die Zielgruppendiskussionen nochmals durchgeführt. Es stellte sich heraus, daß alle Kinder mit Angst aus dem Schlaf hochschreckten und daß alle Kinder bis zum Alter von 12 Jahren regelmäßig einnäßten - und das in einer Gegend, in der eine Sauberkeitserziehung bei Kindern im Alter von einem Jahr nichts außergewöhnliches ist.

Auswertung der bei kommunalen Behandlungseinrichtungen berichteten Probleme

Zusätzlich zu qualitativen Techniken wie Interviews mit Zielgruppen oder Schlüsselpersonen läßt sich die Einstellung der Gemeinschaft selbst auch dadurch erschließen, daß man die Art von Schwierigkeiten betrachtet, über die die Menschen bei kommunalen Einrichtungen oder bei Behandlungseinrichtungen in den betroffenen Gebieten berichten. Ihre Darstellung spezifischer Probleme erlaubt Einblick in die Dinge, über die sich diese Menschen Sorgen machen, und ergänzt die Ergebnisse der angesprochenen epidemiologischen Untersuchung oder die Forschung zu Hilfesuchverhalten. Beispielsweise zeigte sich bei unserer Arbeit mit sudanesischen Flüchtlingen in Uganda, daß die Hauptprobleme aus Sicht der Flüchtlinge die folgenden waren: Armut, erzwungene Heirat, Gewalt innerhalb der Familie, Suizid bzw. Suizidversuch und Mord, psychische Erkrankung und Epilepsie, magisch-religiöse Krankheit wie „Jok-Jok" (Besessenheit), Alkoholmißbrauch, Aids, Vergewaltigung, Unfruchtbarkeit und „irregeleitete Jugend". Obschon die meisten dieser Probleme in Zusammenhang mit Kriegshandlungen und den alltäglichen Belastungen in den Flüchtlingslagern stehen und obwohl viele dieser Probleme mit epidemiologischen Daten übereinstimmen, liefern diese berichteten Schwierigkeiten wichtige Informationen über die von der Gemeinschaft selbst wahrgenommenen Interventionsprioritäten.

Berücksichtigung der Bitten der Flüchtlinge

Ein anderer Hinweis für die Sorgen der Gemeinschaft selbst sind Bitten, die von Führungspersönlichkeiten unter den Flüchtlingen vorgetragen werden. Diese Wünsche können von Bezirks- oder Provinzbehörden an die Regierung und anschließend an internationale Einrichtungen und Organisationen weitergeleitet werden (s. Abschn. „Politische Akzeptabilität").

Bedeutsamkeit des Problems

Wenn ein Krieg gerade zu Ende gegangen ist, kann mitunter fast die gesamte Bevölkerung unter einer allgemeinen Streßbelastung und geringfügigen psychischen Erkrankungen leiden. Am erstgenannten Kriterium, der Punktprävalenz, gemessen, könnte dieser Art von Problemen oberste Priorität zukommen. Auf der anderen Seite muß ein Gleichgewicht bestehen zwischen der Behandlung solcher psychosozialer Probleme und der Behandlung ernsthafter psychiatrischer Erkrankungen, die in der betreffenden Population auftreten. Nach Ende eines Krieges ist häufig ein Anstieg der Inzidenz schwerwiegender psychiatrischer Störungen festzustellen, was in erster Linie durch das Fehlen einer ausreichenden Gesundheitsversorgung während des Krieges bedingt ist. Darüber hinaus kann es der Fall sein, daß verschiedene Subgruppen der Bevölkerung unterschiedliche Reaktionen zeigen, wenn eine Behandlung psychischer Probleme angeboten wird.

Psychosoziale Probleme vs. psychiatrische Erkrankungen

Unterschiedliche Inanspruchnahme von Behandlungsangeboten

So stellten wir beim Aufbau einer psychiatrischen bzw. psychologischen Versorgung in Kambodscha fest, daß die Inanspruchnahme dieser Behandlungsmöglichkeiten in Gebieten mit einem hohen Anteil an Rückkehrern aus den Flüchtlingslagern an der thailändischen Grenze ein Vielfaches von derjenigen in Gebieten betrug, in denen nie allopathische psychiatrische bzw. psychologische Behandlungsmöglichkeiten (als Ergänzung zu den Dienstleistungen, die von lokalen Heilern und Mönchen angeboten wurden) bestanden hatten. Der Grund für diesen Unterschied lag darin, daß - obwohl beide Gruppen psychische Störungen als ein ernsthaftes Problem ansahen - nur die Rückkehrer aus den Grenzlagern aufgrund ihrer früheren Erfahrung in Thailand wußten, daß es so etwas wie eine allopathische Behandlung für psychische Erkrankungen gibt (Somasundaram et al. 1997).

Behandelbarkeit, Handhabbarkeit oder Machbarkeit

Berücksichtigung der Unterstützung aus der Umgebung

Dieses Kriterium ist sowohl im Hinblick auf die Frage, ob Personen mit bestimmten Problemen Unterstützung aus ihrer Umgebung erhalten, als auch in bezug auf die Frage, ob genügend Ressourcen in Form von Personal, Zeit und finanziellen Mitteln für die Behandlung spezifischer Probleme zur Verfügung stehen, von Bedeutung. In einigen Teilen Afrikas und Asiens beträgt beispielsweise die Prävalenz von Epilepsie immerhin 3,7–4,9%; Personen mit dieser Erkrankung werden in psychiatrischen Einrichtungen und Einrichtungen der medizinischen Grundversorgung häufig vorstellig (Adamolekun 1995). Daneben gibt es auch eine große Anzahl von Menschen, die - besonders in Zeiten massiver Streßbelastung - Dissoziationssymptome zeigen, die von einem individuellen Besessenheitsgefühl als einem „Idiom von Streßbelastung" bis hin zu klassischen „Fugue"-Zuständen und Epidemien massenhaft auftretender psychogener Erkrankungen mit oder ohne psychogene Anfälle reichen können (de Jong 1987).

Möglichkeit der Behandlung spezifischer Probleme

Wenn man Behandlungsmöglichkeiten einrichten möchte, sollte man überlegen, welcher Bereich des Gesundheitssystems am besten dazu geeignet ist, Hilfe für die große Zahl der Menschen mit allen Arten von Krampfanfällen anzubieten. Ein Behandlungsangebot für Menschen mit Epilepsie ist eine machbare Option. 95% einer Stichprobe von westafrikanischen Patienten mit generalisierten epileptischen Anfällen wurden von medizinischem Personal, das einige Stunden lang trainiert worden war, korrekt diagnostiziert und mit Phenobarbital behandelt; die mittlere Anfallshäufigkeit verringerte sich von 16 auf 0,34 pro Monat (de Jong 1996). Auf der anderen Seite erfordert die Behandlung der ebenso weit verbreiteten dissoziativen Zustände oftmals hochspezialisierte und nur wenig verfügbare psychotherapeutische Fähigkeiten. In vielen Kulturkreisen läuft eine angemessene Behandlung beider Gruppen auf eine Triage der epileptischen Patienten und eine Überweisung der Fälle mit dissoziativen Zuständen an die ortsansässigen Heiler oder Besessenheitskultgemeinschaften hinaus.

Ein ähnliches Problem betrifft die Behandlung einer komplexen posttraumatischen Belastungsstörung als Ergebnis einer Traumatisierung 2. Ordnung in Kriegsgebieten. In der westlichen Welt erfordert die Psychotherapie einer komplexen posttraumatischen Belastungsstörung ein langfristiges Engagement von Therapeut und Patient. In den meisten Kriegsgebieten stehen keine oder nur wenige Psychotherapeuten zur Verfügung, und die Idee einer Langzeittherapie ist der einheimischen Kultur meist fremd. Dies ist einer der Gründe, warum Psychiater und Psychologen oft auf Kurzzeittherapien zurückgreifen, die beispielsweise nur die Stabilisierungsphase des 3-Phasen-Modells von Janet umfassen (Van der Kolk et al. 1996; Meichenbaum 1997).

Aufrechterhaltung des Programms

Die Möglichkeit, das Programm aufrechterhalten zu können, wird in erster Linie von der Leistungsfähigkeit der betreffenden Organisation sowie der Frage abhängen, ob es gelingt, genügend personelle Ressourcen zu mobilisieren, um die Interventionen fortzuführen. Um die Fortsetzung der Behandlungsaktivitäten nach einer Wiederansiedlung im Heimatland sicherzustellen, sollten im Rahmen des Programms so viele Fachkräfte wie möglich aus den Reihen der Flüchtlinge selbst geschult werden. (Es liegt auf der Hand, daß diese Art von Hilfe zur Selbsthilfe auch eine präventive Wirkung für die betroffene Gemeinschaft entfaltet.) Das Problem der Aufrechterhaltung ist auch hinsichtlich der Versorgung mit Psychopharmaka von Bedeutung. Wie bereits erwähnt, gibt es unter Flüchtlings-, Vertriebenen- und Rückkehrergruppen eine ganze Reihe von Personen, die wegen ernsthafter psychischer Störungen oder epileptischer Anfälle Behandlung suchen. Bei der Planung eines Interventionsprogramms sollte man berücksichtigen, daß diese Patienten nach einer Rückführung oder Wiederansiedlung im Heimatland auf eine Fortführung der medikamentösen Behandlung angewiesen sind.

Schulung von Flüchtlingen als Fachkräfte

Notwendigkeit langfristigen Engagements der Hilfsorganisationen

Unserer Auffassung nach sollten Hilfsorganisationen ohne die Bereitschaft zu einem langfristigen Engagement nicht im Bereich der psychischen Gesundheit tätig werden. Manche Hilfsorganisationen stellen alle 6 Monate weitere Mittel für nachfolgende Projektphasen zur Verfügung. Vom ethischen Standpunkt aus gesehen, stellt sich die Frage, wie man von Psychiatern, Therapeuten und Behandlern erwarten kann, traumatisierten Menschen durch psychosoziale Interventionen, Psychotherapie oder kontinuierliche medikamentöse Behandlung zu helfen, wenn sie stets nach 6 Monaten ihre Arbeit unterbrechen müssen und nur hoffen können, daß neue Mittel bewilligt werden.

Ein weiterer Aspekt, der die Möglichkeit beeinflußt, ein Programm aufrechterhalten zu können, ist die Einnahme eines politisch neutralen Standpunktes im Rahmen der Durchführung des Programms (s. unten).

Wissen, Fertigkeiten und Verfügbarkeit von professionellen Helfern

Bevor man ein Interventionsprogramm einrichtet, das sich auf Personal aus verschiedenen Bereichen stützt, sollte man die Anzahl und die Art der zur Verfügung stehenden professionellen Helfer im Bereich der psychiatrischen Versorgung, der medizinischen Versorgung allgemein sowie des weiteren, möglicherweise schulbaren Personals aus Bereichen wie dem Bildungs- oder Sozialwesen berücksichtigen. Es sollte eingeschätzt werden, ob diese Personen in der Lage sind, ihren normalen Aufgaben und Pflichten nachzukommen, ob sie mit unterschiedlichen Arten von psychischen und psychosozialen Problemen umgehen können und welche Art von Schulung und Supervision sie benötigen, um mit den Auswirkungen von Gewalt umgehen zu können.

Professionelle Helfer und schulbares Personal

Mögliche Traumatisierung des zu schulenden Personals

Darüber hinaus sollte beurteilt werden, inwieweit das zu schulende Personal selbst durch Kriegserfahrungen traumatisiert wurde. Ihre traumatischen Erfahrungen sollten im Rahmen der Schulung behandelt werden, und anschließend sollte eine zweite Beurteilung erfolgen, um festzustellen, ob die zu schulenden Personen in der Lage sind, mit den von anderen Menschen erlebten Traumata umzugehen. Gruppen- und individuelles Debriefing, Supervision und Intervision sowie Jobrotation sind sinnvolle Maßnahmen, um ein Burnout zu verhindern.

Politische Akzeptabilität

Einschätzung der Ziele der politisch Verantwortlichen

Es ist wichtig, die (möglicherweise versteckten) Ziele der politisch Verantwortlichen sowie ihren Standpunkt im Hinblick auf die möglichen Konsequenzen der Projektarbeit zu kennen. Beispielsweise ist es sowohl bei epidemiologischer Forschung als auch bei der Streßforschung wichtig, traumatische Stressoren und Lebensereignisse vor, während und nach einer von Menschenhand verursachten Katastrophe zu erheben, damit der Einfluß dieser unabhängigen Variablen auf das psychosoziale Wohlbefinden und auf die Psychopathologie eingeschätzt werden kann. Die Ergebnisse dieser Art von Forschung sind für die Entwicklung kulturell angepaßter Interventionsmöglichkeiten unverzichtbar. Andererseits können dieselben Daten auch für andere Zwecke, wie etwa die Förderung der Menschenrechte oder Kampagnen gegen repressive staatliche Praktiken im Heimat- oder Gastland, benutzt werden.

Ambivalente Haltung der Regierung

Man muß also damit rechnen, daß diese Art von psychosozialen und Forschungsaktivitäten von Regierungsseite mit ziemlicher Ambivalenz betrachtet werden. Auf der einen Seite können solche Aktivitäten Demokratie und Achtung der Menschenrechte fördern und psychosoziale Unterstützung mobilisieren. Auf der anderen Seite können Regierungen befürchten, als repressiv hingestellt zu werden. Es kann sein, daß sie versuchen, das betreffende psychosoziale Programm zu behindern oder, umgekehrt, die Menschenrechtsaktivisten zu vereinnahmen – nämlich dann, wenn sie sich nach einem Staatsstreich in Haft befinden und aus diesem Grund auf den von ihren früheren Gegnern geleisteten Einsatz für die Menschenrechte angewiesen sind.

Ethische Akzeptabilität

Nutzen für die betroffene Bevölkerung

Man sollte den möglichen Schaden für andere in Betracht ziehen, der sich beispielsweise daraus ergeben kann, daß man eine Forschung betreibt, die kulturelle Besonderheiten nicht in ausreichendem Maße berücksichtigt oder die nicht zur Bereitstellung oder Verbesserung von Behandlungsmöglichkeiten beiträgt. Allzuhäufig kommt es vor, daß Forscher eifrig darauf bedacht sind, psychodiagnostische oder psychometrische Daten zu erheben, um etwas publizieren zu können – ohne sich zu fragen, ob die Daten für die Entwicklung von präventiven oder kurativen Interventionen für die betroffene Bevölkerung von Nutzen sein werden.

Bevor man allerdings Einwilligungserklärungen nach westlichem Vorbild mit ihren detailreichen Formulierungen einsetzt, sollte man die damit verbundenen Vor- und Nachteile gründlich abwägen. Wie Bromet (1995) nach dem Unfall von Tschernobyl darlegte, können solche Formulare mit Mißtrauen und Argwohn aufgenommen werden. Beispielsweise kann eine entsprechende Vorgehensweise die Furcht davor auslösen, den Titel zu seinem Grund und Boden zu verlieren, wie wir in Ländern wie Kambodscha, Äthiopien oder Gaza feststellten.

Aufrechterhaltung des Projektes

Ein weiterer ethischer Gesichtspunkt ist die bereits erwähnte Möglichkeit, ein Projekt aufrechterhalten zu können. Hilfe im Bereich der psychischen Gesundheit bzw. psychosoziale Hilfe erfordert ein langfristiges Engagement. In Ländern mit niedrigem Volkseinkommen dauert es mitunter 5–7 Jahre, bis eine ortsansässige TOT-Gruppe („training of trainers") selbst geschult worden ist und anschließend eine ausreichende Zahl an sekundären und tertiären Mitarbeitern geschult und supervidiert hat, um die kontinuierliche Fortsetzung der Arbeit zu gewährleisten.

Berücksichtigung kultureller Besonderheiten

Eine Kultur definiert für ihre Mitglieder die Realität. Sie definiert den Sinn des Lebens für das Individuum und die Gruppe und sie schreibt fest und sanktioniert, was angemessenes Verhalten ist. Die Glaubenssätze, Werte und Praktiken einer Kultur geben ihren Mitgliedern ein persönliches und soziales Gefühl von Sinn, das aus der Tradition erwächst und von Generation zu Generation weitergegeben wird. Kultur erfüllt 2 Funktionen:

Bedeutung der Funktionen von Kultur

Sie ist integrativ, d. h. sie repräsentiert die Glaubenssätze und Werte, die dem Individuum ein Gefühl von Identität vermitteln. Sie ist auch funktional, d. h. sie liefert die Regeln für das Verhalten, die das Überleben der Gruppe ermöglichen und ihr Wohlergehen sicherstellen, während sie gleichzeitig das Selbstwert- und Zugehörigkeitsgefühl des Individuums stärken. Diese zwei Funktionen sind analog dem Kett- und Schußfaden eines Wandteppichs (Kagawa-Singer u. Chung 1994). Die Technik des Webens ist universell, doch die Muster, die aus jeder Kultur hervorgehen, sind individuell verschieden. Ein Faden kann herausgezogen und interkulturell verglichen werden, aber seine Funktion ist nur im Rahmen des kulturellen Gewebes, aus dem er stammt, verständlich.

Dimensionen der Traumatisierung

Infolgedessen muß jede Interventionsmaßnahme im Rahmen eines Programms zur psychischen Gesundheitsfürsorge im Hinblick auf ihre kulturellen Annahmen und Auswirkungen überprüft werden. Green (1993) hat z.B. 8 verschiedene Dimensionen von Traumatisierung zur Diskussion gestellt, nämlich (1) Bedrohung von Leben und körperlicher Unversehrtheit; (2) ernsthafter körperlicher Schaden oder Verletzung; (3) Erleiden einer absichtlich verursachten Verletzung bzw. eines absichtlich verursachten Schadens; (4) einer grotesken Situation ausgesetzt sein; (5) gewaltsamer/plötzlicher Verlust einer geliebten Person; (6) Miterleben von Gewalt gegen eine geliebte Person bzw. davon erfahren; (7) Erfahren, daß man einem schädlichen Agens ausgesetzt war; (8) Verursachung des Todes oder einer schweren Verletzung einer anderen Person.

Kulturelle Unterschiede bei der Einschätzung der Traumatisierung

Einige dieser Dimensionen (z.B. 1–3) lassen sich als universelle Stressoren ansehen, andere werden jedoch in bestimmten Kulturen unterschiedlich wahrgenommen. So fanden wir beispielsweise in Uganda heraus, daß man eine Massenvergewaltigung verschleppter Frauen mit einem kollektiven Reinigungsritual unter der Ägide der Ältesten behandeln kann, während in Algerien, Kambodscha, Nepal oder Namibia die durch eine Vergewaltigung verursachte Scham den Suizid oder die Marginalisierung des Opfers nach sich ziehen kann. In vielen Kulturen wird Gewalt in der Familie als eine schwerwiegende Folge einer kontinuierlichen traumatischen Streßbelastung angesehen, doch sind manche Kulturen körperlicher Mißhandlung gegenüber nachsichtig, während diese in anderen Kulturen als inakzeptabel angesehen wird.

Der Verlust einer älteren geliebten Person (Dimension 5–6), die Kinder hat und es zu einigem Wohlstand gebracht hat, kann in afrikanischen animistischen Kulturen hinnehmbar sein, da die Person in das Reich der Vorfahren eingehen wird. Der Tod eines Kindes dagegen kann in derselben Kultur eine Katastrophe darstellen, auch wenn manche Menschen im Westen denken, daß in solchen Fällen Eltern in Kulturkreisen mit einer hohen Kindersterblichkeit weniger leiden. Eine Person, die zum Täter geworden ist (Dimension 8), wird mitunter als Held angesehen, wenn es sich etwa um einen (Kinder-)Soldaten in einem westafrikanischen Land oder im Nahen Osten handelt. Selbst das Erleben einer grotesken Situation kann durch religiöse Überzeugungen, wie die Rolle von *Karma* im asiatischen Buddhismus, modifiziert werden. Diese kulturell bestimmten subjektiven Komponenten sind für die Frage, ob sich in der Folge eine psychopathologische Symptomatik herausbildet, wesentlich. Die Entwicklung von Fragebögen zur Quantifizierung des Schweregrades einer traumatischen Belastung ist daher ein komplexes Problem, das die Zusammenarbeit mit Gewährsleuten aus dem jeweiligen Kulturkreis und mit Sozialwissenschaftlern erfordert.

Berücksichtigung der kulturellen Auswirkungen von Interventionsmaßnahmen

Die Bedeutung des kulturellen Aspekts ist bei der Planung jedweder psychosozialer, psychotherapeutischer oder psychiatrischer Interventionsmaßnahmen – gleich ob kurativer oder präventiver Natur – ebenso groß. Dies bedeutet, daß am Ort tätig werdende professionelle Helfer im Bereich der psychischen Gesundheit, insbesondere wenn sie im Ausland ausgebildet wurden, ihr Wissen und ihre Sachkenntnis „indigenisieren" (an die Verhältnisse in dem betroffenen Land anpassen) sollten, damit sie in der Lage sind, Behandlungsangebote für Opfer von Gewalt, die ja oft einem anderen kulturellen Umfeld entstammen und in abgelegenen ländlichen Gebieten leben, anzubieten. Meiner Ansicht nach sollten aus der westlichen Welt stammende professionelle Helfer im Bereich der psychischen Gesundheit, die zwar beste Absichten hegen, aber nicht über Arbeitserfahrung in Entwicklungsländern oder über ausgiebige Erfahrung in der Arbeit mit Flüchtlingen in ihren Heimatländern verfügen, äußerste Zurückhaltung dabei üben, ihr im westlichen Kulturkreis erworbenes Fachwissen in Krisengebieten in anderen Teilen der Welt anzubieten.

3.2 Übersetzung von Prioritäten im Bereich der psychiatrischen Versorgung in programmbezogene Prioritäten

Staatliche wie nichtstaatliche Organisationen wählen in der Regel ein Modell, nach dem sie psychosoziale Interventionsmaßnahmen und Interventionsmaßnahmen im Bereich der psychischen Gesundheit in ehemaligen Kriegsgebieten verwirklichen. Ihre Entscheidung wird häufig durch das Modell bestimmt, das sich (bewußt oder unbewußt) im Rahmen der psychiatrischen Versorgung in dem betreffenden Gebiet etabliert hatte, bevor die jeweilige Krisensituation entstand. Siegler u. Osmond (1974) unterschieden 8 mögliche Modelle, nämlich das medizinische Modell, das moralische Modell, das Invaliditätsmodell, das psychoanalytische, das soziale, das bewußtseinsverändernde, das konspirative und das Familieninteraktionsmodell. Die in einer bestimmten Region anzutreffenden Modelle sind oft durch die soziale oder koloniale Geschichte geprägt und bedürfen oftmals einer gründlichen Umgestaltung, um unter Nachkriegsumständen effektiv werden zu können.

Modelle psychiatrischer Versorgung

Lokal unterschiedliche Ansätze

So ist beispielsweise der sowjetische Ansatz mit seiner Betonung medizinischer Autorität, stationärer Versorgung und des konspirativen Modells in Ländern wie dem früheren Jugoslawien, den kaukasischen Republiken, Kambodscha oder Vietnam ein Hindernis für angemessene interdisziplinäre, gemeindenahe Interventionsmaßnahmen. Die in den früheren portugiesischen Kolonien Mosambik und Angola übliche zentralisierte Unterbringung stellt kein brauchbares Vorbild für die Einrichtung von Behandlungsangeboten im Bereich der psychischen Gesundheit in den vom Krieg heimgesuchten ländlichen Gebieten dar. Und das französische psychoanalytische Modell, das in Algerien in Mode ist, versetzt die professionellen Helfer im Bereich der psychischen Gesundheit nicht in die Lage, gemeindenahe Arbeit in den Ortschaften zu leisten, die unter den Folgen von Gewalt und Menschenrechtsverletzungen leiden.

Behandlung von Flüchtlingen mit psychischen Problemen

Ähnliche Überlegungen spielen bei der Behandlung von Flüchtlingen mit psychischen Problemen in der industrialisierten Welt eine Rolle. Einige Länder ziehen es vor, spezielle Behandlungsangebote für Flüchtlinge einzurichten, andere Länder entscheiden sich für eine integrierte Versorgung, und in manchen Ländern nehmen Flüchtlinge allgemeine psychiatrische Dienste in Anspruch, werden aber gelegentlich an Einrichtungen, die sich auf komplexe kulturelle psychiatrische und psychotherapeutische Probleme spezialisiert haben, verwiesen.

Bedeutung der internationalen Gemeinschaft bei der Auswahl eines Ansatzes

Neben den lokal etablierten Modellen spielt die internationale (Helfer-)-Gemeinschaft eine wichtige Rolle bei der Auswahl eines spezifischen Ansatzes. Da sich beispielsweise viele Menschen in den westlichen Ländern mit dem Leiden der Menschen im früheren Jugoslawien identifizieren können und da es sich um eine politisch bedeutsame Region handelt, wird gegenwärtig vermutlich mehr Geld für die psychosozialen Folgen des Krieges im ehemaligen Jugoslawien ausgegeben als in allen anderen Teilen der Welt. Wenn mehr Mittel zur Verfügung stehen, lassen sich mehr professionelle Helfer rekrutieren und schulen, was leicht dazu führt, daß ein mehr oder weniger klassisch dyadischer oder gruppenbezogener psychotherapeutischer Ansatz favorisiert wird – mit dem möglichen Nachteil, daß große Teile der betroffenen Bevölkerung keine angemessene Behandlung erhalten. Wenn Mittel und professionelles Personal nur begrenzt zur Verfügung stehen – wie es in den meisten armen Ländern der Fall ist –, müssen staatliche und nichtstaatliche Organisationen häufig auf billigere Lösungen zurückgreifen, mit dem möglichen Nachteil, daß semiprofessionelles Personal mit einer nur eingeschränkten Ausbildung eine große Zahl von Opfern gravierender fortgesetzter Traumatisierung zu versorgen hat.

Komplizierende Faktoren bei der Auswahl eines spezifischen Modells

Die Entscheidung für ein spezifisches Modell wird durch die Vorlieben oder Fähigkeiten von professionellen Helfern oder Organisationen weiter kompliziert. So gibt es etwa weltweit sehr viele Ärzte, die über eine gute Ausbildung im Bereich der allgemeinen Gesundheitsversorgung, aber wenig Wissen über Behandlungsmöglichkeiten bei psychischer Traumatisierung verfügen, während die meisten Psychiater und Psychotherapeuten Schwierigkeiten haben, ihr Fachwissen in eine Perspektive zur allgemeinen psychiatrischen Versorgung zu überführen. Sozialwissenschaftler bekommen oft zu hören, daß sie immer noch so sehr an der zeitraubenden teilnehmenden Beobachtung hängen, daß die Ergebnisse ihrer Untersuchungen angesichts des herrschenden Durcheinanders in vom Krieg heimgesuchten Gebieten zu lange auf sich warten lassen.

Bedeutung der jeweiligen Hilfsorganisationen

Die Wahl eines bestimmten Modells hängt auch von den Organisationen ab, die die Arbeit vor Ort leisten und ihre eigene Auffassung in bezug auf die Einrichtung von Behandlungsangeboten im Bereich der psychischen Gesundheit haben. Der öffentliche Diskurs der verschiedensten Organisationen unterscheidet sich häufig sehr von ihrem Verhalten vor Ort. So war beispielsweise eine der UN-Dienststellen, die für die Flüchtlinge in Uganda zuständig war, nur unzureichend über aktuelle Konzepte in bezug auf die Integration verschiedener Dienste im Rahmen eines horizontalen Ansatzes zur Gesundheitsfürsorge informiert. Als wir anfingen, ein Behandlungsangebot für den Bereich der psychischen Gesundheit einzurichten, sahen wir uns gezwungen, fast 1 Mio. Dollar zum Aufbau unserer eigenen logistischen Infrastruktur (einschließlich Transport und Telekommunikation) auszugeben, um die UN-Dienststelle davon zu überzeugen, daß wir nicht andere „benutzen" würden, um unser Vorhaben in die Tat umzusetzen. Mit anderen Worten, wir fügten den bestehenden Initiativen im medizinischen Bereich ein weiteres vertikales Programm hinzu. Nach dieser Investition hatten wir gezeigt, daß wir mögliche ernstzunehmende Partner waren. Dies erlaubte es uns, damit zu beginnen, unsere Infrastruktur wieder abzubauen, mit dem Ziel, ein geeignetes horizontales, integriertes Gesundheitsversorgungssystem zu etablieren, mit einer gemeinsamen Logistik mit anderen Organisationen, die medizinische oder soziale Dienste zur Verfügung stellten.

3.3 Grundkonzept eines Modells zur psychiatrischen Versorgung bei massiver Traumatisierung

Ansatz der „Transkulturellen Psychosozialen Organisation"

Das internationale, multizentrische Programm der „Transkulturellen Psychosozialen Organisation" (Transcultural Psychosocial Organization: TPO oder „Peace of Mind"), ein kollaboratives Zentrum der WHO, ist in Algerien, Bosnien, Kambodscha, im Kongo, in Äthiopien, Gaza, Indien (Tibetaner), Mosambik, Namibia, Nepal, Sri Lanka, Uganda und den Niederlanden aktiv. Das Grundkonzept ihres Ansatzes soll hier als Beispiel dafür beschrieben werden, wie Behandlungsangebote für den Bereich der psychischen Gesundheit in Krisengebieten aufgebaut werden können. Das TPO-Programm beruht auf Interdisziplinarität: es vereint die Bereiche psychische Gesundheitsfürsorge, Psychologie, Psychiatrie, Sozialwissenschaft, Psychotherapie und Epidemiologie miteinander. Im Rahmen einer umfassenden Herangehensweise trägt jede Disziplin dazu bei, praktische Lösungen für die komplexe Problematik der transkulturellen Diagnose zu finden und effektive, gemeindeorientierte Interventionen zu entwickeln. Dieses Konzept illustriert unseren multimodalen Ansatz, der in einer ziemlich eklektischen Weise verwendet werden kann.

Bedeutende Aspekte transkultureller Programme

Bei diesem Ansatz werden 3 Aspekte von transkulturellen psychischen Gesundheitsfürsorgeprogrammen herausgestellt, die, falls sie vernachlässigt werden, die Effektivität von Interventionen beeinträchtigen können:

1. Kulturelle Variablen und der Zusammenhang, in dem Verhalten auftritt, müssen sowohl auf der Ebene der gesamten Bevölkerung als auch auf der Ebene des Individuums studiert werden, damit man zu einem Verständnis von normalem und abweichendem Verhalten gelangen kann.
2. Man sollte vom Einsatz westlicher quantitativer Forschungsinstrumente, die sich nicht auf kulturspezifische qualitative Daten stützen, absehen. Diese fehlende kulturelle Validierung von Meßinstrumenten verewigt den sog. Kategorientrugschluß, bei dem indigene Diagnosen übersehen und westliche Kategorien übergestülpt werden, die keine kulturelle Validität besitzen (Kleinman u. Good 1985).
3. Die langfristigen Ergebnisse von solchen Programmen sind häufig in erster Linie vom ursprünglichen Konzept abhängig. Dies ist angesichts der grundlegenden Veränderungen, die sich innerhalb der Zielgruppe ergeben können, nicht wirklichkeitsgerecht.

Kennzeichen des TPO-Modells

Das TPO-Modell ist eine Kombination aus einem ökologischen Modell, einem Modell traumatischer Belastungen und einem Diathese-Streß-Modell (Lazarus u. Folkman 1984). Es bedient sich einer Methodologie, die die idiomatische Beschreibung psychischer Probleme erfaßt, die mit den indigenen kulturellen Krankheitserfahrungen übereinstimmt, um so von der einheimischen Bevölkerung angewandte Bewältigungsstrategien zu unterstützen. Innerhalb dieses allgemeinen Grundkonzepts oder Plans wird für jedes Projekt in den verschiedenen Ländern ein eigener kulturspezifischer Ansatz entwickelt.

– Hinzuziehung von professioneller Hilfe aus dem Ausland

Wenn nicht ausreichend Fachpersonal vor Ort vorhanden ist, zieht die TPO in der Regel langfristig ausgerichtete professionelle Hilfe aus dem Ausland heran. Einheimisches und ausländisches Personal bilden ein interkulturelles und interdisziplinäres TOT-Team. Das einheimische Personal ist mitunter kaum ausgebildet im herkömmlichen Sinn, da es in den meisten der Entwicklungsländer, in denen das Programm vertreten ist, nur wenig Psychologen, Psychiater oder Sozialwissenschaftler gibt. Selbst wenn einheimische professionelle Helfer aus diesen Berufen verfügbar sind, müssen sie in der Regel zusätzlich geschult werden, und zwar in bezug auf psychosoziale und psychische Interventionsmaßnahmen, gruppenbezogene und individuelle Behandlungsmethoden für traumatisierte Personen, Krisenintervention, Prävention und Menschenrechtsverletzungen, damit sie in die Lage versetzt werden, die Folgen von Krieg, Unterdrückung oder Bürgerkrieg professionell behandeln zu können.

– Kombination von westlichen und einheimischen Interventionsmethoden

Unsere Interventionsstrategie stützt sich auf eine Kombination von westlichen und einheimischen Methoden. Wir sorgen für einen Austausch von Kenntnissen und Erfahrungen zwischen den einheimischen Mitgliedern der TOT-Gruppe und den ausländischen Experten. Eine Neokolonialisierung des einheimischen Denkens durch den unkritischen Einsatz von westlichen Traumabehandlungstechniken, wie kognitiv-behavioralen oder psychoanalytischen Ansätzen, suchen wir zu vermeiden. Statt dessen bauen wir vorsichtig auf einheimischen Bewältigungsstrategien und heilenden Techniken auf, die mit ortsüblichen Erwartungen und von Heilern betriebenen Praktiken vereinbar sind. Auf diese Art und Weise werden synkretistische Therapiemethoden entwickelt, die universelle „gemeinsame Wirkfaktoren" (Frank u. Frank 1993) oder unspezifische Therapievariablen (Garfield u. Bergin 1986) mit kulturspezifischen Heilmethoden verbinden. Dieses Vorgehen erlaubt einen Technologietransfer in bezug auf die Auswirkungen von Traumata, der eine große Anzahl von einheimischen Behandlern und Hilfesuchenden einschließt. Die psychologischen Folgen von massiver organisierter Gewalt lindern wir durch die Behandlung von identifizierten Krankheitsfällen (sowohl Erwachsenen als auch Kindern) und durch eine Hilfe zur Selbsthilfe für die betroffene Bevölkerung.

– Zusammenarbeit mit einheimischen und internationalen Organisationen

Angestrebt wird eine Zusammenarbeit mit einheimischen und internationalen Organisationen in den Bereichen Förderung der Entwicklung in ländlichen Gebieten, berufliche Bildung und Mobilisierung finanzieller Ressourcen. Um unsere Programme in jedem Land zu überprüfen und zu kontrollieren, kommt teilnehmende Handlungsforschung zum Einsatz; dabei wird lokales Personal mit einbezogen, um sicherzustellen, daß die weitere Entwicklung der Programme auch künftig (nachdem sich die TPO aus der Arbeit zurückgezogen hat) weiterhin überprüft werden kann.

– multimethodischer Ansatz bei der diagnostischen Beurteilung

Die Ziele des Programms werden durch eine Reihe von Maßnahmen verwirklicht. Die Identifizierung und diagnostische Beurteilung von psychosozialen und psychischen Problemen erfolgt mittels eines multimethodischen Ansatzes, der qualitative, ethnographische Methoden mit quantitativen epidemiologischen und psychometrischen Methoden kombiniert. Mit Hilfe dieses spezifischen Ansatzes (Agar u. Murdoch 1994) ermitteln wir die für die betroffenen Bevölkerungsgruppen dringlichsten Probleme sowie die verschiedenen Personengruppen, die im Rahmen des Programms geschult werden sollen. Dieses Vorgehen hilft dabei, eigene Bewältigungsstrategien der einheimischen Bevölkerung ans Licht zu bringen, und erleichtert die Identifizierung von Erklärungsmodellen (sowohl von in der Bevölkerung verbreiteten als auch von individuellen), von einheimischen Sprechweisen in bezug auf Streß und Belastung, von für die betreffende Volksgruppe eigentümlichen Krankheiten und kulturell ausgeformten Symptomen, von Sprichwörtern, Metaphern und Somatisierungen in Zusammenhang mit Streßbelastung und von kulturspezifischen protektiven Faktoren.

– Erhebung und Weiterverwendung kulturspezifischer Informationen

Die letztgenannten Faktoren werden insbesondere im Rahmen der Schulung und zur Verstärkung von Selbstmanagement- und Selbsthilfeaktivitäten im Rahmen eines psychosozialen Interventionsprogramms eingesetzt. Aus der Forschungsarbeit und den Schulungssitzungen ergibt sich weiteres kulturspezifisches Material zu Trauer, Trauma und Bewältigung. Dieses Material wird dazu verwendet, die bereits vorliegenden Trainingsmanuale für z.B. Gesundheitspersonal, Lehrer, Katastrophenhelfer und Heiler anzupassen. Das Training beruht zum Teil auf dem WHO/UNHCR-Buch *Mental health of refugees* (de Jong u. Clarke 1996). Für Südostasien und Ostafrika liegen überarbeitete Ausgaben dieses Buches vor, die an die jeweiligen Kulturen angepaßt wurden.

– Entwicklung präventiver Maßnahmen

Das Material wird auch dazu benutzt, präventive Interventionen in den Bereichen psychosoziale Hilfe und psychische Gesundheit zu entwickeln (de Jong 1995). Eine der präventiven Strategien der Hilfe zur Selbsthilfe besteht darin, ortsansässige Behörden und Lagerleiter bei der ländlichen Entwicklung zu unterstützen, und zwar auf der Grundlage eines Primärversorgungsansatzes, bei dem besonderer Wert auf eine Zusammenarbeit zwischen den verschiedenen Sektoren gelegt wird. Darüber hinaus wird das Programm kontrolliert und die Effektivität der Interventionen mit Hilfe der im Rahmen der Handlungsforschung entwickelten Variablen verbessert.

– Anpassung des Grundkonzeptes an die örtlichen Gegebenheiten

Jedes Land oder jedes Gebiet, das an dem Programm teilnimmt, sorgt für eine Zuschneidung des Programms auf die örtlichen Gegebenheiten, wobei das Grundkonzept beibehalten wird. Sowohl der Forschung als auch den Interventionsmaßnahmen kommt wesentliche Bedeutung zu. Um die Umsetzung des Programms vor Ort laufend zu überwachen und zu verbessern, wird bei jedem Projekt eine Kombination von qualitativen und quantitativen Forschungstechniken eingesetzt, wie etwa teilnehmende Beobachtung, Fokusgruppen, Interviews mit Schlüsselpersonen und epidemiologische Erhebungen mit psychodiagnostischen und psychometrischen Meßinstrumenten. Der Erfolg der Interventionen wird mit Hilfe einer Effektivitätsmethodologie überprüft. Die Ergebnisse werden im Sinne einer kybernetischen Schleife wieder in die laufenden Interventionsprojekte eingebaut.

Wiederherstellung zerbrochener kultureller Schemata als Ziel der Intervention

Jedes Interventionsmodell, das von einer Organisation oder Regierung ausgewählt wird, muß sich mit der Wiederherstellung von zerbrochenen Grundannahmen beschäftigen. Janoff-Bulman (1992) führt an, daß wir alle über eine Reihe von kulturell geprägten Annahmen (oder Schemata) verfügen, die unsere Auffassung von Realität sowie unsere Pläne und Handlungen steuern. Grundlegend ist dabei die Illusion der persönlichen Unverwundbarkeit, die uns vor Streß und Angst bewahrt, uns aber auch davon abhält, präventive Maßnahmen zu ergreifen. Eine zweite Annahme ist, daß wir in einer sinnvollen Welt leben. Indem wir bestimmte Regeln einhalten und uns vernünftig benehmen, schützen wir uns vor Mißgeschick. Eine dritte Annahme ist, daß wir anständige und ehrenwerte Menschen sind. Wir verfügen über Selbstachtung und ein positives Selbstbild.

Problem der Zerstörung des Selbstschemas durch traumatische Erfahrungen

Wenn es zu einer überwältigenden traumatischen Erfahrung kommt, passiert es häufig, daß unsere soziale Realität gesprengt und außerdem unser Selbstschema vollkommen zerstört wird. Dies führt zu intensiven Emotionen wie Hilflosigkeit, Wut und Angst oder, umgekehrt, zu einer Leugnung dieser Gefühle. Eine erfolgreiche Bewältigung solcher Erfahrungen läuft darauf hinaus, mit der neuen Realität fertigzuwerden und neue Annahmen über die Welt zu entwickeln, die zu den harten Tatsachen und zu uns selbst passen.

Notwendigkeit des Einsatzes kulturell definierter Bewältigungsstrategien

Kulturell definierte Bewältigungsstrategien können dazu dienen, mit den zerstörten Annahmen über die Welt und uns selbst zurechtzukommen. Dies kann etwa dadurch geschehen, daß das traumatische Erlebnis neu definiert wird, um es mit dem bisherigen Bild der Wirklichkeit in Übereinstimmung zu bringen. Oder indem man versucht, einen Sinn in dem Erlebten zu finden, oder indem man mit Hilfe der Religion oder durch aktive Mitwirkung an einem Demokratisierungsprozeß den Glauben an eine geordnete Welt wiederherstellt. Oder ein Überlebender versucht, sein Verhalten zu ändern, um das Gefühl von Autonomie und Kontrolle wiederzuerlangen. Eine Person könnte sich um soziale Unterstützung bemühen, Selbsthilfegruppen gründen oder ihre Abhängigkeit von Behörden oder Organisationen reduzieren. Ein Anliegen dieses Kapitels war es, Leitlinien zur Unterstützung von Überlebenden und Opfern bei der Suche nach einem neuen Gleichgewicht in Zeiten von Krieg und Verfolgung zur Verfügung zu stellen.

4 Literatur

Aarts PGH, op den Velde W (1996) Prior traumatization and the process of ageing. Theory and clinical implications. In: Van der Kolk B, McFarlane A, Weisaeth L (eds) Traumatic stress. The effects of overwhelming experience on mind, body and society. Guilford, New York, pp 359–377

Abu-Nasr J (1985) z. Institute for Women's Studies in the Arab World. Beirut Univ College, Beirut (unpublished)

Adamolekum B (1995) The aetiologies of epilepsy in tropical Africa. Trop Geogr Med 47/3:115–117

Agar MH, Murdoch RO (1994) Investigating recent trends in heroin use in Baltimore city: a pilot 'quanlitative' research project. Centre for Substance Abuse Research, Maryland

Allen T (1991) Understanding Alice: Uganda's holy spirit movement in context. Africa 61/3:370–400

APA (1980) Diagnostic and statistical manual of mental disorders, 3rd edn. APA, Washington DC

Arroyo W, Eth S (1995) Children traumatised by Central Am warfare. In: Pynoos RS, Eth S (eds) Posttraumatic stress disorder in children. APA, Washington DC, pp 103–120

Baker A (1990) The psychological impact of the intifada on Palestinian children in the occupied West Bank and Gaza: an exploratory study. Am J Orthopsychiatry 60:496–505

Boothby N, Upton P, Sultan A (1991) Children of Mozambique: the cost of survival. United States Committee for Refugees, Washington DC

Bowlby J (1981) Attachment and loss. Pelican, London

Brom D, Kfir R, Dasberg H (1994) A controlled double-blind study on the offspring of Holocaust survivors. Poster presented at the Annual Conference of the Society of Traumatic Stress Studies, Chicago, 23 November 1994

Bromet EJ (1995) Methodological issues in designing research on community-wide disasters with special reference to Chernobyl. In: Hobfoll SE, de Vries MW (eds) Extreme stress and communities: impact and intervention. Kluwer, Dordrecht, pp 267–283

Buchwald U von (1994) Refugee dependency: origins and consequences. In: Marsella AJ, Bornemann T, Ekblad S, Orley J (eds) Amidst peril and pain. American Psychological Association, Washington DC, pp z–z

Cohen JD (1981) Psychological adaptation and dysfunction among refugees. Int Migr Rev 15:255–275

Corcoran JDT (1982) The concentration camp syndrome and USAF Vietnam prisoners of war. Am J Psychiatry 10:991–994

Corradi J, Weiss Fagen P, Garreton M (1992) Fear at the edge: state terror and resistance in Latin America. Univ of California Press, Berkeley

Danieli Y (1985) The treatment and prevention of long-term effects and intergenerational transmission of victimization: a lesson from holocaust survivors and their children. In: Figley CR (ed) Trauma and its wake: The study and treatment of posttraumatic stress disorder. Brunner/Mazel, New York, pp 295–313

Dawes A (1990) The effects of political violence on children: a consideration of South African and related studies. Int J Psychol 25:13–31

**Desjarlais R, Eisenberg L, Good B, Kleiman A (1995) World mental health. Problems and priorities in low-income countries. Oxford Univ Press, New York

Dyregrof A, Raundalen M (1993) A longitudinal study of war-exposed children in Iraq. International Conference on Mental Health and the Challenge of Peace, Gaza, 13–15 September 1993

El Sarraj E, Punamäki RL, Salmi S, Summerfield D (1996) Experiences of torture and ill-treatment and posttraumatic stress disorder symptoms among Palestinian political prisoners. J Traum Stress 9:595–606

Figley CR, Kleber RJ (1995) Beyond the "victim". In: Kleber RJ, Figley CR, Gersons BPR (eds) Beyond trauma: cultural and societal dynamics. Plenum, New York, pp 75–95

Forbes Martin S (1992) Refugee women. Zed, London

Frank JD, Frank JB (1993) Persuasion and healing: a comparative study of psychotherapy. Johns Hopkins Univ Press, Baltimore

Friedman MJ, Jaranson J (1994) The applicability of the post-traumatic stress disorder concept to refugees. In: Marsella AJ, Bornemann T, Ekblad S, Orley J (eds) Amidst peril and pain. American Psychological Association, Washington DC, pp z–z

Garfield SL, Bergin AE (eds) (1986) Handbook of psychotherapy and behavior change, 3rd edn. Wiley, New York

Geffray C (1990) La cause des armes au Mozambique. Anthropologie d'une guerre civile. Karthala, Paris

Girolamo G de, McFarlane AC (1996) The epidemiology of PTSD: a comprehensive overview of the international literature. In: Marsella AJ, Friedman MJ, Gerrity ET, Scurfield RM (1996) Ethnocultural aspects of posttraumatic stress disorder. American Psychological Association, Washington DC, pp 35–36

Goldberg J, True WR, Eisen SA, Henderson WG (1990) A twin study of the effects of the Vietnam war on PTSD. JAMA 263:1227–1232

Grant B (1979) The boat people and "age" investigation. Penguin, New York

Green BL (1993) Identifying survivors at risk: trauma and stressors at cross events. In: Wilson JP, Raphael B (eds) International handbook of traumatic stress syndromes. Plenum, New York, pp 135–144

Harrell-Bond B (1986) Imposing aid: emergency assistance to refugees. Oxford Univ Press, Oxford

Harrell-Bond B (1991) Proceedings of the International Conference on The Mental Health and Well-being of the World's Refugees and Displaced Persons, Stockholm, 8–11 October 1991

Helzer JE, Robbins LN, McEvoy L (1987) Post-traumatic stress disorder in the general population: findings of the Epidemiological Catchment Area Survey. N Engl J Med 317:1630–1634

Hovens JE (1994) Research into the psychodiagnostics of PTSD. Eburon, Delft

Jablensky A, Marsella S, Ekblad B, Jansson L, Levi L, Bornemann T (1994) Refugee mental health and well-being: conclusions and recommendations. In: Marsella AJ, Bornemann T, Ekblad S, Orley J (eds) Amidst peril and pain. American Psychological Association, Washington DC, pp z–z

Janoff-Bulman R (1992) Shattered assumptions: towards a new psychology of trauma. Free Press, New York

Jeyaraja Tambiah S (1992) Buddhism betrayed? Religion, politics, and violence in Sri Lanka. University of Chicago Press, Chicago

Jong JTVM de (1987) A descent into African psychiatry. Royal Tropical Institute, Amsterdam

Jong JTVM de (1995) Prevention of the consequences of man-made or natural disaster at the (inter)national, the community, the family and the individual level. In: Hobfoll SE, Vries MW de (eds) Extreme stress and communities: impact and intervention. Kluwer, Boston, pp z–z

Jong JTVM de (1996) A comprehensive public mental health programme in Guinea-Bissau: a useful model for African, Asian and Latin-American countries. Psychol Med 26:97–108

Jong JTVM de, Clarke L (eds) (1996) Mental health of refugees. WHO, Geneva

Kagawa-Singer M, Chi-Yung Chung R (1994) A paradigm for culturally based care in ethnic minority populations. J Community Psychol 22:192–208

Kaličanin P, Bukelič, Išpanovič-Radojkovič, Lečič-Toševski D (eds) (1993) The stresses of war. Institute for Mental Health, Belgrade, pp 139–159

Kardiner A (1941) The traumatic neuroses of war. Hoeber, New York

Keehn RJ (1980) Follow-up studies of World War II and Korean conflict prisoners. Am J Epidemiol 111:194–211

Kinzie JD, Manson S (1983) Five years' experience with Indochinese refugee psychiatric patients. J Operation Psychiatry 14:105–111

Kinzie JD, Sack WH, Angell RH, Manson S, Rath B (1986) The psychological effects of trauma on Cambodian children. I. The children. J Am Acad Child Adolesc Psychiatry 25:370–376

Kinzie JD, Sack WH, Angell RH, Clarke G, Ben R (1998) A three-year follow-up of Cambodian young people traumatised as children. J Am Acad Child Adolesc Psychiatry 28:501–504

Kleinman A, Good B (1985) Culture and depression. University of California Press, Berkeley

Krystal H (1988) Integration and self-healing: Affect, trauma and alexithymia. Analytic Press, Hillsdale

Kulka RA, Schlenger WA, Fairbank JA, Hough RL, Jordan BK, Marmar CR, Weiss DS (1991) Trauma and the Vietnam war veteran generation. Brunner/Mazel, New York

Lazarus RS, Folkman S (1984) Stress, appraisal and coping. Springer, Berlin Heidelberg New York Tokyo

Leopold M, Harrel-Bond B (1994) An overview of the world refugee crisis. In: Marsella AJ, Borneman T, Ekblad S, Orley J (eds) Amidst peril and pain. American Psychological Association, Washington DC, pp 17–33

Levav I (1998) Individuals under conditions of maximum adversity: the Holocaust. In: Dohrenwend BP (ed) Adversity, stress and psychopathology. Oxford Univ Press, New York, pp z–z

Litz BT, Roemer L (1996) Post-traumatic stress disorder: an overview. Clin Psychol Psychother 3/3:153–168

Lomranz J (1995) Endurance and living: long-term effects of the Holocaust. In: Hobfoll SE, Vries MW de (eds) Extreme stress and communities: impact and intervention. Kluwer, Dordrecht, pp 325–353

Long LD (1992) Ban Vinai: the refugee camp. Columbia Univ Press, New York

Macksoud M (1993) Assessing war trauma in children. J Refugee Stud 1:z–z

Mahjoub A (1995) Approche psychosociale des traumatismes de guerre chez les enfants et adolescents palestiniens. Editions de la Méditerranée, Tunis

*Marsella AJ, Borneman T, Ekblad S, Orley J (eds) Amidst peril and pain. American Psychological Association, Washington DC, pp 17–33

McCubbin HI, Dahl BB, Lester G, Ross B (1977) The returned prisoner of war: factors in family reintegration. J Marriage Family 39:471–478

McFarlane AC, Girolamo G de (1996) The nature of traumatic stressors and the epidemiology of posttraumatic reactions. In: Van der Kolk B, McFarlane A, Weisaeth L (eds) Traumatic stress. The effects of overwhelming experience on mind, body and society. Guilford, New York, pp z–z

*Meichenbaum D (1997) Treating post-traumatic stress disorder. A handbook and practice manual for therapy. Wiley, New York

Mghir R, Freed W, Raskin A, Katon W (1995) Depression and posttraumatic stress disorder among a community sample of adolescent and young adult Afghan refugees. J Nerv Ment Dis 183:124–130

Minter W (1989) The Mozambican National Resistance (Renamo) as described by ex-participants. Dev Dialog 1

Mollica R, Wyshak G, Lavelle K (1987) The psychosocial impact of war trauma and torture on South East Asian refugees. Am J Psychiatry 144:1567–1572

Mollica R, Donelan K, Svang TOR, Lavelle J, Elias C, Frankel M, Blendon RJ (1993) The effect of trauma and confinement on functional health and mental health status of Cambodians living in Thailand-Cambodia border camps. JAMA 270/4:581–586

Mooren GTM, Kleber RJ (1996) Late gevolgen van de Tweede Wereldoorlog onder Indische jeugdige oorlogsgetroffenen: een onderzoek naar gezondheid en verwerking van de oorlogsjaren. Gedrag Gezondheid 24:224–232

Nguyen SD (1984) Mental health services for refugees and immigrants. Psychiatr J Univ Ottawa 9:85–91

Op den Velde W, Hovens JE, Falger PR, Groen JHM de, Duijn H van, Lasschuit LJ, Schouten EGW (1993) PTSD in Dutch resistance veterans from World War II. In: Wilson JP, Raphael B (eds) International handbook of traumatic stress syndromes. Plenum, New York, pp 219–230

Paardekooper BP, Jong JTVM de, Hermanns JMA (1999) The psychological impact of war and the refugee situation on South Sudanese children in refugee camps in northern Uganda: an exploratory study. J Child Psychol Psychiatry (in press)

Peak WE, Robinowitz R, Roberts WR et al. (1981) Adjustment differences among male substance abusers varying in degree of combat experience in Vietnam. J Consult Clin Psychol 49:426–437

Punamäki RL (1982) Childhood in the shadow of the war. A psychological study on attitudes and emotional life of Israeli and Palestinian children. Curr Res Peace Violence 5:26–41

Punamäki RL (1989) Political violence and mental health. Int J Ment Health 17/4:3–15

Punamäki RL (1996) Can ideological commitment protect children's psychosocial wellbeing in conditions of political violence? Child Dev 67:55–69

Pynoos RS, Nader K (1993) Issues in the treatment of posttraumatic stress in children and adolescents. In: Wilson JP, Raphael B

(eds) International handbook of traumatic stress syndromes. Plenum, New York, pp z–z
Qouta S, Punamäki RL, El Sarraj E (1995) The relations between traumatic experiences, activity, and cognitive and emotional responses among Palestinian children. Int J Psychol 30/3:289–304
Rakoff V, Sigal JJ, Epstein N (1965) Children and families of concentration camp survivors. Can Ment Health 14:24–26
Ramsay R, Gorst-Unsworth C, Turner S (1993) Psychiatric morbidity in survivors of organised state violence. Br J Psychiatry 162:55–59
Roodenrijs TC, Scherpenzeel RP, Jong JTVM de (1998) Traumatische ervaringen onder Somalische vluchtelingen in Nederland [Traumatic experiences among Somalian refugees in the Netherlands]. Tijdschr Psychiatr 40/3:132–142
Rosenbaum M, Ronen T (1992) How did Israeli children and their parents cope with the threat of daily attacks by scud missiles during the Gulf war? Ministry of Education Conference on the Stress Reaction of Children in the Gulf War, Rmat Gan, Israel
Rundell JR, Ursano RJ, Holloway HC et al. (1990) Psychiatric responses to trauma. Hosp Community Psychiatry 40/1:68–74
Russel A (1980) Late effects – influence on the children of the concentration camp survivors. J Contemp Psychother 4/2:87–94
Salimovich S, Lira E, Weinstein E (1992) Victims of fear: the social psychology of repression. In: Corradi J, Weiss Fagen P, Garreton M (1992) Fear at the edge: state terror and resistance in Latin America. University of California Press, Berkeley, pp 72–89
Sartorius N (1994) Psychologisch-psychiatrische Probleme von Migranten und Flüchtlingen. (Symposium of the German Psychiatric Association on Transcultural Psychiatry, 19–21 February, Reichenau, Germany)
Shrestha NM, Sharma B, Ommeren M van, Regmi S, Makaju R, Komproe I, Shrestha C, Jong JTVM de (1998) Impact of torture on refugees displaced within the developing world: symptomatology among Bhutanese refugees in Nepal. JAMA 280/5:1–6
Siegler M, Osmond H (1974) Models of madness, models of medicine. Harper & Row, New York
Sigal JJ, Silver D, Rakoff V, Ellin B (1973) Some second generation effects of survival of the Nazi persecution. Am J Orthopsychiatry 43:320–327
Silver SM, Iacono CU (1984) Factor-analytic support for DSM-III's PTSD for Vietnam veterans. J Clin Psychol 40:5–14
Solkoff N (1992) Children of survivors of the Nazi Holocaust: a critical review of the literature. Am J Orthopsychiatry 62:342–358
Solomon Z (1994) The pathogenic effects of war stress: the Israeli experience. In: Hobfoll SE, Vries MW de (eds) Extreme stress and communities: impact and intervention. Kluwer, Boston, pp z–z
Somasundaram D, Put W van de, Eisenbruch M, Jong JTVM de (1991) Introducing mental health services in Cambodia. Soc Sci Med 48/8:1029–1042.
Steinberg I (1995) Treating the loss of a child. In: Figley CR, Mazze N, Bride B (eds) Death and trauma. Brunner/Mazel, New York, pp z–z
Straker G, Moosa F, Becker R, Nkwale M (1992) Faces in the revolution. Philip, Cape Town
Summerfield D, Toser L (1991) 'Low intensity' war and mental trauma in Nicaragua: a study in a rural community. Med War 7:84–99
*Tedeschi RD, Parc CL, Calhoun LG (eds) (1998) Post-traumatic growth. Positive changes in the aftermath of crisis. Erlbaum, London
Tennant GC, Goulsen K, Dent O (1993) Medical and psychiatric consequences of being a prisoner of war of the Japanese: an Australian follow-up study. In: Wilson JP, Raphael B (eds) International handbook of traumatic stress syndromes. Plenum, New York, pp 231–240
Toole MJ, Waldman RJ (1993) Refugees and displaced persons: war, hunger and public health. JAMA 270:600–605
UNHCR (1993) The state of the world's refugees: the challenge of protection. Penguin, New York
USCR (United States Committee for Refugees) (1992) World refugee survey. Author, Washington DC
**Van der Kolk B, McFarlane A, Weisaeth L (1996) Traumatic stress. The effects of overwhelming experience on mind, body and society. Guilford, New York
Van der Velden PG, Kleber RJ (1999) Children of war victims: a controlled study. J Traum Stress (submitted)
Van der Velden PG, Eland J, Kleber RJ (1994) De Indische na-oorlogse generatie [The Indonesian post-war generation]. Bohn Stafleu Van Loghum, Houten
Ventura MMF (1997) O stress pos-traumático e suas sequelas nos adolescentes do sul de Angola. PhD thesis. Minho University, Minho, Portugal
Vines A (1991) Renamo terrorism in Mozambique. Indiana Univ Press, Bloomington
Westermeyer J (1985) A clinical guide to alcohol and drug problems. Praeger, Philadelphia
Westermeyer J (1986) Planning mental health services for refugees. In: Williams C, Westermeyer J (eds) Refugees' mental health issues in resettlement countries. Hemisphere, New York, pp z–z
Westermeyer J (1988) DSM-III psychiatric disorders among Hmong refugees in the United States: a point prevalence study. Am J Psychiatry 145:197–202
Westermeyer J (1989) Psychiatric care of migrants: a clinical guide. American Psychiatric Press, Washington DC
**Wilson JP, Raphael B (eds) International handbook of traumatic stress syndromes. Plenum, New York
Wilson KB (1992) Cults of violence and counter-violence in Mozambique. J S Afr Stud 18:531–582
Yesavage JA (1983) Dangerous behaviour by Vietnam veterans with schizophrenia. Am J Psychiatry 140:1180–1183
Yip R, Sharp TW (1993) Acute malnutrition and childhood mortality related to diarrhea: lessons from the 1991 Kurdish refugee crisis. JAMA 270:587–590

Kapitel 19

Psychiatrische Probleme im Zusammenhang mit Folter

L. Tata Arcel, I. Genefke und M. Kastrup

Übersetzer: R. F. Tauber

1 Einleitung

Versorgung von Folteropfern durch das öffenliche Gesundheitssystem

Folter ist ein weitverbreitetes Problem der Menschenrechte und wird in 115 von 215 bzw. 53,5% aller Staaten praktiziert (Amnesty international 1997). Die medizinischen und psychologischen Nachwirkungen auf die Opfer und deren Familien bilden heute ein Problem für das öffentliche Gesundheitswesen in allen Teilen der Welt. Die besondere Aufmerksamkeit der Gesundheitsversorgung in europäischen Ländern richtet sich auf traumatisierte Überlebende von Folter unter den Flüchtlingen, denen nach Kriegen und Verfolgung durch repressive Regimes in Europa oder anderswo Asyl gewährt wird (z. B. das frühere Jugoslawien, Osteuropa, die Türkei, der mittlere Osten, Südost-Asien). Baker (1992) schätzte, daß zwischen 5 und 35% der 14 Mio. Flüchtlinge auf der Welt zumindest einmal Folter erlebt hat. Forschung zu Folter und deren Konsequenzen ist aus verschiedenen Gründen notwendig.

Menschenrechtsverletzung durch Folter

Folter ist die abscheulichste Form von Menschenrechtsverletzung. Die Ziele von Folter liefen schon immer darauf hinaus, die Persönlichkeit des Opfers zu zerstören und für den Rest der Gesellschaft ein Exempel zu statuieren (Genefke u. Vesti 1998; BaÞoðlu et al. 1997). Wissenschaftler können dazu beitragen, die Aufmerksamkeit der Gesellschaft und der Medien auf Gesundheitsprobleme im Zusammenhang mit diesem Problem zu lenken, das öffentliche Bewußtsein dafür zu wecken und somit Druck auf Regierungen und internationale Organisationen zur Bekämpfung der Folter auszuüben. Die Untersuchung des Foltertraumas als einem willkürlichen Angriff mit dem Ziel der Persönlichkeitszerstörung liefert uns wertvolle Einsichten über die Auswirkungen von extremem Streß und die Prozesse von seelischer Traumatisierung und Coping. Sie trägt dazu bei, Methoden der psychiatrischen Bewertung und der Klassifikation traumaassoziierter Symptome zu entwickeln und die Streßtheorie zu verfeinern.

PTSD als Diagnosekategorie

Nach der Einführung der Diagnose der posttraumatischen Belastungsstörung („posttraumatic stress disorder"; PTSD) im DSM-III im Jahre 1980 wurde eine allgemeine Theorie vorgeschlagen, die verschiedene frühere Ansätze zur Erklärung der langandauernden psychischen Folgen von Traumata in sich vereinigte. Nach dieser Theorie können verschiedene Typen von Traumata wie Kriegstraumata, Kindesmißhandlung, sexueller Mißbrauch und Folter eine ähnliche Psychopathologie hervorrufen. Es hat sich allerdings gezeigt, daß die posttraumatische Belastungsstörung als diagnostische Kategorie nicht ausreichend war um die ganze Symptomatologie von Folteropfern zu umfassen (Shresta et al. 1998; Arcel 1998).

Der vorliegende Beitrag soll die gegenwärtigen Kenntnisse über psychologische und psychiatrische Probleme bei Folteropfern auf der ganzen Welt zusammenfassen. Innerhalb dieses Rahmens wird diskutiert werden, ob die Symptome nach Folter ein spezifisches Syndrom darstellen, das von anderen streßbedingten Folgeerscheinungen qualitativ verschieden ist (Rasmussen 1990; Genefke u. Vesti 1998). Das Kapitel wird außerdem eine klinische Beschreibung geben, in welcher Weise Foltertraumata die Emotionen, das Bewußtsein, Gedächtnis, das Selbst und interpersonelle Beziehungen beeinflussen. Schließlich werden Behandlungsprinzipien für psychiatrische Probleme im Zusammenhang mit Folter kurz zusammengefaßt.

2 Definition und Arten von Folter

Definition der Vereinten Nationen

Eine weithin akzeptierte Definition von Folter durch Regierungen wird in der Konvention der Vereinten Nationen gegen Folter und andere grausame, unmenschliche oder entwürdigende Behandlungen oder Bestrafungen gegeben (United Nations General Assembly 1992): Der Begriff Folter bezeichnet jeden Vorgang, bei dem starke Schmerzen oder Leiden physischer oder psychischer Natur absichtlich auf eine Person angewendet werden, mit dem Zweck, entweder von ihr oder einer dritten Person Informationen oder ein Geständnis zu erhalten, zur Bestrafung für eine Tat, welche die betreffende oder eine dritte Person begangen haben oder welcher sie verdächtigt werden, oder um sie einzuschüchtern, Druck auf den Betreffenden oder einen Dritten auszuüben oder aus jedem anderen Grund, der auf Diskriminierung irgendwelcher Art beruht. Eine weitere Voraussetzung ist, daß die Zufügung eines solchen Schmerzes durch einen öffentlichen Beamten oder mit der Zustimmung oder der Einwilligung eines öffentlichen Beamten oder einer anderen Person, die in öffentlichem Auftrag handelt, erfolgt.

Gesellschaftliche Wirkung von Folter

Folter wirkt nicht nur auf das individuelle Opfer, sondern auch auf die gesamte Gesellschaft durch das Herstellen einer Atmosphäre von Frucht, die einschüchtert und terrorisiert. In repressiven Kulturen reicht die bloße Tatsache, daß eine Person in Haft genommen und gefoltert wurde, dazu aus, diese Person zu stigmatisieren, wodurch Mißtrauen wegen ihrer möglichen Illoyalität entsteht (Turner u. McIvor 1997). In Familien, die gemeinsam zu Hause oder in Haft gefoltert wurden, sind die Beziehungen belastet durch starke und widersprüchliche Gefühlen von Scham, Schuld, Aggression und Demütigung auf der einen Seite, und durch Mitgefühl und Identifikation auf der anderen Seite. Oft ist die Folter ein gemeinsames Geheimnis der Familie.

Wir unterscheiden zwischen primären Opfern, die direkter Folter ausgesetzt sind, und sekundären Opfern, nämlich deren Familien. Die Folterer sind Soldaten, Polizeibeamte, Gefängnisbeamte und Milizen. Folterer sind in einer ganzen Reihe von verschiedenen Foltermethoden auf körperlicher und psychischer Ebene trainiert.

Prävalenz

Da es keine großen epidemiologischen Studien in der Bevölkerung gibt, wurde die Rate als die Anzahl der Folteropfer in Flüchtlingsbevölkerungen gemessen, wobei zu berücksichtigen ist, daß Flüchtlinge Hochrisikogruppen darstellen. Die Prozentzahlen variieren zwischen 20 und 70% je nach der Auswahl der Gruppen. So waren es 20% in einer Zufallsstichprobe von 3000 der 10000 Asylbewerber, die im Jahre 1986 in Dänemark ankamen (Jepsen 1988). Typischerweise ist die Prävalenz höher unter Flüchtlingspopulationen, die an psychiatrische Kliniken überwiesen wurden, zum Beispiel 70% bei Männern und 31% bei Frauen in einer ausgewählten psychiatrischen Ambulanz in Norwegen zwischen 1991 und 1995 (Lavik et al. 1996). Montgomery (1998) fand 30% Folteropfer in einer Stichprobe von Asylbewerbern aus dem mittleren Osten; 20% einer bosnischen insgesamt 2023 Personen umfassenden Flüchtlingspopulation, die in ein psychosoziales Programm in Kroatien aufgenommen wurden, hatten eine Foltertrauma erlitten (Arcel et al. 1998).

Foltermethoden

Aus praktischen Gründen sind die Methoden in physische und psychologische aufgeteilt worden, obwohl diese Trennung künstlich ist, da viele der psychologischen Methoden, wie Entzug von Wasser, Nahrung und Schlaf, nicht nur psychologische sondern auch körperliche Folgen haben, und viele physische Methoden, z.B. sexuelle Folter, auch psychologische Elemente beinhalten.

– körperliche

Die gebräuchlichsten körperlichen Foltermethoden sind rohe Gewalt, „falanga“ (andauerndes Schlagen der Fußsohlen), Aufhängen (an den Armen oder Beinen), Festschnallen des Körpers oder von Körperteilen mit Seilen oder Handschellen, elektrische Folter, Ersticken, sexuelle Folterung durchgeführt durch Menschen oder Tiere, Einführen von Fremdkörpern in Körperöffnungen, Schnitte mit scharfen Gegenständen, Zahnfolter, Immobilisierung in erzwungen Positionen, Inhaftierung in Zellen, die kleiner sind als der menschliche Körper, Verbrennungen mit Zigaretten oder Säuren, „telephono“ (Schlagen auf die Ohren mit den hohlen Händen), kalte Duschen, Ausreißen von Haaren und Anwendung von extremer Hitze oder extremer Kälte.

– psychologische

Psychologische Methoden beinhalten das Verbinden der Augen, Isolation, schwere Demütigung, sexuelle Folter, erzwungene Nacktheit, Todesdrohungen, verbaler Mißbrauch, Scheinexekutionen, Hinzuziehen als Zeuge bei der Folterung von Familienangehörigen oder anderen Personen, Einzelhaft, Erschöpfung, Entzug von Nahrung, Wasser und Schlaf oder der Zwang, Geräuschen oder Musik mit extremer Lautstärke zuzuhören. Da das Wissen über körperliche Folter wächst, werden von Folterern raffiniertere, vorwiegend psychologische Foltermethoden entwickelt, um einen späteren Nachweis der Folter durch ihre körperlichen Folgeerscheinungen zu verhindern.

3 Körperliche Folgen

Bedeutung der Dokumentation

Physische Foltermethoden hinterlassen Symptome und körperliche Veränderungen. Verschiedene Arten von Folter sind mit spezifischen Zeichen und Symptomen verknüpft. Chronische und Spätfolgen hängen von der Schwere der eingesetzten Methode ab. Diese Folgen sind oft die Grundlage für eine Dokumentation körperlicher Folter. Es ist wichtig, das Opfer bereits kurz nach der Folterung zu untersuchen, da die Spuren mit der Zeit verschwinden können. Im Gegensatz dazu sind die psychischen Symptome, die weiter unten in diesem Artikel beschrieben werden, andauernd (für eine detaillierte Auflistung der körperlichen Folgen im Zusammenhang mit Foltermethoden s. Skylv 1992; Holtan 1998). Da Folter ein gewaltsamer Angriff auf den Körper ist, sind viele Folteropfer in schlechtem körperlichen Zustand und haben viele körperliche Beschwerden, weswegen sie anfangs eher körperliche als psychische Symptome beschreiben. Es ist deswegen wichtig, hier einige körperliche Folgen zu beschreiben.

Spezifische körperliche Folgen und Symptome

Die Folgen können frische oder schlecht verheilte Frakturen sein, Ostitis, Periostitis, Nerven- und Gefäßverletzungen, Fibrose in Muskelfaszien und Bindegewebe, Verletzungen an Sehnen und Bändern, Verrenkungen und Narben von Schlägen, Peitschenhieben, Schnitten mit einem Messer oder anderen scharfen Gegenständen, Verbrennungen oder Elektrofolter. Andere Symptome sind sexuelle Dysfunktion, beschädigte Zähne, Schleudertrauma, zerstochene Trommelfelle und Hörschäden. Bei Überlebenden von Falanga finden wir zerschmetterte Fersen; der Gang ist langsam, die Gehweite ist eingeschränkt. Alopezie findet sich nach elektrischer Folter.

Allgemeine Folgeschäden

Die chronischen Schmerzen und die dauernde Anspannung von Folteropfern beeinflußt die generelle Muskelspannung und führt so zu Fibrositis, Fibromyalgie und myofasziale Schmerzen. Es wurde beschrieben, daß ehemalige Kriegsgefangene, die Folterungen ausgesetzt waren, erhöhte Auftretensraten von chronischen Störungen des peripheren Nervensystems aufweisen; außerdem wurden Gelenks- und Rückenbeschwerden sowie ein vermehrtes Auftreten von peptischen Geschwüren beobachtet (Nice et al. 1996): Zunehmend wird der chronische Verlauf vieler dieser Störungen erkannt, v.a. chronische Schmerzen.

Folgen sexueller Folter

Sexuelle Folter kann Spuren im Muskel- und Skelettsystem hinterlassen, strukturelle Veränderungen, funktionelle Störungen und Dysfunktion der Beckengelenke bei Frauen. Diese Frauen leiden oft unter tiefen Rükkenschmerzen in der Lendenwirbelsäule, berichten über Schmerzen in den Genitalien, Menstruationsstörungen und sexuelle Probleme. Sexuelle Dysfunktion und Hodenatrophie bei Männern werden nach Elektrofolter an den Genitalien beobachtet.

4 Medizinische Untersuchung

Bedeutung der medizinischen Untersuchung

Die medizinische Untersuchung des Folteropfers ist ein wichtiger Teil des gesamten diagnostischen Prozesses und eine Vorbereitung auf die psychologische Behandlung. Chronische medizinische Störungen oder auffällige körperliche Symptome sollten identifiziert und untersucht werden bevor irgendeine psychologische Behandlung begonnen wird. Die Verletzungsarten nach Folter unterscheiden sich in verschiedenen Teilen der Welt nur wenig, obwohl spezielle Foltermethoden in bestimmten Kulturen vorherrschen können. Fachgebiete wie Traumatologie, Sportmedizin, forensische Medizin, Neurophysiologie und Rheumatologie bieten die Grundlage, die Folgen körperlicher Folter zu diagnostizieren und zu behandeln.

Beteiligte Fachgebiete

Arten körperlicher Beschwerden

Folteropfer haben viele körperliche Beschwerden. Schmerzen im Kopf, Rücken, Bauch oder dem Brustkorb sind oft die Hauptbeschwerden.

Tabelle 1.
Diskrepanzen zwischen den prozentualen Anteilen von körperlichen Beschwerden und medizinisch nachweisbaren Befunden bei 50 Folteropfern

Art der Beschwerden	Beschwerden (%)	Objektivierbare Befunde (%)
Keine	0	4
Neurologisch	86	22
Kardiopulmonal	74	14
Gastrointestinal	68	24
Urologisch	34	4
Sexuell	54	16
Muskel- und Skelettsystem	92	92

Schmerzen können Jahre nach der Folter wiederauftreten und müssen angesprochen werden. Allerdings sollten die Beschwerden auf eine langsamere, überlegtere und weniger invasive Art als bei anderen Patienten untersucht werden, da die Schmerzen auch Ausdruck eines primär psychiatrischen Problems sein können. So fanden Juhler u. Smidt-Nielsen (1995) in einer Studie an 50 Opfern, daß es eine Diskrepanz gab zwischen der großen Zahl der körperlichen Beschwerden und der geringen Anzahl der objektiven medizinischen Befunde, mit Ausnahme von Veränderungen am Muskel- und Skelettsystem, wie in Tabelle 1 gezeigt. Die Folteropfer sind manchmal erleichtert, wenn sie erfahren, daß ihre Symptome nicht organisch begründet sind, da sie oft befürchten, daß die Folterung bleibenden Schaden angerichtet hat.

Problem der Ähnlichkeit von Folter- und Untersuchungssituation

Da manche Untersuchungen stark an die Foltersituation erinnern können, müssen die erforderlichen diagnostischen Maßnahmen mit dem Opfer besprochen werden. Besonders empfindlich sind Patienten mit einer Vorgeschichte von Elektrofolter oder Zahnextraktionen.

Die körperliche Untersuchung und Bewertung kann die stattgehabte Folter und die verwendeten Methoden dokumentieren.

Bedeutung der Primärversorgung

Die Rolle des Arztes in der Primärversorgung ist weniger bedrohlich für das Opfer und schafft so eine Brücke des Vertrauens für die folgende psychiatrische Hilfe. Wenn ein Patient für seine dringenden körperlichen Beschwerden oder Störungen in Behandlung ist, kann auch die Psychotherapie beginnen.

5 Psychologische Folgen

Theoretische Einordnung

Während der letzten 2 Jahrzehnte ist eine wachsende Menge an Forschung und Theorien zusammengetragen worden, v.a. in vielen vorwiegend westlichen Ländern, in denen Folteropfer unter Flüchtlingen untersucht wurden. Begriffe wie komplexe posttraumatische Belastungsstörung (Herman 1992), chronisches organisches Psychosyndrom (Petersen et al. 1985) und Foltersyndrom (Genefke u. Vesti 1998) wurden verwendet, um die Komplexität von Folter und Trauma zu beschreiben.

Existenz eines spezifischen Foltersyndroms?

Wichtige Fragen, die der Diskussion bedürfen, beinhalten auch, ob Folter zu einem spezifischen Syndrom führt, das heißt, ob sie eine vorhersagbare Konstellationen von Symptomen und Beschwerden hervorruft. Anfänglich wurden die wesentlichen Merkmale der Folterfolgen unter dem Begriff des „torture syndrome" zusammengefaßt, das von dänischen Ärzten vorgeschlagen worden war (Amnesty international, Danish Medical Group 1977). Dieser Vorschlag stützte sich auf eine Kombination genauer Untersuchungen der physischen Anzeichen für Folter in den wichtigsten Organsystemen und eine psychiatrische Untersuchung der psychologischen Kurz- und Langzeiteffekte sowohl von körperlicher als auch von psychologischer Folter bei Hilfesuchenden.

Bedeutung der absichtlichen Gewaltanwendung

Zu Beginn zog das Rehabilitations- und Forschungszentrum für Folteropfer (Rehabilitation and Research Centre for Torture Victims; RCT) in Dänemark den Schluß, daß die schlimmsten Folgen der Folter psychischer Natur sind, was auch von anderen internationalen Studien bestätigt wurde (Allodi 1980; Kordon et al. 1988; Rasmussen 1990). Die Forscher, die ein abgegrenztes Foltersyndrom favorisieren, behaupten, daß die Tatsache, daß ein menschliches Wesen einem anderen absichtlich Gewalt antut, einen entscheidenden Einfluß auf die Ausbildung von Symptomen hat (Somnier et al. 1992). Gelinas (1993) unterstützt diese Ansicht, indem er zwischen „facticity" (zum Beispiel ein Beinbruch bei einem Unfall) und „agency" als Ursachen des Traumas unterscheidet. Nach Gelinas ist es die böswillige Absicht des Verfolgers, die das schrecklichste Trauma hervorruft. Bis heute gibt es widersprüchliche Daten, insbesondere aufgrund von methodologischen Problemen in der Forschung.

Probleme und Fehlerquellen in verschiedenen Studien

Viele Studien unterscheiden nicht in ausreichendem Maß zwischen Symptomen, die mit den Problemen des Flüchtlingslebens im Exil allgemein zusammenhängen und solchen, die durch das Erleiden der Folter entstanden sind. Da es nur sehr wenige epidemiologische Studien gibt und die Untersuchungen nur an Behandlungswilligen durchgeführt wurden, sind die Ergebnisse durch die jeweilige Stichprobenselektion beeinflußt. Auch die Definition von Folter wird nicht einheitlich vorgenommen und der Schweregrad der Folgeerscheinungen ist nicht ausreichend operationalisiert. Es ist sicher eine zu grobe Methode, den Schweregrad ausschließlich nach der Anzahl von Foltererlebnissen zu bestimmen (Holtz 1998).

Notwendigkeit der Berücksichtigung körperlicher Schädigungen

Oft wird nicht nach einem Schädeltraumata als möglicher Ursache der Symptome geforscht, so daß die nachgewiesenen Defizite dann fälschlich als psychisch bedingt interpretiert werden. Persönlichkeitszüge wie Widerstandsfähigkeit, Ich-Stärke, Bindungsstil und andere wichtige Faktoren für das Coping nach einem Foltertrauma finden nur sehr selten Beachtung. Die zahlreichen gesundheitlichen Probleme, die durch Folter entstehen, sind nicht klar von psychosomatischen Symptomen abgegrenzt. Der Einfluß anderer wichtiger traumatischer Ereignisse wie dramatische Verluste von Angehörigen, Scheidung, Arbeitslosigkeit, Exil und Trennungen wird oft nicht als zusätzliche Belastung mitberücksichtigt.

Folgebelastungen

Jedenfalls ist heute klar, daß Folter eine sehr wichtige Belastungssituation ist, die ihrerseits wieder zahlreiche andere Belastungen nach sich

Tabelle 2.
Zwölf Hauptsymptome, die von den Psychotherapeuten am Rehabilitation Centre for Torture Victims (RCT) in Dänemark beobachtet wurden, und ihre Einstufung nach Kriterien des DSM-IV

Kriterium der posttraumatischen Belastungsstörung	Symptom (DSM-IV)	Beschreibung/ Kommentar
Emotionale Labilität	D2: Reizbarkeit oder Wutausbrüche; D4: übermäßige Wachsamkeit (Hypervigilanz)	Irritabilität oder Wutausbrüche, Hypervigilanz
Schlafstörungen	B2: wiederkehrende, belastende Träume von dem Ereignis; D1: Schwierigkeiten, ein- oder durchzuschlafen	Alpträume, Ein- oder Durchschlafschwierigkeiten
Konzentrations- und Erinnerungsstörungen	C3: Unfähigkeit, einen wichtigen Aspekt des Traumas zu erinnern; D3: Konzentrationsschwierigkeiten	Psychogene Amnesie, Konzentrationsstörungen
Vermeidung von Gedanken und Gefühlen im Zusammenhang mit der Folter	C1: bewußtes Vermeiden von Gedanken, Gefühlen oder Gesprächen, die mit dem Trauma in Verbindung stehen	
Vermeidung von Aktivitäten oder Situationen, die Erinnerungen an das Foltererlebnis wachrufen	C2: bewußtes Vermeiden von Aktivitäten, Orten und Menschen, die Erinnerungen an das Trauma wachrufen	
Verminderte Fähigkeit, persönliche Beziehungen herzustellen	C5: Gefühl der Losgelöstheit oder Entfremdung von anderen; C6: eingeschränkte Bandbreite des Affekts	Gefühl der Entfremdung von anderen, Eingeschränkte Bandbreite des Affekts
Deutlich vermindertes Interesse an verschiedenen wichtigen Aktivitäten	C4: deutlich vermindertes Interesse oder verminderte Teilnahme an wichtigen Aktivitäten	
Gefühl der eingeschränkten Zukunft	C7: Gefühl einer eingeschränkten Zukunft	
Handeln oder Fühlen, als ob das traumatische Ereignis wiederkehrt	B3: Handeln oder Fühlen, als ob das traumatische Ereignis wiederkehrt; B4: intensive psychische Belastung bei der Konfrontation mit internalen oder externalen Hinweisreizen, die einen Aspekt des traumatischen Ereignisses symbolisieren oder an Aspekte desselben erinnern	Flashback-Episoden treten nach Konfrontation mit Hinweisreizen, die einen Aspekt des traumatischen Ereignisses symbolisieren oder an Aspekte desselben erinnern
Veränderung der Persönlichkeit		
Survivor guilt (Qualvolle Schuldgefühle, überlebt zu haben)		
Angst		Angst, die spezifisch für das Foltererlebnis und weder neurotischer noch psychotischer Natur ist

Leere Felder bedeuten, daß es keine assoziierte diagnostische Kategorie oder keine Beschreibung im DSM-IV gibt.

zieht. Die Opfer verlieren manchmal ihre Arbeit, ihre Familie, ihre körperliche Gesundheit, ihren Status in der Familie und in der Gesellschaft und schließlich, wenn sie im Exil sind, auch ihr Land, ihre Sprache und ihre kulturelle Umgebung (Mollica et al. 1987). Die am häufigsten beschriebenen psychologischen und psychiatrischen Symptome an ganz verschiedenen Orten auf der Welt sind Angst, Depression, Reizbarkeit, emotionale Instabilität, kognitive Probleme mit Gedächtnis- und Aufmerksamkeitsstörungen, Persönlichkeitsveränderungen, Verhaltensauffälligkeiten, neurovegetative Störungen wie Schwunglosigkeit, Schlaflosigkeit, Alpträume und sexuelle Störungen, auch wenn das Opfer gar nicht sexueller Folter ausgesetzt war (Molloca u. Caspi-Yavin 1992; Cunningham u. Cunningham 1997; Holtz 1998).

In Tabelle 2 werden die psychiatrischen Symptome dargestellt, die von den Psychotherapeuten des RCT am häufigsten beobachtet wurden. Die Symptomklassifikation nach DSM-IV-Diagnosekriterien (APA 1994) ist vermerkt.

Klassifikation nach DSM-IV

Neun der häufigsten Symptome sind in den diagnostischen Kriterien für die posttraumatische Belastungsstörung enthalten. Es ist interessant, daß die Symptome Persönlichkeitsänderung und Schuldgefühle, überlebt zu haben („survivor guilt") im DSM-IV (APA 1994) unter der Überschrift „zugehörige Beschreibungsmerkmale" in die Revision der posttraumatischen Belastungsstörung aufgenommen wurden. Sie werden gemeinsam mit einer Anzahl anderer Symptome erwähnt, die häufiger in Zusammenhang mit einem zwischenmenschlichen Belastungsfaktor unter dem A-Kriterium der Störung erfaßt werden.

Klassifikation nach ICD-10

In der Internationalen Klassifikation der Erkrankungen der WHO von 1992 (ICD-10) wird betont, daß die posttraumatische Belastungsstörung einen chronischen Verlauf über viele Jahre nehmen und in eine dauerhafte Persönlichkeitsveränderung übergehen kann. Die diagnostische Hinweise betonen, daß die Veränderung mindestens 2 Jahre lang vorliegen muß und nicht durch eine vorbestehende Persönlichkeitsstörung oder eine andere psychische Störung außerhalb der posttraumatischen Belastungsstörung bedingt sein darf.

Die Persönlichkeitsveränderung umfaßt unflexible und unangepaßte Züge, die zu Behinderungen auf interpersonellem, sozialen und beruflichem Gebiet führen.

6 Posttraumatische Belastungsstörung und Komorbidität

Seit der Einführung der posttraumatischen Belastungsstörung hat sich die Aufmerksamkeit der Untersucher davon wegverlagert, ein einheitliches Syndrom darzustellen, und es kam neuer Schwung in die genaue Erforschung von Folterauswirkungen, wobei sich in den meisten Untersuchungen zeigte, daß die posttraumatische Belastungsstörung in signifikant höherem Maße bei Flüchtlingen mit Foltererlebnissen gefunden wurde als bei solchen ohne derartige Erlebnisse (Shresta et al. 1998; Holtz 1998; Priebe u. Esmaili 1997).

Neurobiologische Veränderungen

Es ist wichtig, im Zusammenhang mit gefolterten Individuen auch an die neurobiologischen Aspekte der posttraumatischen Belastungsstörung zu denken, da die Bedrohung gegenüber dem Organismus zur Aktivierung verschiedener neurobiologischer Systeme führt. Es konnte gezeigt werden, daß Patienten mit posttraumatischer Belastungsstörung einen höherer Adrenalin- und Noradrenalinspiegel haben als nicht traumatisierte Personen. Ein anderes Ergebnis ist die verstärkte Aktivität des autonomen Nervensystems, mit abnormer Schlafarchitektur und erhöhtem Blutdruck und Puls (Kaplan et al. 1994). Die bei posttraumatischer Belastungsstörung oft gesehene Phase von „numbing" (emotionaler Taubheit) kann teilweise durch die Verarmung an Katecholaminen erklärt werden (Sasporta u. van der Kolk 1992). Dieselben Autoren vertreten die Ansicht, daß eine noradrenerge Dysregulation die Schwierigkeiten erklären könnte, die Patienten mit posttraumatischer Belastungsstörung bei der Modulation von Aggressionen haben.

Van der Kolk u. Greenberg (1987) vermuten, daß ein durch den Locus coeruleus vermitteltes autonomes Arousal für den Anstieg von Flashbacks und Alpträumen bei Patienten mit posttraumatischer Belastungsstörung verantwortlich ist.

Komorbidität

Zunehmend wird die Wichtigkeit neurologischer Faktoren zum Verständnis der Verbindungen zwischen posttraumatischer Belastungsstörung und Trauma erkannt. Zur gleichen Zeit hat sich der Begriff der posttraumatischen Belastungsstörung als ungenügend erwiesen, wenn es darum geht, die gesamte Symptomatologie, die bei Folteropfern gesehen werden kann, zu umfassen. Komorbidität ist die Regel. In den meisten Untersuchungen wird eine Häufung der Diagnosen Angststörung, Major-Depression, und somatoforme Störung (Shresta et al. 1998; Holtz 1998) beobachtet. Außerdem konnte gezeigt werden, daß verschiedene Formen der Folter unterschiedliche Symptome der posttraumatischen Belastungsstörung hervorrufen (Ramsay et al. 1993).

PTSD als uneinheitliches Syndrom bei Folteropfern

Die Mehrzahl der Personen, die Isolation und Verbinden der Augen sowie Schläge und andere gewaltsame Folter erlitten haben, berichten über intrusive Symptome der posttraumatischen Belastungsstörung, während Personen nach sexueller Folter mehr Vermeidungsphänomene berichten. Dies könnte bedeuten, daß die posttraumatische Belastungsstörung bei Folteropfern kein einheitliches Syndrom ist. Vesti u. Kastrup (1995) zogen hieraus den Schluß, daß eine beträchtliche Anzahl der Überlebenden eine Symptomatologie ähnlich der posttraumatischen Belastungsstörung entwickelten, während dies bei anderen nicht der Fall war.

Prädiktoren von Symptomen der PTSD

Die gegenwärtig vorliegenden Ergebnisse deuten darauf hin, daß die stärksten Prädiktoren von Symptomen der posttraumatischen Belastungsstörung der wahrgenommene Schweregrad, nicht aber der objektive Schweregrad der Folter und der Einfluß des Hafterlebnisses auf die Familie sowie die Qualität der sozialen Unterstützung nach der Haft sind. Dies konnte von BaÞoðlu et al. (1994a) bei einem Vergleich von gefolterten politischen Aktivisten mit nicht politischen Folteropfern in der Türkei zeigen. Drohungen und Demütigung sowie der Zwang, bei der Folterung anderer zuzusehen, waren Faktoren, die eine posttraumatische Belastungsstörung bei zurückgekehrten Flüchtlingen in Australien vorhersagten (Cunningham u. Cunningham 1997).

Gesamtzahl durchlittener Foltermethoden als Prädiktor für PTSD

Die bislang weltweit größte Untersuchung von Folteropfern, die gefolterte und nicht gefolterte Flüchtlinge aus Bhutan in Nepal verglich, zeigte, daß die Diagnosen posttraumatische Belastungsstörung, Depression und Angst signifikant häufiger bei der gefolterten Gruppe auftraten (Shresta et al. 1998). Die Gesamtzahl von durchlittenen Foltermethoden war der einzige signifikante Prädiktor für posttraumatische Belastungsstörung und Depression. Das gleichzeitige Auftreten von posttraumatischer Belastungsstörung, Depression und Angst veranlaßte die Autoren dazu, eine Klassifikation von Störungen nach extremen Belastungen, nicht anders spezifiziert, als einen besseren Weg vorzuschlagen, um die Folgen von Folter zu beschreiben, als durch den Begriff der posttraumatischen Belastungsstörung. In ihrer Untersuchung fanden sich Symptome der Scham, Mißtrauen, Besorgnis, unerklärbare Schmerzen, die Überzeugung, ständig verletzt zu werden, viele medizinische Probleme, Appetitlosigkeit, Schlafstörungen und Verlust des sexuellen Interesses.

Protektive Coping-Methoden

Politisches Engagement, Vorbereitung auf mögliche Folter, Spiritualität und eine innere Kontrollüberzeugung während der Folter und Haft scheinen eine wichtige Rolle bei der Ausbildung protektiver Coping-Methoden zu spielen BaÞoðlu et al. 1997; Shresta et al. 1998; Holtz 1998; Qouta und el Saraj 1997). Symptome der posttraumatischen Belastungsstörung waren verknüpft mit schwerer körperlicher Folter in Kombination mit einem Mangel an effektiver Unterstützung bei männlichen Flüchtlingen aus dem Irak, die sich in Großbritannien aufhielten (Gorst-Unsworth u. Goldenberg 1998). Die Prävalenz von Zwangssymptomen in dieser Gruppe lag bei 20%. Auf lange Sicht war schlechte soziale Unterstützung eher ein Prädiktor für die Entwicklung einer Depression als der Schweregrad des Traumas. Gefühle von Bedeutungslosigkeit und „existentielle Dilemmata“ wurden in der untersuchten Gruppe oft berichtet.

PTSD als nicht ausreichende diagnostische Basis

Zusammenfassend herrscht heute Übereinstimmung darüber, daß es keine ausreichende Beschreibung ist, bei Folteropfern einfach von posttraumatischer Belastungsstörung zu sprechen. Die posttraumatische Belastungsstörung ist bei Folteropfern nicht unausweichlich, sondern genetische Faktoren wie Vulnerabilität gegenüber Streß oder Widerstandskraft, Angstneigung, Entwicklungsdefizite, frühere psychiatrische Erkrankungen, physische Folgen, die zu Behinderungen und Verlust von Fähigkeiten führen, die Qualität des sozialen Umfelds und individuelle Coping-Methoden spielen eine entscheidende Rolle. Es steht außer Zweifel, daß Folter das Risiko erhöht, psychiatrische Symptome und somit auch soziale Probleme zu entwickeln. Je länger andauernd, je häufiger wiederholt und je weniger vorhersehbar die Foltererlebnisse sind, desto traumatischer wirken sie und desto schwerwiegender sind die psychiatrischen Symptome.

Komplexität des Foltertraumas

Die Komplexität des Foltertraumas bedingt, daß weder die posttraumatische Belastungsstörung noch ein einzelnes „torture syndrome" eine adäquate diagnostische Basis bieten kann. In den theoretischen Modellen für die Diagnose und Behandlung müssen Verbindungen zwischen der allgemeinen Streßtheorie, der Literatur über Schädelverletzungen und Ergebnissen hinsichtlich Foltersymptomen wechselseitig berücksichtigt werden.

7 Folter als Extrembelastung

Ergebnisse der Streßforschung

Die Streßforschung hat die universelle automatische Antwort des Menschen als „Fight-or-flight"-Reaktion beschrieben, begleitet von den Affekten Wut und Angst, die physiologische Ähnlichkeiten aufweisen (Cannon 1953). Die „Fight-or-flight"-Reaktion wird dabei nicht nur durch die ursprüngliche traumatische Situation ausgelöst, sondern auch durch Erinnerungen. Wenn das Gehirn eine Bedrohung entdeckt wird das sympathische Nervensystem aktiviert und die Person ist sofort vorbereitet, sich zu wehren, oder, wenn er oder sie die Gefahr als zu groß ansieht, zu fliehen. Wenn es vor, während oder nach der Folter oder bei der Erinnerung an die traumatischen Geschehnisse nicht möglich ist, entweder sich zu wehren oder zu fliehen, bleibt der Betroffene in einem Zustand extremer physiologischer Erregung und mit den Affekten von Angst und Wut zurück, die kein Ventil finden können.

Traumatische Reaktionen auf Folter

Geistige Bilder der Folter führen zu Erregung im Gehirn und in anderen Körperteilen, mit begleitenden Gefühlen von Angst und Wut. Die physiologische Aktivierung führt zu Angst trotz der Tatsache, daß die Gefahr nicht mehr existiert. Es ist deshalb richtiger, von traumatischen Reaktionen als von psychosomatischen Reaktionen zu sprechen, da es keinen psychologischen Streß ohne begleitenden physiologischen Streß gibt. Zweifellos führen extreme traumatische Erfahrungen zu einer allgemeinen Veränderung des zentralen Nervensystems und des physiologischen System, was das Symptom des „hyperarousal" (überhöhte physiologische Aktivierung) bei Folteropfern erklären kann. So betonen BaÞoðlu et al. (1997), daß kein anderes Trauma den experimentellen Paradigmen, die gebraucht werden, um die Prozesse der Traumatisierung bei Tieren und Menschen zu erforschen, näher zu kommen scheint.

Bedeutung der subjektiven Interpretation des Erlebnisses

Die Hypothese der Streßtheorie über das Verhältnis von „Dosis und Wirkung" wird durch die Forschung zur Folter gut gestützt. Allerdings zeigen die Ergebnisse bezüglich der oben dargestellten protektiven Faktoren, daß die subjektive Interpretation des objektiven Erlebnisses zu der Entwicklung des Traumas beiträgt. Je lebensbedrohlicher die Foltersituation erlebt wird, desto traumatisierender wird sie. Der traumatisierende Effekt ist aber gleichzeitig um so größer, je hilfloser sich eine Person während der Folter fühlt. Unter sämtlichen Variablen, die in einer Studie zu politischen und nicht politischen Folteropfern untersucht wurden, war zu sehen, daß die Tatsache, daß die nicht politischen Opfer psychologisch weniger auf die Folter vorbereitet waren, bei weitem der stärkste Prädiktor für psychologische Probleme (BaÞoðlu et al. 1997).

Die Literatur zu schwerem Streß, Trauma und Coping bietet uns wertvolle Einblicke in die Auswirkungen von Folter auf Bindung, Gefühle, Bewußtsein, Gedächtnis sowie auf das Selbst und auf zwischenmenschliche Beziehungen (Allen 1995; Lazarus u. Folkman 1984; Lazarus 1991). Störungen in diesen Bereichen führen zu Teufelskreisen und bringen die Individuen in Gefahr, psychiatrische Symptome zu entwickeln.

Bindung

Einfluß von Folter auf das Bindungsverhalten

Folter stört die Bindung an andere Personen, weil sie das Gefühl von Sicherheit und Vertrauen erschüttert. Behnia (1997) betont, daß Mißtrauen bei Folteropfern die Rehabilitation und Wiederansiedlung zu einem schwierigen und schmerzhaften Prozeß werden läßt. Bindung hat in der Entwicklungsgeschichte nicht nur die Funktion, das Individuum durch Fürsorge zu schützen, sie reguliert auch die physiologische Aktivierung, wie Bowlby (1973) gezeigt hat. Die Regulation der physiologischen Funktionen wird während der normalen Entwicklung allmählich und schrittweise internalisiert.

Störung der physiologischen Regulationsprozesse

Die Folter stört nicht nur das Urvertrauen und das Gefühl von Sicherheit, sondern auch die physiologischen Regulationsprozesse, indem sie Hyperarousal über das normal Maß hinaus produziert. Aktivitäten zur Selbstberuhigung werden schwer beeinträchtigt und können verhindert werden. Es muß nicht gesagt werden, daß Folter auch eine fest gegründete Bindung in der Kindheit stören kann. Wenn das Folteropfer Entwicklungsdefizite in der Selbstregulation oder der Bindung hat, ist es klar, daß es länger dauern und schwieriger sein wird, die Regulation des physiologischen Erregungsniveaus und das Vertrauen anderen Menschen gegenüber wiederherzustellen, und in manchen Fällen wird es überhaupt nicht mehr erreicht werden können. Eine dauerhafte und tragfähige Beziehung zu anderen Menschen – und der Psychiater ist einer davon – ist nötig, um Sicherheit wiederzuerlangen und die physiologischen Regulationsprozesse neu zu lernen durch selbstberuhigende Aktivitäten wie z. B. Muskelentspannung und Visualisierung.

Emotionen

Veränderung von Emotionen

Trotz der Coping-Versuche sind Emotionen bei Folteropfern intensiv und lange andauernd und sie verlieren ihre Signalqualität zur Anpassung (Lazarus 1991). Chronische Angst bedeutet zum Beispiel, daß die Person ständig damit beschäftigt ist, die Emotion selbst zu kontrollieren und lenkt so ihre Aufmerksamkeit davon ab, die Probleme zu lösen, welche die Angst auslösen. Unkontrollierbare Angst ist verknüpft mit Gefühlen der Hilflosigkeit und dem Verlust von Kontrolle, was beides während Gefangenschaft und Folter intensiv erlebt wird.

Wut und Aggression

Folter ruft in der „Fight-or-flight"-Reaktion Wut und Aggressionen hervor, die während der Haft nicht ausgedrückt werden können. In vielen Fällen können sie auch später nur bei sehr wenigen anderen Gelegenheiten ausgedrückt werden, wenn sich die Person nicht sicher fühlt. Üblicherweise ist die Familie eine sichere Basis, wo unterdrückte Gefühle ausgedrückt werden können. Wutausbrüche behindern allerdings die Wiederherstellung von Bindung und stillem Vertrauen.

Kontrolle

Manchmal findet die Person zurück zu einem Gefühl der Kontrolle, indem sie in der Familie destruktive Aggression ausübt, aber dies bringt sie möglicherweise in einen Teufelskreis aus Schuld und Selbsthaß. Wenn die gegenwärtigen Situationen an das Foltertrauma erinnern, kann feindselige Destruktivität durch die Mißhandlung von Familienangehörigen oder selbstdestruktive Tendenzen ausgedrückt werden.

Selbstbild und Körperbild

Beeinflussung von Selbstbild und Körperbild

Selbstbild und Körperbild werden durch Folter negativ beeinflußt. Die Hilflosigkeit und Demütigung lösen oft Gefühle aus, schwach und schmutzig zu sein, mit einem beschädigten und verzerrten Körper. Das Gefühl der Scham liegt im Zentrum des Foltertraumas. Es wird Schuld dafür empfunden, überlebt zu haben oder während der Haft nicht loyal gewesen zu sein, zum Beispiel mit Geständnissen oder anderem unheroischen Verhalten. Abwehrmaßnahmen gegen Scham, die v.a. durch sexuelle Folter ausgelöst wird, sind Rückzug und Vermeidung mit Isolierung von anderen.

Scham und Wut

Scham und Wut hängen in einer Spirale miteinander zusammen. Scham ruft Wut hervor. Wut bedeutet, außer Kontrolle zu sein und führt zu Schamreaktionen. Diese Spirale der Gewalt trägt auch zur Gewalt innerhalb der Familie und gegenüber anderen bei. Chronischer Streß kann zu emotionaler Erschöpfung führen, was schließlich zu Depression und Energielosigkeit, zu Anhedonie und allgemeinem Rückzug aus der Welt und früheren Aktivitäten führt. Ausgedehnte Hilflosigkeit und Hoffnungslosigkeit können eventuell auch zu gelernter Hilflosigkeit führen. Verlusterlebnisse und ein Gefühl des Versagens bringen die Folteropfer dazu, sich selbst für das, was sie erlebt haben, die Schuld zu geben.

Bewußtsein und Erinnerung

Veränderung des Bewußtseins

Die Fähigkeit zur Veränderung des eigenen Bewußtseins variiert von Person zu Person, aber ein Trauma verstärkt die Fähigkeit eines Individuums, sich von traumatischen Gedächtnisinhalten im Sinne eines protektiven Mechanismus zu dissoziieren. Die dissoziierten Erlebnisse haben jedoch die Tendenz, in Flashbacks und Alpträumen intensiv wiederzukehren. Dazu vermehrt Dissoziation auch den Rückzug von der Außenwelt. Dissoziation kann vielleicht das Individuum vor schmerzhaften Erlebnissen schützen, aber das emotionale Leben wird dadurch eingeschränkt, und für die Person bleibt nur noch schwache Symbolisierung. Außerdem stört Dissoziation kognitive Prozesse und die Lernfähigkeit und schafft so Lücken im Selbsterleben. Wenn der Kontakt mit der Realität wiederhergestellt wird, werden die Fragmente der visuellen Bilder, der Erinnerungen und Körperempfindungen wieder re-assoziiert (Herman 1992).

Beeinflussung des Gedächtnisses

Extremer Streß kann das Gedächtnis in der Weise beeinflussen, daß Geräusche, Gerüche und Bilder nicht in der normalen Reihenfolge auftreten. Folteropfer haben oft in einer Hinsicht eine zu starke Erinnerung, z.B. werden Bilder zu schnell ins Gedächtnis zurückgerufen, aber gleichzeitig eine zu schwache Erinnerung in einem anderen Sinn, zum Beispiel können die Bilder fragmentiert sein und mit Gefühlen der Irrealität erlebt werden. Die verschwommene Erinnerung an die Vergangenheit kann auch das Gedächtnis an Gegenwärtiges beeinflussen (Allen 1995).

Das Selbst und Beziehungen

Verlust des Gefühls für das eigene Selbst

Hermann (1992) erklärt, daß bei Opfern schwerer Traumata alle Strukturen des Selbst, d. h. das Körperbild, die internalisierten Bilder von anderen und vom eigenen Selbst sowie die Werte und Ideale, die ein Gefühl des inneren Zusammenhalts bieten, systematisch angegriffen und zerstört werden. Ein Opfer wiederholter und lang andauernder Traumata kann sogar das Gefühl für das eigene Selbst verlieren. Traumatische Erlebnisse führen zu inneren Konflikten und zu Konflikten mit anderen Menschen, was das Selbst unsicher macht und die Handlungsfähigkeit einschränkt.

8 Psychologische Untersuchung

Die oben beschriebenen Effekte haben Implikationen für die Untersuchung, oft kann es so zu anfänglichen Barrieren zwischen Arzt und Patient kommen. Traditionelle klinische Methoden, die Folteropfer zu bitten, die traumatischen Erlebnisse in ihren eigenen Worten zu erzählen sind oft ineffektiv (Mollica u. Caspi-Yavin 1992).

Besondere Probleme

Das Opfer berichtet möglicherweise nicht alle Symptome oder erzählt nicht die ganze Geschichte der Folter. Der Arzt kann hier mit einer Menge von Problemen konfrontiert sein, wie dem Effekt des Traumas auf die Erinnerung, möglichen Gedächtnisstörungen durch Kopfverletzungen, Verleugnung und Vermeidung schmerzhafter Erinnerungen, kulturellen Normen über das Berichten schmerzhafter Erlebnisse, Angst, den Arzt mit der Grausamkeit der Folter zu kontaminieren, und Sprachschwierigkeiten. Sprachschwierigkeiten können durch speziell trainierte Dolmetscher überwunden werden, die regelmäßige Mitglieder des medizinischen Teams sein sollten.

Gefahr der Überidentifikation mit dem Opfer

Insbesondere unerfahrene Ärzte können durch starke Emotionen überwältigt werden, wenn sie ein Folteropfer über seine Erlebnisse befragen. Sie können emotionalen Widerstand beim Hören der Schrecken der Folter spüren und können sich davor fürchten, zu schwere emotionale Belastungen oder eine Retraumatisierung beim Patienten auszulösen. Eine andere Gefahr sowohl bei der Untersuchung als auch bei der Behandlung von Folteropfern liegt in einer möglichen Überidentifikation mit dem Opfer und einer Überidealisierung seiner früheren Aktivitäten. Supervision ist für diese Gegenübertragungsreaktionen notwendig.

Anamneseerhebung

Die Anamneseerhebung muß einfühlsam geschehen und dem Opfer die Möglichkeit geben, die Kontrolle über die gegebene Informationsmenge zu behalten, da das Herstellen einer vertrauensvollen Beziehung hohe Priorität hat (Jacobsen u. Smidt-Nielsen 1997). Eine vertrauensvolle Beziehung wird verbessert, wenn die Untersuchung nicht nur Symptome und die Vorgeschichte der Folterung erfaßt, sondern sich auch auf wichtigere andere Erlebnisse im Leben des Opfers, persönliche Werte, die frühere und jetzige Lebenssituation oder die Situation in der Familie erstreckt und praktische Probleme miteinbezieht, welche die Reintegration des Folteropfers in seine ursprüngliche Gesellschaft oder die des aufnehmenden Landes betreffen.

Strukturierte Interviews

Was die exakten Informationen über die Folterung betrifft, ist es empfehlenswert und erleichtert die Kommunikation während der Untersuchung, eine Checkliste traumatischer Erlebnisse einschließlich von Foltermethoden und Arten von Symptomen anzuwenden, statt lange offene Interviews zu diesen Punkten zu führen. Die Anwendung strukturierter Interviews und diagnostischer Instrumente bietet außerdem zusätzliche Vorteile für Nachuntersuchungen und zu Forschungszwecken.

Fragebögen

Üblicherweise verwendete Fragebögen zur Messung von Traumasymptomen sind u. a. die *Allodi Trauma Scale* (Allodi 1985), die *Mississippi Combat-Related PTSD* (Keane et al. 1988), die *Impact of Event Scale* (Zilberg et al. 1982) und das *Harvard Trauma Questionnaire* (Mollica et al. 1991).

9 Behandlung

Verwendete Methoden

Psychodynamische Therapie und Counseling, kognitiv-verhaltensorientierte Therapie sowie individuelle und Gruppentherapie sind für Folteropfer (BaÞoðlu 1992) geeignet. Bislang gibt es noch keine klaren Forschungsergebnisse zu unterschiedlichen Interventionen. Keine der oben erwähnten Methoden hat den Beweis erbracht, besser zu sein als die anderen. Die Behandlungsdauer ist unterschiedlich: Die auf Einsicht basierende Therapie, wie sie am RCT durchgeführt wird, beinhaltet 20–80 Sitzungen, während Verhaltenstherapie 10–20 Sitzungen umfaßt.

Multidisziplinärer Ansatz

Die meisten Rehabilitationszentren für Folteropfer in Ländern, in denen Folter praktiziert wurde oder noch wird, und auch in den Ländern, in denen Folteropfer wieder neu angesiedelt werden, gründen ihre Arbeit auf einen multidisziplinären Ansatz mit einem breiten Spektrum von medizinischen, psychiatrischen, psychologischen, physiotherapeutischen und sozialen Hilfsangeboten. Insgesamt 126 Zentren und Programme bieten derzeit ihre Dienste für Folteropfer in 54 Ländern an (Network Coordination Divsion 1998). Die meisten Zentren werden durch regierungsunabhängige Organisationen geleitet, die ihre Mittel aus verschiedenen Quellen schöpfen.

Finanzierung der Rehabilitationszentren

In den meisten Ländern sind die Zentren abhängig von internationalen Geldern, lokalen Spenden, dem United Nations's Voluntary Fund for Torture Victims und Geldern aus der Europäischen Union oder von den nationalen Regierungen. Die Knappheit der wirtschaftlichen Unterstützung führt oft zu Unterbrechungen im Zufluß finanzieller Mittel und in der Kontinuität der Behandlung. Ein beträchtlicher Teil der Arbeitszeit wird zur Akquisition von finanzieller Unterstützung verwendet. Gegenwärtig wird zunehmend Wert auf gemeindenahe Interventionen gelegt, und darauf, grundlegende Gesundheitssysteme zu entwickeln, um die Bedürfnissen von Folteropfern anzusprechen.

Psychotherapie

In der Psychotherapie überwiegen die supportiven Elemente, besonders während der Anfangsphasen. Das Überleben und die Notwendigkeit der Wiedereingliederung können zu Beginn wichtiger sein als die Foltererlebnisse oder psychiatrische Symptome. Allerdings ist soziale Unterstützung kaum von großer Hilfe für ein Opfer mit posttraumatischer Belastungsstörung, wenn die Person aufgrund psychologischer Störungen nicht in der Lage ist, davon zu profitieren (BaÞoðlu 1992). Der Therapeut muß darauf vorbereitet sein, daß sich große Fluktuationen im psychologischen Funktionieren ergeben, abhängig von der Phase der Exploration des Traumas innerhalb der Therapie oder von Stressoren, die im Leben des Opfers aufgrund des Lebens in einer fremden Kultur, finanzieller Not oder Problemem beim Wohnen und bei der Ausbildung auftreten (Somnier et al. 1992). Das erneute Zusammenfügen und Erzählen traumatischer Erlebnisse wird immer die Abwehrmechanismen schwächen und auch zum Wiedererleben störender und oft aggressiver Gefühle gegenüber dem Therapeuten und Familienangehörigen führen.

Gefahr der Retraumatisierung

Es ist für den Therapeuten unbedingt notwendig, die richtige Balance zu finden zwischen der Verleugnung und der „Verschwörung des Schweigens" in der Umgebung schrecklicher Erlebnisse und verfrühter Druckausübung auf den Patienten, seine Geschichte zu erzählen. Zur Vermeidung von Retraumatisierungen ist es wichtig, daß dem Opfer erlaubt wird, seine Geschichte in ihrem eigenen Tempo zu erzählen. Folteropfer können den Therapeuten sehr häufig als neuen verhörenden Folterer erleben (Tocilj-Šimunkoviæ u. Arcel 1998). Da eine schlechte psychische Funktionsfähigkeit die ganze Lebensqualität des Opfers und seiner Familie beeinträchtigt, schlagen manche Therapeuten vor, daß die Hauptaufgabe der Therapie nicht die völlige Rekonstruktion des Traumas oder völlige Symptomreduktion ist, sondern daß es eher um verbesserte Funktionalität beim Erreichen persönlicher Ziele geht. Das Erreichen begrenzter persönlicher Ziele schafft eine gute Basis für die weitere Rekonstruktion des Traumas.

Kulturelle Probleme

Kulturelle Probleme treten in den Vordergrund, wenn Therapeuten mit Folteropfern arbeiten, die Flüchtlinge sind. Sie stehen psychologischer Therapie oft recht fremd gegenüber und beharren darauf, daß die Hauptaufgabe der Therapie die Behandlung physischer Symptome ist. Diese Art von Patienten benötigt eine sorgfältige Aufklärung über die Natur von Psychotherapie. Bei Männern kann das Ausdrücken von Gefühlen in vielen Kulturen ein soziales Tabu sein, da es als Kontrollverlust oder „feminines" Verhalten verstanden wird.

Kernpunkte der Therapie

Die Kernpunkte in jeder Therapie sind, unabhängig von ihrer theoretischen Orientierung, die folgenden:

- Aufbau eines Arbeitsbündnisses in einer vertrauensvollen Beziehung, um den Glauben an die Menschheit und Bindungsfähigkeit wiederherzustellen,
- Sammeln von Erinnerungen und kognitive Rekonstruktion der traumatischen Erlebnisse unter den geschützten Bedingungen der Therapie,

- Stärkung der individuellen Coping-Mechanismen durch Einbeziehung der gegenwärtigen Lebenssituation und der gegenwärtigen Konflikte in die Therapie,
- Attribuierung eines Sinns zu dem Foltererlebnis und Hilfe für das Opfer, die Opferrolle abzulegen.

Einbeziehung von Familienmitgliedern

In manchen Phasen der Therapie können die Familienmitglieder des Opfers einbezogen werden. Muskuläre Anspannung kann mit Physiotherapie und Psychotherapie behandelt werden und kann allmählich gegen Ende ein Ausmaß erreichen, das mit dem eines gesunden arbeitenden Erwachsenen vergleichbar ist. Während der Physiotherapie wird dem Opfer langsam die Verbindung zwischen seinen Symptomen und den verletzlichen Punkten, auf welche die Folterer die Folterungen ausgerichtet hatten, klargemacht.

Praktische Hilfen

Fast alle Folteropfer, die die Behandlung aufsuchen, d. h. sowohl Flüchtlinge als auch andere, brauchen neben der medizinischen und psychologischen Therapie auch praktische Hilfen. Das Fokussieren auf die gegenwärtige Lebenssituation des Opfers, auf die Familie, die persönlichen Werte, existentielle Dilemmata, die durch mögliche ideologische Desillusionierung oder das Gegenteil und durch die Vor- und Nachteile ihrer Rolle für die politische Situation ihres Landes entstehen, ist genauso wichtig wie die medizinische Untersuchung und Behandlung.

Medikamentöse Behandlung

Bei Major-Depression, Zwangsstörungen, Angst und psychotischen Symptomen hat sich medikamentöse Behandlung als wirksam erwiesen. In einem Reviewartikel kamen Smith et al. (1998) zu dem Schluß, daß tricyclische Antidepressiva und Monoaminooxidasehemmer zu mäßigen Verbesserungen bei den Positivsymptomen der posttraumatischen Belastungsstörung führen.

10 Prävention

„Public-health"-Modell

Innerhalb der medizinischen Anstrengungen zur Ausrottung der Folter war es das „Public-health"-Modell mit seiner Unterscheidung dreier verschiedener Stufen der Prävention, das zuerst entwickelt wurde und weithin Anerkennung fand. Der primäre Fokus zielt auf die Gesellschaft und versucht, die Anwendung von Folter zu verhüten. Um dies zu erreichen, können verschiedene Strategien eingesetzt werden, einschließlich der Identifizierung der an Folterungen Beteiligten, der gesetzlichen Grundlagen und der Maßnahmen, die getroffen werden müssen. Die Sekundärprävention bezieht sich auf Hochrisikogruppen, zum Beispiel medizinisches Personal und Justizbeamte, und kann die Etablierung von Trainingsveranstaltungen für diese Gruppen beinhalten. Die Tertiärprävention zielt darauf, für von Menschenrechtsverletzungen betroffene Menschen und deren Familien auf individueller Ebene Rehabilitationsmöglichkeiten anzubieten (Arcel et al. 1995; Arcel 1994, 1998).

Prävention aus rechtlicher Sicht

Die Vorbeugung von Folter aus rechtlicher Sicht wird als ein imperativer Bestandteil des internationalen Rechts angesehen, und spezifische nationale und internationale Richtlinien sind eingeführt worden, um Folter zu verhüten. Die Betonung liegt hier darauf, daß der Staat verpflichtet ist sicherzustellen, daß die Verhütung von Folter ein integraler Bestandteil in der Ausbildung von zivilem und militärischem Personal im Gesetzesvollzug und von medizinischem Personal wird sowie von anderen, die bei der Überwachung, Behandlung oder beim Verhör von Gefangenen beteiligt sind. Bei den medizinischen Untersuchungen von Opfern durch Ärzte vieler Länder im Rahmen des Programms des International Rehabilitation Council for Torture Victims (IRCT) und des Rehabilitation and Research Centre for Torture Victims (RCT) war es ganz besonders befremdlich, das Ausmaß der Beteiligung von Ärzten und anderen Heilberufsangehörigen bei Folterungen zu erkennen, die bei der Folterung anwesend waren, die Intensität bestimmten und den Zeitpunkt festlegten, wann mit der Folterung weiterzumachen oder aufzuhören war (Vesti et al. 1998).

Beteiligung von Ärzten an Folterungen

Ärzte in Risikopositionen sind v.a. Gefängnisärzte, die oft gebeten werden, den Folterern zu helfen, oder Gerichtsmediziner, die in Versuchung gebracht oder angewiesen werden, falsche Totenscheine auszustellen und das Ausmaß der physischen und psychischen Folgen von Folterungen zu verschleiern. Militärärzte werden unter Druck gesetzt, die schrecklichen Aktivitäten ihrer Kollegen zu verheimlichen (Rasmussen 1990; Eitinger u. Weisaeth 1998; Pross 1988). Internationale berufliche Unterstützungsnetzwerke können helfen, die professionellen ethischen Probleme der gefährdeten Ärzte zu klären und diese Ärzte in ihrer Rolle als Zeugen im Dienste des Gewissens zu unterstützen.

Aus der Perspektive der gesellschaftlichen Entwicklung betrachtet ist Folter und organisierte Gewalt eng mit den politischen, strukturellen und kulturellen Bedingungen in einer Gesellschaft verknüpft. Entsprechend scheinen auch präventive Maßnahmen in Verbindung mit Veränderungen der zugrundeliegenden sozialpolitischen Ursachen und der Schaffung der notwendigen Voraussetzungen für Menschenrechte und Entwicklung auf gesellschaftlicher Ebene zu stehen.

11 Literatur

Allen JG (1995) Coping with trauma: a guide to self-understanding. American Psychiatric Press, Washington DC

Allodi F (1980) The psychiatric effects in children and families of victims of political persecution and torture. Dan Med Bull 27/5:229–232

Allodi F (1985) Physical and psychiatric effects of torture: Canadian study. In: Stover E, Nightingale EO (eds) The breaking of bodies and minds: torture, psychiatric abuses and the health professions. Freeman, New York, pp 66–78

APA (1994) Diagnostic and statistical manual of mental disorders, 4th edn (DSM-IV). APA, Washington DC

Amnesty international (1997) Report 1997. Amnesty international, London

Amnesty international, Danish Medical Group (eds) (1977) Evidence of torture: studies by the amnesty international Danish Medical Group. Amnesty international, London

Arcel LT (ed) (in collaboration with Tocilj-Šimunkoviæ G) (1998) War violence, trauma and the coping process. Armed conflict in Europe and survivor responses. International Rehabilitation Council for Torture Victims (IRCT), Copenhagen

Arcel LT (ed) (1994) War victims, trauma and psycho-social care. Nakladnistvo Lumin, Zagreb

**Arcel LT (ed) (1998) War violence, trauma and the coping process. Armed conflict in Europe and survivor responses. International Rehabilitation Council for Torture Victims (IRCT), Copenhagen

Arcel LT, Folnegoviæ-Šmalc V, Kozariæ-Kovaèiæ D, Marušiæ A (1995) Psycho-social help to war victims: women refugees and their families. International Rehabilitation Council for Torture Victims (IRCT), Copenhagen

Arcel LT, Folnegoviæ-Šmalc V, Tocilj-Šimunkoviæ G, Kozariæ-Kovaèiæ D, Ljubotina D (1998) Ethnic cleansing and post-traumatic coping – war violence, PTSD, Depression, anxiety and coping in Bosnian and Croatian refugees. A transactional approach. In: Arcel LT (ed) War violence, trauma and the coping process. Armed conflict in Europe and survivor responses. International Rehabilitation Council for Torture Victims (IRCT), Copenhagen, pp 45–78

Baker R (1992) Psychosocial consequences for tortured refugees seeking asylum and refugee status in Europe. In: BaÞoðlu M (ed) Torture and its consequences: current treatment approaches. Cambridge Univ Press, Cambridge, pp 83–106

**BaÞoðlu M (ed) (1992) Torture and its consequences. Current treatment approaches. Cambridge Univ Press, Cambridge

BaÞoðlu M (1993) Prevention of torture and care of survivors. An integrated approach. JAMA 270/5:606–611

BaÞoðlu M, Paker M, Paker O et al. (1994a) Psychological effects of torture: a comparison of tortured with non-tortured political activists in Turkey. Am J Psychiatry 151(1):76–81

BaÞoðlu M, Paker M, Özmen E, Tasdemir Ö, Sahin D (1994b) Factors related to long-term traumatic stress responses in survivors of torture in Turkey. JAMA 272/5:357–363

BaÞoðlu M, Mineka S, Paker M, Aker T, Livanou M, Gök S (1997) Psychological preparedness for trauma as a protective factor in survivors of torture. Psychol Med 27:1421–1433

BaÞoðlu M, Jaranson J, Mollica R, Kastrup M (in press) Torture and its consequences. In: Gerrity E, Keane T, Tuma F (eds) Mental health consequences of torture and related violence and trauma. Plenum, New York

Behnia B (1997) Distrust and resettlement of survivors of war and torture. Int J Ment Health 25/4:45–58

Bowlby J (1973) Attachment and loss. 2. Separation. Basic Books, New York

British Medical Association (1992) Medicine betrayed: the participation of doctors in human rights abuse. Zed, London

Cannon WB (1953) Bodily changes in pain, hunger, fear and rage, 2nd edn. Branford, Boston

Cunningham M, Cunningham JD (1997) Patterns of symptomatology and patterns of torture and trauma experiences in resettled refugees. Aust NZ J Psychiatry 31:555–565

Eitinger L, Weisæth L (1998) Torture – history, treatment, and medical complicity. In: Jaranson JM, Popkin MK (eds) Caring for victims of torture. American Psychiatric Press, Washington DC, pp 3–14

Gelinas DJ (1993) Relational patterns in incestuous families, malevolent variations, and specific interventions with the adult survivor. In: Paddison PL (ed) Treatment of adult survivors of incest. American Psychiatric Press, Washington DC, pp 1–34

Genefke I, Vesti P (1998) Diagnosis of governmental torture. In: Jaranson JM, Popkin MK (eds) Caring for victims of torture. American Psychiatric Press, Washington DC, pp 43–59

Gorst-Unsworth C, Goldenberg E (1998) Psychological sequelae of torture and organised violence suffered by refugees from Iraq: trauma-related factors compared with social factors in exile. Br J Psychiatry 172:90–94

Herman JL (1992) Trauma and recovery. Basic Books, New York

Holtan NR (1998) How medical assessment of victims of torture relates to psychiatric care. In: Jaranson JM, Popkin MK (eds) Caring for victims of torture. American Psychiatric Press, Washington DC, pp 107–113

Holtz TH (1998) Refugee trauma versus torture trauma: a retrospective controlled cohort study of Tibetan refugees. J Nerv Ment Dis 186/1:24–34

Jacobsen L, Smidt-Nielsen K (1997) Torture survivor – trauma and rehabilitation. International Rehabilitation Council for Torture Victims (IRCT), Copenhagen

**Jaranson JM, Popkin MK (eds) (1998) Caring for victims of torture. American Psychiatric Press, Washington DC

Jepsen S (1988) The general health of asylum seekers. The Danish experience. In: Miserez D (ed) Refugees – the trauma of exile. The humanitarian role of the Red Cross and Red Crescent. Nihoff, Boston

Juhler M, Smidt-Nielsen K (1995) Identification of torture survivors: a comparative study of medical complaints and findings in torture survivors. In: Caring for survivors of torture. Challenges for the medical and health professions. (Abstracts of papers presented at the VIIth International Symposium, 15–17 November 1995, Cape Town)

Kaplan H, Sadock B, Grebb J (1994) Synopsis of psychiatry, behavioural sciences, clinical psychiatry, 7th edn. Williams & Wilkins, Baltimore

Keane TM, Caddel JM, Taylor KL (1988) Mississippi Scale for combat-related posttraumatic stress disorder: three studies in reliability and validity. J Consult Clin Psychol 56/1:85–90

**Kolk BA van der, Greenberg MS (1987) The psychobiology of the trauma response: hyperarousal, constriction, and addiction to traumatic reexposure. In: Kolk BA van der (ed) Psychological trauma. American Psychiatric Press, Washington, DC

Kordon DR, Edelman LI, Lagos DM et al. (1988) Psychological effects of political repression. Sudamerican/Planeta, Buenos Aires

Lavik NJ, Hauff E, Skrondal A, Solberg O (1996) Mental disorder among refugees and the impact of persecution and exile: some findings from an outpatient population. Br J Psychiatry 169:726–732

Lazarus RS (1991) Emotion and adaptation. Oxford Univ Press, New York

Lazarus RS, Folkman S (1984) Stress, appraisal, and coping. Springer, Berlin Heidelberg New York

Mollica RF, Caspi-Yavin Y (1992) Overview: the assessment and diagnosis of torture events and symptoms. In: BaÞoðlu M (ed) Torture and its consequences: current treatment approaches. Cambridge Univ Press, Cambridge, pp 253–274

Mollica RF, Wyshak G, Lavelle J (1987) The psychosocial impact of war trauma and torture on South East Asian refugees. Am J Psychiatry 144:1567–1572

Mollica RF, Caspi-Yavin Y, Bollini P, Truong T, Tor S, Lavelle J (1991) The Harvard trauma questionnaire: validating a cross-cultural instrument for measuring torture, trauma and posttraumatic stress disorder in Indochinese refugees. J Nerv Ment Dis 180/2:11–16

Montgomery E (1998) Refugee children from the Middle East. Scand J Soc Med Suppl 54:1–154

Network Coordination Division (1998) Rehabilitation of torture victims. Update on centres and programmes worldwide. International Rehabilitation Council for Torture Victims (IRCT), Copenhagen

Nice DS, Garland CF, Hilton SM, Baggett JC, Mitchell RE (1996) Long-term health outcomes and medical effects of torture among US Navy prisoners of war in Vietnam. JAMA 276/5:375–381

Petersen HD, Abildgaard U, Daugaard G, Jess P, Marcussen H, Wallach M (1985) Psychological and physical long-term effects of torture. A follow-up examination of 22 Greek persons exposed to torture 1967–1974. Scand J Soc Med 13:89–93

Priebe S, Esmaili S (1997) Long-term mental sequelae of torture in Iran – who seeks treatment? J Nerv Ment Dis 185/2:74–77

*Pross C (1988) Wiedergutmachung: der Kleinkrieg gegen die Opfer. Athenäum, Frankfurt am Main

Qouta S, el Sarraj E (1997) Prison experiences and coping styles among Palestinian men. Peace and conflict. J Peace Psychol 3/1:19–36

Ramsay R, Gorst-Unsworth C, Turner S (1993) Psychiatric morbidity in survivors of organised state violence including torture. A retrospective series. Br J Psychiatry 162:55–59

Rasmussen OV (1990) Medical aspects of torture: torture types and their relation to symptoms and lesions in 200 victims, followed by a description of the medical profession in relation to torture. Dan Med Bull 37(Suppl 1):1–88

Saporta JA Jr, Kolk BA van der (1992) Psychobiological consequences of severe trauma. In: BaÞoðlu M (ed) Torture and its consequences: current treatment approaches. Cambridge Univ Press, Cambridge, pp 151–181

**Shresta NM, Sharma B, Ommeren M van et al. (1998) Impact of torture on refugees displaced within the developing world. Symptomatology among Bhutanese refugees in Nepal. JAMA 280/5:443–448

Skylv G (1992) The physical sequelae of torture. In: BaÞoðlu M (ed) Torture and its consequences: current treatment approaches. Cambridge Univ Press, Cambridge, pp 38–55

Smith MW, Cartaya OJ, Mendoza R, Lesser IM, Lin K (1998) Conceptual models and psychopharmacological treatment of torture victims. In: Jaranson JM, Popkin MK (eds) Caring for victims of torture. American Psychiatric Press, Washington DC, pp 149–169

Somnier F, Vesti P, Kastrup M, Genefke IK (1992) Psycho-social consequences of torture: current knowledge and evidence. In: BaÞoðlu M (ed) Torture and its consequences: current treatment approaches. Cambridge Univ Press, Cambridge, pp 56–71

Tocilj-Šimunkoviæ G, Arcel LT (1998) Group psychotherapy with victims of torture. In: Arcel LT (ed) War violence, trauma and the coping process. armed conflict in Europe and survivor responses. International Rehabilitation Council for Torture Victims (IRCT), Copenhagen, pp 143–154

Turner SW, McIvor R (1997) Torture. In: Black D, Newman M, Harris-Hendriks J, Mesey G (eds) Psychological trauma. A developmental approach. Bell & Bain, Glasgow, pp 205–215

United Nations General Assembly (1992) The convention against torture and other cruel, inhuman or degrading treatment or punishment. Committee Against Torture. United Nations, New York (fact sheet no. 17)

Vesti P, Kastrup M (1995) Treatment of torture survivors: psychosocial and somatic aspects. In: Freedy JR, Hobfoll SE (eds) Traumatic stress: from theory to practice. Plenum, New York

Vesti P, Helweg-Larsen K, Kastrup M (1998) Preventing the involvement of physicians in torture. In: Jaranson JM, Popkin MK (eds) Caring for victims of torture. American Psychiatric Press, Washington DC, pp 185–199

Zilberg NJ, Weiss DS, Horowitz MJ (1982) Impact of event scale: a cross-validation study and some empirical evidence supporting a conceptual model of stress response syndromes. J Consult Clin Psychol 50:407–414

Kapitel 20

Psychiatrische Probleme im Zusammenhang mit Gewalt und Vergewaltigung

V. Folnegović-Šmalc

Übersetzung: R.F. Tauber

1 Einleitung

Schwerpunkte psychiatrischen Interesses

Das psychiatrische Interesse hat sich lange Zeit vorwiegend auf die Persönlichkeit von Gewalttätern und/oder Vergewaltigern konzentriert und die Diskussion darüber war meist auf forensische Arbeiten oder Lehrbücher beschränkt. Auch bei den Opfern lag das Augenmerk v.a. auf der Opferrolle bei der Gewalttat und somit auf der Beschreibung ihres seelischen Zustandes vor und während der Tat. Erst kürzlich sind die Folgen von Gewalt und Vergewaltigung in das Zentrum der Aufmerksamkeit gerückt (Burgess u. Holstrom 1974). Die Beschreibung der psychischen Folgen für die Opfer und die entsprechenden diagnostischen Kategorien – Reaktionen auf schwere Belastungen (F43) und andauernde Persönlichkeitsänderung nach Extrembelastungen (F62) – wurden von der WHO erstmals in die Internationale Klassifikation psychischer Störungen (ICD-10; WHO 1992) aufgenommen.

Kinder und Jugendliche als Opfer

Besondere Aufmerksamkeit richtete sich in der modernen Psychiatrie auf Kinder und Jugendliche, die Opfer von Gewalt und/oder Vergewaltigungen gewesen waren, da Kinder häufiger als Erwachsene unter schwereren und auch länger andauernden Folgen leiden, die Entwicklung schwerer und andauernder Folgestörungen jedoch bei rechtzeitiger und adäquater Intervention oft erfolgreich verhindert werden kann (Kocijan-Hercigonja et al. 1996).

2 Epidemiologie

Erhöhte Inzidenz von Gewalt im 20. Jh.

Obwohl Gewalt (und auch Vergewaltigung als eine Unterform von Gewalt) seit Anbeginn der geschichtlichen Überlieferung in der Gesellschaft vorkam, scheint sich doch die Inzidenz von Gewalt über die letzten Jahrzehnte hinweg erhöht zu haben. Die modernen Kriege, bei denen Verwüstungen nicht nur an der Front sondern auch hinter den Linien stattfinden, der Genozid, der im 20. Jh. stattgefunden hat (z.B. Juden im Zweiten Weltkrieg, Bosnier und Kroaten im früheren Jugoslawien) und vermehrtes antisoziales Verhalten im Zivilleben dürften alle zu dem gehäuften Auftreten von Gewalt beigetragen haben.

Während des Krieges in Kroatien gab es 650000 Flüchtlinge und Vertriebene; 8646 Zivilisten wurden verwundet, davon 11% Kinder und 25% Frauen. Die Zahl und die Art der traumatischen Ereignisse wurden in einigen Flüchtlingslagern untersucht, und die Ergebnisse zeigen, daß 40% der Zivilisten physisch mißhandelt wurden, 10% waren Zeugen von Ermordungen und 10% wurden vergewaltigt oder Zeugen von Vergewaltigungen (Folnegović-Šmalc u. Folnegović 1998). In modernen Kriegen sind häufig Kinder die Opfer. Allein im Krieg in Kroatien wurden 268 Kinder getötet, 971 verwundet, 900 verloren beide und 5497 einen Elternteil (Kocijan-Hercigonja et al. 1996).

In den Vereinigten Staaten nahm die Gewalt von 1958 bis 1968 deutlich zu: Mord um 52%, Vergewaltigung um 71% und Raub um 143%. Nach den „Uniform Crime Reports" wurden im Jahre 1992 in den Vereinigten Staaten 1932274 Gewaltverbrechen verübt und 109.002 Personen vergewaltigt (Tardiff 1995).

Posttraumatische Belastungsstörung

Die postttraumatische Belastungsstörung wurde erstmals an Vietnam-Veteranen untersucht. Die Prävalenz bei Vietnam-Veteranen lag bis 19 Jahre nach dem Krieg bei 15% (Kulka et al. 1990), mit einem sogar noch höheren Anteil bei verwundeten Veteranen (Helzer et al. 1987).

In Zwillingsuntersuchungen an monozygoten Zwillingen finden sich einige sehr aufschlußreiche Daten: Unter den Zwillingen, die in Vietnam gedient hatten, litten 16,8% an einer posttraumatischen Belastungsstörung, während nur 5% der Zwillinge, die nicht in Vietnam gedient hatten, eine posttraumatische Belastungsstörung entwickelten (Goldberg et al. 1987). Das Risiko von Überlebenden, an einer posttraumatischen Belastungsstörung zu erkranken, steht möglicherweisse in Zusammenhang mit einer entsprechenden Erbanlage für eine posttraumatische Belastungsstörung (Watson et al. 1995). Diese Daten zeigen die Wichtigkeit weiterer Untersuchungen möglicher genetischer Einflußfaktoren auf die psychischen Auswirkungen eines Traumas.

3 Faktoren, welche die Entwicklung seelischer Folgen beeinflussen

Opfer von Gewalttaten erleben schwere Psychotraumata, was zur Ausbildung schwerwiegender psychischer Probleme führen kann. Die Folgen der Gewalt für die Opfer hängen von einer ganzen Anzahl von Faktoren ab (Frank u. Anderson 1987):

- von der Art der Gewalt und der Art der Gewaltausübung,
- von der Dauer und Anzahl der psychisch traumatisierenden Ereignisse,
- von der Person des Täters,
- von der Behandlung des Opfers,
- von der Persönlichkeitsstruktur, dem seelischen Zustand und von Vordiagnosen des Opfers.

Von Bedeutung sind ferner

- vorhergehende traumatische oder andere Erlebnisse,
- Alter, Geschlecht und Ausbildungsniveau des Opfers,
- allgemeine medizinische, soziale und finanzielle Konsequenzen der Gewalt und deren Reversibilität,
- die Zeitdauer seit dem Auftreten der Gewalt,
- die Unterstützung durch Familie und Umgebung und
- die Primärprävention.

Art der Gewalt und der Gewaltausübung

– körperliche Mißhandlungen

Die Art der Gewalt und der Gewaltausübung sind i. allg. Ausdruck der Persönlichkeitsstruktur und des kulturellen und finanziellen Hintergrunds der Täter und spiegeln das Verhältnis zu den Opfern wieder. Körperliche Mißhandlungen kommen am häufigsten unter Bedingungen von Armut und Primitivität vor. Wenn das Opfer eine Frau ist, und manchmal auch bei Männern, kommt es oft zu Vergewaltigungen. Unter besseren Umgebungsbedingungen wird Gewalt häufig auf subtilere Art ausgeübt.

– Vergewaltigung

Vergewaltigung ist eine sehr häufige Form von Gewalt, bei der die Sexualität im Dienste nichtsexueller Bedürfnisse und Wünsche steht und dazu benutzt wird, Macht, Wut und das Beherrschen anderer auszudrücken. Sexualität kann auch das zugrundeliegende Motiv für Vergewaltigungen sein, dies ist aber nur selten der Fall. In diesen Fällen handelt es sich bei den Vergewaltigern meistens um psychisch gestörte Menschen, ihre Opfer sind oft Kinder oder ältere Menschen und oft kommt es zu inzestuösen Sexualhandlungen.

– Massenvergewaltigungen

Vergewaltigung kann öffentlich oder ohne Zeugen stattfinden, und es können einer oder auch mehrere Vergewaltiger beteiligt sein. Sie kann mit anderen Formen psychischer oder physischer Mißhandlungen kombiniert sein oder auch als einzige Form des Mißbrauchs auftreten. Die Traumatisierung kann dabei kollektiv sein oder einzelne betreffen. Massenvergewaltigungen werden häufig in Kriegssituationen benutzt, um dem Feind Angst zu machen und um bestimmte Kriegsziele zu erreichen, z. B. ethnische Säuberungen. Bei öffentlichen Vergewaltigungen gibt es 2 verschiedene Gruppen von Opfern. Direkte oder aktive Opfer sind die, die selbst vergewaltigt wurden, während indirekte oder passive Opfer Zeugen der Vergewaltigung wurden oder ebenfalls von Vergewaltigung bedroht waren. Es gibt einen deutlichen Unterschied zwischen diesen beiden Gruppen aus gynäkologischer Sicht, aber aus psychiatrischer Sicht bestehen häufig keine großen Unterschiede.

– posttraumatische Belastungsstörung und Art der Gewalt

Raphael (1986) fand höhere Raten posttraumatischer Belastungsstörungen sowohl nach kollektiv traumatischen Situationen als auch nach Traumatisierungen von Einzelpersonen. Nach den Ergebnissen einer Studie über den Zusammenhang von posttraumatischer Belastungsstörung und der Art der traumatischen Ereignisse (Folnegović-Šmalc u. Folnegović 1998) entwickelte sich eine posttraumatische Belastungsstörung bei mehr als 80% der Personen, die öffentlich vergewaltigt oder verletzt worden waren oder Zeugen von Ermordungen wurden (Abb. 1).

Dauer und Anzahl traumatischer Ereignisse

Es wird angenommen, daß die Schwere der psychischen Symptome von der Dauer und der Anzahl der Gewalteinwirkung/Vergewaltigung abhängt, wobei die Symptome schwerer ausfallen, wenn die Dauer länger ist. Die Ergebnisse unserer Studie (Folnegović-Šmalc u. Folnegović 1998) zeigen, daß sich eine posttraumatische Belastungsstörung signifikant häufiger bei Personen entwickelt, die 4 oder mehr psychotraumatische Ereignisse durchlitten haben (Abb. 2). Auch ist der Therapieerfolg größer bei Personen, die einer kleineren Anzahl von traumatischen Situationen ausgesetzt waren.

Täter

Eltern, Kinder, andere Familienangehörige, Bekannte, Fremde oder Feinde können alle Täter sein. Bei dem Mißbrauch von Kindern sind die Täter am häufigsten die Eltern und bei dem Mißbrauch von älteren Menschen sind die meisten Täter Kinder oder andere Familienangehörige. Gewalttaten gegenüber Geisteskranken oder Behinderten werden oft von

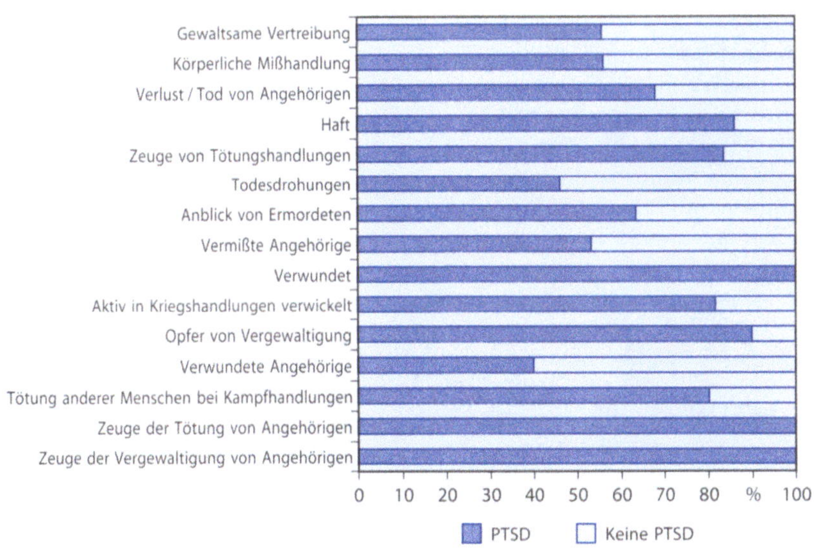

Abb. 1. Inzidenz der posttraumatischen Belastungsstörung (PTSD) bei Flüchtlingen nach verschiedenen traumatisierenden Ereignissen. *Dunkle Balken*, PTSD; *weiße Balken*, keine PTSD

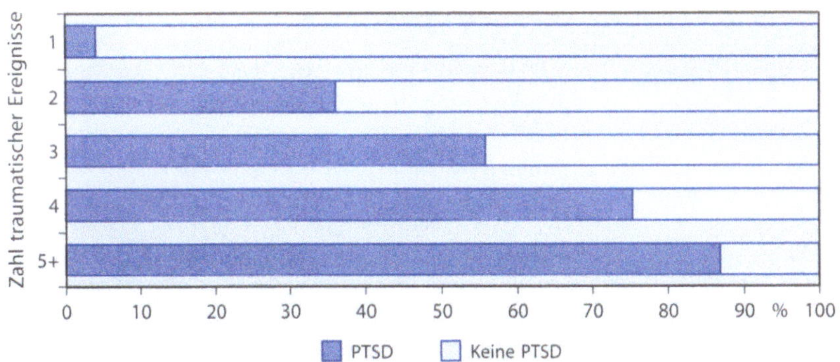

Abb. 2. Anzahl traumatischer Ereignisse bei Flüchtlingen mit und ohne posttraumatischer Belastungsstörung (PTSD)

Krankenhauspersonal verübt. In Kriegssituationen werden Gewalttaten meist durch die feindliche Armee verübt, aber in modernen Kriegen auch häufig durch frühere Nachbarn oder Bekannte, die sich im Krieg auf die Gegenseite geschlagen haben. Die seelischen Leiden sind stärker ausgeprägt und die Anzahl der Symptome ist höher, wenn die Opfer die Gewalttäter oder Vergewaltiger kennen, als wenn es sich um Fremde handelt (Kozarić-Kovačić et al. 1995).

Ungerechte Behandlung des Opfers

Ungerechte und schikanöse Behandlungen des Opfers sind häufige Voraussetzungen für Gewalt innerhalb von Familien, v.a. für körperliche Mißhandlungen. Psychisch Kranke, Alkoholiker und Personen mit Persönlichkeitsstörungen sind hiervon oft betroffen. Im Krieg gibt es allerdings keine derartigen Verhaltensweisen, wenn man von gegensätzlichen Interessen und Einstellungen absieht.

Persönlichkeitsstruktur und psychischer Zustand des Opfers

Bei der Beschreibung der akuten Belastungsreaktion und der posttraumatischen Belastungsstörung (ICD-10) wird eine außergewöhnliche traumatische Situation beschrieben, „die bei fast jedem eine tiefe Verstörung hervorrufen würde" (WHO 1992). Durch die Betonung, daß die Reaktion bei *fast* jedem auftreten würde, weist dieses Zitat darauf hin, daß die Entwicklung einer Streßreaktion oder einer posttraumatischen Belastungsstörung durch die Persönlichkeitsstruktur des Opfers bestimmt wird und daß die individuelle Vulnerabilität und Coping-Fähigkeiten für die Entstehung und den Schweregrad der akuten Streßreaktion eine wichtige Rolle spielen. Coping ist definiert als ständig wechselnde Bemühungen auf kognitiver und Verhaltensebene um spezifischen äußeren und/oder inneren Anforderungen gerecht zu werden, die für die eine Person als schwierig oder die Ressourcen übersteigend angesehen werden (Lazarus u. Folkman 1984). Es ist gut bekannt, daß beispielsweise in Kriegssituationen viele Personen ähnlichen traumatischen Erfahrungen ausgesetzt waren und trotzdem nicht alle eine posttraumatische Belastungsstörung oder andere Arten seelischer Dekompensation entwickelt haben. Weiter wurden bei polytraumatisierten Personen, die Monate unter traumatisierenden Umständen gelebt haben, positive Entwicklungen in der Form von Abwehrmechanismen und Reifung beobachtet (Kozarić-Kovačić et al. 1998).

Frühere traumatische Erlebnisse

Frühere traumatische Erlebnisse spielen eine wichtige Rolle für die Art, wie eine Person auf ein Trauma reagiert (Breslau et al. 1991, 1997). Personen, die in ihrem vorherigen Leben schwere psychische Traumatisierungen erlitten haben, sind stärker vulnerabel, wenn ein erneutes Trauma stattfindet. Das wiederkehrende traumatische Ereignis kann ein Auslösefaktor für die Entwicklung einer schweren psychischen Dekompensation, für eine posttraumatische Belastungsstörung oder sogar für eine psychotische Störung sein. Einer unserer Patienten ist ein gutes Beispiel: 63 Jahre alt, verheiratet und berentet; als Kind während des Zweiten Weltkrieges mußte er fliehen und seine Heimat verlassen; sein Vater wurde getötet und seine Mutter floh in ein anderes Land; er erlitt schwere psychische und physische Traumata; bis zum Jahre 1991 hatte er nie über psychische Beschwerden geklagt oder war je wegen psychischer Störungen behandelt worden. Eines Abends während des Krieges 1991 sah er in den Nachrichten, wie Leute in Vukovar zum Verlassen ihrer Häuser gezwungen wurden. Er wurde akut psychotisch und wurde mit der Diagnose einer gemischten dissoziativen Störung (F44.7) in das Krankenhaus eingewiesen. Nach einigen Tagen klangen die psychotischen Symptome ab, und es entwickelte sich eine posttraumatische Belastungsstörung, deren intrusiver Inhalt durch seine frühen traumatischen Erlebnisse gebildet wurde.

Vorbestehende psychiatrische Störungen

Zusätzlich zu frühen traumatischen Erfahrungen tragen auch vorbestehende psychiatrische Störungen, eine Familienanamnese mit Angststörungen und auch lange Trennungszeiten von der Familie in der frühen Entwicklung zu dem erhöhten Risiko einer psychischen Dekompensation nach traumatischen Ereignissen bei (Breslau et al. 1997). Die häufigsten vorbestehenden psychiatrischen Störungen sind Persönlichkeitsstörungen. Alkoholismus erscheint häufiger als komorbide Störung denn als vorbestehende Störung. Die Komorbidität hängt zum Teil auch von Geschlechtsunterschieden ab, wobei bei der weiblichen Bevölkerung häufiger Depression, bei Männern häufiger Alkoholismus auftritt (45%), gefolgt von Depression (37%), Angst, Persönlichkeitsstörungen, Opiatabhängigkeit und Psychosen (Folnegović-Šmalc u. Folnegović 1998). Unter den Kriegsveteranen mit einer posttraumatischen Belastungsstörung litten 54% an komorbiden Störungen, wohingegen 7% in den 3 Jahren nach der Diagnosestellung der posttraumatischen Belastungsstörung eine andauernde Persönlichkeitsänderung nach der Extrembelastung zeigten.

Alter

Das Alter des Opfers ist ein sehr wichtiger Einflußfaktor für die Art und Intensität der psychischen Dekompensation nach Gewalt und Vergewaltigung. Die am meisten verletzliche Gruppe sind Kinder (Robinson et al. 1994; Shannon et al. 1994), Jugendliche und ältere Menschen (Cheung 1994).

Geschlecht

Die meisten Untersuchungen weisen auf eine höhere Frequenz posttraumatischer Belastungsstörungen in der weiblichen Bevölkerung hin (Breslau et al. 1997; Davidson et al. 1991; Helzer et al. 1987), einige zeigen aber auch gleiche Häufigkeiten für beide Geschlechter (Folnegović-Šmalc u. Folnegović 1998; Kozarić-Kovačić et al. 1998).

Ausbildungsniveau

Ein niedriges sozioökonomisches Niveau scheint positiv mit der Entwicklung psychischer Folgen nach traumatischen Erlebnissen korreliert zu sein (Weisaeth 1996). Andererseits korreliert das Ausbildungsniveau negativ mit der Intensität und der Anzahl der Symptome. Die kognitive und emotionale Persönlichkeitsstruktur spiegelt sich in der Art und Weise wieder, in der eine Person traumatische Ereignisse interpretiert. Das Ausbildungsniveau bestimmt die Abwehrmechanismen und die Coping-Fähigkeiten (Horowitz 1993; Myers et al. 1984) und beeinflußt das kognitive Niveau der Interpretation; dadurch kann es schwere psychische Folgen verzögern oder generell eine protektive Funktion haben.

Allgemeine medizinische, soziale und finanzielle Konsequenzen von Gewalt

Allgemeine medizinische, soziale oder finanzielle Folgen von Gewalt können zu der Entwicklung psychischer Symptome beitragen. Dies läßt sich am Beispiel von Vergewaltigungen im Krieg zeigen: Die Entwicklung von psychischen Symptomen und einer posttraumatischen Belastungsstörung sind bei den Opfern wahrscheinlich. Kommen noch allgemeine medizinische Konsequenzen wie Infektionen oder vaginale Verletzungen hinzu, wird die Wahrscheinlichkeit für das Auftreten einer posttraumatischen Belastungsstörung noch größer. Weiter entwickeln fast 100% derjenigen Frauen eine posttraumatische Belastungsstörung, die nach der Vergewaltigung schwanger wurden und ein Kind bekamen. Sie nehmen das Kind als einen „Fremdkörper in ihrem Bauch" wahr. In dieser Gruppe sind auch suizidales Verhalten, psychotische Symptome und sexuelle Störungen häufig, unter diesen v.a. Orgasmusstörungen, Dyspareunie und Vaginismus (Kozarić-Kovačić et al. 1995).

Zeitdauer nach dem Auftreten von Gewalt

Die Zeitdauer, die nach der Gewalttat verstrichen ist, ist sehr wichtig für die Einschätzung der Intensität des psychischen Traumas durch eine Person. Diese Einschätzung der Schwere des Traumas wurde bei einer Gruppe von Flüchtlingen und Vertriebenen untersucht, die den folgenden traumatischen Einflüssen ausgesetzt worden waren: Exil, Hunger (persönlich oder andere Familienangehörige), Verlust materieller Güter, andauernde Todesangst und körperliche Folter, andauernde körperliche Behinderung durch Folter (persönlich oder andere Familienangehörige) oder Tod eines Familienangehörigen.

Direkt nach der Ankunft im Lager, d. h. innerhalb einiger Tage nach dem traumatischen Ereignis, wurde Hunger als die schwerwiegendste traumatische Erfahrung eingeschätzt. Zwei oder drei Monate später wurde durch dieselbe Gruppe der Tod eines Familienangehörigen als die schwerwiegendste traumatische Erfahrung bewertet (Folnegović-Šmalc u. Folnegović 1998). Diese Ergebnisse zeigen, daß kurz nach dem Auftreten der Gewalt existentielle Probleme und materielle Verluste für die einzelnen Personen am bedeutsamsten sind, daß aber im Laufe der Zeit die irreversiblen emotionalen Konsequenzen als am meisten traumatisch erlebt werden.

Unterstützung durch Familie und Umgebung

Psychosoziale und materielle Unterstützung, Verständnis durch die Familie und Umgebung und die Fähigkeit, autonome Entscheidungen zu treffen, sind für traumatisierte Menschen direkt nach Auftreten des Traumas bedeutsam. Hilfe bei dem Umgang mit Scham und Schuldgefühlen und das Erkennen möglicher suizidaler Absichten sind daher extrem wichtig.

– Hilfe bei Vergewaltigung

Personen, die vergewaltigt wurden, benötigen Hilfe für die Abstimmung medizinischer Untersuchungen, zur Aufklärung über mögliche sexuell übertragbare Krankheiten oder Schwangerschaften und, wenn sie darauf bestehen, auch darüber, wie der Vorfall geheim gehalten werden kann. Personen, die den Vorfall geheim halten möchten, sollten nicht in Gruppentherapie einbezogen werden. Die Familie muß unterrichtet werden, wie sie dem Opfer die beste Unterstützung geben kann und die/der Betroffene sollte so bald wie möglich in die Familie zurückkehren. Eine Ausnahme hiervon ist, wenn ein Ehemann die Vergewaltigung seiner Frau nicht akzeptieren kann. In diesem Fall kann die Rückkehr zur Familie verschoben werden, bis beide zu einer Entscheidung über ihr weiteres gemeinsames Leben gefunden haben.

– psychiatrische Interventionen nach Vergewaltigung

Es ist wichtig, Betreuer und Familienangehörige darauf hinzuweisen, daß sich die Vergewaltigungsopfer im Hinblick auf psychiatrische Symptome oder Diagnosen vor dem Erlebnis der Gewalttat nicht von anderen Personen gleichen Alters und gleicher sozialer Herkunft unterscheiden, daß nach der Vergewaltigung die meisten Opfer eine große Zahl psychiatrischer Symptome aufweisen und daß es deswegen auch möglicherweise sinnvoll für die Betroffenen ist, eine Behandlung zur Verminderung dieser Symptome zu beginnen. Solche Interventionen sollten psychoedukative Informationen über die üblichen Reaktionen nach Vergewaltigung und über die Unwahrheit von Vergewaltigungsmythen enthalten, auf die Bedeutung des Erlebnisses für das Opfer eingehen, Entspannungstraining und andere angstreduzierende Techniken anbieten und bestimmte Entscheidungsfindungen erleichtern. Die letzteren können sich beispielsweise darauf beziehen, ob irgendwelche anderen Personen von dem Vorfall unterrichtet werden sollen, wie der Täter verfolgt werden kann und ob mögliche Änderungen des Wohnorts oder anderer Veränderungen der Lebensumstände des Opfers vorgenommen werden sollten (Frank u. Anderson 1987).

Primärprävention

Bei der Primärprävention psychischer Folgen von Gewalttaten liegt der Schwerpunkt darauf, grundlegende existentielle Sicherheit und Unterstützung durch die Familie und die Umgebung zu bieten und dafür zu sorgen, daß das Opfer nicht weiter traumatisierenden Vorfällen ausgesetzt ist. Auch ist es wichtig, Psychoedukation im Hinblick auf die Erwartungen der traumatisierten Personen anzubieten - über den Verlauf, die Prognose und mögliche Folgen (z. B. Schwangerschaft) - aber auch Psychoedukation für Familienangehörige. Wichtig ist weiter das Anbieten allgemeiner medizinischer Leistungen, Hilfe zum Regulieren des Schlafs und „debriefing". Wenn andere komorbide Störungen auftreten, sind die jeweils entsprechenden geeigneten Therapieformen notwendig.

4 Klinisches Bild

Komplexität psychischer Symptome

Die psychischen Reaktionen auf belastende Ereignisse spiegeln die Komplexität der Psychotraumata wieder. Innerhalb dieses komplexen Modells können verschiedene Formen das klinische Bild beherrschen. Eine Vielzahl von traumatischen Erlebnissen kann somit unterschiedliche psychische Symptome hervorrufen. Die klinische Erfahrung lehrt, daß die Art der Symptome üblicherweise durch die Art des belastenden Ereignisses bestimmt wird, wohingegen für die Intensität der Symptome die prämorbide Persönlichkeitsstruktur, die Schwere und Dauer der traumatisierenden Ereignisse und die Einstellung gegenüber dem Opfer in dessen eigenem Umfeld verantwortlich sind.

Allgemeine Symptome

Die Symptome können die Kriterien einer akuten Belastungsstörung, einer posttraumatischen Belastungsstörung, anderen Reaktionen auf schwere Belastungen und einer unspezifischen schweren Belastungsreaktion erfüllen. Es können sich auch Zustände entwickeln, die in andere Diagnosegruppen als Folgen von schweren Belastungen eingeordnet werden. Hierunter fallen Schlafstörungen, Eßstörungen, Alkoholismus, andere Störungen mit Substanzmißbrauch, Depressionen, Angst und psychotische Zustände. In den aktuellen Klassifikationen wurde bei der Beschreibung der posttraumatischen Belastungsstörung v. a. an Kriegsveteranen oder Gefangene gedacht, so daß die Symptome, die bei Personen nach Vergewaltigungen auftreten, oft als Reaktionen auf schwere Belastung (F49.8) eingeordnet werden müssen, was aus diagnostischer Hinsicht eine ungünstigere Kategorie ist. Dies zeigt, daß eine weitere Subklassifizierung der Kategorie „Reaktionen auf schwere Belastungen" erforderlich ist.

Symptome nach Vergewaltigung

Vergewaltigungsopfer zeigen oft die folgenden Symptome: Veränderungen im Verhaltensmuster, deutlich reduziertes Interesse am Leben oder wichtigen Aktivitäten, verlängerte Schweigeperioden, sozialer Rückzug, Gedächtnisstörungen, Depression, Schuld- und Angstgefühle, das Gefühl emotionaler Taubheit oder Entferntheit, Schlafstörungen oder Appetitverlust. Die Opfer können eine extrem weite Bandbreite von Emotionen erleben. Der Einfluß der Vergewaltigung kann sogar so groß sein, daß Gefühle von Schock und Unglauben ausgedrückt werden. Es gibt dabei verschiedene emotionale Stile: den expressiven Stil, bei dem Gefühle wie Furcht, Wut und Angst durch Verhaltensweisen wie Weinen, Schluchzen, Lächeln, Unruhe und Angespanntheit ausgedrückt werden, und den kontrollierten Stil, bei dem die Gefühle maskiert oder versteckt sind und ruhige, gefaßte oder unterdrückte Affektivität zu beobachten ist. Auch verwirrtes Denken, Schwierigkeiten beim Treffen von Entscheidungen, Unsicherheit und schwache Problemlösefähigkeiten können vorkommen.

Die Opfer fühlen sich manchmal hilflos und beschuldigen sich selbst, das Risiko für einen Suizidversuch oder auch einen durchgeführten Suizid ist hoch. Aggressionen gegenüber anderen Menschen und intrusive Symptome sind selten. Vergewaltigungsopfer können Symptome sexueller Störungen wie Anorgasmie oder mit Sexualität verbundene Schmerzstörungen zeigen, die selten bei anderen psychisch traumatisierten Patienten auftreten. Die Opfer fürchten sich auch oft vor möglichen neuen Sexualkontakten. Häufig treten Dysmenorrhoe und andere Symptome wie bei einer Schwangerschaft auf. Auch psychosomatische Störungen und Beschwerden über Müdigkeitsgefühl, Erschöpfung, Brustschmerzen, Kopfschmerz, Übelkeit und Erbrechen, begleitet von exzessivem Schwitzen, erhöhter Pulsfrequenz, erhöhtem Blutdruck und beschleunigter Atmung sind bei Vergewaltigungsopfern häufiger als bei anderen psychisch traumatisierten Personen.

5 Simulation und Verleugnen

Verleugnung als Abwehrmechanismus bei Vergewaltigung

Wie im DSM-IV betont wird, ist es notwendig, bei der Diagnosestellung einer posttraumatischen Belastungsstörung bei Personen, die Opfer irgendwelcher körperlicher Gewalttaten wurden, vorgetäuschte Beschwerden in Situationen auszuschließen, „in denen finanzielle Entschädigung, versicherungsrechtliche oder forensische Entscheidungen eine Rolle spielen" (APA 1994). Im Gegensatz hierzu gebrauchen Vergewaltigungsopfer aber auch häufig Verneinung und Verleugnung als Abwehrmechanismen. Abhängig vom individuellen und kulturellen Hintergrund kann die betroffene Person sich selbst gegenüber eine negative und zurückweisende Einstellung entwickeln, auch wenn es gar keine schuldhaften Einflüsse von seiten des Opfers gegeben hat. Deswegen werden Vergewaltigungen oft nicht erwähnt, wenn auch andere Formen von Gewalt stattgefunden haben. Den Opfern müssen besondere Hilfsangebote auf psychologischer, sozialer und allgemeiner medizinischer Ebene gemacht werden, um ihnen beim Überwinden dieser Schwierigkeiten zu helfen. Die beteiligten Therapeuten sollten eine aktive Rolle beim Erkennen von Vergewaltigungen spielen, dabei sollten sie maximale Vertraulichkeit zusichern und die Möglichkeit anonymer telefonischer Interventionen und anderer medizinischer Leistungen anbieten.

6 Behandlung

Debriefing und andere Formen kognitiv-verhaltenstherapeutischer und pharmakologischer Therapie werden bei der Behandlung der posttraumatischen Belastungsstörung am häufigsten angewendet (Davidson

1992). Für die Behandlung des psychischen Traumas nach Vergewaltigung ist eine spezifische Behandlung erforderlich. Zusätzlich zu den Standardmethoden bei einer posttraumatischen Belastungsstörung wird eine individuelle Psychotherapie empfohlen. Bei der Pharmakotherapie liegt der Schwerpunkt auf möglicher Suizidalität, Depression und Schlafstörungen.

Spezifische Behandlung nach Vergewaltigung

Ein Opfer von Gewalt und/oder Vergewaltigung sollte immer auch als Individuum gesehen werden, was bedeutet, daß man die komplexen und dynamischen Interaktionen der früheren und derzeitigen Erfahrungen und die Vielzahl biologischer, psychologischer und Umwelteinflüsse berücksichtigen muß. Psychische Folgen bei Gewaltopfern umfassen eine breite Palette von Symptomen und Ausprägungsgraden, während sich die Symptome und Abwehrmechanismen bei Vergewaltigungsopfern eher ähneln. Gewalt und Vergewaltigungen betreffen nicht nur die Opfer selbst, sondern auch deren Familien mit der Möglichkeit, daß sich auch bei den Familienangehörigen schwere psychische Störungen und sogar psychotische Zustandsbilder entwickeln können.

Individualisierte Betrachtungsweise

Es läßt sich zusammenfassend sagen, daß Gewalt und Vergewaltigung schwerwiegende Angelegenheiten und Themen für die Psychiatrie und das öffentliche Gesundheitswesen darstellen, und die Wichtigkeit der Primärprävention und rechtzeitiger psychiatrischer Intervention muß immer unterstrichen werden.

Bedeutung rechtzeitiger psychiatrischer Interventionen

7 Literatur

APA (1994) DSM-IV. APA, Washington, DC

Breslau N, Davis GC, Andreski P, Peterson EL (1991) Traumatic events and posttraumatic stress disorder in an urban population of young adults. Arch Gen Psychiatry 48:216–222

Breslau N, Davis GC, Andreski P, Peterson EL, Schultz LR (1997) Sex differences in posttraumatic stress disorder. Arch Gen Psychiatry 54:1044–1048

Burgess AW, Holmstrom L (1974) Rape trauma syndrome. Am J Psychiatry 131:981–986

Cheung P (1994) Posttraumatic stress disorder among Cambodian refugees in New Zealand. Int J Soc Psychiatry 40/1:17–26

Davidson JRT (1992) Drug therapy of post-traumatic stress disorder. Br J Psychiatry 160:309–314

Davidson JRT, Hughes D, Blazer DG (1991) Post-traumatic stress disorder in the community: an epidemiological study. Psychol Med 21:713–721

Folnegović-Šmalc V, Folnegović Z (1998) Epidemiology of PTSD. Drůs Istra Zagreb 7:z–z

Frank E, Anderson BP (1987) Psychiatric disorders in rape victims: past history and current symptomatology. Comp Psychiatry 28:77–82

Goldberg J, True W, Eisen S et al. (1987) The Vietnam Era Twin (VET) Registry: ascertainment bias. Acta Genet Med Gemellol (Roma) 36:67–78

Helzer JE, Robins LN, McEvoy L (1987) Post-traumatic stress disorder in the general population. N Engl J Med 317:1630–1634

Horowitz MJ (1993) Stress and the mechanisms of defense. In: Wilson JP, Raphael B (eds) Handbook of traumatic stress syndromes. Plenum, New York

Kocijan-Hercigonja D, Rijavec M, Parry Jones W, Remeta D (1996) Psychologic problems of children wounded during the war in Croatia. Nord J Psychiatry 50/6:451–456

Kozarić-Kovačić D, Folnegović-Šmalc V, Skriniarić J, Szajnberg N, Maruši A (1995) Rape, torture and traumatization of Bosnian and Croatian women: psychological sequelae. Am J Orthopsychiatry 65/3:428–433

Kozarić-Kovačić D, Folnegović-Šmalc, Marůsić A (1998) Acute posttraumatic stress disorder in prisoners of war released from detention camps. Druš Istraž Zagreb 3/35:485–497

Kulka RA, Schlenger WE, Fairbank JA et al. (1990) Trauma and the Vietnam war generation. Bruner & Mazel, New York

Lazarus RS, Folkman S (1984) Stress, appraisal and coping. Springer, Berlin Heidelberg New York Tokyo

Myers BM, Templer DI, Brown R (1984) Coping ability of women who become victims of rape. J Consul Clin Psychol 52:73–78

Raphael B (1986) When disaster strikes. Basic, New York

Robinson S, Rappaport B, Sever M, Rappaport J (1994) The present state of people who survived the holocaust as children. Acta Psychiatr Scand 89:242–245

Shannon MP, Lonigan CJ, Finch AJ, Taylor CM (1994) Children exposed to disaster. J Am Acad Child Adolesc Psychiatry 33:80–93

Tardiff K (1995) Adult antisocial behaviour and criminality. In: Kaplan HI, Sadock MD (eds) Comprehensive textbook of psychiatry, vol II, 6th edn. Williams & Wilkins, Baltimore, pp 1622–1631

Watson CG, Anderson PED, Gearhard LP (1995) Posttraumatic stress disorder (PTSD) symptoms in PTSD patient's families of origin. J Nerv Mental Dis 183:633–638

Weisaeth L (1996) PTSD: vulnerability and protective factors. In: Giller EL, Weisaeth L (eds) Clinical psychiatry. Post-traumatic stress disorder. Baillière Tindall, London, pp z–z

WHO (1992) The ICD-10. Classification of mental and behavioural disorders. WHO, Geneva

Kapitel 21

Psychiatrie in Haft, Gefangenschaft und Gefängnis

N. Konrad

1 Institutionelle Rahmenbedingungen von Haft, Gefangenschaft und Gefängnis

Straf- und Untersuchungshaft stellen die häufigsten Formen des Freiheitsentzuges dar; von geringerer Bedeutung sind Abschiebe- und Polizeihaft. Hiervon abzugrenzen ist die Lagerhaft, v.a. in Form der Konzentrationslager und Kriegsgefangenenlager.

Inhaftierungsrate

In den Vollzugsanstalten der BRD wurden am 31.12.1994 60289 Gefangene gezählt. Darunter befanden sich 39291 Strafgefangene (davon 1570 Frauen), 4265 Gefangene in Jugendstrafanstalten sowie 20203 Untersuchungsgefangene. Somit ergibt sich eine Inhaftierungsrate von 73,9 pro 100000 Einwohner. Im internationalen Vergleich gibt es Länder mit niedrigerer, z.B. Schweden (50,6) oder die Niederlande (50,7), aber auch Länder mit höherer Inhaftierungsrate, z.B. England und Wales (89,9) oder die USA (455) (Tomasevski 1992).

Haftbedingungen

Die Unterbringung von Gefangenen variiert in Abhängigkeit von den international sehr unterschiedlichen Bedingungen vor Ort. Einfluß auf die psychische Befindlichkeit können Variablen wie Nahrungsmangel (bis hin zu Demenz bei Niazin- oder Vitamin-B_{12}-Mangel), unzureichende Unterkünfte (z.B. Überbelegung), katastrophale hygienische Verhältnisse oder Mißhandlungen durch das Wachpersonal (etwa beim Ausleben sadistischer Impulse) nehmen. Sie dürften in Ländern keine Rolle spielen, welche die „Standard Minimum Rules for the Treatment of Prisoners" der Vereinten Nationen oder die damit weitgehend übereinstimmenden Richtlinien des Europarates (Council of Europe 1987) beachten.

Eine nicht nur legalprognostisch bedeutsame Frage betrifft das Ausmaß der subkulturellen Einbindung, beispielsweise inwieweit Unterdrükkungsbeziehungen zu Mitgefangenen bestehen und welche Rolle der Gefangene in diesem Lebensraum einnimmt. Psychisch Gestörte sind vermehrt Schikanen (verbale Bedrohungen, Diskriminierungen, körperliche Gewalt) und Ausbeutung durch Mitgefangene ausgesetzt. Sexueller Mißbrauch reicht bis zur Vergewaltigung durch Mitgefangene.

Die im Vergleich zur ärztlichen Versorgung der Allgemeinbevölkerung häufigere Wahrnehmung von Arztkontakten oder -sprechstunden dient im Justizalltag nicht nur der medizinischen Akutversorgung, sondern auch der Aufhebung der Isolation (z.B. Kontaktmöglichkeiten im Wartezimmer/in der Wartezelle) und dem Nachholen früher versäumter oder aufgeschobener Behandlungen (z.B. Zahnsanierung).

Rolle des Psychiaters

Die ärztliche Berufsrolle eines im Justizvollzug tätigen Psychiaters und/ oder Psychotherapeuten impliziert den Konflikt, daß der Arzt einerseits im Auftrag und Interesse seines inhaftierten Patienten handelt und die Erhaltung und Wiederherstellung der Gesundheit nach hippokratischen Gesichtspunkten im Vordergrund steht, andererseits Bediensteter eben jener Behörden ist, welche an seinem Patienten – etwa im Rahmen des Strafanspruchs des Staates – Maßnahmen vollziehen, die möglicherweise gesundheitsschädlich sind (Binswanger 1979). Anders als der im Justizvollzug tätige Chirurg oder Internist, der aus der Freiheit „mitgebrachte" oder während der Inhaftierung auftretende Krankheiten zu behandeln hat, erlebt der Psychiater im Justizvollzug täglich eine große Anzahl von „Haftreaktionen", die überhaupt erst durch die Inhaftierung hervorgerufen sind. Durch psychiatrisch-psychotherapeutische Behandlung erhält er den Inhaftierten gewissermaßen haftfähig und übt eine Beschwichtigungs- und Befriedungsfunktion (Mechler 1981) aus. In ethisch fragwürdige Bereiche gerät der Justizvollzugspsychiater, wenn er psychopharmakologische oder andere ärztliche Maßnahmen ohne primäre ärztliche Indikation durchführt, um einen reibungslosen Ablauf von Strafverfahren und -vollzug zu gewährleisten (Binswanger 1979).

Beratungsmöglichkeit des Psychiaters

Soweit spezielle Belastungen durch die Inhaftierung zu Anpassungsstörungen führen, kann der Psychiater Vorschläge zur Umgestaltung der Haftbedingungen unterbreiten, die nicht nur auf Veränderungen im Einzelfall (z.B. Verlegung in einen geschützten Haftbereich) zielen, sondern auch die Entwicklung von Vollzugsreformen (etwa die Schaffung einer therapeutischen Atmosphäre) fördern. Ein antitherapeutisches Klima der Gewalt und Provokation kann bei anhaltender Belastung (auch) zu psychischen Störungen beim Justizpersonal führen.

Der Umgang mit akut psychisch Erkrankten erfolgt nicht selten unter Bedingungen, die im Vergleich zur psychiatrischen Versorgung im Gesundheitssystem unangemessen erscheinen. So ist bekannt, daß psychisch Kranke, welche (auch) unfähig sind, die Hausordnung zu verstehen oder den Regeln zu folgen (z.B. Weigerung auf Aufforderung, die Zelle zu verlassen, oder Verletzung von Hygienevorschriften wie Duschen in bekleidetem Zustand), disziplinarisch belangt und isoliert werden (Hodgins 1995). Weitere typische Verhaltensauffälligkeiten psychisch gestörter Inhaftierter umfassen Selbstbeschädigungen, Inbrandsetzen der Zelle, Vernachlässigung der persönlichen Hygiene, Zerstörung von Zelleninventar (Adams 1986).

2 Häufigkeit psychischer Störungen in Haft, Gefangenschaft und Gefängnis

2.1 Selektionsprozesse – Diversion

Ein psychisch Gestörter, der einer mit Freiheitsstrafe bedrohten Handlung beschuldigt wird, durchläuft auf seinem Weg in eine freiheitsentziehende Institution Selektionsprozesse, durch die er aus dem System des Justizvollzugs herausdefiniert werden kann (Diversion) und beispielsweise einer psychiatrischen Einrichtung zugeführt wird. Ob die in dem jeweiligen Land gesetzlich vorgegebenen Diversionsmöglichkeiten tatsächlich genutzt werden, kann von der Grundüberzeugung abhängen, wohin ein psychisch gestörter Straftäter primär gehört (Steadman et al. 1995).

Einfluß der Polizei

Weichenstellend im Rahmen des Diversionsprozesses ist zunächst das Verhalten der Polizei, die einen psychisch auffälligen Straftäter – der evtl. leichter als Täter identifiziert wird (Porporino u. Motiuk 1995) – unter Umständen gar nicht erst – etwa via Untersuchungsrichter – in das Justizvollzugssystem einschleust, sondern in einer psychiatrischen Einrichtung vorstellt. Dem Polizeibericht wird für den Verlauf des Ermittlungsverfahrens entscheidende Bedeutung zugeschrieben (Duff 1997).

Wird von der Polizei einer psychischen Auffälligkeit keine besondere Bedeutung zugemessen oder trotzdem die Strafverfolgung fortgesetzt, kann die Staatsanwaltschaft als Strafverfolgungsbehörde in Deutschland das Ermittlungsverfahren einstellen, wenn der Betreffende offensichtlich schuldunfähig ist und die Schwere des begangenen Deliktes keine Allgemeingefährlichkeit nahelegt. International kommt der strafrechtlichen Verantwortlichkeit bzw. Schuldfähigkeit - ebenso wie der Verhandlungsfähigkeit - in den verschiedenen Rechtssystemen eine unterschiedliche Bedeutung zu, insbesondere was die Möglichkeit einer Verurteilung als „guilty but mentally ill" betrifft. Auch in Deutschland wird bei Vorliegen einer Psychose nicht automatisch von Schuldunfähigkeit (s. Kap. 16, Bd. 2) ausgegangen (Konrad 1995).

Alternativen zur Inhaftierung

Von Gewicht ist, ob es Alternativen zu einer freiheitsentziehenden Maßnahme im Justizvollzug gibt: der Mangel an adäquaten Versorgungsinstitutionen, insbesondere stationären Langzeiteinrichtungen, das Fehlen von Unterstützungssystemen in der Gemeinde sowie eng gefaßte Kriterien zivilrechtlicher oder öffentlich-rechtlicher Unterbringung können den Eindruck einer Sicherungslücke vermitteln, für deren Schließung mangels sonstiger sozialer Kontrolle am ehesten der Justizvollzug geeignet erscheint (Edwards et al. 1994). Mitunter wird der Justizvollzug gewissermaßen in der Funktion einer Multiserviceeinrichtung als der beste Behandlungsort für psychisch Erkrankte angesehen (Dell et al. 1993), ohne daß die tatsächlichen Therapiemöglichkeiten vor Ort berücksichtigt werden.

Psychische Erkrankungen können jedoch auch bei länger anhaltender Verwahrung in Untersuchungshaft nicht immer erkannt werden (Teplin 1990). Während das mit der Aufnahme in die Hafteinrichtung betraute Personal meist nur durch massive Verhaltensauffälligkeiten aufmerksam wird, stellt auch die in manchen Ländern obligatorische ärztliche Aufnahmeuntersuchung keinen verläßlichen Filter zur Entdeckung psychischer, insbesondere depressiver Störungen dar.

Unterbringung in einem psychiatrischen Krankenhaus

Im Falle eines schwerwiegenderen Deliktes ist in Deutschland eine vorläufige strafgerichtliche Unterbringung in einem psychiatrischen Krankenhaus gemäß § 126a Strafprozeßordnung (StPO) möglich. Stellt sich im Verlauf der Untersuchungshaft heraus, daß die Voraussetzungen für eine endgültige Unterbringung in einem psychiatrischen Krankenhaus gemäß § 63 Strafgesetzbuch (StGB) vorliegen, ist unter Anwendung von § 126a StPO bereits eine Überführung aus dem Untersuchungshaftvollzug möglich. Sowohl die vorläufige Unterbringung gemäß § 126a StPO als auch die Unterbringung gemäß § 63 StGB wird in der Regel in Einrichtungen des Maßregelvollzugs (s. Kap. 17, Bd. 2) durchgeführt, welche nach richterlicher Anordnung zur Aufnahme verpflichtet sind.

In Ländern, in denen für Behandlungsinstitutionen des Gesundheitssystems keine gesetzlich geregelte Übernahmeverpflichtung besteht, kann ein psychisch Kranker unabhängig von der Schwere der Gestörtheit im Justizvollzug verbleiben. Gründe für die Übernahmeverweigerung sind vorwiegend die Annahme einer die Behandlungsinstitution überfordernden Gefährlichkeit (z.B. unzureichende räumliche Sicherungsbedingungen, fehlende forensisch-psychiatrische Praxiserfahrung des Personals), mangelnde Behandlungseignung (z.B. „schwierige" chronisch-psychotische Patienten) oder mangelnder Behandlungsbedarf. Ärztliche Bemühungen, etwa über eine Begutachtung den Weg in das Gesundheitssystem zu bahnen, können durch die damit einhergehenden Verzögerungen (z.B. Dauer der Gutachtenerstellung, Zweitbegutachtung in strittigen Fällen) sogar die Aufenthaltsdauer in der Untersuchungshaft verlängern (Robertson et al. 1994). Auch die Zeitspanne von der Übernahmezusage bis zur faktischen Verlegung (z.B. bei Bettenmangel) kann die Prävalenz psychischer Störungen im Justizvollzug beeinflussen (Dell et al. 1993).

Psychisch Kranke in Untersuchungshaft

Befindet sich ein psychisch Kranker in Untersuchungshaft, kommt frühen Diversionsprozessen v.a. wegen des vergleichsweise höheren Suizidrisikos besondere Bedeutung zu. Dabei besteht die Möglichkeit, daß neben dem Übersehen einer bislang nicht bekannten psychischen Störung (z.B. Schizophrenie mit im Vordergrund stehender Negativsymptomatik) eine zum Tatzeitpunkt bestehende psychische Störung bei Inhaftierung remittiert ist und erst zu einem späteren Zeitpunkt wieder in Erscheinung tritt.

Einige Länder (z.B. Deutschland oder England) verfügen über gesetzliche Regelungen, welche erlauben, einen Inhaftierten bei Vorliegen einer schweren psychischen Erkrankung als vollzugsuntauglich zu definieren und ihn vom weiteren Vollzug der Untersuchungs- oder Strafhaft zu verschonen. Einige Länder machen von der Möglichkeit Gebrauch, psychisch Kranke in Haft zur (vorübergehenden) Behandlung der Erkrankung in ein öffentliches Krankenhaus zu überführen, wenn der Justizvollzug mit eigenen Mitteln (z.B. in einem justizeigenen Krankenhaus) dazu nicht in der Lage ist.

Psychische Störung und Gefährlichkeit

Sofern in der Vollzugspraxis das Vorliegen einer psychischen Störung mit Gefährlichkeit gleichgesetzt wird, kann sich im Vergleich zu Mitgefangenen die Freilassung auf Kaution (Teplin 1994) oder die Zulassung zu Lockerungsmaßnahmen bis hin zur vorzeitigen Entlassung auf Bewährung verzögern (Porporino u. Motiuk 1995). Auch dieses Phänomen beeinflußt die Prävalenz psychischer Störungen in Haft. Schließlich können Tendenzen, psychisch gestörte Straftäter durch spezielle Weisungen bei Entlassung auf Bewährung zu überwachen, sowie vermehrtes Einschalten von Instanzen sozialer Kontrolle eine erhöhte Widerrufsquote bei Entlassung auf Bewährung bedingen, auch wenn keine erneute strafbare Handlung begangen wurde (Porporino u. Motiuk 1995).

2.2 Prävalenz psychischer Störungen

Mitunter geäußerte Behauptungen über die Zunahme psychischer Störungen bei Inhaftierten (z.B. Jemelka et al. 1989), die etwa mit Folgeerscheinungen von Enthospitalisierungsprogrammen begründet wurden, haben sich in empirischen Untersuchungen nicht bestätigt (z.B. Roesch 1996). Angesichts der bei nicht wenigen Studien zu registrierenden Unklarheit über diagnostische Kriterien, der Verwendung selektiver Stichproben und unstandardisierter Vorgehensweisen beim diagnostischen Prozeß ist Skepsis hinsichtlich mancher Schlußfolgerungen angebracht. Darüber hinaus entstehen Probleme durch die bei Querschnittserhebungen unterschiedliche Dauer bisheriger Inhaftierung, welche zu möglichen Konfusionen der vor der Inhaftierung bestehenden und der während der Inhaftierung aufgetretenen Störungen führt, sowie bei Vergleichen zwischen Punkt- und Lebenszeitprävalenz. Außerdem kann die vielerorts gängige Neigung, psychische Störung mit Gefährlichkeit zu assoziieren, bei Gefangenen Dissimulationstendenzen begünstigen, etwa um die Gewährung von Vollzugslockerungen nicht zu gefährden (Smith 1987).

Methodische Probleme empirischer Untersuchungen

Differierende Prävalenzwerte in verschiedenen Studien werden sowohl durch Besonderheiten der untersuchten Population als auch durch die spezielle Erhebungsmethode bestimmt. Daher sollten länderübergreifende Verallgemeinerungen vermieden und die ermittelten Zahlen primär zur Versorgungsplanung verwandt werden (Roesch et al. 1995).

In die folgende Übersicht (Tabelle 1) wurden nur Studien aufgenommen, die seit 1990 ein größeres (N>100) repräsentatives Sample einer Gefangenenpopulation mit standardisierten diagnostischen Instrumenten untersuchten und eine an internationalen Klassifikationssystemen orientierte Diagnose unter Einschluß der Abhängigkeitssyndrome verwandten. Grenzen liegen v.a. in der bei Untersuchungsgefangenen meist geringeren Kooperationsbereitschaft, der reliablen Erfassung von Persönlichkeitsstörungen mit den benutzten Erhebungsinstrumenten (z.B. *DIS*) und der nicht immer ausreichend geprüften Interraterreliabilität.

Drogen- und Alkoholkonsum

Trotz der auf regionale Besonderheiten und die Verschiedenheit der Untersuchungsmethoden zurückzuführenden Unterschiede ist als Gemeinsamkeit herauszustellen, daß – sieht man von der aus Gründen mangelnder Reliabilität stark schwankenden Häufigkeit der Diagnose einer (vorwiegend antisozialen) Persönlichkeitsstörung ab – Drogen- und Alkoholabhängigkeit zumeist die wichtigste diagnostische Gruppe bilden. Soweit bei den Probanden mehr als eine Diagnose erfaßt wurde, spielt das Abhängigkeitssyndrom als zusätzliche Störung eine bedeutsame Rolle (Anderson et al. 1996; Brooke et al. 1996). Überlappungen wurden v.a. bei den Diagnosen antisoziale Persönlichkeitsstörung, Alkoholismus, Drogenabhängigkeit und Major Depression beschrieben (Abram 1990). Gerade der Gebrauch illegaler Drogen in Verbindung mit Verhaltensauffälligkeiten und fehlender Behandlung kann den Weg in die Haft bahnen (Chiles et al. 1990). Komorbidität erfordert spezielle, von der Therapie „reiner" Störungen abweichende Behandlungsprogramme (Teplin et al. 1996).

Höhere Prävalenz psychischer Störungen bei Untersuchungs- als bei Strafgefangenen

Die Tabelle legt die Annahme einer höheren Prävalenz psychischer Störungen bei Untersuchungsgefangenen als bei Strafgefangenen nahe. Dem entspricht, daß eine Verlegung aufgrund stationärer Behandlungsbedürftigkeit bei 9% der Untersuchungsgefangenen (Brooke et al. 1996) gegen-

Tabelle 1. Untersuchungen zur Prävalenz psychischer Störungen

Autor	Land	Population	N	Erhebungsinstrumente/Klassifikationssystem	Diagnose gestellt	Schizophrenie[b]	Affektive Störung[c]	Persönlichkeitsstörung	Alkoholabhängigkeit	Drogenabhängigkeit
Gunn et al. (1991)	England und Wales	Verurteilte Männer	1769	Clinical interview schedule/ICD-9	38%	1,5%	0,4%	10,0%	11,5%	11,5%
Maden et al. (1994)	England und Wales	Verurteilte Frauen	258	Clinical interview schedule/ICD-9	57%	1,6%	0%	18%	9%	26%
Brooke et al. (1996)	England und Wales	Untersuchungsgefangene	750	Semistrukturiertes Interview, *SADS-L*/ICD-10	62,5%	2%	9,5%	11,2%	38%	
Anderson et al. (1996)	Dänemark	Untersuchungsgefangene	228	*PSE-10, PCL-R, GAS*, semistrukturiertes Interview/ICD-10	64%	7%	10%	17%	44%	
Herrman et al. (1991)	Australien	Verurteilte	189	*SCID*/DSM-III-R	82%	3%	12%	nicht erfaßt	69%	
Bland et al. (1990)	Kanada	Verurteilte Männer (<2 Jahre)	180	*DIS, GHQ*/DSM-III	76,7%	2,2%	21,1%	47,8%	50,6%	24,4%
Hodgins u. Côté (1990)	Kanada	Verurteilte Männer (>2 Jahre)	495	*DIS*/DSM-III	95,3%	5,4%	10,3%	46,6%	37,8%	22,3%
Arboleda-Flórez (1994)	Kanada	Inhaftierte	1200	*SCID, SCID II, PCL*/DSM-III-R	60,7%	1,3%	4,7%	5,3%	46,4%	
Roesch (1996)	Kanada	Untersuchungsgefangene Männer	790	*DIS, BPRS, RDS, DP*/DSM-III-R	93,6%	4,9%	10,1%	64,3%	77,6%	63,7%
Chiles et al. (1990)	USA	Verurteilte Männer (>2 Jahre)	109	*DIS*/DSM-III-R	88%	5%	30%	44%	66%	61%
Teplin (1994)	USA	Inhaftierte Männer (jail[a])	728	*DIS*/DSM-III-R	62,4%	3,0%	3,4%	48,4%	19,1%	15,3%
Teplin et al. (1996)	USA	Untersuchungsgefangene Frauen	1272	*DIS*/DSM-III-R	70,3%	1,8%	13,7%	13,7%	23,9%	52,4%
Jordan et al. (1996)	USA	Verurteilte Frauen (>1 Jahr)	805	*CIDI, DIPD-R, DIB-R*/DSM-III-R	46,3%	nicht erfaßt	10,8%	28,0%	17,1%	30,3%

[a] In „jails" werden in der Regel Untersuchungsgefangene und Kurzstrafer (<1 Jahr) verwahrt. [b] Unter die Diagnosegruppe „Schizophrenie" wurden auch paranoide Psychosen gefaßt. [c] Bei Klassifikation nach ICD-9 wurden affektive Psychosen, bei Klassifikation nach DSM-III(-R) wurden Major-Depression und bipolare Störung in der Spalte „Affektive Störung" notiert.

über 3% der Strafgefangenen (Gunn et al. 1991) in England und Wales als indiziert erachtet wurde.

Soweit Vergleiche mit der Allgemeinbevölkerung vorgenommen wurden, zeigte sich länder- und diagnosenübergreifend eine weitaus höhere Prävalenz psychischer Störungen bei den Gefangenen (Arboleda-Flórez 1994; Bland et al. 1990; Brooke et al. 1996; Hodgins u. Côté 1990). Betrachtet man einzelne Störungen, gilt dies insbesondere für die Abhängigkeitserkrankungen.

Geschlechtsunterschiede

Weibliche weisen gegenüber männlichen Gefangenen höhere Morbiditätsraten auf (Anderson et al. 1996; Maden et al. 1994), die auf ein unterschiedliches Passieren der Filter in den beschriebenen Selektionsprozessen hinweisen. Dies macht einen höheren Behandlungsbedarf im Frauenvollzug angesichts höherer Prävalenz psychischer Störungen nachvollziehbar (Maden et al. 1994). In der Praxis besteht eine größere Bereitschaft weiblicher Gefangener, ein Behandlungsangebot anzunehmen. Dies ist in der Regel auch auf eine bessere therapeutische Atmosphäre in Frauenhaftanstalten zurückzuführen. Zudem erleben Frauen eine geringere Stigmatisierung, wenn sie sich in (psycho-)therapeutische Behandlung begeben. Die Hypothese häufigerer früherer traumatischer Lebenserfahrungen (Jordan et al. 1996) bei inhaftierten Frauen im Vergleich zu Nichtinhaftierten ist bislang nicht empirisch abgesichert.

3 Spezielle Störungsbilder im Justizvollzug

3.1 Abhängigkeitserkrankungen

In der Gegenwart nehmen die Abhängigkeitserkrankungen unter den psychischen Störungen in Haft in den meisten europäischen Ländern und in Amerika den ersten Rang ein (Edwards et al. 1994; Teplin et al. 1996). Dabei läßt sich im Längsschnitt der letzten Jahre ein Wandel des Musters von der Alkoholabhängigkeit hin zur Abhängigkeit vom Opiattyp sowie Mehrfachabhängigkeit beobachten (Anderson et al. 1996), wobei länderspezifische Konsummuster und die Verfügbarkeit der psychotropen Substanzen bedeutsam sind.

Entzugssyndrome

In den ersten Tagen nach Inhaftierung sind bei Abhängigkeitskranken psychische und körperliche Entzugserscheinungen von hoher inter- und intraindividueller Variabilität zu beobachten. Die Schwere von Drogenentzugssyndromen unter Zwangsabstinenz wird oft überschätzt. Ausgeprägte Entzugssyndrome werden in deutschen Justizvollzugsanstalten vielerorts medikamentös („gestützter Entzug", z. B. mit Methadon und/oder Diazepam in ausschleichender Dosierung) behandelt. Protrahierte Entzugssyndrome und insbesondere persistierende depressive Syndrome nach Abklingen körperlicher Entzugserscheinungen können eine längerfristige antidepressive Behandlung (z. B. mit Doxepin) erforderlich machen.

Mitunter versuchen Drogenabhängige nach Inhaftierung, ihre Sucht zu verheimlichen. Neben reduziertem Allgemein- und Ernährungszustand müssen insbesondere frische Einstichstellen und ältere, verhärtete und dunkel gefärbte Venenbezirke (nicht nur im Ellbogenbereich) als „Fixervenen" Aufmerksamkeit erwecken.

Akute Entzugserscheinungen können Suizidtendenzen in der Haft verstärken (Bogue u. Power 1995). Kontraindiziert erscheint die iatrogene Unterhaltung von Suchttendenzen durch überlange Behandlung mit – zunächst aufgrund der psychopathologischen Symptomatik indizierten – psychotropen Substanzen wie Clomethiazol, durch breite Indikationsstellung bei Tranquilizern oder durch eine die Suchtverlagerung fördernde unkritische Ausgabe von Analgetika, ggf. sogar ohne ärztliche Indikationsstellung durch das Pflegepersonal oder gar durch Justizvollzugspersonal.

Therapeutische Möglichkeiten

Inhaftierte mit Abhängigkeitserkrankungen stellen unter dem Gesichtspunkt der therapeutischen Ansprechbarkeit eine besonders schwierige Klientel dar. In Ländern, in denen als Alternative zur Inhaftierung Therapieangebote bestehen, finden sich im Justizvollzug dann v. a. Patienten, die in einer derartigen Maßnahme gescheitert sind, wobei viele Mißerfolge bereits zu Therapiebeginn (z. B. Nichtantreten oder Verlassen der Therapieeinrichtung in den ersten Tagen) auftreten. Gefangene mit einer längeren Freiheitsstrafe, die trotz Therapiewunsches aufgrund der Haftsituation (noch) nicht in eine externe Therapieeinrichtung verlegt werden können, unterliegen darüber hinaus dem therapiefeindlichen Klima des Normalvollzugs, werden in die Subkultur eingebunden und können Suchtmittel mitunter ohne besondere Anstrengung erhalten (Chiles et al. 1990).

Drogenkonsum in der Haft

Unter Haftbedingungen ist i. allg. keine absolute Drogenfreiheit zu gewährleisten. Alkohol kann aus Hefe, Früchten, Brot – ein paar Tage an einem warmen Ort, z. B. der Zentralheizung gelagert – selbst angesetzt werden. Gerade in größere, unübersichtliche Haftbereiche gelangen auf verschiedenen Wegen Rauschmittel, v. a. Cannabis und Heroin, selten Kokain oder andere teurer als Heroin gehandelte Drogen. Der Erwerb von Drogen durch Inhaftierte kann mit einer zunehmenden Verstrikkung in subkulturelle Aktivitäten und Schulden verbunden sein, die mitunter die Haftsituation für den einzelnen Inhaftierten unerträglich werden lassen.

Bei unregelmäßiger Mittelzufuhr ist unter Zwangsabstinenz, etwa durch Verlegung in einen besonders abgeschirmten Bereich, nicht mit dem Auftreten von Entzugserscheinungen zu rechnen. Flash-backs sind im Haftalltag eine Rarität. Bei der Untersuchung von Gefangenen, die vom Justizpersonal als psychisch auffällig definiert werden, ist besondere differentialdiagnostische Vorsicht geboten, da diese nicht selten in das Spektrum der Drogenabhängigkeit eingeordnet werden. Psychotische Störungen, insbesondere das Vorliegen einer Schizophrenie mit „sekundärer" Drogenabhängigkeit, können bei oberflächlicher Untersuchung übersehen werden. Entscheidend sind hier verläßliche, d. h. unter Sicht gewonnene Urinkontrollen, um etwa die Anwendung vorbereiteter, von anderen Gefangenen überlassener Urinproben zu verhindern, welche z. B. an der Heizung warmgehalten wurden.

3.2 Anpassungsstörungen

Birnbaum (1931) konstatiert: „Die Haft ist ihrem ganzen Wesen nach ein unnatürliches Milieu, der Zustand der Inhaftierung einer solcher unnatürlicher Lebensbedingungen". Die in die Kategorie der Anpassungsstörungen einzuordnenden Störungsbilder wären ohne die Inhaftierung als psychosoziale Belastung bzw. als ein einschneidendes Lebensereignis nicht entstanden.

Unterschiedliche Erlebnisformen

In Zusammenhang mit einer Reduktion des Spektrums äußerer Reize und Eindrücke kann einerseits ein Versinken in Gedanken- und Gefühlsleere bis hin zur Apathie oder auf der anderen Seite eine Intensivierung der mit Wahrnehmungen verbundenen Gefühle und Zunahme der Phantasietätigkeit bis hin zu Tagträumereien entstehen (Sieverts 1979). Phantasien können bei Vorliegen einer narzißtischen Persönlichkeit(sstörung) das Ungeschehenmachen des vorausgegangenen Mißerfolgs und die Vorwegnahme künftiger Erfolge bei Straftaten umfassen.

Auch Gefühle tiefer Verlassenheit und innerer Hilfsbedürftigkeit werden interindividuell unterschiedlich bewältigt. Furcht vor Mißhandlungen spielt bei Inhaftierten, die Kinder mißbraucht oder mißhandelt haben, als Informanten des Justizpersonals gelten oder Schulden nicht bezahlen können (nach Drogenerwerb oder Spielschulden), in der Praxis keine geringe Rolle. Regressionstendenzen können sich in progredienter Verwahrlosung und Gewichtszunahme äußern.

Symptome

In der Vielfalt der durch die Haftsituation ausgelösten Erlebnisformen bestehen fließende Übergänge zu der gemäß ICD-10 als Anpassungsstörung zu klassifizierenden Symptomatik, die sich in inter- und intraindividuell stark streuenden Symptomen wie Niedergeschlagenheit, Zellengrübeln, Angst, Ohnmacht, Unruhe, Haß äußert. Modulationen durch die Haftart (Einzel- versus Gemeinschaftshaft) werden postuliert, ohne daß generalisierende Aussagen angesichts der Vielzahl möglicher Variablenausprägungen (wechselnder Isolationsgrad bei Einzelunterbringung, Ausmaß der Rückzugsmöglichkeiten durch Raumgröße, Tagesablauf, Auswahl an Mitgefangenen etc.) wissenschaftlich begründbar sind.

Erklärungsansätze

Ansätze zur Erklärung dieser „Haftreaktionen" betonen die Auslösung nach besonderen Belastungen wie: Verkündung des Haftbefehls, polizeiliche Vernehmungen, Konfrontation mit Aussagen von Mittätern oder Zeugen, Absage von Besuchen, Isolierungen, Haftprüfungstermin, Zustellung der Anklageschrift, Terminierung der Hauptverhandlung, Urteilsverkündung. Zu berücksichtigen sind darüber hinaus allgemeine mit der Inhaftierung verknüpfte Faktoren: soziale Degradierung, Einengung der Bewegungsfreiheit, des Lebensraums, des Aktionsradius, Vereinsamung durch Herausnahme aus den gewohnten Sozialbeziehungen, Veränderung der Kommunikationsmuster, tiefgreifende Umstellung bisheriger Lebensgewohnheiten, deren Auswirkungen individuell nicht sicher abschätzbar sind und damit einhergehend Reduktion des Copingreservoirs. Belastungen können auch aus der Ungewißheit hinsichtlich des Ausmaßes der zu erwartenden Sanktion, der Auseinandersetzung mit dem Tatverhalten sowie der Erfahrung von Unverständnis oder mißachtendem Umgang von seiten des Justizpersonals resultieren.

Reaktionsweisen im Sinne von Anpassungsstörungen gelten weitgehend als persönlichkeitsspezifisch (z. B. Langelüddeke u. Bresser 1976) im Sinne von persönlichkeitsgebundener Bewertung der Inhaftierung, Streßvulnerabilität und Inszenierung streßproduzierender Situationen, z. B. Streit mit Mitgefangenen (Hurley u. Dunne 1991). Demgegenüber ergeben sich Schwierigkeiten, von verschiedenen Seiten beschriebene (z. B. Schleusener 1976), auch vorübergehende, psychische Veränderungen bei Inhaftierten verläßlich zu registrieren, möglicherweise aus der mangelnden Sensitivität bislang verwendeter Instrumentarien (Rasch 1976). Der „Inhaftierungsschock" - ein vorübergehender stuporähnlicher Zustand völliger Resignation - betrifft v. a. jüngere und sehr aktive Menschen; das dritte Jahrzehnt gilt als Lebensphase gesteigerter Haftintoleranz (Birnbaum 1931).

Verlauf

Anpassungsstörungen werden bei Strafgefangenen (1,9%) seltener beobachtet als bei Untersuchungsgefangenen (7,6–18,5%) (Gunn et al. 1991; Hurley u. Dunne 1991; Brooke et al. 1996); im Verlauf längerer Inhaftierung kommt es mit zunehmender Anpassung an das Gefängnisleben, möglicherweise auch durch Übernahme selbstwertstabilisierender Rollen in der Subkultur (Backett 1987), zu einem gewissen Maß an Symptomreduktion. So fiel der Anteil der als schwer gestört beurteilten Untersuchungsgefangenen in einem Schweizer Gefängnis von 57% am 10. Tag nach Aufnahme auf 43% nach 60 Tagen Haft (Harding u. Zimmermann 1989).

Klassifikation der „Haftreaktionen"

Die Klassifikation der „Haftreaktionen" ist uneinheitlich. Langelüddeke und Bresser (1976) unterschieden panische, paranoide, aggressive, querulatorische, depressive, suizidale und simulatorische Haftreaktionen. Zur Erhöhung der Verläßlichkeit psychiatrischer Diagnosestellungen und Aufrechterhaltung des klinischen Bezuges besteht kein Anlaß, in der Terminologie von den internationalen Klassifikationssystemen abzuweichen.

So ist auch der sog. „Haftkoller" (explosionsartiger Erregungszustand mit Zertrümmerung der Zelleneinrichtung und mitunter Tätlichkeiten gegenüber Bediensteten oder Mitgefangenen, früher auch „Zuchthausknall" genannt) als Anpassungsstörung mit vorwiegender Störung des Sozialverhaltens (ICD-10 F43.24) zu klassifizieren. Er wird v. a. nach längerer Einzelhaft in Situationen eines Versagungserlebnisses (z. B. Bewährungswiderruf, Partnertrennung) beobachtet (Mechler 1981).

Wahnhafte Reaktionen, z. B. ausländischer Gefangener in sprachfremder Umgebung, können als vorübergehende akute psychotische Störungen (ICD-10 F23) eingeordnet werden. Differentialdiagnostisch sind hier Störungen durch psychotrope Substanzen (v. a. Delir oder psychotische Störung) sowie Schizophrenien oder wahnhafte Störungen vordringlich zu berücksichtigen.

3.3 „Haftpsychosen"

Während Anpassungsstörungen in der ambulanten psychiatrischen Versorgung (s. Kap. 17, Bd. 2) innerhalb des Justizvollzugs dominieren (Konrad 1997), bilden Psychosen im stationären Bereich den größten Anteil. Bei psychischen Erkrankungen mit psychotischer Symptomatik wird von nicht wenigen deutschen Psychiatern die bis ins letzte Jahrhundert zurückgehende Aufteilung in „echte Psychosen" aufrechterhalten, die überwiegend als Schizophrenien zu fassen sind und deren Symptomatik unter Haftbedingungen – etwa in der Ausgestaltung der Wahnthematik – pathoplastisch gefärbt werden kann, und in „Haftpsychosen" als Reaktion auf die spezifischen Lebensbedingungen (Langelüddeke u. Bresser 1976; Mechler 1981). Dabei werden eine spezifische haftpsychotische Disposition [z. B. als angeborene Begleiterscheinung „psychopathischer Veranlagung" (Birnbaum 1931) oder besondere Haftempfindlichkeit bei Affekt- und Gelegenheitsdelinquenten (Nitsche u. Wilmanns 1911)] sowie zeitbedingte Faktoren im Sinne einer Abhängigkeit von Zeitströmungen (Wilmanns 1924) oder den Bedingungen im Strafvollzug (Knigge 1932) angenommen und fließende Übergänge zu dissoziativen Phänomenen und Simulation beschrieben (Wilmanns 1924; Mechler 1981).

„Echte Psychosen" vs. „Haftpsychosen"

Ganser-Syndrom

In diesem Kontinuum wird das als Rarität zu beobachtende Ganser-Syndrom angesiedelt, das in der typischen Symptomatik mit Vorbeireden mitunter eine qualitativ veränderte Bewußtseinslage vermittelt, jedoch häufiger in Begutachtungssituationen als im Haftalltag auftritt. Dabei soll die Symptomatik während der insgesamt recht kurzen Dauer des auffälligen Zustandes relativ stabil sein. Das Syndrom wird eher bei unterdurchschnittlich intelligenten Personen mit histrionischen Persönlichkeitszügen beobachtet (Bellino 1973).

Haftpsychosen als Zuspitzung von Haftreaktionen

Manche Autoren begreifen Haftpsychosen als Zuspitzungen und Auswucherungen von „Haftreaktionen", von denen sie sich durch Hartnäckigkeit des Fortbestehens und die fortschreitende Ausgestaltung unterschiedlicher Symptome unterscheiden sollen. Typologisch unterscheiden Langelüddeke u. Bresser (1976) zwischen paranoid(-halluzinatorisch)en Bildern auf der Basis eines „Unschuldswahns", einer primären Simulation sowie der extremen Zuspitzung eines konturarmen Persönlichkeitsprofils mit Abstumpfung und Initiativverlust einhergehend. Praktisch bedeutsam sind nicht selten plötzliche Angriffe auf Bedienstete aus scheinbar nichtigem Anlaß, die zur Unterbringung in einem besonders gesicherten Haftraum oder Disziplinarmaßnahmen führen.

Differentialdiagnose

Haftpsychosen sind als (klinische) Störungsentität nicht in internationale Klassifikationssysteme (ICD-10, DSM-IV) eingegangen. Differentialdiagnostische Abgrenzungen zu Erstmanifestationen „echter" Psychosen, insbesondere schizophrener Störungen, für deren Auslösung der Haftsituation unterschiedliche Bedeutung zugeschrieben wird, verweisen auf die für Haftpsychosen typische Enge des paranoischen Feldes, seine Beschränkung auf die unmittelbare Umgebung und das Fehlen einer Wahnprojektion auf Mitgefangene (Nitsche u. Wilmanns 1911). Als entscheidend gilt die Abkürzung bzw. das Sistieren von haftpsychotischen Phänomenen mit Haftunterbrechung oder -beendigung, unbeschadet möglicher „Überbleibsel" in Form „affektfrei gewordener Wahnreste" oder querulatorischer oder hypochondrischer Charakterzüge (Birnbaum 1931).

Schizophrenien

Schizophren erkrankte Inhaftierte können im Vergleich zu anderen Inhaftierten leichter Schwierigkeiten bekommen, Gefängnisregeln zu beachten und eine Arbeit in der Anstalt zu erhalten. Wegen häufigerer aggressiver, auch gewalttätiger Betragensweisen werden sie öfter unter Verschluß genommen (Morgan et al. 1993). Selten bilden Vergiftungsideen den Hintergrund einer Nahrungsverweigerung, welche als Hungerstreik fehlinterpretiert wird. Das Vorliegen schizophrener Erkrankungen wird selbst in Ländern mit vorgeschriebenen ärztlichen Routineuntersuchungen nicht selten übersehen, v.a. wenn eine Negativsymptomatik im Vordergrund steht (Anderson et al. 1996).

Depressive Störungen

Depressive Störungen werden in der anstaltsärztlichen Praxis mitunter verkannt (Herrman et al. 1991). Wenn von unangepaßten Patienten körperliche Beschwerden ohne organisches Korrelat vorgebracht werden, wird in der Justizvollzugspraxis zu häufig die Diagnose einer Simulation oder somatoformen Störung gestellt, ohne dem differentialdiagnostisch in Betracht kommenden Vorliegen einer affektiven Störung die gebotene Aufmerksamkeit zu schenken. Auch hinter scheinbar vollzugsstörendem Verhalten mit Zellenzerstörung kann eine depressive Störung verborgen sein (Maden et al. 1994).

Simulation von psychischer Erkrankung, z.B. durch Vortäuschung psychotischer Symptome, tritt selten auf und kann eine Bewältigungsstrategie darstellen, etwa um bessere Haftbedingungen oder die Verschreibung von Medikamenten zum Eigenverbrauch oder Handel zu erreichen.

3.4 Querulatorische Entwicklungen

Querulatorische Entwicklungen beginnen auch bei Inhaftierten meist als „Vielschreiber"-Aktivitäten, die die zuständigen Mitarbeiter der Justizvollzugsanstalt umfangreich beschäftigen. Diese Aktivitäten können an ungerecht empfundenen Urteilen oder Gerichtsbeschlüssen oder an tatsächlichen oder vermeintlichen Zurücksetzungen oder Benachteiligungen während der Haft anknüpfen.

Bewältigung von Einsamkeit und Leere

Reaktion auf subjektiv erlebte „Sackgasse"

Die Hälfte der zu bearbeitenden Beschwerden in einer Justizvollzugsinstitution geht meist auf einige wenige Gefangene zurück. Für sie stellt dieses Verhalten nicht nur eine Bewältigung der Einsamkeit und Leere im Sinne einer „Selbstbeschäftigungstherapie" dar, sondern resultiert nicht selten aus einer subjektiv erlebten „Sackgasse" im Vollzugsverlauf. Gelingt es, mit den betreffenden Gefangenen rechtzeitig vor einer Verselbständigung eine akzeptable Perspektive und Vollzugsplanung zu erarbeiten, kommt die querulatorische Entwicklung häufig zum Stillstand.

3.5 Suizid und Suizidversuch im Justizvollzug

Unter den Todesursachen im Justizvollzug steht der Suizid vielerorts an erster Stelle (Tomasevski 1992). Die Spannweite publizierter Jahressuizidraten bewegt sich zwischen 43 und 465 bezogen auf eine Durchschnittsbelegung von 100 000 Gefangenen (Liebling 1992). Die Ergebnisse der Suizidforschung in internationalen Studien stimmen in folgenden Punkten überein:

Suizidrate

- Die Suizidrate im Justizvollzug bezogen auf die Durchschnittsbelegung ist gegenüber der Suizidrate der Allgemeinbevölkerung um ein Mehrfaches erhöht (z.B. Cooke u. Michie 1996; DuRand et al. 1995; Frühwald 1996). Als Erklärung hierfür wird angeboten, daß die praktizierte Methode – bei etwa 85% der Suizidenten Erhängen (z.B. Rieger 1971; Thole 1976) – eine geringere Rettungschance bietet als außerhalb des Justizvollzugs häufig praktizierte Suizidversuchsmethoden. Hierbei ist zu bedenken, daß die Justizvollzugspopulation keinen repräsentativen Ausschnitt der Allgemeinbevölkerung darstellt, sondern vielmehr eine Selektion besonders suizidgefährdeter Risikogruppen, v.a. Suchtmittelabhängige (Cooke u. Michie 1996). Differenzierte Vergleichsuntersuchungen, welche diese Selektionsbedingungen berücksichtigen, liegen noch nicht vor.

Suizidgefährdung in Untersuchungshaft

- Es besteht eine größere Suizidgefährdung in der Untersuchungshaft im Vergleich zur Strafhaft, v.a. zu Beginn der Inhaftierung. Der Anteil der im ersten Monat nach Inhaftierung registrierten Suizide an der Gesamtzahl im Justizvollzug wird beispielsweise mit 42% (Thole 1976), 46% (Bogue u. Power 1995) bzw. 73% (DuRand et al. 1995) angegeben. Als Erklärung dient der sog. „Inhaftierungsschock“, d.h. die Inhaftierung als Streßfaktor (Harding u. Zimmermann 1989) bei hoher interindividueller Variabilität. Bei Abhängigkeitskranken werden Entzugssymptome als bedeutsame Stressoren eingestuft (Bogue u. Power 1995). Des weiteren besteht in dieser Zeit das größte Ausmaß an Zukunftsunsicherheit (Backett 1987). Die Untersuchungsgefangenenpopulation ist durch einen höheren „Durchsatz“ bzw. eine höhere Aufnahmerate als die Strafgefangenenpopulation geprägt, außerdem ist bei Untersuchungsgefangenen eine höhere Prävalenz psychischer Störungen anzunehmen (Bogue u. Power 1995).

Suizidgefährdung bei Tötungs- und Sexualdelinquenten

- Eine höhere Suizidgefährdung wird bei Tötungs- und Sexualdelinquenten beschrieben (z.B. Thole 1976; Dooley 1990). Als Erklärung hierfür wird die hohe Straferwartung bei dieser Klientel, das psychodynamische Modell der „Aggressionsumkehr“ (z.B. Bogue u. Power 1995) und die im Verlauf der Verbüßung langer Freiheitsstrafen postulierte Hilf- und Hoffnungslosigkeit angeboten. Inwieweit der in Längsschnittuntersuchungen (z.B. Konrad 1994) bei Langzeitinhaftierten dagegen beobachtete Stabilisierungsprozeß nicht auch ein Zeichen von Haftschädigung sein könnte – durch eine damit einhergehende sinkende Vitalität und hierdurch nachlassende Kompetenzen zur Lebensbewältigung außerhalb der Haftmauern –, bleibt bislang offen.

Risikofaktoren

Als Risikofaktoren suizidalen Verhaltens, deren Erfassung durch halbstandardisierte Untersuchungsinstrumente gesteigert werden könnte (Malone et al. 1995), gelten (z.B. Dooley 1990; Felthous 1994; Hurley 1989; Ivanoff et al. 1996):

- das Vorliegen psychischer Störungen (v.a. Schizophrenie, affektive Störung, Abhängigkeitssyndrom), welche mitunter bereits zu stationär-psychiatrischer Behandlung geführt haben,
- direkte oder indirekte Suizidankündigungen,
- explorierbare konkrete Suizidvorstellungen (Vorbereitung und Durchführung),
- vorbereitende Handlungen (z.B. offenes Hinlegen einer Rasierklinge, „Probierschnitte" am Arm, Sammeln von Tabletten),
- frühere Suizidversuche,
- Verlusterlebnis, z.B. Scheidung,
- beeinträchtigte Fähigkeit im Umgang mit Trauer, Frustrationen, Aggressionen,
- Aggressions- oder Sexualdelikt als Tatvorwurf.

Profil des Suizidenten

Die prädiktive Validität anamnestischer, wie z.B. „Broken-home-Situation" (Rieger 1971), Suizide in der Familie oder Umgebung (Thole 1976) oder haftspezifischer Risikofaktoren, wie z.B. Unterbringung in einem besonders gesicherten Haftraum, Überbelegung, geringe Personalausstattung (Felthous 1994), ist beim aktuellen Forschungsstand noch nicht ausreichend geprüft. Dabei ist zu berücksichtigen, daß das Profil des Suizidenten in Abhängigkeit von der freiheitsentziehenden Institution stark variiert: So sollen in US-amerikanischen Haftanstalten eher junge, nüchterne Personen mit schwererwiegenden Tatvorwürfen, in Polizeigefängnissen eher ältere, intoxikierte mit weniger gravierenden Vergehen betroffen sein (DuRand et al. 1995).

Suizidprophylaxe

Gleichwohl bleibt die Vorhersage eines insgesamt seltenen Verhaltens wie das des Gefängnissuizids v.a. mangels Spezifität der bekannten Risikofaktoren schwierig. Die Konstruktion eines Suizidentenprofils ist auch unter Berücksichtigung regionaler Unterschiede der Gefangenenpopulation für Screeningprozesse nur bedingt hilfreich (Lester u. Danto 1992). Bis zur Überführung in fachpsychiatrische Behandlung wird nach Aufnahme in den Justizvollzug bei vermuteter Suizidgefährdung vielerorts zunächst die Unterbringung in einer Gemeinschaftszelle veranlaßt, welche gleichwohl keine sichere Gewähr vor erfolgreichen Suizidhandlungen bietet (DuRand et al. 1995). Die Suizidprophylaxe hat darüber hinaus das unkontrollierte Ausgeben von Medikamenten an Suizidgefährdete zu berücksichtigen, das die Gefahr der Sammlung und Einnahme einer letalen Dosis birgt.

Suizidversuch

Nicht nur die Suizidrate, sondern auch die Rate an Suizidversuchen, bei denen Pulsaderschnitte am häufigsten beobachtet werden (Liebling 1992), ist in Gefängnissen höher als in der Allgemeinbevölkerung (Ivanoff et al. 1996). In einer Stichprobe kanadischer Gefangener konnten bei 22,8% gegenüber 7,1% einer vergleichbaren Stichprobe der Allgemeinbevölkerung frühere Suizidversuche eruiert werden (Bland et al. 1990). Inhaftierte mit Suizidversuch unterscheiden sich von Vergleichsgruppenprobanden anamnestisch graduell v.a. durch häufigere Erfahrung familiärer Gewalt und sexuellen Mißbrauchs; als gewichtiger gilt die aktuelle Haftsituation, z.B. Schwierigkeiten mit Mitgefangenen, Fehlen einer Arbeit oder anhaltende Schlafstörungen (Liebling 1995). Eine klare und verläßliche Unterscheidung zwischen „ernsthaftem“ und „nicht ernsthaftem“ Suizidversuch läßt sich weder aus der Beobachtung manipulativen Verhaltens oder sorgfältiger Planung und Vorbereitung noch aus der Letalität der praktizierten Methode ableiten (Haycock 1989).

3.6 Selbstbeschädigung

Selbstbeschädigung läßt sich als eine selbstzugefügte, direkte, körperliche Verletzung definieren, welche nicht gezielt lebensbedrohlich ist (Herpertz u. Saß 1994). Bei den selbstbeschädigenden Handlungen in Haft sind v.a. Schnittverletzungen, Intoxikationen sowie Verätzungen zu registrieren. Die Prävalenz von Patienten mit derartigem Verhalten wird mit 6,5% bei männlichen Inhaftierten (Toch 1975), mit 24% bei Inhaftierten mit antisozialer Persönlichkeitsstörung (Virkkunen 1976) angegeben.

Geschlechtsunterschiede

Bei 32% der weiblichen gegenüber 17% der männlichen Strafgefangenen Englands und Wales sind selbstbeschädigende Handlungen anamnestisch zu erheben (Maden et al. 1994); der Unterschied geht jedoch im wesentlichen auf die unterschiedliche Häufigkeit von Tablettenintoxikationen zurück:
Bei weiblichen Strafgefangenen sind selbstbeschädigende Handlungen selten ausschließlich im Rahmen der Inhaftierung zu registrieren; hier weist zumeist die Vorgeschichte selbstbeschädigendes Verhalten außerhalb des Justizvollzugs aus, was die Bedeutung individueller Vulnerabilität bei der Erklärung dieses Phänomens unterstreicht. Während der Inhaftierungszeit liegt bei beiden Geschlechtern eine Prävalenzrate von etwa 5% vor. In einer australischen Stichprobe weiblicher Gefangener (Hurley u. Dunne 1991) fand sich bei 22% der Untersuchten anamnestisch zumindest ein Ereignis der Selbstbeschädigung, bei 11% ausschließlich vor Inhaftierung.

Erklärungsansätze

Selbstbeschädigendes Verhalten ist selten Ausdruck einer Psychose. In einer Studie bei US-amerikanischen Gefangenen wurde von der Hälfte der Selbstbeschädiger eine zweckgerichtete Motivation angegeben (Franklin 1988). Belastende Erlebnisse im Vorfeld der Selbstverletzung beziehen sich häufig auf reale oder angenommene Zurückweisungen, seltener auf Verlusterlebnisse oder Erfahrungen von Versagen und Mißerfolg (Herpertz u. Saß 1994). Bei den häufig mit Selbstbeschädigungen einhergehenden Borderline-Persönlichkeitsstörungen dienen sie einerseits dazu, im Sinne der Selbststimulation bei möglicherweise verändertem Schmerzerleben Zustände von Leere und Langeweile zu überwinden und unangenehme Stimmungen zu durchbrechen, andererseits als Waffe, um Wut gegenüber bedeutsamen anderen auszudrücken (Frühwald 1996). Biologische Erklärungsmodelle betonen den Stellenwert des Opioidsystems, des dopaminergen und/oder des serotonergen Systems als nicht unwesentliche Faktoren innerhalb des komplexen Kausalitätsgefüges zwischen Lebensgeschichte, situativen Belastungen und Persönlichkeitsmerkmalen (Herpertz u. Saß 1994).

Lerntheoretische Hypothesen

Lerntheoretische Hypothesen verweisen auf eine dysfunktionale Form von Problemlöseverhalten (z.B. Erregung von Aufmerksamkeit oder Erhalt von Zuwendung), das sich durch positive und/oder negative Verstärkung einschleifen kann. Selbstbeschädiger, welche zweckgerichtete Motive schildern, weisen anamnestisch häufiger derartiges Verhalten auf als solche mit suizidaler Absicht (Franklin 1988). Psychodynamische Ansätze der Ich-Psychologie arbeiten die autoaggressive, selbstbestrafende Tendenz bei gleichzeitiger entlastender, schützender und Ich-stabilisierender Funktion heraus (zusammenfassend Lester u. Danto 1992).

Motivationen von Selbstbeschädigern

Das motivationale Spektrum von Selbstbeschädigern zeigt eine breite Überlappung mit den Intentionen, die bei Personen herausgearbeitet wurden, welche durch Schlucken von Fremdkörpern wie Rasierklingen, Batterien oder Eßbestecken aufgefallen sind: Das Spektrum reicht von imperativen Phonemen bei Schizophrenen bis zu suizidalen Tendenzen oder zweckgerichtetem Agieren zur Erzwingung einer Ausführung in ein außerhalb der Justizvollzugsanstalt gelegenes Krankenhaus. Multiple Episoden des Fremdkörperschluckens treten nicht selten auf (Karp et al. 1991). Gegenüber einer Kontrollgruppe zeigte sich bei Metallschluckern eine häufigere Prävalenz schizophrener Erkrankungen, Persönlichkeitsstörungen und Abhängigkeitssyndromen (Tacke et al. 1975).

Unter haftpraktischen Aspekten ist der sekundäre Krankheitsgewinn durch nachfolgende diagnostische und therapeutische Maßnahmen bis hin zur zweckgerichteten Veränderung der Haftsituation (ggf. durch Verlegung Entkommen aus den restriktiven Bedingungen des Justizvollzugs bis zur Schaffung einer Fluchtmöglichkeit) zu berücksichtigen.

4 Besondere Haftsituationen

4.1 Isolierhaft

Spezielle Isolierungen als Einzelhaft innerhalb freiheitsentziehender Institutionen sind in den meisten Ländern gesetzlich geregelte Ausnahme, welche beispielsweise im Rahmen besonderer Sicherheitsverfügungen angeordnet werden. Während eine unter experimentellen Bedingungen über 4 Tage vorgenommene Isolierung keine wesentlichen psychopathologischen Veränderungen hervorrief (Walters et al. 1969), scheinen bei deutlich längerer Dauer – unter Annahme eines komplexen Zusammenwirkens von persönlichkeitsbezogenen Variablen (wie z. B. Vorliegen einer Persönlichkeitsstörung, Ausmaß produktiv-psychotischer Symptome bei Schizophrenen) und der Art der Isolation (v. a. Ausmaß der sensorischen Deprivation, Raumgröße) – frei flottierende Ängste, erhöhte Reagibilität gegenüber externen Reizen sowie Wahrnehmungsverzerrungen, Konzentrationsstörungen, Derealisation, Pseudohalluzinationen und Halluzinationen auf verschiedenen Sinnesgebieten aufzutreten (Rasch 1976; Grassian 1983). Darüber hinaus können Erregungszustände und Selbstbeschädigungen beobachtet werden; ein erhöhtes Suizidrisiko wird angenommen (Bernheim 1994).

Psychische Folgen

Auch die Entwicklung eines akuten Verwirrtheitszustandes mit konsekutiver partieller Amnesie sowie eines Verfolgungswahns, oft von angstvoll getönten Halluzinationen begleitet, wurde beobachtet. Die Symptomatik klingt nach Aufhebung der Isolation gewöhnlich innerhalb weniger Stunden ab (Grassian 1983). Dagegen scheint bei Schizophrenen mit akuten Krankheitszeichen auch eine Rückbildung der Produktivsymptomatik vorzukommen (zusammenfassend Grassian u. Friedman 1986).

4.2 Lebenslange Freiheitsstrafe

In jüngster Zeit ließen Initiativen zur Abschaffung der lebenslangen Freiheitsstrafe auch die Debatte um mögliche psychische Folgeschäden langer Freiheitsstrafen wieder aufflammen. Diskutiert wird, daß Gefangene lebensuntüchtig würden, ihren Lebensmut verlören, körperlich und seelisch verfielen, abstumpften und daß die Wahrscheinlichkeit von Haftschäden mit zunehmender Haftdauer wüchse. In den ersten Jahrzehnten dieses Jahrhunderts vermutete man einen Zusammenhang zwischen lebenslanger Freiheitsstrafe und psychischen Erkrankungen im engeren Sinn. Das Modell eines uniformen *phasenhaft* verlaufenden (Haft-)Schädigungsbildes wurde jedoch bald aufgegeben.

Psychische Folgen

Taylor (1961) postulierte ein gemeinsames (psychopathologisches) Syndrom bei Langzeitinhaftierten, das durch Apathie, affektive Verflachung und Initiativverlust charakterisiert sei; entsprechende Kasuistiken wurden vorgestellt. Langzeitinhaftierung wurde mit Monotonie, Verlust an Autonomie und Kontaktverlust zur Außenwelt (Walker 1983) identifiziert. Als weitere psychopathologische Veränderungen wurden frühe Senilität bei Älteren, Persönlichkeitsstörungen, Depressionen, nervöse Erschöpfungszustände und psychosomatische Erkrankungen genannt.

Moderatorvariablen

Als Moderatorvariablen solcher Haftschäden gelten dabei einerseits individuelle Merkmale des Gefangenen selbst wie Persönlichkeitstraits, Alter, Gesundheitszustand, aber auch die Einstellung zur Tat und zur Haftstrafe, andererseits die Ausgestaltung der Haftumgebung, d.h. das Klima der Haftanstalt, die konkreten Haftverhältnisse (Walker 1983) sowie verbleibende Handlungsspielräume und Verhaltensmerkmale der Bediensteten.

Soweit die Problematik möglicher Zusammenhänge zwischen psychischen Störungen und langer Freiheitsstrafe mit „Menschenverstand" und (subjektiver) Erfahrung behandelt wurde, ergeben sich in der Literatur widersprüchliche Standpunkte. In einer Untersuchung zu selbst berichteten Haftschäden Betroffener beschrieben etwa die Hälfte der befragten entlassenen, ursprünglich zu einer lebenslangen Freiheitsstrafe verurteilten Probanden negative Auswirkungen der verbüßten Haftstrafe (Peper u. Kramer 1978).

Ergebnisse empirischer Untersuchungen

– keine Abnahme der intellektuellen Leistungsfähigkeit

Empirische Untersuchungen einer englischen Arbeitsgruppe (Banister et al. 1973; Heskin et al. 1973) konstatierten in einer Querschnittsuntersuchung bei 175 Inhaftierten mit unterschiedlicher Haftdauer keine Abnahme der (intellektuellen) Leistungsfähigkeit; in der persönlichkeitspsychologischen Erhebung fanden sie eine Zunahme der (vorwiegend intropunitiven) Hostilität und der Introversionsneigung und eine Abnahme der Selbstwertschätzung mit steigender Haftdauer. Bei einer Wiederholungsuntersuchung etwa 19 Monate später (Bolton et al. 1976) ergaben sich keine Hinweise auf eine generelle Verschlechterung des psychischen Zustandes, vielmehr wurde eine Zunahme der verbalen Intelligenz, sowie eine Abnahme der Hostilität, verbunden mit einer Zunahme emotionaler Reife, festgestellt. In einer Längsschnittuntersuchung an 23 österreichischen Gefangenen (Lapornik et al. 1996) fanden sich zwar keine signifikanten Veränderungen der intellektuellen Leistungsfähigkeit, jedoch Hinweise auf eine Abnahme von Konzentrations- und Aufmerksamkeitsleistungen im SKT, ohne daß Motivationseffekte berücksichtigt wurden.

Die Ergebnisse der englischen Arbeitsgruppe wurden in ihrem Kern durch eine Berliner Querschnittsuntersuchung (Rasch 1981) bestätigt. Rasch (1981) wies allerdings darauf hin, daß durch die psychologischen Testbefunde der subjektive Eindruck einer Reifung nicht bestätigt werden konnte, da die erhobenen Scores für Ich-Stärke, emotionale Labilität und Unreife für die Gesamtgruppe außerhalb der Norm lagen. Zusammenfassend ging er gleichwohl nicht von bleibenden Schäden als zwingende Folge langer Inhaftierung aus.

In einer systematischen Längsschnittuntersuchung stellte Zamble (1982) nach durchschnittlich 7,1 Jahren fest, daß sich die von ihm untersuchten Langzeitinhaftierten im Verlauf der Inhaftierung zunehmend mit Arbeit oder anderen strukturierten Tätigkeiten beschäftigten und ihre Kontaktfrequenz nach „draußen" weitgehend beibehalten hatten. Die – testdiagnostisch erfaßte – emotionale Gestörtheit nahm ebenso wie streßbedingte medizinische Probleme und die Zahl disziplinarischer Maßnahmen bei der Gesamtgruppe ab. Hieraus wurde auf eine geringe Wahrscheinlichkeit schädigender Haftfolgen geschlossen. Zamble (1982) vermutet, daß der Wechsel der Lebensumgebung zu Beginn der Haftzeit beträchtliche psychische Beschwerden verursache, die Konstanz der Gefängnisatmosphäre dann jedoch zu einer langsamen und graduellen Besserung führe.

Auch in einer neueren empirischen Untersuchung mit einem Beobachtungsintervall von durchschnittlich 9,5 Jahren ist eine im Durchschnitt eher zunehmende psychische Stabilisierung festzustellen (Konrad 1994), was qualitative Befunde (die Entwicklung der psychiatrischen Diagnosen und körperlicher Erkrankungen) und testpsychologische Daten (z. B. Befunde im *FPI* und *16-PF*) im Längsschnitt betrifft. Diese ist jedoch nicht von vornherein gleichzusetzen mit ausbleibenden Schäden einer langdauernden Haftsituation, sondern deutet zunächst lediglich auf eine mit den Jahren zunehmende Fähigkeit der Betroffenen, sich an die Haftbedingungen psychisch anzupassen bzw. die Realität der Haftumwelt zu internalisieren.

– zunehmende psychische Anpassungsfähigkeit

Die empirischen Befunde lassen sich auch dahingehend interpretieren, daß der innere Widerstand der Inhaftierten gegen die Haftsituation stetig sinkt und sich entsprechende (psychische und körperliche) Streßindikatoren reduzieren. So wurde beobachtet, daß sich die testpsychologisch erhobene reaktive Aggressivität – im Normbereich liegend ein Indikator für eine intakte Durchsetzungskraft und -fähigkeit – mit zunehmender Haftzeit signifikant vom Normbereich wegbewegte in Richtung auf eine vermehrte Nachgiebigkeit der Betroffenen, was auch als Anzei-

– Reduzierung von Streßindikatoren

chen von Resignation aufgefaßt werden kann. Eine solche Interpretation weist Bezüge zur Vermutung von Wirkungsparallelen mit Langzeithospitalisierungen auf, bei denen mit zunehmender Dauer einer Vollversorgung innerhalb „totaler" Institutionen die Lebenstüchtigkeit, also die Fähigkeit zur adäquaten Lebensbewältigung der Betroffenen außerhalb der Einrichtung, immer mehr nachläßt. Solchermaßen verstandene Haftschäden lassen sich indes mit Indikatoren, die ausschließlich während der Inhaftierung erhoben werden, nicht abschließend beurteilen.

5 Literatur

Abram KM (1990) The problem of co-occurring disorders among jail detainees. Law Hum Behav 14:333–345

Adams K (1986) The disciplinary experiences of mentally disordered inmates. Crim Just Behav 13:297–316

Anderson HS, Sestoft D, Lillebaek T, Gabrielsen G, Kramp P (1996) Prevalence of ICD-10 psychiatric morbidity in random samples of prisoners on remand. Int J Law Psychiatry 19:61–74

Arboleda-Flórez J (1994) An epidemiological study of mental illness in a remanded population and the relationship between mental condition and criminality. Doctoral dissertation, University of Calgary

Backett SA (1987) Suicide in Scottish Prisons. Br J Psychiatry 151:218–221

Banister PA, Smith FV, Heskin KJ, Bolton N (1973) Psychological correlates of long-term imprisonment. I. Cognitive variables. Br J Criminol 13:312–322

Bellino TT (1973) The Ganser syndrome: a contemporary forensic problem. Int J Offend Ther Comp Criminol 17:136–137

Bernheim JC (1994) Suicides and prison conditions. In: Liebling A, Ward T (eds) Deaths in custody: international perspectives. Bourne Press, Bournemouth, pp 91–108

Binswanger R (1979) Probleme der Gefängnispsychiatrie. Nervenarzt 50:360–365

Birnbaum K (1931) Kriminalpsychopathologie und Psychobiologische Verbrecherkunde. Springer, Berlin

Bland RC, Newman SC, Dyck RJ, Orn H (1990) Prevalence of psychiatric disorders and suicide attempts in a prison population. Can J Psychiatry 35:407–413

Bogue J, Power K (1995) Suicide in Scottish prisons, 1976–93. J Forensic Psychiatry 6:527–540

Bolton N, Smith FV, Heskin KJ, Banister PA (1976) Psychological correlates of long-term imprisonment. IV. A longitudinal analysis. Br J Criminol 16:38–47

Brooke D, Taylor C, Gunn J, Maden A (1996) Point prevalence of mental disorder in unconvicted male prisoners in England and Wales. BMJ 313:1524–1527

Chiles JA, Cleve EV, Jemelka RP, Trupin EW (1990) Substance abuse and psychiatric disorders in prison inmates. Hosp Community Psychiatry 41:1132–1134

Cooke DJ, Michie C (1996) Suicide in Scottish prisons: a methodological note. Leg Crim Psychol 1:287–293

Council of Europe (1987) European prison rules. Council of Europe, Publications Section, Strasbourg

Dell S, Robertson G, James K, Grounds A (1993) Remands and psychiatric assessments in Holloway Prison. I: The psychotic population. Br J Psychiatry 163:634–640

Dooley E (1990) Prison suicide in England and Wales, 1972–87. Br J Psychiatry 156:40–45

Duff P (1997) Diversion from prosecution into psychiatric care. Who controls the gates? Br J Criminol 37:15–34

DuRand CJ, Burtka GJ, Federman EJ, Haycox JA, Smith JW (1995) A quarter century of suicide in a major urban jail: implications for community psychiatry. Am J Psychiatry 152:1077–1080

Edwards AC, Morgan DW, Faulkner LR (1994) Prison inmates with a history of inpatient psychiatric treatment. Hosp Community Psychiatry 45:172–174

Felthous AR (1994) Preventing jailhouse suicides. Bull Am Acad Psychiatry Law 22:477–488

Franklin RK (1988) Deliberate self-harm. Crim Just Behav 15:210–218

Frühwald S (1996) Kriminalität und Suizidalität. ZfStrVo 45:218–224

Grassian S (1983) Psychopathological effects of solitary confinement. Am J Psychiatry 140:1450–1454

Grassian S, Friedman N (1986) Effects of sensory deprivation in psychiatric seclusion and solitary confinement. Int J Law Psychiatry 8:49–65

Gunn J, Maden A, Swinton M (1991) Treatment needs of prisoners with psychiatric disorders. BMJ 303:338–341

Haycock J (1989) Manipulation and suicide attempts in jails and prisons. Psychiatr Q 60:85–98

Harding T, Zimmermann E (1989) Psychiatric symptoms, cognitive stress and vulnerability factors. A study in a remand prison. Br J Psychiatry 155:36–43

Herpertz S, Saß H (1994) Offene Selbstbeschädigung. Nervenarzt 65:296–306

Herrman H, McGorry P, Mills J, Singh B (1991) Hidden severe psychiatric morbidity in sentenced prisoners: an Australian study. Am J Psychiatry 148:236–239

Heskin KJ, Smith FV, Banister PA, Bolton N (1973) Psychological correlates of long-term imprisonment. II. Personality variables. Br J Criminol 13:323–330

Hodgins S (1995) Assessing mental disorder in the criminal justice system: feasibility versus clinical accuracy. Int J Law Psychiatry 18:15–28

Hodgins S, Côté G (1990) Prevalence of mental disorders among penitentiary inmates in Quebec. Can Ment Health 38:1–4

Hurley W (1989) Suicides by prisoners. Med J Aust 151:188–190

Hurley W, Dunne MP (1991) Psychological distress and psychiatric morbidity in women prisoners. Aust New Zeal J Psychiatry 25:461–470

Ivanoff A, Jang SJ, Smyth NJ (1996) Clinical risk factors associated with parasuicide in prison. Int J Offend Ther Comp Criminol 40:135–146

Jemelka R, Trupin E, Chiles JA (1989) The mentally ill in prisons: a review. Hosp Community Psychiatry 40:481–491

Jordan BK, Schlenger WE, Fairbank, Caddell JM (1996) Prevalence of psychiatric disorders among incarcerated women. II. Convicted felons entering prison. Arch Gen Psychiatry 53:513–519

Karp JG, Whitman L, Convit A (1991) Intentional ingestion of foreign objects by male prison inmates. Hosp Community Psychiatry 42:533–535

Knigge F (1932) Über psychische Störungen bei Strafgefangenen. Arch Psychiatr Nervenkr 96:127–148

Konrad N (1994) Psychische Störung und lange Freiheitsstrafe. In: Jung H, Müller-Dietz H (Hrsg) Langer Freiheitsentzug – wie lange noch? Plädoyer für eine antizyklische Kriminalpolitik. Forum, Bonn, S 125–141

Konrad N (1995) Der sogenannte Schulenstreit – Beurteilungsmodelle in der Forensischen Psychiatrie. Psychiatrie Verlag, Bonn

Konrad N (1997) Psychiatrie im Justizvollzug. Recht Psychiatr 15:51–59

Langelüddeke A, Bresser PH (1976) Gerichtliche Psychiatrie. de Gruyter, Berlin New York

Lapornik R, Lehofer M, Moser M et al. (1996) Long-term imprisonment leads to cognitive impairment. Forensic Sci Int 82:121–127
Lester D, Danto BL (1992) Suicide behind bars. The Charles Press, Philadelphia
Liebling A (1992) Suicides in prisons. Routledge, London
Liebling A (1995) Vulnerability and prison suicide. Br J Criminol 35:173–187
Maden A, Swinton M, Gunn J (1994) Psychiatric disorder in women serving a prison sentence. Br J Psychiatry 164:44–54
Malone KM, Szanto K, Corbitt EM, Mann JJ (1995) Clinical assessment versus research methods in the assessment of suicidal behavior. Am J Psychiatry 152:1601–1607
Mechler A (1981) Psychiatrie des Strafvollzugs. Fischer, Stuttgart New York
Morgan DW, Edwards AC, Faulkner LR (1993) The adaptation to prison by individuals with schizophrenia. Bull Am Acad Psychiatry Law 21:427–433
Nitsche P, Wilmanns K (1911) Die Geschichte der Haftpsychosen. Z Ges Neurol Psychiatr 3:353–382, 497–524
Peper B, Kramer H (1978) Problemschwerpunkte bei der Wiedereingliederung von begnadigten Lebenslänglichen. Bewährungshilfe 25:1–13
Porporino FJ, Motiuk LL (1995) The prison careers of mentally disordered offenders. Int J Law Psychiatry 18:29–44
Rasch W (1976) Die Gestaltung der Haftbedingungen für politisch motivierte Täter in der Bundesrepublik Deutschland. Monatsschr Kriminol Strafrechtsreform 59:61–69
Rasch W (1981) The effects of indeterminate detention. Int J Law Psychiatry 4:417–431
Rieger W (1971) Suicide attempts in a federal prison. Arch Gen Psychiatry 24:532–535
Robertson G, Dell S, James K, Grounds A (1994) Psychotic men remanded in custody to Brixton prison. Br Med J 164:55–61
Roesch R, Ogloff JRP, Eaves D (1995) Mental health research in the criminal justice system: the need for common approaches and international perspectives. Int J Law Psychiatry 18:1–14
Roesch R (1996) Mental health interventions in pretrial jails. In: Davies G, Lloyd-Bostock S, McMurran M, Wilson C (eds) Psychology, law and criminal justice. de Gruyter, Berlin New York, pp 520–531
Schleusener J (1976) Psychische Veränderungen als Reaktion auf die Haftsituation. Z Strafvollzug Straffälligenhilfe 25:19–23
Sieverts R (1979) Haftpsychologie. In: Sieverts R, Schneider HJ (Hrsg) Handwörterbuch der Kriminologie, Erg-Bd. de Gruyter, Berlin New York, S 445–455
Smith CE (1987) Prison psychiatry and professional responsibility. J Forensic Sci 32:717–724
Steadman HJ, Morris SM, Dennis DL (1995) The diversion of mentally ill persons from jails to community-based services: a profile of programs. Am J Public Health 85:1630–1635
Tacke B, Hanisch A, Knaack M, Rode I (1975) Untersuchung psychiatrischer und psychologischer Faktoren, welche für Selbstbeschädigungen (das sog. Metallschlucken) von Häftlingen in Strafanstalten bestimmend sind. Westdeutscher Verlag, Opladen
Taylor AJW (1961) Social isolation and imprisonment. Psychiatry 24:373–376
Teplin LA (1990) Detecting disorder: the treatment of mental illness among jail detainees. J Consult Clin Psychol 58:233–236
Teplin LA (1994) Psychiatric and substance abuse disorders among male urban jail detainees. Am J Public Health 84:290–293
Teplin LA, Abram KM, McClelland GM (1996) Prevalence of psychiatric disorders among incarcerated women. I. Pretrial jail detainees. Arch Gen Psychiatry 53:505–512
Thole E (1976) Suicid im Gefängnis. Z Strafvollzug Straffälligenhilfe 25:110–114
Toch H (1975) Men in crisis. Aldine, Chicago
Tomasevski K (1992) Prison health. International standards and national practices in Europe. Helsinki Institute for Crime Prevention and Control, affiliated with the United Nations, Helsinki
Virkkunen M (1976) Self-mutilation in antisocial personality (disorder). Acta Psychiatr Scand 54:347–352
Walker N (1983) Side-effects of incarceration. Br J Criminol 23:61–71
Walters RH, Callagan JE, Newman AF (1969) Effect of solitary confinement on prisoners. Am J Psychiatry 119:771–773
Wilmanns K (1924) Die Abhängigkeit der Haftpsychosen vom Zeitgeist. Monatsschr Kriminol Strafrechtsreform 15:308–333
Zamble E (1982) Behavior and adaptation in long-term prison inmates. Crim Just Behav 19:409–425

Besondere Lebensbedingungen

Kapitel 22
Psychiatrie der Obdachlosigkeit

M. M. Fichter

1 Einleitung

Kontextabhängige Bezeichnungen für Obdachlose

Obdachlosigkeit ist kontextabhängig; sie verändert sich über die Zeit und ist unterschiedlich in verschiedenen Kulturbereichen. Die Vielfalt der über die Zeit für diesen Gegenstand der Betrachtung verwendeten Begriffe zeigt dies an: In früheren Jahrhunderten sprach man von Vagierern, Kammesierern und Hippenbuben; im Zusammenhang mit der Industrialisierung im 19. Jh. sprach man von verarmten Korrigenden und steckte sie in Arbeitshäuser; Anfang dieses Jahrhunderts sprach man von Landstreichern und Vagabunden (Wilmanns 1906), dann in psychiatrischen Kreisen von unsteten Psychopathen (Schneider 1934), in der Zeit des Dritten Reiches von „arbeitsscheuen Nichtseßhaften" und nach dem Zweiten Weltkrieg von Wohnungslosen oder Obdachlosen bzw. den „homeless mentally ill". In diesen Begriffen spiegelt sich teils eine Veränderung des Personenkreises, teils aber auch eine Veränderung der Konzepte über diesen Personenkreis wider.

Historische Betrachtung

Internationale Beachtung fand Anfang dieses Jahrhunderts die deutsche psychiatrische Obdachlosenforschung mit den Arbeiten von Karl Wilmanns – insbesondere seiner Monographie *Zur Psychopathologie des Landstreiches*, erschienen 1906. In Kraepelinscher Tradition stehend war es Wilmanns' Verdienst, wissenschaftlich aufzuzeigen, daß ein beträchtlicher Teil der seinerzeit in Arbeitshäusern und Haftanstalten gemaßregelten „Vagabunden" und „Landstreicher" eine Dementia praecox aufwiesen. Folgerichtig forderte er daher eine humane Unterbringung und psychiatrische Behandlung von geisteskranken „Landstreichern", prophylaktische Fürsorgeerziehung von gefährdeten Kindern und Jugendlichen sowie Bekämpfung von Arbeitslosigkeit und Alkoholismus. Das Psychopathiekonzept Kurt Schneiders wurde auch auf die Obdachlosenforschung übertragen.

Begriff des unsteten Psychopathen

In der Zeit des Dritten Reichs wurden Wanderer mit „pathologischen Minderwertigkeiten" beginnend mit der Bettlerrazia im September 1933 in Arbeitshäuser und Konzentrationslager überführt und mehrere Tausende kamen in Konzentrationslagern um. Die später von Betroffenen gestellten Wiedergutmachungsanträge wurden abgelehnt, da das Bundesentschädigungsgesetz (BEG § 1) Wiedergutmachung nur für Unrecht aus rassischen, politischen oder religiösen Verfolgungsmotiven vorsah.

Arbeitslosigkeit und Deinstitutionalisierung

Im Zusammenhang mit steigenden Arbeitslosenraten seit den 70er Jahren, mit der Verteuerung des Wohnraumes und mit der Politik der „Deinstitutionalisierung" (die eine erhebliche Reduzierung psychiatrischer Betten mit sich brachte) verschärfte sich die Obdachlosenproblematik in den meisten westlichen Industrieländern. Mit entsprechender Latenz kam es auch zu einer gewissen Intensivierung der Forschungstätigkeit insbesondere in angloamerikanischen Ländern.

Kommunalpolitische Maßnahmen

Sowohl in Nordamerika als auch in Nordeuropa wurden in den 80er und 90er Jahren kommunalpolitische Maßnahmen eingeleitet, die die Betroffenen durch Zurverfügungstellung von Wohnraum in Heimen und Pensionen von der Straße holten. Diese Maßnahmen waren insgesamt effektiv, doch besteht derzeit ein erheblicher Mangel hinsichtlich der psychiatrischen und sonstigen medizinischen Versorgung dieser Personengruppe der vormals Obdachlosen. In den USA kam es in den 80er Jahren auch zu gesetzgeberischen Maßnahmen (McKinney-Homeless-Assistance-Act). Weitere Angaben zur historischen Entwicklung der Obdachlosigkeit finden sich bei Greifenhagen u. Fichter (1996).

2 Epidemiologie

Methodische Probleme der Festlegung der Grundgesamtheit

In den letzten 20 Jahren wurden anfangs in Nordamerika, später auch in Deutschland eine Reihe von methodisch stichhaltigen, zum Teil auch repräsentativen Untersuchungen über die Prävalenz von psychischen Erkrankungen bei Obdachlosen durchgeführt. Geklärt werden mußte dazu die Definition der Grundgesamtheit und die Erfassung einer für die Grundgesamtheit repräsentativen Stichprobe. Dazu waren spezielle methodische Vorgehensweisen erforderlich, wie sie erfolgreich z.B. von Koegel et al. (1988) in Los Angeles und Fichter et al. (1996) in München verwendet wurden. Die Entwicklung einer operationalen psychiatrischen Diagnostik (DSM-III, DSM-III-R, DSM-IV, ICD-10) und die Entwicklung standardisierter bzw. strukturierter Interviews zur reliablen Erfassung psychiatrischer Symptome und zur Diagnosestellung verbesserten darüber hinaus noch die Genauigkeit psychiatrisch-epidemiologischer Studien bei Obdachlosen.

Häufigkeit psychischer Erkrankungen

Inzwischen ist für Obdachlosenpopulationen der 80er und 90er Jahre die Querschnitts- und „Lifetime"-Prävalenz psychischer Erkrankungen einschließlich Alkohol- und Drogenmißbrauch/-abhängigkeit gut dokumentiert (Jones et al. 1990; Fichter et al. 1996). Als Resümee aus mehreren amerikanischen Untersuchungen ergibt sich eine Lebenszeitprävalenz für schwere psychische Erkrankungen (Schizophrenie oder typische affektive Erkrankungen) von 15–30% und für Alkohol- und Drogenmißbrauch bzw. -abhängigkeit von 60–70% (Fischer et al. 1986; Koegel et al. 1988; Robertson et al. 1992).

Geringe psychiatrische Inanspruchnahme bei hoher Morbidität

Ein vielfach dokumentiertes Ergebnis epidemiologischer Untersuchungen über psychische Erkrankungen bei Obdachlosen war, daß die Inanspruchnahme psychiatrischer und anderer medizinischer Dienste im Vergleich zur Gesamtbevölkerung sehr gering war. Diese medizinische Unterversorgung erscheint in noch krasserem Licht, wenn man bedenkt, daß die Prävalenzraten psychischer Erkrankungen bei Obdachlosen sehr viel höher als bei repräsentativen Bevölkerungsstichproben liegen. Aus Ergebnissen der UCLA Homeless Health Study – einem Teil des Projektes „Course of Homelessness" der amerikanischen RAND-Corporation – konnte aufgezeigt werden, daß aus der Sicht der Obdachlosen andere, für den Alltag und existentiell wichtige Dinge Vorrang vor Gesundheitsfragen hatten: Die Lösung täglich wiederkehrender Fragen zu Unterkunft, Nahrung und Kleidung waren für Obdachlose so wesentlich, daß für die Pflege der Gesundheit kaum Raum blieb (Gelberg et al. 1997).

Eine Übersicht über Forschungsaktivitäten zu Obdachlosigkeit und psychischen Erkrankungen in der Bundesrepublik Deutschland gaben Rössler et al. (1994) sowie Greifenhagen u. Fichter (1996). Ergebnisse der ersten epidemiologisch fundierten Arbeit anhand einer repräsentativen Stichprobe für obdachlose Männer in München berichteten Fichter et al. (1996, 1997). In einem ersten Schritt dieses „Ersten Münchner Obdachlosenprojektes" zur Häufigkeit psychischer Erkrankungen wurden 456 Obdachlose in einem „Vorsampling" zur Populationsfestlegung im Juni und Dezember 1988 kurz befragt. In einem zweiten Schritt erfolgte die endgültige Stichprobenauswahl von 172 obdachlosen Männern, von denen 146 (85%) mit Hilfe eines standardisierten psychiatrischen Interviews auf der Basis der DSM-III-Kriterien untersucht werden konnten (*Diagnostic Interview Schedule; DIS*). Diese Befragung erfolgte 1989/90.

Ergebnisse des „Ersten Münchner Obdachlosenprojektes"

– Beginn und Dauer der Obdachlosigkeit

Die obdachlosen Männer waren im Durchschnitt 43 Jahre alt (Range: 26–60 Jahre). Ein hoher Anteil dieser Männer war entweder niemals verheiratet (55%) oder geschieden (38%). Der Bildungsstand war unterdurchschnittlich (13% ohne Schulabschluß). Im Durchschnitt verloren diese Männer im Alter von 33,7 Jahren (Standardabweichung 10,4 Jahre) zum ersten Mal ihre Wohnung. Die Dauer der Obdachlosigkeit betrug bei Befragung im Durchschnitt 9 Jahre (Standardabweichung 8,1 Jahre). Wiederholte Obdachlosigkeit war nicht selten, die meisten Obdachlosen hatten keine geregelte Arbeit. 89,7% hatten ein Jahreseinkommen unter 20 000 DM, 67,8% sogar unter 10 000 DM.

– relative Seßhaftigkeit

Die Obdachlosen erwiesen sich als relativ seßhaft. 79% lebten während der 12 Monate vor dem Interview ausschließlich in München, 12,3% in München und einem anderen Ort und der Rest in 3 oder mehr Orten. Der bevorzugte Schlafplatz war in den 4 Wochen vor der Befragung in 70,5% der Fälle im Freien, in 19,9% der Fälle in einem Übernachtungsheim oder in einer Pension, in 18,5% bei Bekannten oder Verwandten und in 14% der Fälle in Rohbauten oder Abrißhäusern (Mehrfachnennungen möglich). Die Wohnsituation dürfte sich seither deutlich in Richtung Wohnheim, Heimen oder Pensionen verschoben haben.

– Gründe für die Obdachlosigkeit

Die Betroffenen selber sahen als Gründe für die Obdachlosigkeit finanzielle Probleme (65,1%), Arbeitslosigkeit bzw. Verlust eines Arbeitsplatzes (49,3%), Scheidung (8,2%) und andere familiäre Probleme (11,0%; Mehrfachnennungen möglich). Von den Betroffenen selbst wurden psychische Probleme von 17,1%, Alkoholprobleme von 37,0%, Drogenprobleme von 2,7% und allgemeine Gesundheitsprobleme von 12,3% als Grund für die Obdachlosigkeit angegeben (Mehrfachnennungen möglich).

– Gefahren und Polizeikontakte

Das Leben auf der Straße hatte seine Gefahren: 40,4% der obdachlosen Männer waren bereits einmal Opfer körperlicher Gewalt, die zu Verletzungen führte, geworden. 33,6% der obdachlosen Männer waren bereits einmal beraubt, 28,8% waren bestohlen worden und 9,6% waren bereits einmal Opfer sexueller Belästigung oder sexuellen Mißbrauchs geworden. Die befragten obdachlosen Männer hatten relativ häufig Kontakte mit der Polizei: 78,1% waren bereits einmal verhaftet worden, meist wegen kleinerer Vergehen wie Schwarzfahren in der U-Bahn oder wegen kleinerer Diebstähle. 18,5% der obdachlosen Männer waren bereits wegen Raub, Körperverletzung oder einem Verbrechen verurteilt worden. An dieser Stelle sei an die Ausführungen Karl Wilmanns' erinnert, der

Tabelle 1. Prävalenzraten („lifetime") psychischer Erkrankungen gemäß DIS/DSM-III-Kriterien bei obdachlosen Männern in München 1989, Angaben in %. (Nach Fichter et al. 1996)

	Obdachlose Männer in München (N=146)	Zum Vergleich: Repräsentative Bevölkerungsstichprobe Los Angeles - ECA Studie (N=3055)[a]
Schizophrenie	12,4	0,5
Affektive Erkrankung	41,8	8,8
Angststörung	22,6	8,9
Kognitive Beeinträchtigung	8,9	-
Alkoholmißbrauch/-abhängigkeit	91,1	23,9
Drogenmißbrauch/-abhängigkeit	17,8	13,9
Irgendeine DIS/DSM-III Achse-I-Diagnose	94,5	-
Keine psychiatrische Diagnose	5,5	-
Nur eine DIS/DSM-III Achse-I-Diagnose	41,1	-
Zwei DIS/DSM-III Achse-I-Diagnosen	29,4	-
Drei DIS/DSM-III Achse-I-Diagnosen	18,5	-
Vier DIS/DSM-III Achse-I-Diagnosen	5,5	-

[a] aus Koegel et al (1988)
- nicht berichtet

schon z. Z. der Jahrhundertwende beschrieb, daß bei psychisch kranken Obdachlosen Haft und Gefängnisstrafen relativ häufig zu beobachten waren und sie erst im weiteren Verlauf in stationäre psychiatrische Behandlung kamen.

Tabelle 1 gibt eine Übersicht über einige wesentliche, im Jahr 1989 in München erhobene Ergebnisse (Fichter et al. 1996). 138 von 146 (94,5%) aller untersuchten obdachlosen Männer hatten eine Achse-I-Diagnose einer psychischen Erkrankung gemäß DIS/DSM-III. Die häufigsten diagnostischen Kategorien waren Substanzmißbrauch, affektive Erkrankungen, Angsterkrankungen und Schizophrenie. Die Prävalenzraten waren um ein Vielfaches höher als bei Referenzpopulationen in der allgemeinen Bevölkerung. Hervorzuheben ist auch eine relativ hohe psychiatrische Multimorbidität. 53,4% wiesen 2 oder mehr psychiatrische Diagnosen auf („lifetime"). Nur 27,6% der obdachlosen Männer waren jemals in einer psychiatrischen Klinik behandelt worden, 11% in einer Rehabilitationsklinik für Alkoholabhängige und 2,8% in einer Rehabilitationsklinik für Drogenabhängige.

„Public Health Obdachlosenprojektes"

In einer auf dem oben berichteten „Ersten Münchner Obdachlosenprojekt" basierenden umfassenden Untersuchung im Rahmen des Bayerischen Public Health Forschungsbereich wurden von der gleichen Arbeitsgruppe 262 wohnungslose Männer hinsichtlich der Prävalenz psychischer (und schwerer körperlicher) Erkrankungen im Querschnitt und im 3-Jahres-Verlauf untersucht. Parallel dazu wurde die Auswirkung der Intervention der Zuteilung eines festen, dauerhaften Heimplatzes auf den weiteren Verlauf von Wohnungslosigkeit und Gesundheit bei einer getrennten Stichprobe untersucht. Die Ergebnisse dieses umfassenden „Public Health Obdachlosenprojektes" bestätigen im wesentlichen die berichteten Ergebnisse des „Ersten Münchner Obdachlosenprojektes" (Fichter u. Quadflieg 1999). Übersichten zur Prävalenz von psychischen Erkrankungen bei Obdachlosen finden sich in Robertson u. Greenblatt (1992), Schutt u. Garrett (1992), Scott (1993), Rössler et al. (1994), Kuhlman (1994) sowie Bhugra (1996).

Psychische Erkrankungen bei obdachlosen Frauen

Zur Frage der Häufigkeit psychischer Erkrankungen bei obdachlosen Frauen ist zu unterscheiden zwischen Frauen, die ein oder mehrere Kinder betreuen (Prävalenz geringer als bei obdachlosen Männern) und alleinstehenden Frauen (Prävalenz hier höher als bei obdachlosen Männern). Je nach Stichprobenzusammensetzung schwanken die in der Literatur berichteten Prävalenzzahlen zu obdachlosen Frauen (Merves 1992; Zima et al. 1996).

3 Mögliche ursächliche Faktoren und Verlauf

Eine Reihe von potentiellen ursächlichen Faktoren für die Entstehung und Perpetuierung von Obdachlosigkeit wurde im Schrifttum genannt und diskutiert. Tabelle 2 gibt eine Gliederung für mögliche Kausalfaktoren nach verschiedenen Betrachtungsebenen.

Tabelle 2. Mögliche Kausale Faktoren für Obdachlosigkeit. (Mod. nach Morse 1992)

Betrachtungsebene bzw. Kausalfaktor	Kann Obdachlosigkeit auslösen oder erhalten (Beispiel)
Kulturelle Ebene	Diskrimination von Minoritäten, Apathie gegenüber Randgruppen
Institutionelle Ebene	Arbeitslosigkeit, unzureichendes Wohnungsangebot, Kürzungen finanzieller Zuschußmittel, Politik der psychiatrischen Deinstitutionalisierung bei fehlendem Aufbau flankierender Einrichtung in der Gemeinde, Mangel an psychiatrischen und sonstigen medizinischen Diensten für Obdachlose
Gemeinde	Einseitige gemeindepolitische Maßnahmen
Organisatorische Ebene	Unzureichende Organisation und Koordination der angebotenen Dienste, schwere Zugänglichkeit, fehlende Bedarfsgerechtigkeit
Gruppe	Unzureichende soziale Unterstützung im Einzelfall
Individuum	Erkrankungen, Behinderungen, persönliche Präferenzen, unzureichende Adaptierung an neue (z. B. berufliche) Anforderungen

Kausalfaktoren für Obdachlosigkeit auf verschiedenen Betrachtungsebenen

Auf der breiten *kulturellen Ebene* kann eine Diskriminierung von Minoritäten und die gesellschaftliche Grundhaltung gegenüber Randgruppen eine Rolle spielen. Auf der *institutionellen Ebene* kann Arbeitslosigkeit, unzureichendes Wohnungsangebot, psychiatrische Deinstitutionalisierung bei fehlendem Aufbau flankierender Einrichtungen in der Gemeinde und unzureichende psychiatrische und sonstige medizinische Dienste für Obdachlose eine Rolle spielen. Die angebotenen Dienste können untereinander schlecht integriert, nicht bedarfsgerecht oder schwer zugänglich sein (*organisatorische Ebene*). Unzureichende soziale Unterstützung, z.B. durch Familienangehörige oder Freunde, kann die Not vergrößern (*Gruppenebene*).

Schließlich kann das *Individuum* selbst Merkmale aufweisen, die das Risiko für Obdachlosigkeit erhöhen, wie z.B. das Vorliegen einer psychischen Erkrankung, Kindheitstraumata (Herman et al. 1997), Entwurzelung durch Migration (Silove et al. 1997), Arbeitslosigkeit (Fergusson et al. 1997) oder Alkoholismus (Koegel u. Burnam 1988; Fichter et al. 1997; Welte u. Barnes 1992; Podschus u. Dufe 1995). Bremner et al. (1996) fanden einen Zusammenhang zwischen niedrigem Ausgangsintelligenzquotienten und späterer Obdachlosigkeit; sie fanden jedoch einen noch engeren Zusammenhang zwischen Abnahme des Intelligenzquotienten über die Zeit und Obdachlosigkeit, was durch das Vorliegen anderer Risikofaktoren (psychische Erkrankungen, Schizophrenie oder Substanzabhängigkeit) erklärt werden kann.

Verlauf psychischer Erkrankungen bei Obdachlosigkeit

Sehr wenig ist bekannt über den Verlauf von Obdachlosigkeit und den Verlauf psychischer Erkrankungen bei Obdachlosen. Derartige Untersuchungen können u.a. dazu dienen, krankheitsperpetuierende Faktoren aufzudecken (Koegel u. Burnam 1994; Craig et al. 1996).

4 Intervention und Prävention

Kausalfaktoren und Interventionsmaßnahmen

Aus dem in Tabelle 2 dargestellten Schema über Kausalfaktoren von Obdachlosigkeit auf verschiedenen Betrachtungsebenen läßt sich auch eine Gliederung für Interventionsmaßnahmen ableiten. Je nach Betrachtungsebene wird die Intervention unterschiedlich aussehen. Faktoren auf der kulturellen, nationalen oder institutionellen Ebene, wie Diskriminierung von Minoritäten, hohe Arbeitslosigkeit oder unzureichendes Wohnungsangebot wird sich dauerhaft nicht auf der individuellen Ebene lösen lassen. Das gleiche gilt auch für die Politik der psychiatrischen Deinstitutionalisierung.

Aufgaben des Psychiaters

Nachdem ein sehr hoher Anteil der Obdachlosen der 80er und 90er Jahre in den USA und in Nordeuropa eine psychische Erkrankung aufwies oder durchgemacht hatte (die zum Teil ihre dauerhaften Folgen hinterlassen hat), sind wir als Psychiater gehalten, das uns Mögliche für eine Verbesserung der psychisch kranken Obdachlosen zu tun. Dies kann und sollte parallel auf mehreren der in Tabelle 2 aufgeführten Ebenen geschehen. Wir können

1. im Einzelfall helfen (Individuumsebene),

2. dazu beitragen, die Koordination bestehender Einrichtungen zu verbessern und das Versorgungsangebot bedarfsgerechter gestalten und
3. auf institutioneller Ebene Einfluß nehmen auf den Ausbau flankierender Einrichtungen und den Aufbau eines ausreichend niederschwelligen Angebotes, das den Betroffenen entgegenkommt (Levine u. Rog 1990; Katz et al. 1992; Breakey 1997).

Interventionsprogramme und ihre wissenschaftliche Evaluation

Dazu gibt es viele Worte und wenig Taten und kaum wissenschaftliche Evaluationen. Einige wenige empirische Evaluationen liegen aus jüngster Zeit vor. Lipton et al. (1988) untersuchten 49 schwer psychisch kranke Obdachlose in der Notaufnahme eines New Yorker Krankenhauses. Die Probanden wurden entweder einer Kontrollgruppe zugeteilt („routine discharge planning") oder erhielten „individualized case management, coordination of public assistance or social security benefits, medication monitoring, money management, meals, activity therapy, and, when appropriate, referrals to psychosocial and rehabilitation programs" (ebd., S. 41). Über den Zeitraum eines Jahres wiesen die Probanden der Interventionsgruppe wenige Nächte im Krankenhaus und eine größere Zufriedenheit mit ihrer Lebenssituation auf.

Zusätzliche Betreuung für psychisch kranke Obdachlose

Darauf aufbauend verglichen Morse et al. (1992) mehrere unterschiedliche Behandlungsbedingungen („traditional outpatient mental health treatment vs. daytime drop-in centers offering food, recreation of facilities and referrals vs. a continuous treatment team that provided therapeutic services to help clients to cope with personal problems, link with psychiatric and other services and learn community living skills"). Probanden in der „continuous treatment condition" wiesen weniger Tage in Obdachlosigkeit auf, machten von Versorgungsangeboten mehr Gebrauch und waren zufriedener mit dem erhaltenen Angebot.

Ein ähnliches Vorgehen verwandten Cauce et al. (1994) bei 300 Jugendlichen mit vergleichbaren Ergebnissen. Untersuchungen zur Reduktion von Alkohol- oder Drogenmißbrauch wurden von Mercier et al. (1992) zusammengestellt. Hinsichtlich Abstinenz waren die Ergebnisse eher ernüchternd; bedeutsame Auswirkungen zeigten sich allerdings für soziale Anpassung, polizeiliche Festnahmen, gerichtliche Verurteilungen, Stabilität der Wohnsituation und Zugang zu medizinischen Diensten.

„Critical time intervention"

Susser et al. (1997) untersuchten 69 Männer, die aus einem Durchgangsheim („shelter") in eine Wohnung in der Gemeinde/Stadt transferiert wurden. Die Hälfte der Probanden wurde randomisiert der standardmäßigen Versorgung, die andere Hälfte einer Interventionsgruppe mit 9monatiger Zusatzbetreuung („critical time intervention") zugeteilt. Die Ergebnisse zeigten, daß durch die Zusatzbetreuung die Rückfallrate in Obdachlosigkeit verringert werden konnte. Toro et al. (1997) evaluierten den Verlauf bei 202 Obdachlosen, die randomisiert entweder der Kontrollgruppe oder der Interventionsgruppe („intensive case management intervention") zugeteilt wurden nach 6, 12 und 18 Monaten. Positive Effekte der Interventionen konnten aufgezeigt werden für den Ausprägungsgrad der Psychopathologie im Verlauf, beeinträchtigende Lebensereignisse und die Qualität der häuslichen Umwelt.

5 Ausblick

Vorgehen bei unzureichender Krankheitseinsicht und Therapiemotivation

Im zurückliegenden Jahrzehnt wurden viele Anstrengungen unternommen, Obdachlose von der Straße zu bringen und ihnen ein Dach über dem Kopf zu geben. Psychisch kranke Obdachlose sind jedoch nicht mit einem Dach über dem Kopf alleine zu heilen. Wo immer sie sind brauchen psychisch kranke (ehemals) Obdachlose eine Betreuung für ihre persönlichen Angelegenheiten (sozialer Kontakt, Finanzielles, Berufliches etc.) und v. a. eine kompetente psychiatrische Behandlung. Einige der Erkrankungen, von denen Obdachlose betroffen sind, bringen eine nur begrenzte Krankheitseinsicht und begrenzte Therapiemotivation mit sich (Alkohol- und Drogenabhängigkeit, Schizophrenie, manische Phasen). Dies macht es erforderlich, die Behandlungsangebote so zu gestalten und zu koordinieren, daß sie auch jene erreichen, die von sich aus keine Veranlassung sehen, Hilfe zu suchen, zumal wenn die Hilfen aufgrund bürokratischer oder anderer Hürden relativ schwer zugänglich sind.

Notwendigkeit niederschwelliger, bedarfsgerechter Angebote

Niederschwellige Versorgungsangebote sind erforderlich, die aktiv an Betroffene herangebracht werden („outreach“). Bei der derzeit gegebenen starken Fragmentierung einzelner Dienste macht eine bedarfsgerechte Versorgung Betroffener auch eine gute Koordination, Initiativen einzelner Träger und Einrichtungen sowie eine begleitende Evaluation und eine kontinuierliche Verbesserung und Anpassung an eine sich ändernde Bedarfssituation erforderlich.

6 Literatur

*Bhugra D (ed) (1996) Homelessness and Mental Health. Cambridge Univ Press, Cambridge

Breakey WR (1997) Editorial: It's time for the public health community to declare war on homellessness. Am J Public Health 87/2:153–155

Bremner AJ, Duke PJ, Nelson HE, Pantelis C, Barnes TR (1996) Cognitive function and duration of rooflessness in entrants to a hostel for homeless men. Br J Psychiatry 169:434–439

Craig TKJ, Hodson S, Woodward S, Richardson S (1996) Off to a bad start. A longitudinal study of homeless young people in London. (Final Report to the Mental Health Foundation, London)

Cauce AM, Morgan CJ, Wagner V et al. (1994) Effectiveness of intensive case management for homeless adolescents: results of a 3-month follow-up. J Emotion Behav Disord 2:219–227

Fergusson DM, Horwood LJ, Lynskey MT (1997) The effects of unemployment on psychiatric illness during young adulthood. Psychol Med 27:371–381

*Fichter MM, Quadflieg N (1999) Alcoholism in homeless men in the mid-ninties: results from the Bavarian public health study on homelessness. Eur Arch Psychiatr Clin Neurosci 249:34–44

Fichter MM, Koniarczyk M, Greifenhagen A, Koegel P, Quadflieg N, Wittchen HU, Wölz J (1996) Mental illness in a representative sample of homeless men in Munich, Germany. Eur Arch Psychiatry Clin Neurosci 246:185–196

Fichter MM, Quadflieg N, Greifenhagen A, Koniarczyk M, Wölz J (1997) Alcoholism among homeless men in Munich, Germany. Eur Psychiatry 12:64–74

*Fischer P, Shapiro S, Breakey WR, Anthony JC, Kramer M (1986) Mental health and social characteristics of the homeless: a survey of Baltimore shelter users. Am J Public Health 76:519–524

Gelberg L, Gallagher TC, Andersen RM, Koegel P (1997) Competing Priorities as a barrier to medical care among homeless adults in Los Angeles. Am J Public Health 87/2:217–220

*Greifenhagen A, Fichter MM (1996) Psychiatrische Obdachlosenforschung. Von der „Psychopathologie des Landstreichers" zu den „Homeless Mentally Ill". Nervenarzt 67:905–910

Herman DB, Susser ES, Struening EL, Link LB (1997) Adverse childhood experiences: are they risk factors for adult homelessness? Am J Public Health 87:249–255

Jones JM, Levine IS, Rosenberg A (eds) (1990) Homelessness. Am Psychol 46(special issue)

Katz S, Nardacci D, Sabatini A (1992) Intensive Treatment of the Homeless Mentally Ill. American Psychiatric Press, Washington DC

*Koegel P, Burnam A (1988) Alcoholism among homeless adults in the inner city of Los Angeles. Arch Gen Psychiatry 45:1011–1018

Koegel P, Burnam A (1994) The course of homelessness among adults in Los Angeles. (Paper presented at the 122nd annual meeting of the American Public Health Association, Washington DC)

Koegel P, Burnam MA, Farr RK (1988) The prevalence of specific psychiatric disorders among homeless individuals in the inner city of Los Angeles. Arch Gen Psychiatry 45:1085–1092

Kuhlman TL (1994) Psychology on the streets: mental health practice with homeless persons. Wiley, Chichester

Levine IS, Rog DJ (1990) Mental health services for homeless mentally ill persons: federal initiatives and current service trends. Am Psychol 45:963–968

Lipton FR, Nutt S, Sabatini A (1988) Housing the homeless mentally ill: A longitudinal study of a treatment approach. Hosp Community Psychiatry 39:40–45

Mercier C, Fournier L, Pelandeau N (1992) Program evaluation of services for the homeless: challenges and strategies. Eval Progr Plan 15:417–416

Merves ES (1992) Homeles women. Beyond the bag lady myth. In: Robertson MJ, Greenblatt M (eds) A national perspective. Plenum Press, New York London, pp 229–244

Morse GA (1992) Causes of homelessness. In: Robertson MJ, Greenblatt M (eds) A national perspective. Plenum Press, New York London, pp 3–17

Morse GA, Calsyn RJ, Allen G, Tempelhoff B, Smith R (1992) Experimental comparison of the effects of three treatment programs for homeless mentally ill people. Hosp Community Psychiatry 43:1005–1010

Podschus J, Dufeu P (1995) Alkoholabhängigkeit unter wohnungslosen Männern in Berlin. Sucht 41/5:348–354

Rössler W, Salize HJ, Biechele U (1994) Psychisch kranke Wohnsitzlose – Die vergessene Minderheit. Psychiatr Prax 21:173–178

Robertson MJ (1992) The prevalence of mental disorder among homeless people. In: Jahiel R (ed) Homelessness: a prevention-oriented approach. John Hopkins Univ Press, Baltimore, pp 57–86

Robertson MJ, Greenblatt M (1992) Homelessness. A National Perspective. Plenum Press, New York London

Scott J (1993) Homelessness and mental illness. Br J Psychiatry 162:314–324

Schneider K (1934) Die psychopathischen Persönlichkeiten, 3. erw Aufl. Deuticke, Leipzig

Schutt RK, Garrett GR (1992) Responding to the homeless. Policy and practice. Plenum Press, London

Silove D, Sinnerbrink I, Field A, Manicavasagar V, Steel Z (1997) Anxiety, depression and PTSD an asylum-seekers: associations with pre-migration trauma and post-migration stressors. Br J Psychiatry 170:351–357

*Susser E, Valencia E, Conover S, Felix A, Tsai WY, Wyatt RJ (1997) Preventing recurrent homelessness among mentally ill men: a „critical time" intervention after discharge from a shelter. Am J Public Health 87:256–262

Toro PA, Passero Rabideau JM, Bellavia CW, Daeschler CV, Wall DD, Thomas DM Smith SJ (1997) Evaluating an intervention for homeless persons: results of a field experiment. J Consult Clin Psychol 65:476–484

Welte JW, Barnes GM (1992) Drinking among homeless and marginally housed adults in New York State. J Stud Alcohol 53/4:303–315

*Wilmanns K (1906) Zur Psychopathologie des Landstreiches. Eine klinische Studie. Barth, Leipzig

Zima BT, Wells KB, Benjamin B, Duan N (1996) Mental health problems among homeless mothers. Arch Gen Psychiatry 53:332–338

Kapitel 23

Psychiatrische Aspekte geistiger Behinderung

A. J. Holland

Übersetzung: M. Haug
Ich danke Robbie Patterson für die intensive Unterstützung bei den administrativen und Schreibarbeiten sowie den Kollegen in den Gemeindeteams für Erwachsene mit Lernstörungen, Lifespan NHS Trust und den Kollegen der Universität Cambridge für ihre Hilfe und ihren Rat.

1 Einleitung

Historische Gesichtspunkte

– Veränderungen und Fortschritte

Es hat für geistig behinderte Menschen in diesem Jahrhundert in nahezu sämtlichen Lebensbereichen dramatische Veränderungen gegeben. Zu den bemerkenswertesten gehört, wie sich die Einstellung der Gesellschaft mit einer Abkehr von der Ideologie der Ausgrenzung und einer Zuwendung zu integrativen Bemühungen gewandelt hat. Ebenso beeindruckend sind die Fortschritte etwa auf den Gebieten der Zytogenetik, molekularen Genetik und Teratologie, die es ermöglicht haben, einige der Ursachen geistiger Behinderung aufzuklären. Schon diese beiden Beispiele aus so unterschiedlichen Feldern wie dem gesellschaftlichen und dem biologischen Bereich machen deutlich, welche Bedeutung diesen Veränderungen zukommt.

– Eugenik als einflußreiche Bewegung zu Beginn des Jahrhunderts

Zu Beginn dieses Jahrhunderts stellte die Eugenik eine einflußreiche Bewegung dar, die mit genetischen Theorien der Rechtfertigung von Vorstellungen diente, die wir heute als grausam und unmenschlich ansehen. Zudem steckten die biologischen Wissenschaften damals noch in den Kinderschuhen. Erst nach und nach begann man, angeborene Stoffwechselstörungen zu untersuchen, und es sollte noch erhebliche Zeit bis zur Beschreibung des vollständigen menschlichen Chromosomensatzes vergehen. In späteren Jahrzehnten ergaben sich aus dem zunehmend besseren Verständnis für die Prozesse der frühen Individualentwicklung sowohl auf der biologischen wie der psychologischen Ebene Untersuchungen zur Frage, ob die geistige Behinderung Folge einer „verzögerten" oder aber einer „abweichenden" Entwicklung sei (Hodapp et al. 1990).

– verhaltenswissenschaftliche und epidemiologische Untersuchungen

Die Forschung in den Verhaltenswissenschaften hat ihre Bemühungen darauf konzentriert, mehr über die kennzeichnenden Merkmale und die Ursachen spezifischer Behinderungsformen herauszufinden, wie etwa über die autistische Störung, und über die Faktoren, die zum Auftreten von psychiatrischen Störungen und Verhaltensproblemen beitragen. Hierunter sind auch die epidemiologischen Untersuchungen von Rutter et al. (1970) und Birch et al. (1970) zu fassen, die die hohe Prävalenz solcher Störungen bei Kindern und Erwachsenen mit einer geistigen Behinderung aufgezeigt haben. Seitdem hat sich auch eine umfassende und im wesentlichen psychologische Literatur zu den Ursachen von Verhaltensstörungen entwickelt. Inzwischen besteht die Herausforderung darin, eine Integration der embryologisch-entwicklungsgeschichtlichen Modelle einerseits und der biologisch-verhaltenstheoretischen Modelle andererseits zu erreichen.

Terminologie

Begriffe wie der der geistigen Behinderung können nie der Komplexität von Fähigkeiten bzw. ihrer Beeinträchtigungen innerhalb eines Individuums gerecht werden, sondern bergen – wie wir aus der Geschichte gelernt haben – die Gefahr in sich, schnell mißbräuchlich und gegenüber betroffenen Personen diskriminierend verwendet zu werden. Dies kommt auch darin zum Ausdruck, wie unterschiedlich die Begriffe in verschiedenen Ländern benutzt werden und welchen Bedeutungswandel sie mit der Zeit erfahren. In den USA wird der Begriff geistige Behinderung weiterhin in einem Sinn verwendet (APA 1994), wie ihn die Weltgesundheitsorganisation (WHO 1992) in ihrer Klassifikation psychischer

Störungen (ICD-10) definiert hat. In der englischen Rechtsprechung waren zu Beginn dieses Jahrhunderts Idiot, Imbezilität oder Schwachsinn gängige Begriffe, später gefolgt von geistige Subnormalität, geistige Behinderung und mittlerweile Lernstörung. In Australien und zunehmend auch in den USA findet der Begriff Entwicklungsbehinderung Verwendung. Solche Labels sind wichtig, wenn gewährleistet werden soll, daß verfügbare Ressourcen auch denjenigen zugute kommen, die einer speziellen Versorgung bedürfen; sie sollten aber nicht herabsetzend oder verletzend verwendet werden, sondern einer möglichst exakten Beschreibung dienen.

Geistige Behinderung als häufig verwendeter Begriff

In diesem Kapitel ist der Begriff geistige Behinderung besonders deshalb gewählt worden, da er (im deutschen Sprachraum; Anmerkung des Übersetzers) weiterhin am häufigsten Verwendung findet. Weil Begriffe auf diesem Gebiet nur allzu leicht einen herabsetzenden Unterton bekommen können, ist besonders darauf zu achten, sie mit Bedacht und mit der Intention zu verwenden, den betroffenen Personen Unterstützung zukommen zu lassen, anstatt sie in einer Weise zu gebrauchen, die zur Ausgrenzung und zur Beschneidung von Grundrechten führt.

Psychobiologische Individualentwicklung des Menschen

Um zu begreifen, wie bestimmte Fertigkeiten bzw. Behinderungen entstehen und um die Art der Maßnahmen zu identifizieren, die für eine Intervention erforderlich sind, bedarf es eines entsprechenden konzeptionellen Gerüstes. Im Falle geistiger Behinderung bedeutet dies, insbesondere entwicklungsbiologische Vorgänge zu berücksichtigen und die sich im Laufe der Zeit verändernde relative Bedeutung biologischer und exogener Faktoren zu beachten (Clarke u. Clarke 1984). Der normale Verlauf der Individualentwicklung des Menschen von der Geburt bis in das Erwachsenenalter ist weitgehend vorhersagbar. Die pränatale Entwicklung ist durch eine systematische Ausdifferenzierung von Teilen des Körpers und von Organsystemen gekennzeichnet, die dazu führt, daß der Fetus zum Geburtszeitpunkt lebensfähig ist.

– kognitive Individualentwicklung

In der Kindheit setzen sich Wachstum und physische Entwicklung fort und werden durch Meilensteine der kindlichen Entwicklung wie z. B. gezieltes Lächeln, aufrechtes Sitzen, Stehen, Gehen oder den Beginn der Sprachentwicklung geprägt. Schrittweise kommen so einzigartige Fähigkeiten des Menschen wie Lese- und Rechenvermögen, die Fähigkeit zu symbolhaften Spielhandlungen oder das Vermögen, komplexe Ideen und Gefühle durch eine zunehmend differenziertere Sprache verstehen und mitteilen zu können, hinzu. Dieser Prozeß der kognitiven Individualentwicklung beginnt bereits pränatal (Übersicht bei Karmiloff-Smith 1995) und ist abhängig von der zeitlich definierten Regulation der Expression bestimmter Gene in spezifischen Organsystemen. Die Modulation dieser Genexpression durch andere intra- und extrazelluläre Faktoren ist eingebunden in den Kontext einer sozialen Umwelt, die sowohl die Bedürfnisse des Individuums nach Nahrung wie auch die nach emotionaler Zuwendung befriedigt (für eine historische Betrachtung der psychobiologischen Entwicklung s. Gottlieb 1996). Aufgrund vorgegebener Unterschiede zwischen den Individuen und ihren Umweltbedingungen variieren diese Meilensteine der Entwicklung in ihrer exakten zeitlichen Abfolge.

– interindividuelle Variationen

Tabelle 1.
Beispiele für Syndrome, die häufig mit einer mehr oder weniger ausgeprägten geistigen Behinderung aufgrund einer Genmutation oder einer Chromosomenstörung einhergehen

Syndrom	Genotyp	Phänotyp
Angelmann-Syndrom	Deletion des mütterlichen Chromosoms 15q11–13	Gangstörung, charakteristische Gesichtsmerkmale, häufiges Lachen
Down-Syndrom	Trisomie 21	Charakteristische Gesichtsmerkmale, abgeflachter Hinterkopf, Minderwuchs, kurzer gebogener Kleinfinger
Fragiles X-Syndrom	CGG-Repeats, FMR-1, Gen Xq27.3	Längliche Gesichtsform, große Ohren, Megalotestes postpubertär, Sprachentwicklungsstörung, Vermeidung von Blickkontakten, Frauen können geringergradig betroffen sein
Lesch-Nyhan-Syndrom	HPRT-Genmutation, Xq26–27.3	Schwere Selbstverletzungen, Choreoathetose, motorische Entwicklungsverzögerung, dysarthrische Sprache
Prader-Willi-Syndrom	Deletion des väterlichen Chromosoms 15q11–13	Neonatale Hypotonie, verzögerte Sexualentwicklung, Minderwuchs, charakteristische Gesichtsmerkmale, Adipositas bei Hyperphagie
Rett-Syndrom	Möglicherweise X-chromosomal dominant	Nur Frauen betroffen, Entwicklungsregression innerhalb der ersten beiden Lebensjahre, stereotype Bewegungen von Händen und Rumpf, abnorme Atmung
Tuberöse Hirnsklerose	Mutationen der Chromosomen 9q34 und 16p13	Weiße und narbenlederartige Hautflecken, Gesichtserythem (Adenoma sebaceum), Hamartome, Nierenschäden
Williams-Syndrom	Deletion des Elastin-Gens auf Chromosom 7q11.23	Charakteristische Gesichtsmerkmale, Stenosen der Aorten- und/oder Pulmonalarterienklappen, Hyperkalzämie

Anmerkung: Es sind mehrere hundert verschiedene Syndrome bekannt, die mit einer ausgeprägten geistigen Behinderung einhergehen können. Für eine vollständige Übersicht über diese Störungsbilder und für eine ausführliche phänotypische Beschreibung der oben genannten Syndrome sei der Leser deshalb auf die genetische und pädiatrische Literatur verwiesen. Die angeführten Beispiele wurden ausgewählt, weil sie entweder relativ häufig auftreten oder weil sie für eine spezifische genetische oder chromosomale Störung kennzeichnend sind.

Frühe intellektuelle Beeinträchtigung und Entwicklungsverzögerungen

Es ist möglich, daß bei einem Kind schon zum Zeitpunkt der Geburt oder in der Neonatalphase ein Syndrom festgestellt wird, das in der Regel mit einer geistigen Behinderung und/oder einer Entwicklungsverzögerung vergesellschaftet ist und sich im frühen Lebensalter in Form einer intellektuellen Beeinträchtigung und von Lernschwierigkeiten manifestiert (Beispiele hierfür sind in Tabelle 1 aufgeführt, eine weitergehende Diskussion folgt weiter unten). In diesem Zusammenhang kommt Pädiatern und Humangenetikern die Rolle zu, die wahrscheinliche Ursache dieser Entwicklungsverzögerung herauszufinden, darüber zu informieren, ob spezifische Behandlungsverfahren indiziert sind, und hinsichtlich des Risikos im Falle weiterer Schwangerschaften zu beraten, falls dies von der Familie gewünscht wird. Der erste Punkt – die Abklärung der Ursachen einer Entwicklungsverzögerung – ist schon zu diesem frühen Zeitpunkt wichtig. Dies kann den Eltern dabei helfen, sich besser darauf einzustellen, daß bei ihrem Kind eine bestimmte genetisch oder exogen bedingte Störung bestehen wird und es kann eine Hilfe bei der Beurteilung sein, ob bei ihm in der Zukunft mit anderen, z.B. sensorischen oder körperlichen Beeinträchtigungen gerechnet werden muß.

Notwendigkeit der frühen Diagnose bei fehlender Frühmanifestation

Daneben gibt es auch die seltenen Fälle, in denen sich eine Entwicklungsverzögerung und nachfolgende geistige Behinderung nicht sofort manifestieren und es darauf ankommt, das Vorliegen einer bestimmten Störung zu einem möglichst frühen Zeitpunkt festzustellen und mit einer Behandlung zu beginnen. Dies gilt im besonderen für die konnatale Hypothyreose und den seltenen angeborenen Stoffwechseldefekt der Phenylketonurie. Erstere wird durch eine Hormonsubstitutionstherapie, letztere durch eine phenylalaninarme Diät, die bis in das Erwachsenenalter beibehalten werden muß, behandelt. In vielen Ländern gehört das Screening Neugeborener auf diese Erkrankungen zur Routine, da eine sofortige Behandlung die Entwicklung einer ansonsten schweren intellektuellen Störung und geistigen Behinderung verhindert.

2 Definitionen

Diagnostische Kriterien

Auf jeder Entwicklungsstufe ist es möglich zu beurteilen, in welchem Maße ein Kind oder ein Erwachsener die von ihm aufgrund seines Lebensalters zu erwartenden Fähigkeiten ausgebildet hat bzw. ob eine Beeinträchtigung oder Behinderung vorliegt. Wenn der Entwicklungsprozeß signifikant hinter dem zurückbleibt, was hinsichtlich der intellektuellen Fähigkeiten und des Erwerbs spezifischer Fertigkeiten eigentlich zu erwarten wäre, dann kann von einer geistigen Behinderung gesprochen werden. Dieser Begriff beinhaltet also das Vorliegen einer Entwicklungsstörung, die sowohl die Fähigkeit betrifft, sich soziale und Alltagsfertigkeiten (adaptives Verhalten) anzueignen, als auch eine signifikante Beeinträchtigung der Intelligenz einschließt. Von letzterem geht man gewöhnlich dann aus, wenn die Leistung (Intelligenzquotient; IQ) in einem der üblichen Intelligenztests mehr als 2 Standardabweichungen unterhalb des Mittelwertes liegt. Für Testverfahren mit einem Mittelwert von 100 und einer Standardabweichung von 15 bedeutet dies also einen Wert von weniger als 70 Punkten.

Übersicht 1.
Zusammenfassung der DSM-IV-Diagnosekriterien der geistigen Behinderung

A. Vorliegen einer signifikant unterdurchschnittlichen allgemeinen Intelligenz
B. Ausgeprägte Beeinträchtigungen der kompetenten Lebensführung in mindestens 2 der folgenden Bereichen:
   - Kommunikation
   - Selbstversorgung
   - Leben in eigener häuslicher Umgebung
   - Erwerb und Erhalt sozialer/interpersoneller Kontakte
   - Inanspruchnahme öffentlicher Hilfsangebote
   - Selbstbestimmung
   - Schulische Leistungen
   - Arbeitsleben
   - Freizeit
   - Gesundheit
   - Sicherheit
C. Beginn vor dem 18. Lebensjahr

Anmerkung

Eine signifikant unterdurchschnittliche Intelligenzleistung ist definiert als ein IQ von 70 Punkten oder weniger. Die Auswahl des Testinstruments sollte die sozioökonomische Herkunft, die Muttersprache und das Vorliegen evtl. zusätzlicher Benachteiligungen der getesteten Person berücksichtigen.

Der Begriff der kompetenten Lebensführung bezieht sich auf die Frage, wie effektiv eine Person die normalen Anforderungen des täglichen Lebens bewältigt und wie weit es ihr gelingt, ein Maß an Selbständigkeit zu erreichen, das von Angehörigen der gleichen Altersgruppe, der gleichen sozioökonomischen Herkunft und in vergleichbaren Lebensbedingungen erwartet werden kann. Kompetentes Verhalten kann durch individuelle oder Umgebungsfaktoren beeinflußt werden, was auch das Vorliegen oder Fehlen psychischer oder körperlicher Begleiterkrankungen einschließt. Die Beurteilung der kompetenten Lebensführung sollte sich auf Informationen aus einer oder mehreren unabhängigen Quellen stützen.

Der Schweregrad der geistigen Behinderung läßt sich anhand des Ausmaßes der intellektuellen Beeinträchtigung unter Berücksichtigung weiterer Kriterien kompetenter Lebensführung bestimmen.

Geistige Behinderung kann nach folgenden Schweregraden eingeteilt werden:
- Leichte geistige Behinderung: IQ zwischen 50–55 und etwa 70
- Mittelschwere geistige Behinderung: IQ zwischen 35–40 und 50–55
- Schwere geistige Behinderung: IQ zwischen 20–25 und 35–40
- Schwerste geistige Behinderung: IQ unter 20–25

– DSM-IV-Kriterien für geistige Behinderung

Eine Zusammenfassung der DSM-IV-Kriterien der geistigen Behinderung findet sich in Übersicht 1. Aus dieser ist ersichtlich, daß eine signifikante intellektuelle Beeinträchtigung alleine nicht ausreicht, um über das Vorliegen oder Fehlen einer geistigen Behinderung zu entscheiden, sondern daß zusätzliche Befunde einer funktionellen Behinderung gefordert werden.

– Intelligenzquotient

Trotz der durchaus kontroversen Ansichten zur Frage, inwieweit sich die intellektuelle Leistungsfähigkeit mittels des IQ adäquat abbilden läßt, stellt der Intelligenzquotient doch einen objektiven, standardisierten und reliablen Parameter zur Beurteilung der Fähigkeiten einer Person dar, kognitive Aufgaben zu bewältigen; von diesen wird wiederum angenommen, daß sie das Vermögen dieser Person abbilden, Alltagsprobleme zu lösen. Der IQ bleibt deshalb ein wichtiger Beurteilungsmaßstab für den Schweregrad einer geistigen Behinderung.

– Beurteilung der Alltagskompetenz

Problematischer ist die Beurteilung adaptiven Verhaltens und der Alltagskompetenz, doch haben hier gut standardisierte Beurteilungsinstrumente einen erheblichen Fortschritt gebracht. Beispiele hierfür sind die revidierten Fassungen der *Vineland Scales* (Sparrow et al. 1984) bzw. der *Adaptive Behaviour Scales* (Nihara et al. 1993) der American Association for Mental Retardation (AAMR). Diese auf fremdanamestischen Angaben aufbauenden Fragebögen bestehen aus verschiedenen Untergruppen (z.B. Fragen zur Sozialisation) und geben insgesamt ein umfassendes Bild der individuellen Stärken und Schwächen einer Person.

Geistige Behinderung als Bezeichnung für heterogene Störungen

Der Begriff geistige Behinderung bezieht sich auf eine außerordentlich heterogene Gruppe von Personen, denen allen gemeinsam ist, daß sie Zeichen einer Entwicklungsverzögerung aufweisen, welche die Lernfähigkeit beeinträchtigt. Es bestehen allerdings erhebliche individuelle Unterschiede in bezug auf den Grad der Behinderung, das eventuelle Vorliegen weiterer Störungen oder (z.B. körperlicher oder sensorischer) Behinderungen und hinsichtlich der Ursachen und exakten Merkmale der Beeinträchtigungen und Behinderungen. Ebenso wie die übrige Bevölkerung unterscheiden sich auch geistig behinderte Menschen in bezug auf ihre Persönlichkeit und Lebenserfahrungen voneinander. Es gibt also keinen Begriff, der für sich alleine diese Gruppe von Personen mit ihren ganz unterschiedlichen und komplexen Belangen adäquat beschreiben könnte, weshalb die Weltgesundheitsorganisation eine Definition gewählt hat, die stärker hierarchisch gegliedert ist.

Klassifikationsschema der WHO

Das von der Weltgesundheitsorganisation (WHO 1980) vorgeschlagene Klassifikationsschema soll dabei helfen, einige dieser Schwierigkeiten zu überwinden und soll insbesondere dazu beitragen, notwendige Interventionsmaßnahmen gezielter auszurichten. Definitionen der Begriffe Beeinträchtigung, Behinderung und Benachteiligung und ihre wechselseitigen Beziehungen sind in Übersicht 2 bzw. in Abb. 1 aufgeführt.

Beeinträchtigung

Nach diesem Schema läßt sich das Phänomen der geistigen Behinderung auf verschiedenen Ebenen verstehen. Auf der Ebene der (intellektuellen) Beeinträchtigung stellt das Gehirn das primär betroffene Organsystem dar. Dessen Störung aufgrund von genetischen, chromosomalen oder

Übersicht 2.
Beeinträchtigung, Behinderung, Benachteiligung

Beeinträchtigung
- Jeder Verlust oder jede Anomalie einer psychologischen, physiologischen oder anatomischen Struktur oder Funktion.
- Spiegelt die Abweichung bestimmter biologischer Parameter eines Individuums von einer bestimmten Norm wider.
- Ist durch einen Verlust oder Normabweichungen gekennzeichnet, die vorübergehender oder bleibender Natur sein können.
- Schließt das Vorliegen oder das Auftreten einer Anomalie, eines Defektes oder Verlustes einer Gliedmaße, eines Organs oder Gewebes oder einer anderen Körperstruktur oder den Defekt eines funktionellen Systems innerhalb des Körpers ein und bezieht damit ebenfalls die Intaktheit geistiger Funktionen mit ein.
- Der Begriff ist nicht an bestimmte Beeinträchtigungsursachen gebunden.

Behinderung
- Jede Beeinträchtigung oder (durch eine Beeinträchtigung hervorgerufenes) vollständiges Fehlen der Fähigkeit, eine gewisse Tätigkeit in der Art oder dem Umfang auszuüben, wie dies für einen Menschen als normal angesehen wird.
- Bezieht sich auf die Ausübung zusammengesetzter oder integrierter Tätigkeiten, die von der Person oder dem Körper als Ganzes erwartet werden, wie sie etwa in der Erledigung bestimmter Aufgaben oder in Fertigkeiten und Verhaltensweisen zum Ausdruck kommen.
- Ein Exzeß oder Mangel üblicherweise zu erwartender Fähigkeiten und Verhaltensweisen, der zeitlich begrenzt oder permanent, reversibel oder irreversibel, voranschreitend oder sich zurückbildend sein kann.
- Der Prozeß, durch den sich eine funktionelle Beinträchtigung im Alltagsleben manifestiert.

Benachteiligung
- Die aus einer Beeinträchtigung oder Behinderung herrührende Benachteiligung einer Person, welche bedingt, daß eine für diese Person normale Rolle von ihr nur begrenzt oder gar nicht ausgeübt werden kann.
- Betont die Abweichung von einer für diese Person und ihr vergleichbare Menschen in ihrem gemeinsamen kulturellen Kontext geltende Norm bezüglich der Struktur, Funktion und Leistungsfähigkeit.
- Ein relativer Begriff, der einen Vergleich mit anderen Menschen beinhaltet und die Diskrepanz zwischen der individuellen Leistungsfähigkeit oder dem Status einer Person einerseits und den an sie von Seiten ihrer soziokulturellen Bezugsgruppe gestellten Erwartungen andererseits ausdrückt.
- Ein soziales Phänomen, das die sozialen und sonstigen Folgen widerspiegelt, die sich für eine Person aus ihrer Störung und Behinderung ergeben.

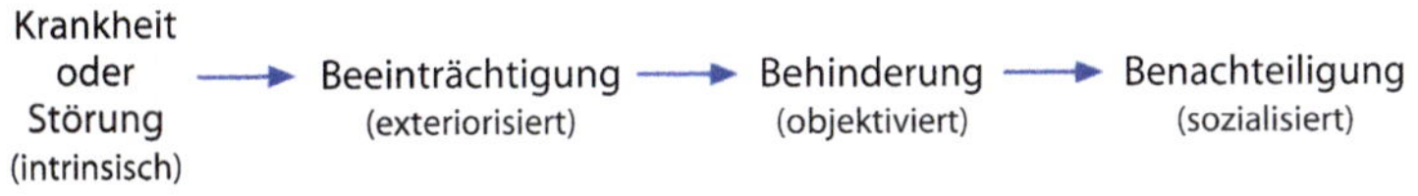

Krankheit oder Störung (intrinsisch) → Beeinträchtigung (exteriorisiert) → Behinderung (objektiviert) → Benachteiligung (sozialisiert)

Abb. 1. Verbindungen zwischen Beeinträchtigung, Behinderung und Benachteiligung

exogenen Ursachen (etwa in Form der in Tabelle 1 aufgeführten Beispiele) betrifft im wesentlichen den - an bestimmte Entwicklungsstufen gebundenen und von diesen bestimmten - Erwerb bestimmter Fertigkeiten sowie den Prozeß des Lernens.

Behinderung

Die hieraus folgende Behinderung (Lernbehinderung) zeigt sich in einer gestörten Fähigkeit, neue Dinge aufzunehmen und diejenigen Fertigkeiten auszubilden, die im Laufe der Individualentwicklung normalerweise erworben werden und die für eine selbständige Lebensführung erforderlich sind. Das Ausmaß einer Behinderung kann variieren und beispielsweise von einer ausgeprägten Verzögerung der motorischen oder der Sprachentwicklung bzw. der Fähigkeit, sich zunehmend von fremder Hilfe unabhängig zu machen, bis hin zu subtileren Schwierigkeiten im Erwerb von Fertigkeiten wie dem Rechnen oder Schreiben reichen, welche erst im Schulalter zutage treten.

Wie später noch weiter ausgeführt werden wird korreliert die Schwere einer Behinderung zwar nicht selten mit dem Ausmaß der Hirnschädigung, sie ist aber darüber hinaus auch von der Intensität therapeutischer Bemühungen und von der Verfügbarkeit zusätzlicher Fördermaßnahmen abhängig. Unter therapeutischen Bemühungen sind in diesem Zusammenhang sonderpädagogische Maßnahmen und ergänzende Hilfen in bezug auf körperliche oder sonstige Behinderungen zu verstehen. In Großbritannien sind solche Maßnahmen an ein als „Statementing“ bezeichnetes Verfahren geknüpft, welches die speziellen pädagogischen Erfordernisse für ein betroffenes Kind identifiziert und ihm eine Vorschulerziehung ab dem 3. Lebensjahr und danach den Besuch einer Ganztagesschule von seinem 5.–19. Lebensjahr garantiert.

Benachteiligung

Die (geistige) Benachteiligung einer Person ist ein Ausdruck dafür, wie starke Benachteiligungen diese Person aufgrund ihrer Behinderungen erfährt. Es ist wichtig festzustellen, daß es sich hierbei nicht notwendigerweise um eine feststehende, durch den Grad der Behinderung bestimmte Größe handelt, sondern daß die Benachteiligung als die Summe aus den Behinderungen einerseits und der Intensität unterstützender und therapeutischer Bemühungen andererseits aufzufassen ist. So wird z. B. ein Mensch, der nicht gelernt hat, Gefahrensituationen richtig einzuschätzen, und der sich deshalb nicht ohne Aufsicht außerhalb einer geschützten Umgebung bewegen kann, eine sehr eingeschränkte Lebensqualität haben, solange nicht Familienangehörige oder andere Pflegekräfte für die Begleitung bei Einkäufen oder auf Busfahrten verfügbar sind. Der Grad einer Benachteiligung kann also in Abhängigkeit von der Intensität der Unterstützung und von der Einstellung von Helfern erheblich variieren. Je intensiver die Unterstützung für eine betroffene Person ist, umso geringer wird sie ihre Behinderung als Benachteiligung empfinden.

Überwindung der Stigmatisierung

Geistige Behinderung auf diese Weise zu begreifen dient auch dazu, die Probleme der Stigmatisierung, die mit den häufiger verwendeten Bezeichnungen für solche Störungen verbunden sind, zu überwinden; daneben gibt es uns Möglichkeiten an die Hand, die ganz individuellen Bedürfnisse und Ansprüche einer betroffenen Person und ihrer Familie zu berücksichtigen. Diese schließen so unterschiedliche Aufgaben wie die Feststellung des Schweregrades und der Ursache einer Behinderung wie auch die Durchführung pädagogischer und sozialer Interventionsmaßnahmen ein.

3 Epidemiologie

Probleme bei der Feststellung von Prävalenzraten

Die oben genannten Definitionen lassen erahnen, wie schwierig es ist, ausreichend genaue Angaben über die Gesamtzahl geistig behinderter Menschen zu erhalten.

1. Es gibt weder einheitlich definierte Begriffe noch eine scharfe Grenze, ab wann von einer geistigen Behinderung zu sprechen ist.
2. Prävalenzzahlen sind in erheblichem Maße davon abhängig, ob eine wirkliche Bevölkerungsstichprobe untersucht, oder aber eine administrative Stichprobe, also die Zahl von Personen genommen wird, welche Einrichtungen für geistig Behinderte in Anspruch nehmen und dadurch den entsprechenden Stellen bekannt werden.
3. Prävalenzzahlen weisen eine ausgeprägte Altersabhängigkeit auf, die sich daraus begründet, daß Personen mit einer schweren geistigen Behinderung eine erhöhte Mortalitätsrate aufweisen, wohingegen leichter Betroffene die entsprechenden Fördereinrichtungen offenbar mit dem Abschluß ihrer Schulausbildung verlassen.
4. Es ist sehr wahrscheinlich, daß es kulturelle Unterschiede gibt, die mit dem Erziehungssystem und den Erwartungen innerhalb einer Gesellschaft oder sozioökonomischen Gruppierung zusammenhängen. Die statistischen Daten sollten deshalb mit Vorsicht interpretiert werden.

Unterscheidung von Beeinträchtigungen, Behinderungen und Benachteiligungen

Das Schema der Weltgesundheitsorganisation, das Beeinträchtigungen, Behinderungen und Benachteiligungen in dem Bemühen unterscheidet, die global als geistige Behinderung bezeichneten komplexen Störungsbilder begrifflich genauer zu fassen, kann noch weiter differenziert und operationalisiert werden, so daß etwa für epidemiologische Zwecke exaktere Schätzungen der Verbreitung solcher Störungen in jeder beliebigen Bevölkerungsgruppe erhalten werden können.

IQ-Wert als Anhaltspunkt für intellektuelle Beeinträchtigung

Bei korrekter Anwendung von Intelligenztests können IQ-Werte als Anhalt dafür dienen, welcher Anteil der Bevölkerung eine signifikante intellektuelle Beeinträchtigung aufweist und damit die Risiken einer Lernbehinderung und von Benachteiligungen trägt.

Allgemeine Prävalenzraten

Es ist bekannt, daß die mittels solcher Testverfahren gemessene intellektuelle Leistungsfähigkeit in der Bevölkerung annähernd normal verteilt ist, mit einer gewissen Schiefe nach links aufgrund von biologisch bedingten Erkrankungen, die mit einer Störung der Gehirnentwicklung einher gehen. Etwa 2–2,5% einer Population liegen mehr als 2 Standardabweichungen unterhalb des Mittelwertes von 100 (weisen also einen IQ kleiner 70 auf). Von diesen Personen mit weniger als 70 IQ-Punkten weisen etwa 80% eine leichtgradige geistige Behinderung (exakter eine leichtgradige intellektuelle Beeinträchtigung), 12% eine mittelgradige, 7% eine schwere und weniger als 1% eine schwerstgradig ausgeprägte geistige Behinderung auf.

Prävalenz schwerer Formen geistiger Behinderung

Auch wenn Prävalenzstudien anfänglich aufgrund voneinander abweichender Begriffsdefinitionen zu unterschiedlichen Ergebnissen gelangten, so besteht doch inzwischen aus einer Vielzahl von Studien allgemeine Übereinstimmung darüber, daß die Prävalenz der schweren Formen geistiger Behinderung zwischen 0,3% und 0,4% liegen dürfte (für eine Übersicht s. Fryers 1991). Diese Schätzungen beziehen sich zwar überwiegend auf administrative Stichproben; berücksichtigt man jedoch den Versorgungsgrad, den die in den Studien erfaßten Personen aufwiesen, dann ist anzunehmen, daß tatsächlich die Mehrzahl entsprechend betroffener Personen erfaßt wurde. Es ist deshalb davon auszugehen, daß es sich hierbei um verläßliche Zahlen handelt. Untersucht man ätiologische Fragestellungen, dann ist es wichtig zwischen Personen zu differenzieren, die einen IQ zwischen 50 und 70 Punkten (leichtgradig) haben und solchen, die einen IQ unter 50 (mittel- bis schwergradig) aufweisen (s. auch die epidemiologischen Untersuchungen von Rutter et al. 1970; Birch et al. 1970).

Lernprobleme

– Prävalenz

Der Anteil von Kindern in der Bevölkerung, bei denen von Lernproblemen auszugehen ist, ist grundsätzlich größer als der Anteil intellektuell beeinträchtigter Kinder. Für Großbritannien hat das Warnock Komitee geschätzt, daß wahrscheinlich etwa 20% aller Kinder irgendwann so große Lernprobleme aufweisen, daß sie einer speziellen pädagogischen Unterstützung bedürfen. Die Gründe, warum in diesen Fällen spezielle pädagogische Maßnahmen erforderlich sind, reichen von schwerer geistiger Behinderung über das Vorliegen einer chronischen körperlichen Behinderung oder von emotionalen bzw. Verhaltensproblemen bis hin zu spezifischen Lernschwierigkeiten.

– Ursachen und Schweregrad

Der Schweregrad und das Ausmaß einer Lernbehinderung sind angesichts dieser Bandbreite möglicher Ursachen nicht leicht festzulegen und sie können durchaus von einer Reihe weiterer Faktoren abhängen, die z.B. das Schulsystem, den Grad der sozialen Benachteiligung und die Definition spezifischer und allgemeiner Lernbehinderungen betreffen. Während bei einigen Kindern ein erheblicher Entwicklungsrückstand mit Beeinträchtigung ihrer intellektuellen und Lernleistungen schon vor der Einschulung festgestellt werden wird, werden die „Lernprobleme" bei anderen erst in der Schulzeit zu Tage treten. Ebenso wird auch der Schweregrad der Lernstörung bei einigen einen erheblichen Einfluß auf ihr zukünftiges Leben ausüben, während er bei anderen geringer ausgeprägt sein und deren Zukunftschancen nicht unbedingt ernsthaft beeinträchtigen wird.

Altersspezifische Unterschiede der Prävalenz

Die epidemiologischen Daten weisen ebenfalls Unterschiede zwischen den verschiedenen Altersgruppen auf, wenn man die Abschnitte von der Geburt über Kindheit und Adoleszenz bis hin zum hohen Lebensalter miteinander vergleicht. Viele chromosomale Aberrationen, die ansonsten schwere Entwicklungsverzögerungen und eine ausgeprägte geistige Behinderung mit sich brächten, führen zu einem spontanen Abort. Es wird angenommen, daß etwa 1% aller Neugeborenen eine chromosomale Anomalie aufweisen, die je nach der Art der Störung zu einer geistigen Behinderung führen kann (Jacobs 1990). Diese Zahlen könnten aber dadurch beeinflußt werden, daß den Eltern durch die Fortschritte der systematischen pränatalen Diagnostik für das Down-Syndrom und andere Erbkrankheiten in Abhängigkeit von der jeweiligen Gesetzeslage die Möglichkeit zur Entscheidung über einen vorzeitigen Schwangerschaftsabbruch gegeben wird.

– verkürzte Lebenserwartung geistig schwer behinderter Kinder

Geistig schwer behinderte Kinder, darunter auch solche mit progredienten Stoffwechselerkrankungen, haben eine verkürzte Lebenserwartung, während bei weniger stark betroffenen die hohe Rate an begleitenden konnatalen Störungen eine erhöhte Morbidität mit sich bringen kann. Bei den leichteren Störungsformen des Gesamtspektrums geistiger Behinderung kann es vorkommen, daß Lernschwierigkeiten und Beeinträchtigungen der intellektuellen Leistungsfähigkeit erst vermutet oder aufgedeckt werden, wenn das Kind schon eingeschult worden ist und dann dadurch auffällt, daß es in seinen Lernerfolgen hinter den Leistungen der anderen Kinder zurückbleibt. Selbstverständlich werden einige dieser Kinder statt ganz allgemeiner Lernprobleme eine spezifische Lernstörung wie etwa eine Dyslexie aufweisen.

– Veränderung der Prävalenzraten nach der Zeit der Schulpflicht

Die während der Zeit der Schulpflichtigkeit relativ konstanten Prävalenzraten für Lernprobleme können sich verändern, sobald Kinder, die bis dahin einer besonderen Förderung bedurften, die Schule verlassen und keine besondere pädagogische Zuwendung oder andere Art der speziellen Förderung mehr benötigen, weshalb sie dann auch nicht mehr in den Prävalenzstatistiken auftauchen. Beispiele dafür, wie groß die Schwankungsbreite für altersspezifische Prävalenzzahlen der schweren geistigen Behinderung sein kann, finden sich bei Fryers (1991). Während die Prävalenz geistig schwer behinderter Kinder auf 3–5 pro 1000 Einwohner geschätzt wird, fällt sie nach dem 45. Lebensjahr auf maximal 2,5 pro 1000 Einwohner.

4 Ätiologie

Im Einzelfall wird das letztendliche Ausmaß einer Behinderung sicherlich durch sehr komplexe Einflüsse und deren wechselseitige Beziehungen beeinflußt sein. Bei deren weitergehender Betrachtung wird man zunächst von dem Klassifikationssystem der Weltgesundheitsorganisation ausgehen. In manchen Fällen wird beispielsweise eine hereditäre Störung der Gehirnentwicklung so ausgeprägte Veränderungen mit sich bringen, daß sie ganz wesentlich den schließlichen Behinderungsgrad dieser Person prägen wird. In anderen Fällen wird dagegen weniger das Ausmaß einer organischen Beeinträchtigung als vielmehr der Einfluß sozialer Faktoren und der sich im Verlauf des Lebens bietenden Entwicklungschancen von entscheidender Bedeutung sein.

4.1 Unterscheidung subkultureller und organischer Ursachen

Bedeutung der Art der Klassifikation

Die gleichen Überlegungen, wie wir sie für die epidemiologischen Untersuchungen zur geistigen Behinderung angeführt haben, gelten auch für Studien zu deren Ätiologie. So werden beispielsweise die jeweiligen Verhältniszahlen für genetische, chromosomale oder exogene Ursachen der geistigen Behinderung entscheidend davon abhängen, auf welche Weise Personen überhaupt als geistig behindert klassifiziert und erfaßt werden. Falls es sich hierbei allein um Personen handelt, die über einen Kontakt mit entsprechenden medizinischen oder sozialen Einrichtungen erfaßt werden, dann wird der Anteil organisch bedingter und schwerer ausgeprägter geistiger Behinderungen, die schon zum Zeitpunkt der Geburt oder kurz danach diagnostiziert werden, überrepräsentiert sein. Eine repräsentative, auf der Grundlage des IQ oder des Vorliegens einer besonderen Förderbedürftigkeit ausgewählte Bevölkerungsstichprobe wird dagegen eine sehr viel heterogenere Gruppe umfassen.

Geistige Behinderung mit vs. ohne biologische Ursachen

Historisch wird zwischen Personen unterschieden, deren geistige Behinderung ganz offensichtlich auf eine organische Beeinträchtigung zurückzuführen ist und solchen, die keine entsprechende vordergründig biologische Ursache aufweisen (und damit häufig auch geringer betroffen sind). Diese beiden Gruppen werden als organisch bzw. subkulturell bedingte Formen geistiger Behinderung bezeichnet. Im ersteren Fall läßt sich die geistige Behinderung auf eine einzige Hauptursache zurückführen. Es ist im wesentlichen diese Gruppe, die die Linksverschiebung der IQ-Normalverteilung bedingt, während die subkulturell bedingten Störungsformen eher als eine Gruppe angesehen werden, die bezüglich einer kontinuierlich verteilten Variablen den äußersten linken Teil der Normalverteilungskurve ausmacht und auf familiäre Ursachen im weitesten Sinne (sowohl polygenetische wie umweltbedingte) zurückgeht. In

Tabelle 2. Unterschiede zwischen biologisch determinierten und subkulturellen Formen geistiger Behinderung

Biologisch determiniert	Subkulturell determiniert
Mittel- bis schwergradige Beeinträchtigung	Leichte oder grenzwertige Beeinträchtigung
Ausgeprägte Störung der Alltagskompetenz	Geringe oder keine Störung der Alltagskompetenz
Häufig morphologische Veränderungen des zentralen Nervensystems	Abnorme Veränderungen des zentralen Nervensystems ungewöhnlich
In der Regel normale Intelligenz bei Familienmitgliedern	Leicht beeinträchtigte intellektuelle Fähigkeiten auch bei Familienangehörigen
Häufig Dysmorphiezeichen	Dysmorphiezeichen ungewöhnlich
Häufig weitere Beeinträchtigungen und Behinderungen	Selten zusätzliche Beeinträchtigungen und Behinderungen
Mit gleicher Häufigkeit in Familien unterschiedlicher sozioökonomischer Schichten zu finden	Häufiger in Familien aus niedrigeren sozioökonomischen Schichten
Widrige soziale Verhältnisse ungewöhnlich	Häufiger ungünstige soziale Verhältnisse

Tabelle 2 sind die wesentlichen Unterschiede dieser beiden Gruppen aufgeführt (s. auch Scott 1994).

Zweifel am Zusammenhang von organischer Bedingtheit und Schwere der Behinderung

Aus verschiedenen Gründen ist allerdings entgegen früheren Annahmen die Einteilung in mildere familiär bedingte und schwerere organisch bedingte Ursachen in Zweifel zu ziehen.

1. Es sind inzwischen organische Ursachen auch bei milderen Formen geistiger Behinderung identifiziert worden (so z. B. im Falle weiblicher Überträgerinnen des fragilen X-Syndroms).
2. Man hat erkannt, daß Personen mit einem definierten Syndrom (wie z. B. dem Down-Syndrom) hinsichtlich verschiedener Fähigkeiten ganz unterschiedlich betroffen sein können und daß einige von ihnen intellektuell nur geringgradig beeinträchtigt sind.
3. Selbst bei eindeutig genetisch oder chromosomal bedingten Störungen finden sich zusätzliche Faktoren, die Einfluß auf das letztendlich erreichbare kognitive Leistungsniveau bzw. auf den Behinderungsgrad einer Person haben, und es existiert kein notwendigerweise unmittelbarer Zusammenhang etwa zwischen einer genetischen Mutation einerseits und dem Grad der Behinderung andererseits.

Darüber hinaus ignorieren solche eher groben Modelle die konzeptuelle Unterscheidung zwischen den Ebenen der organischen Beeinträchtigung, Behinderung und Benachteiligung, die – wie oben diskutiert – jeweils durch verschiedene gleichzeitig oder nacheinander wirksame Faktoren beeinflußt werden.

4.2 Genetische und chromosomale Beeinträchtigungsursachen

Einteilung biologisch bedingter Beeinträchtigungen

Ganz sicher sind biologische Einflüsse auf die Gehirnreifung und damit auf die intellektuelle Entwicklung als ätiologische Faktoren geistiger Behinderung von erheblicher Bedeutung. Diese biologisch bedingten Formen einer gestörten zerebralen Entwicklung können unterteilt werden in solche, die Folge sind

1. chromosomaler Aberrationen in Form verlorengegangener oder überzähliger Chromosomen oder deren Fragmenten (Autosomen oder Geschlechtschromosomen) oder der Neuanordnung von Chromosomen;
2. einer einzigen Genmutation, die sich entweder direkt auf die Gehirnreifung auswirkt oder indirekt durch die Akkumulation von Metaboliten zu einer Störung der Gehirnentwicklung führt;
3. prä-, peri- oder postnataler Traumen.

Chromosomale Anomalien und geistige Behinderung

Etwa 30% aller Formen der schweren geistigen Behinderung gehen ursächlich auf Störungen zurück, die entweder eine Veränderung der Chromosomenzahl (insbesondere zählt hierzu das Down-Syndrom) oder andere chromosomale Anomalien betreffen. Es sind über 500 Syndrome beschrieben worden, bei denen eine geistige Behinderung auf Veränderungen in einem einzigen Gen zurückgeht, doch im Vergleich zu anderen möglichen Ursachen macht der Anteil dieser Gruppe monogenetischer Störungen nur wenige Prozent aus (Wahlstrom 1990). Obwohl inzwischen zahlreiche Syndrome beschrieben worden sind, die mit einer geistigen Behinderung assoziiert sind, verbleibt dennoch ein großer Anteil von Fällen, in denen entweder bisher keine genetische oder chromosomale Ursache identifiziert werden konnte, oder die bisher ein charakteristisches syndromales Muster vermissen lassen. Es werden aber in zunehmender Zahl monogenetische Störungen, unterschiedliche Mutationen desselben Gens, verschiedene genetische Mechanismen und zuvor unerkannte submikroskopische chromosomale Deletionen beschrieben, die mit einer geistigen Behinderung in Verbindung zu bringen sind (s. beispielsweise Flint et al. 1995).

Wichtige Syndrome

Es ist nicht möglich, in diesem Kapitel auf sämtliche verschiedene Ursachen geistiger Behinderung im Detail einzugehen. Einige besonders wichtige Syndrome sollen aber nachfolgend besprochen werden, zusätzlich sind weitere in Tabelle 1 aufgeführt, entweder, weil sie zahlenmäßig von Bedeutung sind, oder weil sie für bestimmte psychiatrische oder genetische Aspekte beispielhaft sind. Für weitere Ausführungen zu chromosomalen Störungen sei auf die Arbeit von Bolton u. Holland (1994) verwiesen. Eine Übersicht zur Rolle genetischer Faktoren in der Entstehung geistiger Behinderung findet sich bei Simonoff et al. (1996).

Down-Syndrom

Ursache

Die wichtigste Einzelerkrankung, die fast ausnahmslos mit geistiger Behinderung einher geht, stellt das Down-Syndrom dar. In etwa 95% aller Fälle liegt ihm die Vererbung eines überzähligen dritten Chromosoms 21 (Trisomie 21) in sämtlichen Körperzellen als Folge einer Non-Disjunktion in der meiotischen Teilung zugrunde. In den seltenen übrigen Fällen ist es entweder die Folge einer unbalancierten chromosomalen Translokation oder des Vorliegens eines Mosaiks. Im Falle der Translokation liegt eine Änderung in der Position von Chromosomensegmenten einschließlich des Chromosoms 21 vor, in Mosaikfällen findet sich - aufgrund einer Non-Disjunktion von Chromosom 21 in einer Somazelle anstatt einer Keimzelle - eine Trisomie 21 nur in einem Teil aller Körperzellen.

Risikofaktoren

Es ist inzwischen eindeutig belegt, daß dem Alter der Mutter die Hauptbedeutung für das Auftreten einer Non-Disjunktion in der weiblichen Keimzelle zukommt: Das Risiko, ein Kind mit einem Down-Syndrom zu gebären, nimmt von etwa 1:2000 im frühen Erwachsenenalter auf 1:45 bei Frauen zu, die zum Zeitpunkt der Konzeption bereits das 40. Lebensjahr überschritten haben (für eine Übersicht über das Down-Syndrom s. BERG 1993).

Down-Syndrom und Alzheimer-Krankheit

Auf psychiatrischem Fachgebiet hat der Zusammenhang des Down-Syndroms mit dem erhöhten Risiko, eine Alzheimer-Krankheit zu entwikkeln, aufgrund der erheblich gestiegenen Lebenserwartung von Down-Patienten zunehmende Bedeutung erlangt. Es ist nachgewiesen, daß hierbei eine vermehrte zerebrale Amyloidablagerung schon in frühen Lebensjahren beginnt und daß sich bei der Mehrzahl von Personen mit einem Down-Syndrom mit Erreichen des 30. Lebensjahres Alzheimer-typische Plaques und neurofibrilläre Bündel im Gehirn finden lassen. Die Zahl der klinisch manifest Alzheimer-Erkrankten erreicht allerdings nicht die Größenordnung, die aufgrund der neuropathologischen Befunde zu erwarten wäre. Auch wenn es Unterschiede zwischen den Studien gibt findet sich eine Alzheimer-Erkrankung bei nur einigen Prozent der Down-Patienten im Alter zwischen 30 und 40 Jahren, um dann mit dem Erreichen des 50. Lebensjahres auf etwa 40% anzusteigen.

Obwohl es keine gesicherte Begründung für diesen frühen Beginn der Alzheimer-Erkrankung bei Personen mit einem Down-Syndrom gibt, hat sich doch nachweisen lassen, daß das Gen des Amyloidpräkursorproteins (APP) auf Chromosom 21 lokalisiert ist und es ist wohl nicht abwegig hieraus zu schließen, daß einer exzessiven Produktion von Amyloid eine wesentliche Bedeutung zukommt. Die Differentialdiagnose eines merklichen Abbaus kognitiver und alltagspraktischer Fähigkeiten im höheren Lebensalter umfaßt nicht nur die Alzheimer-Krankheit, sondern auch die Hypothyreose, Folgen einer sensorischen Beeinträchtigung und die Depression (für eine Übersicht s. Holland u. Oliver 1995; s. auch Abschn. 6.3).

Prader-Willi-Syndrom und Angelmann-Syndrom

Mit verbesserten Methoden für die Untersuchung von Chromosomen und mit der Entwicklung neuer Chromosomenbänderungstechniken, in deren Folge die Markierung spezifischer DNS-Sequenzen mittels Fluoreszenz-in-situ-Hybridisierung (FISH) möglich wurde, ist eine zunehmende Zahl chromosomaler Deletionen identifiziert worden. Im Falle zweier Syndrome (Prader-Willi- und Angelmann-Syndrom) hat dies zu der Erkenntnis geführt, wie wichtig das sog. geschlechtsspezifische „genomic imprinting" (geschlechtsspezifisch unterschiedliche Methylierung der DNS in der Gametogenese) für die Ausbildung unterschiedlicher Phänotypen ist. Bei beiden Syndromen weist die Mehrzahl der betroffenen Individuen eine Deletion auf Chromosom 15 auf (15q11–13). Beim Prader-Willi-Syndrom betrifft dies das vom Vater, beim Angelmann-Syndrom das von der Mutter stammende Chromosom 15. Bestimmte Gene auf dem homologen Partner dieses Chromosoms, die in der zur Deletion korrespondierenden Region liegen, unterliegen einem unterschiedlichen Imprinting, je nachdem, von welchem Elternteil sie stammen. Bei beiden Syndromen gehen damit durch Deletion bzw. durch die normale Inaktivierung aufgrund von Imprinting beide Kopien verschiedener Gene verloren.

Genomic imprinting

Ursache

Die Mechanismen des geschlechtsspezifischen Genomic imprinting erklären auch jene Fälle von Prader-Willi- bzw. Angelmann-Syndromen, in denen keine Deletion auf Chromosom 15 vorliegt. In der Mehrzahl dieser Fälle stammen beide homologe Partner des Chromosoms 15 von demselben Elternteil, weswegen beide Kopien bestimmter Gene (in Abhängigkeit vom Geschlecht des Elternteils, von dem sie stammen) von einem Imprinting betroffen sind und dadurch nicht exprimiert werden. Die mit einem Prader-Willi-Syndrom einhergehenden Probleme der Polyphagie und massiven Adipositas sowie einer offenbar verstärkten Neigung zu schweren Wutausbrüchen haben psychiatrisches Interesse gefunden (s. Abschn. 6.3).

Psychiatrisch relevante Merkmale

Fragiles-X-Syndrom

In neuerer Zeit ist das fragile-X-Syndrom als eine wichtige Ursache für eine geistige Behinderung erkannt worden, nachdem die charakteristische fragile Region auf dem X-Chromosom (Xq27.3) 1969 von Lubs nach Kultivierung von Chromosomen einer betroffenen Person in einem folsäurearmen Nährmedium beschrieben worden war. Das Vorliegen einer Triplet-Repeat-Sequenz (CGG) im FMR-1-Gen stellt die genetische Grundlage dieser X-chromosomalen Erkrankung dar. Die normale Repeatsequenz hat eine Länge von weniger als 50 Repeats, während präsymptomatische Überträger Sequenzen zwischen 50 und 200 Repeats und leichter betroffene weibliche Überträgerinnen solche von 200 und mehr Repeats haben.

Ursache

Männer sind schwerer betroffen als Frauen und weisen neben einer mittel- bis schwergradigen geistigen Behinderung eine charakteristisch eintönige und verworrene Sprache, die Vermeidung von Blickkontakten und andere soziale Beeinträchtigungen, geringergradige faziale Dysmorphiezeichen (wie z.B. große Ohren oder eine längliche Gesichtsform) sowie postpubertär große Testes auf. Angaben, daß es ebenfalls gehäuft zu autistischen Störungen komme, sind nicht unwidersprochen geblieben und könnten ebenso auf die Vermeidung von Blickkontakten und andere soziale Defizite zurückzuführen sein. Etwa einer von 2500 Männern in kaukasischen Populationen ist von dieser Erkrankung betroffen (für eine Übersicht s. de Vries et al. 1994).

Merkmale

4.3 Exogene Beeinträchtigungsursachen

Es ist durchaus vorstellbar, daß das Auftreten exogener (also im weitesten Sinne umweltbedingter) Ursachen geistiger Behinderung von wirtschaftlichen und soziokulturellen Bedingungen sowie von gesundheitspolitischen Faktoren abhängig ist. In Entwicklungsländern tritt die Bedeutung chromosomaler Störungen wahrscheinlich im Vergleich zu schweren Geburtskomplikationen, gravierender Mangelernährung oder chronischen Infekten als Ursachen einer beeinträchtigten frühen Individualentwicklung und späteren suboptimalen Adaptation an die Anforderungen des Lebens in den Hintergrund. Für Industrieländer wird geschätzt, daß etwa 20% bis 30% der Fälle schwerer geistiger Behinderung auf exogene Faktoren zurückgehen und hierbei hauptsächlich durch perinatale Komplikationen, besonders bei Neugeborenen mit einem deutlich zu niedrigen Geburtsgewicht, bedingt sind.

Wirtschaftliche und soziokulturelle Faktoren

Während die Fortschritte der Perinatalmedizin weiterhin zu einer Verbesserung der Überlebensraten führen, besteht besonders für Neugeborene mit einem Geburtsgewicht unter 1500 g unverändert ein hohes Risiko zukünftiger körperlicher und/oder intellektueller Beeinträchtigungen aufgrund von intrazerebralen periventrikulären Blutungen (weiterführende Angaben hierzu finden sich bei Reynolds 1996).

Geringes Geburtsgewicht

Konnatale Erkrankungen durch z.B. eine Zytomegalie- oder Toxoplasmeninfektion bleiben als mögliche Gefahren weiterhin von Bedeutung. In vielen Ländern konnten die Röteln als Ursache schwerer fetaler Mißbildungen durch Impfkampagnen weitgehend eliminiert werden. Das fetale Alkoholsyndrom (Porter et al. 1984) als Folge eines exzessiven Alkoholmißbrauchs in der Schwangerschaft und in letzter Zeit die mütterli-

Konnatale Erkrankungen

che HIV-Infektion können beide bei Neugeborenen zu erheblichen Störungen der Gehirnentwicklung und damit zu einer Beeinträchtigung der späteren intellektuellen Leistungsfähigkeit führen. Während bestimmte exogene biologische Faktoren zu einer schweren geistigen Behinderung führen, können die Folgen anderer Einflüsse weniger offensichtlich sein und sich subtiler dadurch auswirken, daß das Entwicklungspotential einer Person beschnitten wird. Beispiele hierfür stellen die mütterliche und kindliche Mangelernährung oder die Folgen einer Bleiexposition dar. Global betrachtet kommt diesen Ursachen wahrscheinlich eine ganz erhebliche Bedeutung zu.

4.4 Polygenetische Effekte

Die aus einer organischen Beeinträchtigung herrührenden Einflüsse auf die intellektuelle Entwicklung wirken sich in der Regel dahingehend aus, daß sich eine Entwicklungsverzögerung und andere Merkmale geistiger Behinderung schon im frühen Lebensalter manifestieren und die Höhe des maximal erreichbaren Leistungsniveaus limitieren. Komplexer ist die Situation in den Fällen, in denen die intellektuelle Beeinträchtigung ein geringeres Ausmaß hat und keine offensichtlich organisch bedingte Erkrankung vorliegt. Untersuchungen haben gezeigt, daß für die untersuchten Populationen der IQ als Maß der intellektuellen Leistungsfähigkeit in erheblichem Maße genetisch determiniert ist und hierbei wahrscheinlich von einer Vielzahl von Genen beeinflußt wird.

Wechselbeziehung von Umwelteinflüssen und genetischer Prädisposition

Allerdings ist zunehmend klar geworden, daß die mehr oder weniger artifizielle Unterscheidung in Umwelteinflüsse einerseits und genetische Prädisposition andererseits wenig hilfreich ist. Es werden deshalb immer komplexere und interaktive Modelle zur Beschreibung der relativen Bedeutung und gegenseitigen Wechselbeziehungen von genetischer Anlage und Umwelteinflüssen entwickelt. Eine Übersicht hierzu findet sich bei Simonoff et al. (1996). In dieser Arbeit wird näher untersucht, welche Bedeutung sowohl ganz individuell wirksamen als auch die Allgemeinheit betreffenden Umwelteinflüssen und den zahlreichen komplexen Zusammenhängen zwischen genetischen und umweltbedingten Faktoren zukommt. Auch Plomin u. Daniels (1987) sind dieser Frage insbesondere in bezug auf die Faktoren Persönlichkeit und Intelligenz intensiv nachgegangen und zu dem Schluß gekommen, daß den ganz individuell im Einzelfall wirksamen Umweltfaktoren größere Bedeutung als allgemeinen Umwelteinflüssen zukommt. So kann die individuelle Reaktionsweise auf vergleichbare Umweltbedingungen durchaus ganz unterschiedlich sein, wobei das Alter und Geschlecht diese Reaktionsweisen modifizieren.

Zentrale Fragen zur Möglichkeit der Intervention

Die zunehmende Aufklärung genetischer und biologischer Mechanismen und die Entwicklung immer komplexerer Erklärungsmodelle machen es möglich, einige der zentralen Fragen zu Möglichkeiten der Intervention anzugehen. Diese umfassen die folgenden Probleme:

1. Wie lassen sich die Mechanismen identifizieren, die dafür verantwortlich sind, daß eine ganz bestimmte monogenetische oder chromosomale Störung zu einer Störung der Gehirnentwicklung und damit zu einer intellektuellen Beeinträchtigung führt, und wie sind in-

dividuelle Unterschiede in der Ausprägung eines Syndroms zu erklären? Wie bei der Phenylketonurie, bei der die Aufklärung des Gendefekts und seiner Konsequenzen zur Entwicklung einer präventiven Strategie geführt hat, könnte dies auch für andere Störungen wie z.B. das Down-Syndrom Behandlungsmaßnahmen eröffnen.

2. Kann der zukünftige Schweregrad einer Behinderung durch früh einsetzende Interventionsmaßnahmen beeinflußt werden und in welchem Umfang ist dies unabhängig von der Ursache oder Schwere der zugrundeliegenden organischen Beeinträchtigung möglich? Hierbei handelt es sich um eine sehr komplexe Fragestellung. Frühere Untersuchungen weisen darauf hin, daß nur sehr begrenzte Erfolge zu erzielen sind (Zigler u. Berman 1983). Umfassendere Modelle, die sowohl biologische wie exogene Einflüsse berücksichtigen, könnten hier allerdings zu einem anderen Ergebnis gelangen.
3. Wie können die Auswirkungen einer bestehenden organischen Störung, einer Behinderung und die aus ihnen resultierenden Benachteiligungen minimiert werden? Wie schon kurz angesprochen umfaßt dies nicht nur die Frage nach Interventionsmöglichkeiten in der Kindheit, sondern auch die nach der Verfügbarkeit von Ressourcen und Hilfsangeboten für geistig behinderte Erwachsene.

Integration wissenschaftlicher Erkenntnisse in den psychiatrischen Alltag

Im psychiatrischen Alltag kommt es darauf an zu versuchen, eine Integration dieser breiten wissenschaftlichen Erkenntnisse einschließlich der Daten zu den Ursachen und den Formen geistiger Behinderung, der zusätzlichen psychischen oder physischen Probleme und der dynamischen und familiären Einflüsse, die den Schweregrad und das Ausmaß der Behinderung eines Individuums sowie dessen allgemeines Wohlbefinden und Lebensqualität mitbestimmen, zu erreichen. Besonders für Menschen mit einer leichteren Form der geistigen Behinderung lassen sich Problemkreise der Benachteiligung erkennen, die sich aus den Folgen von elterlicher Vernachlässigung, Erziehungsdefiziten, ungenügender Ernährung, Chancenungleichheit und dem Vorliegen von Mißbrauch und einer desinteressierten Umwelt ergeben.

5 Veränderungen des Versorgungsbedarfs

Veränderungen der Bedürfnisse im Laufe des Lebens

Die inzwischen gebräuchlichen Definitionen geistiger Behinderung und insbesondere weiterentwickelte Klassifikationen, wie etwa die der Weltgesundheitsorganisation, stellen eine Grundlage für die Beurteilung des allgemeinen und spezielleren Versorgungsbedarfs sowohl von geistig behinderten Kindern wie Erwachsenen dar. Die Ansprüche und Bedürfnisse geistig behinderter Menschen wie auch deren Familien und anderer Betreuungspersonen ändern sich im Laufe der Zeit. Nach der Geburt und während der frühen Kindheit sind die Bemühungen oft darauf ausgerichtet, die Ursachen einer Entwicklungsverzögerung zu identifizieren und möglicherweise begleitende konnatale Probleme therapeutisch anzugehen. In Entwicklungsländern haben zunächst die Bekämpfung der Mangelernährung und von Infektionen Priorität. Später bekommt die Unterstützung des Kindes und seiner Familie und die größtmögliche Förderung der Entwicklung von Fertigkeiten durch gezielte pädagogische Maßnahmen zunehmende Bedeutung. Im Erwachsenenalter kann schließlich die Verfügbarkeit eines geeigneten Versorgungsnetzes und betreuter Beschäftigungsmöglichkeiten vorrangig werden. Auf jeder dieser Stufen kommt es darauf an, das Ausmaß und die Art der Fähigkeiten bzw. Behinderungen einer Person definieren zu können, wobei es in diesem Zusammenhang ebenfalls wichtig ist, sich über die genaue Bedeutung der verwendeten Begriffe im klaren zu sein und pauschalierende, abwertende Bezeichnungen zu vermeiden.

Unterscheidung zwischen sozialer Fürsorge und medizinischem Versorgungsbedarf

Traditionell wird zwischen dem Bedarf an vornehmlich sozialer Fürsorge und dem medizinischen Versorgungsbedarf unterschieden. Obwohl diese Unterscheidung prinzipiell hilfreich ist, wirkt sie gelegentlich eher künstlich. Sowohl die körperliche wie die seelische Gesundheit können durch die Qualität einer mehr oder weniger sozialfürsorglichen Umgebung beeinflußt werden, und umgekehrt wird die Qualität dieser Umgebung wiederum auch durch den geistigen Gesundheitszustand und das Ausmaß, in dem eine Person Verhaltensstörungen aufweist, geprägt. Wenn sich in manchen institutionellen Einrichtungen hohe Raten von Verhaltensstörungen finden lassen, so ist dies nicht einfach nur ein Spiegel der Qualität dieser Einrichtung, sondern drückt ebenfalls die Tatsache aus, daß es initial genau diese Verhaltensprobleme waren, die zur Einweisung in eine solche Einrichtung geführt haben.

5.1 Besonderer Versorgungsbedarf

Gründe für einen besonderen Versorgungsbedarf

Aus einer Reihe von Gründen erfordern die Bedingungen einer adäquaten allgemeinen wie auch speziell psychiatrisch-psychologischen Gesundheitsversorgung geistig behinderter Menschen eine besondere Betrachtungsweise.

- Komorbidität körperlicher und psychischer Störungen

1. Wie weiter unten ausgeführt besteht bei geistig behinderten Menschen eine erhöhte Komorbidität an körperlichen und sensorischen Behinderungen sowie psychiatrischen und Verhaltensproblemen und anderen Erkrankungen.

- Multimorbidität

2. Besonders bei schwergradig Behinderten besteht nicht selten eine Multimorbidität, die häufig eine ganze Anzahl oft komplexer Interventionsmaßnahmen erforderlich macht.

- Schwierigkeit der Diagnosestellung

3. Die Erkennung und Diagnose spezifischer Erkrankungen bei Personen mit einer eingeschränkten intellektuellen Leistungsfähigkeit und Sprachentwicklung kann, wie dies ja gerade bei der geistigen Behinderung der Fall ist, erhebliche Probleme bereiten. Es ist den Betroffenen manchmal gar nicht möglich, Schmerzen zu äußern oder deren Lokalisation exakt anzugeben, wodurch körperliche Erkrankungen lange unerkannt voranschreiten können.

- Probleme bei der Inanspruchnahme medizinischer Versorgungsangebote

4. Es bereitet geistig behinderten Erwachsenen im Gegensatz zu Kindern, bei denen die Eltern ggf. medizinische Hilfe veranlassen, u. U. Schwierigkeiten, die notwendigen Schritte zur Erlangung von Hilfe zu tun und Einrichtungen der medizinischen Basis- oder weiterführenden Versorgung in Anspruch zu nehmen. Aus ähnlichen Gründen kann es vorkommen, daß Routinemaßnahmen zur gesundheitlichen Vorsorge, wie etwa Untersuchungen zur Brustkrebsvorsorge oder Zervikalabstriche bei Frauen, nicht durchgeführt werden. Unter diesen

Umständen liegt es in der Verantwortung der Fürsorgepersonen, mögliche Gesundheitsprobleme zu erkennen und im Bedarfsfall dem Betroffenen dabei zu helfen, eine medizinische Behandlung zu erhalten. Aus Bevölkerungserhebungen zur körperlichen Gesundheit geistig behinderter Menschen ist bekannt, daß die Dunkelziffer unerkannter Erkrankungen beträchtlich ist.

5.2 Allgemeine Gesundheitsversorgung

Gleiche Bedürfnisse Behinderter wie Nichtbehinderter

Der Grundgedanke bei allen Überlegungen zum Bedarf an allgemeinen Gesundheitsmaßnahmen für geistig behinderte Kinder und Erwachsene besteht darin, daß sich diese in ihren Bedürfnissen nicht von Nichtbehinderten unterscheiden, aus den obengenannten Gründen aber möglicherweise zusätzlicher Hilfen bedürfen. Viele der biologisch determinierten Formen geistiger Behinderung sind mit zusätzlichen Störungen und daraus resultierenden Behinderungen vergesellschaftet. Hierzu gehören in erheblichem Maße körperliche und sensorische Störungen und Beeinträchtigungen sowie zusätzliche Begleiterkrankungen wie etwa epileptische Anfallsleiden. Bestimmte Formen geistiger Behinderung gehen mit ganz spezifischen Risiken einher. Beispielsweise ist das Risiko für angeborene Herzfehler, sensorische Störungen im späteren Lebensalter, Schilddrüsenerkrankungen oder eine Alzheimer-Krankheit beim Down-Syndrom deutlich erhöht und weist für alle diese Störungen altersabhängige Prävalenzraten auf, die von wenigen Prozent im mittleren Lebensalter bis zu 50% bei über 50jährigen reichen (s. Berg et al. 1993).

Zusätzliche körperliche Störungen bei geistiger Behinderung

Aus den gleichen wie den oben genannten Gründen ist es auch hier schwierig, exakte Prävalenzzahlen zur Häufigkeit der Komorbidität anzugeben. Betrachtet man die vorliegenden Studien, so stützen sich die meisten auf administrative Stichproben und umfassen hinsichtlich des Lebensalters und unterschiedlicher Versorgungsstrukturen heterogene Stichproben. Die Prävalenzraten sowohl der körperlichen Störungen und Behinderungen wie der sensorischen Störungen und auch der Epilepsie nehmen mit dem Schweregrad der geistigen Behinderung zu. Für epileptische Anfallsleiden steigt die Prävalenz bei schwer behinderten Personen auf bis zu 50% an (Übersicht bei Bird 1997) und schließt unterschiedliche Anfallsmuster ein, die therapeutisch schwer beherrschbar sein können und eine antikonvulsive Kombinationstherapie erfordern.

Zunahme körperlicher Störungen mit dem Schweregrad der geistigen Behinderung

5.3 Psychiatrisch-psychologischer Versorgungsbedarf

Probleme der Diagnosestellung

Es ist hinreichend belegt, daß Personen mit einer geistigen Behinderung im Vergleich zur Allgemeinbevölkerung gehäuft seelische Probleme aufweisen. Solche epidemiologischen Studien sind allerdings mit ähnlichen Problemen konfrontiert, wie sie weiter oben diskutiert wurden. Diese umfassen die mit der Definition von geistiger Behinderung verbundenen Schwierigkeiten ebenso wie die Diagnose spezifischer geistiger Störungen bei Personen, deren Sprachentwicklung gestört ist. In solchen Fällen ist nichts anderes möglich als die Diagnosekriterien zu modifizieren. Werden sie jedoch zu weit gefaßt, dann verlieren sie an Validität, werden sie zu eng gefaßt, dann wird die tatsächliche Prävalenz geistiger Behinderung in der Bevölkerung unterschätzt.

Klassifikation geistiger Behinderung

Es gibt keine uneingeschränkt akzeptierte Definition für seelische Gesundheit, sieht man einmal von dem unbefriedigenden Vorschlag ab, daß es sich hierbei um das Fehlen einer seelischen Störung handele. Durch die Weiterentwicklung diagnostischer Kriterien, wie sie in der *International Classification of Mental and Behavioural Disorders* (ICD-10; WHO 1992) und dem *Diagnostic and Statistical Manual of Mental Disorders* (DSM-IV; APA 1994) enthalten sind, ist im Verlauf vieler Jahre die Bedeutung des Begriffs seelische Störung aber zunehmend präzisiert worden. Das in diesen Klassifikationssystemen erfaßte Spektrum seelischer Störungen bezieht auch Menschen mit einer geistigen Behinderung mit ein. Auch hier stellt eine exakte Diagnosestellung eine Grundvoraussetzung dar, da sie und ihre genaue Formulierung im wesentlichen über die Art der Behandlung entscheiden.

Spektrum seelischer Störungen

Das Spektrum seelischer Störungen umfaßt solche primär organischen Ursprungs (etwa delirante oder dementielle Syndrome), funktionelle Psychosen (z. B. Schizophrenie), affektive Störungen (z. B. depressive Erkrankungen oder manisch-depressive Psychosen), neurotische Störungen (etwa Zwangserkrankungen oder Phobien) und Störungen der Persönlichkeit, des Verhaltens und der Entwicklung. In manchen Fällen trägt ein sich eng an diese Diagnosekriterien haltender Diagnoseprozeß aber wenig zur Entwicklung therapeutischer Pläne bei und birgt die Gefahr (etwa im Falle von Persönlichkeits- oder Verhaltensstörungen), sich negativ auf das Ergebnis der therapeutischen Bemühungen auszuwirken. Die Diagnose einer Verhaltensstörung setzt den Ausschluß einer zugrundeliegenden organischen Störung oder psychischen Erkrankung voraus, die selbst direkte Ursache des gestörten Verhaltens sein könnten; ganz offensichtlich erfordert dies eine ausführlichere und genauere psychologische Beurteilung.

Prävalenzraten psychiatrischer Störungen

– Problem der Diagnosekriterien

Die Isle-of-White-Studie zu psychiatrischen Störungen bei Kindern (Rutter et al. 1970), die Aberdeen-Studien (Birch et al. 1970) und eine Anzahl weiterer Untersuchungen haben für psychiatrische Störungen Populationsprävalenzraten zwischen 25 und 40% gefunden. Hierin ist das gesamte Spektrum entsprechender Störungen eingeschlossen. Die Unterschiede zwischen den Studien spiegeln methodische Differenzen wider, im besonderen solche der verwendeten Diagnosekriterien und der Art der untersuchten Populationen. Ganz allgemein steigen die Prävalenzraten für psychiatrische Störungen mit einer Zunahme des Schweregrades der intellektuellen Beeinträchtigung an und reichen von 20% bei geringgradigen Beeinträchtigungen bis zu 45% bei schweren intellektuellen Störungen. Ähnlich nehmen auch die Raten „reiner" Verhaltensprobleme mit dem Schweregrad der Beeinträchtigung von wenigen Prozent bis auf 20–30% zu (Kushlick u. Blunden 1974; Richardson u. Koller 1985).

– Verbesserung der Diagnoseinstrumente

Mit der Entwicklung besserer Diagnoseinstrumente wie etwa den PAS-ADD-Bögen (Moss et al. 1996) ist es inzwischen möglich geworden, exaktere Untersuchungen durchzuführen. Die ersten Studien, die dieses Instrument an einer Population geistig behinderter über 50jähriger Personen anwendeten, fanden Raten von 12% für Demenzen und von ebenfalls 12% für andere psychiatrische Erkrankungen (Moss et al. 1993; Patel et al. 1993). Cooper (1997) entwarf ein eigenes halbstrukturiertes Fremdbefragungsinstrument, mit dem sie die Prävalenzraten für psychiatrische Störungen bei einem Kollektiv älterer geistig behinderter Personen in einer umschriebenen Region erfaßte und mit den Raten einer Kontrollgruppe von Personen verglich, die als ebenfalls geistig behindert dem örtlichen Gesundheitsregister entnommen wurden. Für die Gruppe der älteren Personen fand sich eine generell höhere Rate psychiatrischer Störungen (68,7 im Vergleich zu 47,9%).

Prävalenz von Verhaltensstörungen

In beiden Fällen stellten Verhaltensstörungen die häufigste Untergruppe von Störungen dar. Sowohl die Gruppe der älteren Personen wie auch die Kontrollgruppe wiesen auffallend häufig frühere affektive Störungen auf (22,4 bzw. 11%). Die Unterschiede in den Lebenszeitprävalenzraten mag hierbei einfach den Altersunterschied beider Gruppen widerspiegeln. Die Prävalenz von Demenzen erreichte in der Gruppe der älteren Personen 21,6%. Durch die Anwendung der ICD-10-Kriterien und eines zusätzlichen Kataloges von Verhaltensstörungen wurde in dieser Untersuchung besonderer Wert auf die exakte diagnostische Einordnung gelegt. Allerdings handelte es sich bei der untersuchten Population um eine administrative Stichprobe, die damit möglicherweise Personen überrepräsentiert, die zusätzlich zu einer geistigen Behinderung weitere Probleme aufweisen, da eine höhere Wahrscheinlichkeit besteht, daß gerade solche Personen den Einrichtungen der Gesundheitsfürsorge bekannt werden.

Prävalenz von Demenzen

Therapeutische Konsequenzen

Daß zusätzlich zu einer geistigen Behinderung bei einer Person eine andere schwere psychiatrische Erkrankung vorliegen kann, ist besonders hinsichtlich der sich hieraus ergebenden therapeutischen Konsequenzen von Bedeutung. Speziell für Erkrankungen aus dem schizophrenen Formenkreis werden Prävalenzraten genannt, die für geringergradig intellektuell beeinträchtigte Personen um ein 3faches über der der Allgemeinbevölkerung liegen (Lebenszeitprävalenzraten von 0,03 gegenüber 0,01). Ursprünglich war angenommen worden, daß die auch als „Propfschizophrenie" bezeichnete Erkrankung schon in jüngerem Lebensalter eine der Ursachen erheblicher geistiger Behinderung sein könnte. Das Symptombild einer Schizophrenie bei leichtgradig intellektuell beeinträchtigten Personen unterscheidet sich nicht wesentlich vom Bild bei schizophrenen Menschen, die keine solche Beeinträchtigung aufweisen.

Versorgungsbedarf

Überlegungen zum Versorgungsbedarf geistig behinderter Personen auf dem Gebiet der seelischen Gesundheit sollten deshalb berücksichtigen, daß geeignete Strukturen einer sozialen Fürsorge zur Minimierung des Mißbrauchsrisikos und Maximierung von Entwicklungschancen geschaffen werden und sichergestellt ist, daß zusätzliche seelische Störungen bei ihnen erkannt werden und Möglichkeiten zu deren angemessener Bewertung zur Verfügung stehen, um hieraus die erforderlichen Behandlungs- und Vorgehenskonzepte abzuleiten. Auf diese wird nachfolgend näher eingegangen.

6 Diagnose und Behandlung von psychiatrischen Störungen und Verhaltensproblemen

Verwirrende Zahl unterschiedlicher Begriffe

In der Beschäftigung mit Problemen der geistigen Behinderung stößt man auf eine verwirrende Zahl unterschiedlicher Begriffe (z. B. psychiatrische Störung, Verhaltensprobleme, Verhaltensstörung) und eine Vielfalt von Ansichten aus unterschiedlichen Fachrichtungen. Bei den meisten dieser Begriffe, wie etwa Verhaltensprobleme, handelt es sich einfach um verkürzte deskriptive Bezeichnungen, die nichts über die zugrundeliegenden Ursachen aussagen. Die Verwendung des Begriffes Verhalten in entsprechenden Bezeichnungen bedeutet nicht automatisch, daß dahinter auch ein lerntheoretischer oder verhaltenstherapeutischer Ansatz steht, genausowenig wie die Bezeichnung psychiatrische Störung bedeutet, daß ein psychiatrischer Zugang auch notwendigerweise der beste oder einzig effektive sein muß.

Folgen der Veränderung der Gehirnentwicklung bei geistig Behinderten

Menschen mit einer schwereren geistigen Behinderung weisen pathologische Veränderungen der Gehirnentwicklung auf, die sich negativ auf die Sprachentwicklung und den Erwerb anderer Fertigkeiten auswirken und die eine erhöhte Vulnerabilität für psychische bzw. emotionale Probleme mit sich bringen. Auch wenn die Reifungsstörungen des Gehirns bei leichteren Formen geistiger Behinderung vergleichsweise geringer ausgeprägt sind, können bei diesen andere Faktoren, wie z. B. soziale Benachteiligungen, psychische und emotionale Störungen hervorrufen. Zudem bedingen die erheblichen Unterschiede insbesondere in bezug auf die Sprachentwicklung, daß eine beträchtliche Variation hinsichtlich der Fähigkeiten geistig behinderter Menschen besteht, ihre Gedanken und Gefühle auszudrücken und damit auch eine große Bandbreite in der Art, wie sich emotionale Probleme und/oder klassische psychiatrische Krankheitsbilder manifestieren. Bedenkt man die enorme Vielgestaltigkeit geistiger Behinderung, dann wird klar, daß sich die Aspekte seelischer Gesundheit in Abhängigkeit von der Art einer Behinderung ganz unterschiedlich darstellen.

6.1 Verhaltensprobleme und psychische Krankheit

Verhaltensprobleme als Anlaß für die Überweisung an eine spezialisierte Einrichtung

Aufgrund der Häufigkeit solcher Probleme und der erheblichen Auswirkungen, die sie auf das Leben von geistig behinderten Kindern und Erwachsenen sowie deren Familien haben können, stellen sie oft den Anlaß einer Überweisung an eine spezialisierte Einrichtung dar. Deren weitere Aufgabe besteht darin, anhand entsprechender Untersuchungen zu versuchen, die Ursachen des zur Überweisung führenden Problems zu ergründen und einen Behandlungsplan zu entwerfen.

Heterogenität der Gruppe geistig Behinderter

Es ist angesichts der Heterogenität der Gruppe geistig behinderter Menschen unmöglich, generell gültige Aussagen zu treffen, wie sich eine psychische Erkrankung im Einzelfall darstellen und welche Behandlung angezeigt sein wird. Wie sich z. B. depressive Syndrome klinisch manifestieren werden, hängt ganz wesentlich davon ab, wie ausgeprägt eine geistige Beeinträchtigung ist und wie stark insbesondere die Sprachentwicklung gestört ist. Der im wesentlichen diagnostisch ausgerichtete psychiatrische Ansatz stellt nur einen von mehreren Wegen dar, sich dem Verständnis von Verhaltensproblemen zu nähern. Selbstverständlich kommt auch psychologischen Theorien zu Lernprozessen und zur Frage, wie Verhalten im Verlauf beeinflußt und verstärkt werden kann, eine sehr wichtige Rolle in dem Bemühen zu, Verhaltensstörungen zu verstehen und Strategien zum adäquaten Umgang mit ihnen zu entwickeln. Verhaltensprobleme erfordern deshalb einen multidisziplinären Zugang, der verhaltensbestimmende Faktoren aufdeckt und entsprechende Interventionsmöglichkeiten initiiert.

6.2 Psychiatrische Diagnostik

Überprüfung des Vorliegens einer körperlichen oder psychischen Störung

Dem Psychiater, der bei Vorliegen einer spezifischen Symptomatik zur Beurteilung einer geistig behinderten Person hinzugezogen wird, fallen im wesentlichen 2 Aufgaben zu. Zunächst ist auf der Grundlage einer ausführlichen Anamnese (häufig unter Bezug auf fremdanamnestische Angaben, besonders bei Sprachproblemen des Betroffenen) und der psychiatrischen und körperlichen Untersuchung einschließlich ggf. erforderlicher Zusatzuntersuchungen zu klären, ob neben der geistigen Behinderung eine zusätzliche psychische Störung oder eine körperliche Erkrankung vorliegen, die die zur Vorstellung führende Symptomatik erklären könnten. Hierbei ist entscheidend, ob Veränderungen in dem Verhalten, dem allgemeinen Gesundheitszustand oder den intellektuellen oder funktionellen Fähigkeiten und Fertigkeiten des Betroffenen neu aufgetreten sind. Falls dies so ist, erfordert es eine Erklärung.

Differentialdiagnose der geistigen Behinderung

Die Differentialdiagnose wird letztlich vom klinischen Bild bestimmt sein, sie wird aber ggf. auch die Entwicklung einer zusätzlichen körperlichen Erkrankung, das Auftreten einer (z.B. depressiven) psychischen Störung, die Auswirkungen einer veränderten Lebenssituation oder die Entwicklung einer organischen (etwa dementiellen) psychischen Störung einschließen. Die endgültige Diagnose wird vor dem Hintergrund einer umfassenden Beurteilung eines Menschen und seiner Entwicklung mit Berücksichtigung signifikanter lebensgeschichtlicher Ereignisse dann davon abhängen, welcher Art die eingetretenen Veränderungen sind und mit welchen Begleitsymptomen (etwa Symptomen einer Depression, eventuelle Denk- oder Wahrnehmungsstörungen, kognitive Veränderungen) sie im Zusammenhang stehen. Unter Umständen wird es erforderlich sein, von einer Bezugsperson zusätzliche Informationen einzuholen, die insbesondere darauf gerichtet sind, ob eine Änderung der psychischen Verfassung wahrgenommen wurde, wie die Stimmungslage des Betreffenden eingeschätzt wird, wie es um dessen Schlaf oder Appetit bestellt ist, ob ein Verlust von Interessen aufgetreten ist oder ob Halluzinationen vorgekommen sind.

Feststellung von Ursache, Art und Ausmaß der geistigen Behinderung

Die zweite wesentliche Aufgabe einer psychiatrischen Beurteilung besteht darin, auch zur individuellen Entwicklung und Familienanamnese detaillierte Angaben mit dem Ziel zu erhalten, die Ursache und Art sowie das Ausmaß der geistigen Behinderung zu bestimmen um dann der Frage nachzugehen, ob Art und Ursache der geistigen Behinderung die betreffende Zielsymptomatik mitbedingen oder sogar gänzlich erklären können. Beispielsweise könnten Verhaltensprobleme, die bei einer Person im Laufe ihrer Entwicklung beobachtet wurden und für das Vorliegen einer autistischen Störung sprechen, erheblich zum Verständnis des jetzigen Verhaltens dieser Person beitragen. Veränderungen gewohnter Abläufe und sie überfordernde Erwartungen können für autistische Menschen eine besondere Belastung darstellen und in Verhaltensprobleme münden. In diesem Fall könnte eine Behandlung u. a. bedeuten, Betreuungs- und Bezugspersonen dabei zu helfen, zu einem besseren Verständnis autistischer Störungen zu gelangen und adäquate Strategien zum Umgang mit solchen Störungen zu entwickeln sowie – soweit dies möglich ist – konstante und berechenbare Umweltbedingungen zu schaffen.

6.3 Verhaltensphänotypen

Vergesellschaftung genetischer Erkrankungen mit psychiatrischen Störungen

Es ist auch deshalb von Bedeutung, die genaue Art und Ursache einer geistigen Behinderung zu kennen, weil bestimmte genetische oder chromosomal bedingte Erkrankungen mit ganz bestimmten psychiatrischen Störungen oder Verhaltensauffälligkeiten einher gehen. So können sich beim Down-Syndrom im höheren Lebensalter Verhaltensänderungen infolge einer Hypothyreose oder einer Alzheimer-Krankheit einstellen. Andere Beispiele für die enge Beziehung zwischen spezifischen Behinderungsformen einerseits und bestimmten psychiatrischen oder Verhaltensstörungen andererseits sind die Hyperphagie mit hieraus folgender schwerer Adipositas beim Prader-Willi-Syndrom, autoaggressives Verhalten beim Lesch-Nyhan-Syndrom oder das charakteristische Muster der Sprachentwicklungsstörung beim Williams-Syndrom. Diese assoziierten psychiatrischen bzw. Verhaltensstörungen sind auch als Verhaltensphänotyp der jeweiligen genetisch oder chromosomal bedingten Erkrankung bezeichnet worden (s. O'Brien u. Yule 1995). Ihnen kommt deshalb Bedeutung zu, weil sie zum einen unsere Aufmerksamkeit auf die Möglichkeit des zukünftigen Auftretens spezifischer Probleme lenken, aber auch, weil sich aus ihnen mögliche therapeutische Konsequenzen ergeben.

6.4 Behandlung

Multidisziplinärer Zugang

Neu auftretende Verhaltensänderungen oder Veränderungen des allgemeinen Gesundheitszustandes und/oder der sozialen und alltagspraktischen Kompetenz einer geistig behinderten Person sollten immer Anlaß zu einer ausführlicheren Abklärung der jeweiligen Ursache(n) sein. In jedem Fall erfordert dies einen multidisziplinären Zugang. Es wird leider nur allzu häufig angenommen, daß solche Verhaltensauffälligkeiten Folge der geistigen Behinderung und damit hinzunehmen sind. Die Behandlung setzt sowohl die diagnostische Einordnung wie auch eine ganzheitliche Beurteilung einer Person und ihrer Lebenssituation voraus. Es kann durchaus die ganze Spannweite in der Psychiatrie gebräuchlicher Behandlungsmöglichkeiten in Frage kommen, wobei eventuelle Einschränkungen aufgrund der individuellen Störungen und Behinderungen zu berücksichtigen sind. Zusätzlich sollte den Umgebungsbedingungen, in denen die betreffende Person lebt, besondere Aufmerksamkeit zukommen. Es ist beispielsweise zunehmend klargeworden, daß körperlicher und sexueller Mißbrauch in einer erheblichen Zahl von Fällen verschwiegen werden und damit unbemerkt bleiben. Es steht außer Zweifel, daß die Wahrscheinlichkeit des Auftretens von Verhaltensproblemen oder depressiven Störungen von der Qualität der Umweltbedingungen und der Art der verfügbaren Unterstützung beeinflußt wird.

Behandlung epileptischer Anfallsleiden

Da sich epileptische Anfallsleiden bei geistig Behinderten besonders häufig finden, sollte daran gedacht werden, daß prä-, peri- oder postiktale Zustände wie auch der Anfall selbst Verhaltensschwierigkeiten fördern können. Hieraus folgt, daß entsprechenden Verhaltensproblemen mit einer effektiveren Anfallsbehandlung begegnet werden kann. Die exzessive Verwendung antikonvulsiver Medikamente oder die Anwendung inadäquater Präparate (z.B. Phenobarbital) können die kognitive Leistungsfähigkeit oder die Stimmungslage zusätzlich beeinträchtigen. Durch die exakte klinische Diagnostik und Analyse der zeitlichen Beziehungen zwischen Anfällen und bestimmten Verhaltensmustern zusammen mit erforderlichen Zusatzuntersuchungen (z.B. EEG, Computertomographie und Magnetresonanztomographie) sollte es möglich sein, einen eventuellen Zusammenhang aufzudecken (für eine Übersicht s. Bird 1997).

Psychopharmaka

In der Behandlung psychischer Erkrankungen ist es häufig notwendig, geeignete neuroleptische, antidepressive oder stimmungsstabilisierende Medikamente einzusetzen. Es gibt allerdings eine lange und fragwürdige Tradition der Verordnung von Sedativa zur „Verhaltenskontrolle". Die Anwendung von Psychopharmaka sollte strikt diagnosebezogen erfolgen und auf Daten zurückgreifen können, die belegen, daß diese bei der vorliegenden Störung effektiv eingesetzt werden können (so z.B., daß zunehmend aggressives Verhalten im Rahmen einer depressiven Erkrankung mit Antidepressiva oder eine psychotische Störung mittels Neuroleptika behandelbar sind). Da zentral wirksame Medikamente bei Personen mit einer vorbestehenden Entwicklungsstörung des Gehirns zu atypischen Reaktionen führen können, sollten Psychopharmaka mit Vorsicht angewendet werden. Das Risiko für das Auftreten von Nebenwirkungen unter einer Neuroleptikatherapie ist potentiell erhöht. Ganz allgemein sollte gelten, daß entsprechende Medikamente in möglichst niedriger Dosierung gegeben und im Bedarfsfall nur vorsichtig gesteigert werden sollten, wobei deren klinischer Effekt engmaschig zu beobachten ist.

Analytische und familientherapeutische Behandlungsformen

Zusätzlich zu kognitiven und verhaltenstherapeutischen psychologischen Therapieansätzen sind analytische und familientherapeutische Behandlungsformen angewendet worden, z.B. im Falle des Verlustes eines nahen Angehörigen oder bei Hinweisen, daß der Familiendynamik eine maßgebliche Rolle in dem Fortbestehen einer Verhaltensproblematik zukommt. Da solche Behandlungsformen mit der zusätzlichen Problematik einer beeinträchtigten Sprachentwicklung bei den betroffenen Personen konfrontiert sind, sind Musik und Kunst als Wege eingesetzt worden, Menschen mit einem eingeschränkten bzw. stark limitierten Sprachvermögen zu einer Selbsterfahrung ihrer Gefühlsregungen zu verhelfen. Es besteht kein Zweifel, daß auch geistig behinderte Menschen durch Mißbrauch oder einschneidende Lebensereignisse eine schwere psychische Traumatisierung erleiden können. Musik- oder Kunsttherapien könnten hierbei durchaus Wege darstellen, wie den Betroffenen geholfen werden kann, entsprechende Erlebnisse zu verarbeiten oder sich von einer posttraumatischen Belastungssituation wieder zu erholen.

Musik- und Kunsttherapie

Logopädische Verfahren

Darüber hinaus setzen wir die Fähigkeit als selbstverständlich voraus, die eigenen Bedürfnisse zu äußern und andere verstehen und mit ihnen kommunizieren zu können; ist diese Fähigkeit aber gestört, dann können verbesserte Verständigungsmöglichkeiten oder die Entwicklung alternativer Kommunikationsformen (z. B. durch Makaton-Zeichen) entscheidend dazu beitragen, Verhaltensstörungen zu lindern, erhaltene Fähigkeiten zu fördern und die Lebensqualität der betroffenen Personen zu verbessern. Aus diesen Gründen kommt dem diagnostischen und therapeutischen Einsatz logopädischer Verfahren eine ganz entscheidende Bedeutung zu.

6.5 Funktioneller Ansatz

Über die diagnostische Ebene hinaus ist es nicht nur wichtig, die möglichen Ursachen des neu aufgetretenen Problemverhaltens oder der Veränderungen der mentalen Verfassung zu untersuchen, sondern auch zu fragen, ob die spezifischen Umweltbedingungen oder die Besonderheiten der individuellen Versorgungssituation diese Problematik fördern und unterhalten. Dies kann besonders dann von Bedeutung sein, wenn das Verhalten eine „Funktion" zu erfüllen scheint.

Berücksichtigung der Funktion von Problemverhalten

Sowohl in der psychologischen Forschung wie auch im klinischen Alltag wird in bezug auf das Verhalten zunehmend dem Aspekt Beachtung geschenkt, inwieweit dieses dazu dient, eine gewisse Kontrolle über die persönliche Umwelt zu erlangen. Es wird hierbei also in den Vordergrund gestellt, daß – beispielsweise aggressives oder autoaggressives – Verhalten eine Funktion erfüllt (mit der es z. B. gelingt, bestimmten belastenden Anforderungen auszuweichen oder soziale Interaktionen einzugehen). Für die psychologische Diagnostik besteht die Aufgabe hierbei darin, die jeweiligen Verstärker und die situativen Bedingungen zu identifizieren, die solches Verhalten fördern. Hieraus lassen sich dann Maßnahmen in bezug auf die Umgebungsbedingungen oder den Umgang mit der entsprechenden Person ableiten, die zu einer positiven Verhaltensänderung führen. Funktionelle Analysen dieser Art und geeignete Modelle der Verhaltensmodifikation werden mit zum Teil sehr großen Erfolgen inzwischen überall eingesetzt (Übersicht bei Emerson 1995).

7 Sozialer Versorgungsbedarf und Förderung von Normalität

Es ist bemerkenswert, welche Folgen die Abkehr von institutioneller Versorgung und die Entwicklung einer stärker fokussierten, am Bedarf orientierten Betreuung geistig behinderter Menschen und die Veränderungen im Gefolge der Konzepte der Normalisierung, die zuerst in Skandinavien entwickelt und später in den USA mit dem Konzept der Aufwertung der sozialen Rolle („social role valorization"; Wolfsenberger 1983) fortgeführt wurden, gehabt haben. Diese Veränderungen haben dazu geführt, daß den berechtigten Ansprüchen geistig behinderter Menschen, nämlich in die allgemeine Gesellschaft integriert zu werden, die Möglichkeiten zur Entwicklung und Pflege von Freundschaften zu erhalten, in alltäglichen Angelegenheiten eigenständig entscheiden zu können, die Chance zu erhalten, durch die Ausübung sinnvoller Tätigkeiten Kenntnisse und Fertigkeiten zu erwerben und ganz allgemein respektiert zu werden, erheblich mehr Beachtung zukommt (O'Brien 1987).

Verstärkte Berücksichtigung der berechtigten Anprüche geistig behinderter Menschen

In Großbritannien stellten die in der Veröffentlichung *Better Services for the Mentally Handicapped* (Department of Health and Social Security 1971) aufgeführten Empfehlungen für die Regierung den Beginn eines bedeutenden strategischen Wandels in der Bereitstellung von Versorgungs- und Hilfsangeboten für geistig behinderte Menschen dar. Zu diesen Veränderungen war es gekommen, nachdem skandalöse Zustände im Zusammenhang mit der Qualität der Versorgung und Berichte über Fälle von Mißbrauch in bestimmten Langzeiteinrichtungen bekannt geworden waren. Es fehlte nicht nur jede theoretische Grundlage für das Bestehen solcher Einrichtungen (sieht man einmal von den Argumenten von Anhängern der Eugenik ab), sondern die in ihnen erzeugten Umweltbedingungen waren einer Entwicklungsförderung der untergebrachten Personen abträglich und führten nur allzu leicht zu deren Mißbrauch. Auch heute ist der Prozeß der Schließung großer Einrichtungen und Entwicklung kleiner, gemeindenaher Heime noch nicht abgeschlossen. Trotz gelegentlicher Diskussionen um die Rolle dieser inzwischen als „Versorgungsdörfer" bezeichneten Institutionen besteht doch Einigkeit über die grundlegenden Prinzipien einer gemeindenahen Versorgung.

Veränderungen in der Bereitstellung von Versorgungs- und Hilfsangeboten

Ebenso wie für die gesundheitlichen Belange, so gilt auch für die grundlegenden sozialen Bedürfnisse, daß geistig behinderte Kinder und Erwachsene sich hierin nicht wesentlich von dem nichtbehinderten Teil der Gesellschaft unterscheiden. Diese Bedürfnisse schließen eine fürsorgliche und unterstützende Umwelt ein, die während der Entwicklungsphasen in der Kindheit geeignete emotionale und physische Hilfestellungen sowie Möglichkeiten bietet, Fertigkeiten zu erwerben und weiterzuentwickeln, die für eine spätere selbständige Lebensführung erforderlich sind. Besondere Beachtung findet hierbei die Förderung einer sonderpädagogischen Ausbildung von Kindern, entweder im Rahmen allgemeiner Schulen oder innerhalb spezieller sonderpädagogischer Einrichtungen. In der Regel wird eine pädagogische Unterstützung, die z. B. Schulkurse zum Training sozialer und allgemeiner Fertigkeiten oder der Leistungen im Schreiben und Rechnen umfassen, bis in das Erwachsenenalter hinein sinvoll sein.

Förderung der sonderpädagogischen Ausbildung von Kindern

Die Erziehungsbehörden sind in Großbritannien inzwischen gesetzlich dazu verpflichtet, Sonderschulunterricht anzubieten, und den örtlichen Sozialämtern ist vorgeschrieben, daß sie bedarfsorientierte Erfassungen für alle diejenigen durchzuführen haben, die einer besonderen Fürsorge

Bedarfserfassung

– Berücksichtigung des wechselnden Versorgungsbedarfs im Laufe des Lebens

bedürfen. Solche Erfassungen sollten zu Zeitpunkten erfolgen, die wesentliche Schlüsselstellen im Leben darstellen (also z.B. nach Abschluß der Schulzeit und vor Beginn einer darauf folgenden weiterführenden Ausbildung). Kern dieser Bemühungen ist, sowohl den wechselnden Versorgungsbedarf im Verlauf des Lebens eines Menschen als auch im Querschnitt die Unterschiede individueller Bedürfnisse innerhalb der Gesamtgruppe geistig behinderter Menschen zu erfassen.

– fehlende Tagespflegeeinrichtungen für Erwachsene

Während die pädagogischen Fördermöglichkeiten für Kinder in vielen Ländern hervorragend sind, gibt es für geistig behinderte Erwachsene deutliche Unterschiede bezüglich des Angebotes von Tagespflegeeinrichtungen. Hier stellt die wachsende Zahl an beschützten Arbeitsstätten einen erheblichen Fortschritt dar, in denen geistig behinderten Menschen dabei geholfen wird, unter der Anleitung spezieller Betreuer in unterschiedlichen Bereichen zu arbeiten. Wie für die unterschiedlichen Formen betreuten Wohnens wird wohl auch hier eine Vielfalt unterschiedlicher Hilfsangebote gebraucht werden, um sinnvolle Beschäftigungsmöglichkeiten, die Chance zum Erwerb weiterer alltagspraktischer und sozialer Kompetenz und eine annehmbare Lebensqualität zu ermöglichen.

Pflege innerhalb der Familie und durch professionelle Pflegekräfte

Mit der Schließung von Pflegeeinrichtungen und der Betonung einer gemeindenahen Versorgung haben die Anforderungen, die an Pflegekräfte aus dem Kreise der Familie (in der Regel die Mütter) bzw. professionelle externe Betreuungspersonen gestellt werden, zunehmende Beachtung gefunden. Es ist offensichtlich, welche Belastungen für die Betreuungspersonen mit der Pflege eines schwer geistig behinderten Menschen einhergehen. Im wesentlichen wird das Ausmaß dieser Belastung hierbei weniger durch den Grad der Behinderung an sich als durch das Vorliegen zusätzlicher Verhaltensprobleme bestimmt. Die Hauptfaktoren, die dabei helfen, solche Belastungen und das aus ihnen erwachsende Risiko von Vernachlässigung und/oder Mißbrauch zu minimieren, scheinen ein funktionierendes und mehr oder weniger formales Netzwerk von Hilfsangeboten, die Verfügbarkeit von entlastenden Kurzzeitpflegeplätzen sowie die Verteilung der Betreuungsaufgaben auf mehrere Personen zu sein. Durch neuere Gesetzesänderungen ist den Sozialämtern in Großbritannien inzwischen vorgeschrieben, auf die Belange familiärer Pflegekräfte besondere Rücksicht zu nehmen.

Interessengruppen

Hinsichtlich der Unterstützungsmöglichkeiten für geistig behinderte Menschen und ihre Betreuer gibt es im Vergleich verschiedener Länder und sogar innerhalb desselben Landes beträchtliche Unterschiede. Zusätzlich zu den staatlichen Gesundheits- und Sozialeinrichtungen entstehen immer mehr Interessengruppen, die Hilfe im Falle ganz bestimmter Erkrankungen bzw. Störungsbilder anbieten. Sie stellen eine ganz wesentliche Quelle der Information und Unterstützung dar. In vielen Ländern gibt es selbst für die seltensten Syndrome oder Krankheitsgruppen Interessenverbände oder Dachgesellschaften.

Ethische und juristische Überlegungen

Die Belange und Bedürfnisse geistig behinderter Menschen weisen in mancher Hinsicht Besonderheiten auf; geistig Behinderte sind der Gefahr ausgesetzt, mißbraucht und ausgenutzt zu werden und sie haben u. U. enorme Schwierigkeiten, ihre Bedürfnisse zu artikulieren und wichtige, sich auf ihr weiteres Leben auswirkende Entscheidungen zu treffen. Aus diesen Gründen erscheint es wichtig, einige der möglichen rechtlichen und ethischen Probleme anzusprechen, die im Zusammenhang mit sozialen und gesundheitlichen Fragen auftreten können.

– Fürsorgepflicht

Eltern oder Erziehungsberechtigte haben eine Fürsorgepflicht für ihre Kinder, ganz gleichgültig, ob es sich dabei um behinderte oder nichtbehinderte Kinder handelt. In den meisten Staaten sehen die Gesetze vor, daß den Familien die Fürsorge von Kindern und die Verantwortung obliegt, diese vor Ausbeutung und Mißbrauch zu schützen. Die Eltern sind danach befugt, Entscheidungen für ihre Kinder zu treffen und hierbei deren Interessen - soweit dies möglich ist - zu berücksichtigen. Im Erwachsenenalter können sich die Verhältnisse sowohl hinsichtlich der rechtlichen wie auch der ethischen Aspekte komplizierter darstellen.

– Selbstbestimmungsrecht

Das Selbstbestimmungsrecht eines erwachsenen Menschen gerät hierbei in Konflikt mit der Notwendigkeit, die Fürsorge und den Schutz für einen Menschen zu übernehmen, der zu einer völlig selbständigen Lebensführung nicht in der Lage ist. So gesteht das britische Recht beispielsweise Erwachsenen das absolute Recht zu, über die Annahme oder Ablehnung medizinischer Hilfe für sich selbst zu entscheiden, vorausgesetzt, daß bei dieser Person keine geistige Behinderung (etwa aufgrund einer Erkrankung des Gehirns, einer Demenz oder einer Kopfverletzung) vorliegt, die eine freie Willensbildung beeinträchtigen würde. Ist anzunehmen, daß ein Erwachsener zu einer solchen freien Willensbildung nicht in der Lage ist, dann ist der behandelnde Arzt gesetzlich dazu verpflichtet, über die Durchführung therapeutischer Maßnahmen im mutmaßlichen Sinne und zum Wohle des Betreffenden zu entscheiden.

– stellvertretende Entscheidungen für geistig Behinderte

Tagtäglich werden allgemeine Entscheidungen stellvertretend für Menschen mit einer schweren geistigen Behinderung getroffen. Soweit dies möglich ist, beziehen Familien oder professionelle Pflegekräfte die betroffene Person in diesen Entscheidungsprozeß mit ein. In bestimmten Situationen besteht aber ganz offensichtlich eine Verpflichtung zum Handeln, so daß sich die Schwierigkeit ergibt, zwischen der autonomen Entscheidung des Betroffenen und dem sich hieraus ergebenden Risiko abzuwägen. Ein Beispiel hierfür ist die Frage, ob man einem geistig behinderten Menschen gestatten kann, alleine auszugehen. Hierbei wäre zu klären, welche Fähigkeiten die betreffende Person besitzt, ob sie durch weitergehende Hilfen eine größere Selbständigkeit erreichen könnte, wie Risiken zu minimieren sind und welche Einstellung und Wünsche der Betroffene hierzu selbst hat.

Es besteht die Gefahr, daß die früher übliche überprotektive Haltung durch die übertriebene Forderung ersetzt wird, behinderten Menschen die Freiheit der Entscheidung zu überlassen, selbst wenn sie zu einer solchen offensichtlich gar nicht in der Lage sind. In einigen Staaten (wie etwa Australien) ermöglichen Vormundschaftsgesetze, daß Entscheidungen stellvertretend für eine andere Person, die hierzu selbst nicht fähig ist, getroffen werden können. Während solche gesetzlichen Regelungen einerseits Vorteile bieten, eröffnen sie andererseits Möglichkeiten des Mißbrauchs und können zu einer zu restriktiven Handhabung führen.

Es gibt in dieser Frage kein Patentrezept. Um so wichtiger ist, dieses Spannungsfeld zu erkennen und offen anzusprechen und das Recht zur Selbstbestimmung gegen die Notwendigkeit, potentiell vulnerable Menschen zu schützen, abzuwägen.

8 Zusammenfassung

Die wesentlichen in diesem Kapitel angesprochenen Punkte lassen sich wie folgt zusammenfassen:

Geschichte und Begrifflichkeit

- Die Geschichte des Umgangs mit geistig behinderten Menschen und der gesellschaftlichen Einstellung zu ihnen hat ihre dunklen Seiten. Allerdings hat es in dieser Frage wesentliche Fortschritte gegeben und es ist von ganz entscheidender Bedeutung, geistig Behinderten mit Respekt zu begegnen. Verwendet man den Begriff der geistigen Behinderung, so darf den Betroffenen hieraus kein Nachteil entstehen.

Heterogenität geistiger Behinderung

- Der Begriff der geistigen Behinderung bezeichnet eine außerordentlich heterogene Gruppe von Personen, denen Verzögerungen in frühen Phasen der Individualentwicklung gemeinsam sind und die gemeinsam die Merkmale einer signifikanten Beeinträchtigung intellektueller Fähigkeiten und der sozialen Kompetenz tragen, sich jedoch in dem Ausmaß und der Art ihrer Behinderungen unterscheiden.

Vielfältigkeit der Bedürfnisse geistig Behinderter

- Die Ansprüche und Bedürfnisse geistig behinderter Kinder und Erwachsener sind häufig vielfältig und komplex und ändern sich im Lauf des Lebens. Der Zugang zu ihnen sollte multidisziplinär sein und unterschiedliche Hilfs- und Versorgungsangebote umfassen; diese Bedürfnisse zu identifizieren kann dadurch erleichtert werden, daß die Ursachen und Ausprägungsgrade einer Störung, Behinderung oder Benachteiligung unabhängig voneinander analysiert werden.

Verhaltens- und psychiatrische Störungen

- Die Prävalenz von Verhaltens- und psychiatrischen Störungen ist bei geistig behinderten Menschen im Vergleich zur Allgemeinbevölkerung erheblich erhöht. Die Diagnose einer psychiatrischen Begleiterkrankung kann durch eine gestörte Sprachentwicklung erschwert werden; eine gezielte Untersuchung ist aber dann erforderlich, wenn Veränderungen im Verhalten, dem psychischen Befund oder dem allgemeinen Gesundheitszustand beobachtet werden oder wenn sich ein Verlust früherer Fähigkeiten zeigt. Oft ist ein interdisziplinäres Vorgehen indiziert. Dem Psychiater kommt hierbei die Aufgabe zu, das spezifische Problemverhalten aus psychiatrischer Sicht verstehbar werden zu lassen. Dies schließt die Berücksichtigung eventueller internistischer oder psychiatrischer Begleiterkrankungen ein. Es kann ebenfalls von Bedeutung sein, die genaue Ursache einer geistigen Behinderung zu identifizieren.

Therapiemaßnahmen

- Ausgehend von einer sorgfältigen diagnostischen Beurteilung lassen sich Interventions- und spezifische Therapiemaßnahmen planen. Strategien zur Behandlung und zur Versorgung geistig Behinderter können das gesamte Spektrum psychiatrischer, psychologischer und anderer psychotherapeutischer Maßnahmen umfassen. Körperliche Erkrankungen können sich in Form einer Verhaltensänderung manifestieren und sollten insbesondere auch bei Personen, die nur über ein begrenztes Sprachvermögen verfügen, differentialdiagnostisch immer bedacht werden.

Notwendigkeit von Betreuung und Selbstbestimmungsrecht

- Geistig Behinderte haben u. U. ganz besondere Probleme mit der Artikulation ihrer Interessen und weisen aufgrund ihrer Beeinträchtigungen eine höhere Gefährdung auf, mißbraucht und ausgenutzt zu werden. Besonders bei Erwachsenen kann es mitunter schwierig sein, einen Mittelweg zwischen dem individuellen Selbstbestimmungsrecht und der Notwendigkeit von Betreuungsmaßnahmen und dem Schutz vor einer Gefährdung zu finden.

9 Literatur

APA (1994) Diagnostic and statistical manual of mental disorders, 4th edn (DSM-IV). APA, Washington, DC

Bank-Mikkelsen NE (1969) A metropolitan area in Denmark: Copenhagen. In: Kreugel R, Wolfsenberger W (eds) Changing patterns in residential services for the mentally retarded. President's Committee on Mental Retardation, Washington, DC

Berg JM (1993) Down Syndrome. In: Berg JM, Karlinsky H, Holland AJ (eds) Alzheimer disease, Down syndrome and their relationship. Oxford Medical Publications, Oxford, pp 19–36

Berg JM, Karlinsky H, Holland AJ (eds) (1993) Alzheimer disease, Down syndrome and their relationship. Oxford Medical Publications, Oxford

Bird J (1997) Epilepsy and learning disabilities. In: Russell O (ed) The psychiatry of learning disabilities. Royal College of Psychiatrists seminars series. Gaskell, London

Birch HG, Richardson SA, Baird D, Horobin G, Illsley R (1970) Mental subnormality in the community: a clinical and epidemiological study. Williams & Wilkins, Baltimore

Bolton P, Holland AJ (1994) Chromosome abnormalities. In: Rutter M, Taylor EA, Hersov L (eds) Child and adolescent psychiatry: modern approaches. Blackwell, Oxford

Clarke AM, Clarke ADB (1984) Constancy and change in the growth of human characteristics. The 1st Jack Tizard Memorial Lecture. J Child Psychol Psychiatry 25:191–210

Cooper SA (1997) Epidemiology of psychiatric disorders in elderly compared with younger adults with learning disabilities. Br J Psychiatry 170:375–380

Department of Health and Social Security (1971) Better services for the mentally handicapped. DHSS, London

Emerson E (1995) Challenging behaviour: analysis and intervention in people with learning disabilities. Cambridge Univ Press, Cambridge

Flint J, Wilkie AOM, Buckle VJ, Winter RM, Holland AJ, McDermid HE (1995) Subtelomeric chromosomal deletions explain a significant fraction of idiopathic mental retardation. Nature Genet 9:132–139

Fryers T (1991) Public health approaches to mental retardation: handicap due to intellectual impairment. In: Holland WW, Detels R, Knox G (eds) Oxford text book of public health, 2nd edn. Oxford Univ Press, Oxford, pp 485–508

Gottlieb G (1996) A systems view of psychobiological development. In: Magnusson D (ed) The lifespan development of individuals. Cambridge Univ Press, Cambridge

Hodapp RM, Burack JA, Zigler E (eds) (1990) Issues in the developmental approach to mental retardation. Cambridge Univ Press, Cambridge

Holland AJ, Oliver C (1995) Down's syndrome and the links with Alzheimer's disease. J Neurol Neurosurg Psychiatry 59:111–114

Jacobs PA (1990) Review: the role of chromosome abnormalities in reproductive failure. Reprod Nutr Dev(Suppl 1):63s–74s

Karmiloff-Smith A (1995) Annotation: the extraordinary cognitive journey from foetus through infancy. J Child Psychol Psychiatry 36/8:1293–1313

Kushlick A, Blunden R (1974) The epidemiology of mental subnormality. In: Clarke AM, Clarke ADB (eds) Mental deficiency: the changing outlook, 3rd edn. Methuen, London, pp 31–81

Moss SC, Patel P, Prosser H, Goldberg D, Simpson N, Rowe S, Lucchino R (1993) Psychiatric morbidity in older people with moderate and severe learning disability. 1. Development and reliability of the patient interview (PAS-ADD). Br J Psychiatry 163:471–480

Moss SC, Prosser H, Ibbotson B, Goldberg D (1996) Respondent and informant accounts of psychiatric symptoms in a sample of patients with learning disability. J Intellect Disab Res 40/5:457–465

Nihira K, Leland H, Lambert N (1993) Adaptive behavior scale – residential and community, 2nd edn. Pro-Ed, Austin

Nirje B (1973) The normalisation principle: implications and comments. In: Gunzberg AC (ed) Advances in the care of the mentally handiapped. Bailliere Tindall, London

O'Brien J (1987) A guide to personal futures planning. In: Bellamy GT, Wilcox B (eds) A comprehensive guide to the activities cataglogue: an alternative curriculum for youth and adults with severe disabilities. Brookes, Baltimore

O'Brien G, Yule W (eds) (1995) Behavioural phenotypes. MacKeith, London

Patel P, Goldberg D, Moss S (1993) Psychiatric morbidity in older people with moderate and severe learning disability. II. The prevalence study. Br J Psychiatry 163:481–491

Plomin R, Daniels D (1987) Why are children in the same family so different from one another? Behav Brain Sci 10:1–60

Porter R, O'Connor M, Whelan J (eds) (1984) Mechanisms of alcohol damage in utero. Ciba Found Symp 105:1–296

Reynolds O (1996) Causes and outcome of perinatal brain injury. In: Magnusson D (ed) The lifespan development of individuals. Cambridge Univ Press

Richardson SA, Koller H (1985) Epidemiology. In: Clarke AM, Clarke ADB, Berg JM (eds) Mental deficiency: the changing outlook. Methuen, London, pp 356–400

Rutter M, Graham P, Yule W (1970) A neuropsychiatric study in childhood. Spastics International Medical Publication, London

Scott S (1994) Mental retardation. In: Rutter M, Taylor EA, Hersov L (eds) Child and adolescent psychiatry: modern approaches. Blackwell, Oxford, pp 616–646

Simonoff E, Bolton P, Rutter M (1996) Mental retardation: genetic findings, clinical implications and research agenda. J Child Psychol Psychiatry 37(3):259–280

Sparrow SS, Balla DA, Cicchetti DV (1984) Vineland adaptive behavior scale (interview edition – survey version). American Guidance Service, Circle Pines

Vries LBA de, Halley DJJ, Oostra BA, Niermeijer MF (1994) The fragile-X syndrome: a growing gene causing familial intellectual disability. J Intellect Disab Res 38:1–8

Wahlstrom J (1990) Gene map of mental retardation. J Ment Defic Res 34:11–27

WHO (1980) International classification of impairments, disabilities and handicaps. WHO, Geneva

WHO (1992) ICD-10: international statistical classification of diseases and related health problems, 10th revision. WHO, Geneva

Wolfsenberger W (1983) ‚Social role valorization': a proposed new term for the principle of normalization. Ment Retard 21:234–239

Zigler E, Berman W (1983) Discerning the future of early childhood intervention. Am Psychologist 38:894–906

Sachverzeichnis

C

W

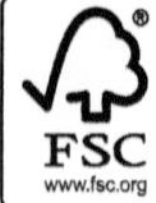

MIX
Papier aus verantwortungsvollen Quellen
Paper from responsible sources
FSC® C105338

If you have any concerns about our products, you can contact us on
ProductSafety@springernature.com

In case Publisher is established outside the EU, the EU authorized representative is:
Springer Nature Customer Service Center GmbH
Europaplatz 3, 69115 Heidelberg, Germany

Printed by Libri Plureos GmbH
in Hamburg, Germany